赖新生针灸通元法

赖新生 著

吴跃峰 庄娟娟 方雅靖 吴沛龙
邹楚冰 张素娟 张高传 赖东建 整理

科学出版社

北 京

内 容 简 介

这是一部全面介绍通元针法的专著。通元针法是我国著名针灸专家、第五批全国名老中医药专家传承工作室的指导老师赖新生教授所创，是赖教授从事针灸临床 40 多年的躬耕实践，经验积累，科学研究，探索未知的一种总结与尝试。这一疗法问世以来，以其新颖的配穴理论、独特的治疗方法和显著的临床疗效而受到广泛关注，成为传统针灸理法方穴术体系的新模式。本书分为上、下两篇，上篇是通元针法的组方原理与特点，阐述了通元针法的理法方穴辨证施治体系，也包含通元针法的刺灸补泻运用及医论；下篇以通元针法的临床研究为主，对通元针法的实用性、有效性作了科学探讨，并介绍了赖新生教授的治学经验。

全书充满创新内容，深入浅出，涵盖了通元针法的理论体系，为学习通元针法的必备资料。本书可作为针灸初学者的优秀入门参考书籍，也可供广大医学院校本科生、研究生课外阅读，更是广大针灸临床工作者提高针灸疗效非常重要的案头参考书，并可为针灸科研工作者提供新的针灸研究思路。

图书在版编目（CIP）数据

赖新生针灸通元法 / 赖新生著. —北京：科学出版社，2023.6
ISBN 978-7-03-075637-4

Ⅰ. ①赖… Ⅱ. ①赖… Ⅲ. ①针灸疗法 Ⅳ. ①R245

中国国家版本馆 CIP 数据核字（2023）第 097854 号

责任编辑：郭海燕 王立红 / 责任校对：刘 芳
责任印制：赵 博 / 封面设计：图阅社

科学出版社 出版
北京东黄城根北街 16 号
邮政编码：100717
http：//www.sciencep.com

三河市春园印刷有限公司印刷
科学出版社发行 各地新华书店经销
*
2023 年 6 月第 一 版 开本：787 × 1092 1/16
2025 年 1 月第二次印刷 印张：32
字数：819 000

定价：218.00 元

（如有印装质量问题，我社负责调换）

序　言

通元针法是我 40 多年来躬耕于针灸的实践总结。此针法因新颖的配穴理论、独特的治疗方法和显著的临床疗效而受到广泛关注，成为传统针灸理法方穴术体系的又一新模式。2014 年我有幸成为全国名老中医药专家传承工作室的指导老师，切身体会到中医针灸传承创新的使命感和责任感。国家中医药管理局连续多年开展国家级继续教育项目，举办通元针法高级研修班。大批针灸同行、进修生、访问学者陆续来到广州中医药大学第一附属医院研习通元针法。自此，通元针法广泛流传于海内外。

在中华民族伟大复兴的进程中，传承、创新中医学的任务迫在眉睫，任重道远。中医学的道路自信、文化自信也需要新的理论、新的方法、新的成果来引领、激发、赋能，方可获得内在的生命力并保持发展的动力。如今，世界上有 186 个国家和地区在应用针灸学，它作为简捷有效、无副作用的自然疗法，为人类健康做出了巨大贡献。过去 10 年，通元针法仅为雏形，尚有几分陌生和神秘感，急需一本类似教科书的专著让临习者以窥全貌，故而编撰本书。

鉴古知今，砥砺前行。20 世纪 90 年代初我博士毕业后痴迷针灸。我曾苦思如何利用针灸不仅治疗痛证，如何使针灸的功能不仅仅局限于调节作用，如何提高针灸的临床疗效，如何使针灸学成为主流医学。这些问题我在成书于秦汉时期的第一本针灸学典籍《灵枢》中找到了答案。《灵枢》开篇宗义论述了“欲以微针通其经脉，调其血气，营其逆顺出入之会”针灸通经络、决死生、处百病的临床价值，同时告诫后世“上工守神”，“上工”即高明的针灸家，在施治时应遵循一定的标准；“夫善用针者，取其疾也，犹拔刺也，犹雪污也，犹解结也，犹决闭也。疾虽久，犹可毕也。言不可治者，未得其术也”。这就明确告诉我们，针灸适应证非常广，可以“主治五脏六腑之有疾也”的急性病、慢性病，而并非只限于痛证、瘫痪之类。换言之，不是针灸不行，而是施治者的水平有限，没有达到“上工”境界。此后，我决意要在发皇古义的基础上，构建传统针灸学理法方穴术的新体系，只有在经络脏腑理论指导下创新应用才是寻求突破的真实途径。一门熏修，长期深入，几度春秋，潜心钻研，通元针法终有所成，得以所用，来之不易也。

通元针法的形成，溯源于《素问》《灵枢》《难经》各部的阴阳五行学说，衍义于皇甫谧《针灸甲乙经》、滑寿《十四经发挥》和王叔和《脉经》中有关经脉循行与针灸处方，并融入了我主持的多项国家自然科学基金课题和国家 973 计划中医理论专项课题的研究结论，同时结合了我 40 多年的临床经验。通元针法以调节阴阳为治疗特色，取任、督及脑、胸、腹部经穴为主，完全改变了沿用已久的四肢肘、膝关节以下的特定穴作为处方主穴的习惯，在通元疗法中四肢的经穴只是配穴，服从于辨证所需。因此它是一种独特的、新颖的、高效的针灸学治疗新模式，它从平衡阴阳大观角度出发，以调节脏腑、经络、气血、阴阳为根本，不但极大地扩大了针灸的适应证，而且临床疗效确切，目前已成功应用于治疗内、外、妇、儿、骨伤各科疾病，尤其对各类脑病（如中风）及相关疾病（阿尔茨海默病、血管性痴呆、帕金森病、血管神经性头痛）、原发性高血压、精神分裂症、抑郁症、失眠、不孕不育、更年期综合征、月经不调、肠易激综合征、单纯性肥胖、乳腺增生病、原发性痛经、胃及十二指肠溃疡、顽固性面瘫、癌症放化疗后、冠心病心绞痛、痛风性关节炎、干燥综合征、2 型糖尿病、支气管哮喘、过敏性鼻炎、急慢性荨麻疹、湿疹、带状疱疹后遗症、神经性耳鸣、突发性耳聋等均有确切的疗效。

一、通元针法的处方特点

1. 通督养神以督脉及脑部经穴和五脏背俞穴为主 即通督调神，安和五脏，发挥督脉总督诸阳“若天与日”的经络治疗优势，督脉入络脑，“脑”为至高至贵之脏，又为“元神之府”，汇通任、督使气血循环无端，气调则神调，神调则五神脏得以安和，五脏神机活泼，元气充沛周流，百病得治，病无由生。此方法基于我提出的“经穴-脑相关”的科学假说，并有客观实验数据作为佐证，体现了传统针灸理法方穴术体系的“治病求本”的辨证论治精华。

2. 引气归元以任脉及三阴经六腑募穴为主 按照阴精藏于下腹丹田，真阳藏于肾间命门理论，取天枢穴为转化阴阳之气机，气海穴为先天元气聚会之处，为“生气之海”，是脏腑经络功能活动的原动力，可振奋阳气，使原（元）气遍历三焦，经历五脏六腑，以利肾之藏精，肝之疏泄，脾之健运。关元穴为精气之关，元炁居然，取之温煦肾中相火，填精补肾。归来穴温补下元，滋养阴精，祛邪固本。诸穴相引，精气归位，肾精充盈，元阴元阳旺盛，阴平阳秘，病皆可愈。

选任、督二脉为主穴，阴阳相应，腹背相合，俞募相配，辨证选取手足三阴三阳之五输穴或其他特定穴为配穴。

通元疗法的配穴具有上下相引、左右相呼、大道至简、简而能全的特点，改变了以往沿用的四肢肘、膝关节以下的所谓“循经取穴”的习惯，突破了这种取穴法往往只针对外经病证和痛证有效的局限性。

3. 一元二分法 阴阳之间的多项定律中，强调最根本、最重要的关系乃是阴阳互根互用。阴不离阳，阳不离阴，督不离任，任不离督。通督养神与引气归元可单用也可合用，辨证与辨病相结合，针灸与中药相结合疗效更明显。临床上，辨证中以经脉为重点，经脉中以任、督为重点。脏腑辨证中以心、脑为重点，治疗中以阴中求阳、阳中求阴为关键点。例如，心俞、膈俞为“新四花穴”，是通督养神、交通阴阳的主穴处方之一，心主神明，“心者，五脏六腑之大主也，精神之所舍也”。心俞统调五神脏之脏腑神气，膈俞统调血脉，两穴配伍神明得安，脏气条达则阴平阳秘，精神乃治，令五脏安和，阴阳平衡。又如百会、前顶、后顶三穴一线贯通督脉，振奋督阳以安脑治神，大椎、至阳、命门位于阳脉正中，阳气盛聚，这类处方又往往与背俞穴或腹募穴相配相引，构成通元针法的完整处方，诚如《难经本义》所说：“阴阳经络，气相交贯，脏腑腹背，气相通应。”两者兼而取之，则阴阳二气贯通归元，机体阴平阳秘。

二、通元针法的理论依据

1. 源于“易学”乾坤阴阳之说 易学是中华文化的渊薮，伏羲氏以阴阳及天地人三才为基础创建先天八卦，并为《周易》后天八卦推演 64 卦之先河。伏羲是一位“仰望星空的人”，他“仰则观象于天，俯则观法于地，观鸟兽之文与地之宜，近取诸身，远取诸物，于是始作八卦”，易学蕴涵至广至深至简的哲理，凡中华文化系统中的天文、历法、算学、文学、艺术、科技、音律、建筑、医学，无不以易学为宗。《周易·文言》曰“天下文明”，其本义为文字文化昌明之意，后人又曰“文以载道”，“道”在不同时期有不同所指，最多的仍是指“一阴一阳谓之道”，故我国古代群经、诸子、史籍等内容无不以阴阳五行作为道之正解，一以贯之。通元针法的创立也受“易学”哲学思想的启发，自《黄帝内经》阴阳五行学说在中医学中普遍应用以来，理论脉络十分清晰，那就是中医学一直承接着“易学”的原始思维和元素，中医理论中的“取类比象”“天人相应”与“易学”除了一脉相承外，还用以解释人与自然，推演生命现象与规律，表现出与宇宙自然观的高度契合。几千年中医漫长的实践积淀，形成了完备而成熟的阴阳学说和辨证施治体系，借鉴经典理论学术内涵的精华，通元针法可以说是阴阳学说在临床上的一种回归和实证应用。

2. 阴阳为总纲，治病求本，本于阴阳　中医治病的最高境界即是调和阴阳，这在《灵枢》中体现得尤为充分，《灵枢·根结》言：“用针之要，在于知调阴与阳，调阴与阳，精气乃光，合形与气，使神内藏。”故历代针灸大家无不以上知天文，下知地理，中知人事，诊疾治病，善理阴阳为毕生追求。清人有言：两仪定位，即肇阴阳，万物推原，咸归奇偶。可以说，“定位”“推原”是建立在系统论、整体观基础上的中医针灸剖判阴阳进而辨证施治的有效思维模式与方法。

三、奇经八脉中任、督二脉的应用

我在经穴治疗效应的构成要素中提到充分发挥经络治疗效应的优势。《黄帝内经》的十二经脉的“是动病”与“是所生病”辨证及经脉的“盛则泻之，虚则补之，不盛不虚，以经取之”为针灸家所熟知，但往往忽视了奇经八脉尤其是任、督二脉的取穴与补泻。

自元代滑寿《十四经发挥》问世，强调了任、督“一源而三歧”的循行特点，同时督脉为“阳脉之海”，任脉为“阴脉之海”，其与冲脉、带脉、胞宫等奇恒之腑的病理生理的关系得以阐明，这是对经络学说的完善与补充，具有重要学术价值。不过遗憾的是，它的应用在该书没有详细记载。综考中医学家王叔和所著《脉经》，在循经远道取穴和应用任督为主的穴位方面记载了大量实用有效的针灸处方和临床案例，这个意外的发现让我在攻读博士学位时再次享受到读经典著作带来的人生高峰体验。事实上，通元针法学术思想也深受这两部专著的影响与启发。

许多疾病的产生、终归与阴阳失调相关，其预后与转归也与阴阳之气是否离绝息息相关，如“五脏之伤，穷必及肾”，肾为先天之本，肾主骨生髓，脑为髓海，肾与脑相通，肾主藏精，精、气、神互相转化。从阴阳角度分析，肾寓元阴元阳，以肾为中心的阴阳调节在整个机体的调节系统中占主导地位。肾脉又可通过冲、任、督与胞宫有间接联系，因此针刺任、督二脉对肾的作用是有经络学说依据的，后来在实践中摸索和积累经验，得出通元针法可以通过调整神经-内分泌-免疫网络系统以治疗神经系统、消化系统、生殖泌尿系统等疾病，尤其通元针法治疗不孕不育有特殊疗效，从 2014 年工作室成立至今，完整的医案（以小孩出生为最终临床结果）达 200 多例，许多多囊卵巢综合征（PCOS）、多次试管婴儿失败、反复习惯性流产，甚至基因微缺损或男性精子碎片化、输卵管不完全阻塞、垂体微腺瘤等患者经 1～8 个月最多 1 年的治疗完全治愈并成功生育。这无不令我辈欢欣鼓舞，惊叹中国针灸的神奇和伟大。

通元针法还处于提高发展的过程中，一些理论问题尚需做更深入的研究。今后将继续验证此疗法的安全性、可靠性，为各种疑难病的临床治疗寻求一种更加行之有效的通元针法处方。采用循证医学方法，进行多中心大样本随机对照试验（RCT）的研究也实属必要，以此丰富通元理论体系的内涵，总结和完善通元针法的诊疗规范、经验，使之广泛推广应用，更好地造福人类，为健康中国服务。

感谢科学出版社为本书出版所做的工作。同时还要感谢我指导的所有博士研究生、硕士研究生及进入名医工作室学习的进修生。由于编者水平所限，不妥之处在所难免，敬希读者不吝指正。

赖新生

乙亥年于羊城子墨斋

目录

上篇

下 篇

上　篇

第一章　经络基础和经穴应用

第一节　经 络 概 况

经络学说是祖国医学理论的基石，它与脏腑学说有机构成中医学理论的核心，指导中医临床各科的医疗实践。经络把人体各部联结成统一的有机整体，是气血运行的通道。分布在经络上的腧穴，又是诊断、治疗的部位。所以历代医家都十分重视经络学说。《灵枢·经脉》曰“经脉者，所以能决死生、处百病、调虚实，不可不通”；《灵枢·经别》曰“夫十二经脉者，人之所以生，病之所以成，人之所以治，病之所以起，学之所始，工之所止也。粗之所易，上之所难也”。这些论述都阐明了经络与人的生、死、病、治有着极为密切的关系，并指出经络学说是中医学理论的基础，是指导针灸治疗的基础。在中国医学史上，越高明的医生就越认知经络的重要性。“凡治病不明脏腑经络，开口动手便错”。

“经，径也。径直者为经，经之支派旁出者为络。界为十二，实出一脉。医而不知经络，犹人夜行无烛，业者不可不熟”（明代李梴《医学入门》）。经络是人体运行气血、联络脏腑、沟通内外、贯穿上下的通路。经是指经脉，络是指络脉。脉，血理分衺行体者，五脏六腑之气分流四肢也，血脉必周身而作。经，径也，南北之道谓之经，东西之道谓之纬。络，缚也，又绕也。经有途径之意，是直行主干，循行较深。纵观机体，《灵枢·经脉》有云，“经脉十二者，伏行分肉之间，深而不见；其常见者，足太阴过于外踝之上，无所隐故也。诸脉之浮而常见者，皆络脉也”。“经脉者，常不可见也，其虚实也，以气口知之。脉之见者，皆络脉也”。络有网络之意，是横走的分支，循行较浅，网布全身。《灵枢·脉度》有云，“支而横者为络”“络之别者为孙”。因为经脉是经络的主干，所以它在经络学说中最为重要。与临床关系最为密切的是十二经脉和奇经八脉。

一、经络与生理

（1）沟通表里，联系肢体，网络全身：“夫十二经脉者，内属于腑脏，外络于肢节”（《灵枢·海论》）。人体五脏六腑、四肢百骸、五官九窍、皮肉筋骨等组织器官，虽有各自不同的生理功能，但通过经络系统的联系，构成了一个有机整体。经络的内联脏腑、外络肢节功能，是人体维持生命活动最基本、最必需的结构。

（2）运行气血，营养全身，维持人体正常生理活动：“经脉者，所以行血气而营阴阳、濡筋骨，利关节者也”（《灵枢·本脏》）。“十二经脉，三百六十五络，其血气皆上于面而走空窍。其精阳气上走于目而为睛。其别气走于耳而为听。其宗气上出于鼻而为臭。其浊气出于胃，走唇舌而为味”（《灵枢·邪气脏腑病形》）。这些论述指出了人体赖以维持生命的气血，必须通过经络的运送，使脏腑得到气血的濡养，才能保证脏腑器官的正常生理活动。

（3）保卫机体，抗御外邪：卫气，是抗御外邪的物质，卫气充足则肌腠致密，邪不可侵，卫气虚则腠理疏，外邪乘虚而入，人即生病。“卫气者，所以温分肉，充皮肤，肥腠理，司开阖者也……是故血和则经脉流行，营复阴阳，筋骨劲强，关节清利矣；卫气和则分肉解利，皮肤调柔，腠理致密矣……此人之常平也”（《灵枢·本脏》）。其指出卫气是保卫肌表、抗拒外邪的物质，卫气通过经络的运送敷布于外，温分肉，充皮肤，肥腠理，起到保卫机体、抗御外邪的作用。

二、经络与病理

（1）经络是病邪传变的途径：病邪的传变方式既可由表传里，也可由里达表。例如，外因致病时，病邪的传变途径是：外邪→皮毛→络脉→经脉→脏腑。《素问·皮部论》云：“凡十二经络脉者，皮之部也。是故百病之始生也，必先于皮毛。邪中之，则腠理开，开则入客于络脉，留而不去，传入于经，留而不去，传入于腑，廪于肠胃。”《素问·缪刺论》又云：“夫邪之客于形也，必先舍于皮毛，留而不去，入舍于孙脉，留而不去，入舍于络脉，留而不去，入舍于经脉，内连五脏，散于肠胃，阴阳俱感，五脏乃伤，此邪之从皮毛而入，极于五脏之次也。如此则治其经焉。”《素问·调经论》亦云：“风雨之伤人也，先客于皮肤，传入于孙脉，孙脉满则传入于络脉，络脉满则输于大经脉，血气与邪并，客于分腠之间，其脉坚大，故曰实。”《灵枢·邪气脏腑病形》曰：“诸阳之会，皆在于面。中人也，方乘虚时及新用力，若饮食汗出，腠理开而中于邪。中于面，则下阳明。中于项，则下太阳。中于颊，则下少阳。其中于膺背两胁，亦中其经。”此论述概指出外感病的传入途径，同时又指出了三阳经的发病与经络循行分布有密切关系。

（2）内脏疾病外应于经络：《素问·举痛论》曰“经脉流行不止，环周不休，寒气入经而稽迟。泣而不行，客于脉外，则血少，客于脉中则气不通，故卒然而痛”“寒气客于脉外则脉寒，脉寒则缩蜷，缩蜷则脉绌急，绌急则外引小络，故卒然而痛”。《灵枢·邪客》云：“肺心有邪，其气留于两肘；肝有邪，其气流于两腋；脾有邪，其气留于两髀；肾有邪，其气留于两腘。”《素问·脏气法时论》曰：“肝病者，两胁下痛引少腹，令人善怒……心病者，胸中痛，胁支满，胁下痛，膺背肩胛间痛，两臂内痛。”这些论述说明，由于内脏与肢体和五官九窍有经络联系，当内脏有病时，头面、五官、躯干、四肢等部位会出现病理反应。例如，心火上炎，可致舌部生疮；肝火升腾，可致目睛赤痛；肾气虚时，可出现耳聋、耳鸣；等等。所以内外因致病与经络均有密切关系。

三、经络与诊断

经络对疾病的诊断有重要的意义。例如脉诊，就是通过按压手太阴动脉，以诊断脏腑病变。《难经》中的“独取寸口，以决五脏六腑死生吉凶”之说，就是因为“寸口者，脉之大会，手太阴动脉也。故可以按之，察周身之病”。又如望色，也是通过观察络脉颜色的变化，以诊断疾病的方法。《素问·经络论》曰：“心赤、肺白、肝青、脾黄、肾黑，皆亦应其经脉之色也……阴络之色应其经，阳络之色变无常，随四时而行也。寒多则凝泣，凝泣则青黑；热多则淖泽，淖泽则黄赤。此皆常色，谓之无病。五色具见者，谓之寒热。”《灵枢·经脉》曰：“凡诊络脉，脉色青，则寒，且痛；赤则有热。胃中寒，手鱼之络多青矣；胃中有热，鱼际络赤。其暴黑者，留久痹也。其有赤、有黑、有青者，寒热气也。其青短者，少气也。”临床上观察指纹、望舌质等，都可作为诊病时的参考。

四、经络与治疗

分布在经络上的穴位，是针灸治疗施术的部位。药物归经，是汤药治疗必须掌握的知识。因此，不论是针灸治疗还是各科的方药治疗，都与经络有关。经络在针灸治疗中的应用更广，根据经络组织不同，选用不同方法治疗，可以收到良好的疗效。例如，根据“经脉所通主治所在”的原理，用循经取穴进行补泻治疗；根据经筋的病候以痹证为主，依据《灵枢·经脉》“以知为数，以痛为输”，而取阿是穴进行治疗；按照《素问·皮部论》“十二经络脉者，皮之部也”的皮部与经络脏腑关系，用皮肤针叩刺皮部，或用皮内针埋针治疗脏腑经脉的疾病；根据《灵枢·官针》“络刺者，刺小络之血脉也”、《灵枢·经脉》“刺络脉者，必刺其结上甚血者，虽无结，急取之，以泻其邪，而出血”，在临床上，刺络放血用以治疗络脉郁滞，阻痹为患的疾病。所以《内经》云：“经脉者，所以能决死生，处百病，调虚实，不可以不通也。”

五、判 断 预 后

通过经脉中经气的盛衰所表现的症状可判断疾病的预后，如“手少阴气绝，则脉不通；脉不通，则血不流；血不流，则发色不泽，故其面黑如漆柴者，血先死。壬笃癸死，水胜火也。足太阴气绝者，则脉不荣肌肉。唇舌者，肌肉之本也。脉不荣，则肌肉软；肌肉软，则舌萎人中满；人中满，则唇反；唇反者，肉先死。甲笃乙死，木胜土也。足少阴气绝，则骨枯。少阴者，冬脉也，伏行而濡骨髓者也，故骨不濡，则肉不能着也；骨肉不相亲，则肉软却；肉软却，故齿长而垢，发无泽；发无泽者，骨先死。戊笃己死，土胜水也。足厥阴气绝，则筋绝。厥阴者，肝脉也，肝者，筋之合也，筋者，聚于阴器，而脉络于舌本也。故脉弗荣，则筋急；筋急则引舌与卵，故唇青舌卷卵缩，则筋先死。庚笃辛死，金胜木也。五阴气俱绝，则目系转，转则目运；目运者，为志先死；志先死，则远一日半死矣。六阳气绝，则阴与阳相离，离则腠理发泄，绝汗乃出，故旦占夕死，夕占旦死”。

第二节　十二经脉循行流注及腧穴

《灵枢·经脉》曰：“凡刺之理，经脉为始，营其所行，制其度量，内次五脏，外别六腑。”《灵枢·九针十二原》曰：“夫善用针者，取其疾也，犹拔刺也，犹雪污也，犹解结也，犹决闭也……疾虽久，犹可毕也。言不可治者，未得其术也。”针灸之治疗疾病，以传统经络为基础，所选用穴位不过十四正经经穴，其效若神。观今人治病，哗众取宠，标新立异，各种针种满目皆是，或只观经络一隅，或不识经络为何，本末倒置，致使沦为一般工匠，远非医者所为。夫针灸之大医者，必明阴阳五行，天地运行之大道，始觉于人之中亦是一小宇宙。元气生发，升降浮沉，必循行于经络之中，洒陈于五脏六腑，灌注四方！

“夫医之治病，犹人之治水，水行于天地，犹血气行于人身也，沟渠亩浍，河泖川渎，皆其流注交际之处，或壅焉，或塞焉，或溢焉，皆足以害治而成病，苟不明其向道，而欲治之，其不至于泛滥妄行者，否也；医之治病，一迎一随，一补一泻，一汗一下，一宣一导，凡所以取其和平者，亦若是耳，而可置经络于不讲乎”（《十四经发挥》）。针灸的学习，必须先了解经脉循行流注，熟知腧穴特性才可举一反三。

一、经络与经气的关系

人体之气，有精化生，并与肺吸入的自然之清气相融合而成。其来源于先天之精化生的先天之气（即元气）、水谷之精化生的水谷之气和自然界的清气。后两者又合称为后天之气（即宗气），三者结合而成一身之气。行于经络者，便为经络之气。

经络为气血运行之通道，人体是一个完整的统一体，“阴之与阳也，异名同类，上下相会，经络之相贯，如环无端”。经络循行之气当包含以下几个方面：先天之气、后天之气、营卫之气。经气的产生、运行与先天之气、后天之气最为密切。而提及营卫之气者，当想到营卫之气的循行方式与经气之运行有着千丝万缕的联系。“营在脉中，卫在脉外”，这里的脉与血脉密切相关。“荣者水谷之精气也，和调于五脏，洒陈于六腑，乃能入于脉也。故循脉上下贯五脏，络六腑也”。“卫者水谷之悍气也。其气慓疾滑利，不能入于脉也。故循皮肤之中，分肉之间，熏于肓膜，散于胸腹”。“其气内干五脏，而外络肢节。其浮气之不循经者，为卫气；其精气之行于经者，为营气。阴阳相随，外内相贯，如环之无端”。当提及营气时不可忘记其与血的关系密切，具有营养作用；提及卫气时当把握其保卫防御作用，而两者是不可分割的。理解营卫也不可脱离时间的概念。“其清者为营，浊者为卫，营在脉中，卫在脉外，营周不休，五十度而复大会，阴阳相贯，如环无端”。饮食入于脾胃，通过脾胃中焦的运化，其清者为营，浊者为卫。卫气合神气魂魄而藏于五脏，外循皮肤之中，分肉之间，熏于肓膜，散于胸腹；营气者水谷之精气也，和调于五脏，洒陈于六腑，入于脉中。而营卫二气分则为二，合则为一，两者相互依存，营卫相随也。

二、经气的发生与运行

（一）气的发生

从气的来源而言，人体之气的发生与肾、脾胃、肺和心等脏腑的生理功能尤为密切。对于生命个体而言，来源于父母结合形成胚胎的生殖之精就是先天之精，先天之精化生先天之气，成为人体之气的根本和生命活动的原动力。《灵枢·刺节真邪》称之为“真气”，“真气者，所受于天，与谷气并而充身者也”。《难经》称之为“原气”“元气”或者“脐下肾间动气”，是人体之气的根本。肾气封藏肾精于下焦，不使其无故流失，而肾精保存体内，则可化为肾气，精充则气足。

来源于饮食的水谷精微，被人体吸收后化生水谷之气，简称“谷气”，布散全身后成为人体之气的主要部分。《灵枢·营卫生会》曰：“人受气于谷，谷入于胃，以传与肺，五脏六腑，皆以受气。”水谷精微化生的血和津液，也可作为化气之源。脾主运化，胃主受纳，共同完成对饮食水谷的消化和吸收。脾气升转，将水谷精微上输心、肺，化为血与津液。水谷精微及其化生的血与津液，皆可化气，统称“水谷之气”，布散全身脏腑经脉，成为人体之气的主要来源，所以称脾胃为后天之本。

来源于自然之清气需要依靠肺的呼吸功能和肾的纳气功能才能吸入体内。《素问·阴阳应象大论》曰：“天通气于肺。”清气是生成一身之气的重要来源，随呼吸运动源源进入体内，不可间断。肺主气，主司宗气的生成，在气的生成过程中占有重要地位。一方面，肺主呼吸之气，通过吸清呼浊的呼吸功能，将自然界的清气源源不断地吸入体内，同时不断地呼出浊气，保证体内之气的生成及代谢。另一方面，肺将吸入的清气与脾气上输水谷精微所化生的水谷之气结合起来，生成宗气。宗气积于胸中，走息道以行呼吸，贯注心脉以行血气，下蓄丹田以资元气。

心主神明，为君主之官，神是生命活动的主宰，又是生命活动总的体现，可以调节精气血津液的代谢、调节脏腑生理功能。神以精气为基础，但神又能驭气统精。明代汪绮石《理虚元鉴》曰："夫心主血而藏神者也，肾主志而藏精者也。以先天生成之体质论，则精生气，气生神；以后天运用之主宰论，则神役气，气役精。"所以气的运行有赖于神的调控，调神就可调气。反之，通过调气也可使神有所主。

气的运动称为气机。肝主疏泄，肝气具有疏通畅达全身气机，从而调畅精血津液的运行输布、脾胃之气的升降及情志活动等作用。

（二）气的运行

人体之气的运动形式，主要有升、降、出、入四种基本形式。所谓升，指气自下而上的运行；降，指气自上而下的运行；出，指气由内向外的运行；入，指气由外向内的运行。例如，元气自脐下（下气海）向上运行，宗气自胸中（上气海）向下运行，属气的升降运动；白天营气随卫气由体内运行于体表，夜间卫气随营气由体表运行于内脏，称为营卫出入运动。人体的浊气自下而上升至肺呼出自然界，体现肺气的宣发运动；自然界的清气由肺吸入并下纳于肾，体现肺的肃降运动。

人体之气的升降、出入是对立统一的矛盾运动。虽然从某个脏腑的局部生理特点来看，有所侧重，如肝气、脾气主升，肺气、胃气主降等，但从整体的生理活动来看，升与降、出与入之间必须协调平衡。一方面，气的运动必须畅通无阻；另一方面，气的升降出入运动之间必须平调。具备这两点，气的运动才是正常的，这种正常的状态称为"气机调畅"。

气的升降出入运动是人体生命活动的根本，一旦停息就意味着生命活动的终止。故《素问·六微旨大论》说："出入废则神机化灭，升降息则气立孤危。故非出入，则无以生长壮老；非升降，则无以生化收藏。是以升降出入，无器不有。"

人体的脏腑、经络、形体、官窍都是气机升降出入的场所。气的升降出入运动只有在脏腑、经络、形体、官窍的生理活动中才能体现。"五脏者，合神气魂魄而藏之；六腑者，受谷而行之，受气而扬之；经脉者，受血而营之；合而以治"。

脏腑之气的运行规律，体现了脏腑生理活动的特性，也表现了脏腑之气运动的不同趋势。脏腑之气的升降运动规律的归纳，源于对五行和阴阳理论的认知、运用。五脏之间最重要的规律就是相克的规律，相互制约、相互平衡。心肺在上，其气宜降：心属火，位南方，应夏季，属阳中之阳的太阳，其气升已而降；肺属金，位西方，应秋季，属阳中之阴的少阴，体阳而用阴，其气当右降。肝肾位置在下，在下者宜升：肾属水，位北方，应冬季，属阴中之阴的太阴，其气降已而升；肝属木，位东方，应春季，属阴中之阳的少阳，体阴而用阳，其气当左升。脾胃属土，居中央，主四时，养四脏，脾气升而胃气降，斡旋四脏之气的升降运动，所谓脾气升则肝肾之气升，胃气降则心肺之气降，故称之为"脏器升降之枢纽"。

脏腑之气与经脉之气均是全身之气的部分。一身之气分布到某一脏腑或某一经络，即成为某一脏腑或某一经络之气。而经络之气的运行与脏腑之气的运行是不可分割的，气的生成在于脏腑，气的沟通维络在于经脉。经脉之气的运行："营气之道，内谷为宝。谷入于胃，乃传之肺，流溢于中，布散于外，精专者，行于经隧，常营无已，终而复始，是谓天地之纪。故气从太阴出注手阳明，上行注足阳明，下行至跗上，注大指间，与太阴合；上行抵髀，从脾注心中；循手少阴，出腋中臂，注小指，合手太阳；上行乘腋，出䪼内，注目内眦，上巅，下项，合足太阳；循脊，下尻，下行注小指之端，循足心，注足少阴；上行注肾，从肾注心外，散于胸中；循心主脉，出腋，下臂，出两筋之间，入掌中，出中指之端，还注小指次指之端，合手少阳；上行注膻中，散于三焦，从三焦注胆，出胁，注足少阳；下行至跗上，复从跗注大指间，合足厥阴，上行至肝，从肝上注肺，上循喉咙，入颃颡之窍，究于畜门。其支别者，上额，循巅，下项中，循脊，入骶，是督脉也；络阴器，上过毛中，入脐中，上循腹里，入缺盆，下注肺中，复出太阴。此营气之所行也，逆顺之常也”。“故经脉者：行血气，通阴阳，以荣于身者也。通结上文，以起下文之义。经脉之流行不息者；所以运行血气，流通阴阳，以荣养于人身者也。不言络脉者，举经以该之。其始从中焦，注手太阴阳明，阳明注足阳明太阴，太阴注手少阴太阳，太阳注足太阳少阴，少阴注手心主少阳，少阳注足少阳厥阴，厥阴复还注手太阴。始于中焦，注手太阴，终于注足厥阴，是经脉之行一周身也。”

脏腑、经络、经筋、皮部其气之运行，由内而外，由外而内亦形成气机出入运动的重要表现形式，上下内外相贯，如环无端，周流不息。

（三）元气概述

元气，是人体最根本、最重要的气，是人体生命活动的原动力。元气在《难经》中又称“原气”，《内经》中无“元气”或“原气”之称，但有“真气”之说。“元”“真”“原”本为儒家或者道家术语，中医学用之表述先天禀赋。元气、原气、真气，三者内涵是同一的，都是由先天之精化生的先天之气。

1. 生成与分布　元气主要由肾所藏的先天之精所化生，根于命门。《难经·三十六难》曰：“命门者……原气之所系也。”肾中先天之精禀受于父母的生殖之精，胚胎时期即已存在，出生之后必须得到脾胃化生的水谷之精的滋养补充，方能化生充足的元气。因此，元气充盛与否，不仅与来源于父母的先天之精有关，而且与脾胃的运化功能、饮食营养及化生的后天之精是否充盛有关。若因先天之精不足而导致元气虚弱者，也可以通过后天的培育补充而使元气充实。例如，《景岳全书·论脾胃》载：“故人之自生至老，凡先天之有不足者，但得后天培养之力，则补天之功，亦可居其强半，此脾胃之气所关于人生者不小。”

元气通过三焦流行于全身。《难经·六十六难》曰：“三焦者，原气之别使也，主通行三气，历经于五脏六腑。”元气化于肾精，根于命门，以三焦为通路，循行全身，内而五脏六腑，外而肌肤腠理，无处不到，发挥其生理功能，成为人体最根本、最重要的气。

2. 生理功能　元气的生理功能主要有两个方面：一是推动和调节人体的生长发育和生殖功能；二是推动和调控各脏腑、经络、形体、官窍的生理活动。

元气的盛衰变化体现于机体生、长、壮、老、已的自然规律。人从幼年开始，肾精以先天之精为基础，得到后天之精的补充而渐渐充盛，化生元气，促进生长发育。经过一段时期，从婴幼儿成长到青壮年，此时由于肾精充盛到一定程度，化生充足的元气，使机体发育，形体壮实，筋骨强健，同时具备了生殖能力。待到老年，由于生理和病理性消耗，肾精渐衰，化生元气渐渐减少，形体出现生长发育迟缓、生殖功能低下及未老先衰的病理改变。

元气含有元阴、元阳，为一身阴阳之根、脏腑阴阳之本。元阴、元阳分则为二，合则为一。元阴与元阳协调平衡，元气则能发挥推动和调控各脏腑的生理功能、人体的生长发育和生殖功能的作用。元气根于命门，故《景岳全书·传忠录》说：“命门为元气之根，为水火之宅，五脏之阴气非此不能滋，五脏之阳气非此不能发。”

（四）赖氏一元二分理论

《难经》对腧穴理论的最大贡献是明确提出了原气的概念；原气充溢是原穴的基本性质，原气是“人之生命”，是十二经之根本。原气理论与《内经》所述阴阳的作用紧紧地联系在一起，“阴阳者，天地之道也，万物之纲纪，变化之父母，生杀之本始，神明之府也，治病必求于本”。《难经》认为原气是“本”，《素问·阴阳应象大论》所述阴阳最后归结为“治病必求于本”，明确指出，阴阳为治病之本，赖氏把阴阳二气分为经脉的根本，任、督二脉与原气三者联系起来，做如下阐述。

（1）元气通行于十二经脉，内濡脏腑，外营肢节（洒陈五脏六腑），周行于昼夜、循于表里而分阴阳，而任、督为阴阳总纲，一为总督诸阳而行于身之背，一为总督诸阴而行于身之腹，脏腑腹背，气相交会，阴阳和合，维系生命，“十二经根本之根本在于任督”，“人生命之生命在于原（元）气”。

（2）一气而分阴阳，为元阴元阳，从任、督分治而求之，分则为二，合则为一。

一元二分法的运用主要通过针灸人体大穴、要穴等原穴来激活任督元气。《难经》论述“原穴”的基本性质：原气通过三焦通达五脏十二经脉，其经过和留止的穴位即是原穴。所以《难经》的原穴不是简单地配于各自的脏腑。重点在于“通过三焦通达五脏十二经脉”，尤其是起源于“脐下肾间动气”，这就是元气与脏腑、经脉、三焦的重点联系，是通元针法引气归元，通督养神的来由。

通元针法的元气与关元、归来、气海、天枢作为施行补法的重要大穴相关，又通达三焦、五脏十二经脉，分别行于背部的督脉，与五脏六腑的背俞穴相关，成为通督法的基础。由于督脉上入络脑，五脏背俞穴可以分治调节五神脏的神、魂、魄、意、志，故经穴与脑相关。通督即是调神之机，调大脑精明之神，养五脏实质之神，为了回归传统仍以“养神”称之。

原气为脐下肾间动气——人之生命，十二经之根本。《内经》曰：知其要者，一言而终，不知其要，流者无穷，“要”和“一”指“元气”。在这里，把《难经》中的原气认为是元气，并分为元阴元阳，指合于任、督二脉的元气，是对《难经》原气理论的发展与应用。

（五）神与气

1. 神与气的关系 何为神？在《说文解字》中对“神”的解释是：“神，天神，引出万物者也，从示申”。《尚书》和《易传》中的“神”均解作神灵，《诗经》中的“神”除了借为“慎”，谨慎之意外，余者也皆为神灵。可见在中国最初的文化中，神字的本意是神灵。《周易·系辞》中除“精义入神，以至用也”一处的“神”作“神妙”解，其他的“神”字也是“神灵、神通”之意。《周礼》《礼记》《论语》《孟子》《公羊传》《穀梁传》《左传》中的“神”也均解作神灵，而无他意。《墨子》中“神”字所用颇多，独《所染》中“不能为君者，伤形费神，愁心劳意”的“神”字不是神灵，是和“形”相提并论的。而《内经》中的“神”在延续了《周易》中“神”的含义的基础上，将“神”应用于人体生命、疾病等范畴，“神”的含义又有了新的发展。《内经》中“神”的出现频次很高，其中除了单纯以“神”字表达外，还有“神气”“神机”“神明”“精神”等多种表达方式，由于其所处篇章文意不同，后世对“神”的解释也有多种。《黄帝内经研究大成》将各种含义概括为：自然界事物的运动变化及其规律、人体生命现象的总概括、人的精神活动三种。《内经》中“神”的含义复杂，总结《内经》中“神”的含义，主要有以下几个方面：指自然界事物的运动变化及其规律，指人体生命活动的现象，指人的精神神志活动、精神意识活动、精神情志活动。

在中医方面，神是自然界事物变化的规律，即阴阳变化之规律，而气为阴阳变化体现的重要载体。《内经》中的“神”，很大一部分就是指人体的生命活动及其外在表现，是人体生命活动的主宰，《素问·五常政大论》曰：“根于中者，命曰神机，神去则机息。”气是人体脏腑的生理功能，而神是人体脏腑生理功能的主宰，同时神又反映了这些脏腑功能的外在表现。故张介宾说“神即气也”“气者，神之使”，又曰“气为阳，阳主神也”（《景岳全书·中兴论》）。《素问·生气通天论》说“阳气者，精则养神，柔则养筋”，《类经》注云“神之灵通变化，阳气之精明也；筋之运动便利，阳气之柔和也……阳去则神明乱、筋骨废”。张志聪在《黄帝内经素问集注》中亦云：“神气，神脏之阳气也。”所以在某种含义上，可以认为“神”亦即“阳气”。《素问·生气通天论》云：“因于寒，欲如运枢，起居如惊，神气乃浮。”张志聪在《黄帝内经素问集注》中注：“因于寒，而吾身之阳气当如运枢以外应。”而莫仲超则以病伤寒为例，阐发其义：“伤寒始伤皮毛分肉，得阳气以化热，热虽盛不死，此能运枢而外应者也。如太阳病发热头疼，脉反沉，当救其里，此神气不能运浮于外，故急用干姜、附子，以救在里之阳气而外出焉。”张介宾注曰：“此下言阳气不固者，四时之邪，皆得以伤之也。”这些论述都说明了神与气是相通的。

另外，《内经》中的“气”有正气之义，即有卫外抗邪之功。《灵枢·小针解》云：“神者，正气也。”说明神与人体阳气的卫外抗邪密切联系。正气的强弱取决于人体脏腑的功能状态，《淮南子·原道训》云“神为生之制”，神健则人体各脏腑功能正常、营卫气血和调，正气旺盛，人体卫外抗邪能力也强，故不易发病，即使发病也轻浅易愈，即“正气存内，邪不可干”。反之，神衰则正气亦亏，卫外抗邪能力降低，故易发病，且病情深重，预后不良。《素问·上古天真论》曰：“虚邪贼风，避之有时，恬淡虚无，真气从之，精神内守，病安从来。”《素问直解》注云：“教其避之有时，其心则恬淡虚无，而本元之真气从之。不竭其精，时御其神，则精神内守。外知所避，内得其守，病安从来。”可知此处“精神”，是“精”与“神”之义，说明了当人体精充神旺之时，人体的抗邪能力强盛，因此不易感受疾病。对于狭义的神，即指人体精神活动的神，也有这方面的描述，如《灵枢·本脏》所云：“志意和则精神专直，魂魄不散，悔怒不起，五脏不受邪矣。”这就是从精神活动方面来阐述神在人体卫外抗邪中的主导作用。

2. 通督养神与引气归元　督与神：督有“都督”之意，因其“总督诸阳”，为阳脉之海而得名。督脉中有大椎穴（为手足六阳经脉交会之处），又有百会（是督脉足三阳之会），故此手足诸阳之脉气可以聚集于督脉，故称督脉为“诸阳之海”。《内经》中记载：“心藏神”“心者，君主之官，神明出焉”。同时《冯氏锦囊秘录》说：“脑为元神之府，主持五神。”此外，金正希说：“人之灵机记忆皆在于脑……脑源于肾，非明证乎。”而督脉却将心、脑、肾三者紧密联系，成为广义之脑，共同发挥“元神之府”的功效。《素问·骨空论》指出，督脉分支“上贯心”“贯脊属肾”“入循膂，络肾”。《难经·二十八难》说：“督脉者，起于下极之输……入属于脑。”可见督脉乃十四经中唯一一条直接与脑络属之经脉，故调节督脉可通髓达脑，改善精神及运动功能。通过针刺督脉及膀胱经背俞穴等相关经穴，以达阴阳平衡之功、精神调和之效。

任与气：引气归元为调气之根本，以脐下任脉的穴位等为主。任脉为诸阴经之会，向内联系五脏，内藏五脏神气。此外，任脉汇集上焦宗气、中焦水谷之气、下焦原气，是以任脉具有调理全身气机的作用。故任脉以调气为用。任脉中的“任”有“容任”之意，古人也作“妊”字解释，因其与妇女妊娠有关而得名，任脉作用为诸阴之海，因足三阴经皆交会于任脉之中极、关元二穴，手三阴经又和足三阴经相连接，因此，任脉能够容任主阴之气而为阴脉之海。调气之本也就在于阴气归元，元气有所归依。

神与气，分之则二，合则为一，关系密切，上述仅是偏重。经气运行与心神关系密切，心主血脉，神能导气；反之，心神不舒，经气不畅，则加重血脉阻滞，所谓“主不明，使道闭塞不通”。而针刺“调其神，令气易行”，心神调和，则脉通气畅。针刺时安神定志，神气相随，神随气动，气随针行，自易得气取效。

《素问·六微旨大论》曰：“气之升降，天地之更用也。”又曰：“升已而降，降者谓天；降已而升，升者谓地。天气下降，气流于地；地气上升，气腾于天。故高下相召，升降相因，而变作矣……出入废则神机化灭，升降息则气立孤危……是以升降出入，无器不有。”《素问·五常政大论》曰：“……气之先后，人之寿夭，生化之期，乃可以知人之形气矣。”

元气起于脐下肾间，通过三焦，通达五脏六腑、十二经脉直至皮部，与外界沟通。“三焦者，水谷之道路，气之所终始也”。“所以腑有六者，谓三焦也。有原气之别焉”，“脐下肾间动气者，人之生命也，十二经之根本也，故名曰原。三焦者，原气之别使也，主通行三气，经历于五脏六腑。原者，三焦之尊号也，故所止辄为原”。《素问·五常政大论》曰：根于中者，命曰神机。《景岳全书·传忠录虚实》中指出：“《内经》诸篇皆以神气为言。夫神气者，元气也。元气完固，则精神昌盛，无待言也。若元气微虚，则神气微去。元气大虚，则神气全去。神去则机息矣，可不畏哉。”只有元气充足，神机正常存在和自身协调，才能维持人体阴阳相对平衡。

人体是在不断运行变化的，形神合一，相辅相成，体用同在，互为依存。自然整体，平衡协调是健康的基本特征。故而医者应以变化的眼光看待疾病与健康，诊断上察外知内，治疗上互相关联。同时，季节气候，昼夜晨昏，地方区域的变化对人体产生影响。在自然状态下实现对人体生命的整体调节，使生命的变化合乎自然规律，让生命的过程遵循健康的轨迹。令神机气立平衡协调，令三焦气化顺畅平稳，使脏腑发挥正常功能，从而达到“阴平阳秘，精神乃治”的境界。

三、十二经脉、奇经八脉、根结标本、气街四海理论的联系

（一）十二经脉与奇经八脉

奇经八脉，是督脉、任脉、冲脉、带脉、阴维脉、阳维脉、阴跷脉和阳跷脉的总称，共八条。因其“别道奇行”，故称奇经八脉。奇经八脉与十二正经不同，既不直接隶属脏腑，也无表里配合关系，但与奇恒之腑（脑、髓、骨、脉、胆、女子胞）联系密切，故称“奇经”。奇经八脉中的督脉、任脉、冲脉皆起于胞中，同出于会阴而异行，称为“一源三歧”。督脉总督全身阳气，故称“阳脉之海”；任脉调节全身阴经经气，故称“阴脉之海”；冲脉可以涵蓄调节十二经气，故称“十二经脉之海”，又称“血海”。

奇经八脉除带脉横向循行外，均为纵向循行，纵横交错地循行分布于十二经脉之间。督脉循行于身后正中线，任脉循行于身前正中线，各有本经所属穴位，故与十二经脉合称“十四经”。冲、带、阴跷、阳跷、阴维、阳维六脉无本经所属穴位，而是寄附于十四经。

“奇经八脉者，阴维也，阳维也，阴跷也，阳跷也，冲也，任也，督也，带也。阳维起于诸阳之会，由外踝而上行于卫分；阴维起于诸阴之交，由内踝而上行于营分；所以为一身之刚维也。阳跷起于跟中，循外踝上行于身之左右；阴跷起于跟中，循内踝上行于身之左右；所以使机关之跷捷也。督脉起于会阴，循背而行于身之后，为阳脉之总督，故曰阳脉之海。任督起于会阴，循腹而行于身之前，为阴脉之承任，故曰阴脉之海。冲脉起于会阴，夹脐而行，直冲

于上，为诸脉之冲要，故曰十二经脉之海。带脉则横围于腰，状如束带，所以总约诸脉者也。是故阳维主一身之表，阴维主一身之里，以乾坤言也。阳跷主一身左右之阳，阴跷主一身左右之阴，以东西言也。督主身后之阳，任、冲主身前之阴，以南北言也。带脉横束诸脉，以六一合言也。是故医而知乎八脉，则十二经、十五络之大旨得矣；仙而知乎八脉，则虎龙升降，玄牝幽微之窍妙得矣！”(《奇经八脉考》)

“脉有奇常，十二经者，常脉也。奇经八脉，则不拘于常，故谓之奇经。盖以人之气血，常行于十二经脉，其诸经满溢，则流入奇经焉。奇经有八脉：督脉督于后，任脉任于前，冲脉为诸脉之海，阳维则维络诸阳，阴维则维络诸阴，阴阳自相维持，则诸经常调；维脉之外有带脉者，束之犹带也；至于两足脉，有阴有阳，阳跷得诸太阳之别，阴跷本诸少阴之别；譬犹圣人图设沟渠，以备水潦，斯无滥溢之患，人有奇经，亦若是也”(《十四经发挥》)。

奇经八脉的作用主要体现在两个方面：其一，沟通了十二经脉之间的联系，将部位相近、功能相似的经脉联系起来，起到统摄有关经脉气血、协调阴阳的作用；其二，对十二经脉气血有着蓄积和渗灌的调节作用。若比喻十二经脉如江河，则奇经八脉如湖泊。

（二）任督的重要性

通元疗法理论认为，元气通行于十二经脉，内濡脏腑，外营肢节（洒陈五脏六腑），周其行于昼夜、循于表里而分阴阳，而任督为阴阳总纲，一为总督诸阳而行于身之背，一为总督诸阴而行于身之腹，脏腑腹背，气相交会，阴阳和合，维系生命，“十二经根本之根本在于任督”，历代各大医家都对任督有所阐述。张洁古曰：“督者，都也，为阳脉之都纲。任者，妊也，为阴脉之妊养。”滑伯仁曰：“任、督二脉，一源而二歧。一行于身之前，一行于身之后。人身之有任督，犹天地之有子午；可以分，可以合；分之以见阴阳之不离，合之以见浑伦之无间，一而二，二而一者也。”

任、督二脉在道家的地位也非常重要，通过道家对任、督二脉的理解，可借鉴针灸对任、督二脉的运用。如李濒湖曰：任、督二脉，人身之子午也。乃丹家阳火阴符升降之道，坎水、离火交媾之乡。故《周易参同契》云：“上闭则称有，下闭则称无。无者以奉上，上有神德居。此两孔穴法，金气亦相须。”崔希范《天元入药镜》云：“上鹊桥，下鹊桥，天应星，地应潮。归根窍，复命关；贯尾闾，通泥丸。”《大道三章直指》云：“修丹之士，身中一窍，名曰玄牝。正在乾之下，坤之上，震之西，兑之东，坎离交媾之地；在人身天地之正中，八脉、九窍、十二经、十五络联辏，虚间一穴，空悬黍珠。医书谓之任、督二脉，此元气之所由生，真息之所由起。修丹之士，不明此窍，则真息不生，神化无基也。”《奇经八脉考》记载：“俞琰注《参同契》云：人身血气，往来循环，昼夜不停，医书有任、督二脉，人能通此二脉，则百脉皆通。黄庭经言：皆在心内运天经，昼夜存之自长生。天经乃吾身之黄道，呼吸往来于此也。鹿运尾闾，能通督脉；龟纳鼻息，能通任脉，故二物皆长寿。此数说，皆丹家河车妙旨也。而药物、火候，自有别传。”王海藏曰：“张平叔言，铅乃北方正气，一点初生之真阳，为丹母。其虫为龟，即坎之二阴也，地轴也；一阳为蛇，天根也。阳生于子，藏之命门，元气之所系，出入于此。其用在脐下，为天地之根，玄牝之门，通厥阴，分三歧，为三车。一念之非，降而为漏。一念之是，守而成铅。升而接离，补而成乾。阴归阳化，是以还元。至虚至静，道法自然，飞升而仙。”

（三）十二经脉与根结标本、气街四海

根结、标本、气街、四海是对人体不同部位经络功能的总结和概括，旨在说明四肢和头、胸、

腹之间经气的来源、分布与联系，对指导针灸临床辨证和选穴具有重要意义。《灵枢·根结》指出："奇邪离经，不可胜数，不知根结，五脏六腑，折关败枢，开阖而走，阴阳大失，不可复取。九针之玄，要在终始；故能知终始，一言而毕，不知终始，针道咸绝。"强调根结理论的重要性。《灵枢·卫气》言："知六腑之气街者，能知解结契绍于门户；能知虚石之坚软者，知补泻之所在；能知六经标本者，可以无惑于天下。"更加明确了标本、气街理论在针灸临床中的地位。

1. 根结　"根"和"结"是指十二经脉之气起始和归结的部位。

"根结"一词首见于《灵枢·根结》。根有起始之意。《博雅》云："根，始也。"结有归结之意。《广雅》云："结，终也。"《黄帝内经太素》中杨上善注："根，本也；结，系也。"马莳从脉气的起止解释："脉气所起为根，所归为结。"因此，根结用于经络理论中，很多学者把根结理解为"根"，是经气所起的根源处，为四肢末端的"井穴"；"结"，示经气所归结的结聚处，在头面、胸、腹的一定部位和器官内。根据《灵枢·根结》所记载的足六经根结的位置，结合相应腧穴列表如下（表 1-1）。

表 1-1　足六经根结的位置

经名	根（井穴）	结
足太阳	至阴	命门（目）
足阳明	厉兑	颃颡（鼻咽）
足少阳	足窍阴	窗笼（耳）
足太阴	隐白	太仓（胃）
足少阴	涌泉	廉泉（舌下）
足厥阴	大敦	玉英，络膻中（胸）

《灵枢·根结》虽然只是举论足六经之"根"，但从井穴与头面、胸、腹的关联意义来理解，手六经应与足六经相似，故元代窦汉卿在《标幽赋》中便有了"四根三结"的概括提法。这是在足六经根结的基础上进一步指出十二经脉都是以四肢井穴为根，合称"四根"，以头、胸、腹三部为结，合称"三结"，使经络的根结理论更为完善。

《灵枢·根结》除了论述足三阳、足三阴经的根结部位外，还论述手足三阳经的"根、溜、注、入"部位。

"根、溜、注、入"，是指手足三阳经脉之气出入流行的部位。"根"，是经气所起的根源处，为"井穴"；"溜"是经气所流经之处，多为"原穴"或"经穴"；"注"，是经气所灌注之处，多为"经穴"或"合穴"；"入"，是经络之气所进入之处，上部为颈部各阳经穴，下部为各阴阳经的络穴（表 1-2）。

表 1-2　手足三阳经的根、溜、注、入

经名	根	溜	注	入	
				下（络）	上（颈）
足太阳	至阴（井）	京骨（原）	昆仑（经）	飞扬	天柱
足少阳	足窍阴（井）	丘墟（原）	阳辅（经）	光明	天容
足阳明	厉兑（井）	冲阳（原）	足三里（合）	丰隆	人迎
手太阳	少泽（井）	阳谷（经）	小海（合）	支正	天窗
手少阳	关冲（井）	阳池（原）	支沟（经）	外关	天牖
手阳明	商阳（井）	合谷（原）	阳溪（经）	偏历	扶突

根结理论说明了经气活动的上下联系，强调以四肢末端为出发点，着重于经络之气循行的根源与归结。这与十二经脉的起止点不完全相同，与营气运行的流注方向也有差异，而与五输穴的排列方向一致。对这一差异的理解将在下文着重论述。

根结理论指出了四肢末端的腧穴对头身疾病的重要治疗作用。根结理论，窦汉卿归纳为"四根三结”，突出了手三阴结于“胸”，足三阴结于“腹”，手三阳结于“头”的关系。临床上对头、胸、腹方面的病证，治疗时可以选取四肢部的穴位相配合，但不局限于井穴。可以将“根部”与“结部”相配合取穴。如《肘后歌》：“头面之疾针至阴”“顶心头痛眼不开，涌泉下针定安泰”。《针灸大成》还有记载：少商治疗咽喉肿痛、咳嗽、气喘；少泽治疗乳少；中冲治疗厥证；大敦治疗疝气等。上下相配的如商阳配迎香主治齿痛、颈肿和鼻塞衄衄；头临泣配厉兑主治目痛流泪、腹胀和梦魇，隐白配大包主治崩漏、癫狂和胸胁疼痛，瞳子髎配足窍阴主治头痛、目疾、耳鸣耳聋等，均是根部井穴与头、胸、腹三结有关的腧穴配用。然而，根结的理论运用不仅限于此，病无定症，所以法当无穷，运用根结“根、溜、注、入”相应穴位配伍运用可治疗本经的相关症状，关键在于灵活运用。

2. 标本　“标”和“本”是指十二经脉之气集中和弥散的部位。

“本”，《说文解字》解释为“木下曰本”，即树根的部分；“标”，《说文解字》解释为“木杪末也”，即树梢的部分。两者的位置有上下之分，标在上，本在下。在经络理论中，标本指经脉的本末。经脉的“本”，是指经气集中的本源部位；“标”，是指经气弥漫的散布部位。强调经气集中于四肢部位为“本”。扩散于头面和躯干一定部位为“标”。十二经脉均有“标”部与“本”部。根据《灵枢·卫气》所载标本的位置，结合相应腧穴列表如下（表 1-3）。

表 1-3　十二经脉的标部与本部

十二经脉	本		标	
	部位	相应腧穴	部位	相应腧穴
足太阳	跟以上 5 寸中	跗阳	命门（目）	睛明
足少阳	窍阴之间	足窍阴	窗笼（耳）之前	听会
足阳明	厉兑	厉兑	颊下、夹颃颡	人迎
足少阴	内踝下上 2 寸中	交信、复溜	背俞穴与舌下两脉	肾俞、廉泉
足厥阴	行间上 5 寸所	中封	背俞穴	肝俞
足太阴	中封前 4 寸中	三阴交	背俞穴与舌本	脾俞、廉泉
手太阳	外踝之后	养老	命门（目）之上 1 寸	攒竹
手少阳	小指次指之间上 2 寸	中渚	耳后上角、下外眦	丝竹空
手阳明	肘骨中，上至别阳	曲池	颜下合钳上	扶突
手太阴	寸口之中	太渊	腋内动脉	中府
手少阴	锐骨之端	神门	背俞穴	心俞
手厥阴	掌后两筋之间 2 寸	内关	腋下 3 寸	天池

十二经脉的标本理论对指导经络诊断和辨证选穴具有十分重要的意义。《灵枢·卫气》曰：“能知六经标本者，可以无惑于天下。”说明了经脉标本理论在诊治疾病上的重要性。

诊断方面，当经脉及其所属脏腑组织发生病变时，常常在经脉的根、本部位出现异常反应，如压痛、变形、血脉充盈等。因此，通过望诊、切诊等手段检查经脉的根、本部位（尤其穴位处）的变化，对诊断头面、躯干及内脏病证有重要意义。此外，胸、腹、背部的穴位，以俞募穴为代表，对诊断相应脏器疾病也有特殊意义。

治疗方面，《素问·五常政大论》曰：“病在上，取之下；病在下，取之上；病在中，傍取之。”《灵枢·终始》曰：“病在上者，下取之；病在下者，高取之；病在头者，取之足；病在腰者，取之腘。”这些论述，都是从标本理论提出的配穴原则，用以指导临床取穴。一般来说，四肢肘、膝关节以下本部和根部是十二经经气交接流注的重要部位，本部的腧穴具有治疗本经远隔部位疾病的重要作用。例如，特定穴中的五输穴、原穴、十二经络穴、郄穴、八脉交会穴、下合穴皆在本部，这些腧穴对头面、胸、腹及内脏的疾病往往有很好的治疗效果。在头面标部的腧穴，主要治疗头面、五官及脑的疾病。在胸背标部的腧穴以俞募穴为代表，对治疗胸腹内脏疾病有重要的意义。

3. 气街 是经气聚集汇通的共同通路。《说文解字》释：“街，四通道也。”气街，分别是头、胸、腹、胫四处气街。《灵枢·卫气》曰：“请言气街，胸气有街，腹气有街，头气有街，胫气有街。故气在头者，止之于脑；气在胸者，止之膺与背腧；气在腹者，止之背腧与冲脉于脐左右之动脉者；气在胫者，止之于气街与承山、踝上以下。”说明头之气街，分布于头与脑之间，指头面部与脑之间的内外通路；腹之气街，分布于腹部脏腑、背腰部腧穴及脐旁冲脉之间，指的是膈以下各脏腑与背部之间的内外通路；胫之气街，分布于气冲、承山穴及踝部上下之间，指下肢部气冲穴以下的一些通路。

气街，主要说明头、胸、腹、胫这些部位是经气循行的共同通道。气街理论从部位上联系“标”和“结”，头、胸、腹是“标”和“结”的所在，与气街关系密切。

气街理论，着重阐述头、胸、腹、胫部是经气汇合共同循行的通道。气街所在部位同时也是经脉之标与结所在的部位（胫气街除外），这些部位的穴位以治疗局部病证为主。

手足三阳经及督脉均循行至头面，分别与脑、头面、五官相联系，其输注于头面部腧穴。例如,《灵枢·海论》以脑为髓海，其腧穴上在百会、下在风府；手三阴经均循行至胸，分别与肺、心、心包相联系，其气输注汇聚于胸部和背俞穴；足三阴经均循行在腹，分别与肝、脾、肾及六腑相联系，其气输注汇聚于腹部和背俞穴。因此，凡分布在相应气街部位的腧穴，可以治疗各种相关部位的疾病。例如，临床上头痛、头晕疾患，可取头气街之腧穴百会、风池等穴治疗；胸满、咳喘，可取胸气街之腧穴中府、肺俞等穴治疗；腹痛、腹泻可取腹气街之腧穴中脘、天枢、胃俞、脾俞、大肠俞等穴治疗；下肢痿痹，可取胫气街之腧穴髀关、伏兔、足三里等穴位治疗。

同时，气街横贯脏腑经络，纵分头、胸、腹、胫的网络状分布特点，也扩大了十四经穴的主治范围，各经穴不仅能治疗本经的病证，还可以治疗其他经脉的病变。

此外，气街理论解释了针灸理论与实践中的许多困惑，对于针灸临床腧穴配伍有重要指导意义。针灸临床上采用的俞募配穴法、前后配穴法、近部取穴法等，均以气街理论为依据。在“头有气街”理论启示下发展起来的微针疗法（如头针等疗法），在临床治疗中展现了巨大的潜力。

4. 四海 是指人体气血营卫产生、分化和汇聚的四个重要部位。

“海”,《说文解字》解释为“天池也，以纳百川者”。按经络理论，人身十二经脉主运行气血，就像大地上的河流，故比拟为“十二经水”。水归大海，十二经脉气血也归于人身的“四海”。《灵枢·海论》曰：“人有髓海，有血海，有气海，有水谷之海，凡此四者，以应四海也。”《灵枢·海论》将胃、冲脉、膻中、脑四个部位分别称为水谷之海、血海（十二经之海）、气海、髓海，并且指出了四海各有所输注的腧穴：“胃者水谷之海，其输上在气街（冲），下至三里；冲脉者，为十二经之海，其输上在于大杼，下出于巨虚之上下廉；膻中者，为气之海，其输上在于柱骨之上下，前在于人迎；脑为髓之海，其输上在于其盖，下在风府。”即胃为水谷之海，所输注的部位上在少腹气冲穴处，下在足阳明经足三里处。冲脉为血海，又称十二经之海，所输注的部位上在膀胱经之大杼穴处，下出于胃经的上巨虚和下巨虚穴。膻中为气海，所输注的穴位在项部哑门与大椎穴之间，前在人迎穴处。脑为髓海，所输注的部位上在头之巅顶部位百会穴处，下在项后风府穴处。

四海与气街具有一致性。从位置上讲，脑为髓海，与头气街相通；膻中为气海，与胸气街相通；胃为水谷之海，与腹气街相通；冲脉为血海，与腹气街和胫气街相通。可以说，四海与气街着重于经络气血横向的联系与汇通。

四海、气街与三焦的划分也有相通之处，四海位于头、胸、腹；气街以头、胸、腹、胫划分；而三焦就是以胸、腹来分。气海通胸气街，从三焦来说，上焦部位为胸部。中、下两焦均在腹部，乃水谷之海和血海所在，通腹气街。腹气街也可以分为上腹气街和下腹气街，以与水谷之海、血海及中焦、下焦相配合。四海、气街与三焦，三者结合起来更易于理解经络与脏腑的关系。

四海理论与气街理论相一致，都是用于说明经脉之"结"与"标"的。四海是全身之气、血、精、神的生成和汇集之地，是十二经脉之归结所在，也是对头、胸和腹功能的高度概括。

脑为髓海，位居头部，乃"元神之府"，是神气的本源，人体精神的主宰。督脉和足太阳经与脑直接相连，而督脉又与手足三阳经相连，因此，可以认为，髓海为人体阳气的依归。膻中为气海，位居上焦胸中，为宗气汇集之处，是对心肺功能的概括，与手三阴经的联系密切。胃为水谷之海，位居中焦，主受纳水谷，是化生营卫、气血的本源，为五脏六腑所禀受，故称为"五脏六腑之海"(《灵枢·五味》)。足阳明经脉属胃，其气血最为旺盛。冲脉为血海，又称为十二经脉之海，其部位主要在下焦，与足三阴经和任脉关系密切。冲脉起于肾下胞中，为"脐下肾间动气"所在，肾主藏精，故冲脉又与肾精有关。四海之间相互配合，水谷之海是化生气血的本源，其上部为气海，主一身之气，下部为血海，主一身之血，血气精华上聚于脑髓，是为"精明之府"和"元神之府"。

《灵枢·海论》详细叙述了四海有余不足之症："气海有余者，气满胸中，悗息面赤；气海不足，则气少不足以言。血海有余，则常想其身大，怫然不知其所病；血海不足，亦常想其身小，狭然不知其所病。水谷之海有余，则腹满；水谷之海不足，则饥不受谷食。髓海有余，则轻劲多力，自过其度；髓海不足，则脑转耳鸣，胫酸眩冒，目无所见，懈怠安卧。"治疗上应当以"审守其输而调其虚实"为总原则。

（四）通元与气街、标本根结理论的关系

头气街与通元法："头气有街"，在脑，《灵枢·邪气脏腑病形》载："十二经脉，三百六十五络，其血气皆上于面而走空窍"。因此头部的"气街"是全身气血灌注脑髓的主要通路，故张介宾注曰："诸髓者皆属于脑，乃至高之气所聚，此头之气街也。"杨上善认为："脑为头气之街，故头有气，比百会也。"赖新生教授精心研究中医与道家元神学说的关系，认为从道家观点论，头为太乙元真之所聚，有"泥丸"和"总众神"之称，诚如《颅囟经·序》所言："得诸百灵，以御邪气，陶甄万物，以静为源。"指出"静"为脑应物统神的本真状态。又如《云笈七签·元气论》所说："脑实则神全，神全则气全，气全则形全，形全则百关调于内，八邪消于外。"因此，赖新生教授认为，凡是治疗脑病和内在脏腑病，可直接以通神调元为下手处和着眼点，主张调针之要在于调神，调神之机在于通元。《灵枢·经脉》载："督脉之别，名曰长强，挟膂上项，散头上，下当肩胛左右，别走太阳，入贯膂。"所以针刺头部百会、前顶、后顶、印堂、水沟及大椎，通过自身经脉之循行及与督脉之络属而入脑养元神，在临床上治疗痴呆、中风、失眠等病常收桴鼓之效。

胸腹气街与通元法：胸腹均有气街，"气在胸者，止之膺与背腧。气在腹者，止之背腧与

冲脉在脐之左右之动脉者。”杨上善认为：“膺中肺输，为胸气之街，故胸中有气，取此二输也。脾输及脐左右冲脉，以为腹气之街，若腹中有气，取此二输也。”马莳注：“气之行于胸者，止于膺与背腧；气之行于腹者，止之背腧……又与在前之足阳明胃经冲脉穴，及脐左右之动脉，即足阳明胃经之天枢穴也。”《难经本义·六十七难》曰：“阴阳经络，气相通应，脏腑腹背，气相通应”，以五脏背俞穴通督调神和以腹部任脉及腹募穴为主穴引气归元，乃通元针法的核心，《难经·六十七难》曰：“阴病行阳，阳病行阴，故令募在阳，腧在阴。”五脏疾病多反映在背俞穴上，当阴病治阳；六腑疾病多反映在腹募穴，当阳病治阴。两者兼而取之，则阴阳两气，贯通归元，以平为期，是谓通元法。募穴、脏腑、背俞穴三位一体，刚柔相济，阴阳相通，以脏腑为本，气街为径，形成了背俞穴-脏腑-腹募穴的前后对应关系，使内与外、前与后、脏腑与体表脉气交贯通应，构成脏腑与俞募穴横向联系运行气血的直接通路。赖新生教授在临床上常用背三针、膻中、天突配合的“引气归元针法”治疗肺系疾病，“通督调神针法”配合“引气归元针法”治疗不孕症是对胸腹气街的灵活运用。

胫气街与通元法：胫有气街，“气在胫者，止之于气街与承山踝上以下。”杨上善认为：“三阴气街，并与承山至踝上下，以为胫气之街，若胫有气，取此三处也。”马莳注：“气之行于足胫者，止之于气街，此即足阳明胃经之气冲穴……及足太阳膀胱经之承山穴，及外踝上下诸穴。”张介宾注：“承山，足太阳经穴，以及踝之上下，亦皆足之气街也。”赖新生教授在临床上，利用针刺四肢腧穴易激发经气的特点，运用通元针法配合足三针治疗不孕症及中风等病，常获显效，究其根源，则是对胫气街的灵活运用。

根结标本是古人运用取类比象的手法形象地对经络脉气的始生和脉气结聚处进行的描述，治病取根结标本部穴位，调其根，治本澄源，使阴阳气血归于平衡，并寓以深刻的天人相应观。赖新生教授认为，针灸之要在于调神，调神之机在于通元，强调以脏腑神气为治疗中心，重视天人一体观以调治人体元阴元阳，调其根、治其本，以平为期，这与标本根结的天人相应观可谓不谋而合。

从经脉根结、标本的活动规律可以看出，其源均在根、本处，其流在结、标处，这一特点与近代经络研究中四肢末端容易与感传现象相吻合。在对现代经络现象的研究中发现：循经感传或感传带到达终点附近的头面或胸腹部位，均呈扇形或大面积扩散开来。换句话说，在经脉终止的标结部，这种扇形扩散犹如树枝树叶向四方散开，故临床上运用针刺手足三针配合通元针法治疗疾病的道理不言而喻。十二经脉标本和根结的方向是一致的，都是从四肢末端行向头面部或躯干部，六阴经的标部和足三阴经的结部，在头面部、胸腹部募穴或其附近，或在背部背俞穴处。通督养神针法就是取头面部及背部腧穴，以达从阳引阴之效；引气归元针法则是取腹部腧穴，以奏从阴引阳之功。可以说通元针法就是标本根结理论近部取穴的灵活运用。十二经的本部及足六经的根部，全在四肢肘、膝关节以下，其中足六经之根皆为各经的井穴，十二经之本为分布部位较大的区，后世医家在注释中虽增加了腧穴，但终觉牵强，在应用时也就被此束缚，实则缩小了标本理论的内涵。故不拘于《内经》所载根、本穴位，凡四肢肘、膝关节以下腧穴，治疗本经所过头身脏腑疾病者，都可类属于此。而手足三针均为肘、膝关节以下的腧穴，赖新生教授在临床上，利用针刺四肢腧穴易激发经气的特点，运用通元针法配合手足三针治疗不孕症及中风，常常奏效，究其根源，是对标本根结理论远道取穴的灵活运用。

气街、根结、标本理论，论述了与十二经脉营气流注不相一致的走向，《内经》虽明确提出足六经及手足十二经标本的部位及相互关系。但它们着重于经脉的循行分布，并不为营气运行所局限，更广地说明经气的升降出入、上下内外的对流关系，赖新生教授运用通元针法配合手足三针治疗疾病，就未拘泥于《内经》所列特定穴位，掌握标本根结的实质内涵，灵活应用，才达到“更穷四根三结，依标本而刺无不痊”之效果。

（五）关于十二经脉流注与根结标本流注方向异同的思考

根结标本理论是经脉系统的一个重要理论，其描述的流注方式与十二经脉不完全相同，但与五输穴却有相似的地方。十二经脉的循行，内与脏腑相连，外行经络，阴阳相贯，如环无端。根结、标本及五输穴的流注方式从四肢末端到头面、胸腹等。从经气的发生与运行来讲，应当遵循十二经脉的流注顺序，既有生气之源，又有循行通道，如环无端。至于根结标本理论，认为经气“根”于四末之井穴，不可理解为经气从井穴发出。井穴处于肢体末端，何以能生发经气？根结标本理论，起于四肢末端的井穴当理解为，井穴具有激发本经经气作用，是为井穴的“经穴特异性”而非经穴能化生经气。同理，五输穴之流注，实为五输穴“经穴特异性”的归纳。这种归纳方式，就是中医学人与天地合参的核心思想。

《灵枢·根结》曰：“天地相感，寒暖相移，阴阳之道，孰少孰多，阴道偶，阳道奇。发于春夏，阴气少，阳气多，阴阳不调，何补何泻。发于秋冬，阳气少，阴气多；阴气盛而阳气衰，故茎叶枯槁，湿雨下归，阴阳相移，何泻何补。奇邪离经，不可胜数，不知根结，五脏六腑，折关败枢，开阖而走，阴阳大失，不可复取。九针之玄，要在终始；故能知终始，一言而毕，不知终始，针道咸绝。”《灵枢·根结》讲述了根结理论的重要性，但也指出“阴阳相移，何泻何补。奇邪离经，不可胜数，不知根结，五脏六腑，折关败枢，开阖而走，阴阳大失，不可复取”。而在《灵枢·卫气》也明确提出“五脏者，所以藏精神魂魄者也；六腑者，所以受水谷而行化物者也。其气内干五脏，而外络肢节。其浮气之不循经者，为卫气；其精气之行于经者，为营气。阴阳相随，外内相贯，如环之无端。亭亭淳淳乎，孰能穷之。然其分别阴阳，皆有标本虚实所离之处。能别阴阳十二经者，知病之所生；候虚实之所在者，能得病之高下；知六腑之气街者，能知解结契绍于门户；能知虚石之坚软者，知补泻之所在；能知六经标本者，可以无惑于天下”。经气正常的运行当是“阴阳相贯，如环无端”。

经气运行正常的生理状态应该是“其气内干五脏，而外络肢节”“阴阳相随，外内相贯，如环之无端”。《灵枢·根结》中的“阴阳相移”应当是一种经气运行失常的病理状态。《灵枢·根结》在提出“阴阳相移”等理论后紧接着论述了足六经的根结联系和六阳经的“根溜注入”，可见，“根结运行理论”提出的前提是人体出现了“阴阳相移”的病理改变。“然其分别阴阳，皆有标本虚实所离之处。能别阴阳十二经者，知病之所生；候虚实之所在者，能得病之高下；知六腑之气街者，能知解结契绍于门户；能知虚石之坚软者，知补泻之所在；能知六经标本者，可以无惑于天下。”这句也点明了标本理论是在知病所生、虚实所在时“知补泻之所在”“解结契绍于门户”体现出来的。

因此，十二经脉的流注是针对人体的生理状态提出的；而根结、标本等是针对疾病的病理状态提出的，两者是相互补充而非相互矛盾的。根结标本理论不仅归纳总结了阴阳气机失调引起的证候，也归纳提炼出了调节经气的治疗方法。

四、十二经脉

（一）手太阴肺经

原文　肺手太阴之脉，起于中焦，下络大肠，还循胃口，上膈属肺，从肺系横出腋下，下循臑内，行少阴心主之前，下肘中，循臂内上骨下廉，入寸口，上鱼，循鱼际，出大指之端；其支者，从腕后直出次指内廉出其端。

是动则病肺胀满，膨膨而喘咳，缺盆中痛，甚则交两手而瞀，此为臂厥。是主肺所生病者，咳上气，喘渴，烦心，胸满，臑臂内前廉痛厥，掌中热。气盛有余，则肩背痛，风寒汗出中风，小便数而欠。气虚则肩背痛寒，少气不足以息，溺色变。为此诸病，盛则泻之，虚则补之，热则疾之，寒则留之，陷下则灸之，不盛不虚，以经取之。盛者，寸口大三倍于人迎，虚者，则寸口反小于人迎也。

循行　本经从胸走手，行于上肢屈侧前缘，共分两条路径。

其一，中焦至大指端的经脉：起于上腹部的“中焦”部，向下联络相表里的大肠后，回转达胃的上口贲门，向上穿过横膈，连属于肺脏，并沿着气管向两侧横行至中府穴，沿着上臂内侧的手少阴心经和手厥阴心包经的前面下行，进入肘窝。沿前臂内侧下行至鱼际部，过鱼际部至拇指桡侧指端指甲角旁一分的少商穴而止。

其二，腕后至拇指支脉：从腕后寸半的列缺分出，沿食指内侧行至食指末端，与手阳明经相接。

病候　咳嗽气喘，胸部胀痛，短气上气，外感中风，肩背及肘臂桡侧痛。

肺主气，司呼吸，外合皮毛，外邪侵袭，肺失清肃，则发为咳喘。肺经受邪，肃降失常，肺气壅遏，阻滞胸中，故胸部胀痛。肺主气，肺虚则少气不足以息，出现短气上气。肺主皮毛，外感风邪则汗出恶风，外感中风。手太阴肺经循行于上肢屈侧前缘，故经脉病则沿本经所过的肩背及肘臂桡侧疼痛，活动障碍。

另《内经》言“手太阴气绝，则皮毛焦。太阴者，行气温于皮毛者也。故气不荣，则皮毛焦；皮毛焦，则津液去皮节；津液去皮节者，则爪枯毛折；毛折者，则毛先死。”

主治　以胸、肺、喉、气管、鼻部疾病为主，如喉痛、胸痛、咳嗽、气喘、咯血等，以及经脉循行部位的病变。

（二）手阳明大肠经

原文　大肠手阳明之脉，起于大指次指之端，循指上廉，出合谷两骨之间，上入两筋之中，循臂上廉，入肘外廉，上臑外前廉，上肩，出髃骨之前廉，上出于柱骨之会上，下入缺盆，络肺，下膈，属大肠。其支者，从缺盆上颈，贯颊，入下齿中，还出挟口，交人中，左之右，右之左，上挟鼻孔。

是动则病齿痛，颈肿。是主津液所生病者，目黄，口干，鼽衄，喉痹，肩前臑痛，大指次指痛不用，气有余则当脉所过者热肿；虚则寒栗不复。为此诸病，盛则泻之，虚则补之，热则疾之，寒则留之，陷下则灸之，不盛不虚，以经取之。盛者，人迎大三倍于寸口；虚者，人迎反小于寸口也。

循行　本经从手走头，行于上肢伸侧前缘及面前部，共分两条路径。

其一，食指端至大肠的经脉：起于食指指甲角旁的商阳穴，沿着食指桡侧上行，经过第一二掌骨间的合谷穴，进入腕骨横纹桡侧两筋间的阳溪穴，经前臂上行，到肘部外缘，再沿上臂外侧前缘，上行至肩部，在肩峰前端，绕至脊柱骨诸阳经交会的大椎穴处，向前下行锁骨上窝的缺盆处，和相表里的肺脏联络，并穿过横膈，连属于本经的大肠。

其二，缺盆至头面部支脉：由缺盆上行，经过颈和面颊，进入下齿龈内，复从内转出，环绕口唇，在人中处交叉，左侧的经脉向右行，右侧的经脉向左行，至于鼻翼两旁的迎香穴，与足阳明胃经相接。

病候 下牙齿痛，咽喉肿痛，鼻衄流涕，目黄口干，颈颊肿痛，上肢伸侧前缘和肩部疼痛，运动障碍。

本经从缺盆上颈贯颊入下齿中，阳明热盛，发生齿痛，阳明为两阳合明，邪热有余，燔灼咽喉，则咽喉肿痛，颈颊肿痛。本经上颊鼻孔，阳明热盛，循经上迫，血热妄行发为鼻衄。外感风寒则鼻流清涕。大肠经循行于上肢伸侧前缘至肩端，邪犯阳明，气盛有余，则沿经脉所过的上肢伸侧前缘及肩部，灼热疼痛，运动障碍。

主治 以头面、眼、耳、鼻、牙齿、咽喉病证为主，如头痛、鼻衄、齿痛、喉痹、口眼㖞斜、牙关不利和发热等，以及经脉循行部位的病变。

（三）足阳明胃经

原文 胃足阳明之脉，起于鼻之交頞中，旁纳太阳之脉，下循鼻外，入上齿中，还出挟口环唇，下交承浆，却循颐后下廉，出大迎，循颊车，上耳前，过客主人，循发际，至额颅；其支者，从大迎前下人迎，循喉咙，入缺盆，下膈，属胃，络脾；其直者，从缺盆下乳内廉，下挟脐，入气冲中；其支者，起于胃口，下循腹里，下至气街中而合，以下髀关，抵伏兔，下膝膑中，下循胫外廉，下足跗，入中趾内间；其支者，下廉三寸而别下入中趾外间；其支者，别跗上，入大趾间出其端。

是动则病洒洒振寒，善呻，数欠，颜黑，病至则恶人与火，闻木声则惕然而惊，心欲动，独闭户塞牖而处。甚则欲上高而歌，弃衣而走，贲响腹胀，是为骭厥。是主血所生病者，狂疟温淫，汗出，鼽衄，口㖞，唇胗，颈肿，喉痹，大腹水肿，膝膑肿痛，循膺、乳、气街、股、伏兔、骭外廉、足跗上皆痛，中趾不用，气盛则身以前皆热，其有余于胃，则消谷善饥，溺色黄；气不足则身以前皆寒栗，胃中寒则胀满。为此诸病，盛则泻之，虚则补之，热则疾之，寒则留之，陷下则灸之，不盛不虚，以经取之。盛者，人迎大三倍于寸口，虚者，人迎反小于寸口也。

循行 本经从头走足。行于面前部，胸腹前面，下肢外侧前缘。共分六条路径。

其一，鼻旁至前额的经脉：起于鼻翼两旁，上至鼻根，从眼眶下缘的承泣穴，沿着鼻外侧下行，进入上齿龈中；复从内转出，环绕口唇，在唇下与任脉的承浆穴交会后，折向颊后方，沿着下颊角前方的颊车穴，向上行至耳前，经过上关穴，沿着头发的边缘，至前额正中。

其二，面颊至腹内支脉：从大迎穴下至人迎穴，顺着喉咙进入锁骨上窝的缺盆部，再向下行穿过横膈，连属胃腑，并与本经相表里的脾脏联络。

其三，缺盆至胸腹直行的经脉：由缺盆经乳头下行，在腹部挟着脐两旁，至气冲穴中。

其四，胃口至次趾支脉：从胃口部沿着腹内，下行至气冲穴，与人气冲之脉会合，并由此下行至髀关穴后，到达伏兔穴，下行至膝部的髌骨中，再向下顺着胫骨前外侧，至足背部，入中趾内侧，止于第二趾端的厉兑穴。

其五，小腿至中趾支脉：从膝下 3 寸别出，向下行入中趾外侧。

其六，足跗至大趾支脉：从足背别出，进入大趾间出于大趾内侧，与足太阴脾经相接。

病候 热病发狂，鼻衄唇疮，咽痛颈肿，口角㖞斜，水肿腹水，肠鸣腹胀，沿胸、膺、乳、腹、下肢前缘以及足背疼痛，阳明邪盛，则发热汗出。热极生风则神志不清，甚至出现“登高而歌，弃衣而走”的癫狂证。

本经出于鼻，挟口环唇，热伤血络，则鼻出血。湿热相蒸，则口唇生疮。胃经“循喉咙，入缺盆”，阳明胃热，咽喉肿痛。阳明经行于面前，经筋分布于目下，阳明筋脉拘急，则口目㖞斜。胃与脾相表里，脾胃属土，土克水，脾胃虚弱，失于健运，水湿渗于腹腔，则腹水胀满；溢于肌肤，则为水肿。胃肠气机失于运化，则肠鸣腹胀。经脉为风寒邪等多袭，则沿经脉所过的胸、膺、乳、气街下肢前缘，足背和中趾疼痛或运动障碍。

主治　以治胃肠疾病为主，如胃痛、腹胀、呕吐、泄泻、便秘、食欲不振等，以及头、面、眼、鼻、口、齿相关疾病，热病，精神病和经脉循行部位病变。

（四）足太阴脾经

原文　脾足太阴之脉，起于大趾之端，循趾内侧白肉际，过核骨后，上内踝前廉，上踹内，循胫骨后，交出厥阴之前，上膝股内前廉，入腹，属脾，络胃，上膈，挟咽，连舌本，散舌下；其支者，复从胃，别上膈、注心中。

是动则病舌本强，食则呕，胃脘痛，腹胀，善噫，得后与气，则快然如衰，身体皆重。是主脾所生病者，舌本痛，体不能动摇，食不下，烦心，心下急痛，溏瘕泄，水闭，黄疸，不能卧，强立，股膝内肿厥，足大趾不用。为此诸病，盛则泻之，虚则补之，热则疾之，寒则留之，陷下则灸之，不盛不虚，以经取之。盛者，寸口大三倍于人迎，虚者，寸口反小于人迎。

循行　本经从足走腹胸，行于下肢内侧前缘，胸腹前面，共分两条路径。

其一，大趾端至舌下的经脉：起于足大趾内侧端，趾甲角旁 1 分的隐白穴，沿着足大趾内侧赤白肉际，经趾后的高骨，至内踝前方，沿着小腿内侧的胫骨后缘上行，在内踝上 8 寸处，交出足厥阴肝经前面，再沿膝关节和大腿的内侧前缘上行，进入腹内，连属脾脏，又和相表里的胃腑联络，继续上行穿过横膈膜，挟行于咽部两侧与舌根相连，散布舌下。

其二，胃至心中支脉：从胃别处，上行穿过横膈膜，进入心中与手少阴心经相接。

病候　舌根强痛，呕吐嗳气，食欲不振，黄疸，脘腹胀痛，大便溏泄，身体困重，四肢肿厥，足大趾不用。

脾主运化，是后天气血生化之源。脾虚，气不能运行到舌，则舌根强痛，脾胃相表里，脾病及胃，胃失和降，则呕吐嗳气，脾失健运，则食欲不振、脘腹胀痛、大便溏泄。湿热相蒸，则发为黄疸，脾主四肢，运化水湿，若脾虚不运，湿邪留滞，可致身体困重、四肢肿厥。

主治　以胃、肠及生殖、泌尿系病证为主，如呕吐、腹胀、胃脘痛、泄泻、月经不调、崩漏、下血、遗尿、尿闭、水肿和经脉循行部位的病变。

（五）手少阴心经

原文　心手少阴之脉，起于心中，出属心系，下膈，络小肠；其支者，从心系，上挟咽，系目系；其直者，复从心系却上肺，下出腋下，下循臑内后廉，行太阴心主之后，下肘内，循臂内后廉，抵掌后锐骨之端，入掌内后廉，循小指之内，出其端。

是动则病嗌干，心痛，渴而欲饮，是为臂厥。是主心所生病者，目黄，胁痛，臑臂内后廉痛厥，掌中热痛。为此诸病，盛则泻之，虚则补之，热则疾之，寒则留之，陷下则灸之，不盛不虚，以经取之。盛者，寸口大再倍于人迎，虚者，寸口反小于人迎也。

循行　本经从胸走手，行于上肢屈侧后缘，共分三条路径。

其一，心至小肠的经脉：起于心脏，连属心脏及其血脉，穿过横膈下行，与相表里的小肠联络。

其二，心至目系支脉：从心挟着咽喉两旁上行，联系于眼球后的脉络。

其三，心至小指端直行的脉：由心上行，经肺至腋窝下方，沿着上臂屈侧后缘，行于手太阴肺经和手厥阴心包经的后面，向下行至肘窝内侧，挟着前臂内侧后缘，抵达手掌后豆骨部。

病候　心痛胁痛，咽干口渴，目黄，上肢屈侧后缘疼痛，厥冷，手心热。

心阳不足、寒邪凝滞心脉，或心脉瘀阻，均能引起心痛。本经从心注肺，循胁至腋下，脉气不畅，则胁痛，心火上炎，随经上咽，灼伤津液，则咽干口渴、目黄。经脉受邪，则循经所过的上肢屈侧后缘疼痛、厥冷。

主治　以心、胸、神志病为主，如心痛、心悸、怔忡、胸痛、失眠、健忘、癫痫等，以及经脉循行部位的病变。

（六）手太阳小肠经

原文　小肠手太阳之脉，起于小指之端，循手外侧，上腕，出踝中，直上循臂骨下廉，出肘内侧两筋之间，上循臑外后廉，出肩解，绕肩胛，交肩上，入缺盆，络心，循咽，下膈，抵胃，属小肠；其支者，从缺盆循颈上颊，至目锐眦，却入耳中；其支者，别颊上䪼，抵鼻，至目内眦，斜络于颧。

是动则病嗌痛，颔肿，不可以顾，肩似拔，臑似折。是主液所生病者，耳聋、目黄，颊肿，颈、颔、肩、臑、肘、臂外后廉痛。为此诸病，盛则泻之，虚则补之，热则疾之，寒则留之，陷下则灸之，不盛不虚，以经取之。盛者，人迎大再倍于寸口，虚者，人迎反小于寸口也。

循行　本经从手走头，行于上肢伸侧后缘，颊部和耳前，共分三条路径。

其一，小指端至小肠的经脉：起于手小指尺侧指甲旁的少泽穴，沿着手外侧上行至手腕部，经尺骨小头，沿前臂伸侧后缘，过肘尖的尺骨鹰嘴突与肱骨内上髁之间，向上沿着臂外侧后缘，至肩关节，环绕肩胛，至肩上，向前行进入缺盆，下行与相表里的心脏联络后，顺着咽喉，经过横膈至胃，下行连属小肠。

其二，缺盆至耳支脉：从缺盆顺着颈部上行面颊到达目外眦角，复转进入耳中，止于听宫穴。

其三，颊至目内眦支脉：从面颊别出，上行至眼眶下部，经鼻到目内眦交于足太阳膀胱经。

病候　耳聋，目黄，咽痛，下颔和颈部肿痛、不能活动，以及经脉所过的肩、臂和上肢外侧后缘疼痛。

本经所主津液所生病，经脉循行入耳中，如津液不足，耳失濡养，则耳聋。本经至目外眦，湿热之邪，循经上目，则目黄。热邪盛则咽喉肿痛、颈颊肿痛。本经绕肩胛经脉为风寒湿邪所犯，则沿经脉所过的肩、臂和上肢外侧后缘疼痛，活动障碍。

主治　以头项、眼、耳、咽喉疾病为主，如头项痛、耳聋、目翳、颊肿、咽喉肿痛和热病，以及经脉循行部位病变。

（七）足太阳膀胱经

原文　膀胱足太阳之脉，起于目内眦，上额，交巅；其支者，从巅至耳上角；其直者，从巅入络脑，还出别下项，循肩髆内，挟脊，抵腰中，入循膂，络肾，属膀胱；其支者，从腰中下挟脊，贯臀，入腘中；其支者，从髆内左右，别下，贯胛，挟脊内，过髀枢，循髀外，从后廉，下合腘中，以下贯踹（腨）内，出外踝之后，循京骨，至小趾外侧。

是动则病冲头痛，目似脱，项如拔，脊痛，腰似折，髀不可以曲，腘如结，踹（腨）如裂，是为踝厥。是主筋所生病者，痔、疟、狂、癫疾、头囟项痛，目黄、泪出，鼽衄，项、背、腰、尻、腘、踹（腨）、脚皆痛，小趾不用。为此诸病，盛则泻之，虚则补之，热则疾之，寒则留之，陷下则灸之，不盛不虚，以经取之。盛者，人迎大再倍于寸口，虚者，人迎反小于寸口也。

循行　本经从头走足，行于头顶、后项、背部，以及下肢后侧正中间，共分五条路径。

其一，目内眦至头顶的经脉：起于眼内侧角的睛明穴，经额部上行至头顶。

其二，头顶至耳支脉：由头顶横行至耳尖上方。

其三，头顶至腰直行的经脉：由头顶进入脑内，转出至项部，沿着肩膊内侧，挟着脊骨旁 1.5 寸处下行至腰部，顺着脊旁的膂肉入体内，联络相表里的肾脏后，前行连属于本经的膀胱。

其四，腰至腘窝支脉：由腰部挟脊下行，经臀部至腘窝中央。

其五，肩膊至足小趾支脉：在肩膊内侧，距离脊骨 3 寸处，经肩胛骨内缘，挟着脊骨下行过髋关节的髀枢部，沿着股后外侧下行，在腘窝处和前面的经脉会合，继续下行经过小腿肚，转出外踝后缘，沿足外侧的京骨穴前行，止于足小趾外侧的至阴穴，与足少阴肾经相接。

病候　头项强痛，恶寒发热，目睛赤痛，目黄泪出，鼻衄流涕，癫狂，痔疮，沿经脉循行所过的项、背、腰、尻、腘、踹、脚疼痛，以及足小趾运动障碍。

太阳经主表，经脉循行于头项背，邪犯太阳，则头项强痛，恶寒发热。本经起于目内眦，外感风热，则目睛赤痛，迎风流泪，目睛黄浊。足太阳经脉与手太阳经脉相通，手太阳经脉抵鼻至目内眦，热盛则鼻衄，风寒则鼻流清涕，邪在阳分则癫狂。本经主筋所生病，筋脉横解，肠澼为痔，故生痔疮；邪在经脉，沿经脉所过的部位：头、项、背、腰、骶、腘、小腿肚疼痛，以及足小趾不能活动。

太阳为巨阳，为诸阳主气，阳气者，精则养神，柔则养筋。太阳经筋为十二经筋中最长者，故其病候亦循经沿背部从头至足发生疼痛、拘急、转筋、活动障碍等筋脉症状。

主治　以头项、目、鼻疾病和腰背、热病、神志疾病为主，如头痛、项强、目眩、鼻塞、腰背痛、癫狂及经脉循行部位病变。背俞穴，主治各相关脏腑和所连属的组织器官病变。如呼吸系统疾病，感冒、支气管炎、支气管炎哮喘、肺结核、肺炎等；心血管疾病，各种心脏疾病所致的心动过速、心律不齐、心绞痛等；消化系统疾病，胃炎、肠炎、痢疾、消化不良、溃疡病、胃下垂、肝炎、胆囊炎、胆绞痛等；泌尿生殖系统疾病，阳痿、遗精、遗尿、月经不调、痛经、闭经、带下病、盆腔炎、肾炎、肾绞痛、胎位不正、难产、不孕不育等。

（八）足少阴肾经

原文　肾足少阴之脉，起于小趾之下，邪走足心，出于然谷之下，循内踝之后，别入跟中，以上踹（腨）内，出腘内廉，上股内后廉，贯脊，属肾，络膀胱；其直者，从肾上贯肝膈，入肺中，循喉咙，挟舌本；其支者，从肺出络心，注胸中。

是动则病饥不欲食，面如漆柴，咳唾则有血，喝喝而喘，坐而欲起，目𥇖𥇖如无所见，心如悬若饥状。气不足则善恐，心惕惕如人将捕之，是为骨厥。是主肾所生病者，口热，舌干，咽肿，上气，嗌干及痛，烦心，心痛，黄疸，肠澼，脊、股内后廉痛，痿厥，嗜卧，足下热而痛。为此诸病，盛则泻之，虚则补之，热则疾之，寒则留之，陷下则灸之，不盛不虚，以经取之。灸则强食生肉，缓带披发，大杖重履而步。盛者，寸口大再倍于人迎，虚者，寸口反小于人迎也。

循行　本经从足走胸，行于下肢内侧后缘，腹胸前面，分三条路径。

其一，足下趾至肾和膀胱的经脉：在足下趾的下方，斜向足底中央的涌泉穴开始，向内斜行至舟骨粗隆下方的然谷穴，在内踝后方，别行至跟腱前，跟骨上大钟穴，由此沿小腿内侧后缘上行，经腘窝进入大腿内侧后缘，先进入脊髓内，后又连属肾脏，并和膀胱联络。

其二，肾至舌根直行的经脉：从肾脏上行经过肝脏贯穿膈肌入肺内，止于锁骨下缘任脉旁开2寸的俞府穴，再顺着喉咙至舌根部。

其三，肺至胸中支脉：从肺别出，络心，内注胸中，与手厥阴心包络相接。

病候　肾主水，肾阴虚，则口舌干燥，手足心热，肾阴不足，虚火上炎，则咽喉肿痛。肾主纳气，肾虚则摄纳无权，气无所摄，上逆为喘，其喘为张口而喘，劳则喘甚。与肺经的哮喘不尽相同。肾阴不足，肺阴亦虚，虚火亢盛，灼伤肺络，则咳唾有血。肾阴不足，则肝阴亦不足，肝阳偏亢，则头昏目眩。肾精亏损，则面色暗滞，神疲嗜卧。肾藏精而生髓，髓藏于骨，髓以养骨，肾虚则髓虚，骨无所养，故足胫痿弱无力，下肢厥冷，腰膝酸痛。肾开窍于二阴，肾病大肠不和，则肠澼下痢。

主治　泌尿生殖系统疾病如阳痿、遗精、遗尿、尿潴留、睾丸炎、月经不调、痛经、胎位不正、不孕不育、肾炎、膀胱炎、尿道炎等。五官疾病如耳聋、耳鸣、牙痛、咽喉痛等。其他病证部分穴位可用于休克、中暑、中风等急救及神经性头痛等。

（九）手厥阴心包经

原文　心主手厥阴心包络之脉，起于胸中，出属心包络，下膈，历络三焦；其支者，循胸出胁，下腋三寸，上抵腋下，循臑内，行太阴、少阴之间，入肘中，下臂，行两筋之间，入掌中，循中指，出其端；其支者，别掌中，循小指次指，出其端。

是动则病手心热，臂肘挛急，腋肿，甚则胸胁支满，心中憺憺大动，面赤，目黄，喜笑不休。是主脉所生病者，烦心，心痛，掌中热。为此诸病，盛则泻之，虚则补之，热则疾之，寒则留之，陷下则灸之，不盛不虚，以经取之。盛者，寸口大一倍于人迎，虚者，寸口反小于人迎也。

循行　本经从胸走手，行于上肢前面正中间，分三条路径。

其一，胸中至三焦的经脉：起于胸中，连属心包络后，下行穿过膈肌，联络三焦。

其二，胸中至中指端支脉：从胸至胁，在腋下3寸，即乳头外一横指的天池穴开始，沿胸部上行到腋窝后，沿着上臂前内侧，肱二头肌内侧沟，行于手太阴肺经与手少阴心经之间，经肱二头肌肌腱内侧，向下行于前臂前方，经掌长肌腱与桡侧腕屈肌腱之间，进入手掌第二三掌骨之间，至中指间端的中冲穴。

其三，掌中至第四指端支脉：在掌中别出，至无名指内侧指甲旁开0.1寸与手少阳三焦经相接。

病候　心包是心的外卫，是臣使之官，喜乐出焉，又主脉所生病。心血虚，则心悸；心火亢甚则面赤，目睛黄浊；心神不敛，则喜笑不休；心脉痰阻则见心区疼痛。本经循胸出胁，循行于上肢前面正中，经脉病则腋窝肿痛、胸胁支满、上肢拘挛、掌心热等。

心包经病候有心悸、心痛、心烦、面赤、神志失常、腋窝肿痛、胸胁疼痛、肘臂拘挛、掌心发热等。

主治　心血管疾病：各种心脏病引起的心动过速、心律不齐、心绞痛及心脏神经症等。精神、神经疾病：精神分裂症、神经衰弱、癔症、小儿高热抽搐、惊厥、肋间神经痛等。其他疾病：胸闷、胸痛、胃痛、呕吐、呃逆、口腔糜烂、肘臂痛、掌心热、昏迷等。

（十）手少阳三焦经

原文 三焦手少阳之脉，起于小指次指之端，上出两指之间，循手表腕，出臂外两骨之间，上贯肘，循臑外，上肩，而交出足少阳之后，入缺盆，布膻中，散落心包，下膈，遍属三焦；其支者，从膻中上出缺盆，上项系耳后，直上出耳上角，以屈下颊至䪼，其支者，从耳后入耳中，出走耳前，过客主人前，交颊，至目锐眦。

是动则病耳聋浑浑焞焞，嗌肿，喉痹。是主气所生病者，汗出，目锐眦痛，颊痛，耳后、肩、臑、肘、臂外皆痛，小指次指不用。为此诸病，盛则泻之，虚则补之，热则疾之，寒则留之，陷下则灸之，不盛不虚，以经取之。盛者，人迎大一倍于寸口，虚者，人迎反小于寸口也。

循行 本经从手走头，行于上肢背侧正中间，耳郭外缘，共分三条路径。

其一，第四指端至三焦的经脉：起于无名指内侧指甲角旁约 0.1 寸处的关冲穴，向上沿手背第四、五掌骨之间，经腕背、指总伸肌肌腱尺侧，上行于前臂背侧中间，经尺骨鹰嘴的后上方进入臂背部，至肩后再向内前进入锁骨上窝，在胸中分散联络心包络，下行穿过膈，连属三焦。

其二，膻中至眼支脉：从胸中上行至锁骨上窝，经颈项，环绕而后，上行至耳郭上角，再屈向前下行至颊部与眼眶下缘。

其三，耳后至眼外眦支脉：从胸上行至锁骨上窝，再走至耳屏下切迹前，至眼外眦，止于眉梢处的丝竹空穴，与足少阳胆经相联结。

病候 耳聋耳鸣，咽喉肿痛，目锐眦痛，耳后疼痛，肩臑肘臂外侧疼痛、运动障碍。

本经“上项系耳后”，“直上出耳上角”，“从耳后入耳中，出走耳前”，外邪上犯，经气不和，则耳聋耳鸣。邪热外犯，火气有余，沿上焦至喉咙，则咽喉肿痛。相火有余则沿经脉所过的目锐眦、面颊、耳后部和上肢侧部疼痛。

主治 头面五官疾病：偏头痛、面神经麻痹、眼痛、耳鸣、耳聋、腮腺炎、扁桃体炎、颈部淋巴结肿大。经脉所过部位疾病：颈项痛、肩背痛、肘臂痛、手背肿痛等。

三焦能通调水道，水病多由气化失常引起，故三焦是主“其所生病者”，这就说明三焦主一身诸气，一切水病多与三焦有关。《难经・六十六难》也指出：“三焦者，原气之别使也。主通行三气，经历于五脏六腑。”所以一切气病，以至水病，均与三焦的功能失常有关。故手少阳三焦经是主气所生病。

（十一）足少阳胆经

原文 胆足少阳之脉，起于目锐眦，上抵头角下耳后，循颈行手少阳之前，至肩上却交出手少阳之后，入缺盆；其支者，从耳后入耳中，出走耳前，至目锐眦后；其支者，别锐眦，下大迎，合于手少阳，抵于䪼下，加颊车，下颈，合缺盆，以下胸中，贯膈，络肝，属胆，循胁里，出气冲，绕毛际，横入髀厌中；其直者，从缺盆下腋，循胸，过季胁下合髀厌中，以下循髀阳，出膝外廉，下外辅骨之前，直下抵绝骨之端，下出外踝之前，循足跗上，入小趾次趾之间；其支者，别跗上，入大趾之间，循大趾歧骨内，出其端，还贯爪甲，出三毛。

是动则病口苦，善太息，心胁痛，不能转侧，甚则面微有尘，体无膏泽，足外反热，是为阳厥。是主骨所生病者，头痛，颔痛，目锐眦痛，缺盆中肿痛，腋下肿，马刀侠瘿，汗出振寒，疟，胸、胁、肋、髀、膝外至胫、绝骨、外踝前及诸节皆痛，小趾次趾不用。为此诸病，盛则泻之，虚则补之，热则疾之，寒则留之，陷下则灸之，不盛不虚，以经取之。盛者，人迎大一倍于寸口，虚者，人迎反小于寸口也。

循行　本经从头走足，行头侧面，下肢外侧正中间，分五条路径。

其一，眼外眦至缺盆的经脉：起于眼外眦的瞳子髎穴，向上行至额角，环绕侧头部，向下循行于耳郭后方，沿胸锁乳突肌及斜方肌之间向下行至肩部，进入锁骨上窝。

其二，耳后至眼外眦支脉：从耳郭后进入耳内，走至耳郭前，到达眼外眦。

其三，眼外眦至髀枢支脉：从眼外眦别出，下行至上颌角前的大迎穴，与手少阳三焦经会合，至眼眶下缘，下行经咬肌表面，沿颈外侧面下行至锁骨上窝，再下行至胸中，贯穿横膈，与肝脏联络，连属于胆腑，再沿胸外侧下行至腹股沟，然后向外横行进入股骨大转子后下方的环跳穴。

其四，由锁骨上窝至第四趾端直行的经脉：由锁骨上窝发出，下行至腋窝，经胸部至季胁部，下行至股骨大转子后上方，再由此向下行于下肢外侧中间，经外踝前方到足背，沿着第四、五跖骨之间至第四趾，止于第四趾外侧趾甲角旁后 0.1 寸的足窍阴穴。

其五，足跗至大趾支脉：从足背别出，沿第一、二跖骨缝间，到大趾之端，横贯趾甲，止于大趾外侧趾甲后的大敦穴，与足厥阴肝经相接。

病候　寒热汗出、口苦、胸胁痛、偏头痛、目赤痛、疟疾、腋下肿、经脉所过部位疼痛及运动障碍和感觉障碍。

少阳属于半表半里，邪犯少阳经，则有寒热往来至疟疾症状。若胆腑气滞，分泌不畅，胆汁外泄，则口苦，胆经循胸过季胁，如脉气郁滞，则胸胁痛。少阳经行人身之侧，气火有余，则偏头痛、目赤痛。肝胆郁结，则腋下肿，经脉为风寒湿邪所袭，则沿经脉循行所过的上肢外侧骨节疼痛。

主治　肝胆疾病：慢性胆囊炎、胆绞痛、胆道蛔虫病、急慢性肝炎等。头面五官疾病：偏头痛、颈项痛、眼痛、牙痛、咽喉痛、面神经麻痹、三叉神经痛、耳鸣耳聋等。经脉所过部位疾病：胁痛、髋关节痛、膝关节痛、踝关节痛、足背肿痛和坐骨神经痛等。

胆味苦，苦走骨，且胆为中正之官，其气刚，而骨为干，其质亦刚，故胆病则使其刚，其病及骨，凡惊伤胆者，骨必软。所以《灵枢》说足少阳胆经是主骨所生病者。

（十二）足厥阴肝经

原文　肝足厥阴之脉，起于大趾丛毛之际，上循足跗上廉，去内踝一寸，上踝八寸，交出太阴之后，上腘内廉，循股阴，入毛中，过阴器，抵小腹，挟胃，属肝，络胆，上贯膈，布胁肋，循喉咙之后，上入颃颡，连目系，上出额，与督脉会于巅；其支者，从目系下颊里，环唇内；其支者，复从肝，别贯膈，上注肺。

是动则病腰痛不可以俯仰，丈夫㿗疝，妇人少腹肿，甚则嗌干，面尘，脱色。是主肝所生病者，胸满，呕逆，飧泄，狐疝，遗溺，闭癃。为此诸病，盛则泻之，虚则补之，热则疾之，寒则留之，陷下则灸之，不盛不虚，以经取之。盛者，寸口大一倍于人迎，虚者，寸口反小于人迎也。

循行　本经从足走腹胸，行于下肢内侧正中，腹、胸侧部，分三条路径。

其一，大趾至头顶的经脉：起于大趾末节外侧趾甲后的大敦穴，沿足背上方循行，经内踝前方，行于小腿内前方，足太阴脾经之前，至内踝上 8 寸之后绕至足太阴脾经之后，行于下肢内侧，足太阴脾经与足少阴肾经之间，经外阴部入盆腔，在盆腔两旁向上挟着胃，属肝脏，与胆腑联络，继续上行穿过膈肌，散布于胸胁部，沿喉后方上行，经腭与眼球后方的脉络相接，并由此至巅部，在头顶部与督脉相会合。

其二，目系至唇支脉：从眼球后的脉络别出，下行至面颊部，并环绕于口腔前庭。

其三，从肝脏别出，穿过膈肌，上行入肺脏，与手太阴肺经相接。

病候　胸胁满痛、呕吐泄泻、腰痛腹痛、疝痛尿闭。

肝主疏泄，经脉“布胁肋”，“从肝，别贯膈，上注肺”，肝气郁结，则胸胁满痛，肝经挟胃，属肝络胆，故肝经气盛，木实侮土。肝气横逆，可致呕吐、泄泻等肝脾不和或肝胃不和等消化方面症状。肝藏血，淫精于筋，肝血虚，则筋脉失养。寒则收引拘急，故见腰部疼痛。肝主疏泄，性喜条达，若肝气郁结，脉行不畅，则少腹胀痛，肝虚则系睾的筋脉纵缓不收故出现睾丸肿大及疝气，肝经过阴器，邪在肝脏脉，出现小便不通。

主治　泌尿生殖系统疾病：月经不调、痛经、闭经、崩漏、睾丸炎、前列腺炎、膀胱炎、尿潴留、尿道炎、疝气痛等。肝胆疾病：急慢性肝炎、胆囊炎及肝脾大等。其他疾病：头顶痛、眼痛、眩晕、高血压、脑血管意外、小儿高热惊厥、癫痫等。

五、经筋、经别、络脉、皮部的运用

（一）经筋

经筋是十二经脉之气濡养筋骨肉节的体系，是十二经脉的附属部分。经筋具有联络四肢百骸、主司关节运动的作用。明代张介宾指出：“十二经脉之外而复有经筋者，何也？盖经脉营行表里，故出入脏腑，以次相传；经筋联缀百骸，故维络周身，各有定位。虽经筋所盛之处，则唯四肢溪谷之间为最，以筋会于节也。筋属木，其华在爪，故十二经筋皆起于四肢指爪之间，而后盛于辅骨，结于肘腕，系于关节，联于肌肉，上于颈项，终于头面，此人身经筋之大略也。”

足太阳之筋，起于足小趾，上结于踝，邪上结于膝，其下循足外侧，结于踵，上循跟，结于腘；其别者，结于腨外，上腘中内廉，与腘中并上结于臀，上挟脊上项；其支者，别入结于舌本；其直者，结于枕骨，上头，下颜，结于鼻；其支者，为目上网，下结于頄；其支者，从腋后外廉结于肩髃；其支者，入腋下，上出缺盆，上结于完骨；其支者，出缺盆，邪上出于頄。其病小趾支跟肿痛，腘挛，脊反折，项筋急，肩不举，腋支缺盆中纽痛，不可左右摇。治在燔针劫刺，以知为数，以痛为输，名曰仲春痹也。

足少阳之筋，起于小指次指，上结外踝，上循胫外廉，结于膝外廉；其支者，别起外辅骨，上走髀，前者结于伏兔之上，后者，结于尻；其直者，上乘䏚季胁，上走腋前廉，系于膺乳，结于缺盆；直者，上出腋，贯缺盆，出太阳之前，循耳后，上额角，交巅上，下走颔，上结于頄；支者，结于目眦为外维。其病小指次指支转筋，引膝外转筋，膝不可屈伸，腘筋急，前引髀，后引尻，即上乘䏚季胁痛，上引缺盆、膺乳、颈维筋急。从左之右，右目不开，上过右角，并跷脉而行，左络于右，故伤左角，右足不用，命曰维筋相交。治在燔针劫刺，以知为数，以痛为输，名曰孟春痹也。

足阳明之筋，起于中三指，结于跗上，邪外上加于辅骨，上结于膝外廉，直上结于髀枢，上循胁属脊；其直者，上循骭，结于膝；其支者，结于外辅骨，合少阳；其直者，上循伏兔，上结于髀，聚于阴器，上腹而布，至缺盆而结，上颈，上挟口，合于頄，下结于鼻，上合于太阳。太阳为目上网，阳明为目下网；其支者，从颊结于耳前。其病足中指支，胫转筋，脚跳坚，伏兔转筋，髀前踵，㿉疝，腹筋急，引缺盆及颊，卒口僻；急者，目不合，热则筋纵，目不开，颊筋有寒，则急，引颊移口，有热则筋弛纵缓，不胜收，故僻。治之以马膏，膏其急者；以白酒和桂，以涂其缓者，以桑钩钩之，即以生桑炭置之坎中，高下以坐等。以膏熨急颊，且饮美酒，敢美炙肉，不饮酒者，自强也，为之三拊而已。治在燔针劫刺，以知为数，以痛为输，名曰季春痹也。

足太阴之筋，起于大指之端内侧，上结于内踝；其直者，络于膝内辅骨，上循阴股，结于髀，聚于阴器，上腹结于脐，循腹里，结于肋，散于胸中；其内者，着于脊。其病足大指支内踝痛，转筋痛，膝内辅骨痛，阴股引髀而痛，阴器纽痛，上引脐两胁痛，引膺中脊内痛。治在燔针劫刺，以知为数，以痛为输，名曰孟秋痹也。

足少阴之筋，起于小指之下，并足太阴之筋，邪走内踝之下，结于踵，与太阳之筋合，而上结于内辅之下，并太阴之筋，而上循阴股，结于阴器，循脊内挟膂上至项，结于枕骨，与足太阳之筋合。其病足下转筋，及所过而结者皆痛及转筋。病在此者，主痫瘛及痉，在外者不能俯，在内者不能仰。故阳病者，腰反折不能俯，阴病者，不能仰。治在燔针劫刺，以知为数，以痛为输。在内者熨引饮药，此筋折纽，纽发数甚者死不治，名曰仲秋痹也。

足厥阴之筋，起于大指之上，上结于内踝之前，上循胫，上结内辅之下，上循阴股，结于阴器，络诸筋。其病足大指支内踝之前痛，内辅痛，阴股痛转筋，阴器不用，伤于内则不起，伤于寒则阴缩入，伤于热则纵挺不收，治在行水清阴气；其病转筋者，治在燔针劫刺，以知为数，以痛为输，名曰季秋痹也。

手太阳之筋，起于小指之上，结于腕，上循臂内廉，结于肘内锐骨之后，弹之应小指之上，入结于腋下；其支者，后走腋后廉，上绕肩胛，循颈出走太阳之前，结于耳后完骨；其支者，入耳中；直者，出耳上，下结于颔，上属目外眦。其病小指支肘内锐骨后廉痛，循臂阴，入腋下，腋下痛，腋后廉痛，绕肩胛引颈而痛，应耳中鸣痛引颔，目瞑良久乃得视，颈筋急，则为筋瘘颈肿，寒热在颈者。治在燔针劫刺之，以知为数，以痛为输。其为肿者，复而锐之。本支者，上曲牙，循耳前属目外眦，上颔结于角，其痛当所过者支转筋。治在燔针劫刺，以知为数，以痛为输，名曰仲夏痹也。

手少阳之筋，起于小指次指之端，结于腕，中循臂，结于肘，上绕臑外廉、上肩、走颈，合手太阳；其支者，当曲颊入系舌本；其支者，上曲牙，循耳前，属目外眦，上乘颔，结于角。其病当所过者，即支转筋，舌卷。治在燔针劫刺，以知为数，以痛为输，名曰季夏痹也。

手阳明之筋，起于大指次指之端，结于腕，上循臂，上结于肘外，上臑，结于髃；其支者，绕肩胛，挟脊；直者，从肩髃上颈；其支者，上颊，结于頄；直者，上出手太阳之前，上左角，络头，下右颔。其病当所过者，支痛及转筋，肩不举，颈不可左右视。治在燔针劫刺，以知为数，以痛为输，名曰孟夏痹也。

手太阴之筋，起于大指之上，循指上行，结于鱼后，行寸口外侧，上循臂，结肘中，上臑内廉，入腋下，出缺盆，结肩前髃，上结缺盆，下结胸里，散贯贲，合贲下抵季胁。其病当所过者，支转筋，痛甚成息贲，胁急吐血。治在燔针劫刺，以知为数，以痛为输，名曰仲冬痹也。

手心主之筋，起于中指，与太阴之筋并行，结于肘内廉，上臂阴，结腋下，下散前后挟胁；其支者，入腋，散胸中，结于臂。其病当所过者，支转筋前及胸痛息贲。治在燔针劫刺，以知为数，以痛为输，名曰孟冬痹也。

手少阴之筋，起于小指之内侧，结于锐骨，上结肘内廉，上入腋，交太阴，挟乳里，结于胸中，循臂下系于脐。其病内急，心承伏梁，下为肘网。其病当所过者，支转筋，筋痛。治在燔针劫刺，以知为数，以痛为输。其成伏梁唾血脓者，死不治。经筋之病，寒则反折筋急，热则筋弛纵不收，阴痿不用。阳急则反折，阴急则俯不伸。焠刺者，刺寒急也，热则筋纵不收，无用燔针，名曰季冬痹也。

足之阳明，手之太阳，筋急则口目为僻，眦急不能卒视，治皆如上方也。

（二）经别

十二经别是从十二经脉另行分出，深入体腔，加强表里相合关系的支脉，又称“别行之正经”。有离、入、出、合于人体表里之间的特点，十二经别多从四肢肘、膝上下的正经别出（离），经过躯干深入体腔与相关的脏腑联系（入），再浅出于体表上行头项部（出），在头项部，阳经经别合于本经的经脉，阴经经别合于相表里的阳经经脉（合），故有“六合”之称。

黄帝问于岐伯曰：余闻人之合于天道也，内有五脏，以应五音、五色、五时、五味、五位也；外有六腑，以应六律。六律建阴阳诸经而合之十二月、十二辰、十二节、十二经水、十二时、十二经脉者，此五脏六腑之所以应天道。夫十二经脉者，人之所以生，病之所以成，人之所以治，病之所以起，学之所始，工之所止也。粗之所易，上之所难也。请问其离合，出入奈何？岐伯稽首再拜曰：明乎哉问也！此粗之所过，上之所息也，请卒言之。

足太阳之正，别入于腘中，其一道下尻五寸，别入于肛，属于膀胱，散之肾，循膂，当心入散；直者，从膂上出于项，复属于太阳，此为一经也。足少阴之正，至腘中，别走太阳而合，上至肾，当十四椎出属带脉；直者，系舌本，复出于项，合于太阳，此为一合。成以诸阴之别，皆为正也。

足少阳之正，绕髀入毛际，合于厥阴，别者入季胁之间，循胸里属胆，散之上肝，贯心以上挟咽，出颐颔中，散于面，系目系，合少阳于外眦也。足厥阴之正，别跗上，上至毛际，合于少阳，与别俱行，此为二合也。

足阳明之正，上至脾，入于腹里属胃，散之脾，上通于心，上循咽出于口，上頞䪼，还系目系，合于阳明也。足太阴之正，上至髀，合于阳明，与别俱行，上结于咽，贯舌中，此为三合也。

手太阳之正，指地，别于肩解，入腋走心，系小肠也。手少阴之正，别入于渊腋两筋之间，属于心，上走喉咙，出于面，合目内眦，此为四合也。

手少阳之正，指天，别于巅，入缺盆，下走三焦，散于胸中也。手心主之正，别下渊腋三寸，入胸中，别属三焦，出循喉咙，出耳后，合少阳完骨之下，此为五合也。

手阳明之正，从手循膺乳，别于肩髃，入柱骨，下走大肠，属于肺，上循喉咙，出缺盆，合于阳明也。手太阴之正，别入渊腋少阴之前，入走肺，散之太阳（肠），上出缺盆，循喉咙，复合阳明，此六合也。

（三）络脉

十二经脉和任、督二脉各自别出一络，加上脾之大络，共计 15 条，称为十五络脉，分别以十五络所发出的腧穴命名。十二经的别络均从本经四肢肘、膝关节以下的络穴分出，走向其相表里的经脉，即阴经经别走于阳经，阳经经别走于阴经，加强了十二经中表里两经的联系，沟通了表里两经的经气，补充了十二经脉循行的不足。任、督脉的别络及脾之大络主要分布在头身部。任脉的别络从鸠尾分出后散布于腹部；督脉的别络从长强分出后散布于头，左右别走足太阳经；脾之大络从大包分出后散布于胸胁，分别沟通了腹、背和全身经气。

经脉十二者，伏行分肉之间，深而不见；其常见者，足太阴过于外踝之上，无所隐故也。诸脉之浮而常见者，皆络脉也。六经络，手阳明少阳之大络，起于五指间，上合肘中。饮酒者，卫气先行皮肤，先充络脉，络脉先盛。故卫气已平，营气乃满，而经脉大盛。脉之卒然动者，皆邪气居之，留于本末，不动则热，不坚则陷且空，不与众同，是以知其何脉之动也。

雷公曰：何以知经脉之与络脉异也？黄帝曰：经脉者，常不可见也，其虚实也，以气口知之。脉之见者，皆络脉也。

雷公曰：细子无以明其然也。黄帝曰：诸络脉皆不能经大节之间，必行绝道而出入，复合于皮中，其会皆见于外。故诸刺络脉者，必刺其结上甚血者。虽无结，急取之，以泻其邪而出其血。留之发为痹也。凡诊络脉，脉色青，则寒，且痛；赤则有热。胃中寒，手鱼之络多青矣；胃中有热，鱼际络赤。其暴黑者，留久痹也。其有赤、有黑、有青者，寒热气也。其青短者，少气也。凡刺寒热者，皆多血络，必间日而一取之，血尽而止，乃调其虚实。其小而短者，少气，甚者，泻之则闷，闷甚则仆，不得言，闷则急坐之也。

手太阴之别，名曰列缺。起于腕上分间，并太阴之经，直入掌中，散入于鱼际。其病实则手锐掌热；虚则欠㰦，小便遗数。取之去腕寸半。别走阳明也。

手少阴之别，名曰通里。去腕一寸半，别而上行，循经入于心中，系舌本，属目系。其实则支膈，虚则不能言。取之掌后一寸，别走太阳也。

手心主之别，名曰内关。去腕二寸，出于两筋之间，循经以上，系于心包络。心系实则心痛，虚则为头强。取之两筋间也。

手太阳之别，名曰支正。上腕五寸，内注少阴；其别者，上走肘，络肩髃。实则节弛肘废；虚则生疣，小者如指痂疥。取之所别也。

手阳明之别，名曰偏历。去腕三寸，别入太阴；其别者，上循臂，乘肩髃，上曲颊偏齿；其别者，入耳，合于宗脉。实则龋聋；虚则齿寒痹隔。取之所别也。

手少阳之别，名曰外关。去腕二寸，外绕臂，注胸中，合心主。病实则肘挛，虚则不收。取之所别也。

足太阳之别，名曰飞扬。去踝七寸，别走少阴。实则鼽窒，头背痛；虚则鼽衄。取之所别也。

足少阳之别，名曰光明，去踝五寸，别走厥阴，下络足跗。实则厥，虚则痿躄，坐不能起。取之所别也。

足阳明之别，名曰丰隆。去踝八寸。别走太阴；其别者，循胫骨外廉，上络头项，合诸经之气，下络喉嗌。其病气逆则喉痹瘁喑。实则狂巅，虚则足不收，胫枯。取之所别也。

足太阴之别，名曰公孙。去本节之后一寸，别走阳明；其别者，入络肠胃，厥气上逆则霍乱，实则肠中切痛；虚则鼓胀。取之所别也。

足少阴之别，名曰大钟。当踝后绕跟，别走太阳；其别者，并经上走于心包下，外贯腰脊。其病气逆则烦闷，实则闭癃，虚则腰痛。取之所别者也。

足厥阴之别，名曰蠡沟。去内踝五寸，别走少阳；其别者，径胫上睾，结于茎。其病气逆则睾肿卒疝。实则挺长，虚则暴痒。取之所别也。

任脉之别，名曰尾翳。下鸠尾，散于腹。实则腹皮痛，虚则痒搔。取之所别也。

督脉之别，名曰长强。挟膂上项，散头上，下当肩胛左右，别走太阳，入贯膂。实则脊强，虚则头重，高摇之，挟脊之有过者。取之所别也。

脾之大络，名曰大包。出渊腋下三寸，布胸胁。实则身尽痛，虚则百节尽皆纵。此脉若罗络之血者，皆取之脾之大络脉也。

凡此十五络者，实则必见，虚则必下。视之不见，求之上下。人经不同，络脉亦所别也。

（四）皮部

十二皮部，人体十二经脉及其络脉按其循行路线在体表各有其相应区域，划分为十二部分，即为十二皮部，又作“皮之十二部”“皮部”。《素问・皮部论》曰：“凡十二经络脉者，皮之部也。”手足同名经脉皮部按“上下同法”合而为六经，各有皮部专名：太阳为关枢，少阳为枢持，阳明为害蜚，太阴为关蛰，少阴为枢儒（一作糯），厥阴为害肩。十二皮部之分区中，布满络脉，故《素问・皮部论》每言“视其部中有浮络者”，十二皮部位属浅表，重点在于各经络脉之分布循行，病邪由外袭表入里或各经间传变影响，会导致十二皮部相应部位出现疼痛、红肿、瘙痒、敏感、斑疹、划痕等异常反应，由此成为经络理论中诊断和判定病位的重要依据之一。所以，《素问・皮部论》讲：“欲知皮部以经脉为纪者，诸经皆然。”十二皮部在表皮上的分布，要比十二经脉广泛。十二经脉以线条状形式分布，而十二皮部以片状或条状形式分布。在头项中部与部分侧头部，主要为关枢；在颞颥部主要为枢持；在面部和颈部，主要为害蜚；在背部和腰部，主要为关枢；在胸部和腹部，为枢儒和害蜚；在侧胸部和侧腹部，主要为枢持；上肢伸侧从桡向尺，分别为害蜚、枢持、关枢；上肢屈侧从桡向尺，分别为关蛰、害肩、枢儒；下肢外侧从前向后，为害蜚、枢持；下肢内侧为关蛰、害肩、枢儒。下肢后侧为关枢。

十二皮部依赖十二经脉及其络脉运行的气血所濡养；十二皮部又保护了十二经脉及其脉络，也保护了整个躯体深部各种器官和脏腑，随时把来自于体外环境的各种信息传递给体内，并针对外界变化实行自身调节和适应的功能，起着卫外护内的作用。《素问・生气通天论》里提的“阳者，卫外而为固”，就是这个含义。在这里卫气发挥重要作用。皮毛为肺所主，皮部的卫外护内作用是靠肺脏宣发的卫气来温养；皮部的宣散作用又协助了肺的吸清呼浊功能。某些疾病的发生是因为卫气失调，外邪袭扰皮毛，或又通过络脉进而经脉，或最后深达六腑和五脏的结果。“是故，百病之始生也，必先于皮毛，邪中之则腠理开，开则入客于络脉……络脉盛色变……其色多青则痛，多黑则痹，黄赤则热，多白则寒，五色皆见，则寒热也”（《素问・皮部论》）。可见，皮部是机体自我保护的屏障，是外邪入侵的突破孔，也是脏腑发病时由里及表反映证候的窗口。

皮部理论的实际应用相当广泛，不仅包括针灸在内的各种外治法的指导，还包括临床诊断辨证。《伤寒论》六经辨证的首创和《温热论》卫、气、营、血辨证体系的建立，都是和皮部理论分不开的。利用皮部理论进行诊断辨证不限于察络脉观颜色，还有望皮肤、视形态、查感觉和测电阻等内容。作为针灸临床随时都要涉及的腧穴定位及其各种刺激性治疗操作，也都离不开皮部。特别是各种灸法、挑刺、拔罐、药物穴位贴敷和古代刺法中的半刺、毛刺、络刺、扬刺、直针刺、浮刺，以及近代兴起的耳针、头针、各种皮肤针等，与皮部的关系更为密切。可见，皮部理论在临床对针灸科具有特殊的重要意义。

黄帝问曰：余闻皮有分部，脉有经纪，筋有结络，骨有度量，其所生病各异。别其分部，左右上下，阴阳所在，病之始终，愿闻其道。

岐伯对曰：欲知皮部以经脉为纪者，诸经皆然。

阳明之阳，名曰害蜚，上下同法，视其部中有浮络者，皆阳明之络也。其色多青则痛，多里则痹，黄赤则热，多白则寒，五色皆见，则寒热也。络盛则入客于经。阳主外，阴主内。

少阳之阳，名曰枢持。上下同法，视其部中，有浮络者，皆少阳之络也。络盛则入客于经，故在阳者主内，在阴者主出，以渗于内，诸经皆然。

太阳之阳，名曰关枢。上下同法，视其部中，有浮络者，皆太阳之络也。络盛则入客于经。

少阴之阴，名曰枢儒。上下同法，视其部中，有浮络者，皆少阴之络也。络盛则入客于经，其入经也，从阳部注于经，其出者，从阴内注于骨。

心主之阴，名曰害肩，上下同法，视其部中，有浮络者，皆心主之络也。络盛则入客于经。

太阴之阴，名曰关蛰。上下同法，视其部中，有浮络者，皆太阴之络也。络盛则入客于经。

凡十二经络脉者，皮之部也。

是故百病之始生也，必先于皮毛。邪中之，则腠理开，开则入客于络脉，留而不去，传入于经，留而不去，传入于腑，廪于肠胃。

邪之始入于皮也，泝然起毫毛，开腠理，其入于络也，则络脉盛色变；其入客于经也，则感虚，乃陷下，其留于筋骨之间。寒多则筋挛骨痛；热多则筋弛骨消，肉烁䐃破，毛直而败。

帝曰：夫子言皮之十二部，其生病皆何如。

岐伯曰：皮者，脉之部也。邪客于皮，则腠理开，开则邪入客于络脉，络脉满，则注于经脉，经脉满，则入舍于腑脏也。故皮者有分部不与而生大病也。帝曰：善。

第三节　奇经八脉循行流注及腧穴

“脉有奇常，十二经者，常脉也，奇经八脉，则不拘于常，故谓之奇经，盖言人之气血，常行于十二经脉，其诸经满溢，则流入奇经焉，奇经有八脉，督脉督于后，任脉任于前，挟任脉者冲脉，能为诸脉之海，阳维则维络诸阳，阴维则维络诸阴，阴阳更相维持，故诸经常调，维脉之外，又有带脉者，束之犹带也，至于两足跷脉，有阴有阳，阳跷得诸太阳之别，阴跷本诸少阴之别，譬犹圣人图设沟渠，以备水潦，斯无滥溢之患，人有奇经，亦若是也”（《圣济总录》）。

《难经·二十七难》说：“凡此八者，皆不拘于经，故曰奇经八脉。”也就是说奇经八脉与十二正经不同，奇经八脉只是人体经络走向的一个类别。奇经八脉是督脉、任脉、冲脉、带脉、阳维脉、阴维脉、阳跷脉、阴跷脉的总称。它们与十二正经不同，既不直属脏腑，又无表里配合关系，“别道奇行”，故称“奇经”。奇经八脉交错地循行分布于十二经之间，其作用主要体现于两个方面。其一，沟通了十二经脉之间的联系。奇经八脉将部位相近、功能相似的经脉联系起来，达到统摄有关经脉气血、协调阴阳的作用。督脉与六阳经有联系，称为“阳脉之海”，具有调节全身阳经经气的作用；任脉与六阴经有联系，称为“阴脉之海”，具有调节全身诸阴经经气的作用；冲脉与任脉、督脉、足阳明、足少阴等经有联系，故有“十二经之海”“血海”之称，具有涵蓄十二经气血的作用；带脉约束联系纵行躯干部的诸条足经；阴阳维脉联系阴经与阳经，分别主管一身之里表；阴阳跷脉主持阳动阴静，共司下肢运动与寤寐。其二，奇经八脉对十二经气血有蓄积和渗灌的调节作用。当十二经脉及脏腑气血旺盛时，奇经八脉能加以蓄积，当人体功能活动需要时，奇经八脉又能渗灌供应。《难经·二十八难》把十二经脉比作“沟渠”，把奇经八脉喻作“湖泽”，即形象地说明了这一功能。冲、带、跷、维六脉腧穴，都寄附于十二经与任、督脉之中，唯任、督二脉各有其所属腧穴，故与十二经相提并论，合称为“十四经”。十四经具有一定的循行路线、病候及所属腧穴，是经络系统的主要部分，在临床上是针灸治疗及药物归经的基础。在临床的运用过程中，多使用八脉与十二经脉的交会穴（如常用的八脉交会穴）歌诀：公孙冲脉胃心胸，内关阴维下总同；临泣胆经连带脉，阳维锐眦外关逢；后溪督脉内眦颈，申脉阳跷络亦通；列缺任脉行肺系，阴跷照海膈喉咙。

赖新生教授承靳瑞教授学术思想，治疗奇病用奇经奇穴，故特别重视奇经八脉，故将八脉介绍如下：

一、任　　脉

任脉最早记载于《内经》，属于奇经八脉，有“阴脉之海”之称。任脉起于胞中，止于下颌，共有关元、气海等 24 个腧穴。此经主要有调节阴经气血、调节月经的作用，主要治疗经脉循行部位的相关病证。《灵枢・五音五味》记载“冲脉、任脉皆起于胞中”。胞中，也是《难经・六十六难》所说的“脐下肾间动气”所在，一般称为“丹田”，指督、任、冲脉之气均发源于此。

《内经》原文　任脉者，起于中极之下，以上毛际，循腹里，上关元，至咽喉，上颐，循面，入目。

《难经》原文　任脉者，起于中极之下，以上毛际，循腹里，上关元，至咽喉。任之为病，其内苦结，男子为七疝，女子为瘕聚。

循行　起于盆腔内，出会阴，在耻骨联合上缘中点出，沿胸腹前面正中上行，经胸骨上切迹、喉结至颏唇沟正中，然后分两路绕过口唇止于眼眶下缘。

病候　脉气不和，男子会发生疝痛，女子则会有带下和腹中肿块等病证。

任脉循行于腹部正中线，足三阴经在中极穴和关元穴与任脉交会，故任脉有统率诸阴经的作用，阴主里，血为阴，气血不和，内结于里，则为疝痛、为瘕聚。任脉起于胞中，任有妊养之意，与生殖方面的经、带、胎、产均有密切关系。

七疝，古病名，七种疝病之合称，指冲疝、狐疝、癞疝、厥疝、瘕疝、㿗疝、癃疝。瘕聚为腹中肿块的病证，属于癥瘕结聚之类的病证。

主治　颈部穴位治疗哑症、中风后遗症、咽炎、扁桃体炎、甲状腺肿大等。胸部穴位治疗呼吸系统疾病（胸痛、咳嗽、气喘）及乳汁少、乳腺炎等。上腹部穴位治疗消化系统疾病（胃炎、胃溃疡、胃下垂、胃肠神经症、消化不良、膈肌痉挛）及肝胆疾病。下腹部穴位治疗泌尿生殖系统疾病：阳痿、遗精、遗尿、睾丸炎、盆腔炎、尿道炎、前列腺炎、月经不调、痛经、闭经、不孕不育、带下病、尿潴留、疝气及虚脱、肠鸣、泄泻等。

二、督　　脉

《内经》原文　督脉者，起于少腹，以下骨中央，女子入系廷孔，其孔，溺孔之端也。其络循阴器，合篡间，绕篡后，别绕臀至少阴，与巨阳中络者合。少阴上股内后廉，贯脊属肾。与太阳起于目内眦，上额交巅上，入络脑，还出别下项，循肩髆内，侠脊抵腰中，入循膂络肾。其男子循茎下至篡，与女子等。其少腹直上者，贯脐中央，上贯心，入喉，上颐，环唇，上系两目之下中央。

《难经》原文　督脉者，起于下极之俞，并于脊里，上至风府，入属于脑。督之为病，脊强而厥。

循行 督脉，起始于尾骨尖与肛门正中的长强穴，沿着脊柱的棘突，上行到风府穴，经枕骨下进入脑部，上达巅顶，并沿前额正中下行到鼻尖人中沟，止于上唇内与齿龈之间正中的龈交穴。

督脉的循行，起始于小腹部，当骨盆的中央，在女子，入内联系阴部的“廷孔”——当尿道口外端。由此分出一络脉，分布外阴部，会合于会阴，绕向肛门之后，它的分支别行绕臀部到足少阴，与足太阳经的分支相合。足少阴经从股内后缘上行，贯通脊柱而连属肾脏。督脉又与足太阳经起于目内眦，上行至额，交会于巅顶，入络于脑；又退出下项，循行肩胛内侧，挟脊柱抵达腰中，入循脊里络于肾脏。在男子，则循阴茎，下至会阴部，与女子相同。督脉另一支从小腹直上，穿过肚脐中央，向上通过心脏，入于喉咙，上至下颌部环绕唇口，向上联络两目之下的中央。

病候 督脉的病证可见于脊部强直或角弓反张等，虚则出现头晕目眩、摇曳不定等。督脉循行于背部正中线，并于脊内与脑连属，故能统督全身阳经。

督脉的“督”字，有总督、督促的含义。督脉循身之背；阳，说明督脉对全身阳经脉气有统率、督促的作用。故有“督脉总督诸阳”和“督脉为阳脉之海”的说法。因为督脉循行于背部正中线，它的脉气多与手足经相交会，大椎是其集中点。另外，带脉于第二腰椎与督脉联系，阳维脉与督脉交会于风府、哑门二穴。所以督脉的脉气与各阳经都有联系。又因督脉循行于脊里，入络于脑，与脑和脊髓有密切的联系。《本草纲目》称“脑为元神之府”，经脉的神气活动与脑有密切关系。体腔内的脏腑通过足太阳膀胱经背部的腧穴受督脉经气的支配，因此，脏腑的功能活动均与督脉有关。所以金代医家张洁古认为督脉“为阳脉之都纲”即是此意。

督脉循身之背，入络于脑，如果督脉脉气失调，就会出现“实则脊强，虚则头重”的病证，这都是督脉经络之气受阻，清阳之气不能上升之故。由于督脉总统一身之阳气，络一身之阴气，督脉受损不仅发生腰脊强痛，也会导致“大人癫疾、小儿惊痫”。同时，督脉的别络由小腹上行，如脉气失调，亦发生从少腹气上冲心的冲疝，以及癃闭、痔疾、遗尿、女子不育等证。据《针灸大全》载八脉八穴，后溪通于督脉，其主治病证有手足拘挛、震颤、抽搐，中风不语，痫疾，癫狂，头部疼痛，目赤肿痛流泪，腿膝腰背疼痛，颈项强直，伤寒，咽喉及牙齿肿痛，手足麻木，破伤风，盗汗等。

其脉起于肾下胞中，至于少腹，乃下行于腰横骨围之中央，系溺孔之端。男子循茎下至篡，女子络阴器，合篡间，具绕篡后屏翳，别绕臀，至少阴与太阳中络者合少阴上股内廉，由会阳贯脊，会于长强穴。在骶骨端与少阴会，并脊里上行，历腰俞、阳关、命门、悬枢、脊中、中枢、筋缩、至阳、灵台、神道、身柱、陶道、大椎，与手足三阳会合，上哑门、会阳维、入系舌本上至风府，会足太阳膀胱经、阳维脉，同入脑中，循脑户、强间、后顶，上巅，历百会、前顶、囟会、上星，至神庭，为足太阳膀胱经、督脉之会，循额中至鼻柱，经素髎、水沟，会手足阳明至兑端，入龈交，与任脉足阳明交会而终。

主治 精神神经疾病：精神分裂症、癔症、癫痫、发热惊厥、神经衰弱、头痛、休克、虚脱等。经脉所过部位的病证：鼻衄、鼻炎、项背强痛、角弓反张、痔疮、脱肛、子宫脱垂、下肢瘫痪等。其他病证：感冒、疟疾、哑症、中风后遗症等。

三、冲　脉

冲脉能调节十二经气血，故称为“十二经脉之海”。与生殖功能关系密切，冲、任脉盛，月经才能正常排泄，故又将冲脉称为“血海”。本经交会：会阴（任脉）、气冲（足阳明经）、横骨、大赫、气穴、四满、中注（足少阴经）、阴交（任脉）、肓俞、商曲、石关、阴都、通谷、幽门，共 14 穴。

《内经》原文　冲脉者，起于气冲，并足阳明之经，夹脐上行，至胸中而散也。夫冲脉者，五脏六腑之海也，五脏六腑皆禀焉。其上者，出于颃颡，渗诸阳，灌诸精；其下者，注少阴之大络，出于气街，循阴股内廉，入腘中，伏行骭骨内，下至内踝之后属而别。其下者，并于少阴之经，渗三阴；其前者，伏行出跗属，下循跗，入大指间。

《针灸甲乙经》原文　冲脉任脉者，皆起于胞中，上循脊里，为经络之海。其浮而外者，循腹上行，会于咽喉，别而络口唇。

循行　冲脉的循行在不同的著作有不同的记录。冲脉起于胞中，下出会阴后，从气街部起与足少阴经相并，夹脐上行，散入胸中，上达咽喉，环绕口唇。冲脉起于胞中，下出会阴，并在此分为三支：一支沿腹腔前壁，挟脐上行，与足少阴经相并，散布于胸中，再向上行，经咽喉，环绕口唇；一支沿腹腔后壁，上行于脊柱内；一支出会阴，分别沿股内侧下行到足大趾间。

生理功能

（1）调节十二经气血：冲脉上至于头，下至于足，贯穿全身，为总领诸经气血的要冲。当经络脏腑气血有余时，冲脉能加以涵蓄和储存；经络脏腑气血不足时，冲脉能给予灌注和补充，以维持人体各组织器官正常生理活动的需要。故有“十二经脉之海”“五脏六腑之海”“血海”之称。

（2）主生殖功能：冲脉起于胞宫，又称“血室”“血海”。冲脉有调节月经的作用。冲脉与生殖功能关系密切，女性“太冲脉盛，月事以时下，故有子”。“太冲脉衰少，天癸竭地道不通”。这里所说的“太冲脉”，即指冲脉而言。另外，男子或先天冲脉未充，或后天冲脉受伤，均可导致生殖功能衰退。

（3）调节气机升降：冲脉在循行中并于足少阴，隶属于阳明，又通于厥阴，及于太阳。冲脉有调节某些脏腑（主要是肝、肾和胃）气机升降的功能。

病候　《素问·骨空论》曰：“冲脉为病，逆气里急。”《难经·二十九难》载“冲之为病，逆气而里急”。又《灵枢·海论》称冲脉为血海。《灵枢·五音五味》曰：“血气盛则充肤热肉；血独盛则澹渗[《针灸甲乙经》作渗灌]皮肤，生毫毛。今妇人之生，有余于气，不足于血，以其数脱血也。冲任之脉，不荣口唇，故须不生。”说明冲脉与生殖关系密切。其病候有月经不调、崩漏、不育等。此外，还主要表现为胸腹气逆而拘急、燥热、瘕疝、喘动应手、痿证等。

主治　月经不调、经闭、崩漏、乳少、吐血。脉气逆可表现为气从小腹上冲，或呕吐，恶心，咳唾，吐血，或腹内拘急疼痛，胸脘攻痛，或妊娠恶阻。冲脉虚衰可表现为月经量少色淡，甚或经闭，不孕，或初潮经迟，或绝经过早，小腹疼痛，头晕目眩，心悸失眠，男子阴器伤损或发育不良，胡须、阴毛稀少，不能生育。冲脉气结可表现为经行不畅，量少或愆期，或乳房胀痛，乳汁量少，或小腹积块，游走不定。

四、带　　脉

带，腰带、束带，引申为约束。《广雅》曰：“带，束也。”取“带脉”为名，有两层含义：一是从分布上看，本经行于腰带部位，像是腰带缠在腰间；二是与妇女的经、带关系密切。本经脉交会穴为带脉（带脉同名穴位）、五枢、维道（足少阳经）共 3 穴，左右合 6 穴。

《内经》原文　带脉者，起于季胁，回身一周。阳跷脉者，起于跟中，循外踝上行，入风池。

足少阴之正，至腘中，别走太阳而合，上至肾，当十四椎，出属带脉。冲脉者，经脉之海也，主渗灌溪谷，与阳明合于宗筋，阴阳揔宗筋之会，合于气街，而阳明为之长，皆属于带脉，而络于督脉。

《难经》原文　带脉者，起于季胁，回身一周。

《奇经八脉考》原文　带脉者，起于季胁足厥阴之章门穴，同足少阳循带脉穴，围身一周，如束带然。又与足少阳会于五枢、维道，凡八穴。

循行　起于季胁，斜向下行到带脉穴、五枢穴、维道穴，横行腰腹，绕身一周。

生理功能　带脉能约束纵行之脉，足之三阴、三阳及阴阳二跷脉皆受带脉之约束，以加强经脉之间的联系。带脉还有顾护胎儿和主司妇女带下的作用。《奇经八脉考·带脉》曰："带脉者，起于季胁足厥阴之章门穴，同足少阳循带脉穴，围身一周，如束带然。"带脉起于足少阴之正脉，出于舟骨粗隆下方之然谷穴。带脉与肾脏神经系统有关，故带脉强健可以固精、强肾、壮阳。由于带脉总束腰以下诸脉，下焦是奇经汇集之所在，张从正《儒门事亲》曰："冲、任、督三脉同起而异行，一源而三歧，皆络带脉。"

病候　《素问·痿论》曰：阳明虚则宗筋纵，带脉不引，故足痿不用也。《难经·二十九难》曰：带之为病，腹满，腰溶溶若坐水中。《难经·平奇经八脉病》曰：左右绕脐，腹腰脊痛，冲阴股也。《脉经·手检图》曰：苦少腹痛引命门，女子月水不来，绝继（经）复下止（也），阴辟寒，令人无子，男子苦少腹拘急或失精也。

根据带脉分布和以上文献记载，带脉病候主要表现为"带脉不引"，即约束无力所致的各种弛缓、痿废诸证。如腰部酸软、腹痛引腰脊、下肢不利及男女生殖器官病证，包括阳痿、遗精、月经不调、崩漏、带下、少腹拘急、疝气下坠等。

主治　月经不调，闭经，赤白带下，腹痛，疝气，腰胁痛。现多用于子宫内膜炎、附件炎、盆腔炎、带状疱疹等。《针灸甲乙经》曰：妇人少腹坚痛，月水不通，带脉主之。《针灸大成》曰：妇人小腹痛，里急后重，瘛疭，月事不调。《医宗金鉴》曰：主治疝气，偏堕木肾，以及妇人赤白带下等证。

五、阳　跷　脉

阳跷脉出自《灵枢·寒热病》。本脉起于足太阳膀胱经的申脉穴，沿外踝后向上循行，经过股外侧、胁肋和肩胛部外侧，沿颈上抵面颊部，到达内眼角，与足太阳膀胱经、阴跷相并上行，入于风池穴处。足太阳膀胱经的申脉穴与本脉脉气相通。跷者，足也，奇经涉及足者之名，阳者以其所行循阳经也，故阳跷者是谓循足诸阳经而行，即足太阳膀胱经之别脉也。本经共11个交会穴：申脉、仆参（均足太阳）、跗阳（阳跷郄；足太阳）、居髎（足少阳）、臑俞（手太阳）、巨骨、肩髃（均手阳明）、地仓、巨髎、承泣（均足阳明）、睛明（足太阳）。

《难经》原文　阳跷脉者，起于跟中，循外踝上行，入风池。

循行　起于足跟外侧，经外踝上行腓骨后缘，沿股部外侧和胁后上肩，过颈部上挟口角，进入目内眦，与阴跷脉会合，再沿足太阳经上额，与足少阳经合于风池。

生理功能　一方面，跷脉的功能主要为"司目之开阖"和主肢体运动。《灵枢·脉度》言："跷脉者……气并相还则为濡目，气不荣则目不合。"阴、阳跷脉交会于目内眦，阴阳气相并，能共同濡养眼目。当阳跷气盛时，则表现为精神振作，目开而不欲睡；阴跷气盛时，则表现为目合而入睡。即《灵枢·寒热病》所说的"阳气盛则瞋目，阴气盛则瞑目"。也就是说，跷脉与人的睡眠关系密切，只有跷脉功能正常，才能保持“昼精夜瞑”。另一方面，跷脉起于足，与人的肢体运动，特别是下肢运动有密切关系。杨上善《黄帝内经太素》注：“人行健疾，此脉所能，故因名也。”《太平圣惠方》也说：“言此脉是人行走之机要，动足之所由也，故曰跷脉焉。”《奇经八脉考》因而认为，阳跷脉可主一身左右之阴阳。

病候　阳跷为病，阴缓而阳急。《灵枢·大惑论》曰：“病而不得卧者，何气使然……卫气不得入于阴，常留于阳，留于阳则阳气满，阳气满则阳跷盛，不得入于阴则阴气虚，故目不瞑矣。”《灵枢·大惑论》曰：“病目[《甲乙》作“目闭”]而不得视者，何气使然……卫气留于阴，不得行于阳，留于阴则阴气盛，阴气盛则阴跷满，不得入于阳则阳气虚，故目闭也。”《难经·二十九难》曰：“阴跷为病，阳缓而阴急；阳跷为病，阴缓而阳急。”

主治　跷脉病候主要表现为两个方面，一是失眠或嗜睡；二是下肢拘急。因阴跷循行于阴面，经下肢内侧，故其病见内侧面痉挛、拘急，外侧面弛缓；阳跷循行于阳面，经下肢外侧，故其病外侧面痉挛、拘急，内侧面弛缓。这些征象可见于癫痫一类病证中，故同主痫症。

六、阴　跷　脉

《内经》原文　阴跷脉者，亦起于跟中，循内踝上行，至咽喉，交贯冲脉。

《奇经八脉考》原文　阴跷者，足少阴之别脉，其脉起于跟中足少阴然谷穴之后，同足少阴循内踝下照海穴，上内踝之上二寸，以交信为郄，直上循阴股，入阴，上循胸，入缺盆，上出人迎之前，至喉咙，交贯冲脉，入鼽内廉，上行属目内眦，与手足太阳、足阳明、阳跷五脉会于睛明而上行。

循行　阴跷脉起于足跟内侧足少阴经的照海穴，通过内踝上行，沿大腿的内侧进入前阴部，沿躯干腹面上行，至胸部入于缺盆，上行于喉结旁足阳明经的人迎穴之前，到达鼻旁，连属眼内角，与足太阳、阳跷脉会合而上行。

生理功能　见阳跷脉。

病候　《灵枢·热病》曰：“目中赤痛，从内眦始，取之阴跷。”《难经·二十九经》曰：“阴跷为病，阳缓而阴急。”《奇经八脉考》曰：“寸口脉后部左右弹者，阴跷也，动苦癫痫，寒热，皮肤淫痹。又为少腹痛，里急，腰及髋窌下相连，阴中痛，男子阴疝，女子漏下不止。”患阴跷脉疾病者，阳气不足，阴气偏盛，欲闭目而睡。阴跷为病，阳缓而阴急，阴跷脉、阳跷脉行于下肢，维持下肢正常的生理活动。气血虚衰，跷脉失养则腿腹肌削，屡痹无力，行走欹斜或两足瘛疭；跷脉上行至目内眦，阴跷脉、阳跷脉阴阳失调，则嗜睡或失眠；跷脉虚衰，经脉失养，则司眼睑开阖功能失司或眼睑下垂。

主治　阴跷为病，肢体外侧肌肉弛缓而内侧肌肉拘急致足内翻、腿腹肌削，痿痹无力喉痛、嗜睡或失眠，眼睑下垂或两目开阖失司。

七、阳　维　脉

“维”有维系联络之意，阳维脉有“维系”人身阳经的功能。阳维脉联络各阳经，与阴维脉共同起蓄溢气血的作用。交会穴：金门（足太阳经）、阳交（足少阳经）、臑俞（手太阳经）、天髎（手少阳经）、肩井（足少阳经）、头维（足阳明经）、本神、阳白、头临泣、目窗、正营、承灵、脑空、风池（足少阳经）、风府、哑门（督脉）。

《内经》原文　阳维、阴维者，维络于身，溢蓄，不能环流灌溉诸经者也，故阳维起于诸阳会也，阴维起于诸阴交也。阳维维于阳，阴维维于阴，阴阳不能自相维，则怅然失志，溶溶不能自收持。

《奇经八脉考》原文 阳维脉起于诸阳之会，即起于足太阳膀胱经之足外踝下一寸金门穴。再从金门穴行于足少阳胆经之外踝上七寸阳交穴。又与手太阳小肠经、足太阳膀胱经及阳跷脉，会于肩后大骨下胛上廉臑俞穴，又与手少阳三焦经、足少阳胆经，会于缺盆中上毖际天穴，又会于肩上陷中肩井穴。从肩井穴上头，与足少阳胆经会于眉上一寸阳白穴。从阳白穴上行于眼上方，直入发际本神、临泣穴。从临泣穴上行经正营穴，循行枕骨下而至脑空穴。从脑空穴下行至耳后大筋外端风池穴，又与督脉会于项后风府、哑门穴。

循行 起于足跟外侧，向上经过外踝，沿足少阳经上行到髋关节部，经胁肋后侧，从腋后上肩，至前额，再到项合于督脉。

病候 阳维为病苦寒热，阴维为病苦心痛。《难经·二十九难》曰："阳维维于阳，阴维维于阴，阴阳不能自相维，则怅然失志，溶溶不能自收持。阳维为病，苦寒热。"

阳维联络各阳经以归于督脉，阴维联络各阴经以归于任脉，当阳维脉经气出现异常，阴阳失去协调时就成病象。《难经·二十九难》曰："阳维维于阳，阴维维于阴，阴阳不能自相维，则怅然失志，溶溶不能自收持。阳维为病，苦寒热。"因阳维分布头肩各部，故主寒热等表证。

主治 寒热证。《脉经》曰：诊得阳维脉浮者，暂起目眩，阳盛实，苦肩息，洒洒如寒。

八、阴 维 脉

阴维脉，首载于《内经》。阴维脉主要维系、联络三阴经。循行部位起于小腿内侧足三阴经交会之处，沿下肢内侧上行，至腹部。与足太阴脾经同行，至胁部，与足厥阴肝经相合，然后上行至咽喉，与任脉相会。交会穴：筑宾（足少阴经）、府舍、大横、腹哀（足太阴经）、期门（足厥阴经）、天突、廉泉（任脉）。

《内经》原文 阳维、阴维者，维络于身，溢蓄，不能环流灌溉诸经者也，故阳维起于诸阳会也，阴维起于诸阴交也。阳维维于阳，阴维维于阴，阴阳不能自相维，则怅然失志，溶溶不能自收持。

循行 起于小腿内侧，沿大腿内侧上行到腹部，与足太阴经相合，过胸部，与任脉会于颈部。

病候 参阅阳维脉。

主治 心痛。

第四节 脏腑经络诊断优势

一、诊断的精确性

针灸作为一门古老的传统医学，早在两千多年前就形成了完整的理论体系和独特的治疗方法，生生不息，薪火相传，一直延续到现代。其以经络腧穴、气血运行理论为核心的理论特色，将脏腑辨证、八纲辨证和腧穴诊断融合于经络辨证之中，在中医临床诊断中独具特色。

有关经络辨证的内容在我国出土的文献马王堆医书中就有记载，而在各朝各代的针灸专著（如《内经》《针灸甲乙经》《针灸大成》）中，经络辨证理论更是得以不断发展和完善，帛书《足臂十一脉灸经》《阴阳十一脉灸经》中就有关于十一经脉循行、主病及应用灸法进行治病的记载。如《足臂十一脉灸经》云："臂泰（太）阴温（脉）；循筋上兼（廉），以奏臑内，出夜（腋）内兼（廉），之心。其病：心痛，心烦而意（噫）。诸此物者，皆久（灸）臂泰（太）阴温（脉）。"这段话既阐述了经脉循行路线、经脉病候，也指出了灸该经可以治病的方法，可以说是经络辨证理论的雏形。春秋战国至秦汉末年，《内经》和《难经》的问世，标志着中医学由单纯的经验积累发展到系统理论的总结，也标志着经络辨证理论的形成，《内经》以脏腑经络为核心，指出"经脉者，所以能决死生，处百病，调虚实，不可不通。"明确指出每条经脉所产生的病证，都与其循经走向及所属脏腑有关，每经腧穴都有治疗本经及相关经脉病证的作用。书中关于是主某经所生病者及"是动则病"的论述，阐述了经络辨证的思维模式，是用经络辨证指导临床施治的重要理论基础。《难经》则进一步阐述和发挥了《内经》的学术思想，并提出了完整的奇经八脉起止循行和病候，明确了奇经八脉的作用，更加完善了经络辨证的内容。东汉末年，张仲景结合临床实践经验，写出了我国第一部临床专著《伤寒杂病论》，他以六经论伤寒，以脏腑论杂病，把疾病的发生、发展、传变与经络及其所属脏腑联系起来，作为辨证依据，提出伤寒传变的经络途径及证候变化规律，开创了把经络辨证理论应用于诊断治疗之中，与临床实践密切结合的先河（《浅谈经络辨证的历史沿革》）。

经络辨证在中医的诊疗过程中，是与脏腑辨证等方法不可分割的。《内经》中的藏象经络体系就明确地指出，人体是由脏腑、四肢百骸、五官九窍、皮肉筋脉骨等组成，经络系统则沟通机体的表里内外上下，使得各部分的功能活动共同组成有机的整体活动，从而使机体内外上下保持协调统一的状态。

在针灸诊疗思维中，当以脏腑经络辨证为主体，以八纲辨证为指导。《灵枢·九针十二原》谓："五脏有疾也，应出十二原，而原各有所出，明知其原，睹其应而知五脏之害矣。"经络源于脏腑，内属于脏腑、外联肢节，脏腑病可以反映于经脉。辨治疾病可按五脏区分证型，并选取本脏的经脉为主，表里经脉为辅组方，如"肝热病者，小便先黄，腹痛多卧，身热。热争则狂言及惊，胁满痛，手足躁，不得安卧……刺足厥阴、少阳"。《灵枢·厥病》则用脏腑辨证以定证型，并取本经或表里经上相近的两个穴位来针刺，如"厥心痛，与背相控，善瘛，如从后触其心，伛偻者，肾心痛也，先取京骨、昆仑……胃心痛也，取之大都、太白……脾心痛也，取之然谷、太溪……肝心痛也，取之行间、太冲……肺心痛也，取之鱼际、太渊"。取本经经脉邻近两个腧穴组方，根据调气针法的行针程序，欲令气上行者先针上一穴，以先针者为主穴，后针者为配伍之穴（《试从〈内经〉取穴的六种基本方法谈针灸处方》）。

脏腑经络辨证的诊断，比单一的中医内科脏腑辨证更为精确。而且经络辨证的结果可直接落实到具体经穴的治疗上。《内经》中具体的经络辨证理论阐述如下。

经络诊法：《内经》提出了经络诊察的望诊及切诊方法，如《灵枢·刺节真邪论》所述："凡用针者，必先察其经络之虚实，切而循之，按而弹之，视其应动者，乃后取之而下之。"《灵枢·经水》说："审、切、循、扪、按，视其寒热盛衰而调之，是谓因适而为之真也。"其中望诊的内容如《灵枢·经脉》所载："凡诊络脉，脉色青则寒且痛，赤则有热。胃中寒，手鱼之络多青矣；胃中有热，鱼际络赤；其暴黑者，留久痹也；其有赤、有黑、有青者，寒热气也；其青短者，少气也。"有关切诊的记载如《灵枢·周痹》所述："故刺痹者，必先切循其下六经，视其虚实，及大络之血结而不通，及虚而脉陷空者而调之，熨而通之，其瘛坚，转引而行之。"运用《内经》经络诊法以辨识络脉颜色的变化、经络循行部位形态、寒热及感觉反应的改变等经络的不同病理现象，从而判断经络的虚实寒热，为经络辨证及治疗提供了依据。

经络证候：《灵枢・经脉》《灵枢・经别》《灵枢・经筋》《素问・皮部论》等篇均系统地论述了十二经脉、经别、经筋、皮部及十五络脉的循行、发病证候。各经病证的临床表现多与该经脉循行部位及所属脏腑密切相关。如《灵枢・经脉》载："肝足厥阴之脉，起于大指从毛之际……循股阴……过阴器，抵小腹，挟胃属肝络胆……是动则病腰痛不可以俯仰……妇人少腹肿……肝所生病者，胸满呕逆飧泄，狐疝遗溺闭癃。"《内经》对奇经八脉的病候有详细记载，如《素问・骨空论》曰："任脉为病，男子内结七疝，女子带下瘕聚。冲脉为病，逆气里急。督脉为病，脊强反折。"后世医家正是基于《内经》所述经络循行的特点及相应病候的特征，判断病变所属经络及脏腑（《经络辨证在针灸临床实践中的指导作用》）。

早在《内经》时代，经络辨证就已成为古代医家最常用的诊断方法。《灵枢・经脉》中各条经的"是动病""所生病"就是古代医家将临床见到的各种症状以经络归类，试图实现按经治疗的例证。其后，随着中医理论的不断发展完善，辨证论治方法也逐渐多样，脏腑辨证、八纲辨证与药物归经、四气五味的治疗理论更加契合，经络辨证在以药物治疗见长的临床应用中逐渐退居次席（《〈黄帝内经〉经络辨证方法研究》）。

然而，在当前针灸临床中我们仍然可以看到普遍存在着的三种辨证方式：第一，在有明显的经络循行特征的疾病中，直接采用经络辨证，如头痛、齿痛、坐骨神经痛等疾病，不同部位的疼痛提示着不同经络的病变，可取相应经络的腧穴治疗；第二，根据脏腑、器官组织与经络的络属、表里关系，不同脏腑、器官组织的疾病选取相应经络的腧穴治疗，如胃痛选取足阳明胃经的腧穴，心脏病选取手少阴心经或手厥阴心包经腧穴，显示了同名经络与脏腑之间相对特异的治疗作用，这也是一种经络辨证；第三，根据多年积累的腧穴作用特异性的经验，不同的病证选取不同的腧穴，如气海、关元补气，血海、膈俞祛瘀，丰隆化痰，大椎、合谷退热，至阴转胎，少泽催乳，等等，这些与八纲辨证、气血津液辨证等有着密切的联系。

《内经》时代还存在着多种与经络辨证相关的方法，指导针灸的治疗。具体来说，有人迎寸口脉辨证、标本辨证、络脉辨证、足六经辨证等。

人迎寸口脉辨证：相关内容主要出现在《灵枢・终始》和《灵枢・禁服》。《灵枢・终始》曰："终始者，经脉为纪，持其脉口人迎，以知阴阳有余不足，平与不平。"通过触摸脉口和人迎部位，能够得知人体阴阳气血的太过与不及，是否处在平和的状态。脉口和人迎的脉象，可以反映经脉的盛衰。《灵枢・禁服》曰："人迎大一倍于寸口，病在足少阳；一倍而躁，在手少阳。人迎二倍，病在足太阳；二倍而躁，病在手太阳。人迎三倍，病在足阳明；三倍而躁，病在手阳明。盛则为热，虚则为寒，紧则为痛痹，代则乍甚乍间。盛则泻之，虚则补之，紧痛则取之分肉，代则取血络且饮药，陷下则灸之，不盛不虚以经取之，名曰经刺。人迎四倍者，且大且数，名曰溢阳。"《灵枢・终始》曰："所谓平人者不病，不病者，脉口人迎应四时也，上下相应而俱往来也，六经之脉不结动也。本末之寒温之相守司也，形肉血气必相称也，是谓平人。"其指出了寸口脉与人迎脉上下相应，搏动而不结代，并应对四时而变化等是人体健康的标志之一。正常人的脉搏随四季而呈现"春夏人迎微大，秋冬寸口微大"的变化规律。通过观察对比人迎和寸口脉处的脉搏搏动的大小强弱程度，分析病邪所在哪一条经脉，以确定病位。另外，还可以提高经脉虚实辨证的正确性和指导针刺补泻。根据人迎脉、寸口脉的变化来辨别经气虚实的方法：如果人迎脉盛于寸口脉，则阳经盛，阴经虚；如果寸口脉盛于人迎脉则阴经盛，阳经虚。

标本辨证：标本理论始见于《灵枢・卫气》，文中较为翔实地记述了十二经脉标本的内容："足太阳之本，在跟以上五寸中，标在两络命门。命门者，目也。足少阳之本在窍阴之间，标在窗笼之前。窗笼者，耳也。足少阴之本在内踝下上三寸中，标在背腧与舌下两脉也。足厥阴之本在行间上五寸所，标在背腧也。足阳明之本在厉兑，标在人迎颊挟颃颡也。足太阴之本，在中封前上四寸之中，标在背腧与舌本也。手太阳之本，在外踝之后，标在命门之上一寸也。手少阳之本，在小指次指之间上二寸，标在耳后上角下外眦也。手阳明之本，在肘骨中上至别阳，标在颜下合钳上也。手太阴之本，在寸口之中，标在腋内动也。手少阴之本在锐骨之端，标在背腧也。手心主之本，在掌后两筋之间二寸中，标在腋下下三寸也。”标本理论如何指导临床诊断疾病，主要体现在对病因的寻找。人体“标”的位置远比“本”部位明显和易于观察，因此人体的头面五官或者躯干部位出现异常的病变，人们能够很快做出反应并进行治疗。但是，经脉理论的魅力在于远端治疗，不是单纯的局部治疗，医生能够通过标本理论寻找到相对应的经脉和“本”部周围的腧穴。《备急千金要方》中将《内经》原文中的“标”改为“应”字，说明根源在“本”，表现出来的症状反映在“标”处。所以，头面五官疾病的内在病因和病位可能在身体“本”部附近。

络脉辨证：出自《灵枢·经脉》，此辨证方法是人体浅表部位所表现出的阳性瘀络体征，根据其颜色明暗、长短和凹凸来判断病邪的寒热、阴阳、虚实、气血之性，最常见的临床病证为静脉曲张。诊络脉时，脉色青紫，主病寒、痛、瘀；脉色红，主热、气；脉短，主少气等。《灵枢·经脉》曰：“凡诊络脉，脉色青则寒且痛，赤则有热。胃中寒，手鱼之络多青矣；胃中有热，鱼际络赤；其暴黑者，留久痹也；其有赤有黑有青者，寒热气也。其青短者，少气也。凡刺寒热者皆多血络，必间日而一取之，血尽而上，乃调其虚实。其小而短者少气，甚者泻之则闷，闷甚则仆不得言，闷则急坐之也。”本段原文指观察络脉的颜色来判断疾病的寒热虚实。

足六经辨证：《内经》中有不少篇章运用三阴三阳的形式说明病候，如《素问·热论》《素问·厥论》《素问·刺腰痛》《素问·刺疟》《素问·诊要经终论》《灵枢·终始》《灵枢·根结》等。这些内容已有学者指出属于足六经理论范畴，“刺腰痛”“刺疟”是以足六脉划分腰痛和启疾的辨证分型，足六经病候在这里已转作辨证方法来应用，已不再是原本经脉病候的性质。在这些篇章中，有的明确提出了足三阴、足三阳的名称，有的虽然以三阴三阳统言之，但不难发现，它们的病候多与足六经病候相关。足六脉的循行，除了足太阴脉止于腹之外，余五脉皆经过躯干至头部，其分布范围远比手脉广，故足脉所主的病候亦相应地较手脉广泛。如《足臂十一脉灸经》《阴阳十一脉灸经》所记述的病候数目，足脉分别为 70 个和 103 个，手脉仅为 8 个和 34 个。可推断出足六经理论的形成与足六经本身的经脉长度有关。相比于手经，其循行线路长、分布范围广、所伴随的病候更加丰富，其理论发展就更完善。三阴三阳辨证首见于《素问·热论》曰：“伤寒一日，巨阳受之，故头项痛，腰脊强。二日阳明受之，阳明主肉，其脉挟鼻络于目，故身热目疼而鼻干，不得卧也。三日少阳受之，少阳主胆，其脉循胁络于耳，故胸胁痛而耳聋。三阳经络皆受其病，而未入于脏者，故可汗而已。四日太阴受之，太阴脉布胃中络于嗌，故腹满而嗌干。五日少阴受之，少阴脉贯肾络于肺，系舌本，故口燥舌干而渴。六日厥阴受之，厥阴脉循阴器而络于肝，故烦满而囊缩。”在经脉理论的形成、发展过程中，足脉与手脉的意义及地位有很大差别。《足臂十一脉灸经》和《阴阳十一脉灸经》都是采取先足脉后手脉的顺序来记述经脉的，这种顺序显然有突出足脉的用意。在经脉的名称上，《阴阳十一脉灸经》对行于上肢的经脉皆冠以部位名称，以明其所指，如“臂太阴脉”“肩脉”等；而对于下肢的六条经脉，不称部位仅以阴阳命名，称为“太阳脉”“太阴脉”等。足脉的这种命名特点，当理解为在经脉概念的形成过程中，足脉先于手脉被认识、先于手脉而成熟，而无须加“足”字以别之。因此，在《素问·热论》中的有关描述是指足六经，而非手六经。

《内经》里面阐述的经络相关辨证方法远远不止这些。我们当以经络辨证为主体，具体从属的各种辨证系统归整为一体，形成一套更为完善的辨证系统，只有多个系统相互参照，才能更加精确地辨证施治。

二、诊断与治疗的一体性

经络诊疗的优势还在于其诊断与治疗常常是一体的，诊断出来了，治疗就出来了。人体是以五脏为中心的有机整体，而经络“内属于腑脏，外络于肢节”，所以针灸临床上最常用的辨证方法应该是脏腑辨证和经络辨证相结合。如果是腑病，则宜用脏腑辨证的方法为主辨其病在何脏何腑，如果是经络肢节病，则需用经络辨证的方法进行辨经。但是两者是不可分开的，都应与八纲辨证等相结合以确定针灸的原则和方法。辨经论治是针灸辩证思维中独具特色的。针灸的辨经论治，除了“经络所过，主治所及”之外，还应该包含各个经络、经筋、皮部等整个经络系统所包含的“病候”，即经络脏腑病理状态下所产生的证候。

在确定哪条经络的问题后，还当细分病性与病位，如外感六淫之邪的间杂，病位在络脉、经脉还是脏腑等。“经络所过，主治所及”在辨经论治中最为常用。以头痛为例，因为阳明经行于前额，所以前额头痛就可辨为阳明头痛；少阳经行于头侧部，所以偏头痛可辨为少阳头痛；太阳经行于后项部，所以后头痛可辨为太阳头痛；足厥阴肝经与督脉会于巅顶部，所以巅顶头痛可辨为厥阴头痛。针灸治疗时即可取相关经脉腧穴，如巅顶头痛可针太冲穴。病候辨经主要根据《灵枢·经脉》中记载的十二经脉各有“是动则病……”和“是主某所生病”的病候内容进行辨经，意指各经脉既有其循行所过部位的外经病证，又有其相关的脏腑病证，而此经脉变动就出现有关的病候，可以取此经脉腧穴来治疗。例如，足厥阴肝经是动则病腰痛不可以俯仰，丈夫㿉疝，妇人少腹肿，甚则嗌干，面尘，脱色。是主肝所生病者，胸满，呕逆，飧泄，狐疝，遗溺，闭癃。为此诸病，盛则泻之，虚则补之，热则疾之，寒则留之，陷下则灸之，不盛不虚，以经取之。盛者，寸口大一倍于人迎，虚者，寸口反小于人迎也。临床上，丈夫㿉疝、妇人少腹肿等症状辨经论治就属于肝经，可取肝经相应的穴位或针或灸进行治疗。

（一）望而辨识疾病所在经络

十二皮部乃十二经脉功能活动反映于体表的部位，脏腑、经络的病变可以循着脏腑—经—络—皮不同的层次由里及表地反映到皮部。望诊辨经即是通过视觉，了解经络、腧穴部位皮表所发生的异常改变的一种诊法。

1. 望络脉　通过察看络脉的色泽以辨病性之寒热；通过观测络脉形状及长短以辨病证之虚实。长而隆起者多主邪气实，短而陷下者多主正气虚。对络脉的观察，重点强调舌下络脉的变化。舌与心、心包、脾、胃及肾经的络脉联系最密切。临床上如见舌下络脉扩张，色紫或深红，则表明火毒郁于心少阴、心包厥阴，或胃阳明经。此外，膝后络脉（委中穴处）色紫粗胀常见于腰痛患者，可直接刺络放血。

2. 望皮肤　皮肤表面的变化多见于丘疹，或湿疹，或神经性皮炎，或瘾疹沿着经脉循行线路排列，多对称出现，并可随疾病的进退而变化，现代称之为循经性皮肤病。最有临床意义的区域是脊柱上的督脉或旁边的膀胱经背俞穴。例如，皮疹变化见于第 3～7 胸椎，通常表明太阴肺或少阴心的病变。

（二）问而辨识疾病所在经络

问诊所获取的信息主要作为辨别十二经病证及奇经八脉病证的依据。十二经病证包括本经病证、所属脏腑病候、受累多经合病尤其是表里两经病证并见。奇经八脉病证中，督、任、冲、带四脉以生殖功能异常为主；阴跷脉、阳跷脉病证以肢体运动障碍为主；阴维脉、阳维脉病证有表里之别，其表现以疼痛、寒热为主。根据所辨经络，直接在经络上（如八脉交会穴）治疗。

（三）切而辨识疾病所在经络

切诊辨经是经络辨证的重要方法，包括以下三个方面。

1. 经络切诊 在病变部位的上下左右或沿着经络循行路线切压、循压、按压等，以诊察有无疼痛、结节或条索物、虚软凹陷等反应；或以掌面触贴经络体表皮肤，以区分寒热虚实。这些反应出现在哪条经络上，就是哪条经络的病证。由此可确定病位、受累经络及病性。诊察到表浅紧硬感为寒、湿、气滞，属于急性病；深部硬感或结节为痰、血瘀，属于慢性病；虚软为气虚或阳虚；光滑坚硬感为痰浊凝结于经络，停聚于脏腑；压痛为实证；肌肤干燥为血虚，或血瘀；肌肤热感为热、火或痰；肌肤冷感属寒、血瘀或气虚。此外，鉴于经络的异常反应可随疾病的进退而变化，临床上尚可运用经络诊法，对比治疗前后的变化，从而较客观地评估针灸治疗效果。

2. 经穴切诊 即用切按、循摄，即“揣穴”方法，在经穴部位寻找异常变化，如皮下结节或条索状物，局部压痛点，局部肌肤隆起、硬结、凹陷、松弛及温度的变化等，其临床意义与经络切诊相似。临床上常按诊背俞穴，如肝俞隆起或压痛明显，多属肝气郁结；脾俞或肾俞按之虚软或凹陷，是脾虚或肾虚。同时常结合募穴进行按诊，如肺、支气管病证常在中府穴有压痛点或结节。另外，四肢部按诊以郄穴为主，兼及合穴等，如郄门对心胸病证，梁丘、足三里对胃的病证有一定的诊断意义，治疗也可以取郄门、梁丘等穴位。

3. 切脉象 脉诊用以协助判断经络脏腑虚实盛衰。《内经》“三部九候”脉诊法的切脉部位有头、手、足三部，都在十二经脉的搏动处。现代诊脉主要取寸口脉，在危急的病证及两手寸口无脉时才配合切趺阳脉和太溪脉以验其胃气、肾气之有无。根据不同脉象直接取相应经络穴位。

（四）现代经络穴位电、热学等失衡现象的测定

近代各种经络穴位诊断仪器的不断出现，为经络辨证论治、观察病情变化及评估治疗结果提供了客观依据。研究发现，机体体表经络、腧穴部位及病变相应的耳穴在电、光、声、热等方面具有一定的特异性，其皮肤电阻都呈低电阻性，而其电位也不同于非经非穴部位，并随相应脏腑功能的变化而变化。例如，在耳穴探测到相应特异性变化，可直接在此部位做穴位针刺等治疗。

（五）录《丹溪心法》中篇十二经见证

十二经所见之证，既有各经独见证，又有诸经合见证，为便于把握病变规律，列举如下。

足太阳膀胱经见证：头苦痛，目似脱，头两边痛，泪出，脐反出，下肿、便脓血，肌肉痿，项似拔。小腹胀痛，按之欲小便不得。

足阳明胃经见证：恶与火，闻木声则惊，狂，上登而歌，弃衣而走，颜黑，不能言，唇胗，呕，呵欠，消谷，善饮。颈肿，膺乳、冲股、伏兔、胻外廉，足跗皆痛，胸傍过乳痛，口喎，

腹大水肿，奔响腹胀，跗内廉胕痛，髀不可转，腘似结，腨似裂。膝膑肿痛，遗溺失气，善伸数欠，癫疾，湿浸，心欲动，则闭户独处，惊，身前热，身后寒慄。

足少阳胆经见证：口苦，马刀挟瘿。胸中胁肋髀膝外至胻绝骨外踝前诸节痛，足外热，寝寒憎风，体无膏泽，善太息。

手太阳小肠经见证：面白，耳前热，苦寒，颈颔肿不可转。腰似折，肩臑肘臂，外后廉肿痛。臑臂内前廉痛。

手阳明大肠经见证：手大指次指难用，耳聋辉辉焞焞，耳鸣嘈嘈，耳后肩臑肘臂外背痛。气满，皮肤壳壳然坚而不痛。

足太阴脾经见证：五泄注下五色，大小便不通，面黄。舌本强痛，口疳，食即吐，食不下咽。怠惰嗜卧，抢心，善饥善味，不嗜食，不化食，尻阴、股膝、臑胻、足背痛，烦闷，心下急痛。有动痛，按之若牢，痛当脐，心下若痞。腹胀肠鸣，飧泄不化，足不收，行善瘈，脚下痛，九窍不通，溏泄，水下后，出余气则快然。饮发中满，食减，善噫，形醉，皮肤润而短气，肉痛，身体不能动摇，足胻肿若水。

足少阴肾经见证：面如漆，眇中清，面黑如炭，咳唾多血，渴，脐左、胁下背肩髀间痛。胸中满，大小腹痛，大便难，饥不欲食，心中如饥，腹大，胫肿喘嗽，脊臀股后痛。脊中痛，脊股内后廉痛，腰冷如冰及肿。足痿厥，脐下气逆，小腹急痛，泄，下肿，足胻寒而逆，肠癖，阴下湿，四指正黑。手指清厥，足下热，嗜卧，坐而欲起，冻疮，下痢，善思，善恐，四肢不收，四肢不举。

足厥阴肝经见证：头痛，脱色善洁，耳无闻，颊肿。肝逆颊肿，面青，目赤肿痛。两胁下痛引小腹，胸痛，背下则两胁肿痛，妇人小腹肿，腰痛不可俯仰，四肢满闷，挺长热。呕逆，血幸肿睾疝，暴痒。足逆寒，胻善瘈，节时肿，遗沥，淋溲，便难，癃，狐疝，洞泄，大人癞疝，眩冒，转筋，阴缩，两筋挛，善恐，胸中喘，骂詈。血在胁下，喘。

手太阴肺经见证：善嚏，缺盆中痛，脐上，肩痛，肩背痛，脐右，小腹胀引腹痛，小便数，溏泄，皮肤痛及麻木，喘，少气，颊上气见。交两手而瞀，悲愁欲哭，洒淅寒热。

手少阴心经见证：消渴，两肾内痛，后廉，腰背痛。浸淫善笑，善恐，善忘，上咳吐，下气泄，眩仆，身热而腹痛，悲。

手厥阴心包经见证（心主）：笑不休，手心热，心中大热，面黄目赤，心中动。

手足阴阳经合见证：

头项痛——足太阳、手少阴。

黄疸——足太阴、少阴。

面赤——手少阴、厥阴，手足阳明。

目黄——手阳明、少阴、太阳、厥阴，足太阳。

耳聋——手太阳、阳明、少阳、太阴，足少阳。

喉痹——手足阳明、手少阳。

鼻鼽衄——手足阳明、太阳。

目䀮䀮无所见——足少阴、厥阴。

目瞳人痛——足厥阴。

面尘——足厥阴、少阳。

咽肿——足少阴、厥阴。

嗌干——手太阴、少阴、太阳，足少阴、厥阴。

哕——手少阳，足太阴。

膈咽不通不食——足阳明、太阴。

胸满——手太阴、厥阴，足厥阴。

胸支满——手厥阴、少阴。

腋肿——手厥阴、足少阳。

胁痛——手少阴、足少阳。

胸中痛——手少阴、足少阳。

善呕苦汁——足少阳、阳明，逆。

少气，咳嗽，喘渴，上气——手太阴、足少阴。

喘——手阳明、太阴，足少阴。

臂外痛——手太阳、少阳。

掌中热——手太阳、阳明、厥阴。

肘挛急——手厥阴、太阴。

肠满胀——足阳明、太阴。

心痛——手少阴、厥阴，足少阴。

痔——手太阴，足太阳、太阴，热。

凄然振寒——足阳明、少阳。

如人将捕——足少阴、厥阴。

疟——足太阴、三阳。

汗出——手太阳、少阴，足阳明、少阳。

身体重——手太阴、少阴。

三、疗效优势

（一）动于外，调于内

针灸起源于远古，早于人们对药物治病的认识。尽管它不像药物疗法一样直接针对病原体，也不是完全直接作用于罹病的器官与组织，但是这种调动机体本身固有的调节功能来达到治病目的的方式却体现了古人的大智慧。就治病而言，无论是直接入口的草药，还是现代工业生产的化学药物，都或多或少地对机体正常功能产生一定的影响。而针灸，并不导入人体任何物质，只是采用一定的方法刺激体表的特定部位，使机体对自身偏盛偏衰之气进行调节，进而产生两种结果：①虽然没有精准的靶目标，但是却通过调整使有病或无病的器官组织的功能达到协调和统一，这就是针灸疗法所具有的双向性调整作用，也是它能够有病治病、无病保健的原因；②避免了药物的不良反应。现代大量研究证实，针灸之所以能做到刺激于外、调整于内，就在于其整体调节的多环节、多靶点。针灸作用的整体性表现在刺灸腧穴可在不同水平上同时对机体多个器官、系统正常或异常的功能产生影响。例如，针刺麻醉下手术过程，针刺在产生镇痛效应的同时，还对有关系统的功能实施多方面的调节，因而术中生理干扰减少，血压、脉搏等可维持稳定，使手术顺利施行，同时术后切口疼痛程度减轻，感染等合并症减少，术后恢复加快。针灸作用的多靶点表现在针灸对脏腑器官功能的调节，包括人体各个系统如神经系统、内分泌系统、免疫系统、呼吸系统、循环系统、血液系统、消化系统、泌尿生殖系统等。在临床治疗中，除了选择功能上具有相对特异性的穴位外，其刺激方式是相同的。针灸对这些系统的调节作用是通过神经-内分泌-免疫网络实现的。神经、内分泌、免疫是人体三大调节系统，它们除了各自具有的独特功能外，还具有共同的基本功能，即对内外环境信息的感受和传递，三者之间紧密联系，相互作用，构成机体内多维立体调控网，对于在整体水平上维持机体的正常生理功能和健康具有极其重要的意义。神经肽/神经递质、激素及细胞因子是三大系统间相互调节的共用介质，或称"共用语言"。针灸通过对共用介质的调节来调控这个网络的平衡，进而达到调节各个组织、器官功能的目的。这种整体调节功能的理论和事实是以还原论为特点、以分析见长、孤立割裂地看待人体器官组织的西方医学所难以理解和接受的。

（二）适应证广泛

临床实践表明，针灸对许多疾病有确切疗效，使用安全，既可用于治病，又能用于康复及预防，或可作为某些疾病的首选治疗方法，或可介入某些疾病的某一治疗阶段。

针灸疗法适宜病证广泛：以往的研究表明，针灸可治疗的病证有数百到上千种之多。最新研究表明，按照世界卫生组织疾病分类标准，针灸能够治疗或参与治疗的病证有 461 种；针灸治疗有优势的病证有 113 种；针灸科常见的病证有 10 种。122 种针灸治疗有优势的病证是：肌肉骨骼系统和结缔组织病证 17 种；神经系统病证 27 种；精神和行为障碍病证 18 种；泌尿生殖系统病证 10 种；消化系统病证 16 种；呼吸系统病证 6 种；循环系统病证 4 种；传染病和寄生虫病证 4 种；皮肤和皮下组织病证 4 种；眼和附器病证 6 种；耳和乳突病证 1 种；内分泌、营养和代谢病证 1 种；妊娠、分娩和产褥期病证 4 种；损伤、中毒和外因的某些后果 4 种。对于这些疾病，单用针灸治疗就能达到治愈或临床治愈；或者西医没有安全、可靠、有效的方法，针灸可获得一定疗效；或者针灸可快速缓解其主要症状，而且优于其他疗法。在这 122 种病证中，中风后遗症、周围性面瘫、肩周炎、坐骨神经痛、头痛、颈椎病、膝骨关节炎、腰痛、失眠、落枕是针灸科最常见的疾病。

针灸疗法疗效显著：采用循证医学的研究方法，从科学的角度证明了针灸疗法在神经、精神疾病，运动系统疾病，呼吸系统疾病，心血管疾病，消化系统疾病，泌尿、生殖系统疾病，内分泌系统疾病等多系统疾病的治疗中具有疗效优势。如针灸治疗周围性面神经麻痹疗效肯定，具有方法多样、综合疗效好、早期介入疗效好的特点。针灸治疗脑卒中有效已成为国内针灸界的共识。在急性期的介入、治疗思路、治疗方法的选择上得到越来越多的认同。针灸治疗抑郁症也显示出了独特的优越性（《论针灸医学的特色与优势》）。

（三）时空治疗

早在《内经》中就已精辟地描绘了时间生物医学的雏模，提出了人体功能随月盈亏而变动，应四时变化而呈现阴阳消长，以及强调临床辨证论治必须遵循"因时制宜"等宝贵意见。另外，《周易》是《内经》的活水源头，《内经》汲取了易理，又进行了创造性的应用。

传统的古典治疗法"子午流注""灵龟八法""飞腾八法"都是以时间为条件的取穴针灸方法。子午、八法流注都是在《周易》的"天人相应"观的影响下产生的。子午流注是运用干支纪时原理在十二经五输穴上按时开穴的针法。灵龟、飞腾八法是在《周易》八卦、河图、洛书的基础上，吸收了《灵枢·九宫八风》的内容，结合人体十二经脉与奇经八脉的气血会合规律，取八脉交会穴配合八卦，按时日干支进行推算，逐日按时取穴的方法。

时间的观念，是经络治疗中的优势。经络的治疗，能与时空相联系，使之成为一个更加完备的系统。在不同的时间，脉气流注在不同的脏腑经络或者确切到穴位，直接指导治疗，临床多用于疼痛性病证、经络及内脏疾病等。现将常用的子午流注与八法流注介绍如下。

1. 子午流注法 其理论源出于《内经》《难经》，形成于宋金时期，并发展于元明时期。《内经》认为人体的气血运行是有规律地有盛有衰的，气血流注按时辰流经五脏六腑。针灸时间治疗就是依据人体的流注节律，在固定时相内针刺补泻和提高经络治疗的敏感性，利用时间治疗的相对特异性，来扶正祛邪，提高疗效。《素问・针解》说，针刺“补泻之时者，与气开阖相合也”。与气开阖相合，就是与日月运行相合，这就是子午流注取穴的原理。子午分别是阴极阳极的标志，子代表一日之内的子时一时及一年的冬季月，午是一日之内的午时一时及一年的夏季月，子午又分别代表正北方及正南方。在气机升降方面，子时则气升，午时则气降，因此子午流注是阴阳、时辰及方位的两极标志。流注是指人体的经气不停地呈现子午阴阳的消长转化，以及子午气机的升降浮沉盛衰规律。

2. 八法流注 包括灵龟八法和飞腾八法。明代《琼瑶发明神书》将灵龟八法和飞腾八法合称为“八法流注”。八法流注与子午流注同是在中国传统的“天人相应”观的影响下产生的，也是根据运气学说的干支纪时理论按时开穴的，其中灵龟八法还在周易八卦、河图、洛书的基础上，吸收了《灵枢・九宫八风》的主要内容，结合人体十二经脉与奇经八脉的气血会合规律，取正经和奇经相通的八个穴位（即八脉交会穴）配合八卦，按时日干支进行推算，逐日按时取穴的方法。它同样反映了八卦中的阴阳消长变化，且与阴阳、五行学说具有联系。飞腾八法也是以八脉八穴为基础，按时开穴的一种方法。它的运用和灵龟八法略有不同，不论日干支和时干支，均以天干为主，不用零余。

八法流注针法内容：“灵龟八法”亦称“奇经纳卦法”“八法神针”或“阴四针阳四针”等，是把《周易》八卦、“九宫八风”说和人体奇经八脉的八会穴结合干支日时推算开穴行针的一种方法。灵龟八法纳八卦的原因是八卦不仅有象征阴阳消长的时间优势，而且还有方位空间的考虑。八卦包括四方四隅，因此八卦是象征阴阳对立统一时空关系的标志。灵龟八法纳八卦正是借用了这一优势。“九宫八风”中的九宫是以北极为坐标，通过北斗星围绕北极星旋转一周而形成的纪时法，即所谓北斗视运动。九宫由太乙行九宫而来，见于《易纬・乾凿度》“太乙行九宫”，即太一移宫，指北斗星围绕北极星旋转一周的时空标志。其时间标志为斗纲建月，其空间标志即九宫。太一移宫象征交换节令，每一宫约 46 天，包括 3 个节气。总的来说，九宫是把八卦、方位、河图、星宿和斗纲建月统一起来论述二十四节气交替气候变化规律的历法。八脉交会穴是奇经八脉（即任、督、冲、带、阴维、阳维、阴跷、阳跷脉）与十二经相通的穴位。奇经八脉具有统率、调整及维系十二经脉的作用。

徐凤灵龟八法的开穴方法：“灵龟八法”推算日干以“河图”的演数代之，时干支以“洛书”九宫数作基础，兼用两者之理，阳九阴六。开穴首先要查知当天的干支是什么，然后根据“五虎建元”定出当时时辰的干支是什么，再根据“逐日干支歌”和“临时干支歌”得出这四个干支的代表数字。将此四个数字相加，然后再按“阳日除九，阴日除六”的规律去除这个和，所得余数，就是所开穴位的代表数。穴位代表数可查奇经纳卦图。

四、安全优势

与药物的物质替代性治疗不同，针灸是通过调整机体生理功能，激发机体固有的抵御疾病和自我修复的能力，从而达到医疗和保健的目的，因此它无毒。针灸的不良反应主要表现在针或灸刺激量不当时发生的一些反应，极少数患者可能产生针感依赖、金属针具过敏等。对于前者，只要掌握了正确的操作方法和恰当的刺激量、熟知针灸禁忌证，是完全可以避免的，而后者的发生率极低。因此针灸疗法的安全性得到了国际医学界的普遍认同。世界卫生组织多次发布了针灸有效的适应病证范围，美国国家卫生研究院也公布了针灸有效性的研究报告。美国食品药品监督管理局（FDA）在经过多年肯定针灸疗效的基础上，已于1994年正式通过针灸用针由第三类（实验性）医疗用品器械类晋升为第二类（医疗用）器械类并宣布其安全性。2018年10月24日，旨在反鸦片的包含针灸的HR.6法案（支持患者和社区法案）联邦法案由美国总统签署，成为正式法律，这是针灸首次进入美国联邦政府层面的法律文件，具有划时代的意义。

第五节　经络的治疗效应

经络学说是祖国医学理论的基石，它与脏腑学说有机构成了中医学理论的核心，指导中医临床各科的医疗实践。经络把人体各部都联结成统一的有机整体，是气血运行的通道，又是诊断、治疗的部位。赖新生教授提出经络的治疗效应是针灸疗效的关键。《灵枢·经脉》载“经脉者，所以能决死生、处百病、调虚实，不可不通”；《灵枢·经别》曰：“夫十二经脉者，人之所以生，病之所以成，人之所以治，病之所以起，学之所始，工之所止也。粗之所易，上之所难也。”这些论述都阐明了经络与人的生、死、病、治都有极为密切的关系。在中国医学史上，越高明的医生就越认知经络的重要性。“凡治病不明脏腑经络，开口动手便错”。

（一）经络整体观在辨证论治中占有重要地位

整体观念与辨证论治是中医认识及治疗疾病的基本原则，《灵枢·海论》曰：“夫十二经脉者，内属于腑脏，外络于肢节。”在生理状态下，人体的经络是全身气血往来的通路，其内贯脏腑、外达肌表、网络全身，将脏腑、经络、肢节联结成统一的整体。脏腑经络互相关联，不可分割看待。经络辨证对针灸临床实践起着极为重要的指导作用。“察其腑脏，以知死生之期，必先知经脉，然后知病脉”。

“凡刺之道，必通十二经络之所终始”。现代针灸临床中过于强调经穴的特异性而忽略了经络在人体中的整体作用。《类证活人书》云：“不识经络，如触途冥行，不知邪气之所在。”针灸临床辨证取穴，第一环节是知病之所在，选取适当的经络。只有选对经络才能发挥针灸的最佳疗效。

（二）经络辨证配穴是针灸处方的主要原则

针灸临床配穴、取穴都是在明确辨证的基础上，根据经络的特性和主治特点来确定。除局部和邻近取穴以外，通常以循经取穴为主。赖新生教授认为，在具体选穴时要先明确经络的补泻才能发挥经络的治疗效应。例如，在《难经》“子母补泻”的运用中，“实则泻其子，虚则补其母”可分为“小五行”补泻和“大五行”补泻。“小五行”补泻为将本经五输穴配属五行，按“生我者为母，我生者为子”的原则，虚证补母穴，实证泻子穴。“大五行”则为应用经络的五行属性进行补泻，如肝木实则泻心经，不局限于五输穴的取穴。利用经络治疗效应来处方兼顾了中医的整体思维和辩证思维，其运用范畴涵盖了多种针法。

（三）经络补泻是治疗效应的关键

通过与针法、灸法相交合来补一条经脉或者泻一条经脉，“盛则泻之”“虚则补之”“不盛不虚以经取之”，这是补泻在经络治疗效应的一种体现。《内经》有多篇提及“补足太阴”“泻足少阳”等字眼，都体现了经络补泻是补泻的第一步，先有经络补泻才言穴位补泻，穴位补泻是为了达到经络补泻的效果从而发挥经络的治疗效应。

根据经络多气多血与脏腑之间的联系及经脉的病证反应来选择补泻经络，如“其人迎一盛于脉口者，病在足少阳，一盛而躁者，病在手少阳，用针者，皆泻足少阳而补足厥阴，二泻一补，日一取之”“喜怒而不欲食，言益少，刺足太阴；怒而多言，刺足少阳。怒，肝木也。食，脾土也。今木克土，故怒不欲食，宜补足太阴。肝足厥阴，怒也。足少阳，多言也。故泻少阳也”（《黄帝内经太素》）。“太阳常多血少气，少阳常少血多气，阳明常多气多血，少阴常少血多气，厥阴常多血少气，太阴常多气少血”“今知手足阴阳所苦，凡治病必先去其血，乃去其所苦，伺之所欲，然后泻有余，补不足”也是在经络上补不足，泻有余的体现。

在经络补泻的具体选穴中，主要选取十二原穴、下合穴、交会穴等“大穴”“要穴”。如肝经实，可单取一太冲穴，泻太冲即为泻肝经，取穴少而精而又充分发挥经络的治疗效应。

（四）经络的治疗效应是针药结合之“轴承”

经络与方药的关系并不只是药物归经的总结，如承淡安在 1941 年出版的《伤寒针方浅解》中就倡导用针灸方法治疗伤寒病，无论是方药治疗伤寒病还是针灸方治疗伤寒病，都是经络治疗效应的体现。

如外感表证，为何言足太阳而不言手太阴？因足太阳为人一身之藩篱，行气血、营阴阳、抗御外邪。营在脉中，卫在脉外。太阳受邪，如太阳中风用桂枝汤和其营卫，啜粥令微似有汗祛邪外出，从侧面体现了经络治疗效应在方药中的应用。

《伤寒论》条文：“太阳病，初服桂枝汤，反烦，不解者先刺风池、风府，却与桂枝汤则愈。”此言病重药轻时，在经之邪盛，药轻，药后反激发了风邪之势，故不能再以原法药之，而应在给药之前，先刺风池、风府二穴。风池是足少阳与阳维经脉“交会”之处，阳维主阳主表，病候恶寒发热；风府系督脉、足太阳和阳维三经“交会”之穴，太阳表邪羁踞于此。针刺此二穴，可开太阳经气之闭，泻太阳经中之风，消在经邪气之势。后再如法药之，可收药半功倍之效。本条所示针药并用，充分体现了经络的治疗效应。

针灸学的核心理论是经络学说，针灸临床过程中无论是诊断、处方，还是补泻手法、针药结合，都应注重经络的治疗效应，从而选择正确的穴位和针灸疗法，以取得最佳疗效。经穴的特异性效应应当放在脏腑经络的整体中去看待，不可过分放大经穴的特异性而忽略经络的整体效应。

第六节　经穴的治疗效应

经穴具有生理效应、病理效应与治疗效应，其中治疗效应体现在经穴特异性和刺法特异性两个方面，影响经穴治疗的效应有五大要素：①脉气所发，是构成经穴治疗效应的经络基础；②各经经气多少及逆顺流注等机体机能状态，是体现经穴特异性的时间和空间要素；

③经穴配伍，是构成经穴治疗效应多种形式的必要条件；④得气补泻，是针刺获取经穴治疗效应的关键；⑤经穴特异性与刺法特异性并重，是发挥经络治疗效应的基本途径。

针灸基础理论研究中关于经穴特异性的研究是目前国内外备受关注的研究热点，一些研究初步证明，经穴具有相对特异性，一些研究则否认了经穴的相对特异性，莫衷一是。经穴特异性的研究没有从经穴治疗效应入手，使得研究目标不明确，切入点偏倚，导致了理论被曲解，研究进入了误区。现就经穴的治疗效应及其构成的五大要素进行探讨，以期有助于经穴特异性这一重大科学问题的深入研究。

一、脉气所发是构成经穴治疗效应的经络基础

凡经穴均为脉气所发，是“神气所游行出入之所”和“气血出入之会”。离开经脉之气谈经穴就背离了与经气密切相关的经穴基本功能，也无从谈起经穴的特异性和治疗效应。其广泛性和重要性正如《灵枢・九针十二原》所说：“节之交，三百六十五会，知其要者，一言而终；不知其要，流散无穷。”其要即“非皮肉筋骨也”，是“脉气所发”也，“一言而终”即是经穴特异性和治疗效应。从另一个角度考虑，经穴的特异性还与经脉的特异性有关，如肺与大肠相表里，心与小肠相表里，这是经络理论中独特的关联系统。依此原理设计的实验表明，针刺心经经脉与肺经经脉相比，前者对心脏的影响十分明显，后者基本上没有特异效应，这是经脉-脏腑相关研究得出的令人信服的证据。古人大多以线状取穴的方法（如循经远取或循经近取）为主，达到治疗脏腑经络疾病的效果，基本上可概括为一穴治疗多脏、多穴治疗一脏等经穴治疗效应。还有另一种以面状取穴的方法，即以部位为主的局部取穴。此外，华佗夹脊穴或胸背部的俞募穴，也可视为部位与循经取穴相结合的方法。总之，脉气所发是理解经穴实质、把握经穴治疗效应的出发点。

二、各经经气多少及逆顺流注等机体机能状态是体现经穴特异性的时间和空间要素

经络循行规律依据阴阳逆顺流注，经络之气属于阳升阴降或阴升阳降，应日月星辰、节气时令、四时之气、日值时辰而有经气高下深浅流注的汇聚和弥散、脏腑腹背前后交贯的蓄溢与调节，此为经络之气运行的常度。同时十二经脉尺度阔数的不同则是经穴特异性的内在依据之一。许多充分体现经穴治疗效应的针灸原则（如“面口合谷收”等），可以用经脉循行与内脏相关的时空特性来解释；而“治痿独取阳明”之类的循经取穴原则，说明多气多血的阳明经经穴有治疗痿弱虚衰病证的特异治疗效应。子午流注纳子法或纳甲法、脏气法时针法，以气血流注于该经该穴当值开之时取穴，因势利导加强了治疗的顺应性。凡此种种均证明，经气多少及逆顺流注等机体状态是经穴特异性及治疗效应的时间和空间要素。无论是从经络的大循环，还是五输穴体系的小循环来看，均体现了时空特性，都属于经络网络复杂的巨系统中最代表生命信息流的通道。“四关主治五脏”和“经脉所过，主治所及”就是在这一时空结构上发挥经穴治疗效应的临床用穴原则。五输穴以经气的大小构成了“取类比象”的治疗效应的分级和等级差别，以生克制化（金、木、水、火、土）的五行属性来分类，主要是便于大小五行补泻，而“从卫取气，从营置气”“泻南方补北方”的法则，也体现了经穴治疗效应多途径取得和多种形式的表现。特定穴含有深刻的玄机，是构成经穴最基本主治性能与功效的经络治疗系统，经脉不同部位其穴位时空网络的结构差异自然

形成了治疗效应和主治功效的差异。各经各类特定穴的不同五行属性和时空网络的结构差异及治疗效应主治功能的差异，三者互相结合就构成了包括子午流注在内的传统中国针灸取穴法，故曰："一日取六十六穴之法、方见幽微，一时取一十二经之原，始知妙要"，寻求经穴治疗效应当深思之。简言之，特定穴特异有效又难以掌握，自成系统又归于经络，各经五输穴有治疗效应的共性，郄穴为急性症状类用穴，募穴为调节气机类用穴，八会穴为经络肢体类的用穴。

三、经穴配伍是构成经穴治疗效应多种形式的必要条件

腧穴主治的史源学研究认为，文献记载的腧穴主治正是该时代临床实践的重要记录。大部分来源于医家的临床经验或口授相传或详摘谨录，均审慎可考，真实可信。目前腧穴的主治归纳不标准，临床应用规律不明，腧穴的现代应用评价体系尚未建立，原因在于浩如烟海的针灸文献对单一经穴的众多主治病证未排定优劣等级，或主治病证散落在不同时代、不同版本的医家著本中，或以病证带出腧穴主治或以配穴反证主穴主治范围。进而言之，没有形成系统的循经取穴方法和规律。反观成书于秦汉以前的《内经》中经典的针灸处方，则完整而严谨地体现了理、法、方、穴、效的临床应用思维模式，至今仍可以作为临床指导的脊梁。因此，"经穴治疗效应"的研究和应用应该把握循经取穴原则和科学的经穴配伍，它是构成经穴治疗效应多种形式的必要条件，也是筛选有效穴位组合优效针灸处方的基本方法。首先，一些特殊的主治疗效只有在配伍中才能得到体现，在古代针灸歌赋中有大量记载。穴位组合的优效处方是经过合理的配伍以协同增效的。其次，经穴的配穴为补泻和得气提供了载体，是经穴治疗效应的媒介，也为协同增效奠定了基础，若单穴效果不明显，往往因为穴位效应强度达不到治疗效果，多穴协同的主穴配穴处方组成可以极大地提高疗效，又便于再次针灸时的辨证加减穴位以组成新的针灸处方。典型的穴对是八脉交会穴配穴和俞募相配、原络相配等。最后，穴与穴（双穴、多穴）之间的协同或拮抗效应均可作为治疗效应加以利用。经穴的协同拮抗作用十分复杂，仅单穴、双穴、三穴及更多穴的组合应以经脉的表里、交叉、同名、部位（上下左右腹背）、机制（五行生克）、手法（补泻）等要素联合运用才能达到增效的作用，贯穿其中的脏腑相关理论，是循经取穴获取最佳经穴治疗效应的必要条件。不同穴位或穴位组合的调节效应不同，其作用靶点、作用层次和作用途径不同，这对筛选对某一疾病有特别效应的特异性穴组（靶穴组）及确立针灸选穴原则、提高临床疗效至关重要。

四、得气补泻是针刺获取经穴治疗效应的关键

所谓得气，主要是指针刺过程中针与经气相得，是针刺产生经穴治疗效应的桥梁，也是针刺持续效应的前期和经络表征，是产生治疗作用的关键。经穴的治疗效应必须经过得气才能体现出来。得气并不仅仅是一种局部效应，而是判定经穴治疗效应乃至经络治疗效应的客观指标，这是由经络的内在功能决定的，非经穴即谈不上得气，传统的内刺五脏法、外刺六腑法、通荣卫之刺法及卫气行针法等均强调得气，所谓"气中穴则针染于巷"，"针染于巷"很难描述是什么实质的"分子事件"，但它是得气的一种形式，是得气在经络上的特殊表现。为了便于分析"得气"本质，笔者这里暂且赋予其一种理论模型，即用"得气结构理论"来说明：得气是针力、针量、针效三因素统一的表现形式。力包括正力——补的手法、负力——泻的手法、平衡力（调节力）——平补平泻（导气法）。此外，得气成分有互补性和重叠性的特点。互补性是

指先出现酸后出现胀，或在胀的基础上出现针下热（烧山火），在麻的基础上出现凉（透天凉）。重叠性是指酸、麻、胀、重同时出现，形成如鱼吞钩饵之浮沉，“邪气来也紧而疾，谷气来也徐而和”等。三因素和互补性、重叠性是得气结构理论的核心内容。针感的控制与消减等其他内容可视为次要的。最后还要强调整个得气的前、中、后过程，尚需考虑患者寒热虚实状态进行及时调整。得气只要在刺经穴的基础上出现，就并非经络活动的副产品，而恰恰相反，正是经络产生信息并进行调整的过程，“气”汇聚而携带着治疗信息作用于靶器官，其靶向性很明显，主要作用于该条经脉所联系的脏腑，其实质就是经络治疗效应的体现。得气的强弱和得气时间的长短与效果有特定联系，依据全或无的原理，得气有两种形式：一是它们信息很密集，所谓气之易行，气先于针而至，相应的感觉会很强烈；二是这些信息较疏散，则相应的感觉会较弱小，所谓的气难行，或需要一个积累的过程。针行至非经穴上的非得气针刺属于一过性的应激效应，没有得气的观点就无法和针刺效应区别开来，就会在否认经穴特异性及经穴治疗效应的同时，否认得气客观存在，进而忽视得气的科学价值。我们正在忽略通过补泻获取的建立在经络系统上的治疗效应，正在散失宝贵的针刺补泻这一传统技术，从而远离了实实在在的经络临床应用。在针刺持续性效应的中枢机制研究中，应用大脑时空编码理论揭示经穴特异性内涵是令人饶有兴趣的课题，但是人们依然不能回避关于“得气”的联系性研究。得气作为一种针刺特殊现象所提示的功能与状态，也许在短时间内无法用微观的生物学理化指标加以评价，但急需建立我国针灸自创的得气客观评价或线性关系体系，这是经穴治疗效应研究的基础之一。

得气是获取经络治疗效应的关键，讲得气离不开经络效应功能，经络系统如环无端，并不单指它的本体和连接形态，更重要的是指经络的“系统性”。经络系统因为时空的差别而可分成若干个亚系统和小系统，如任、督分别为阴脉和阳脉之纲，可视为一个亚系统。361个经穴遍布周身，可当作一个亚系统，支而横者的络脉及经隧、经筋、经别、皮部均为小系统。各个系统包含的基本单元可参与其他系统而形成新的系统，如手太阴肺经与手阳明大肠经形成新的表里系统，规定了表里经先后治疗次序或两经同治，又如由奇经八脉亚系统所分出的内关与阴维脉，又构成了经穴-经脉形成的新系统，治疗心、胸、胃病证。而三阴交交会三条经脉，配上太冲、公孙、太溪之类的腧穴又可形成经络-腧穴相应的治疗效应系统。针灸效应是在这个人体复杂的巨系统中以复杂形式表现的，这就是以生理学、电学、单一神经元、单一脑葡萄糖代谢、单一离子通道或单一信号传导与转导途径等生化改变无法阐明其全部内容的真正原因。应该说，研究得气就是研究经络功能的信号表现，而得气的内涵层面表现的是酸、麻、胀、重等主观感觉甚至夹有心理因素，但其实质蕴含了经络的治疗效应，是针刺刺激通过经穴这一反应体系形成了改变原有的生物学基础状态而出现的调节信号。得气是以局部效应为基础的，重要的是在得气基础上的补泻和补泻之后出现的整体效应，“辅针导气，邪得淫泆”，“补阴泻阳，音气益彰”，这种补泻如瞬息万变的时机，间不容瞬，要达到的标准就是“针染于巷”或“针下寒，针下热”。由于经络系统是一个极为复杂的等级结构系统，得气是建立在腧穴这一经络系统中的二级系统上物理化学和分子事件的特殊表现，其难于把握、难于测量、难于评价、难于揆度，故古人统归为“治神”。“神属勿去，知病存亡”讲的就是充分领会得气补泻，以机体功能状态的虚实决定疗程和时间等重要因素。酸、麻、胀、重感觉是一种主观的综合而弥散的无法精确定位的感觉，古人没有对它的实质进行论述，只是将它与疗效相联系，“得气”与“气至”有不同的概念，气至与疗效相联系，“气至病所”则疗效更佳，后人将气至的现象简称为得气，因此，得气不应只是酸、胀、麻、重、胀的感觉。各种有效的刺激方法（如声、光、电、磁等）可以改变经络系统一些层次上的功能或出现效应，但仍然要以“得气”来表达经络呈现的“信息”与“调整”这两个属性，而这两个属性是经穴治疗效应的生物学依据，也是针刺机制中关于神经-内分泌-免疫网络调节最基本的命题。

五、经穴特异性与刺法特异性并重是发挥经络治疗效应的基本途径

刺法特异性是赖新生教授首次提出的，主要是强调刺激方式的特异性。在众多的刺法研究中，得气要求的刺法主要是补泻，其他不用补泻的针刺法客观上存在着特异性，如刺络放血法用于退热止痛效如桴鼓，尤其是在井穴或血络瘀结之处这一经穴治疗效应更明显，又如火针属于古代“燔针劫刺，以痛为输，以知为度”的方法，对于经筋病属寒痹者屡屡显效，是其他毫针、艾灸均不可替代的。在古代以经络治疗效应为主的刺法典型的有巨刺、缪刺、左右互刺等。可以说，刺激方式的差异犹如穴位特异性一样，也有治疗效应指向性差异。例如，蜂针就是通过蜂毒的刺激达到治疗效应的，这是穴位注射所没有的作用。又如，现代的埋线疗法也能充分体现经穴治疗效应，是羊肠线的刺激及深度的穴位埋藏带来持久而强效的调节效应，对肥胖、癫痫等有显著疗效。刺激方式往往离不开物理作用，如电针依不同刺激参数的组合形成了多种波形，对神经系统、运动系统、内分泌系统的效应不同。艾灸对穴位的作用主要是以温热效应为主的，可由生物传热学角度阐明其治疗量与效应之间的量效关系。经穴特异性与刺法特异性的结合都离不开刺激方式的特异性。在同一处方中，循经取穴原则下确定的经穴配伍处方是应用经穴特异性与刺法特异性的载体。我们倡导经穴特异性与刺法特异性并重的研究模式，就所含内容来说，两者又都可归于经穴治疗效应的研究体系中。以经络为主体，通过腧穴自身层面和对腧穴的刺激层面有机结合的研究去理解经络理论的实际应用和探索经络效应、深刻阐明针灸治病的科学原理。

总之，经穴的治疗效应有以下几个特点：以经脉循行的脉气所发为形态学基础，以经络功能的时空网络为效应本源，以不同的经穴配伍为必要条件，以针刺、艾灸等调治经气为基本手段，以得气为经络效应的表征，以补泻手法为核心技术。经穴的治疗效应是多系统、多靶点、多层次、多水平的效应。应该指出，提出经穴治疗效应的研究是经穴特异性的重中之重，五大要素旨在解决经穴特异性研究中的瓶颈，摆脱纠缠于经穴特异性的片面性，或只观察局部调节效应，或仅归纳反向或同向调节并将所有穴位的功效归纳为双向调节的简单化思维。经穴治疗效应的研究视野应更加宽阔，应回归到针灸临床，探索更高层次的针灸治病原理。在当今大力倡导从中医原始创新思维中建立具有适宜中医学自身发展规律的方法学背景下，以上是赖新生教授从传统中医针灸理论出发对目前针灸研究存在问题的一种思考，抛砖引玉而已。

第二章　通元针灸法的理法方穴辨证施治体系

第一节　通 元 原 理

一、通元一气周流

（一）元气通三才

元气即一元运行之气，在天则周流六虚，在地则发生万物，在人则育化生灵。“天地之间，六合之内，其气九州、九窍、五脏十二节，皆通乎天气。其生五，其气三，数犯此者，则邪气伤人，此寿命之本也。苍天之气，清静则志意治，顺之则阳气固，虽有贼邪，弗能害也，此因时之序。故圣人传精神，服天气而通神明。失之则内闭九窍，外壅肌肉，卫气解散，此谓自伤，气之削也”。

洪濛未判之时，一气混元，太极初分，五行列位。阴阳贯乎万象，水火运于两间。天气轻清，常充盈而流转；地气重浊，实凝固而安贞。人禀三才之末，身具百脉之关。上则符天，下则符地。天有晷度，人之脉窍同其源；地有山河，人之脉络合其妙。三百六十，无非脉之贯通；八万四千，尽是脉之穿透。同源异用，合一分三。在天地者，五气交合，盈虚更作。六气分治，司天地者。天地之大纪，人神之通应也。

（二）元气于人

天、地、人三才之气皆为一气。在人体中，元气由禀受于父母的先天之精所化，发源于脐下，是人体中存在的最根本的气。《难经·六十六难》指出：“脐下肾间动气者，人之生命也，十二经之根本也，故名曰原。”《难经·三十六难》曰：“肾两者，非皆肾也。其左者为肾，右者为命门。命门者，诸神精之所舍，原气之所系也。”孙一奎曰：“夫二五之精，妙合而凝，男女未判，而先生此二肾，如豆子果实，出土时两瓣分开，而中间所生之根蒂，内含一点真气，以为生生不息之机。命曰动气，又曰原气。禀于有生之初，从无而有。此原气者，即太极之本体也。”肾为先天之脏，藏先天之精，先天之精化生元气后藏于丹田，受后天水谷之精化生谷气所养，所以调气者当引气归元，归元丹田，以后天之气养先天之气。

元气生发之后通过三焦，通行于十二经脉，内濡脏腑，外营肢节（洒陈五脏六腑），周其行于昼夜、循于表里而分阴阳。故《难经·三十八难》云：“所以腑有六者，谓三焦也。有原气之别焉，主持诸气。”《难经·六十六难》曰：“三焦者，原气之别使也，主通行三气，经历于五脏六腑。原者，三焦之尊号也，故所止辄为原。五脏六腑之有病者，皆取其原也。”

因此，元气从脐下生发后，以三焦为通道，到达五脏六腑，是为推动五脏六腑功能的原动力。刘完素《素问病机气宜保命集·素问元气五行稽考》中言：“盖论五行以元气为根，富贵寿夭系之。由有尫羸而寿考，亦有壮盛而暴亡。元气固藏，则尫羸而无害。及其散漫，则壮盛而愈危。是以元气为根本，五行为枝叶。”元气为五脏之根本，五脏又外联六腑、筋骨肌肉皮部，形成完整机体，所以人体无处不受元气所调控。

（三）一气周流

一气周流源于《周易》，“易”者，阴阳也，“周易”实指阴阳之气周行遍布于天地之间，运行不息，周而复始。老子在《道德经》中提出“有物混成，先天地生。寂兮寥兮，独立而不改，周行而不殆，可以为天下母。”论及这种混元之气，先天地而生，非阴非阳，周行不息，是万物生存的本原。《素问·六微旨大论》进一步指出了气在天地间循环往复运动的主要形式是升、降、出、入，并指出气的升、降、出、入是万物存在、变化的根本动力。“出入废，则神机化灭；升降息，则气立孤危。故非出入，则无以生、长、壮、老、已；非升降，则无以生、长、化、收、藏。是以升降出入，无器不有”。《难经·三十一难》曰：“荣行脉中，卫行脉外，营周不息，五十而复大会，阴阳相贯，如环之无端。”论述了营卫之气周流全身，如环无端。至清代黄元御《四圣心源》中写道：“水、火、金、木，是名四象。四象即阴阳之升降，阴阳即中气之浮沉。分而名之，则曰四象，合而言之，不过阴阳。分而言之，则曰阴阳，合而言之，不过中气所变化耳。”正式提出土枢四象，一气周流的理论，并为后世中医学者所推崇。

一气周流是中国先哲对于生命形式的精妙阐释，黄元御提出的“一气周流”理论，与《内经》《难经》《伤寒杂病论》等经典著作一脉相承，从最本质的气的层次，来阐述天地人身之气的运行，因此它对问题的认识和分析，可谓由源到流，高屋建瓴。张琦在《四圣心源后序》中盛赞黄元御“长沙而后，一火薪传，非自尊也”。彭子益先生学习了《四圣心源》中的“一气周流”理论，并在一年二十四节气这个层次上进行具体化的阐述，提出了通俗易懂的圆运动理论。通元理论中的元气一气周流在黄元御提出的“一气周流”理论基础上，在人体上更加重视先天元气为原始动力的概念。

《圆运动的古中医学》一书提到：欲学中医须先认识十二经名词的所以然，欲认识名词，须先认识阴阳五行六气的所以然，欲认识阴阳五行六气，须先认识二十四节气地面上所受太阳射到的热降沉浮的圆运动。一个生物所在之地，太阳射到此地面之光热，就是阳。此地面的光热已过，与光热未来之间，就是阴（伏羲画卦，⚊为阳卦，⚋为阴卦，其义即此），阳性上膨，阴性下压。阳性直上，阴性直下。阴阳交合，发生动力，彼此相随，遂成一个圆运动。在于五行运动圆，则五行融合，只见中和，不见五行。五行一见，便失中和，便是病了。凡说宇宙，便是说人身。因人身是宇宙圆运动的大气生的，为宇宙的遗传体故也。此宇宙，名曰关于生物生命的宇宙。在于六气一年大气的圆运动。春木主生，夏火主长，秋金主收，冬水主藏，中土主化。生长收藏化，五行圆运动之成功也。六气者，风热暑燥寒。乃五行运动不圆，作用偏见之气。五行各一，惟炎有二，故曰六气。君火运行，重在上升。相火运行，重在下降。相火由秋降入水中，再由春升上，乃为君火。而君火又随相火下降。名曰五行，其实六行。因六气各有事实，故又曰六行六气。六行六气的圆运动，四节一气。大寒、立春、雨水、惊蛰属初之气。春分、清明、谷雨、立夏属二之气。小满、芒种、夏至、小暑属三之气。大暑、立秋、处暑、白露属四之气。秋分、寒露、霜降、立冬属五之气。小雪、大雪、冬至、小寒属六之气。此时令病发生之根源也。圆运动的天人一气，时令病上，最为显著。内伤杂病，亦属六气，特不似时令病关系生死之速耳。因时令病，乃整个六气分散，中气消灭极易，故死甚速也。

人秉大气的木气而生肝脏与胆腑。造化的木气，乃太阳射到地面的热，热气在秋季降入，冬季潜藏，春季生发而出。人身的木气亦然。肝胆的体质，均在右。肝经的作用在左，胆经的作用在右。必胆经相火，则右降入下部水气之中，再由下左升，然后发生肝经作用。人身处处有疏泄作用，处处有木气。秉大气的火气而生心脏与小肠腑。心与小肠主血，有宣通作用。人身处处有宣通作用，处处有火气。秉大气的金气而生肺脏与大肠腑。肺与大肠主皮毛，有收敛作用。人身处处有收敛作用，处处有金气。秉大气的水气而生肾脏与膀胱腑。肾与膀胱主骨，有封藏的作用。人身处处有封藏的作用，处处有水气。秉大气的土气而生脾脏与胃腑。脾与胃主肉，有运化的作用。人身处处有运化的作用，处处有土气。秉大气的相火而生心包脏与命门腑。命门亦称三焦。心包与命门主油膜，有燔灼的作用。人身处处有燔灼的作用，处处有相火之气。右肾内的白油，即是命门相火。心房为心脏，油膜包住的心尖，为心包脏。燔灼，即是燃烧。胃为脾之腑，脾为胃之脏。脏者，藏也。腑者，化也。阳性化，阴性藏。藏者藏其所化，化者化其所藏。人身秉造化的阳气而生腑，秉造化的阴气而生脏。腑为阳，其色明。脏属阴，其色暗。阳而明，故能化。阴而暗，故能藏。此脏、腑二字之意也。他脏、他腑仿此。

圆运动的五行，是融合不能分开的。五行之病，皆运动不圆，作用分离，不能融合所致。以上各病，略举数端，以概其余。

大气的五行，是融合的，分不开的，人身亦然。五行融合，中气之事，造化个体的中气，在地面之际，而分布于整个造化之间。人身的中气，在胸下脐上之际，而分布于整个人身之间。中气如轴，四维如轮。轴运轮行，轮运轴灵。轴则旋转于内，轮则升降于外。此中医的生理也。中医的病理，只是轴不旋转，轮不升降而已。中医的医理，只是运动轴的旋转，去运动轮的升降，与运动轮的升降，来运动轴的旋转而已，由轮而轴，是为先天，由轴而轮，是为后天。《周易》河图所以表示先天后天的生理的运动，病理医理，都在其间矣。河图详见其生命宇宙篇。

由轮而轴者，由升降而成中气也，由轴而轮者，由中气而成升降也，大气是实在的物质，大气的物质运动，有一定的方法，有明显的程序，有各别的作用，由各别而共同，由共同而各别，此圆运动的河图，所以立造化之极也。

然黄元御的一气周流理论与圆运动的理论重在阐述中气在气机运行中的轴心作用，对气在脏腑经络的周流运动叙述甚少，后世医家也少有提及。故通元针法理论补充这一论述。

（四）通元一气周流

元气，即混沌未开之时的混元之气，又称为真气，道家所谓炁是也。此元气浑然一体，至虚至和，无阴无阳。混沌始开，元气旋转，清者化阳，浊者化阴，阳升而阴降，升降一体，有阳气升必有对等的阴气之降，故和合而无有偏颇也。元气旋转，阳升已而降，阴降已而升。阳气升为心气应夏，阳升已而降为肺气应秋；阴气降为肾气，阴降已而升为肝气应春。以中气为枢轴，阴阳升降一体，密不可分；中气斡旋，气周不息。例如，《素问·脉要精微论》载“彼春之暖，为夏之暑，彼秋之忿，为冬之怒”，阐述四季为一气变动，密不可分。如是元气旋转，一气周流，即是元气运阴阳以奉生生之妙理。元气健运不休，是生命的根本，是一气周流的原动力。元气旺盛，升降有序，为人生命之根本；元气虚衰，升降窒塞，则百病丛生。方人之少壮，元气充足，运枢之力强，气周而强，人安和而无宿疾，形劳喜怒难伤；若邪气外客，正能与之力争，故邪正交争盛而病易愈。人之老也，中气日衰，虚而不运，气流不周，运而无力，故邪常客而宿疾多，与邪之争无力，故病象微而病情重，缠绵难愈。若中气亡，不能运枢，气不周留，则人死。然人之元气，先天所生，成形之初，已有定数，虽有妙药，而难复先天。故治病防疾，当护复一气之周流，无伤先天真气也。

人身即一小宇宙，天地生于混元之气，人亦生于一点先天元气。一生二、二生三、三生万物，二就是太极，天地有太极，人身有太极。人身之气，起于脐下先天元气，得到后天之气的滋养，通过三焦通达五脏十二经脉。而十二经脉者，又归于任督二脉。元气于任督一气周流者，曰小周天，一阴一阳，中正之道也；元气运行于五脏六腑十二经脉者，曰大周天，阴阳相贯，如环无端，与天地同纪。

人身之一气，外至于筋骨皮毛，内至五脏六腑，遍达周身，通彻内外，无所不至，周流而不息；气行不偏于外，不偏于内，至中至和，协调平衡即称为一气周流。非独气为一气周流之枢轴。于针灸而言，六行六气合六阴经六阳经总为十二经脉，归则为一阴一阳，此亦为人体一气周流中的重要范式。

通元一气周流即是指人身之元气，起于脐下先天元气，得到后天之气的滋养，通过三焦通达五脏十二经脉，遍达周身，通彻内外，无所不至，周流而不息；气行不偏于外，不偏于内，至中至和，协调平衡。周者，周流全身，无所不至；周而复始，如环无端；周全周遍，不偏不倚。人体之阳气上行，以养在表之皮毛肌腠及在上之脏腑官窍，阴气下行以养在里之脏腑及在下之形体官窍，阳气升已而降，阴降已而升，无阴阳之过与不及，如是周身皆得所养而气平和。如人无先天之疾，本具至精至美至和之躯，一气周流，精而无杂邪，人体自然阴平阳秘，安和无病。伤于六淫、七情等诸邪气，占正气之位，至气不能周，或偏于阴，或偏于阳，则病；气不流，则死。如《灵枢·脉度》言“气之不得无行也，如水之流，如日月之行不休”。非人如此，世间万物、花草树木、鸟兽虫鱼，皆需要气的周流来维持其生理活动，故一气周流是生命存在的基本形式。元气一分为二，则为阴阳二气，虽说二气实则一气。阴阳二气之道就是神，故元气周流是为神机之道。

故人之养生，当保养真气，护卫一气之周流。一气周流，则邪不能客，人自安和，正所谓“流水不腐，户枢不蠹”（《吕氏春秋·尽数》）。如《素问》所谓“正气存内，邪不可干”“邪之所凑，其气必虚”，此正气者，一身周流之气也。恬淡虚无，食饮有节，起居有常，勿犯寒暑，不妄作劳，则气归于权衡而周流不息。一气周流则真气得全，身无奇疾，而能尽终其天年也。《十三式总歌》中“气遍身躯不稍滞”，即是一身之气周流与养生全神之妙理也（《生命存在的基本形式——一气周流新释》）。

二、一元二分

赖氏的一元二分学说是指元气分阴阳。赖教授认为，元气亏少或元阴元阳失衡会影响一身之阴阳，导致各种疾病的发生。疾病种类虽多，发病原因不一，但其基本病机不离阴阳平衡失调，导致机体功能活动失常，气血失和，经脉不利，脏腑功能紊乱而诸证百出。疾病恢复之根本也在于恢复人体“阴平阳秘”的状态，“用针之要，在于知调，调阴与阳，精气乃光，合形与气，使神内藏”是上工的最高境界。具体而言，就是在辨证中以经脉为重点，在治疗中以阳中求阴，阴中求阳。

（一）赖氏一元二分学说

1. 原穴即元穴，原气即元气 《难经》对腧穴理论最大的贡献之一是明确提出了原气的概念；原气充溢是原穴的基本性质，原气是“人之生命”，是十二经之根本。原气理论与《内经》所述阴阳的作用紧紧地联系在一起，“阴阳者，天地之道也，万物之纲纪，变化之父母，生杀之本始，神明之府也，治病必求于本”。《难经》把原气认为是“本”，《素问·阴阳应象大论》

所述阴阳最后归结为治病必求于本。明确指出，阴阳为治病之本，赖新生教授则把阴阳二气分为经脉的根本，任、督二脉与原气三者联系起来，做出如下阐述。

（1）元气通行于十二经脉，内濡脏腑，外营肢节（洒陈五脏六腑），周行于昼夜、循于表里而分阴阳，而任、督为阴阳总纲，一为总督诸阳而行于身之背，一为总督诸阴而行于身之腹，脏腑腹背，气相交会，阴阳和合，维系生命，“十二经根本之根本在于任督”，“人生命之生命在于原（元）气”。

（2）元气而分阴阳，为元阴、元阳，从任、督分治而求之，分则为二，合则为一。

（3）《难经》论述“原穴”的基本性质：原气通过三焦通达五脏十二经脉，其经过和留过的穴位即是原穴。所以《难经》的原穴不是简单地配于各自的脏腑，其重点在于“通过三焦通达五脏十二经脉”，而且是起源于“脐下肾间动气”，这就是元气与脏腑经脉三焦的重点联系，是通元针法引气归元、通督养神的来由。

通元针法的元气与关元、归来、气海、天枢作为施行补法的重要大穴相关，又通达三焦、五脏十二经脉，分别行之于背部的督脉和五脏六腑的背俞穴，成为通督法的基础。由于督脉上入络脑，五脏背俞穴可以分治调节五神脏的神、魂、魄、意、志。经穴与脑相关。通督即是调神之机，调大脑精明之神，养五脏实质之神，为了回归传统仍以“养神”称之。

2. 一元二气图示（图 2-1）　原气：脐下肾间动气——人之生命，十二经之根本。《内经》曰：知其要者，一言而终，不知其要，流者无穷。赖新生教授提出其中的“要”和“一”指“元气”。在这里，赖新生教授认为《难经》中的原气是元气，并分为元阴、元阳，指合于任、督二脉的元气，是对《难经》原气理论的发展与应用。

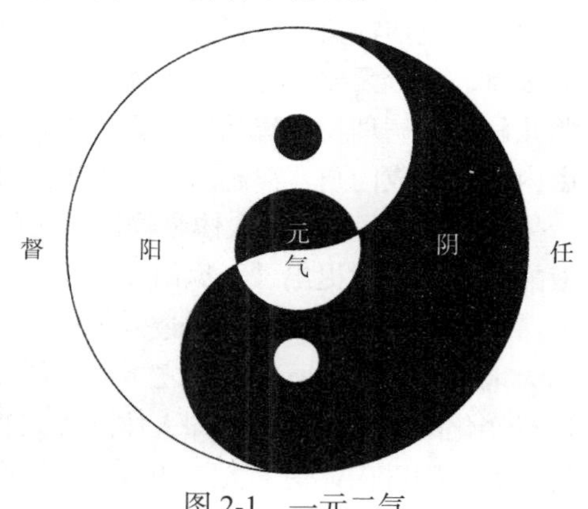

图 2-1　一元二气

3. 赖氏的一元二分学说与肾中分阴阳异同　赖氏的一元二分学说与肾中分阴阳有同有异。肾藏精，分为左肾右命门，左为阴，右为阳，在脏腑辨证中阴中求阳，阳中求阴，以张景岳的《景岳全书》论述最详，在此不再赘述。而赖氏元气分阴阳在辨证中以经脉为重点，治疗中以阳中求阴，阴中求阳。

（二）阴阳和经络的实质及其存在形式

阴阳和经络是自然界和人体客观存在的两个物质系统。阴阳学说思想是中国哲学中的唯物主义辩证法思想、中国哲学之主流，是几千年来中国人对宇宙和人的生命进行认识的方法论。中医药基础理论的形成，阴阳学说是根本。中医学是自然科学，是生命科学。其中的阴阳辨证和经络理论是中医药基础理论的核心和纲领。

清楚阴阳和经络的实质及其存在形式，对于大自然和人体科学的探讨、对于中医基础理论的扩展、对于中医临床疗效的提高均有重要意义。

在自然界，阴阳的实质分两个部分，即阴阳的实体和虚体。实体即我们日常所看得见的太阳、星星、大地；虚体即这些天体所产生的射线和气体物质。本书所探讨的阴阳实质是指虚体部分。太阳光线是太阳之虚体部分，太阳放射的精华物质，天地间的真气元气，太阳整体的一部分，星星产生射线（或称反射线），存在于星空中，有与太阳光共同的性质和状态，称为宇宙射线。地球产生大气和地磁力线，地球放射的精华物质，是地球整体的一部分，人类生活在大地上，其实质是生活在地球的内部，地球在太阳系的内部运转，太阳、星星、地球是自然界阴阳二气之源。

阴阳之实质即我们常说的大气层。由于这团混沌物质中的阴阳气进行升降运动，地球规律运转，使自然界产生风、云、雨、雪和四季变化，老子称之为道。《周易》称它为阴阳和太极。《道德经》曰："道之为物，惟恍惟惚，惚兮恍兮，其中有象，恍兮惚兮，其中有物，窈兮冥兮，其中有精，其精甚真，其中有信。"《周易》曰："易有太极，生两仪。"道与阴阳、太极是天地间的同一事物，天地间的动静物质层次，在天地之间，在人体之内。

人体是一个开放性的巨系统，具有精神意识之神机，存在着与自然界同一物质之阴阳二气和阴阳二气交感之小天地，人体内不产生阴阳二气，人体内之阴阳二气通过人体之神门的功能主动摄取而获得。神门与鬼门相对，是人体与自然界进行物质交换的出入之门。《素问·六微旨大论》谓："出入废则神机化灭。"为什么把人体的出入之门称为鬼神之门呢？鬼神之原意即阴阳，最初是指自然界的白天黑夜现象，于昼明夜暗，万物日显夜隐之自然现象使古人感到迷惑，认为它很神秘，则称它为鬼神，逐渐形成鬼神文化。人体出入之门者，也有明有暗，有显有隐，与鬼神极为相似，古人取类比象，称它为鬼神门也，即上窍耳、目、口、鼻，有形有象为明。经脉上的腧穴，无形无象为暗，是人体之神门，神门为阳主入，自然界所需进入人体内的物质，包括物象、声音、光电等，皆从神门进入。人体之前后二阴，有形有象为显；皮肤上的玄府，无形无象为隐，是人体之鬼门。鬼门属阴主出（人体内之大小便、卫气汗液、月经、胎儿和各种病理物质皆从鬼门而出）。鬼门之玄府，内通深广，遍及皮肤内所有组织器官之中，由内达外形成门户，泄越废物。人体内外之玄府，若发生闭塞现象，致卫气汗液怫郁，人就会产生各种疾病。鬼门是人体废物泄越之门，也是体内各种病理物质的外出之道，所以《素问·汤液醪醴论》中就提出"开鬼门、洁净府"之治病方法。

自然界之阴阳二气是通过人体之神门进入到经络血液之中，成人体内阴阳之道，是人体内的天地也，是产生所有疾病之本源。那么，自然界之阴阳二气是如何进入体内，在体内又如何运行变化的呢？分别者，即人体之神门将自然界中的一团混沌物质中的 TYTD 一一分离出来，使它们分别进入体内。大气和地磁力线产生于大地则为阴，太阳光线、宇宙射线来源于天上则为阳，阴阳中还有阴阳，太阳光线是阳中之阳，宇宙射线是阳中之阴，大气是阴中之阳，地磁力线为阴中之阴。神门者各取所需，即大气由鼻吸入，通过肺进入血液循环，水谷由口入胃，经脾升清散微，通过血液循环进入到各个组织器官及每个细胞之中。地磁力线和宇宙射线属阴，被人体经脉上的腧穴吸收，在人体内形成阴经阴脉。太阳光线属阳，被人体阳经上的腧穴吸收，在人体内形成阳经阳络。三生万物，阳奇阴偶，有自然数理。

经脉络脉，通过阴阳经络的相互顺接，构成人体的经络循环系统，也就是人体之真气（阳气）循环系统，在人体内动静相依，生生不息。它可以在疾病发生、发展、痊愈过程中反映出来。例如，《伤寒论·辨厥阴病脉证并治》曰："凡厥者，阴阳气不相顺接，便为厥。厥者，手足逆冷是也。"是人体阴阳经脉顺接发生障碍时所产生的病证。这是因为手足是人体三阴三阳经脉进行顺接的交会处，经脉中阴阳气不相顺接，就是阳气循环系统之运行发生了故障，足必然逆冷。以外揣内，人体内所有重要器官疾病之形成，必然存在程度不同的阴阳气不相顺接的病机，所以张仲景在《金匮要略·脏腑经络先后病脉证》中有感悟地提出"若五脏元真通畅，人即安和"，以落实《内经》中"治病之道，气内为宝"之科学道理。

经络在人体的主要作用，就是通过经络中阴阳气之相互顺接，与血液进行阴阳交感，也就是经络循环系统作用于血液循环，使血液进行变化，它相当于自然界的大气层物质运动变化的过程，其中的真气是生成人体万物的重要材料，与自然界中万物生长靠太阳同理。真气贯穿于人体生理的每个细小环节之中，以通为用，主持神机生化，《灵枢・经脉》曰："经脉者所以能决生死，处百病，调虚实，不可不通。"

由于经络的实质是自然界的TYTD在人体形成的能量信息网，经络在人体内的存在和在自然界中的存在属同一性质，是人体内无影无踪的物质。正如《灵枢・经脉》所言："经脉者常不可见也。"现代医学想通过对尸体的解剖来寻找人体经脉的形态，是违背自然规律的。一是尸体根本不存在经脉，二是经脉本身就是活人体内的生理真空部分。

由于经络的实质包含自然界中的TYTD在人体内形成的能量信息网，是人体中的动力物质。在人体内周游循环，以通为用。所以，针灸治病的机制可理解为"针者，金属也"，对TYTD具有特别的敏感性和较强的吸收传导功能，针入腧穴，扎中经脉，就如同在人体上接通与自然界的天线一样，使自然之真气与人体之精气交互贯通，补泻调理，以达到阴平阳秘之境界。气功、艾灸与针刺同理，也是能量交通互补的一种形式（《论阴阳和经络的实质及其存在形式》）。

（三）浅谈从阴阳之动静属性认识经络的实质

人由"躯壳"与"气血"组成。"躯壳"与"气血"一阴一阳，一动一静。人身据此而生，合天地阴阳化生万物之道。"躯壳"即经络通道，"气血"即经络经气。经络的实质可理解为：经络是经络阴（经络通道，躯壳，属阴）、经络阳（经络经气，气血，属阳）及神明（阴阳交合的表现）三者的统一体。这三者共同组成经络，缺一不可。

本文中的"躯壳"是指人体中所有相对静止不动的物质。这些物质属阴，所以我们也可把它称为"躯壳阴"。躯壳阴是一种广义的抽象概念，代表五脏六腑、四肢百骸、皮肤毛发等一切人体内固定不动之物。本部分所论"气血"是指人体中所有相对运动的物质。这些物质属阳，所以我们也把其称为"气血阳"。气血阳也是广义的抽象概念，代表血气、津液、分泌物、排泄物等一切液、气态流动之体。

（1）总述：根据《周易》两仪的理论，两仪之阴阳属性可归于动、静二性，世间万物皆可以动静分阴阳。按动静来区分，是由躯壳与气血组成的。躯壳代表相对"不动"之物，气血代表相对"运动"之体。赖新生教授认为，神明是在此阴阳（静动）交感下产生的，"两精相搏谓之神"。

（2）按动静之阴阳属性进行划分，人体由躯壳与气血组成，躯壳属阴，气血属阳，《易传・系辞上》中说："易有太极，是生两仪。"这一理论将世界的本源归属于"太极"。宋代周敦颐解释说，太极动而生阳，静而生阴。两仪即阴与阳，阴阳即动与静。《素问・阴阳别论》中也指出："静者为阴，动者为阳；迟者为阴，数者为阳。"可见，天地间只此动、静二气，一静一动，一阴一阳，万物据此而生。

"天人合一，法于天"的整体思想是中医的精髓所在。《素问・生气通天论》中说："生之本，本于阴阳。天地之间，六合之内，其气九州、九窍、五脏、十二节，皆通乎天气。"人与天地相参，与阴阳相应，故人之阴阳上应天之阴阳。天地有阴阳之别，人身便有动静之分。按照动静分阴阳的理论，人的躯壳为阴，人的气血为阳。阴者静也，躯壳常固，阳者动也，气血常流。躯壳及气血的含义十分广泛。躯壳代表不动之体，包括人的五脏六腑、四肢百骸、皮肤毛发等。气血代表流动之物，包括人的血气、津液、分泌物、排泄物等。人体内的阴阳二气相互交感，就会产生神明。这正合《灵枢・本神》中关于"生之来谓之精，两精相搏谓之神"的理论。综上所述，人是由阴气化生之躯壳、阳气化生之气血、阴阳二气交感所产生的神明（包括思维和意识等）所组成的。

（3）人的躯壳是经络的通道，人的气血即是经气。经络是通道、经气及神明三者的统一体。

1）人的躯壳是经络的通道：《灵枢·本脏》中说：“经脉者，所以行血气而营阴阳，濡筋骨利关节者也。”此句指出了人体经络的生理功能。后世医家多将经络定义为运行气血的通道。隋代杨上善在《黄帝内经太素·虚实补泻》中说：“五脏之道，皆出于十二经络之隧，以行营血卫气也。”明代张介宾在《类经·脏象类·本脏二十五变》中说：“经脉者，即营气之道。”这两位医家均将经络定义为“通道”。如果经络有通道，那么组成通道的物质就应是有形不动之物。只有有形不动之物才可“盛装”无形流动之体。有形不动之物属于“躯壳”的范畴。隋代巢元方在《诸病源候论·妇人杂病诸候三》中说：“人之经络，循环于身，左右表里皆周遍。”这说明经络无处不在，经络通道也无处不在。有血气处，必有通道；有通道处，必含血气。人身无一处无血气，人身也无一处无通道。可见，经络通道为有形不动之物，可无限细分，遍布全身，无处不在，人的躯壳就是一张完整的“盛装”血气的网状通道。人体内的经络通道与脏腑相连，与肢节相通。经络通道贯穿了脏腑肢节，脏腑肢节组成了经络通道。所以说，人体内的经络通道包含了人的脏腑、骨骼、肌肉等有形之物。

2）气血就是经气：经气是运行于经络通道中的气。关于经气的定义，《素问·离合真邪论》中指出“真气者，经气也”，认为经气就是人的“真气”。《灵枢·刺节真邪》中说“真气也，所受于天，谷气并而充身者也”。这句话进一步指出，经气是先天的原气和后天的水谷精微变化所化生的营卫之气。清代黄元御在《四圣心源·天人解·气血原本》中明确指出，“营卫者，经络之气血也”。可见，经络通道中的经气其实就是濡养人全身的气血。《灵枢·营卫生会》中说“夺血者无汗，夺汗者无血”。由此可知，气血同源，血津同宗。“气血”所涵盖的范围极其广泛，包含了血气、津液、分泌物、排泄物等一切流动无形之物。有阳必有阴，有阴必有阳，经络通道是躯壳阴，经络经气必是气血阳，这才能应和天地阴阳育物之道。人体内的经络通道（躯壳阴）和经络经气（气血阳）一静一动，一阴一阳，相互结合，就可产生神明和完整的经络系统。

3）神明是经络的组成部分：《素问·五运行大论》中说“论言天地之动静，神明为之纪”。神明原指自然现象及其规律，但在经络中可引申为人体经络的生理功能和外在表现。《内经》在论述经络时，着重于描述经络的生理功能，而未谈及经络是“通道”的观点。例如，《灵枢·经水》中说“经脉者，血而营之”，《灵枢·本脏》中说“经脉者，所以行血气而营阴阳，濡筋骨利关节者也”。《难经·二十三难》中也指出“经脉者，行血气，通阴阳，以荣于身者也”。

“神明”也可指人的思维和意识。《素问·脉要精微论》中说“言语善恶不避亲疏者，此神明之乱也”。此处的神明就是指人的思维和意识。人的思维和意识对其体内气血运行有较大的影响。例如，《素问·举痛论》中说：“怒则气上，喜则气缓，悲则气消，恐则气下……惊则气乱……思则气结。”人思维和意识的变化可调动其体内气血的运行，而人体的气血均在经络通道内运行。可见，神明具有调动经气运行的作用。所以，《标幽赋》在论述针灸治疗的法则时指出：“神不朝而勿刺，神已定而可施。”

综上所述，人的神明和经络是密不可分的。经络离不开神明，神明也离不开经络。为了理解经络的实质，我们必须把神明看作经络的一部分。

（4）经络是经络阴（经络通道，躯壳，属阴）、经络阳（经络经气，气血，属阳）及神明（阴阳交合的表现）三者的统一体　我们在研习《内经》时发现，《内经》在论述经络时往往注重描述经络的生理功能，未谈及经络是“通道”的意义。天地者，有阴必有阳；人身者，有阳必有阴。世间万物皆归于阴阳，经络也是如此。经络之阴气化生为通道，经络之阳气化生为经气，经气流注于通道之内，通道固摄于经气之外，这样神明才能出现，经络才能产生。

经络包含阴阳两部分，阴者可称作“经络阴”，即经络通道，也就是躯壳；阳者可称作“经络阳”，即经气，也就是气血。有了经络阴和经络阳，神明才会出现。如果从阴阳之动静属性认识经络，可以发现经络是经络阴（经络通道，躯壳，属阴）、经络阳（经络经气，气血，属阳）及神明（阴阳交合的表现）三者的统一结合体。这三者共同组成经络，缺一不可。

在中医整体观的指导下认识经络，可以发现经络的产生符合阴阳化生万物之道。经络阴与经络阳分别对应人之躯壳和气血。而躯壳、气血和神明恰恰是一个“活人”的全部组成成分。充分地认识经络、了解经络，可以使经络理论与现代医学理论更好地统一起来，从而更合理地解释在研究经络本质方面遇到的难题（《浅谈从阴阳之动静属性认识经络的实质》）。

（四）通元针法中元气的含义

赖新生教授认为，通元调治人体元阴元阳可谓调其根、治其本，是治疗脏腑、经络、营卫等相互关系失调及一切气机升降出入运动失常的核心所在。经络之气，阴阳相应，脏腑腹背，气相交贯。疏通经络必须调经，而调经的关键在于引气归元。气是生命活动的维系，运动不息，流行全身，有升、降、聚、散的不同表现形式，但气根于肾，元气藏于丹田，因此引气归元是治疗气机失调之本。

临床凡遇气机失调之病证，以少腹部关元、归来为主穴，配穴常取气海、足三里、三阴交、太冲等穴位，常收显效。人体生命的根本在于阴阳二气的协调，“阳气者，若天与日”，“阳气者，精则养神，柔则养筋”，在临床上，一方面要重视阳气的温煦作用，尤其重视脐下肾间动气与脑部元神之气的相互转化和相互依赖关系；另一方面依据经络阴阳循行规律及阴阳之气分布的特殊区域和部位，倡导从阳气引领阴气而达到阴阳二气的平衡。

经络治病的正气源于脑部的元神之气和脐下肾间动气，这是阴阳和合的真一之气。无论是脑部的元神之气还是人身各部的元气，均必须守位濡养、潜藏归元，精神内守，推动脏腑功能活动。

故在针刺时从阳引阴，根据病证选取头部经穴和背部腧穴治疗阴气虚损诸病证，例如肺肾阴虚久咳不愈患者，选取膀胱经肺俞、膈俞、肾俞和督脉印堂、命门；胃阴虚所致胃脘嘈杂、纳呆、灼痛患者，常取膈俞、脾俞、胃俞和肾俞穴而治，针用烧山火之类的补法，屡收奇效。“邪之所在，皆为不足”，虽然邪气是发病的重要条件，但正气的防御作用尤为重要，正气不足是疾病发生的内在因素，若正气强盛，即使邪气入侵也难以深入，因此赖新生教授临床上极力倡导以补为主的通元针法，温补下元，振奋阳气，滋养阴精，扶正祛邪。按照阴精藏于少腹丹田、真阳藏于肾间命门理论，赖新生教授多取少腹部气海、关元、中极、归来等穴位滋养肾中阴精，取督脉腰阳关、至阳、百会和命门等穴位温煦肾中相火，通元而补，能够使肾精充盈、肾气旺盛，人体生理功能正常，自然邪去而病愈。临床以此法治疗月经不调、不孕不育、失眠、小儿脑瘫等病例愈万，屡收良效。

总之，通元法是以阴阳立论的辨证施治中的治法和广义的针法；要应用通元法需充分把握针灸治病以调整阴阳和治病求本的根本大法的灵活应用；通元法最大程度上发挥督脉及五脏背俞穴阳气亢盛越邪治病“泻邪”的经络治疗优势和经穴治疗效应，“以通为用”。最大程度上发挥了任脉及脏腑募穴阴气（元气）亢盛或不足以补元扶正、补虚，固护安和五脏，并化生、柔润濡养的经络治疗优势和脐下肾间动气（元气，一源三歧）历三焦发陈五脏的经穴治疗效应；能用好通元针法喻示掌握了针灸的最高原理，掌握了阴阳五行大纲，领会了针灸要义和善于应用经穴的特异性。明于根结标本的关键与门海俞募之彼也，把握针灸理法方穴的规律和实际临床应用，其蕴含了针灸治疗全科疾病的精髓与原理。

三、阴阳互根与调整阴阳

“阴阳者，天地之道也，万物之纲纪，变化之父母，生杀之本始，神明之府也，治病必求于本”（《素问·阴阳应象大论》）。《内经》在对阴阳这一哲学概念及相关理论深刻认识的基础上，将其引入医学领域，作为揭示与人体生命相关事物或生命活动本身的奥秘、构建医学理论的认识方法和思维方法。阴阳理论是研究阴阳的概念内涵及其变化规律，用以解释宇宙万物的发生、发展、变化的古代哲学理论，是古人认识宇宙万物及其变化规律的世界观和方法论。用阴阳学说认识物质世界的关键在于分析既相互对立，又相互统一，相反相成的阴阳两种物质或势力之间的关系。阴阳学说渗透到医学领域，成为中医学的独特思维方法，深刻地影响着中医理论的形成、发展和具体运用。

《内经》认为“明于阴阳，如惑之解，如醉之醒”，是当时开启人们步入探索生命奥秘殿堂大门的钥匙，因此全面广泛地运用这一世界观和方法论来构建其医学理论体系，将此前逐渐形成的阴阳哲学观念与医学内容融合为一体，成为源于而又深刻于哲学的标志，是中医理论体系发生的基石和源头。《内经》在“生之本，本于阴阳”的阴阳生命观念的指引下，全面地应用阴阳理论来解释生命现象，认为“阴平阳秘，精神乃治”是生命活动最佳的、有序的和谐状态；一旦“阴平阳秘”的和谐有序状态失常，就成为疾病发生的最基本的病机；“谨察阴阳所在而调之，以平为期”（《素问·至真要大论》）是医生诊察疾病，分析病理，指导临床施针、用药治病的最高行为准则。因此说，“医道虽繁，可以一言以蔽之，曰：阴阳而已”（《景岳全书·传忠录》）。

（一）阴阳概念的内涵

“阴阳者，一分为二也”（《类经·阴阳类》），这是对阴阳含义的高度概括，揭示了阴阳是“天地之道也，万物之纲纪，变化之父母，生杀之本始，神明之府也”（《素问·阴阳应象大论》）。这是对自然界相互关联的某些事物、现象及其属性对立双方的高度概括，是对物质世界最一般运动变化规律的抽象。

阴阳概念既可以表示同一事物内部存在的对立的两个方面，更多的则是揭示自然界相反相成的两种（或两类）物质及其现象的属性。从天地日月，到人体的男女气血，都可用阴阳表示其属性及相互关系。就两种不同事物而言，“天地者，万物之上下也；阴阳者，血气之男女也；水火者，阴阳之征兆也”（《素问·阴阳应象大论》）；“天为阳，地为阴；日为阳，月为阴”（《素问·六节藏象论》）。就同一事物内部对立的两个方面而言，如药物的气味就有“阳为气，阴为味”（《素问·阴阳应象大论》）的阴阳属性划分。《内经》中几乎对人们所能目及和认识到的事物都予以阴阳属性的规定，于是抽象出了生命科学中的阴阳概念，所谓生命科学中的阴阳，是指人体内相互关联的某些特定的物质及其功能对立双方属性的概括，也是所谓物质本体意义上的阴和阳，这在医学学科中则有别于属性意义上的阴和阳。《内经》以此为出发点，全面而广泛地运用阴阳概念及其内涵来解决与医学相关的理论，指导临床实践。事物的阴阳属性特征及其医学意义阐述如下。

1. 抽象性　所谓阴阳的抽象性，是指从《内经》所能认识的与医学有关的具体事物和现象升华出能反映事物共同的、本质属性的特点。此即所谓的"且夫阴阳者，有名而无形"，这是《内经》对阴阳抽象性的认识和表述，因此事物对立统一的阴阳划分是"数之可十，离之可百，数之可千，推之可万。此之谓也"（《灵枢・阴阳系日月》）。指出了"阴阳"概念是从千千万万个具体的事物和现象中抽象出来的具有规律性的概念，不再特指某一个具体的事物或现象。

2. 规定性　《内经》从医学科学的实际需要出发，在运用阴阳的概念时对其进行了两个方面的规定：一是事物阴阳属性的不可反称性。例如，上述事物阴阳属性归类表中所列举事物的属性，一旦按阴阳学说的相关规则进行了属性规定，凡属相关联的事物或现象双方的阴阳属性是不能随意更换而反向称谓的，如以温度为条件规定寒和热的阴阳属性，则热为阳，寒为阴，决不能更改为"寒为阳，热为阴"。可见，当事物的总体属性或者比较的对象，或者确定属性的原则在条件不变时，事物原先已经确立的或阴或阳属性规定是不可更换反称的。二是将人体中具有温热、兴奋、推动、弥散、外向、升举等作用或特性的事物及其功能规定为阳，或者称为"阳气"；将人体内具有滋润、抑制、收敛、凝聚、内守、沉降等作用或特性的事物及其功能规定为阴，或者称为"阴气""阴精"。此时的"阴"和"阳"具有本体论特征，故有时将其称为"阳本体"（或本体阳）和"阴本体"（或本体阴）。当这种被严格规定为阳的物质及其功能，在致病因素作用下出现偏盛有余的病理反应时，就会出现"阳胜则身热，腠理闭，喘粗为之俯仰，汗不出而热，齿干以烦冤[通'闷']，腹满，死，能[音意同'耐'，下同]冬不能夏"。当这种被严格规定为阴（或阴气、阴精）的物质及其功能，在致病因素作用下产生偏盛有余的病理反应时，就会有"阴胜则身寒，汗出，身常清（冷也），数栗而寒，寒则厥，厥则腹满，死，能夏不能冬"。《内经》中又将这两种病理反应分别高度概括为"阳胜（盛）则热，阴胜（盛）则寒"（《素问・阴阳应象大论》）。显然这里的"阴阳"具有本体论的观点，特指人体内能产生寒热效应的两种具体物质及其功能，故曰"寒热者，阴阳之化也"（《景岳全书・传忠录》）。临床治疗时所用的补阳、滋阴的方法和相应的方药，都是针对这种经过属阴属阳严格规定的具体物质及其功能及所致病证而言的。显然有别于"背为阳，腹为阴""脏为阴，腑为阳""左为阳，右为阴"等仅仅作为事物属性符号标志的"阴阳"。此时这种事物属性符号标志性"阴阳"的哲学抽象特征更为显著。

若就哲学意义而言，这种对事物阴阳属性的规定（或曰限定）是一种局限性的体现，但在自然科学，尤其是中医学的应用中却是其优势所在，如电学中的阳电荷、阴电荷，阳极、阴极；化学中将金属离子规定为阳离子、将非金属离子规定为阴离子，生物学中的阳性反应、阴性反应；以及中医诊断学中将面部色泽鲜明规定属性为阳，而将面色晦暗的表现规定属性为阴；语言声调中洪亮、高亢、有力的属性规定为阳，低微、断断续续的属性规定为阴；脉象中浮、大、洪、滑、数脉的属性规定为阳，沉、小、细、涩、迟脉的属性规定为阴，等等。以上都属于阴阳属性规定性应用的体现，有了这种规定才有其特定的医学内涵。

3. 广泛性　阴阳的广泛性，是指阴阳是从许多事物中抽象出具有共同规律的属性，可以用来说明自然界事物间的普遍联系。正所谓"阴阳者，数之可十，推之可百；数之可千，推之可万。天地阴阳者，不以数推，以象之谓也"（《素问・五运行大论》）。"以象之谓也"，是指可以用抽象出来的阴阳属性特征（即"象"）去解释（即"推"）更为广泛而复杂的未知事物，说明具有"一分为二"普遍性的阴阳概念及其规律可以广泛地适用于物质世界和生命科学认知的所有知识领域之中。

4. 相对性 所谓阴阳的相对性，是指原先已经规定为属阳或属阴事物的总体属性，或比较的对象，或确定其属性的原则，一旦条件已经发生了改变，原先所规定的事物阴阳属性也会随之改变。阴阳的相对性表现在三个层面：一是阴阳的可分特性。简单地说，就是属阳或者属阴的事物之中还可以再分为阴和阳两个方面，无论是属阳或属阴的事物都可以再分为阴和阳两个方面。对原先已经确定为属阴或属阳的事物，可以进行更深层次的认识，于是对事物阴阳属性划分也就随着认识层次的递进而进行不断的认识和阴阳属性的划分。例如，《内经》在运用这一特性时说："阴中有阴，阳中有阳。平旦至日中，天之阳，阳中之阳也；日中至黄昏，天之阳，阳中之阴也；合夜至鸡鸣，天之阴，阴中之阴也；鸡鸣至平旦，天之阴，阴中之阳也。故人亦应之。夫言人之阴阳，则外为阳，内为阴；言人身之阴阳，则背为阳，腹为阴；言人身之脏腑中阴阳，则脏者为阴，腑者为阳——故背为阳，阳中之阳，心也；背为阳，阳中之阴，肺也；腹为阴，阴中之阴，肾也；腹为阴，阴中之阳，肝也；腹为阴，阴中之至阴，脾也"（《素问·金匮真言论》）。根据医学理论的需要，每一个内脏之中，还有阴和阳两个方面，如心有心阴和心阳，肝有肝阴和肝阳，胃有胃阴和胃阳，等等。就药物的性（气）味而言，"阳为气，阴为味——味厚者为阴，薄为阴之阳。气厚者为阳，薄为阳之阴"（《素问·阴阳应象大论》）。十二经脉分为阴经、阳经两大类，手足的阴经又分为太阴经、少阴经、厥阴经，手足的阳经又分为太阳经、阳明经和少阳经等，都是阴阳可分特性在构建医学理论时的具体应用。这是《内经》从医学理论的实际需要出发，对原先已经确定的昼夜阴阳、人身形体阴阳、内脏阴阳及五脏阴阳、药食气味阴阳的属性进行更深层次的分层认识，随着对事物层次认识的递进，阴阳属性的划分也随之按层次而递进。中医学将阴阳的可分特性广泛地运用于临床实践之中，指导着相应病证的诊断和治疗，如在辨为"阳虚则寒"后认为仅此还不够具体，因为每一个脏腑都还有阴阳两种物质及其功能，就有可能产生更深层次的阴虚或者阳虚，如心有心阴虚、心阳虚，脾有脾阴虚、脾阳虚，肾有肾阴虚、肾阳虚，等等，然后在"阳虚则寒"总病机认识的基础上，需要进一步探求患者是哪一脏的"阳虚"，之后才能进行具体的治疗。《内经》将这一特性用"阳中有阴，阴中有阳"（《素问·天元纪大论》）加以概括，后世将此称为"阴阳互藏"关系，并认为这是一切事物内部阴阳双方发生一系列诸如对立制约、互根互用等关系的前提和基础。二是事物阴阳属性的转化性。《内经》认为，已确定阴阳属性的事物在一定条件下，其原来的属性是可以随之改变的，如认为自然的气候可有"四时之变，寒暑之胜，重阴必阳，重阳必阴——故寒甚则热，热甚则寒——（的）阴阳之变"（《灵枢·论疾诊尺》）。人体所患的病证在某种因素的作用下也可以发生"重寒则热，重热则寒"（《素问·阴阳应象大论》）的转化，此即所谓"阴阳之理，极则必变"（《类经·阴阳类》）的道理所在。三是在划分事物阴阳属性的前提和依据改变时，原来规定的事物阴阳属性也可以随之而变化。例如，时间、空间等条件的更变都可使原来确定的事物阴阳属性发生变化。人体六腑与在外属阳的四肢及躯壳对言而属阴，若与藏精属阴的五脏对言，则属阳。五脏虽然都属阴，但心、肺在横膈膜之上，若与横膈膜之下的肝、脾、肾对言则属阳，等等。从阴阳的可分性、转化性（事物发生了质变），以及随着划分阴阳属性条件变化而变易（质未变）来看，阴阳的相对性突出了事物阴阳属性的抽象和规定，不是绝对的、固定的、一成不变的，而是相对的、灵活的、变易的、不断延伸的。

5. 阴阳的相关性 所谓阴阳的相关性，是指用阴阳所分析的对象应当是同一范畴、同一层面，或者同一交叉点的事物，不相关联的物质或者现象不能对其进行阴阳属性的规定和划分，否则就可能是荒唐的、没有意义的。例如，方位中的上和下是同一范畴的概念，温度的冷与热是同一层面的事物，决不能把不在同一范畴的上与冷、下与热作为对立面而规定或者划分其阴阳属性，那是没有意义的。因为不同层面的事物、不同范畴的概念在进行阴阳属性的规定或者划分时是没有可比性的，也就无法对其进行阴阳属性的规定和划分。检索《内经》用阴阳属性所规定的划分的所有事物，都是严格遵守这一阴阳相关性规则的。

此外还必须明白，“阴阳”和“矛盾”虽然都讲对立统一的规律，但是，阴阳是不等于矛盾的。虽然阴阳和矛盾同属哲学范畴，都涉及事物对立统一的规律，但两者有很大的区别：一是一般与特殊的区别。哲学的矛盾范畴仅仅指出了事物具有对立统一关系而不加任何的限定，是宇宙中最普遍最一般的规律，适用于一切知识领域，具有概念思维的特征。阴阳范畴不仅指出了所分析事物的对立统一属性，还有一些特殊的规定，是一种有限的、具体的矛盾形式，表现为取象的思维特征，正因为有这种具体规定，使阴阳的概念更具有自然科学的特征，如疾病的表里、寒热、虚实，人体气机运动的升降、出入，气化过程的离散、聚合，等等。二是无限与局限的区别。矛盾范畴适用于任何领域，无论是自然科学、社会科学还是逻辑科学，都可用矛盾的概念和相关法则来揭示所有事物或者现象的本质，其应用的范围是无限的，对各门科学研究都有一定的指导作用，但不直接介入具体的自然科学之中。阴阳范畴主要运用于自然科学，尤其是医学领域，直接指导直观现象的分析，参与中医理论的构建，如用阴阳对脏腑、经络、气血相互关系及变化规律进行研究。阴阳概念一旦超出了所要达到的界限就失去了效力，如大量物理的、化学的、数学的、生物基因的、分子的、原子的、粒子间的关系等，都不能用阴阳范畴有效地加以精细解释，关于社会科学的各种现象更是如此。三是明晰与模糊的区别。在阐述事物对立统一关系时，阴阳的概念和相关法则缺乏矛盾法则应有的明晰性、系统性和逻辑的缜密性。例如，阴阳的概念和相关的法则虽然认识到对立事物间的相互转化，却不能对其螺旋式上升和向前发展的方向或者趋势予以明晰的揭示。

（二）阴阳互根互用

阴阳互根互用理论作为阴阳学说的重要内容，在中医诊断治疗疾病方面有其独特的作用。历代中医名家都非常重视阴阳学说，在中医学阴阳理论方面颇有建树，有许多重要的观点和发明创新，下文对阴阳互根互用理论在中医临证方面的作用做了探讨。

1. 阴阳互根互用理论的源泉和提出　阴阳的概念大约形成于周朝初年。东周早期，医学家开始将阴阳理论引入中医学之中。如秦名医医和首先提出“阴阳风雨晦明”六气学说。《内经》将阴阳作为中医诊断疾病的总纲，认为高明的医生总是先要辨别疾病的阴阳属性。张仲景也强调了阴阳在辨证论治中的重要性。唐代王冰特别强调阴阳互根互生在中医诊断疾病及养生防变中的重要作用。此后历代医家都十分重视阴阳互根互生的理论，论述阴阳，无不以《内经》为基础。

2. 阴阳互根互用理论的具体内涵　阳依存于阴，阴依存于阳。中医学把阴阳相互依存，互为根本的关系，称为互根。阴阳双方具有相互资生，促进和助长的关系，称为互用。中医学认为，阳以阴为基，阴以阳为偶，阴为阳守持于内，阳为阴设使于外，阴阳相互为用，不可分离，独阴不生，独阳不生。例如，王冰认为阴阳互为根本，阴阳才能相互资生转化。中医学将阴阳互根互用原理广泛地用来阐述疾病的发展变化规律，阴阳双方总是共同生长和收藏，相互协调变化的。如果阴阳互根的关系失调或遭到破坏，就会产生病变。例如，白天精神不清爽，夜里就不能熟睡；甚至阴阳离决不相交，精气随之竭尽。如果人体阴阳互资互用关系失调，即会出现“阳损及阴，阴损及阳”甚则阴阳俱损的病理变化。张景岳运用阴阳哲理阐述医理，说明人体疾病的发展变化规律和精神气血之属性及其相互关系。张景岳在《内经》和王冰次注《素问》

理论指导下，深入地阐发了“阴阳互根”的原理，认为阴阳相互依存，互为根本，彼此相须，缺一不可，方可相互资生转化。

3. 阴阳互根互用在中医学中的运用 阴阳互根互用关系在人体生理、病理过程中体现得十分普遍，在疾病治疗上也有所应用。

（1）用于说明生理联系：首先，以组成人体的基本物质而言，气和血分别属于阳和阴，气能生血、行血，血能舍气、养气，气与血之间的这种关系，即为典型的阴阳互根互用的关系。其次，以维持人体生命活动的基本功能而言，兴奋与抑制分属于阳和阴，两者又是互根互用的。没有兴奋，也就无所谓抑制。然而健全的兴奋，又以充分的抑制为补偿，且兴奋为主时，也还存在着一定的抑制因素。否则，不是精神萎靡，便是狂躁不宁。同样，没有抑制，也就无所谓兴奋。正常的抑制，也须以足够的兴奋为前提，且抑制为主时，存在一定的兴奋因素。否则，不是失眠多梦，便是嗜睡昏迷。再次，以功能与物质相对而言，功能属阳，物质属阴。功能是物质运动的结果，物质的合成又依赖于功能活动，世间不存在没有功能的物质，也不存在没有物质运动的功能，两者之间同样存在着阴阳互根互用的关系。

（2）用于阐述病理变化：由于阴和阳是互根互用的，所以当机体的阴或阳任何一方虚损到一定程度时，必然导致另一方的不足。阴虚到一定程度，由于“无阴则阳无以化”，就会导致阳亦虚，这就是“阴损及阳”。同样，阳虚到一定程度，由于“无阳则阴无以生”，也会导致阴亦虚，这就是“阳损及阴”。补气以生血，养血以益气等，亦可归属于根据阴阳互根互用原理制订的治法。前者如血虚无以养气而致气虚。后者如气虚无以生血而致血虚。阴损及阳或阳损及阴，最终导致阴阳两虚。

（3）用于确立某些治法：根据阴阳互根互用的原理所确立的治法，主要用于对阴阳偏衰的治疗。对阳虚之人，在给予温补阳气时，有时需要适当加入养阴之品，即为“阴中求阳”。例如，左归丸，为温补肾阳的代表方之一，左归丸是张景岳由六味地黄丸化裁而成。左归丸纯甘壮水，补而无泻，补力较峻，适用于真阴不足，精髓亏损之证。诸药合用，共奏滋阴补肾、填精益髓之功。在补阴之中配伍补阳药，取“阳中求阴”之意。本方纯补无泻，阳中求阴是其配伍特点。例如，肾阴虚衰而相火上越的虚热证候，可用滋阴清热的药物少佐温热的肉桂，以阳中求阴，引火归原，即是其例。右归丸系张景岳由《金匮要略》肾气丸化裁而来。本方纯补无泻，集温补药与滋补药于一方，则益火源之功尤著，适用于肾阳不足，命门火衰之证；专于温补，共奏温补肾阳、填精益髓之功；诸药合用，肝、脾、肾并补，以温肾阳为主而阴阳兼顾，妙在阴中求阳，使元阳得以归原。本方补阳药与补阴药相配，取“阴中求阳”之意。在临床上，张景岳非常擅长将熟地黄与人参配伍使用。他将二药喻为“治世之良相”，是扶阳滋阴的理想配伍。二药相伍，一切阴阳精气血亏虚之证，皆可用之。又如，人参、熟地黄并用，治疗正虚之瘟疫患者，确诊即可速用，愈早愈好。人参、熟地黄二药合用，正寓阴阳互求之意，堪称治疗阴阳虚损证的精妙配伍。张景岳从《内经》“从阴引阳，从阳引阴”的法则受到启发，创立了“阴阳相济”的治疗法则，对后世论治阴阳虚损诸病有深远影响。

4. 在临床应用的发挥和扩展：精与气的互根互用 精与气是构成人体和维系人体生命活动的基本物质，张景岳重点探讨了精与气之间存在的相互资生和相互促进关系。张景岳将“阴阳互根”与“精气互生”紧密联系起来阐述医理，并认为《素问》阐述了“精气互根”的原理，因为气为阳，阳必生于阴；精为阴，阴必生于阳。无论先天或后天，因为阴升阳降的机制，精与气相互资生、相互转化。如果阴阳互根、精气互生的生理机制遭到破坏，病变亦会随之产生。阴和阳的互根互用，还可以扩展到形和神的互根互用，形和神是人体的两个重要组成部分，二者相辅相成，相互依附而不可分割，形为神之宅，神为形之主，生命存在的根本保证，归因于形神统一。在日常生活中，人们必须注重保养自身的形体和精神。中医学的形神统一观是养生防病、延年益寿、诊断治疗、推测病势的重要理论依据。气与血之间具有互根互用的关系，生命活动得以正常进行，全赖于气血阴阳之间的协调平衡，气全则神旺，血盛则形强。如果气血不和，百病乃变化而生。临证时需要调整气血之间的关系，使其恢复协调平衡的状态。气与津液的互根互用，在临床上出现“津停气滞”与“气不行水”的病变时，为了提高临床疗效，通常将利水药与行气药配伍使用。精、血、津液三者之间存在着相互化生、相互补充的关系。病理上三者之间也常常相互影响。精、血、津液三者之间的关系主要体现在“精血同源”和“津血同源”的理论之中。在临床上治疗精血大亏患者，往往将补养精髓药物和补血药同用，共奏填精益髓、滋阴补血之功。津液可化为汗液排泄于体外，故“津血同源”又有“血汗同源”之说。《灵枢·营卫生会》言：“夺血者无汗，夺汗者无血。”《伤寒论》中也有“衄家不可发汗”和“亡血家不可发汗”的告诫。精、气、神三者之间具有相互依存、相互制约的关系。三者中任何一方的病变，都会引起其他两方面的病变。一身之宝，唯精、气、神。平常生活中，人们必须重视精、气、神的保养，倡导“积精全神”以养生。都是遵《内经》“从阴引阳，从阳引阴”的法则，把“求汗于血”“生气于精”“引火归原”“纳气于肾”等法则娴熟地应用于临床，养阴治形、填补精血、填精补髓。

（三）调整阴阳

中医学认为，疾病的发生其根本原因是阴阳的相对平衡遭到破坏。在疾病过程中人体的阴阳在致病因素作用下失去平衡协调形成了阴阳的偏盛、偏衰或阴不制阳、阳不制阴的病理状态。对于阴阳的偏盛偏衰，《素问·至真要大论》指出，应“谨察阴阳所在而调之，以平为期”，可采取损其有余、补其不足的原则使阴阳恢复到相对的平衡状态。调整阴阳，恢复阴阳的相对平衡，促进阴平阳秘是中医治疗疾病的最基本原则。

1. 调整阴阳在方剂中的具体应用　对于建立在阴阳学说基础上的“调平疗法”的得失如何评价，这里仅从临床角度着重讨论“寒者热之”“热者寒之”“虚者补之”“实者泻之”的具体应用并加以论证。

（1）寒者热之：寒证用温热药治之。机体阴寒偏盛出现恶寒肢冷、面色苍白、口淡不渴、溲清便溏、苔白脉迟等热量不足的症状与体征，根据寒热对立统一的原则，施以温热药以拮抗之。

从近代医学看，感冒属病毒感染，中医素有风寒与风热之分，初见畏寒或发热，头身酸痛，鼻塞流涕，苔白，脉浮缓等寒邪伤表，卫阳被遏之症，辨证属风寒，治宜辛温解表，民间习惯以生姜红糖汤饮服盖被取微汗，取其辛甘化阳（辛系生姜之辛辣，甘指糖之甜味），服后卫阳通微汗出，畏寒去头痛止，鼻塞通身痛除，这种治法不究病原体（病毒），只以温热药来调整寒热之偏，也达到了治疗目的。赵某，女，23岁，腹痛泄泻反复发作3年余，遇凉或食冷即发。此诊腹隐痛，泄泻，大便日2～4次，口淡纳差，舌淡苔白，脉细滑。自述发病已3年，初病服黄连素不过2日泻止，嗣后再病服之，其效逐差乃至毫无效果。辨证属脾胃虚寒，投与黄连素性味相反的理中汤（参、术、姜、草）加山楂炭，甘温补中，药进3剂，痛除泻止纳增。为何黄连素前后疗效不一?因其性寒味苦，初病以温热为患，苦寒燥湿清热，药证相符，投之则效。而久服苦寒损伤脾阳，使病初湿热转化为寒湿，故服之症情不减反重。新旧泄泻，病性全然不同，后者脾胃虚寒再服苦寒，岂不寒上加寒，谈何治病？辨证之重要性，由此可见一斑。

蒲辅周老中医会诊一重症肺炎小儿，用了多种抗生素与苦寒清热药，病无起色，不仅肺气伤且胃阳亦伤，蒲老停用抗生素，选用辛甘温热的甘草干姜汤，药仅两味，却挽救了小儿的生命。肺炎何以不用抗生素与清热药，反投辛温之剂？此乃蒲老精通辨证之故。抗生素与清热药属寒凉之品，久用损伤阳气，病性由“热中”变“寒中”，因患儿兼见腹满泄泻，舌淡，脉细告示脾胃阳虚征象，此时不用干姜温运胃阳是扭转不了病机的，温胃阳以复肺阳，病在肺而治在胃，乃属经验之谈。这种不究病原体，不辨病位，而只针对脾胃功能及机体反应状态来确定治疗原则的治法，就是“调平疗法”的奥妙所在。

（2）热者寒之：热证用寒凉药治之。体内阳热偏盛，出现身热、面红、目赤、口渴、喜冷饮、舌红苔黄、脉数等热量过剩出现的症状与体征。根据寒热的对立统一，施以寒凉药拮抗之。白虎汤（石膏、知母、粳米、甘草）是治疗温热型流行性乙型脑炎（简称“乙脑”）的要方，方中主药为辛甘大寒之石膏，据现有的研究资料其并无抗病毒作用，但白虎汤治愈了许多温热型“乙脑”患者是客观事实。从阴阳学说推理，阳热亢盛是“乙脑”发病的主要矛盾，白虎汤清泄阳热之邪，阳热一去，阴阳盛衰的矛盾获得了初步解决，使疾病向好的方面转化。由于历史条件和科技水平限制，古代中医未能观察到病毒，但他们能抓住疾病的主要矛盾——阳热亢盛，进行拮抗治疗，从而弥补了对外因（病原体）认识的不足。某精神病院按严重神经衰弱治疗的女性患者陈某，每晚依赖 8 片氯丙嗪（200mg）方能入睡。就诊时伴胸闷倦怠，口苦易怒，舌尖红绛，苔黄腻，辨证属痰火扰心，停用氯丙嗪，投与黄连温胆汤加味，3 剂奏效，究方中之药并无安眠作用何取捷效？说明本方药并不是直接抑制大脑皮质的兴奋灶，而是主要针对体内痰火亢盛的矛盾。因黄连温胆汤苦寒清心，泻火化痰，解决了痰火扰心的病理矛盾，所以，不用安定药反取安眠效。

（3）虚者补之：正气不足用补益强壮药益之。对在正邪斗争中，正不胜邪或病后体虚出现的神疲乏力、面色白、心悸气短、自汗盗汗、形衰食少、舌淡脉虚等功能减退或低下引起的慢性消耗性疾病，施以补益强壮药扶助正气，促使阴阳相对平衡。

热盛伤津或泻利伤阴者之口干唇燥、狂渴多饮、躁动不安等脱水表现，从静脉输液可以逐步得到改善，但不可能立刻达到止渴之效，联想到盛夏冰箱里的酸梅汤，含饮数口，津液立生，烦渴顿解，100ml 的酸梅汤较输 500ml 的糖盐水见效要快得多。究其原因，纯属酸甘（梅之酸加冰糖之甜）化阴之效，常言道“望梅止渴”，那么，喝酸梅汤哪有不止渴之理。可见酸梅进入体内除直接补充糖水外，更重要的是调动了机体内唾液腺等的分泌功能，使唾液腺分泌旺盛而达生津之效；且甘酸之品具有养阴清热、酸敛止泻之功，可制止热邪亢盛，热不亢则津免伤，腹泻止则液内存。我们在临床上常以酸梅汤口服治疗高热或腹泻出现的轻、中度脱水，既避免患者输液的痛苦又减少了医疗工作量，很受医患双方的欢迎。从具有补血作用的“当归补血汤”组方来看，当归补血汤不以补血的当归为主药，反选补气的黄芪为主药，且黄芪用量 5 倍于当归是何道理？在“阳生阴长”理论指导下，中医学提出了“补血先补气”，重用黄芪补气就是抓住了血虚的主要矛盾。要使血虚（或贫血）得到根治，就应着重通过药物或其他疗法，促使气虚（造血功能低下）重新恢复正常，只有造血功能（气虚）正常才是根本的治疗。

（4）实者泻之：邪气亢盛出现的实证采用攻伐药物克之。在邪盛而正未衰出现的烦躁或发热、胸闷气喘、腹痛、溲赤便结等机体功能暂时处于亢进引起的一系列症状时，根据正邪对立，施以攻伐药物祛邪外出。

吴某，系原发性高血压患者，服降压药及平肝潜阳药无效。其形体壮实、头痛烦躁、口苦目赤、便秘、舌红苔黄、脉弦有力，辨证属肝胆实热，投以苦寒泻火的龙胆泻肝汤调治半个月，症情如故。后加入生大黄18g，当日服下，翌日便通，烦躁减，血压逐降，此乃借大黄之泻下，祛肝胆实火从大便而泻。擅长治疗精神病的名医乔玉川，以攻泻药（大黄、芒硝、青礞石等）为主组成的“精分Ⅰ、Ⅱ号”，治疗精神分裂症，使不少患者奇迹般地恢复健康。“重阳者狂”，妙在合理使用攻泻药，使实热痰火从大便泻出，虽不如注射氯丙嗪那样立刻使患者从狂乱转入安睡，但剧泻后患者极度疲乏等使“重阳”之亢奋状态恢复了“阴平阳秘”。这不正是说明攻泻法在治疗某些功能亢进疾病中具有相当的价值吗？

2. 调整阴阳在刺法中的具体应用　综观《内经》论刺法，可概分为辨证用针和行针调气两大类，调气的主要内涵是调整机体阴阳气血平衡。如《素问·至真要大论》云：“谨察阴阳所在而调之，以平为期。”《灵枢·根结》更明确指出：“用针之要，在于知调，调阴与阳，精神乃充，合形与气，使神内藏。”这两段论述都说明针灸是通过调神调气来调整机体失衡的阴阳气血，从而达到治病目的的。后人曾将《内经》这一整体阴阳平衡理论和针刺大法称为“阴阳针法”“阴阳平衡针法”。

（1）辨病性阴阳，选穴与刺法宜相应：按八纲辨证，病有阴阳、虚实、寒热、表里的不同证型，而以阴阳为总纲。《内经》从阴阳胜负的变化，指出阴盛则阳病、阳盛则阴病、阳盛则热、阴盛则寒的病理，可以“刚柔”二性冠之。例如，《素问·阴阳应象大论》谓：“审其阴阳，以别柔刚，阳病治阴，阴病治阳，定其气血，各守其乡。”凡热实在表属阳之病性谓之刚，凡虚寒在里属阴之病性谓之柔。刚性之病宜用泻的手法以泻热泻实，柔性之病则宜用补的手法以温经补虚。这是刺法的一个基本原则。在具体辨别病性时，首先应区分是脏腑病抑或是经脉形体之病以区分内外而别阴阳。大凡脏腑病而形于经脉体表者，当按脏腑阴阳辨治。例如，慢性胆囊炎患者，往往既有右胁及脘腹部隐隐痛又伴有肩胛部酸痛，根据腹阴背阳和胁为肝之部的阴阳分属范围，当可判定为阴病及阳，但其病位在于胆，据其疼痛为肝胆俱实，故应从阳刚之病而取阳陵泉、外关等手足少阳经穴并施以泻法行针，往往可止痛于俄顷之间。又如，慢性肝炎患者，肝区胀痛而又有惊惕、失眠、心烦太息等症状，按脏腑辨证属于肝实而胆虚，病乃由阴而及阳。当泻肝而补胆，故先取肝经行间行泻法，后取胆经丘墟行补法，其效亦佳。对于形体外经之病，则重在辨别寒热痛痒与有形无形而区分之。《灵枢·终始》云：“病痛者，阴也，痛而以手按之而不得者，阴也，深刺之……痒者，阳也，浅刺之。”《素问·寿夭刚柔》谓：“病有形而不痛者，阳之类也，无形而痛者，阴之类也。”痛症大多为寒邪凝滞于经脉筋骨之间。寒为阴邪，按之不得者，为病在深部。两者均属于阴，故宜深刺，而应用泻法以泄邪。痒者属于卫气壅遏，外显形肿不痛，为浅表属阳证。故宜浅刺补法以调营卫。在临床上如治寒性坐骨神经痛，其痛痒而无肢体红肿，病部较深沉，故常取环跳、承扶、委中、承山等穴深刺行泻法，以疏经气祛寒痹，如浅刺则效逊。相反，如治下肢皮神经炎，其大腿外侧表皮麻木而深部知觉如常，故只需应用扬刺、豹纹刺等皮部浅刺法。类此，前贤对于体表四肢疾病有“酸痛属实、麻痒为虚”之说。实为针灸临床上分辨虚实阴阳之要言。

（2）辨病位而审经脉，远近穴相配以调气血：针法和灸法是通过刺激体表腧穴来调整气血升降平衡，从而发挥其治疗作用的。根据《内经》经络内属于脏腑，外络于肢节的脏腑经络相关理论，十二经脉、奇经八脉的内外相应、上下相通、表里相合，以及经络的交叉、交会构成了网络系统，疾病的内在变化，必有外在反应可察，故而可按病痛部位循经脉所辖属范围来辨证取穴，这是《内经》整体阴阳平衡针法的主要内容之一。《灵枢·邪客》云：“肺心有邪，其气留于两肘；肝有邪，其气留于两腋；脾有邪，其气留于两髀；肾有邪，其气留于两腘。凡此八虚者，皆机关之室，真气之所过，血络之所游，邪气恶血，固不得住留，住留则伤筋络骨节，机关不得屈伸，故拘挛也。”说明脏腑病可反映于体表和这“八虚”之部与内脏密切相关。同样，在肘、腕、髀、跗部位取穴可调五脏气血而祛邪。至今在临床上如治咳嗽咯血时取尺泽、孔最，脾虚湿热下注取环跳穴可治带下，等等即是。根据病位所在，从经脉所辖区域循经取穴还涉及局部穴与远道穴相配而调节经脉气血升降的问题。明代针灸家杨继洲有“经络分野”一说，认为“人身之气有阴阳，而阴阳之运有经络，循其经而按之，则气有连属，而穴无不正，疾无不除”，并根据阳明在前、少阳在侧、太阳在背的经脉循行规律，视病位所在，选用某一相关经穴而刺之。

凡上虚下实者，局部穴用补法，远道穴用泻法；上实下虚者，局部穴用泻法而远道穴用补法以调节其虚实阴阳，较单取远道穴的效果为好。例如，胸胁肩背部的常见痛症，按经络分野取穴，颈部落枕样疼痛，颈项转侧不利，近取天柱，远取合谷；肩胛冈上痛者，近取曲垣，远取养老；胸膺部痛取中府、尺泽；胸脘痛取膻中、中脘、内关；腋胁痛取大陵、阳陵泉，均据虚实以分施补泻。四肢关节及软组织损伤，虽大多为局部病灶，但经气阻滞必有碍于气血阴阳之升降，也需视病位所属经脉，手足同名经相应而取。举肩周炎为例，凡痛点在肩髃穴，远取足阳明经条口穴透承山有显效；如痛点在肩髎、臑会处属手少阳经，远取外关配阳陵泉有显效；如痛点在肩贞、天宗处，属手太阳经穴，远取养老配飞扬或申脉；痛点在肩内陵处，属手太阴经，取尺泽配地机；痛点在肩峰前，属手厥阴经，宜取内关配太冲。类此，手足同名经相应配成对穴时，取效显捷。

3. 辨病变先后 疾病的传变是在机体邪正抗争中的一种动态变化，因而在阴病及阳、阳病及阴、阴虚阳亢、阴盛阳衰等不同证型变化时，施治方法理当相应。《内经》从疾病症状变化，辨别其先后、主次、上下，而施行不同的治疗原则和选穴以调整阴阳平衡，其主要取穴方法有以下三种：

（1）从阳引阴、从阴引阳取背俞腹募。《素问·阴阳应象大论》谓：“故善用针者从阴引阳，从阳引阴，以右治左，以左治右。”《难经·六十七难》更进一步说明：“阴病行阳、阳病行阴，故令募在阴、腧在阳。”在临床上凡五脏疾病取背部相应的脏俞穴以调整经气而引邪外出。例如，肾绞痛取肾俞穴，肝病取肝俞穴，即是从阳引阴之治法。六腑病取胸腹部的募穴，如胃痛取中脘即是从阴引阳治法。

（2）以左治右、以右治左的巨刺、缪刺法。本法多用于经络痛，如面神经瘫痪及关节、肌腱损伤宜对应取穴。

（3）上病取下、下病取上以调气机升降。《素问·五常政大论》云：“气反者，病在上，取之下；病在下，取之上；病在中，傍取之。”十二经脉上下相通，循行有序，由于气血升降失度出现上实下虚、阴盛阳虚等变化。故凡身体上部邪气有余的，可取下部的腧穴以引其下行。凡阳气上逆的也可取下部腧穴以引导在上的阳气下行。例如，肝阳上亢，头胀目赤，可取行间以泻肝火而平气逆。相反，气虚血亏或中气下陷，如子宫下垂、脱肛等病可灸百会、大椎等上部腧穴。在《灵枢·终始》中还特别强调了调整阴阳的先后：“阴盛而阳虚，先补其阳，后泻其阴而和之；阴虚而阳盛，先补其阴，后泻其阳而和之”“病先起于阴者，先治其阴而后治其阳，病先起于阳者，先治其阳，而后治其阴”，说明应根据阴阳的盛衰来确定针刺的先后和补泻。

（四）《内经》重阳思想与《周易》乾坤两卦及通元针法

（1）《内经》关于阳气、阴气之说的要素

1）万物之终始：《素问·阴阳应象大论》曰：“阴阳者，万物之终始也。”说明阴阳是宇宙的第一推动力，也是宇宙沉寂的最后力量。阴阳学说是构建中医学理论包括针灸学理论在内的最高度的方法论和世界观。

2）阴阳二气是主导万物运动与化生的正能量：《素问·阴阳离合论》说“阳予之正，阴为之主”。张介宾解释为“阳正其气，万化乃生，阴主其质，万形乃成”，又说“生化之权，皆由阳气”。万物的生长成形，孕育化生均依赖阴阳二气的相互作用。阳气施以万物生长的力量，是万物运动的主导；阴气奠定万物的物质基础，是万物成形的根本。

（2）《内经》的“重阳”思想与《周易》的深刻渊源：《周易》的“乾”“坤”两卦，喻天地阴阳之气。乾为天，为阳，“天”体现元始、亨通、和谐有利，贞、正、坚、固四种德性，谓之“元、亨、利、贞”。《本义》曰：“此《乾》卦本以象天，天乃积诸阳气而成。”由于天的本质元素是沛然刚健的阳气，这种阳气“运行不息，变化无穷”，沿春、夏、秋、冬四季而循环往复，制约、主宰着整个大自然。《南代学》据《太玄经》说，以“四季”配《乾》“四法”，是阳气运行的规律。

《易经》曰：“大哉乾元！万物资始，乃统天。云行雨施，品物流形。大明终始，六位时成，时乘六龙以御天。乾道变化，名正性命，保合太合，乃利贞。首出庶物，万国咸宁。”[伟大啊，春天开创万物的阳气，万物依靠阳气开始产生，它统领着大自然，夏天云朵飘行，霖雨降落，万物流布成形。光辉灿烂的太阳反复运转（带来秋天），乾卦六爻按不同的时间组合而有所成，就像阳气按时乘着六条巨龙驾驭大自然。大自然的运行变化（迎来冬天），万物多自静定精神，保全太和元气，以利于守持正固（支持来年生长），阳气周流不息，又开始重新萌生万物，天下万方都和美顺昌。]

乾元之气即阳气，用六条龙比喻，在于经络可以用六阳经（手足三阳）总归一督脉所主。同时，《内经》“重阳”与乾元的辩证法思想完全是承接一致的。如“阳气者，若天与日，失其所则折寿不彰”，《易经》中所曰：“各正性命，保合太和。”正，即定，诚如《本义》说“性者天生之质，若刚柔迟速之别；命者人所禀受，若贵贱夭寿之属”。太和，在《本义》释为“阴阳会合，冲和之气”，即万物的“太和元气”。凡疾病均为阳气失于冲和，运行中失去其应有的位置，人体的阳气就像天上的太阳一样往来循环，不忒不穷，一旦反常失度就会影响生命的长短，所以说“元者，善之长也”。

坤：元，亨，利牝马之贞。元、亨指原始，亨通，利于像雌马一样守持正固。指“地”配合“天”，也能开创化生万物，并使之亨通。《易经》曰：“至哉坤元，万物资生，乃顺承天。坤厚载物，德合无疆。含弘光大，品物咸亨。”

《周易》以坤卦继乾卦之后，寓“地以承天”，阴阳相接，既相对应，又相互依存的关系，在这里，“阴处于附从”，次要的地位，依顺于“阳”而存在、发展，有“天尊地卑”之意，但坤为阴，与乾为阳一样，也命名为坤元，是以乾、坤二气均分别指乾元、坤元。说明一气分阴阳，均为万物之始。阴阳合则为一，离则为独阴独阳，独阴独阳不能生，故《周易·系辞上》曰“一阴一阳之谓道”。《周易》六十四卦发端于乾坤两卦，当时，对阴阳辨证关系具有了一定的深度认识。一句话，阴阳两种力量的相互作用，是宇宙间万物运动、变化、发展的源泉。针灸以督、任二脉的经络治疗优势，通过干预阴阳总纲之脉，调整两者的相应失衡，达到阴平阳秘，阴阳协调，是上工所要求必须掌握的最高的治病原理。

宋代窦材在《扁鹊心书》中记载，“为医者，要知保扶阳气为本”，这是经带“扶阳派”的立论依据，又说，“人至晚年阳气衰，故手足不暖，下元虚惫，动作艰难。盖人有一息气在则不死，气者阳所生也，故阳气昼必死”。

明代张介宾在《类经图翼》中曰："天之大宝只此一丸红日，人之大宝只此一息真阳。"时人称张介宾为张熟地，其建立了温补学派，临床治疗以补阳，尤其补肾中阴阳为要。

（3）通元针法中以调节肾中阴阳为治疗重点之一，往往以肾俞、命门、志室加上引气归元中的关元、气海等穴为主，与通调督、任二脉的概念是有所不同的，但不与此相联系，不可截然分开。

1）"肾者，主蛰，封藏之本，精之处也"（《素问·六节藏象论》）。《华佗中藏经·卷中》也指出"肾者，精神之舍，性命之根"，为什么这么说？因为肾精封藏于命门，不宜外泄，精藏于此，是为阴中之水，气化于此，是为阴中之火，是机体生、长、壮、老、已之根本。肾受五脏六腑之精而藏之，肾精所化之气分肾阴、肾阳，故调补肾精即从平衡阴阳入手。

2）肾主骨生髓，上通于脑，脑为元阳、元神之府，"脑为髓之海"，是人的视、听、嗅、感觉及思维记忆之所，因此，人的身体强壮与否，精神是否衰惫，机体多脏腑功能是否协调、知行合一，思维意识活动是否健强均与肾密切相关。

3）肾为先天之本、十二经脉之根。引气归元的针法也是调节十二经脉的下手处。

明代李中梓认为人身之根本有二，一是先天，一是后天。先天之本在肾，后天之本在脾。"肾何以为先天之本？盖未有此身，先有两肾，固肾为脏腑之本，十二脉之根，呼吸之本，三焦之源，而人资之以为始者也，故曰先天之本在肾。"

通元针法引气归元是见肾虚症候时的必备针法，其认为水木是根基，五脏所伤必及肾，故在门诊用了多种方法无效时，再使用引气归元针法后明显缩短了疗程，归元之后有几近起死回生之力，不可不加以掌握。

四、任督的时空意义及作用

道家修命，首重周天，抽离添坎，真气运气，百日筑基，千日大成。古有云："周天一通，百病不生。"虽涉过誉，但足以看出任、督二脉对人体而言的重要性。任、督二脉环行前后，任脉于前，督脉于后，历循三焦，左右两分，诸多大穴珠贯其中，故为阴阳之总纲，对十二经气血起着统帅、主导、调节、蓄灌的作用。本节对《内经》《奇经八脉考》中关于任、督二脉的循行、功能、腧穴等方面进行归纳，介绍赖氏通元法关于任、督二脉的认识与应用，同时谈谈对于任、督二脉时空意义及作用的看法。

（一）《内经》中任、督二脉的记载

任脉、督脉的名称首见于《内经》。其中分散记载了任脉、督脉的循行、生理功能、有关腧穴、主要病候及简单的诊治，以下分述之。

1. 任脉、督脉的循行

（1）任脉的循行分布：在《灵枢》的记载可见于"五音五味""营气""本输"中，其原文分别为："冲脉、任脉皆起于胞中……""络阴器，上过毛中，入脐中，上循腹里，入缺盆……""缺盆之中，任脉也，名曰天突"。记载于《素问》中的，见于"骨空论"中，曰"任脉者，起于中极之下，以上毛际，循腹里，上关元，至咽喉，上颐循面入目"。而关于任脉之络脉，则见于《灵枢·经脉》中，曰"任脉之别，名曰尾翳，下鸠尾，散于腹"。

（2）督脉的循行分布：在《灵枢》中可见于"营气""本输"中，提示了督脉的循行联系了脑、肾等人身重要脏器，其原文分别为："足厥阴……上循喉咙，入颃颡之窍，究于畜门；

其支别者，上额，循巅，下项中，循脊，入骶，是督脉也；络阴器，上过毛中，入脐中，上循腹里，入缺盆，下注肺中，复出手太阴”“颈中央之脉，督脉也，名曰风府”。《素问·骨空论》中曰：“督脉者，起于少腹，以下骨中央，女子入系廷孔，其孔，溺孔之端也。其络循阴器，合篡间，绕篡后，别绕臀，至少阴，与巨阳中络者合。从少阴上股内后廉。贯脊属肾。与太阳起于目内眦，上额交巅上，入络脑，还出别下项，循肩髆内，侠脊抵腰中，入循膂络肾。其男子循茎下至篡，与女子等。其少腹直上者，贯脐中央，上贯心，入喉，上颐，环唇，上系两目之下中央。”意指督脉起源于小腹部，下向骨盆的中央，在女子，入内联系阴部的“廷孔”（一当尿道口外端）。由此分出络脉，循着阴户分布于阴部，会合于阴道与肛门之间（会阴），再分绕于肛门后面，分支别行绕臀部到足少阴（长强），与足太阳经的分支相合会阳。足少阴经从股内后缘上行，贯通脊柱（长强），而连属于肾脏。督脉又与足太阳经起于目内眦（睛明），上行至额，交会于巅顶（百会），入络于脑；又退出下项，循行肩胛内侧，挟脊柱风门，抵达腰中，入循脊里，络于肾脏（肾俞）。其在男子，沿阴茎下至会阴肛门，与女子相仿。督脉另一支从小腹直上（同任脉），穿过脐中央，向上通过心脏，入于喉咙，上至下颌部环绕唇口，向上联络两目之下的中央（承泣）。而关于督脉之络脉，同任脉，亦见于《灵枢·经脉》中，记载“督脉之别，名曰长强，挟膂上项，散头上，下当肩胛左右，别走太阳，入贯膂。实则脊强，虚则头重……取之所别也”。

然而，督脉循行中值得注意的是讨论了十四经流注情况的《灵枢·营气》，原文中营气按手太阴、手阳明……足少阳、足厥阴之次第运行，当运行至足厥阴后，上行沿着喉咙进入喉头鼻咽部，到达鼻后孔；另一支上向额部（神庭），沿头顶正中（百会），下向后顶中（风府），沿着脊柱（大椎进入骶部长强），这就是督脉。循行中督脉经鼻部，又口鼻为气之门户，因此，也将循行经鼻与行气吐纳联系起来。其次，从“营气”中督脉循行中可见，所论督脉是从肝之支别而派生，另外，唐代王冰在《素问·骨空论》批注：“古《经脉流注图》以任脉循背者谓之督脉，自少腹直上者谓之任脉，也谓之督脉，是则以背腹阴阳别名目尔。”因而“骨空论”“营气”等篇中或其他论及督脉的相关文献，可能不仅指的是督脉，还包含了任脉在内。也就是说，有将行于人身前的任脉与行于人身后的督脉合并统称为督脉的情况，早期对任督脉的命名似乎并不十分严格，有时通用为同一条。

2. 任、督二脉的生理功能　《内经》中主要论述了任脉的生理作用，提到督脉与宗筋的功能相关。如同正文一开始所述，关于任脉的记载起源，包括了叙述任脉与人体的生理发育、生殖功能相关的《素问·上古天真论》，以及意指男女的生殖精气机制都与任脉有紧密关联的《灵枢·五音五味》，可参照前述“任脉”内容。提出督脉与宗筋的功能相关，如《素问·痿论》中“阳明者，五脏六腑之海，主润宗筋，宗筋主骨而利机关也。冲脉者，经脉之海也，主渗灌溪谷，与阳明合于宗筋，阴阳总宗筋之会，会于气街，而阳明为之长，皆属于带脉，而络于督脉。故阳明虚则宗筋纵，带脉不引，故足痿不用也”。

3. 任、督二脉的所属腧穴　《素问·气府论》记载了任脉二十八穴及督脉二十八穴。其指出任脉之气所发者二十八穴有“喉中央二，膺中骨陷中各一，鸠尾下三寸，胃脘五寸，胃脘以下至横骨六寸半一，腹脉法也；下阴别一，目下各一，下唇一，龈交一”。意指任脉之经气所发二十八穴有喉部中行二穴；胸膺中行之骨陷中六穴；自蔽骨之上脘是三寸，上脘至脐中是五寸，脐中至横骨是六寸半，计十四寸半，每寸一穴，计十四穴，这是腹部取穴的方法。自曲骨向下至前后阴之间有会阴穴；两目之下各有一穴；下唇下有一穴；上齿缝有一穴。其还指出督脉气所发者二十八穴有“项中央二；发际后中八，面中三，大椎以下至尻尾及傍十五穴；至骶下凡二十一节，脊椎法也”。意指督脉之经气所发二十八穴有：项中央二穴；前发际向后中行八穴；面部的中央从鼻至唇三穴；自大椎以下至尻尾傍十五穴。自大椎以下至尾骨共二十一节，这是脊椎六位的计算方法。

4. 任、督二脉的主病 关于任脉主病，其原文分别见于：《素问·骨空论》中指出若任脉为病，则“男子内结七疝，女子带下、瘕聚”；而《灵枢·经脉》曰其为病“实则腹皮痛，虚则痒搔，取之所别也”（属任脉之络脉病）。关于督脉主病，其原文分别见于：《灵枢·海论》《灵枢·经脉》中载：“髓海不足，则脑转耳鸣、胫酸、眩冒，目无所见，懈怠，安卧”“实则脊强，虚则头重，高摇之，挟脊之有过者，取之所别也”（属督脉之络脉病）。

《素问·风论》《素问·骨空论》中曰：“风气循风府而上，则为头风，风入系头，则为目风、眼寒”“督脉为病，脊强反折……此生病，从少腹上冲心而痛，不得前后，为冲疝，其女子不孕，癃、痔、遗溺、嗌干；督脉生病治督脉，治在骨上，甚者在脐下营”。指督脉发生病变，症状是气从少腹上冲心而痛，出现大小便不通，称为冲疝；在女子则不能怀孕，或出现小便不利、滑疾、遗尿及咽喉干燥等症。督脉生病轻者治横骨上的曲骨穴，重者则治在脐下的阴交穴。

《素问·骨空论》言“督脉生病治督脉”，却治在任脉的曲骨穴和阴交穴上，是否是将曲骨穴及阴交穴视为督脉路径上的穴位来看待？似乎也印证了在循行中所提及任、督脉在早期划分可能并不十分明确的观点。

5. 任、督二脉在刺灸上的运用 关于任脉，记载于《灵枢·经脉》，曰：“任脉之别，名曰尾翳，下鸠尾，散于腹。实则腹皮痛，虚则痒搔，取之所别也”“督脉之别，名曰长强，挟脊上项，散头上，下当肩胛左右，别走太阳，入贯膂。实则脊强，虚则头重，高摇之，挟脊之有过者，取之所别也”。

关于督脉，记载于《素问·骨空论》，曰：“风从外入，令人振寒，汗出头痛，身重恶寒，治在风府，调其阴阳，不足则补，有余则泻。大风颈项痛，刺风府，风府在上椎”“灸寒热之法，先灸项大椎，以年为壮数，次灸橛骨，以年为壮数……脐下关元三寸灸之……巅上一灸之”。记述了任脉、督脉在刺灸中的运用。

（二）《奇经八脉考》中任、督二脉记载

《奇经八脉考》是明代李时珍所著，成书于公元1577年。该书经由历代文献考证，阐发《内经》《难经》宗旨，综合诸家之长，并结合自家见解而撰成。它是现存古籍中所述奇经八脉最系统、最完整的文献，吸收了八脉交会穴和从奇经辨证论治的方法，对奇经理法方药体系的形成具有重要意义。其在元代滑寿所著《十四经发挥》的基础上，对奇经相关穴位进行考证，阐述奇经与十二经脉脉气相通的径路，并结合八脉交会穴分布，详述八脉的循行，使得八脉循行路线能被清楚且确切地描绘出来，对绘制八脉经络图亦具有重要意义，可以说全面论述了奇经的循行分布、功能作用、病候及主治等，改变了奇经理论散乱、杂沓之局。关于任、督二脉，书中较先前医籍不同之处，除了在穴位的厘定上之外，还包括了病证的记载，以及融合了丹家修炼的相关内容。

1. 任、督二脉穴位、脉象及病证的记载 关于任脉、督脉穴位记载，《奇经八脉考·任脉》中，论任脉穴位二十七穴；《奇经八脉考·督脉》中，论督脉穴位三十一穴。其原文如下。

“任为阴脉之海……循曲骨[横骨上毛际陷中]，上毛际，至中极[脐下四寸，膀胱之募]，同足厥阴、太阴、少阴并行腹里，循关元[脐下三寸，小肠之募，三阴任脉之会]，历石门[即丹田，

一名命门，在脐下二寸，三焦募也]气海[脐下一寸半宛宛中，男子生气之海]，会足少阳、冲脉于阴交[脐下一寸，当膀胱上口，三焦之募]，循神阙[脐中央]，水分，[脐上一寸，当小肠下口]会足太阴于下脘，[脐上二寸，当胃下口]历建里，[脐上三寸]会手太阳、少阳、足阳明于中脘。[脐上四寸，胃之募也]上上腕、[脐上五寸]巨阙、[鸠尾下一寸，心之募也]鸠尾、[蔽骨下五分]中庭、[膻中下一寸六分陷中]膻中、[玉堂下一寸六分，直两乳中间]玉堂、[紫宫下一寸六分]紫宫、[华盖下一寸六分]华盖、[璇玑下一寸]璇玑，[天突下一寸]上喉咙，会阴维于天突、廉泉。[天突在结喉下四寸宛宛中，廉泉在结喉上，舌下，中央]上颐，循承浆，与手足阳明、督脉会。[唇下陷中]环唇上，至下龈交，复出分行，循面，系两目下之中央，至承泣而终。[目下七分，直瞳子陷中，二穴]”。合计为二十七穴。

“督乃阳脉之海……由会阳[在阴尾尻骨两旁，凡二穴]贯脊，会于长强穴。在骶骨端与少阴会，并脊里上行。历腰腧、[二十一椎下]阳关、[十六椎下]命门、[十四椎下]悬枢、[十三椎下]脊中、[十一椎下]中枢、[十椎下]筋缩、[九椎下]至阳、[七椎下]灵台、[六椎下]神道、[五椎下]身柱、[三椎下]陶道、[大椎下]大椎，[一椎下]与手足三阳会合。上哑门，[项后入发际五分]会阳维，入系舌本。上至风府，[项后入发际一寸，大筋内，宛宛中]会足太阳、阳维同入脑中。循脑户[在枕骨上]强间[百会后三寸]后顶[百会后一寸半]上颠，历百会[顶中央旋毛中]前顶、[百会前一寸半]囟会[百会前三寸，即囟门]上星，[囟会前一寸]至神庭，[囟会前二寸。直鼻上，入发际五分]为足太阳、督脉之会。循额中至鼻柱，经素髎、[鼻准头也]水沟、[即人中]会手足阳明，至兑端，[在唇上端]入龈交，[上齿缝中]与任脉、足阳明交会而终”。合计为三十一穴。

《奇经八脉考》在参照前人论述的基础上，第一次对任脉、督脉穴位进行了厘定。定任脉为二十七穴，起穴会阴，止穴承泣。除外龈交、承泣二穴，即为今人应用的任脉二十四穴。定督脉为三十一穴，其中会阳后人归属于足太阳，为双侧穴位；而屏翳为会阴别名，并为交会穴。除外上三穴，即为今人应用的督脉二十八穴。

另外，《奇经八脉考》从《脉经》之说，于《奇经八脉考·气口九道脉》中载任、督脉象。并于《奇经八脉考·督脉为病》中收载了督脉主病用药及用穴之相关内容，如“督脉为病……此病宜用羌活、独活、防风、荆芥、细辛、藁本、黄连、大黄、附子、乌头、苍耳之类……脊强者，五痓之总名；其证卒口噤背反张而瘛疭。诸药不已，可灸身柱、大椎、陶道穴”等。

2. 任、督二脉融合道家修炼的记载　李时珍在《奇经八脉考》中曰：“督主身后之阳，任、冲主身前之阴，以南北言也”，他发挥滑氏“任督为人身子午之说”，确立了奇经八脉为十二经阴阳纲维统帅的地位，使理论与临床证治统一完善，为后世奇经理论在临床上的应用提供了正确的思路和方法。李时珍除精通医学外，本身也是一位修炼者，每晚打坐练功，以神仙自命，很重视“奇经八脉”的秘要，所以在《奇经八脉考》中认为，医生和修道者一定要知“奇经八脉”，自言曰：“八脉散在群书者，略而不悉，医不知此，罔探病机，仙不知此，难安炉鼎”“医而知八脉，则十二经十五络之大旨得矣；仙而知乎八脉，则虎龙升降，玄牝幽微之窍妙得矣”“……八脉者，先天大道之根，一气之祖”“任督二脉，人身之子午也，乃丹家阳。火阴符升降之道，坎水离火交媾之乡……医书谓之任、督二脉。此元气之所由生，真息之所由起，修丹之士，不明此窍，则真息不生，神化无基也……人身血气，往来循环，昼夜不停。医书有任督二脉，人能通此二脉，则百脉皆通。黄庭经言：皆在心内运天经，昼夜存之自长生。天经乃吾身之黄道，呼吸往来于此也。鹿运尾闾，能通督脉；龟纳鼻息能通任脉，故二物皆长寿。皆丹家河车妙旨也”“得之者，身体轻健，容衰返壮”。李时珍认为丹经理论可以与医学脉理并存，以上述所言来论证东晋《黄庭经》中所说：“皆在心内运天经，昼夜存之自长生”。所谓天经、黄道，是指天穹上日月运行的轨道，用来比喻人体阴阳二气运行的路线，也就是任脉、督脉经此相交流；其所举“龟鹿运气”行任督而长寿的实例，证实其确实有强身的价值。由以上可知，《奇经八脉考》除论述了气功养生与任、督二脉间的关系外，还强调了任、督二脉对练功和养生的重要性。在李时珍另一著作《濒湖脉学》中，有评述张紫阳《八脉经》记载的一段话，曰：“紫阳八脉经所载经脉，稍与医家之说不同，然‘内景隧道’，惟反观者能照察之，其言必不谬也。”用以说明医家所认知的和修习丹道者所观察到的八脉有所不同，其秘密在于修习丹道者是反观向内而照察到的八脉。由此也可以发现，相较于前段宋金元历史时期来说，明清时期除儒、佛、道融合之思想盛行外，加以由外在转向内在的“心学”主张出现，在此两者社会文化背景影响下，使得丹、道融合的现象更为多见，对任脉、督脉的认识，也愈转而向内。

（三）通元针法对任、督二脉的认识

1. 通元针法的经络基础

（1）从十四经循行的角度看任、督二脉的循行：督脉上头入脑，为天为元，脑为元神之府，因与“经-穴-脑”相关，任脉与足厥阴肝经的分支也上入于脑。故任、督二脉的穴位通过脑的联系而与全身经穴有密切的联系，这是通元针法有特效的经脉结构上的形态学基础。

（2）从经脉之气的源起、发生、传注的功能角度：任、督二脉总督诸阳与总任诸阴，一行于前一行于后，我们把它看成是相对的一“气”，此一气即通元针法中引气归元之“气”，也是引气归元之“源”。把气与元相联系才能真正理解任与督的含义，我们可以把气看成是用督脉为代表，把元看成是用任脉为代表。

元还有“源”，经脉之气源出的含义，一源于脐下肾间动气，遍历三焦，通行五脏，故有五神脏之称（注：如果不理解五脏受气于脐下肾间动气，就很难理解为什么叫五神脏，并非气血流注于五脏就变成了五神脏，那气血流注于六腑我们为什么不能叫六神腑，注于经脉为什么不能叫神脉，就是这个道理）。但“经络者，原人之血脉，调虚实，处百病，决生死，不可不通”，在一定的实质含义上，经脉是神脉。而循行的经脉上所“神气游行出入之所”是“气穴”、是“神客在门”，有一定的实质含义，上经穴是神穴。凡中医针灸讲到“神”，必与元神脑相联系，必与脐下肾间动气最密切的五脏相联系，舍此二途无他。二源于肺朝百脉，为“大气”（大气积于胸中，以通心肺之阳）“宗气”。三源于中焦（脾胃）的营卫之气，变化而赤是为血（化生），其本身营行脉中、卫行脉外，通于上合心肺之阳，起手太阴肺经循环之始；同时，周流熏蒸贯于下，肝肾受纳，成为“原气”“元气”，为关元，气海部位所募。综上所述，处于腹部正中的任脉与五脏六腑，根据上、中、下三焦不同而有不同名称，但总称为“气”的发源，源出、化生、舍归等是联系最紧密的，理解了以上几种关系，就可以通透地全面系统地理解经络-元气-脏腑……神-气穴等的关系与含义，进而从关键处把握针灸学的精髓。这就能在读《灵枢》及历代针灸专著或发挥名家学术思想时，均不忘可以此作参照系，从而了然于胸，知正了误。还能在针灸临床上明乎于神，不会一讲到神觉得渺渺然、恍恍然，既不明所指也无从下手，而是知道通元疗法的神、气，元落实在五脏与脑，是任含三焦，脐下所归。

2. 通元针法的特点 赖新生教授认为，通过任、督二脉，尤其是督脉的总督诸阳作用被针刺所激发，可以激发冲、任、督、带等奇经八脉之气与正经之气。一方面加强与大脑的特异性联系和中枢神经系统的统导调节作用，另一方面加强与奇经之腑、胞宫、精宫等的特异性联系和内分泌免疫网络系统，改善内环境的稳定和节律。这样，从整体上说就是一个“调节阴阳”的整体针灸疗法，属于“大针灸”是恰如其分的。

（1）阴阳有名有实，可以应用，尤其在针灸学的应用广泛但掌握起来十分困难，原因在于阴阳的体和用均变化无穷。

（2）通元法以阴阳为体，以元气为用。脏腑之气、经络之气均是元气所化生，是元气在该脏腑或经络的功能和物质上的表现。《难经·六十六难》曰“三焦者原气之别使也”。《难经·三十六难》曰“命门者元气之所系也”。元气以先天之精为基础，又以后天之精作滋养。

（3）针灸理法方穴的辨证论治体系，阴阳贯穿始终。调节阴阳是针灸的最高境界，上工必备之术。

（4）通元针法是调节阴阳治病求本的大法则，是大针灸疗法。巧妙运用任、督二脉的阴阳总纲，阴脉之海以濡养元气，阳脉之海以藏精起亟特性，重点又以督脉（四所）所贯、所交、所会、所入的清阳之府元神所在的头部穴位为主，结合人体十二经之本经三焦遍历五脏的脐下肾间动气，配上加以辨证选择的俞、募、原、合等大要之穴，组成的穴位配伍完全是整体疗法，能扶正祛邪、通督归元，具有显著的即时疗效，也有确切而神奇的远期临床疗效。

所有的针灸具体治疗法则，归结在“通督养神、引气归元”八个字中，八个字又归结为“调节阴阳”四个字中，通元法在调节阴阳之下，是调节阴阳这一最高的上工境界的体现，如果不通过通元法的取穴平衡之道，阴阳之气不能贯通，针灸就没有着力之处，不能把握任、督二脉的总纲与统领就不能洞察其他经脉的盛衰、无法获得准确的经络辨证，放任自流也无法把握治疗的关键，知其要者一言而终，不知其要流散无穷，任、督取穴是“一”是“要”，通元法之要即是针灸调节阴阳的核心法则。

（四）通元针法对任、督二脉的应用

临床上，针灸任、督二脉的腧穴常能收桴鼓之效，诸如长强通巅，虚证病久之头痛当针；丹田藏真，五劳七伤之羸象常灸。百会苏厥，扁鹊公医名因之鹊起；人中回生，常用以之救危。哑门止小儿夜啼；承浆疏妇人气郁。六寸芒针入身柱透风府，定成人癫痫；从大椎往下数七穴点刺，退小儿高热。颈椎病钩刺大椎，腰脊痛埋线阳关。补风府治历节卓效，灸神阙追亡阳速归。关元灸治下元虚损，中脘斡旋三焦气机。胃脘痛指压至阳立止，气不畅针刺膻中即通。督脉治痿，乃乐亭先生之良方；素髎升压，为近代针医之新识。鸠尾深刺治癫狂痫，长强滞针愈肠套叠。针天突理肺失宣降，刺气海调气机紊乱；埋线督脉治癫痫有良效，寄针中脘除胃病之难瘳。概言之，热者宜泻督、寒证需温督、虚劳补任督、久病通任督。

1. 通元针法的作用

（1）扶正固本：采用引气归元法，引气归元可以强壮五脏，激发原气，调节肾间动气，可以化生阴阳一元真气。故可以育子妊胎，强精起羸，固肾益元，治疗男性的弱精症、少精症、畸精症及阳痿早泄，膏淋虚劳，前列腺增生及癃闭、血尿、男性生殖泌尿系统疑难杂症均疗效显著。又治疗女性的不孕，流产，胎萎不长，月经过少，子宫内膜薄，崩漏，带下病，尤其对多囊卵巢综合征、试管婴儿成功率低、妇科疑难杂症有良效。

（2）重阳治神：采用通督养神法，通督养神可以振奋督阳，贯通上脑，调节元神之府，可以穴脑同神调节任、督二脉一气同归于治，使神可以朝，得神而养五脏，养神而重阳，使阳气周流，如日高悬，脏腑和合，四肢经络神气游行出入有度，得神而治。通元法最大限度地发挥经络治疗优势，在十四经脉中以任、督二脉为中心，构建了头腹两大取穴区域和前后两线取穴平面的空间，是对于脏腑腹背、阴阳相应、气相交贯的最实际应用，是对前后俞募取穴的深刻阐发，是从阴引阳，从阳引阴治疗方法的创新应用。以往的教科书及前人对于为什

么俞募相配语焉不详。

2. 小结

（1）督脉的阳气最盛，调节的作用力也最强，包括入脑，脑为髓海，现代医学脑与脊髓神经的作用与古人对督脉的生理病理的认识是基本一致的，是十分科学的。督脉为病脊强反折，只是指一个典型的症状举例，所有脑系及脊髓神经的疾病治疗与康复均取决于“通督调神”大法的运用。

（2）任脉的阴气最盛，指扶正固本的功效也最明显。对于脏腑精气、原气的认识，我们应多从任脉去理解，利用“任养万物”“精微至大”“原始化生”这些中医原始思维的特性，对调节类以外，需要补虚、润养、充实、化生的虚证，具有衰疲、老化、枯萎、不振、断续等病理特征的症状与疾病的治疗，多从“引气归元”大法去思考，往往疗效非同寻常。

任督之用，难尽其要，略述斯言，管中窥豹。可以毫不夸张地说，用任、督二脉穴位和脑作为元神之府、脐下肾间动气为主的取穴是最神奇的配穴法，也是寻遍全身经络穴位抽提出最能调节阴阳、激发正气、提高机体抗病能力的配穴方法，所以，通元针法的问世，是继元代滑伯仁《十四经发挥》这一划时代巨著之后，再一次的十四经尤其是任、督二脉理论与应用的发挥，对针灸学科发展的巨大推动与创新，具有深远的科学意义与临床应用价值。

（五）任、督二脉的时空意义及作用

1. 任、督二脉在人体结构中的重要性 任、督二脉是人体结构中的一个中轴线，钟鼎文化时代也有人体的子午线之称。为什么会把人体上的任、督二脉称为子午线呢？因为中国传统医学，是产生在钟鼎文化时代研究天文学取得了一系列的研究方法与属性认识结果基础上的一个新领域的科学体系。是用天地日月星辰的时空结构研究方法来研究生命现象，还是用其他方法来研究它，则是中医学奠基的一个根本问题。也就是说，通过垒石结绳之法的启迪，中国古人毅然抛弃了用研究“石头”（物质）的方法去研究生命现象，升华到继续用研究“绳子与绳子”的关联关系的方法来研究。如果当初，中国古人不能在垒石结绳的关联关系认识过程中，毅然抛弃“石头”，进入纯粹的“绳子与绳子”表达的时空属性关联关系体系，也不会得到盖天论、宣夜论、浑天论三个认识层面上的天文学进步。所以，古中医学的奠基理论，应该来源于中国天文学的时空研究。认识人体生命的方法论与认识论，都是采用了古代研究日月星辰的属性理论成果对人体属性的继续认识。

中西医基础理论的不同所产生的壁垒的根源，是中西方科学体系的基础理论与研究方法不同。也就是说西方科学使用的是绝对时空观下的物质的形与数关系的量值表达方法，而中国古科学，使用的则是相对时空观下的属性的形与数一体关联关系的综合表达方法。这样，中医与西医之间的理论基础，就存在一个是物质绝对观，还是属性相对观的根本问题。

西医学，可以说是建立在物质绝对观基础之上的人体科学理论体系。它研究的内容是组成人体的物质与物质之间的关联关系，表达的是人类生命现象存活的过程中，缺少了什么营养物质，缺少了什么物质元素。而中医学在研究生命现象存活的过程中，研究的是人体自身生命结构的时间系统与空间系统的和谐性，以及与自然环境的和谐性。研究的是人类自身的时空体系如何与大自然的时空体系相顺应，从而做到天、地、人的三个时空体系相统一。所以，古中医学的时空观是司天在泉理论。司天在泉的核心理论是五运六气。认识的是自然存在的风、湿、燥、暑、寒、火与人类意识存在的喜、怒、哀、思、悲、恐、惊之间的关联关系。认识到的是人体之外有先天八卦与人体之内有奇经八脉的属性相对性。对人体认识的起点是，人体的四象

时空变化的连续性与一分为二与二合而一的变化关联。

中西方科学在绝对时空物质观与相对时空属性观存在不同的差别，从而形成中西方科学壁垒。在方法上看，两者虽然都应用了数学的组合学原理（这是两者之间唯一可沟通的地方），但是，西方科学把组合学应用在物质的绝对时空结构体系的研究领域。而中国传统科学则把组合学应用在了时空属性相对性的结构体系的深入研究方面。但是，中国传统科学并不排除世界是万物的组合理论。只不过，中国远古的先人们在垒石结绳之法的研究中，以“石”代物（日月星辰），认为物与物的组合只是“石头”的简单堆砌；以“绳”代系，即用“绳子”来表达物与物之间的关联关系。绳子与绳子（系与系）仍然存在关联关系的继续。而这种关联关系的继续，则是由一组最简单的数字（三、四、五）构成的一个长、宽、高表达的空间体系，和一个时钟形貌属性运动的简单数字关联关系（勾三、股四、弦五）构成的时间系统。所以，中国传统科学，是奠基在研究日月星辰运动变化关联关系形成的时空观认识基础上的一个完全有别于西方现代科学理论体系的人类古老的知识宝库。

子午线的发现，帮助中国人最早找到了南北。从这一点来说，子午线的重要科学地位应该是决定性的。所以，在人类走进人体生命科学研究的时候，首先也在人体的复杂结构中，找到了这样一条线。并把它称为任、督二脉。任、督二脉具有鲜明的人体空间属性。任前，督后，贯通上下，划分左右。任、督二脉的发现，为进一步应用空间认识方法与时间认识方法来研究人体的生命现象，奠定了框架性的初始认识。为认识生命中的新陈代谢、吐故纳新现象奠定了走进时空一体化认识的基础。

古人发现，认识任、督二脉，并不能简单地停留在经络或者穴位的唯一认识层面上来研究经络或穴位的物质性，而应该走进经络或穴位的属性相对时空观。“日晷”上的一条子午线，为钟鼎文化开创了认识日象、日相、日向的统一体系之学。同样，任、督二脉作为人类认识自身的生命现象，同样也可以通过这样一条子午线，走进生象、生相、生向，克象、克相、克向的体系化研究。那么，古人在那个遥远的年代，又是通过一个什么样的工具来研究生命现象这个具体的时空观所展示出来的问题呢？

研究日象，需要有“日晷”来取得日相；研究月象，需要有“月晷”来取得月相。同样，研究人体的生命现象，也需要一个“晷”来从生命的生象中取得生相。

西方科学发明了天文望远镜和显微镜，分别用于观察宏观和微观的物质的运动与变化，扩大了人类感官的局限性所限定的视野。而研究常规的物体，可以直接用眼睛来观察事物的运动与变化。中国古代研究宏观的天地，并不仅仅是直接观察日象与月象的运动与变化，而是通过取相之后，才研究日象与月象的运动与变化的规律性（向）。取相时用的工具，则是人人可用的“日晷”与“月晷”，这种取相与直观观察之间到底有什么不同与差异呢？现代，如果用显微镜来直接观察经络和穴位，并看不到经络和穴位的存在。但是，通过现代辐射场摄影术取相之后，经络和穴位就神奇地在人体的体表显示了出来。

所以，人体的经络结构性与穴位的分布，都是一种对生命现象的取相。也就是说，取相后对人体的认识就是经络与穴位。所以，中国人体图上没有肌肉只有经络，而西方人体图上只有肌肉而没有经络。

所以，经络与穴位就是对生命现象取相后的结果；而性与命、寿与命，就是人类对自己生命现象取相后的相对认识。这样，任、督二脉是人体上的子午线理论，就显得异常重要了。如何认识任、督二脉，应用任、督二脉的相性来认识生命，则是对古中医学基础理论进行深入挖掘与探索的重要课题之一。

2. 任、督二脉的时空意义 任督定，左右分。人体的方位被任、督二脉定义为上下、前后、左右。所以，人体空间的属性认识产生于任、督二脉。因此，任、督二脉有人体中的子午线之称。

大自然中的子午线是贯通南北的。所以，中国对方向的原始认识应该是先认识到太阳在天空中最高的日象是晌午。而通过“日晷”上取得日相上的最短日向，才找到准确的北向。“夸父追日”到北极点之后，发现天空中的太阳是一样高的，根本找不到哪里是晌午。于是用太阳在天空中最高位置定义南方的逻辑，在这里无法成立。也就是说北极的四周都是南方。那么，北跑到哪里去了呢？于是，把北定义为上；下与四周的方向，都定义为南。同样，在南极点上，也应该把南定义为上，四周与下都是北的方向。这就是说，在北极，除了上的方向是北之外，所有的方向都是南；在南极，除了上的方向是南之外，所有的方向都是北。由此可以看出，北极、南极是一个特殊的方向地区。站在北极点上，则唯上为北，其他方向都为南；站在南极点上，则唯上为南，其他方向都为北。北极与南极的轴线，是唯一的。北极到南极的地表面线，则有无数多条。所以，无论人们站在地球的什么地方，都有唯一的一条通过人们所站的地方的贯穿南北两极的子午线从那里通过。

但是，任、督二脉在人体上的子午线属性却是唯一的。而任、督二脉在人体与大自然两个时空体系的关联关系上，却是随机的。因为，人体在大自然中自由活动，当面向南方的时候，就会出现左东，右西；而面向北的时候则恰恰相反，为左西，右东；面向东的时候则会出现左北，右南；面向西的时候则会出现左南，右北。所以，任脉具有任意的方向性。而任脉的方向性一经确定，则督脉的方向性也被确定，左右两侧的方向性也被确定。所以，把任、督二脉在大自然方向系统中的随机变化性，只确定在任脉任意变化表达的方向上。而任、督二脉之间相对性则确定了一个与自然时空体系之间的方向性的随机变化纽带。所以，人体与大自然是两个时空体系，而连接这两个时空体系之间关联关系的任意自由变化的纽带，就是任、督二脉。

任、督二脉之通，表达的是两个时空体系之间的相互联系。也就是说，它只是一种关联关系。而这种关联关系的确立，则完全是发生在两个时空体系之间的。从空间四象的认识范畴中来看，这种纽带关联关系并不涉及真气范畴中的元气与原气之间的关联关系，它只是一种空间方位产生的关联关系。

在这个认识层面上，任、督二脉之通的问题，并不存在天地未分之前的混沌之气，或者宇宙的自然之气，可以通过任、督二脉进入人体之说法。因为，任、督二脉根本就不具有物质或者精神的相互传递与沟通的通道属性。它只是两个时空体系之间取相后被认定的一种关联关系。它所沟通的内容纯粹是一种时间属性与空间属性。

人体的空间属性与时间属性，与大自然的空间属性与时间属性之间的沟通，既不是自然中的元气，也不是人体内的原气，而是象、相、向之间的运动变化的相对性与随机性。也就是说，自然之象与生命之象，是两个相互独立的时空体系。自然之象被取相认识之后，形成了四象理论，称其为时间四象、空间四象，简称为四时四方理论体系。四象时空被取相认识之后，形成了阴阳三焦论。阴阳三焦论是大自然时间四象与空间四象取相认识后的一种图腾认识。这种图腾认识被人类自身身体的时间四象系统与空间四象系统认识之后，又会还原为象。也就是说，如果自然象，被抽象取相的时候被三因合成为一果的时候，那么，人类的四象时间系统与空间四象系统，也会还原成一种随机变化的三焦形貌。而自然象被抽象为阴阳态的时候，人类的时空系统同样也会还原为阴阳两种形貌。也就是说，任、督二脉的自然与人体之通，是一个象、相、向的被抽象、被复相的过程，它不是物质的流通与交换过程。所以，用通、用真气来命名一种任、督二脉健身法是不够恰当的。

五、越邪治病与动气养元

（一）背俞穴

1. 背俞穴的发展源流　背俞穴是特定穴的一种，为脏腑之气输注于背部的穴位。背俞穴理论的形成，经历了相当长的历史发展过程，大约贯穿了《内经》形成的全过程。背俞穴，首见于《灵枢·背腧》，载有五脏背俞穴的名称和位置。“黄帝问于岐伯曰：愿闻五脏之腧，出于背者。岐伯曰：背中大腧在杼骨之端，肺腧在三焦之间，心腧在五焦之间，膈腧在七焦之间，肝腧在九焦之间，脾腧在十一焦之间，肾腧在十四焦之间，皆挟脊相去三寸所，则欲得而验之，按其处，应在中而痛解，乃其输也”。

《素问·气府论》载“挟脊以下至尻尾二十一节十五间各一，五脏之俞各五，六腑之俞各六”，指出了背俞穴的大体定位，但未列出穴名。直到《脉经》才明确了肺俞、肾俞、肝俞、心俞、脾俞、大肠俞、膀胱俞、胆俞、小肠俞、胃俞等10个背俞穴的名称和位置。此后，《针灸甲乙经》补充了三焦俞、中环俞、白环俞，《备急千金要方》又补充了厥阴俞，而臻于完备。到《太平圣惠方》补充了关元俞、气海俞、督俞，共成56穴，此外还有膈俞、八髎穴、膏肓俞等。现在将脏腑之气输注于背部的腧穴统称为背俞穴。

《灵枢·卫气》曰“气在腹者，止之背俞”，说明背俞穴与脏腑之气有密切的联系。《素问·长刺节论》曰“治寒热深专者，刺大藏，迫藏刺背，背俞也，刺之迫藏，藏会，腹中寒热去而止”，说明取背俞穴可以治疗脏腑的疾病。此外，《内经》中明确给出了背俞穴的几种刺激方法，可刺可灸，可放血可按压。《灵枢·官针》曰：“一曰输刺，输刺者刺诸经荥输脏腧也。”《灵枢·背腧》曰：“灸之则可，刺之则不可。气盛则泻之，虚则补之。”《素问·刺疟》曰：“疟脉满大，急刺背俞，用中针，傍伍胠俞各一，适肥瘦出其血也。”《素问·举痛论》曰：“寒气客于背俞之脉则脉涩，脉涩则血虚，血虚则痛，其输注于心，故相引而痛，按之则热气至，热气至则痛止矣。”

由上可见，背俞穴在《内经》时代就已经是一种成熟的有别于传统针灸理论的独特选穴方法，具有系统的取穴原则和针灸方法，并已广泛应用于临床多种疾病。

2. 背俞穴的特点　背俞穴作为一类特殊的腧穴系统有以下特点。

（1）单用力专效宏，单刀直入：背俞穴单用可直接治疗相应脏腑病证，《素问·背腧》至今仍在应用，但学术上的补充不多，甚至可以说由于循经取穴主要在于选取四肢肘、膝关节以下穴位，反而背俞穴未得到发展意义上的应用，被忽略轻视，如未分别说明是病的轻、中、重哪一个阶段使用，但有力专效宏、单刀直入之优点。

（2）定位精准：除了第几椎旁开1.5寸外，寻找压痛点（即“阿是穴”“天应穴”）并刺之，可“立已”，对痛症及疏导病气有显著疗效。

考察其刺激方法有两种：一为针刺，反而缺乏补和泻的记载；一为艾灸，《灵枢·背腧》专立篇章详细记载了艾灸法的补泻，其人工操作以“吹火”的快速（疾吹）和勿吹停留为补泻的区别，显然“时间”是主要因素，未论及艾灸大小及量的多少。应该说限于古代对背俞穴接近内脏的解剖，取穴非易而容易刺之不当造成严重后果，如“刺中心……一日死”等的“刺禁论”篇记载，应该与刺五脏背俞穴不得法有关，只是将其专门列于“刺禁论”“禁服”篇而已。同时，反映出古代对“气胸”等的医疗急救水平和手段有限。客观地、科学地应用背俞穴在临床上至今不容易，要求医生熟练掌握进针方法和补泻手法。

3. 背俞穴的作用机制

（1）经典理论方面的依据

1）背部区域为原气之所散。《脉经》曰：“诸十二经脉者，皆系于生气之原……谓肾间动气也。”《难经·六十六难》曰：“脐下肾间动气者，人之生命也，十二经之根本也，故名曰原。三焦者，原气之别使也，主通行三气，经历于五脏六腑。”这里强调了原气为脏腑十二经之根本，特别把原气联系到三焦，通过上、中、下三焦将原气散布到各脏腑经脉，背俞穴为脏腑元气所聚之处。

2）背部区域为脏腑之气之所输注。《内经》中关于背俞穴机制的论述中，最重要的就是《灵枢·背腧》所言“黄帝问于岐伯曰：愿闻五脏之腧，出于背者。岐伯曰：胸中大腧在杼骨之端，肺腧在三焦之间”，认为主要是“五脏之腧出于背者”，即脏腑之气输注于背部的穴点就是背俞穴，所以背俞穴能够治疗和诊断相应内部脏腑的疾病。谈及背俞穴的来源：“《明堂》脏腑背俞首先引用了《灵枢·背腧》的经文，说明这些背俞是根据《灵枢·背腧》‘五脏之腧出于背者’的脉气而来，并增补了六腑背俞。观其脏腑背俞穴位记载，皆为‘第几椎下’，均无‘足太阳脉气所发’注语，说明《明堂》对脏腑背俞，是认为由本脏本腑直接‘出于背者’，又直接内通脏腑，是属于向心脉系的，不是‘经脉’足太阳脉气所发。”这一论述使背俞穴为脏腑之气所直接输注于背部的穴位这一论断更加明晰，是临床一个有别于传统针灸理论的独特选穴方法，故其部位当有其特殊性，输注的当为一个区域而不是经络上的单个穴点。

3）背部区域为气街之气之所止。《灵枢·卫气》曰：“请言气街：胸气有街，腹气有街，头气有街，胫气有街。故气在头者，止之于脑。气在胸者，止之于膺与背腧。气在腹者，止之背腧与冲脉于脐左右之动脉者。气在胫者，止之于气街，与承山、踝上以下。”可见胸气、腹气都输注于背俞穴。赵京生认为：“背俞关乎胸气腹气，此胸腹之气即脏腑之气的分部而言。手三阴通上焦，足三阴通下焦，而上焦即为胸气街处，下焦即为腹气街处。”进一步阐明了背俞穴与胸气街、胫气街及三焦的关系，是气街之气之所止。从根本上说，原气、脏腑之气、气街之气、三焦之气是相贯一致的，都是气在不同阶段、不同部位的不同形式。原气是人体的本原之气，强调脏腑经络之气都源于“脐下肾间动气”，脏腑之气则是原气散布于脏腑部位的名称，气街与三焦之气则是原气、脏腑之气散布通过头、胸、腹、胫气街及上、中、下三焦部位的形式。原气、脏腑之气是通过胸气、腹气，实际上以气街之气、三焦之气的形式输注于背部腧穴的。

4）背部区域为膀胱经及督脉循行之处。关于督脉的循行，《灵枢·经脉》曰：“督脉之别，名曰长强，挟膂上项，散头上，下当肩胛左右，别走太阳，入贯膂。”同时提到了膀胱经的循行：“膀胱足太阳之脉……从巅入脑，还出别下项，循肩髆内，挟脊抵腰中，入循膂，络肾属膀胱；其支者，从腰中下，挟脊贯臀，入腘中；其支者，从髆内左右，别下贯胛，挟脊内，过髀枢。”《灵枢·经别》曰：“足太阳之正……循膂当心入散；直者，从膂上出于项，复属于太阳，此为一经。”考“膂”乃脊柱两旁的肌肉，挟膂、挟脊实均指脊柱两旁，督脉之别和膀胱经皆挟脊而行，两者有交贯关系，都和背部区域有密切联系，所以背部有一个功能带也是有其经络基础的。而且足太阳之正“当心入散”，又正是背部区域与内脏联系的一种经络通路。

（2）现代理论方面的依据

1）背部区域与脊神经节段的关系：背部区域从解剖位置来看，恰好是脊神经所在之处，附近均有相应脊神经后支平行伴行，后支神经纤维所支配的范围覆盖了穴区部位。针刺背俞穴时，针体沿棘突下两侧刺入，深达椎体，针感沿肋间传导，可知针刺背俞穴不但可影响脊神经后支，还可涉及脊神经前支，而前支与交感神经干相联系，因此背部区域与脊神经和交感神经有密切联系，并可以通过神经体液调节，影响交感神经末梢释放化学物质，起到调节内脏功能的作用。同一神经节段内的穴位，因为具有相同的神经解剖基础，所以具有相同的功能、相同的诊治作用。受同一神经节段支配的具有相同诊治作用的不是一个个断裂的点，而是一个连续的区域，这也是背俞穴存在的神经解剖基础。

2）背部区域与经络感传研究的关系：许多经络现象从另一个方面为背俞穴的存在提供了依据，现仅举以下几点为例。①感传路线的宽度：研究证明，循经感传一般为 0.5～1cm 的带状区，如肘膝下为 1～2cm，而腰背部可宽达 3～10cm，表明经络在背部的感传带较宽。②感传的方向：感传的方向有三种，一是单向感传，二是双向感传，三是多向感传。督脉穴、背俞穴及夹脊穴等背部躯干穴位，可同时出现向上、向下双向传导，向内脏之穿透传导，以及横向、斜向传导，说明背部的任一穴位都可向多向感传，从而产生与背俞穴相同的效应。③感传的规律性特征：感传的全息性，即全身形成全息网络，表现为一点通多经，多点通一经；感传的泛化，指穴位刺激之后感传线不断向两侧增宽，经过一定时值的刺激，感传可以泛化扩散宽达 10cm 以上。④膀胱经麻感带：膀胱经麻感带沿膀胱经路线上行，到 17 椎，从两侧向中间靠拢，在背部与督脉融和一起。膀胱经与督脉融合在一起所形成的肯定是一条区带，一条具有独立性、完整性的区带。

3）背部区域与全息理论的关系：全息理论把宇宙概括为物质、能量和信息的三元聚合体，人体的每一个全息元都包含了整体的信息，其中，提出的背俞全息和夹脊全息，就蕴含了人体重要的生命信息，都能诊治相应内脏的疾病，为背俞功能带全息理论做了最佳的注解。此外，如脉诊、舌诊、眼诊、面诊、耳诊等都可以反映人体脏腑经络的生理和病理变化，无不体现着全息的思想。所以，既然脉诊、舌诊等已经在中医界广泛应用，那么背俞穴同样应作为独立的诊疗系统被接受。

4. 背俞穴的临床应用　临床实践中发现，在同一脊椎水平上，背俞穴广泛用于脏腑疾病的诊断和治疗，并能治疗一些自主神经功能紊乱所致的疑难怪症。

（1）诊断相应脏腑疾病：脏腑有病，可以在相应的背俞穴有压痛点，或者发现结节条索样变化。例如，心脏有疾可在心俞、督俞、至阳、灵台探测到反应，肾脏有疾可在肾俞、命门等督脉穴探测到反应。脏腑之气可通于膀胱经的背俞穴和督脉穴，因而作为脏腑之气出入之处，都能够反映脏腑病理生理功能的变化。如呼吸系统疾病在 T_3～T_5 两侧出现反应，消化系统疾病在腰椎 T_{11}、T_{12} 椎体两侧出现反应，胆系疾病常在 T_{10} 两侧出现压痛，肝病常在 T_9 两侧出现压痛。

（2）治疗相应脏腑疾病：背俞穴是内脏与体表联系的部位，具有反映内脏疾病和治疗相应内脏病变的功能。腹为阴，脏腑深居腹中，其病曰阴病；背为阳，俞穴所在，调治之曰治阳。《素问·阴阳应象大论》云："阴病治阳"。《内经》云"欲得而验之，按其处，应在中而痛解"，就是指通过外在腧穴的反应来治疗相应的脏腑疾病。赖新生教授在临床上常运用背俞穴来治疗脏腑疾病，正是背俞穴治疗相应脏腑疾病的明证。

（3）治疗相表里脏腑疾病：脏和腑，一阴一阳，互为表里，经络联系密切，虽经气各自输注于相应的背俞穴，但由于脏腑间经脉的相互络属关系，使气血相互沟通，故背俞穴不仅可治相应本脏本腑之疾，同时也可以用于治疗相表里的脏腑之疾。当一个脏或腑单独受病时，在取受病的脏或腑的背俞穴的同时，加取与之相表里的脏或腑的背俞穴可增强疗效，如取胆俞可治疗肝脏疾病，取脾俞可治疗胃部疾患。

（4）治疗相应脏腑所属器官及五体病：脏腑生病变时，常可影响到相应的五官、五体。背俞穴分布于足太阳膀胱经，膀胱经通于督脉并入络于脑，脑为元神之府，神气的虚实盛衰主要通过五官五体的功能表现反映出来，故背俞穴不但对脏腑有良好的治疗作用，而且还可用于治疗受脏腑濡养的相应五官、五体的病证。例如，肝开窍于目，肝俞可用于治疗目疾，“取肝俞与命门，使瞽士视秋毫之末”；肝主筋，肝俞又可治筋脉挛急，“筋寒热……肝俞主之”；肝藏血，肝俞可用于治疗血虚、妇女月经不调等疾病。

（5）调节自主神经功能紊乱：现代医学认为，内脏功能的调节主要与自主神经有关。而背俞穴与脊神经和交感神经有密切联系，并可以通过神经体液调节，影响交感神经末梢释放化学物质，起到调节内脏功能的作用。故与自主神经功能失调有关的疾病都可以酌情选用背俞穴来治疗。临床实践观察到，背俞穴还可以治疗许多远离躯干、脏腑且与自主神经功能紊乱有关的疾病或多个脏腑功能失调所致的病证，如脑血管意外、甲状腺功能亢进（甲亢）、高血压、糖尿病、神经衰弱等。

（6）其他：背俞穴之间有纵向经气扩布的联系，故上下相邻的背俞穴，由于位置相近，经气相通，主治效能常有相同之处。例如，心、肺同居上焦，其背俞穴虽分别在 T_3、T_5 旁，但肺俞能治疗心神失常之“妄言”，而心俞亦能治疗“寒热咳唾”，所以心俞、肺俞等可以共主上焦心、肺荣卫之疾，只是侧重不同而已。中 7 椎之肝、胆、脾、胃的背俞穴均司仓廪之职，共主消化系统中焦之疴。肾、大小肠、膀胱俞，位于下 7 椎，互主下焦诸疾。

5. 背俞穴在通督调神针的运用 赖新生教授强调通督调神要重点掌握五脏背俞穴的刺法，通督调神中以心俞、膈俞来养神，以百会、前顶、后顶来通督，有时加大椎、印堂、风池、脑户、脑空、神庭、太阳（头部的闸门）。善于运用五脏背俞穴配合募穴、五输穴，尤其是背俞穴配合穴（合穴处经气深大，似百川入海，经气最盛大，疗效好。井穴处虽经气深，但经气较少，故在此处进行烧山火、透天凉时疼痛感明显，且不宜大量放血，否则损伤身体，血脱、气脱导致疲劳、烦躁、失眠等气随血脱的症状；且不宜长期用，故多在急救时选用）。就内脏来讲，若能够熟练掌握五脏背俞穴，又熟练掌握治疗脑病的腧穴，则临床水平较高。临床上出现气胸者则是没有熟练掌握背俞穴的针刺要点。

背俞穴在通督调神法中应用时需遵循三个原则：调节内脏功能时，单用或配合募穴；调节脑功能时，配合督脉，若用于小儿脑病，常选用筋缩、身柱、命门、腰奇穴等；治疗妇科疾病时，配合三阴经穴位，如三阴交、太溪、太冲、复溜。

6. 背俞穴的刺法 针刺背俞穴，赖新生教授的经验有三：一是“正指直刺无针左右”结合“先审自意次观分肉”；二是治神，刺膺中背俞，重竭必死；三是刺背俞穴应辨明病情，施以不同的手法。

赖新生教授强调不能盲目应用补泻手法，需采用补泻前辨明虚实病情的五种综合的方法，《素问·调经论》中的刺有余不足法以神、气、血、形、志五个方面判断临床的“有余”和“不足”，有余用泻法，不足用补法，一般达到所针的深度之后以捻转补泻为主，个别较肥胖者可以一次针到应有深度，留针得气后再提针至浅层行捻转补泻，即背俞穴最多只分深浅两层先深后浅补泻，一般是泻法多用，可结合青龙摆尾法，出针时摇大针孔以泻其邪。《素问·调经论》曰：“刺法言，有余泻之，不足补之……有余有五，不足亦有五……神有余不足，气有余不足，血有余不足，形有余不足，志有余不足，凡此十者，其气不等也。”

（二）脐下肾间动气

“脐下肾间动气者，人之生命也，十二经之根本也，故名曰原”。“原”，即元气（元炁），具体活动的部位在脐下，即道家所谓的“下丹田”，是元气归藏之根。人身虽有三丹田、五丹田之说，但实际上，除特殊情况之外，一般所说意守丹田，都是指意守下丹田。下丹田在脐下小腹部相当大的一块区域，包括关元、气海、神阙、命门等穴位。古人认为下丹田与人体生命活动的关系最为密切，正因为此，它位于人体中心，是任脉、督脉、冲脉三脉经气运行的起点，十二经脉也都直接或间接通过丹田而输入本经，再转入本脏。下丹田是真气升降、开阖的基地，也是男子藏精、女子养胎的地方。《难经》认为，下丹田是“性命之祖，生气之源，五脏六腑之本，十二经脉之根，阴阳之会，呼吸之门，水火交会之乡”。所以，气功家多以下丹田为锻炼、汇聚、储存真气的主要部位。

沈金鳌谓：“肾间动气，即下丹田，为脏腑经络之根本，呼吸之门户，三焦之源头，名曰大海，贮其精血。”据此可知，肾间动气既可诊察冲脉、任脉、督脉动态，因系连各脏腑有分支，故又可探知肾及其他脏腑经络之变化。故下元虚损，冲阳浮逆，或阴寒上僭等病变，脐跃即可产生变象。吴坤安云：“动气筑筑就动于脐旁上下左右，甚而连及虚里心胁而浑然振动，此气血大亏，以致肾气不纳，鼓动于下而作也。”

1. 元气的概述

（1）元气的含义：元气是中国古代哲学中的一个最基础的概念，指天地未分前的混沌（一作“浑沌”）之一气，如战国《鹖冠子·泰录》云：“天地成于元气，万物成于天地。”东汉《论衡》云：“元气未分，浑沌为一。”万物皆禀元气而生，如《论衡》云：“万物之生，皆禀元气。”虽然《内经》中未见“元气”，但已涉及其本质内涵了，如《素问·天元纪大论》云：“太虚寥廓，肇基化元，万物资始，五运终天。”“太虚寥廓，肇基化元”已经把元气的来源及元气与万物的关系讲明了。

（2）人的元气：人为万物之一，也是如此，元气在父母精卵结合的一刹那，先身而生，为先天之气。《灵枢·天年》云：“人之始生，何气筑为基，何立而为楯……以母为基，以父为楯。”人的先天之气，本乎自然，源于父母，故有各自先天禀赋之差异。先天的元气直接决定了人后天的生命质量，《论衡·无形》云：“人禀元气于天，各受寿夭之命。”刘完素《素问病机气宜保命集·素问元气五行稽考》论元气与五行的关系，其中有对元气的论述：“夫元气者……元始之祖，先天地生，圆而无隙，寂而不动，感而遂通”“盖论五行以元气为根，富贵寿夭系之。由有尪羸而寿考，亦有壮盛而暴亡。元气固藏，则尪羸而无害。及其散漫，则壮盛而愈危。是以元气为根本，五行为枝叶”。

（3）元气的生成：元气是怎样产生的呢？又呈现出什么样的性状呢？道家经典《道德经》给出了答案。《道德经》云：“道生一，一生二，二生三，三生万物。万物负阴而抱阳，冲气以为和。”其中“道生一”之“一”即元。“元”在《说文解字》云：“始也，从一从兀。”此由小篆字形附会，甲骨文（甲七五二）、（乙二六一）并非从一从兀，而是从人从兀[“上”为指示字，甲骨文（甲一一六四）、（前七·三二·四），下一长横表物之基准，上一短横指示在其上]，指人首，会首之意。首即为始，为长，诸引申义皆由此而来。故“元”者，首也，始也，大也，长也，本也，天也，气（元气）也。道无形无象，无气无质，无情无状。从“道生一”之“一”开始，就有象产生了，也是从此开始有了“气”的概念。“一”是初始之象、初始之气。《春秋·公羊传》言“变一为元”，汉代何休注云：“元者，气也”，气泉注云“元为气之始”。元，即元气，为初始之气。所以“一”者，从象而言，称“元”“太极”“浑沌”“太初”(《列子·天瑞》曰：“太初者，气之始也。”)；从气而言，称“一气”“元气”“太和元气”“浑沌之气”；从规律而言，其为道之用，称为“德”，即自然规律，也是宇宙的第一个规律，也称“天”。

虽然名相众多，或言象，或言气，或言规律，但所指一也。“一生二”之“二”也是如此，从象而言，称“阴阳”“阴阳二象”“天地”“乾坤”“两仪”；从气而言，称“阴阳二气”“天地之气”；从规律而言，称“阴阳规律”，凡此种种，异名同谓。

(4)元气的特性：除了道的虚寂本体外，就是元气能均匀无别地兼容遍透整个宇宙自然中。由于元气是形成宇宙自然的最初级的存在形式，因此其不仅是自然规律造化宇宙万物万象的最基本的存在单元，也是构成宇宙任何具体存在的最基本的基质，同时还是整个宇宙间万物万象相互沟通的最基本的“介质”。所以说，宇宙自然处在太和元气这个混沌阶段，是没有一丝光明、没有一点杂质、没有任何波动、没有时空界限的纯粹存在，是宇宙至大之象——“一”，是宇宙间的万有万象于孕生演化的过程中自然形成的整体性，即《庄子》云：“天地与我并生，而万物与我为一。”元气是由道之虚寂孕生的冲之态势，就好像那种蓄势待发的势态，如运动员于起跑线前等待发令声的状态，是一种最基本、最纯粹的存在状态，包含了一切发展趋势的因，而不是一种运动态。此混沌态，整体而无分别，无法以时空计量，没有空间的此处与彼处之别，那又何言运动？元气不仅指天地之始的存在状态，在其兼容遍透中，各种生物还有标志各自生命活动特征的元气。传统中医里提到的元气是指人之生命活动的元气。“道生一”在人生命活动中的体现，是在父母的精卵将交而未交时——道之虚寂，精卵结合的一刹那——“道生一”，产生人之元气，相当于受精卵信息，是人的生命活动中先天之先天的内容。

2. 元气理论相关研究的意义

(1)元气亏虚是百病之源：《内经》指出，“邪之所凑，其气必虚”“正气存内，邪不可干”，认为正气强盛，血气充盈，则人体内脏功能正常，外邪无从侵入，疾病也就无从发生。《难经》也谈到“所谓生气之原……此五脏六腑之本、十二经脉之根，一名守邪之神”，明确指出元气是“守邪之神”，具有护卫人体肌表、防御和抵抗病邪能力的重要作用。明代医家萧京继承和发展了《内经》《难经》的发病学理论，从自己的临床体会出发，指出“每见虚而受补者十居八九，实而耐攻者十仅二三”，认为时人先天禀赋不足，真元易于受损、脱失，先天元气易于亏虚者占大多数。他在《轩岐救正论》中说“六气之人，未有不先于元气虚弱，以致卫气不能卫外，而任邪气侵卫，营气不能营内，而任邪气攻内也”，认为元气亏虚，护卫肌表，防御外邪入侵的功能减弱是引起六淫入侵的关键因素。他又指出，“劳倦不能耐，则肺之元气虚，思虑不能周，则心之元气虚，饮食不能运，则脾之元气虚，智谋不能决，则肝之元气虚，精血不能充，则肾之元气虚”。元气是维持人体生命活动的物质基础，元气充实则人体脏腑经络的功能旺盛，抗病能力强盛，邪气难以入侵。若元气亏虚，则致人体防御功能减退，邪气易于侵犯人体而发病。因此，张景岳强调“然求复之道，其道何居?盖在天在人，总在元气，但使元气无伤，何虑衰败”“元气既损，贵在复之而已”(《中兴论》)。

(2)重视中医元气研究是疾病谱不断变化的客观要求：随着社会物质生活水平的不断提高和生活压力的逐步增大，损伤元气的因素越来越多，来自生活、工作、环境、饮食等方面的致病因素在损伤元气的同时，常常引起变证蜂起，痼疾纷繁。例如，精神性疾病、恶性肿瘤、糖尿病、免疫力下降、衰弱症等逐渐成为棘手的医学问题；人口老龄化的迅猛发展，使得解决老年人的生理、心理和精神障碍成为医疗保健的严峻挑战；经济全球化推进速度的加快、人类活动范围的扩大和对地球的过度开发、全球性环境恶化日趋严重，使得环境医学已成为新的重要的医学研究的组成部分。而对绝大多数复杂性疾病的病因和发病机制了解不多和不全面，有的更是知之甚微，这些疾病很难在早诊早治和预防等重要环节上采取有效办法和干预措施，针对它们的防治将成为艰巨的任务。

对目前的多发病、慢性病、疑难病（如高血压、肿瘤、糖尿病、冠心病、代谢综合征等疾病）的病因研究表明，人体自身功能的紊乱和免疫力的下降是重要因素。这与中医元气亏虚致病的理论不谋而合。加强中医元气理论的相关研究，不仅有利于丰富和完善中医理论体系，而且能够更加有效地指导临床治疗，能够更好地发挥中医药治疗的优势，为困扰当今医学界的诊疗难题寻找新的切入点和突破口。

（3）重视中医元气研究是实现由医疗向保健和预防转变的需要：将研究重点从治已病前移至治未病（预防、保健），以期阐明重大疾病和其他常见病、多发病的发病机制，提出预防、诊断和伤害救治原则及技术，提高疾病防控能力，改善人民的医疗和生活环境，这是当今医学界的共识。我国是一个发展中的人口大国，人口控制和人民健康的保障只有坚持预防为主，研究、应用、治理和服务的重点前移，才是最经济、最有效、最正确的战略方向。在这个过程中，注重内外环境关联性和复杂性的中医元气理论研究，无疑就凸显出其巨大的价值。元气是中医“治未病”理论的重要概念之一，中医元气理论相关研究能否在今后一段历史时期内有所突破，在一定程度上影响着由“医疗”向“保健”和由“医生为中心”向“保健为中心”转变的进程。

3. 元气的具体作用　“人之死，大约因元气存亡而绝”。一方面，元气平和中正，无火而能令百体皆温，无水而能令五脏皆润。“阴阳阖辟存乎于此，呼吸出入系乎于此”。在《医学源流论·元气存亡论》中徐灵胎将人的生命过程比作柴薪燃烧，“譬如置薪于火，始燃尚微，渐久则烈，薪力既尽，而火熄矣”。元气在人的一生中充当了柴薪的作用。赖新生教授强调，元气是生命的根本，元气生则人身生，元气长则人身长，元气消则人身消，元气亡则人身亡。元气决定了人的生命长短。在《医学源流论·元气存亡论》中徐灵胎亦曾说明“其有久暂之殊者，则薪之坚脆异质也。故终身无病者，待元气之自尽而死，此所谓终其天年者也”。另一方面，“正气之蓄，即为元气”。正气是人体各种抗病能力的总和，这种抗病能力又由何产生呢?正气之蓄，即为元气。元气是正气的基础，元气与正气紧密联系，元气旺则正气强，人体就不易感受病邪。

4. 元气的临床应用　在临床上将“元气论”主要应用于中医诊断、治疗思想、选方用药三个方面。其应用大致可归纳为以元断病、邪元相并。

（1）以元断病：赖新生教授主张元气盛衰决定人的生死存亡，“此中一线未绝，则生气一线未亡”，故医者在判断病证顺逆时不应该单单只考虑病证轻重，更要追本溯源，重视元气盛衰。“疾病之人，若元气不伤，虽病甚不死，元气或伤虽病亦死”。赖新生教授通过诊脉加以辨别元气盛衰。《难经经释》中提及“脉之流动，气实主之。未有生气已绝，而寸口脉尚平者。况生气之绝而不绝，亦必诊脉而后见”。通过脉诊医者对患者元气盛衰有大致把握，达到“惟上工能虑在病前，不使其势已横而莫救，使元气克全，则自能托邪于外”的诊疗目的。甚至医者应该以此自求“若邪盛为害，则乘元气未动，与之背城而一决，勿使后事生悔，此神而明之之术也”。

（2）邪元相并：病家患病急暴，邪气盛而元气未衰，或病家迁延日久，元气大虚、余邪留恋，以致“邪气与元气相并，大攻则恐伤其正，小攻则病不为动，如油入面，一合则不可复分”。良工防微，及早治疗。如若疾病已发展到正虚邪恋的邪元相并阶段，赖新生教授认为，唯有拖延，努力提高患者生活质量，使之带病延年，不愈不死。在邪元相持阶段，赖新生教授认为，病证还可分内外轻重，“其大端则病气入脏腑者，病与人俱尽者为多，病在经络骨脉者，病与人俱存者为多，此乃内外轻重之别也”。

5. 元气与三焦的关系 《难经·六十六难》曰：“三焦所行之俞为原者，何也？然：脐下肾间动气者，人之生命也，十二经之根本也，故名曰原。三焦者，原气之别使也，主通行三气，经历于五脏六腑，原者，三焦之尊号也，故所止辄为原，五脏六腑之有病者，皆取其原也。”

意即为，肾间动气为人体十二经脉气行的根本，而三焦则是肾间动气运行的主干。兹分述如下：

《难经·八难》曰：“诸十二经脉者，皆系于生气之原。所谓生气之原者，谓十二经之根本也，谓肾间动气也。此五脏六腑之本，十二经脉之根，呼吸之门，三焦之原。”此段引文谓人体的十二条经脉，皆与人体“生气”的源头相衔接，而这生气的源头即是“两肾间的动气”，它是五脏六腑阴阳之气的本源，手足十二经脉内循行之气的根本，“呼”出浊气、“吸”入清气的门户，贯通人体中轴上、中、下“三焦”之气的根源。

上段引文虽言及“肾间动气”与“三焦”的初步关系，但有关两者的进一步关系则在《难经·六十六难》中：“三焦者，原气之别使也，主通行三气，经历于五脏六腑。”“原气”即前述所言“肾间动气”，“三焦者原气之别使”谓“三焦”乃“肾间动气”由源头出来以后主要循行的途径，故可通行于宗气、营气、卫气等“三气”，然后更进一步分布于五脏六腑。参考李时珍的“命门，为相火之原，天地之始，藏精生血，降则为漏，升则为铅，主三焦元气……三焦，为相火之用，分布命门元气，主升降出入，游行天地之间，总领五脏六腑营卫经络内外上下左右之气，号中清之府。上主纳，中主化，下主出”。

经过上文梳理，从命门天癸，到肾间动气，再到三焦气化，中医这一核心理论的脉络就十分清晰了。试用图式表示为：命门天癸→脐下胞宫肾间动气→三焦→升降出入经历于五脏六腑→奇经八脉、十二经脉。从这个图式不难发现，《难经》的“肾间动气”理论模式体现了先天气对后天气化的支持功能。就三焦而言，是反映出下焦对于中焦、上焦的支持，是从下而上的动态过程。该模式与《素问》的理论模式的过程指向恰恰相反，故《难经》创造性地发展了《素问》模式，补充了《素问》模式的不足并使中医的命门、肾气、三焦气化理论臻于完美。

人体的元气发源于肾，藏于丹田，借三焦之道，周流全身，以推动五脏六腑的功能活动。人体的强弱、生死存亡，全赖丹田元气之盛衰。所以养生家都非常重视保养丹田元气。丹田元气充实旺盛，就可以调动人体潜力，使真气能在全身循环运行。意守丹田，就可以调节阴阳，沟通心肾，使真气充实畅通八脉，恢复先天之生理功能，促进身体的健康长寿。

6. 通元针法中元气的含义 《素问·宝命全形论》曰：“人生于地，悬命于天，天地合气，命之曰人。”气为万物之精微，元气既是构成宇宙万物最本质、最原始的要素，也是人体中最根本、最重要的气，是人体生命活动的原始动力，“人以天地之气生”“气聚则生，气散则死”，元气推动人体的生长、发育和生殖，调节人体脏腑、经络、形体和官窍的生理功能，因此元气的充足与否不但关系着生命的长短，同时也在疾病发生、发展、恢复和转归过程中发挥着关键作用。

赖新生教授认为，元气亏少或元阴元阳失衡会影响一身之阴阳，导致各种疾病的发生。疾病种类虽多，发病原因不一，但其基本病机不离阴阳平衡失调，导致机体功能活动失常，气血失和，经脉不利，脏腑功能紊乱而诸证百出。疾病恢复之根本也在于恢复人体的“阴平阳秘”状态，“用针之要，在于知调，调阴与阳，精气乃光，合形与气，使神内藏”是上工的最高境界。

六、循经取穴与配穴五输穴

（一）循经取穴

1. 循经取穴定义 循经取穴有广义与狭义之别，广义上来说是指按脏腑经络辨证的理论来进行针灸处方选穴。例如，因精神刺激而导致心神不安的不寐，可取手少阴心经的神门穴；因怒气伤肝所致的不寐，可取足厥阴肝经的太冲穴。广义上的循经取穴泛指针灸处方选穴的各种方法，在此基本法则的指导下常用的选穴方法有近部取穴、远道取穴、对症取穴、特定穴的运用及结合现代科学知识和科研成果选穴等，在临床上运用这一基本法则指导着具体的取穴方法，取穴方法是其基本法则在临床上的具体应用。狭义上来说，循经取穴是指本经远端取穴法，即指凡是经脉循行的部位（包括脏腑、器官和体表诸部位）发生病变，可在其经脉的远端取穴做治疗。例如，手阳明大肠经的合谷穴可治疗头面、齿痛、上肢疼痛等。广义之中涵盖着狭义，两者出发点有些许不同，但结果都是一样的，都能够表达“经脉所过，主治所及”的目的。

2. 循经取穴分类 赖新生教授认为，循经取穴是在脏腑经络理论指导下，进行针灸施治的重要环节，要想提高针灸疗效必须掌握此环节。现代一般认为，循经取穴即是循本经取穴，其实不然，广义上来说可在病变的经络的基础上选取与之相表里、同名、同阴或同阳的经脉来进行取穴，现将《内经》中循经取穴的方法作如下分类。

（1）本经循经取穴：《灵枢·终始》记载：“必先通十二经脉之所生病，而后可得传于终始矣。故阴阳不相移，虚实不相倾，取之其经。”说明了凡出现十二经脉所系脏腑之精气衰弱的症状表现后，辨清是否仅是本经经脉的精气异常，只要没表现出阴阳偏盛、虚实交错的情况，皆可依据十二经脉之所生病，则从该经脉上选取腧穴，进行组织配穴，施针治疗。循本经取穴法是指在病变脏腑所属或病变部位所循行的经脉上选取穴位，一般既适用于肢体病，也适用于脏腑病。《灵枢·九针十二原》载：“五脏有疾，当取之十二原。”正是循本经的标准取穴。翻阅《内经》，不难发现当中记载的针灸处方以循本经取穴法为数最多，在其总数412首处方中针灸处方占了263首。这种取穴法治疗的多为本经经脉所过的部位，或相应脏腑的病变，病机比较单纯，运用此取穴法，必须辨清其病位，这是关键所在。例如，“大风颈项痛，刺风府，风府在上椎”（《素问·骨空论》），“热病始于足胫者，刺足阳明而汗出止”（《素问·刺热》），“腹满，食不化，腹响响然，不能大便，取足太阴”（《灵枢·杂病》），等等。上述条文皆表示按经脉循行所过之处及其脏腑所属的经脉发生病变，则选取该经脉上的穴位施针治疗。

（2）表里经取穴：《素问·血气形志》提及“足太阳与少阴为表里，少阳与厥阴为表里，阳明与太阴为表里，是为足阴阳也。手太阳与少阴为表里，少阳与厥阴为表里，阳明与太阴为表里，是为手阴阳也”。用以表明手足三阴三阳经的表里关系，可看出其表里两经是彼此保持紧密联系的，需维持表里两经之间的阴阳气血的平衡才能够使人体的生理功能正常运行。表里经取穴法是指某经的循行所过之处或其所属的脏腑发生病变时，选取与其相表里的经脉上的腧穴进行配伍，施针治疗。它是根据阴阳表里相互联属的关系来制订的取穴方法，在《内经》中的应用分别有两种方法。

1）表里单经取穴：《内经》中记载的部分针灸处方是采取表里经单经取穴的，如《灵枢·厥病》中记载“厥心痛，腹胀胸满，心尤痛甚，胃心痛也，取之大都、太白”“太阴阳明相表里”“脾胃相表里”，此“胃心痛”乃胃邪犯心所致，邪气首先犯胃，而后上逆于心，导致气机不通而出现心痛腹胀胸满等症状，单独足阳明胃经受邪，但未选取足阳明胃经的腧穴而只选取足太阴脾经的大都、太白。又如《灵枢·五邪》中记载“邪在脾胃，则病肌肉痛。阳气有余，阴气不足则热中善饥；阳气不足，阴气有余，则寒中肠鸣腹痛。阴阳俱有余，若俱不足，则有寒有热。皆调于三里”。此乃足太阴阳明两经受邪，外邪侵犯脾胃而出现肌肉疼痛，鉴于脾与胃相表里，故不论脾胃虚寒或者实热，都可选取足阳明胃经的合穴及胃之下合穴足三里来进行治疗。上述两者皆是表里单经取穴的运用例证，区别只在于前者为单经受邪，而后者为两经受邪。

2）表里两经取穴：本取穴法在《内经》针灸处方中有较多的记载，如《灵枢·五邪》中记载：“邪在肾，则病骨痛阴痹。阴痹者，按之而不得，腹胀，腰痛，大便难，肩背颈项痛，时眩，取之涌泉、昆仑。视有血者，尽取之。”本条论述了邪气首伤及肾，致阴痹而病骨痛，邪气由足少阴肾经通过相表里犯及足太阳膀胱经，脏病及腑，故出现腰脊肩背颈项痛，鉴于“治病者先刺其病所从生者也……病先起阴者，先治其阴，而后治其阳；病先起阳者，先治其阳，而后治其阴”（《灵枢·终始》）的取穴原则，所以先选取足少阴肾经的涌泉，后取足太阳膀胱经的昆仑，表里两经的穴位相互配合则可祛其邪。又如《素问·刺热》中记载：“心热病者，先不乐，数日乃热，热争则卒心痛，烦闷善呕，头痛面赤……刺手少阴、太阳。”论述了热邪首先犯心，故先不乐，数日后心气邪热相争，即出现发热，突然发生心痛、心烦呕吐等症状，手少阴心经与手太阳小肠经相表里，手太阳小肠经循行头面部，故出现头痛面赤，在临床上遇见这些症状，则可选取手少阴心经及手太阳小肠经表里两经的腧穴相配合进行施针治疗。《素问·评热病论》中记载“汗出而身热者风也，汗出而烦满不解者厥也，病名曰风厥……巨阳主气，故先受邪，少阴与其为表里也，得热则上从之，从之则厥也……表里刺之，饮之服汤”。本条文论述了风厥病的临床表现为身热汗出而烦满不解，主要是因为足太阳经受邪化热，导致与其相表里的足少阴经肾气上逆，逆上则烦满不解，这是表邪入里，表里俱病的证候，盖阳邪盛则阴必虚，治疗当泻足太阳经之邪，补少阴之气，表里同治，针药配合，而饮之服汤。以上三者均是表里两经配合取穴的应用例证，都是根据经脉脏腑相表里的配合进行选穴运用的。

（3）同名经取穴：是指在手足太阴、手足阳明、手足少阴、手足太阳、手足厥阴、手足少阳十二经脉各自阴阳同名的经脉上选取穴位的方法。《素问·热论》中论述的“六经”就是以六经同气相求的原理作为依据。每条同名经之间都是彼此相通的，在人体头面躯干相互交接联成一个整体。同名经同用说明了脏腑经络整体联系的生理功能、病理反应的协同作用。蜀中名医杨介宾曾举例临床上同名经取穴法的应用，如癫狂病选取手足太阴经的少商和隐白，心肾不交的不寐选取手足少阴经的神门与太溪，小儿惊风选取手足厥阴经的内关与太冲，胃火炽盛而致的牙痛选取手足阳明经的合谷与内庭，胸胁疼痛选取手足少阳经的支沟与阳陵泉等，均为临床行之有效的取穴方法。《内经》中的同名经取穴法可分为以下两类。

1）一对同名经取穴：《灵枢·厥病》中记载：“厥头痛，贞贞头重而痛，泻头上五行，行五，先取手少阴，后取足少阴。”此就是运用了同名经取穴法，本条文论述的是经气逆乱上冲头顶所致头痛，盖心属火，肾属水，肾虚则水亏，不能上制于心，所以心火炽盛，上冲头部，出现头痛等症状，应当先选取手少阴心经的腧穴来泻心火，而后选取足少阴肾经的腧穴来补肾水，该条文应用了一对同名经取穴法，同时也相应于治法当中的“泻南补北之法”。又如《灵枢·热病》中记载：“热病而汗且出，及脉顺可汗者，取之鱼际、太渊、大都、太白……汗出太甚，取内踝上横脉止之。”本条文论述了手足太阴经的腧穴，可以治疗外感发热，泻诸穴以达祛热而起到降体温的作用，补法可以令其发汗而祛除外邪，从而病愈。

2）多对同名经取穴：《内经》中的针灸处方除了有一对同名经取穴的例证，同时也有出现多对同名经取穴的例证。如《灵枢·癫狂》中记载："狂者多食，善见鬼神，善笑而不发于外者，得之有所大喜，治之取足太阴、太阳、阳明，后取手太阴、太阳、阳明。"本条文采用了多达三对的同名经取穴法，盖狂症多由痰火扰神所成，心神被伤，故多食而不知饥饱，暗自喜笑，治疗以泻痰火而复神明为要，针刺治疗先取足太阴脾经、足太阳膀胱经、足阳明胃经，然后取手太阴肺经、手太阳小肠经、手阳明大肠经。又如《灵枢·厥病》中记载："头半寒痛，先取手少阳、阳明，后取足少阳、阳明。"手足少阳及手足阳明的经脉，皆循行于耳上及颞部，当颞部受风寒邪气而出现巅部冷痛的表现时，应先取手少阳及手阳明经脉的腧穴，然后取足少阳及足阳明经脉的腧穴进行针刺治疗，共同取了两对同名经来进行取穴。临床上遇见的偏头痛，就是以取手少阳三焦经的外关、中渚，手阳明大肠经的合谷及足少阳胆经的足临泣，足阳明胃经的头维等来进行针刺治疗的。

（4）表里同名经取穴：是根据表里两经经气相通，同名经同气相求的原理，依次把十二经脉分类归纳为三组表里同名经的基础上，实行辨证归经的复式循经取穴法。如针刺治疗手太阴肺经出现病变的患者，可先取本经的腧穴，次取与其相表里的手阳明大肠经的腧穴，后取同名的足太阴脾经的腧穴进行针刺治疗，最后根据辨证所需的情况，还可以再取与足太阴脾经相表里的足阳明胃经的腧穴进行针刺。早在《内经》中，就有记载这一取穴法的例证，如《灵枢·癫狂》中记载："狂始生，先自悲也，喜忘、苦怒、善恐者，得之忧饥，治之取手太阴、阳明，血变而止，及取足太阴、阳明。"又如《素问·刺热》中记载："疟方欲寒，刺手阳明太阴、足阳明太阴。"现代文献关于表里同名经取穴法的论述不多，而《内经》中却早有这种取穴法的记载，如此可见本取穴法在当时的运用已经相当普及，不免让现代医家辨识到表里经取穴法和同名经取穴法相结合的可行性。

（5）同阴阳经取穴：阴阳学说是中医基础理论之一，是八纲中的总纲。本取穴法就是根据疾病的阴阳属性而同时选取其相关的三阴或三阳的经脉上的腧穴进行针刺治疗。正如《灵枢·寿夭刚柔》中所载："审知阴阳，刺之有方；得病所始，刺之有理。"《素问·阴阳应象大论》中记载："善诊者，察色按脉，先别阴阳。"都说明在临床为患者诊病时，必须先察明其疾病的阴阳属性才能决定施治原则，提示了阴阳在诊断和治疗中的重要性。《内经》当中就有记载部分处方乃同时选择三阴经或三阳经作针刺治疗的。例如，《灵枢·寒热病》中记载："骨痹症，举节不用而痛，汗注烦心，取三阴之经补之。"论述了骨痹证，所有关节不能如常活动并且疼痛，汗出如注且心烦，因其病在阴，阴虚而不能潜阳，阳气外越，故汗液随之外泄如注，治疗当补三阴之经。又如，《灵枢·九针十二原》中记载"胀取三阳，飧泄取三阴"，"夫胀者，皆在于脏腑之外，排脏腑而郭胸胁，胀皮肤，故名曰胀"（《灵枢·胀论》）。其言表明胀病的范围比较广泛，当中包括了水气停留脏腑、胸腹胀大、皮肤浮肿等一类疾病，与后世所说的胸腹胀满在某种意义上是不完全相同的，取三阳是针对病因而制订的取穴方法。三阳指的是足阳明经、足太阳经、足少阳经，三阳者，主气主表，泻三阳可枯风寒、利湿热、调胃利气、疏肝利胆、消胀，而飧泄是指完谷不化，肠鸣腹痛的病证；三阴指的是足太阴脾经、足少阴肾经、足厥阴肝经，其病因病机乃肾阳虚衰，命门之火不足则脾阳亦虚，脾阳不足则无法腐熟水谷，肝气失调，横逆犯胃，使脾胃运化失常，因此导致飧泄，补三阴可健脾祛湿、温中散寒、抑肝扶脾、补肾火、益脾阳，飧泄即可除矣。该针灸处方条文，阐明了阳经与阴经的功效有别，强调了选取腧穴需依据其阴阳进行组织配伍。《内经》中同时选取三阴经或三阳经的取穴法，也让后世医家或现代临床上又多了一种借鉴或参考。

（6）多经取穴：随着疾病的进一步发展，侵犯各脏腑后病机就更为复杂，导致各脏腑同病而累及各个经脉，形成了多经的病变，本取穴法就是根据复杂病变的情况而选取针刺各个经脉上的腧穴。例如，《灵枢·四时气》中记载：“小腹控睾，引腰脊，上冲心，邪在小肠者，连睾系，属于脊，贯肝肺络心系。气盛则厥逆，上冲肠胃，熏肝，散于肓，结于脐。故取之肓原以散之，刺太阴以予之，取厥阴以下之，取巨虚下廉以去之，按其所过之经以调之。”本条文所论述的是小肠疝气的取穴方法，可见其取穴方法比较复杂，取肓之原气海以散脐腹之结，补手太阴肺经制肝木之实，泻足厥阴肝经的实邪，补泻兼施，扶正祛邪，取小肠之下合穴巨虚、下廉以治其实邪，然后随其所过之经调其虚实，其症当愈。又如，《灵枢·癫狂》中记载：“风逆，暴四肢肿……饥则烦，饱则善变，取手太阴表里，足少阴、阳明之经。”又载：“癫疾始生，先不乐，头重痛……已而烦心。候之于颜，取手太阳、阳明、太阴，血变而止。”上例证均是采用了多经取穴法，当中包含了表里经或同名经的取穴法，多出与其他经脉无表里同名相连的经脉，故仍属于本法的范畴。

唐代医药学家孙思邈编著的《备急千金要方》当中记载十三鬼穴，其十三腧穴分类归结多达八经以上，再如明代针灸医家高武所编著的《针灸聚英》，当中记载的回阳九针穴，其歌赋为：“哑门劳宫三阴交，涌泉太溪中脘接；环跳三里合谷并，此是回阳九针穴。”此九穴也分类归结共为八经之多，两者均是采用了多经取穴法的典型例子。可想而知，关于多经取穴法的应用，在后世医籍中也是不为鲜见的。

（二）通元针法的理论基础

从《内经》开始，对疾病的病理认识即已从局部联系到经络，体现出循经取穴的思想。《灵枢·邪气脏腑病形》曰：“中于面则下阳明，中于项则下太阳，中于颊则下少阳，其中于膺背两胁亦中其经。”说明邪之中人，以穴位为孔道，经络为病邪传入与证候出现的反应线。故凡传注受邪之疾可以循经取穴为准则。针灸辨证施治的特点，决定了辨证循经取穴在针灸治疗中的主要地位。汪石山曰：“不知经络无以知气血往来，不知孔穴，无以知邪气所在，知而用，用而的，病乃可安。”如临床有患者颈项拘急，偶感风寒3天，故用颈部三针加委中，一次而愈，此为中项则下太阳，循经取穴而取效的实例。

循经取穴以经络为依据，所谓“经络所过，主治所及”，腧穴的主治性能大部分和经脉的是动病、所生病一致。例如，以足阳明大肠经病为主的鼻塞不通，牙痛而肿，近取迎香，远取商阳，一经之中，起处一针，止处一针，上下相应，远近兼顾，易于激发经气，疏通经络，使气至病所而病速愈。

赖新生教授认为，欲掌握好循经取穴，在临床上发挥良好的治疗效果，充分理清经络循行部位及走向是前提。《灵枢·经脉》是《内经》中论述经络最系统、最完整的一篇，详述了十二经脉的名称、循行径路，列举了每经的“是动病”“所生病”和虚实证候及其征象，同时也提出了相关的治疗原则。“为此诸病，盛则泻之，虚则补之，热则疾之，寒则留之，陷下则灸之，不盛不虚，以经取之”（《灵枢·经脉》）。此条文就概括了十二经脉的治疗原则都是一样的，但需清楚辨认是动病、所生病和虚实证候所属的经络。

《素问·骨空论》云“（督脉）别绕臀至少阴（肾经），与巨阳（足太阳）中络者，合少阴上股内后廉，贯脊，属肾。与太阳起于目内眦，上额，交巅，上入络脑，还出别下项，循肩髆内，夹脊，抵腰中，入循膂，络肾。”督脉行于人体背部正中，与肾脏、膀胱经紧密联系，上入脑络髓，调节诸脏神气与一身阳气；任脉循行于腹，与阴维脉交会，调节诸阴脉之间的气血平衡，为“阴脉之海”。两者同起胞宫，与脑紧密相连，通元针法采用背俞穴或华佗夹脊穴配合腹部穴位治疗临床各科杂病，正是立足于对脏腑阴阳之气不平衡的状态进行调节，在阴阳、表里、虚实、寒热辨证基础上的循经取穴方法。

通元疗法调动了人体的元气，将元气充分发挥在经络，通过经络作用表达出来，是一种最佳的处方。若久病者使用引气归元疗法后效果差时，说明元气不足，“仓库”储存不足，可配合灸百会、大椎、命门等背部腧穴，疗效彰。对临床上针刺疗效不明显的患者，经艾灸后，调动了人体的元气、阳气，打破了灸足三里用来保健的传统观念。临床上我们重视针刺泻实的时候往往忽视了艾灸补虚扶羸的作用。临证时一定要考虑经脉、穴位、俞募相配，要理解针刺和艾灸的不同适应证。

可以说通元针法是最有效的循经取穴方法，临床证明诸多疑难患者（如肝硬化、癌症、减肥失败等）在西药、中药、小针刀、埋线等无效果的情况下，通元疗法均可起效，因为通元疗法是一种科学的配穴方法，不同于以往仅仅局限于肘、膝关节以下的腧穴取穴法。通元疗法并非摒弃肢体腧穴、靳三针及教科书上的腧穴，它是一种打不破的，自成体系的科学疗法。

（三）五输穴

1. 五输穴的定义　手足三阴经分布在肘、膝以下各有井、荥、输、经、合五穴；手足三阳经分布在肘、膝以下各有井、荥、输、原、经、合六穴。合共六十六穴，一般简称五输穴。五输穴在针灸临床上应用甚广，疗效甚高，但只有对其理论根据有所认识，才能在临床上应用自如。

唐代医家孙思邈言：“凡诸孔穴，名不徒设，皆有深义。”从经气在十二经脉中环流的情况看：经气发于头身之元气的肾间动气，历经三焦并与脏腑之气相合，由手之三阴从胸走手，在手指端相接于手之三阳又从手走头，足之三阳从头走足，在足趾端相接于足之三阴又从足走腹。手足十二经脉按阴阳、表里、逆顺相接均在四肢末端。

为了形容脉气从散而聚，从小而大，从浅而深，古人用水流的名称把这几个脉气经过的点站，定名为“所出为井，所溜为荥，所注为输，所行为经，所入为合”。这五个腧穴名称形象具体，既表明了五输穴所处的位置、相互关系和性能，又描述了人体气血运行的情况。

井：东方春也，万物之始生，故所出为井，为泉源出水之处。二十七气（十二经、十五络）循行上下，其始所出之穴名均为井穴，脉气由此而出，其穴在手足之尖端。

荥：水始出其源流尚微，故所流为荥，为溢入小水之意也。其气血出于井而流于荥，其穴在井之次。

输：水上而下注，下复水流，故所注为输。注者灌注也，输者输送之意也。脉气由此而输于彼。其穴在荥之次，在腕踝关节部分。

原：三焦所行之源也。三焦者，元气之别名，故所过为原。原为三焦之专称，主行三气，经营五脏六腑。其穴在输之次，阳经有原而与输并，阴经无原而以输代之。

经：水流而过，故所行为经，经作通解，为经行之道路，凡从此而经过则为经，脉气大行于此。其穴在原之次。

合：北方冬也，阳气入脏，故所入为合。经脉由此而入脏，与诸经相合，即收藏而入合于内也。其穴在经之次，在肘、膝关节附近。

2. 五输穴取穴法　一般而言，对经络、脏腑各种病变，五输穴的取穴法可有十种，下面简略举例说明。

（1）本经取穴法：一般用治本经自病。即根据脏腑、经络病候辨其虚实，在本经本穴上进行补泻的直接施治法。如肺病可取本经经穴经渠直接补泻，亦可用虚则补其母穴，实则泻其子穴。这里要特别指出的是对十二原穴的应用。《内经》云："五脏有疾，当取之十二原。"十二原穴是五脏秉受水谷之气转注于三百六十五节的气化所在，为脏腑之气表里相通的穴位。所以五脏六腑有病，皆可取十二原穴，虚则补之，实则泻之。

（2）他经取穴法：是按五行生克乘侮的关系于他经取穴，多用于继发病或脏气关系失调。《难经·六十九难》说："虚则补其母，实则泻其子。"当其脏腑或某经出现虚证，可选用本经的母穴，或母经的母穴进行补，而实证则选用本经的子穴或子经的子穴进行泻。例如，肺虚可补肺经之土穴太渊或胃经之土穴足三里、脾经之土穴太白，肺实可泻肺经之水穴尺泽或膀胱经之水穴通谷、肾经之水穴阴谷。他经取穴法，往往用于继发病变，需要注意辨别因果关系，以上的补母泻子，是用生我、我生的经穴。还有用克我、我克的经穴进行补泻的方法，如脾虚肝乘就应扶土抑木，补我克之经，以泻我之过盛。又《素问·刺法论》所讲：五行之气，当降不降，则取克我之经的阴经井穴和阳经合穴而泻之。是泻克我之经，以补我之不足。还有双补、双泻之法，如肺阴虚兼有肾阴虚者，可用金水相生法，取肺、肾两经水穴同补。肝火旺而兼心火旺者，可用木火直折法，取肝、心两经火穴同泻。总之，间治法变化多端，意义很大，效果很好，应该注意审病求因，把握生克乘侮关系。用这一方法取穴，还可结合四时经气盛衰、一日十二时辰中经气盛衰等来考虑。

（3）上病下取穴法：根据"四肢以分经为主"的理论，五输穴尤长于治疗远隔部位和全身气血、经络、脏腑功能失调所致的病变。如《针灸大全·千金要穴歌》《针灸聚英·四总穴歌》《肘后歌》等，几乎古代专辑的针灸效方，多数是取四肢肘、膝以下的五输穴以治疗上部头颈、胸、背、腰腹及内脏病变的。前辈的这些经验证之临床，皆有确效。

（4）交叉取穴法：以用治经络病者较多。《内经》有络病者用缪刺、经病者用巨刺，其法多用五输穴，病左刺右，病右刺左，对后世治经络病有重要的指导意义。由于经络病，左右多偏实偏虚，而经络循行，左右又有交叉交会，故临床实践证明，对于有些运动系统疾病或疼痛疾病，取健侧输穴以治患侧的效果，的确优于直取患侧输穴。故属五输穴的一种重要用法。

（5）表里经取穴法：是用三阴三阳表里经的配合关系取穴。其中又分表里单经独用和表里配合两法。例如，《灵枢·厥病》载："厥心痛与背相控，善瘛，如从后触其心，伛偻者，肾心痛也。先取京骨昆仑""厥心痛，腹胀胸满，心尤痛甚，胃心痛也。取之大都，大太"。这一段经文，前者肾心痛，取膀胱经的京骨、昆仑，是里经病，取表经穴。后者胃心痛，取脾经的大都、太白，是表经病，取里经穴。两者都是表里单经独取的方法。又如《灵枢·口问》载："寒气客于胃，厥逆从下上散，复出于胃，故为噫。补足太阴、阳阴。"《灵枢·五邪》载："邪在肾，则病骨痛，阴痹。阴痹者按之而不得，腹胀腰痛，大便难，肩背颈项痛时眩。取之涌泉，昆仑。"这两个例子，就是脏腑表里经配合运用的。

（6）同名经取穴法：是指手足同名经相配。如少阳头痛，取手少阳三焦经的外关、中渚，足少阳胆经的足临泣、侠溪；如太阳头痛，取手太阳小肠经的后溪、前谷，足太阳经的昆仑、京骨；如腹痛下利，取手阳明经的曲池、合谷，足阳明经的天枢、足三里等。这都是常用的有效配穴法。

（7）多经取穴法：是根据多经同病或气血逆乱的复杂病变而采用的配穴法。如《灵枢·癫狂》载："风逆，四肢暴肿，身像晞然时寒，饥则烦，饱则善变，取手太阴表里，足少阳、阳明之经。肉清取荥，骨清取井，经也。"共用四经的输穴。又如十二井穴治中风闭症，或热厥、气厥、小儿惊厥，共用十二井穴。

（8）时间取穴法：按时选穴进行治疗的理论始见于《灵枢·九针十二原》："知机之道者，不可挂以发。不知机道，叩之不发。知其往来，要与之期。"是说运用针灸治疗要掌握时机，待其气血隆盛之时治疗效佳。人体脏腑功能旺盛与虚衰，在一日之间是有规律地运行的，表现为一种自然节律，古人即根据这种节律，运用针灸或药物来调整脏腑虚实。主要是子午流注针法。由于它把五输穴的应用，按"天人相应"的道理，结合了人身经气运行的节律——时间条件，取经气当盛的开穴时间施治就如顺水推舟，每收事半功倍之效，故有其特殊优点。

纳甲法：是子午流注学说的主要组成部分，是针灸治疗中比较复杂的取穴方法。即是将五输穴配合日时干支，结合脏腑经脉，依据五行相生，阳进阴退的道理按时开穴。每日均按照经与经相生，穴与穴相生的规律进行。十日分为五组。甲乙二日一组，乙庚二日一组，丙辛二日一组，丁壬二日一组，戊癸二日一组。使用之时可以单用时穴或是时穴加配病穴。

纳子法：亦称补母泻子法。是将一日十二时辰分配于十二地支，再结合脏腑阴阳五行，根据实则泻其子，虚则补其母，按时取穴。如肺实，取肺经尺泽，寅时泻之；大肠实，取大肠经二间，卯时泻之；大肠虚，取大肠经曲池，在辰时补，十二经脉用法相同。

（9）季节取穴法：《灵枢·顺气一日分为四时》说："脏主冬，冬刺井，色主春，春刺荥，时主夏，夏刺输；音主长夏，长夏刺经；味主秋，秋刺合……病在脏者取之井，病变于色者取之荥；病时间时甚者取之输，病变于音者取之经；经满而血者，病在胃以及饮食不节得病者取之于合，故命曰味主合。"此是根据时令选穴。

病在脏取井穴，井乃出水之源泉，故凡内脏之病及冬季闭藏之时发生各脏病证，均取本脏之井穴，如肝病取大敦、肾病取涌泉、心病取少冲等。病变现于颜色，可取荥穴治之，如春季发病，肝郁过亢，面色多青，取肝经荥穴行间。心火过盛，面色红赤，取心经荥穴少府。脾病多因湿邪过盛，故见面色萎黄，取脾经荥穴大都。此乃根据病变之色泽选穴。病时轻时重取输穴。肢体关节病，常于夏季气候变换时症状反复。例如，风湿关节痛，筋脉抽掣疼痛时重时轻，病患于何经，即取何经之输穴。病于肝经取太冲、胆经取足临泣、脾经取太白等。音代表长夏季节。由于长夏为湿盛之季，病变发生在何经，即取何经之经穴。肝经病，取肝经之经穴中封；肺经病，取肺经之经穴经渠；心经病，取心经之经穴灵道；肾经病，取肾经之经穴复溜，等等，以调其经脉。经脉邪盛，血实有瘀及病变在胃，常由饮食不节所致，取有关经脉之合穴，降浊健胃，活血化瘀。胃病取足三里，脾病取阴陵泉，血实取委中、曲泽。此乃根据四时变化的一种取穴方法。

（10）输穴部位取穴法：《灵枢·邪气脏腑病形》说："荥输治外经，合治内腑。"外经指十二经脉，是说荥穴与输穴善于治疗经脉病变。例如，症见偏头痛、上下肢外侧疼痛，可取足少阳胆经荥穴侠溪或选穴足临泣。若是上下肢麻木、瘫痪、疼痛，可取手阳明经二间、三间，足阳明经内庭、陷谷等荥穴与输穴治疗。而合穴以治疗脏腑病为主，若胃肠消化不良，出现食少纳呆，甚至呕吐、泄泻，可取胃经合穴足三里，大肠经合穴曲池，肺热咳嗽痰盛，可取肺经合穴尺泽治疗。

《灵枢·寿夭刚柔》说："病在阴之阴者，刺阴之荥输；病在阳之阳者，刺阳之合；病在阳之阴者，刺阴之经，病在阴之阳者，刺络脉。"病在阴之阴者，刺阴之荥穴。因五脏属阴，又居于最里层，故称之为阴之阴。凡是五脏生病，取各脏的荥穴与输穴治疗。如肝病致肝阳上亢，而见头痛，头晕，易怒，口苦，胸胁胀满、疼痛，则取肝经荥穴行间或输穴太冲。若心有病，症见心烦、失眠、心痛、喜笑不休，取心经荥穴少府，输穴神门。其他各脏均依此法。病在阳之阳者，刺阳之合。因皮肤在人体最表层，故谓皮肤为阳中之阳。皮肤虽然位居皮表，但致病原因多与腑气运化不利或气血瘀阻、湿热壅遏有关。故常见因消化不良，饮食不当或外受六淫之邪而致皮疹、荨麻疹、皮炎、皮肤痛痒等，可取大肠经合穴曲池，胃经合穴足三里，泻胃肠实邪，活血解毒、祛瘀消肿。亦有因过食肥甘厚味、辛辣油腻之品，热壅胃肠，气血滞留而生疔疮疖肿，取足太阳经合穴委中（血都）与手厥阴经合穴曲泽（太阳与厥阴为多血少气之经），将此二穴点刺泻血，可起到清热解毒凉血的作用。

病在阳之阴，刺阴之经穴。皮肤为阳，筋骨属阴，故筋骨为阳之阴，若筋骨有病需取经穴。经穴可治局部或全身筋脉骨骼之病，如肌肉弛缓、麻痹或挛急而致眼睑下垂、面瘫、面肌痉挛、肢体麻木等，取胃经解溪或肝经中封；若脉搏不整，取肾经复溜、心经灵道等，均能取得一定疗效。

阴中之阳刺络脉。指病在六腑，虽然五脏六腑均在腹腔之内，但脏为阴，腑为阳，故六腑属于阴中之阳。六腑受邪，症见恶心呕吐，可在金津、玉液穴刺络放血，可起到清热止呕作用。若因胃肠积滞，腹痛腹泻，甚而上吐下泻，可取曲泽、委中刺络放血，清解毒邪。如六腑热盛神昏，可在手足十二井穴点刺放血，起到退热镇惊的作用。

3. 五输穴主病　《难经·六十八难》说："井主心下满，荥主身热，俞主体重节痛，经主喘咳寒热，合主逆气而泄，此五脏六腑其井、荥、俞、经、合所主病也。"这是按阴经五输穴的五行属性，指出同输名的共性。

井主心下满者，因为井属木，以应肝，邪在肝，肝乘脾（即木克土），故心满，治之于井，不令木乘土（治之于腑井者，不令金刑木也）。假令"得心下满"，究应刺何经井穴，则有两种取法。其一是，井应东方春木，在脏为肝，肝受邪则木郁不达，而见心下满症状，故可刺肝经井穴以调其气。余仿此例。其二是，按《针灸聚英》所载"井荥输经合主治"一文取经。该文取法是辨其脉象兼症是何脏受邪，即取何经。例如，"假令得弦脉，病人善洁，面青、善怒，此胆病也。若心下满，当取胆井窍阴，又总取胆原丘墟。"这种辨证分经的取穴法，发展了《难经》的用法，针对性更明确，足为后世取法。

荥主身热者，因为荥属火，以应心，邪在心，心火灼于肺（火克金），故身热。治之于荥，不令火乘金（治之于腑荥者，不令水克火也）。

输主体重节痛者，因为输属土，以应脾，邪在脾，必及于肾（土克水）。肾主骨，故病则节痛。邪在土，土自病则体重。治之于输，不令土刑水（治之于腑输者，不令木克土也）。

经主喘咳寒热者，因为经属金，以应肺，邪在肺为病，得寒则咳，得热则喘，且金必刑木，木者肝，肝怒则气逆乘肺，故喘，治之于经，不令金刑木（治之腑经者，不令火克金也）。

合主逆气而泄者，因为合属水，以应肾，邪在肾，则肾气不足而气逆。肾，开窍于二阴，如气逆则不禁而下泄，且水必乘火（水克火），火者心，心受邪，必扰子被刑，肝木又为肾水之子，肾病又恐母受邪，又恐克肺，而肺金又为肾水之母，此五行更相乘克也。故治之于合，不令水克火（治之于腑合者，不令土克水也）。

4. 五输穴与阴阳五行的配合关系　中医学的生理、病理规律及辨证论治的方法，常用阴阳五行学说作为说理工具，五输穴亦不例外。《难经·六十四难》曰："阴井木，阳井金，阴荥火，阳荥水，阴输土，阳输木，阴经金，阳经火，阴合水，阳合土。"说明阳经的五行腧穴是克制阴经五行腧穴的。例如，阳井金，阴井木，乙木为柔、庚金为刚，乙为阴，庚为阳。这种克制为刚，被克者为柔的关系，是从阴阳互根，刚柔相济的基础上衍化而成的。

由于五输穴配属了阴阳五行，就产生了下列意义。

（1）表示出井、荥、输、经、合五穴的脉气顺序相接，由散而聚，由小而大，由浅而深，是一种相生关系。每一穴位代表着脉气发生发展的一定阶段。

（2）无论脏腑、经络、腧穴及其所联系的五官、五体、五志等，凡其五行属性相同的，其气亦皆相通。如肝为乙木，足厥阴为本经，其井穴为本穴等，余皆仿此。另有心包经主周身之血，三焦经主周身之气，同为相火。故心包经的五输穴属性与心经相同，为丁火，三焦经的五输穴属性与小肠相同，为丙火。此外阴经以输穴为原穴，阳经虽多一原穴，但与输穴属性相同，故不另配五行。

（3）上述五输穴配属了阴阳五行，它就与中医学的生理、病理及辨证论治规律发生了特定的关系，构成了统一的系统。按照阴阳变化五行生克的法则，就能演绎出许多错综复杂的变化，而在疾病的诊断和治疗上，五输穴也就能发挥其特殊作用了。

五输穴的产生及其配属阴阳五行的理论根据如上所述。如能明其意蕴，就可按辨证论治的法则应用于临床实际。总之，人身腧穴虽多，“三百六十五络，所以言其烦也，而非要也”。若论其要，则以特定穴为要，而特定穴中以肘、膝以下的五输穴与周身经络、脏腑、表里、阴阳配成统一系统，所谓五行各有阴阳，阴阳各分五行，合阴阳五行而成五十，加以同属相火的心包、三焦二经的五输穴十个和阳经六原穴，以成六十六穴之数，对于机体诸般病变，调气治神，补弱全真，最属灵活多变，效应如神，故为针术者不可不究焉！

5. 五输穴在预防、诊断、治疗疾病上的意义　五输穴在治疗疾病上的意义早在《素问·刺法论》已经指出，针刺可以“折郁扶运，补弱全真，泻盛蠲余，令除斯苦”。其中，凡属五运六气升降失常而尚未发病者，均取五输穴预防。如木气不能升，可取足厥阴之井（大敦），木气不能降，当取手太阴之所出（少商）、手阳明之所入（曲池），如此等等。故岐伯曰：“升降之道，皆可先治。”后人有主张常灸足三里，摩擦涌泉穴增强先后二天之气以预防疾病、却病延年者，可见已认识到五输穴对预防疾病的作用。

古人对五输穴在诊断上的作用也很重视。《内经》有三部九候之诊，其中部之太渊、经渠、合谷，下部之太冲（据王冰、张景岳解释，下部天男取五里，女取太冲）、太然、冲阳（下部人为足太阴，脉在箕门，后人改在冲阳，即趺阳以候胃气）都属五输穴，而且大部分是原穴。其中尤以寸口（太渊、经渠）、太路、冲阳最为重要，它们都是动俞。寸口为脉之大会，手太阴之动脉，独取寸口以决五脏六腑死生吉凶，此外，太然决先天肾气之有无、冲阳候后天胃气之强弱，可见切脉的重要位置都属五输穴。五输穴所主病变，散见于《内经》《难经》各章节。就《内经》而论，凡痰、胀、飧泄、诸痛、厥病、热病、五变之病、五乱之病，大多取五输穴治疗。《难经·六十六难》则有“井主心下满，荥主身热，输主体重节痛，经主喘咳寒热，合主逆气而泄”之说。后世医家，如金元李东垣治病，无论脾胃、肝、三焦、头部、四肢的病变，绝大多数采取五输穴治疗。他还根据《内经》《难经》要旨，参考东汉华佗及唐代孙思邈治疗虚损之法，首重脾胃，尤善取足三里，稗后天壮旺，正胜则邪却。这些宝贵经验，既补充了药物治疗之不足，又发展了五输穴主病的范围。

赖新生教授认为，五输穴主病，除具有一般腧穴主病特点外，主要是根据五行生克制化的道理，结合实践经验而来。古人把五输穴分属井、荥、输（原）、经、合，然后按阳经、阴经不同，把它们归属于五行。在治病时，多按这一规律考虑，如“合主逆气而泄”，按“逆气而泄”，可为脾胃病，可为肺病，亦可为肾病，前者可通过调理足三里，使脾胃升降复常而得愈，后者可通过补足三里或曲池（都是阳明合穴，属土），使土旺能生肺金，并能克制肾中邪水，故肺虚之咳逆上气，大气下陷之泄泻，或肾虚水泛之喘咳、水泻，皆可得治。此为虚则补母、崇土制水之法，皆以阳经合穴治之。可见明白生克制化之理，才能更好地掌握五输穴的治疗规律。

以上所论，只是五输穴取穴的一般规律，遇到具体问题，还需灵活掌握，如井穴肌肉浅薄，难以游针于巷以候气，如遇瘦人则施术更难，于是《难经》提出泻荥（火）代替取井（木）穴之法，后世滑伯仁又补充了补合穴以代替补井，这些都是值得参考的。

七、经穴-脑相关

（一）基于功能连接与经穴-脑相关学说的探讨

穴位是沟通体表经络与体内脏腑联络的结合部位，是“内联腑脏，外络肢节”的气血流通的位点。而目前穴位研究多以其对机体的功能效应作为出发点，结合其脏腑及中枢作用机制开展相关研究。因此，可以这样认为，经穴的研究重点不在于关注它作用范围的普适性，而在于研究它与脏腑、中枢等效应器官相联系的相对特异性。只有基于这种体表穴位与中枢调控、内脏器官联系途径和调控效应的原理研究才能真正体现穴位原有的生物学属性。赖新生教授等提出了“经穴-脑相关学说”，该学说认为，经穴及经穴针刺后的得气效应在脑区有着特异的指向性激活。通过一系列基于功能性影像学技术的研究，已经初步肯定了针刺对不同脑区血流状态的影响，同时针刺外关穴与针刺非穴存在着一定的差异。然而这种差异的具体表现形式及其与穴位作用的相关机制研究尚未见到相关论述，本文拟从功能影像学中的负激活（deactivation）及功能连接（functional connectivity）概念入手，略作分析。

1. 针刺穴位效应在脑功能影像学中的发现 赖新生教授等在针刺健康人右侧外关穴和非穴的单光子发射计算机体层摄影（SPECT）脑功能成像比较研究中发现，针刺外关穴存在着相对集中于左侧额上回、左侧边缘叶扣带回后部、小脑扁桃体等区域的负激活。迟旭等也通过功能性磁共振成像（fMRI）观察到针刺健康志愿者左侧的外关穴后，其右侧中央前回、右侧扣带回及双侧小脑半球等区域出现脑功能的激活。尽管存在着由于研究手段及方案设计不同带来的研究结果不同的差异，但两者都观察到了针刺外关穴对小脑及扣带回区域脑功能的影响。

在考察上述脑功能成像的比较研究中可以发现一个很有意思的现象，即针刺外关穴存在着相对集中于左侧额上回、左侧边缘叶扣带回后部、小脑扁桃体等区域的负激活。而在 2003 年金香兰等也在针刺足三里的正电子发射体层摄影（PET）脑功能成像中也发现了类似的葡萄糖代谢减低区域。其后李可等通过针刺合谷穴也发现在双侧颞区、双侧扣带回后部等区域出现激活减低的现象，而胡军武等也观察到针刺正常人足三里及阳陵泉穴时在额叶内侧面皮质、双侧扣带回前部皮质等区域出现了 fMRI 的信号减低区。面对如此众多的个案报道，恐怕这就不仅仅是简单的巧合或者是实验设计的系统误差了。

2. 穴位效应与负激活现象 通过文献复习，可以看到目前在脑功能影像学研究中已经逐步关注到这样一个事实，即通常所定义的脑激活信号为任务减去对照数据所得信号，它反映的是与任务相关的局部脑神经细胞活动的增强，而如果将任务信号减去静息状态信号出现了负值，那么这种现象在功能影像学上称为负激活。

2002 年 Michael D. Greicius 等提出大脑中存在着这样一些区域，即静息状态时较试验状态时有着更高的激活区（基于 BLOD fMRI 的观察），而这种状态目前可暂时定义为“负激活”现象。而 Raichle 等则通过 PET 在安静的受试者处于闭目状态下成功地观察到了大脑中存在着一组静息状态较认知任务时有着更高的激活水平的区域，即静息状态脑功能网络结构。有学者认为这是一些特殊的脑功能区，它们是用来维持静息状态下的脑功能活动的。Michael D 等通过设计记忆认知任务确认了这些区域的存在——这些特殊的脑区包括了扣带回后侧皮质及扣带回前腹侧皮质。

因此，针对在 fMRI 早期研究中所一贯认为的作为对照组的无任务状态是一种绝对稳态的观点，近年来，有不少学者提出了人脑在静息状态下的活动可能并不是无序的可忽略的，恰恰相反，人脑在静息状态下也存在着某种能量状态的有序的神经功能活动，正是这种是静息状态的脑活动被任务中断或者干扰而导致了“负激活状态”的出现。

那么针刺穴位而出现相应脑区的负激活现象是否提示了穴位在脑功能作用中存在着对静息状态下神经功能有序活动的某种作用呢?

3. 静息状态功能网络的提出与穴位中枢效应研究 Biswal 等于 1995 年发现人脑静息状态下左右脑半球运动区 BOLD 信号的“慢波振荡”（0.01～0.08Hz）显示一种显著的功能连接特性。而 Binder 等通过专门的认知实验证明人脑中存在一个静息状态神经功能网络，这个网络在静息状态下的活动大于它在任务状态下的活动。2003 年 Michael D 等通过基于 fMRI 的实验证明这个网络的存在，他们把网络中心归结到后扣带回，并且证明这个网络在简单的感觉任务中并不被中断，只有在复杂的认知任务出现时这个网络才有可能被中断。

实际上，在 2003 年 Michael D 等针对目前在认知任务相关下观察到的两种截然相反的神经系统激活表现（激活与负激活），提出这种现象实际上反映了人脑自身固有的充满活力的非（解剖）相关的功能网络。他通过设计注视、闭眼及睁眼三种休息状态（resting state）下的脑功能活动观察，证明了人类的大脑内既存在有可见的神经解剖学联系的自发波动的功能网络，也存在着无解剖联系的功能网络。他发现，认知任务相关下观察到的激活与负激活差异会随着认知任务注意力的增加而增加，而且负激活的程度与认知任务的难度呈比例相关，但同时这种负激活会由于在任务中出现的自我意识（如情绪或片段性的回忆）而降低。同时他在对“静息状态”（即其设计的注视、闭眼及睁眼三种休息状态）的负激活表现中无意中观察到了小脑扁桃体的负激活现象，他认为这表明小脑扁桃体这块所知甚少的区域也许以某种特殊的方式参与了负激活现象。同时，Michael D 还发现，对于目前公认的人体对外界的主要反应区——皮质运动感觉区，在任务激活状态网络及任务负激活状态网络中均未有显著表现。对于这一现象，他认为这可能与皮质运动感觉区的结构参与更为高级的网络功能有关。

Rupali P. Dhond 等则认为既然在静息状态下的大脑中存在一个能反映功能连接的低频的具有空间连续性的网络结构，那么针刺则有可能对静息状态网络结构产生影响。他利用“概率独立成分分析法”分别对不同的脑功能区域进行分析，结果表明针刺内关穴位组能增加静息状态神经网络与疼痛（扣带回前部、中脑导水管周围灰质）、感情（杏仁核、扣带回前部）及记忆（海马结构、颞中回）等脑功能区之间的功能连接，而假针刺组却不存在。Rupali 还发现，针刺健康人内关穴后，与静息状态相关的海马结构的功能连接与（针刺内关引起的）交感神经兴奋的心率变化无关，而与副交感神经有关。同时针刺也加强了运动感觉神经网络（SMN）中的疼痛相关区域（扣带回前部及小脑），假针刺却没有。他把这种针刺与假针刺不同结果的区别归因于不同种类及强度的针灸刺激，其结果首次表明针灸能加强刺激后效应在静息状态神经网络中的功能联系，这些功能联系包括与抗伤害、记忆及感情相关的功能区域。

4. 功能连接的概念 早年，“功能连接”的概念最早出现在电生理研究中，用来描述脑区之间的协同工作模式。而目前基于功能影像学的发展，功能连接已拓展到用以度量空间上分离的脑区在时间上的相关性。Sporns 于 2004 年进一步提出关于功能连接的更精确的定义：“在解剖连接限定的范围内，神经元或神经元团的非线性动态活动引起的统计依赖模式”。

可以这样认为，功能连接是以解剖连接作为物质基础的；相对解剖连接的稳定性，它是动态的；同时，它首先是一种依赖模式，体现的是一种相互关系；它的存在与否是统计意义上的。因此，它不同于效应连接，在功能连接中，各个脑区的地位是并列关系而非先后关系。并非“一个神经元系统对另一个神经元系统施加的直接或间接的影响”。所以，功能连接度量的是脑区间是否存在连接关系及连接关系的强弱。而这种关系的存在与否及其关系强弱的比较，则很有可能成为脑内穴位特异性的衡量指标。

5. 功能连接对经穴-脑相关研究中的提示 至此，赖新生教授再回顾国内近 2 年来利用 fMRI、PET、SPECT 等多种脑功能成像技术对针刺穴位的分析，不难发现，在对于腧穴特异性的研究中，不论是对单穴的对照研究抑或是不同的表里经穴之间，甚至是同经的五输穴之间的“经穴-脑相关”的特异性对照研究中，不难发现小脑及扣带回区域脑功能激活（或抑制）的存在。而小脑、扣带回区域则与静息状态脑功能网络结构密切相关，是已知较为明确的相关结构。因此，尽管不同学者的研究方法、目的不同，其结果亦有所差异，但在这一系列的腧穴特异性研究中相关脑功能区的激活差异，难道就不存在某些规律性的联系吗?

基于上述的多个研究，赖新生教授观察到针刺穴位能引起静息状态脑功能网络活动的改变（在赖新生教授等的观察中表现为“负激活”），那么我们是否能假设穴位的相对特异性有可能并不是由某个单一的脑功能区决定的，而是由多个具有时-空相关特性的“功能连接”构成的呢?当针刺信号输入后，这些在解剖结构上并不相连，但在神经功能影像学中又表现为时间上动态一致性的“功能连接”是否对“针刺穴位”这样一个复杂的任务表现出特殊的反应呢?如果有，这种反应的机制何在?神经生物学手段的发展有助于我们开展相关的研究。

目前已知，神经细胞通过复杂的电信号和化学信号，实现脑的基本功能，即在机体和环境之间获得信号、协调信号和传递信号。在多细胞机体内的跨膜信息传递之中，神经元之间的信息交换主要是通过各种化学信使物质实现的。而 fMRI 等脑功能影像学技术所反映出来的脑功能区的激活是基于脑活动时神经系统的兴奋性增高引起了局部血氧水平依赖（BLOD）的效应。那么既然这种脑激活现象的实质是由于外界任务性刺激引起了脑内相关功能区的神经系统的兴奋性增高，赖新生教授则认为神经系统对外界应激的反应，主要是由于各种胞外第一信使的作用在胞内引发了一系列的信号转导机制，导致了神经元细胞内的级联反应，如 GTP 结合蛋白、第二信使分子、蛋白激酶、离子通道和许多效应器蛋白的改变，使细胞的生理状态发生短暂的变化。同时细胞间的信号转导机制也可改变基因表达，影响蛋白的组成，从而产生长时程作用。因此通过神经生物学的方法在功能影像学研究的基础上深入探讨穴位的中枢作用机制，不失为一种较为有意义的后继研究。

6. 思考 综上，结合近 3 年针刺与脑功能影像学研究的文献可以发现以下三个问题：目前已经观察到不少针刺穴位对不同脑区产生的脑功能相关的代谢改变，但各家众说纷纭，尽管有不同研究者对同一穴位都进行了观察，由于采用方法和目的不同，结果各异。

对穴位-脑功能研究大多采用功能影像学手段，对于研究结果的分析则多趋于简单，基本遵循穴位-脑区激活-功能分析的研究模式，受影像学研究手段的限制，仅就从现象中来到现象中去，缺乏对机制的深入剖析。鉴于穴-脑效应在功能影像学上表现的多样性，简单的现象观察（包括从海量对比中寻找特异性激活区）有可能无助于揭示腧穴特异性的客观存在。因此值得反思的是，在影像学表现中呈现出与穴位相关的多个功能区是否存在内在的联系（另一种形式的特异性）?如果有这种联系，机制何在? 如果没有，那之前的观察结果（一穴对多个脑功能区）究竟是随机现象，还是系统误差?

赖新生教授认为，要回答这一问题应该可以借助神经生物学的研究手段，从细胞、分子层面入手，大胆借鉴功能影像学的统计方式，从基因芯片技术带来的海量信息中提取我们需要的部分。可以看到功能影像学的优势在于能提供连续的时间动态分析；不足在于无法对作用的实质深入阐述。而基因芯片的优势在于能从分子生物学层面阐明其作用机制；不足在于动物的脑功能和人类有相当差距，其次动物的影响因素太多，容易干扰针刺的作用（可控性差）。但假如善于借用现代统计学手段则可以很好地规避以上的问题。目前绝大多数的功能连接分析，无论是基于任务的还是基于静息状态的，都采用相关分析方法来度量脑区之间的功能连接。如果采用偏相关分析，则可以有效去除第三脑区对脑区之间功能连接的影响；多元线性回归及 Logistic 分析可以判定对相关系数的贡献；主成分分析及因子分析是对功能连接进行分析，其中主成分分析将相关基因表达分解成多个相互正交、独立的成分，并可以判断在多个脑区表达程度较高的存在功能连接。

因此，赖新生教授认为利用“功能连接”的概念，建立针刺信号下的脑功能模式图，从简单的 BOLD 血氧水平依赖的神经活动影像信号分析，直接过渡到基于功能性基因芯片技术的基因表达分析，对于进一步探讨穴位的脑功能特异性具有较为显著的意义。

（二）经穴-脑相关学说指导下经穴特异性、针刺得气、配伍规律脑功能的界定

经穴特异性及针刺得气的实质是经络研究领域的基本科学问题，是研究针灸临床疗效、治病机制的基础。然而，近 10 年来针灸学原本富于传统特色的理论和方法（如循经取穴和手法补泻）被名目繁多的“简单实用”的疗法所取代，单纯的针灸治疗被针药结合、推拿理疗等综合疗法所淹没，同时，针灸的基础理论研究由于经穴和经络概念的理解上的歧义，不同国家、不同学科、不同实验室采用的不同方法使得各种实验结果无法重复，证据不足，难有突破。针灸学面临着前所未有的严峻挑战。问题就在于经络基础研究的成果无法显示可观、可测、可重复的经脉客体。针灸临床的疗效，存在着基于经穴治疗和不借助经络的头针、腹针、经皮电刺激、各种反射疗法、有效点刺激的实用疗法的差别。无论是前瞻性的临床随机分组对照设计还是回顾性总结资料，都没有对制约临床疗效提高的经穴本意和治疗作用进行过系统严格的科学实验，甚至在不同程度上抛弃了中国针灸学的精华——循经取穴和补泻手法。如果对经穴与非经穴、对得气与不得气的本质区别两方面不能做出科学的界定，不但腧穴的功效和相对特异性无从谈起，而且将从根本上否认了经络的治疗效应和针灸的科学性。因此，在整个中医针灸学基础理论中，关于经穴和得气的研究是我们首先面临的一道科学难题。

1. 经穴特异性研究应该把握的原则　20 世纪 70 年代以来，关于经穴的特异性研究主要集中在内关、足三里、合谷、太冲等几个穴位，一个基本结论是针刺腧穴具有双向的良性的调整作用，这一作用在病理状态下更为明显。近年的研究观察到一些穴位的协同或拮抗作用，以上研究结论大多来自动物实验，缺乏对临床的理论指导意义，因而也没有被国内和国际公认。

关于经穴研究，赖新生教授的观点如下。

（1）应该基于人体：人体的经穴毕竟和动物有着一定的差异，其中，最本质的差异就是在人体经穴施行补泻手法有得气现象（医者和患者），得气是判断针灸临床疗效的最主要指标之一，“气速效速，气迟效迟，气不至不治”。而动物没有语言，观察者也难于客观评判。

（2）应该基于临床：传统针灸理论认为，使用归属于经络系统的经穴（即循经取穴）较散在的、未归经的腧穴（即局部取穴），有着更好的治疗效果。几千年来，循经取穴是传统针灸临床取穴配方的最重要原则之一。它在中医整体观和辨证论治思想的指导下，体现了经络系统

的气血阴阳、脏腑腹背、贯通交叉、离合出入的关系，更加突出了经络的功能和穴位的效应，避免了头痛医头、脚痛医脚的片面性，体现了针灸处方的精华，这是历来中医针灸临床治疗的必需的取穴方法。此外，对于疾病的干预和双向调节，是经穴的功效基础。

（3）应该基于功能的角度：近年，经穴的物质基础和形态结构的研究几乎脱离了经穴当中“气”的研究。若将经穴中“神气游行出入”“脉气所发”的“气”与“得气”抽离出来，经穴就失去“神”而变成没有活的、无流动生命信息特征的“形”（皮、肉、筋、骨），经穴也就失去了完整意义上的科学含义。在对腧穴的基础研究中，赖新生教授强调腧穴的经络原性和功能效应。

（4）应该基于经穴理论产生时代的整体观：“经脉所过，主治所及”是经络理论指导针灸治疗的高度概括，临床实践证明各经新感病、初发病及疼痛性疾病采用循经远道取穴疗效较好。无论是经脉本身的“是动病”“所生病”还是内伤杂症和各科疾病，往往采用循经取穴和针灸补泻相结合，《灵枢·经脉》曰：“为此诸病，盛则泻之，虚则补之，热则疾之，寒则留之，陷下则灸之，不盛不虚，以经取之。”表明针灸治疗以辨证施治为原则。循经取穴以中医整体观的四诊、八纲、脏腑、经络理论为辨证基础，在论治阶段强调分经论治，强调“宁失其穴，勿失其经”。八脉交会穴等的应用依据八脉的“通”和“合”，是循经取穴的推演和发展。经穴不是孤立的一个点，它是脏腑经络功能投射于体表的信息通道。针刺干预激发和调节了循经的信息流，这一信息流多层次、多靶点、多系统地对机体产生治疗效应。

（5）应该基于系统化、可分析的数值：必须开展严谨的试验，运用统计学方法处理和分析数据，拿出可重复证据，其研究结果方能令人信服。

2. 经穴特异性研究中的基本问题 在经络和腧穴研究中，最为迫切、亟待解决的问题是“经穴是什么?”“经穴得气的实质是什么?”“循经取穴是否有根据?”关于这些问题的回答，是经穴基础研究中最为关键、最为基础的研究选题。传统针灸理论认为，经穴是指存在于经络线上的各类腧穴。得气，是经穴的临床特征，是针灸产生治疗效应的基础。经穴的研究往往和得气的研究相结合。而经穴的配伍，则是临床针灸治疗的一个基本环节，指的是按一定原则将经穴有机地组合起来，成为一个穴位配方，用以治疗和预防疾病。

目前，国内外关于经穴及其得气、配伍的研究开展得较多，概括起来有：①经穴局部的解剖学研究，包括穴区的神经、感传器、微环境的理化特征等。②经穴-脏腑相关，包括经穴与靶器官之间的特异关联，针刺信号的转导，针刺经穴时靶器官的电生理、生化、组织学改变等。③对针刺得气与否存在着争论，有人认为针刺一定以得气为基础，“气至而有效”；亦有其他针法，如浮针疗法、腹针疗法等，在针刺过程中不要求得气或者不强调得气，同样也取得一定的针刺效应。④对穴位配伍的研究，发现两个具有相同作用的穴位配伍，效果并不是简单的功能叠加，而是倍数级的增长等。

在经络腧穴的基础研究方面，国外多采用多学科先进的手段和方法探讨其实质，对于经穴的穴区局部的解剖形态（包括对结缔组织的关注）、刺激手段和刺激强度（包括电针、经皮腧穴点刺激）、治疗效应（急、慢性疾病）及针刺信号的神经传导和细胞转导方面都有所研究。

迄今为止的经穴得气及其配伍规律的研究，无论在方法还是在思路上都存在着明显的缺陷：①至今没有关于“经穴实质”的定义。人体有多种多样的刺激点、具备或不具备多种多样的功能、产生或不产生多种多样的效应，那么，要具备怎样的功效的“点”，才能称之为“经穴”，这个问题始终没有一个明确的答案。②至今没有提出一个关于“得气”的实质的权威性概念。关于“得气”是通过患者的酸、麻、胀、重、痛、蚁爬、电击等感觉和医者针下的沉紧感觉来描述的。近来很多临床观察，如经皮穴位电刺激、浮针、腹针等，并不强调这种得气感，但临床证实这些疗法又是有效的。因此，关于“得气”，至少存在两个疑问：一是患者的酸、麻、胀、重、痛、蚁爬、电击等感觉和医者针下的沉紧感觉的客观指标是什么?二是这种感觉和真正的得气之间有什么必然联系?如果没有这样的感觉，是不是就不称为得气？进而衍生出得气与疗效的关系如何？③对穴位配伍的研究，相对零散、不成系统。④研究多基于动物，以解剖动物获取相关脏器组织来进行研究为主要手段。而事实上，动物身体上的经穴和人体的经穴肯定有着一些差别，动物对经穴刺激的反应与人体对经穴刺激的反应也肯定有着一些差别。⑤即使开展了人体研究，也相对集中于非创伤性或少创伤性的电生理指标观察，血液、尿液、唾液的分析，内镜下及影像学的观察。这些观察和研究相对集中于呼吸系统、心血管系统、消化系统、泌尿系统、内分泌系统、脊神经、外周神经等，对于针刺信号整合后脑部的效应研究相对较少。研究中将得气与经穴分离开来，背离了原始意义上的经穴含义。

3. 经穴-脑相关学说的提出　基于上述分析，赖新生教授提出假说，即“经穴特异性与脑相关”。认为人体作为生物体，针刺经穴干预的反应和调节作用必须经过脑作为中枢（即信息的传导和转导的枢纽）的调整和整合，再作用于靶器官，从而呈现治疗效应，因此脑内对这一刺激的作用指向是识别经穴和非经穴的最本质的关键所在。在这一假设的基础上首次提出了建立经穴识别模型的脑界定方法。在此基础上，把得气与经穴研究密切结合在一起，重新定义得气的概念是“针刺干预人体经络后经过脑的整合时在脑部区域的反应”，这一针刺反应是有别于其他生理、病理的经络脑内反应的，是针刺在中枢调整层次上具有“治疗效应”的最主要标志。

4. 基于经穴-脑相关学说的研究思路　赖新生教授认为，应该着手开展以下研究：①运用脑功能成像技术，研究人在生理、病理状态下，经穴、非穴的脑功能成像特点，通过脑功能的客观反映，界定“经穴模型”，明确具备什么样效应的刺激点才是“经穴”，凡符合“经穴模型”的基本要素的“点”就是经穴，界定其与非穴的不同；②运用脑功能成像技术，观察针刺得气和不得气的不同效应，从脑功能的客观反映，界定“得气”的概念，明确具备什么样效应的刺激才能称为“得气”，界定得气与不得气的不同；③运用脑功能成像技术，观察不同的穴位配伍效应，从脑功能的客观反映，明确经穴配伍的基本规律。

近年来出现了多种研究活体脑功能的功能性神经影像技术，如PET、fMRI、SPECT、经颅磁刺激（TMS）、定量脑电图、经颅多普勒（TCD）、脑磁图（MEG）等。fMRI、PET、SPECT等技术被用于针刺领域的研究，在足三里、太冲、曲池等穴位与脑的关系研究及抑郁症、血管性痴呆、老年性痴呆、缺血性中风、戒毒等病证的针刺治疗机制研究等方面，均取得一定成绩。相比较而言，SPECT着重检测局部脑血流状态，fMRI着重检测脑功能区的活动，PET着重检测脑局部代谢。

新近美国哈佛大学发表了多篇应用脑功能成像技术研究经穴对不同脑区的功能活动的影响，如Hui KK、Kong J、Napadow V和Yoo SS等关于合谷、足三里的研究。哈佛大学所取得的肯定的结果，也表明脑功能成像技术已经成功地运用到经穴的研究领域，并对经穴与脑功能之间的特异相关性有了初步的揭示。同时，也激励我们国内的针灸工作者，加紧努力，以保持传统针刺与脑本质研究领域的领先地位。

综上所述，赖新生教授认为在针灸研究中，应当运用脑功能成像技术，从脑区血流、代谢、功能活动等不同角度，开展经穴及其得气、配伍规律的脑区功能反应研究，从而界定“经穴”和“得气”的概念，并摸索循经取穴的基本规律，为临床基于经穴的治疗提供进一步的科学依据。这些研究的深入开展，能够建立“经穴脑功能界定模型”，以解决经穴的定义问题，即凡是符合该模型的基本要素的“点”，即可定义为“经穴”，从而区分经穴和非穴；建立“经穴得气脑功能界定模型”，以明确经穴得气的脑功能反应的实质，即凡是符合该模型的基本要素的“得气”，即可定义为“得气”，从而区分得气和非得气；研究经穴循经取穴的穴位配伍特点和规律。

（三）通元针法与经穴-脑相关

神是生命活动之主宰，能够调节脏腑的生理功能和气血津液精的代谢，涵盖了人的意识、思维和情感等精神活动，是脏腑功能活动与外界环境相适应的总体外在反映，对人体生命活动具有重要的调节作用，因此针灸之要在于调神。《灵枢·本神》曰“凡刺之法，先必本于神”，《素问·宝命全形论》曰“凡刺之真，必先治神”，均说明调神是针灸防病治病之关键。“气为神之母”，神以精气为物质基础，神必须得到精气的滋养才能够发挥其统御生命的作用，精气充盈则神明，精气亏虚则神疲。所以调神在于养精蓄气，而蓄养精气在于通元，因为元气乃百气之本，元阴元阳之所在，通元调气、通元益精能够补肾固本、扶正祛邪。通调一身之气，精气足则神昌，神昌则邪去，因此，通元针法是对《内经》“得神者昌，失神者亡”的精要解释。

赖新生教授提出的经穴-脑相关学说，认为人体作为生物体，针刺的干预作用必须经过大脑中枢的调整作用，再作用于脏腑器官等靶器官。脑为元神之府，又为奇恒之腑，与经穴治疗效应密切相关，故通元针法重在通督养神。谨记《灵枢·经脉》中“人始生，先成精，精成而脑髓生”“膀胱足太阳之脉……上额交巅”“其直者，从巅入络脑”等理论，临床时以脑为髓之海、元神之府、诸阳之会、清窍机关之所在为根据，提倡凡用通元针法必开脑窍以养神、醒神、调神、治神，神得养、神得安、神得定、神得醒则百病除，因此重视针脑部诸穴是通元针法的特点之一，如治荨麻疹除背俞穴和四花穴外，多取百会、水沟；治癫痫和帕金森病除百会、前顶、后顶、风池外，多取内关、间使、神门等五输穴。通督养神治则的理论源于《素问·宣明五气》中“心藏神，肺藏魄，肝藏魂，脾藏意，肾藏志”的五脏神理论，以及《素问·脉要精微论》中“头者，精明之府”，认为此说与五脏背俞穴之外的膀胱经第二侧线腧穴排列深意理论上相吻合。盖背俞穴为脏腑之华盖，内应脏腑，既养脏腑神气，且入脑养元神。通元针法在临床上常配取背部腧穴以加强醒神开窍之功，此法也体现了上述“阳气引领阴气”的学术思想。

通元疗法现代医学机制探讨启示：通元法的现代医学机制探讨应着眼于神经-内分泌-免疫网络。神经→通督养神→脑功能→穴脑同神（机制）内分泌→引气归元→生殖生长发育→肾、子宫、下丘脑-垂体-肾上腺轴→阴得阳升源泉不竭；阳得阴助生化无穷（机制），阴阳互根免疫→合一使用（一元二气通元法）→抑制（阴）-兴奋（阳）→T_3/T_4 等免疫调节（机制）→正气（包括阳气、阴气）。

由此可见，通元疗法是一种在整体观、自然观、哲学观、辩证观指导下，以中医学的理论特色为基础，以现代研究为辅助建立起来的最科学、最传统、最有效的针灸循经取穴方法。

八、经穴脏腑相关

“经穴脏腑相关”，又称“体表-内脏相关”。“经穴脏腑相关”是中医经络理论的核心，是世界上最早提出的躯体内脏相互作用，受到国内外中西医学界广泛的关注。由于经络“内属于脏腑，外络于肢节”，所以经络、脏腑的病变可反映到体表相应的经穴部位，表现出特定的症状和体征，而刺激一定的穴位又可治疗相关脏腑的疾病。经穴与脏腑这种双向性联系在历代针灸文献中已有大量记载。

（一）“经穴脏腑相关”学说的形态学和生理学证明

第四军医大学秦秉志等学者进行了经穴脏腑相关学说的形态学和生理学证明的研究。该研究组曾用示踪、溃变等技术通过光、电镜水平证明，后肢躯体性穴位初级传入纤维和盆腔内脏初级传入纤维汇聚于髓后联合核（SDCM）的内脏感觉的Ⅱ级神经元上。近年来他们对向SDCN投射的内脏传入纤维是否含有介导伤害性刺激冲动的细（A&C）纤维、汇聚神经元的类型及其化学性受体等进行了系统的研究。

（1）将与C纤维选择性结合的Bandeiraea Simpileifollia I-B（BSI-B4）注入猫盆神经，进行跨节追踪，发现$S_{1\sim3}$背根节有大量小型、中小型细胞被标记，其中52%为BSI-B4/SP双标记细胞，标记纤维和终末分布于Lissauer束，后角侧缘的内、外侧束及SDCN。电镜观察在Lissauer束有标记的无髓纤维。

（2）将一侧盆神经干以5%的capsaiicn涂抹，14天后进行免疫组化反应，结果发现处理侧较对照侧和对照动物P物质（substance P，SP）终末明显减少。

（3）猫和大鼠SDCN有密集的SP受体（SPR）免疫阳性神经元，超微结构定位分布于细胞体和树突内，不仅存在于突触后部位，也存在于非突触部位，并与SP样终末形成轴-树突触，偶见轴-体突触。

（4）给予盆腔脏器以化学性伤害性刺激，神经元c-fos表达显著增加，这些神经元是向臂旁外侧核投射的。

（5）应用单位自发放电记录法，在SDCN记录了67个单位，其中30个（44.78%）对躯体和内脏（胫神经和盆神经）的强电流刺激均发生反应，硬化对盆神经电刺激与会阴穴感受野机械性刺激起反应，且放电频率与刺激强度呈正相关。

（6）应用单位诱发放电方法，对经穴部位感受野起反应的SDCN神经元可分为三类：①低阈值机械性感受单位（LTM），此型对盆神经电刺激不起反应；②特异伤害性感受单位（NS），其中半数对A&C纤维介导的盆神经伤害性刺激起反应；③广动力域感受单位（WDR），其中2/3对A&C纤维介导的盆内脏伤害性刺激起反应，另外，对盆神经Aβ纤维起反应的神经元，对躯体性刺激不起反应。

上述结果提示：脊索核（DCN）汇聚神经元接受内脏纤维介导的伤害性冲动，也接受后肢经穴的伤害性和非伤害性刺激，SP是重要的递/调质之一。该研究为经穴脏腑相关学说尤其是针刺镇痛机制提供了形态和功能相结合的佐证。

（二）“经穴-脏腑相关”学说的实验研究证明

祖国医学认为“夫十二经脉者内属于脏腑，外络于肢节”。对于祖国医学的该论述，现代科学虽有“体表内脏相关”报道，但却有悖于现代神经科学知识。现代神经科学已知，体表与内脏组织的感觉体验分别通过躯体感觉传导束和内脏感觉传导束传向中枢神经系统，并且强调这两种已知的经典传导束泾渭分明、互不相干。

因此为了了解中医的经穴脏腑相关或西医的体表内脏相关的科学机制，需要发现既能传导体表感觉又能传导内脏感觉的汇聚性双觉传导束，才能将来自体表穴位的针刺/针感信号与来自脏腑/内脏的感觉信号传到中枢神经系统，并在那里发生汇聚与相互作用，实现针刺对内脏的影响。

为了验证这一假说，首都医科大学基础医学院神经生物学系吕国蔚教授进行了相关研究。该研究按照中西医结合、临床基础结合、形态机能结合等研究原则，综合应用基础研究及临床观测等现代多学科实验技术，在正常动物与内脏痛动物模型上，发现和鉴定既能传导体表感觉又能传导内脏感觉的汇聚性双觉传导束，观测针刺体表穴位或刺激躯体神经对内脏痛的影响，检测两类感觉信号在有关汇聚性脊髓感觉神经元和汇聚性脊神经节感觉神经元上的汇聚与相互作用，进而检测信号转导体 NMDAR-PKC-NO 对躯体内脏（经穴脏腑）相关的影响，借以揭示经穴脏腑相关/体表内脏相关的现代科学基础，并据以提出提高临床针效的分子策略。

1. 突触后（DCPS）神经元/传导束 将辣根过氧化物酶（HRP）凝胶直接埋置于动物的高位背索断端，借以选择性地单独标记只经背索上行的 DCPS 神经元。结果表明，猫的这种神经元除主要分布于背角Ⅳ层外，在Ⅶ层内侧部也较为集中；猴的 DCPS 神经元除集中分布于Ⅲ～Ⅳ层外，还有少量神经元散在于Ⅴ、Ⅵ、Ⅶ、Ⅹ层及背外侧白质，仅在猫或猴的腰膨大处背角，这种 HRP 标记的 DCPS 细胞即达千余个。这个数字与猫的脊颈束（SCT）神经元数目相当。猴具有 DCPS 神经元的事实，提示人类也很可能存在这种神经元。

在充分分离与隔离制备的标本上，用逆向激动技术鉴定出了 120 个 DCPS 神经元，其中只对低阈值非伤害性刺激发生反应的低阈值机械感受型（low threshold mechanoreceptive，LTM）神经元和既对低阈值刺激又对高阈值伤害性刺激发生反应的广动力范围型（wide dynamic range，WDR）神经元，各占半数。两类 DCPS 神经元均接受外周Ⅱ类纤维传入，其轴突的传导速度平均为 45m/s，直径亦相当于Ⅱ类纤维，提示 DCPS 神经元具有非丘系的性质。

在细胞内记录的基础上，进行细胞内 HRP 染色的结果观察到 DCPS 神经元的树突有四种三维构型，并与生理分型有一定相关关系；细胞内染色的另一重要发现是 2/3 的 DCPS 神经元的轴突自胞体或近胞体树突发出后立即再发出一个以上的局部轴突侧支，在该细胞的树突树范围内反复地广泛分支。这种极其发达的局部轴突侧支，同局部的有关细胞构成突触或回返性联系，从而使作为投射性神经元的 DCPS 神经元，也具有中间神经元的作用。

对细胞内 HRP 染色或 HRP 逆行标记的 DCPS 神经元进行 5-羟色胺（5-HT）免疫细胞化学染色时观察到，几乎每一个猫和猴 DCPS 的细胞体或近胞体树突上，均有 5-HT 阳性轴突膨体与之构成突触；电镜下可见，这些 5-HT 阳性轴突膨体内含有椭圆形或圆形的无颗粒囊泡，并与 DCPS 细胞构成对称性突触。

进一步用微电泳技术证明，5-HT 能明显抑制 DCPS 细胞对谷氨酸的兴奋性反应，提示 DCPS 接受脑干 5-HT 能神经元的抑制性支配。

2. 脊孤束（SST）神经元/传导束 用刺激孤束核逆行激动大鼠脊髓背角细胞的方法，在腰骶髓背角Ⅲ～Ⅴ层观察到逆向反应细胞，提示孤束核作为内脏感觉核，还从脊髓接受体感信息。我们将这类细胞正式命名为脊孤束（SST）神经元或通路。SST 神经元的轴突属 Aδ 纤维。有趣的是，在 SST 神经元逆向反应之后，还跟着出现一个或多个突触后反应，提示 SST 神经元除作为上行投射系统向孤束核投射传递感觉信息外，还反过来从孤束核接受下行支配信息，从而形成一种正反馈环路，SST 向孤束核传递信息被放大而更臻于精确。

将 10%HRP 微电泳导入大白鼠的一侧孤束核后，在脊髓颈、胸、腰、骶各节段脊髓灰质内均观察到 HRP 标记细胞，并多见于注射部位的同侧，以板层Ⅲ～Ⅵ层分布最多。

3. 脊颈束-背索突触后（SCT-DCPS）神经元/传导束 在氯醛糖麻醉的猫体上用微电极对脊髓背角神经元进行细胞内记录，观察其对刺激外颈核（LCN）和背索核（DCN）的反应。从腰膨大水平背角Ⅲ～Ⅳ层共记录到 49 个神经元既对 LCN 刺激又对 DCN 刺激发生反应。这些结果提示：①脊颈束-背索突触后（SCT-DCPS）神经元发出 Aδ 纤维的轴突向 LCN 和孤束核（STN）双重投射；②一些 SCT-DCPS 神经元既从 LCN 又从 DCN 接受下行传入支配；③另一些脊髓投射神经元和中间神经元受来自 LCN 和 DCN 的下行纤维双重支配；④来自躯体和内脏的传入感觉信息在 SCT-DCPS 神经元上发生汇聚和相互作用。结果提示 SCT-DCPS 神经元/传导束属非丘系，也接受/传导内脏觉。

4. 脊孤束-背索突触后（SST-DCPS）神经元/传导束　已知脊髓背角与 DCN 之间存在由背角到 DCN 和由 DCN 至背角的双向投射；脊髓背角与 STN 之间也存在交互支配关系，同一个脊髓背角细胞是否像 SCT-DCPS 神经元那样同时向 STN 和 DCN 双重投射呢？

在麻醉的大鼠体上，应用电刺激 STN 和 DCN 及细胞内记录技术，在腰髓背角Ⅲ～Ⅴ层，记录到既对 STN 刺激又对 DCN 刺激发生典型逆向反应的神经元，我们称之为 SST-DCPS 神经元。有些 SST-DCPS 神经元还对 STN 和（或）DCN 的刺激发生突触反应，提示 SST-DCPS 神经元在支配 STN 和 DCN 的同时，还接受 STN 和（或）DCN 的支配，从而在 SST-DCPS 神经元与 STN 和（或）DCN 之间构成某种交互支配或相反投射的联系。由于这种交互支配引起的反应是双向兴奋，提示 SST-DCPS 神经元与 STN 和（或）DCN 之间是一种正反馈联系。

应用荧光双标记法，分别在 STN 和 DCN 注射 PI 和 Bb 两种不同的荧光染料，在大鼠注射同侧腰髓背角Ⅲ～Ⅴ层，可见到 PI-Bb 双标细胞，它们的胞质由注入 STN 的 PI 标记呈棕红色，胞核则由注入 DCN 内的 Bb 标记呈淡蓝色，色彩对比十分鲜明，从而为 SST-DCPS 的存在提供了形态学证据。

在细胞内记录的基础上，将微电极内的 HRP 注入该细胞，再经细胞内染色所显示的胞体和树突树分布表明，SST-DCPS 神经元的微细构造相当于 DCPS 神经元的 B 型与 D 型。

5. 脊颈束-脊孤束（SCT-SST）神经元/传导束　在氯醛糖麻醉的猫体上用微电极对脊髓背角神经元进行细胞内记录，观察其对刺激 LCN 和 STN 的反应。从腰膨大水平背角Ⅲ～Ⅴ层共记录到 49 个神经元既对 LCN 刺激又对 STN 刺激发生反应。该结果提示：①脊颈束-脊孤束（SCT-SST）神经元发出 Aδ 纤维的轴突向 LCN 和 STN 双重投射；②一些 SCT-SST 神经元既从 LCN 又从 STN 接受传入支配；③一些脊髓投射神经元和中间神经元受来自 LCN 和 STN 的下行纤维双重支配；④来自躯体和内脏的感觉传入信息在 SCT-SST 神经元上发生汇聚和相互作用。以上结果曾做过多篇总结，受到好评，有的杂志社主编在批语中指出“这些发现值得广为传播”。

6. 汇聚性单、双投射性脊髓背角躯体-内脏觉神经元　应用顺向激动和细胞内记录技术观察到，传统的内脏感觉核也接受躯体感觉信息，SST 神经元对电刺激足三里穴和 STN 均可发生顺向反应，提示 SST 神经元接受躯体传入信息，并将其传递到内脏感觉核团——STN；SST 神经元也可从 STN 接受内脏感觉信息；上行的躯体传入信息与下行的内脏传入信息可在 SST 神经元上汇聚。50 个 DCPS 神经元的细胞内记录中，近半数的神经元对单个逆向刺激只发生逆向锋电位；其余的半数神经元除发生单个逆向反应外，还接着出现兴奋性和抑制性突触后电位，提示进入脊髓的初级传入除上行成为经典的脊丘系外，还在背角处与 DCPS 神经元构成突触联系。

在用双重激动和胞内记录技术鉴定出 SST-DCPS 神经元的基础上，应用外周神经电刺激和皮肤感受野自然刺激、数字式囊压装置扩张以刺激降结肠等方法观察到，SST-DCPS 神经元既对躯体刺激发生反应，又对内脏刺激发生反应；SST-DCPS 神经元除分别对内脏和躯体感受野自然刺激发生反应外，也可对躯体和内脏神经电刺激发生反应。

采用跨神经节溃变与 HRP 和 WGA-HRP 酶标技术，观察到来自膀胱的内脏传入与来自坐骨神经的躯体传入均终止在脊髓 L_4～S_2 节段的同一后连合核（DCN）区。应用条件-检验刺激技术观察时间依赖性抑制现象，研究传入信息的相互作用。用 1.5～3 倍阈刺激强度的电脉冲交替刺激麻醉、麻痹大鼠的盆内脏神经（Pe）和阴部神经（Pu），以玻璃微电极在 L_6～S_1 节段脊髓背角汇聚神经元上记录细胞外放电发现，对 Pu 检验反应产生抑制的刺激间期长于以 Pu 为条件刺激对 Pe 检验反应的间期。

7. NMDAR-PKC-NO 膜信号转导体系影响/调制脊髓背角神经元的兴奋性 在脊髓背角用细胞外记录技术记录到，角叉菜胶一侧足底注射致炎后，电刺激该侧足底内外侧神经激动其中的 A、C 纤维时发现，角叉菜胶致炎导致脊髓背角神经元兴奋性升高和 Wind up；N-甲基-D-天冬氨酸（NMDA）受体参与炎症痛和 Wind up 形成。在实验大鼠足底注射角叉菜胶后，脊髓背角神经元发生敏感化，自发放电及对伤害性刺激反应明显增强。背角局部经微透析给予蛋白激酶 C（PKC）非特异性抑制剂（氯丙嗪）或特异性抑制剂（H-7）后，自发及诱发反应均明显回降，提示 PKC 激活参与中枢敏感化的形成与维持。

用微透析的方法在麻醉、麻痹大鼠的脊髓局部应用 NO 供体亚硝基铁氰化钠（SNP），以碳丝微电极在腰膨大处记录细胞外放电，观察 NO 对机械刺激大鼠后足部皮肤引起的诱发反应和自发反应的影响。结果提示：不同浓度的 NO 供体 SNP 对非伤害性机械刺激和伤害性机械刺激信息传递的作用不同；一定浓度的 SNP 促进脊髓自发放电。大鼠一足用角叉菜胶致炎，痛阈显著降低后，腹腔注射 NMDA 受体的非竞争性拮抗剂氯胺酮，致炎足痛阈显著升高；角叉菜胶与氯胺酮同时给药组的痛阈幅值升高更为明显而持久。结果提示：NMDA 受体参与炎症痛的形成和发展；提前给予其拮抗剂氯胺酮可提高镇痛效应，延缓体表炎症痛的发展过程。

观察大鼠一足角叉菜胶致炎后腹腔注射 NMDA 受体竞争性抑制剂 CGP37849、激动剂 NMDA 与先注射上述药物后致炎组大鼠致炎足与非致炎足痛阈的变化。前一组致炎后，致炎足痛阈降低，非致炎足痛阈升高。腹腔给药后，致炎足分别表现为痛阈的回升和进一步下降。非致炎足分别表现为痛阈进一步增高和降低。后一组致炎后，致炎足痛阈分别表现为轻度下降、明显下降和降低。非致炎足痛阈分别表现为轻度增高、下降和增高。结果提示：NMDA 受体激动剂有助于致炎局部痛敏的发生和发展，减弱远隔部位的伤害性反应；NMDA 受体拮抗剂则减弱致炎局部的痛敏程度，增强远隔部位的抗伤害性反应。

观察大鼠一足甲醛致炎后，PKC 非特异性抑制剂氯丙嗪在组织损伤所致痛觉过敏中的作用。甲醛足底皮下注射使大鼠产生疼痛的早期反应和迟发反应（痛觉过敏），氯丙嗪能显著减轻迟发反应，提示 PKC 在疼痛信息的传导和中枢敏感化中起重要作用。

8. PKC 信号分子调制内脏炎症痛觉 行为学实验观察到，甲醛直肠黏膜下注射致炎后，在乙醚麻醉恢复后大鼠立即会出现内脏疼痛的行为反应。PKC 激动剂 PMA（phorol 12-myristate 13-acetate）能明显增加内脏炎症痛疼痛评分，增强疼痛反应；其抑制剂 H-7 和氯丙嗪能显著减少疼痛评分，减弱疼痛反应，提示 PKC 在甲醛致急性内脏炎症痛感受中起重要作用。电生理实验进一步证实 PKC 在甲醛致内脏炎症痛的产生和维持中起重要作用。

蛋白印迹试验观察到，甲醛直肠黏膜下致炎后，PKC 膜转位（即激活明显增加），其激动剂 PMA 明显增加其膜转位，增强 PKC 活性；H-7 显著减少膜转位，降低其活性，提示 PKC 内脏炎症痛中活性增加，参与痛觉信号的转导。对 PKC 超家族各种亚型的研究表明 PKCε、PKCγ 在甲醛致内脏炎症痛中起重要作用，PKCα、β、Ⅰ、βⅡ能在内脏炎症痛觉传导中未发挥信号作用。

甲醛直肠黏膜下致炎后，大鼠 L_6～$S_{1\sim2}$ 节段脊髓一氧化氮合酶（NOS）活性、NO 产量和环磷酸鸟苷（cGMP）含量均明显增强/增多，说明 NO/cGMP 信号系统参与内脏炎症痛信号的转导，并且 PKC 抑制剂灯盏花素乙能明显减弱 NOS 活性，减少 NO 的产量和 cGMP 的含量，抑制 PKC 信号分子的活性，可进一步通过抑制 NO/cGMP 信号转导系统达到减轻内脏炎症痛的效果。

行为学研究发现，高阈值型（N 型）钙通道阻滞剂 SNX-111 能明显减轻内脏炎症痛觉反应；SNX-111 能减少大鼠 L_6～$S_{1\sim2}$ 节段脊髓细胞内 Ca^{2+}含量，证明 N 型钙通道可能在甲醛致内脏炎症疼痛反应中起重要作用。

9. 汇聚性脊神经节躯体内脏感觉神经元　用感受野自然刺激方法，在 89 个 S1 脊神经节（DRG）A 型神经元细胞内记录结果表明，75/89 个神经元对刷毛、触压、夹挤等皮肤感受野自然刺激发生兴奋性反应，其中 22/75 个神经元还对直肠气囊刺激发生反应，躯体与内脏传入的传导速度分别为 23m/s 和 21m/s。另有 14 个神经元在无任何可见的刺激条件下自发放电，其中 9 个对直肠气囊刺激发生反应。

用神经电刺激方法，在 182 个 S_1 脊神经节神经元的细胞内记录结果表明，74 个神经元既对阴部神经（Pu）刺激发生反应，也对盆内脏神经（Pe）刺激发生反应。Pu 与 Pe 刺激引起的细胞内动作电位的传导速度分别为 38.1m/s 和 21.9m/s。Pu 与 Pe 刺激引起的动作电位可相互碰撞抵消，提示分叉初级传入的存在。将 FB、NY 和两种荧光染料分别注入会阴部皮下和膀胱壁黏膜下层后，在共聚焦显微镜双通道扫描下，于 L_6～S_2 DRG 内可见 FB + NY 双标细胞，占总数 463 个标记细胞的 9%，提示来自躯体与内脏组织增加的信号可通过分叉初级传入，在同一个脊神经节 A 型神经元上汇聚。主要采用细胞内记录和放免测定两种技术，在在体猫和离体大鼠脊神经节两种制备标本上，观察并记录了脊神经节神经元的细胞内动作电位和脊神经节内神经肽免疫活性在不同刺激条件下的变化。

细胞内记录表明，脊神经节在完全与外界隔离和不进行刺激的条件下也出现活跃的自发放电活动；诱发放电的频率跟随不能的范围甚广。随着刺激频率的增快，动作电位潜伏期发生动摇，波幅下降，波形解体，由全峰电位（S）波分解成 NM 和 M 波；出现去极化前电位 PSP 及低幅短程的去极化；同一脊神经节神经元对其外周突和中枢突刺激的反应不尽相同，甚至完全不同；在高镁低钙溶液灌注下，动作电位可被阻断，突触总和受阻。放免测定表明，脊神经节内存在 SP、血管活性肠肽（VIP）和 β-内啡肽（β-End）等神经肽；低中强度刺激下，脊神经节内的 SP 和 VIP 阳性产物均显著升高，但 β-End 显著降低；较强刺激下 SP 显著降低、VIP 和 β-End 阳性产物显著升高。

这些结果提示脊神经节神经元存在第二条通路，以及化学性和（或）电偶联性突触或接头；SP、VIP 和 End 等神经肽可被外周刺激调制。离体汇聚性躯体-内脏觉脊神经节神经元的整合活动在离体 DRG A 型神经元上，通过高镁低钙溶液灌注，借以阻断突触化学传递和交替刺激坐骨神经（Sc）与后根（Dr）可见，Sc 与 Dr 的传导速度之间的 r 值分别为 0.96 和 0.93，均呈高度线性相关，Dr 端的斜率明显降低；DRG 神经元细胞内动作电位振幅降低，持续期加长，兴奋性突触后电位（EPSP）样低幅去极化出现概率明显增多；对 Sc 刺激频率的跟随能力由正常灌注的 18.4Hz 显著降至 76.5Hz，对 Dr 刺激频率的跟随能力由正常的 140.6Hz 明显降至 50Hz；部分 DRG A 型神经元甚至在 Dr 1 Hz 刺激下，动作电位即不复出现。在高镁低钙溶液灌注下，脊神经节 C 型神经元的传导速度由灌注前的 0.48m/s 显著减慢至灌注后的 0.39m/s，锋电位的持续期间和活动面积明显延长和增加，并大多被穹窿样低幅去极化所取代；锋电位或穹窿样去极化对刺激频率的跟随能力显著降低。离体实验结果也提示，A 和 C 型 DRG 神经元均存在突触或接头冲动。上述结果首次明确概括出“脊神经节是一个名副其实的、具有突触整合活动的外周核团”。

以上研究结果说明：①脊髓背角存在 SST 和 DCPS 等两种单投射性脊髓感觉神经元/传导束；②脊髓背角存在 SCT-DCPS、SST-DCPS、SST-SCT 等三种双投射性脊髓感觉神经元/传导束；③这些单或双投射性脊髓感觉神经元/传导束既接受/传递躯体感觉也接受/传递内脏感觉信息；④脊神经节中存在突触活动；⑤脊神经神经元既接受传递躯体感觉也接受传递内脏感觉；⑥SST、DCPS、SCT-DCPS、SST-DCPS、SST-SCT 等脊髓感觉神经元/传导束及脊神经神经元均为汇聚性躯体-内脏感觉神经元；⑦穴位/躯体感觉、脏腑/内脏感觉两种传入输入汇聚性感觉神经元上相互作用；⑧膜信号转导体系 NMDAR-PKC-NO 参与和影响经穴脏腑相关或躯体内脏相关作用。这些成果为经穴脏腑相关的中医针灸学基本课题提供了现代解剖生理学依据和现代感觉神经科学说明，对发展现代基础医学与神经科学、弘扬祖国医学、发展中西医结合医学、提高针刺效果和中医针灸学的现代化与国际化，均具有重大的理论价值和实践意义。西医学界的躯体内脏相互作用实即中医的经穴脏腑相关，已在国外引起学界的关注，但尚缺乏详尽而系统的实验研究，该研究的有关发现对躯体内脏相互作用/经穴脏腑相关提供系统而充实的实验依据，使其成为指导有关临床实践的系统理论，深化和发展现代医学的有关领域，并扩大经穴脏腑相关的国际影响。该研究的有关发现对深化、发展中西医结合医学与神经科学研究和开辟新的研究领域具有重要的推动作用，对修正和丰富有关感觉传递的解剖学、组织学、生理学、神经病学和神经外科学具有重要的学术价值。

针灸、按摩及经皮神经刺激等广为普及的中西疗法，经由赖新生教授系统研究的有关发现，将赋予这些疗法以深刻的理论解释。通过 NMDAR-PKC-NO 体系的干预，进一步提高这些疗法的疗效；本文中有关躯体内脏传入相互作用中具有更强抑制作用的发现，可能开辟一条通过影响内脏而干预躯体或体表疾病的新途径。

有关新发现的汇聚性躯体感觉-内脏感觉神经元/传导束，特别是 SCT-DCPS、SST-DCPS、SCT-SST 等脊髓双投射性神经元/传导束及有关汇聚性躯体感觉-内脏感觉脊髓背角神经元和脊神经节神经元等成果，在《中国科学》《科学通报》《中国神经科学杂志》及 *Exp Neurol*、*Neuroscience*、*Neuroscience Letter*、*JComp Neurol*、*Biol Signals Recept*、*Brain Res Rev* 等刊物上发表。有关工作被国外同道尊为“第一”“重要发现”或“首创”，有的论文在 *Exp Neurol* 收稿 2 周内即予以发表，被认为“从未听说过一篇论文如此快地被接受”，有的论文编者按语为“值得广为传播的卓越发现”，有的论文全文尚未正式发表，即被专著 *The Pain System* 多次引用。科学通报邀刊专题评述，特别是在国际权威刊物 *Brain Res Rev* 发表长达 2.4 万字的综述，被国内外同道誉为先驱性文献，是对脊髓单投射传统观念的突破和脊髓双投射研究领域的开拓。《脊髓感觉机制》专著被认为是“目前国内尚未见到有类似内容和特色的专著”。有关 NMDAR-PKC-NO 的研究成果曾在《中国神经科学》《生理学报》《中国疼痛医学》等刊物上发表，有关论文被编辑部按语为“结果简单而明确，有一定的临床意义”，先后有两篇有关论文被该刊评为优秀论文二等奖。

国外对躯体与内脏信息传入通路的研究大多局限于外周上行通路，赖新生教授根据突触后电位和突触反应的有无，首次提出孤束核和背索核分别通过各自的下行纤维，在 DCPS、SST、SCT-DCPS、SST-DCPS 和 SCT-SST 等脊髓神经元与靶核之间构成反馈回路的新观点。国内曾在核团或区域水平上进行过针刺治疗内脏痛的研究，但尚未过渡到细胞水平。躯体与内脏信息在单个脊髓神经元上的汇聚，国外曾有报道，但其神经元大多未经鉴定，更未能在已鉴定的DCPS、SST、SCT-DCPS、SST-DCPS 神经元上研究躯体与内脏信息的汇聚；赖新生教授的系统研究首次做到了这一点。

（三）“经穴脏腑相关”学说的临床观察证明

经穴脏腑相关，赖新生教授通过临床观察得到了证实。这种证实，有的是患者在主诉病情时会谈到某些部位（他们不知道这是病理反应点）疼痛的情况，有的是在检查穴位反应时发现的，有的是在针刺治疗过程中发现的。不同的疾病，或同一疾病的轻重程度和个体差异，使得经穴脏腑这种双向性联系有各种各样的临床表现。下面就部分类型疾病的临床观察情况加以简述。

患呼吸系统疾病者，大多在肺俞、中府部位压痛明显。如汪某，女，37 岁，患支气管哮喘 10 年，自述病情发作时肩胛后缘和胸外上部疼痛，其疼痛程度和病情的轻重呈正相关。查其痛处，背部肺俞穴处有条索状硬结且压痛明显，胸外上部中府穴亦有硬结且压痛。另一患者李某，男，70 岁，患慢性支气管炎、肺气肿、肺源性心脏病（简称肺心病）、肺结核数年，在某医院治疗，原肺部疾病有好转，但背部、胸部痛点处疼痛难忍，主治医师无明确诊断，胸外科、内科、神经科会诊诊为“肋间神经痛”，但久治无效。出院后来针灸科治疗，查其痛处正是肺俞、中府两穴。这种经络病理现象用经络学说可以圆满解释，但现代医学只能牵强附会。

肝胆系统患者特别是胆囊炎、胆石症患者的相关经穴显示病理变化者很多。如苑某，女，48 岁，患胆囊炎、胆石症 3 年。自述病情加重时右侧背部疼痛难忍并放射到右肩。检查：右胆俞、右肩井处压痛明显，左侧不明显，双侧胆囊穴压痛并有条索状硬结。又如顾某，女，50 岁，患胆囊炎、胆石症到针灸科治疗。B 超示胆囊结石。查其胆囊穴、耳穴胆均有压痛，以右侧明显，故以针刺这些穴位为主配服中药利胆排石之剂治疗，2 周后，症状消失，B 超示胆囊内无结石。从这些病例可得到启示：治疗胆石症针刺胆俞、胆囊穴等穴位很可能比针刺其他无病理反应的穴位疗效高，因为它们与该脏腑密切相关。

患心血管系统疾病者，某些穴位虽然没有表现出病理反应现象，根据“经穴-脏腑相关”而针刺其穴，则临床疗效也往往很满意。如梁某，男，71 岁，患冠心病 10 余年，一次因心动过速由内科介绍行针刺治疗，测心率为 140 次/分，当毫针刺入双侧内关并得气后，患者立即感到心跳平稳，测心率为 72 次/分。像这样针刺内关调整心率的现象在临床上屡见不鲜，对于心血管系统的功能性疾病比器质性疾病作用明显。

临床中还发现“经穴-脏腑相关”理论，对阑尾炎的诊治亦很有帮助。如王某，男，34 岁，因腹痛在县医院外科诊治，诊为阑尾炎，由于不愿手术，而来就诊。查其阑尾穴处压痛明显，且呈硬结状，行非手术治疗（针药并用），1 周后症状、体征消失。其他，如子宫肌瘤在三阴交处有压痛，胃病在足三里、耳穴胃有压痛，荨麻疹在耳穴内分泌、荨麻疹点有压痛。只要临床注意观察，随时可见。

赖新生教授认为，刺任脉经穴得气大都是脏器的反应，充分反映了经穴脏腑相关，如“治卒心痛不可忍，刺任脉上脘一穴……先补后泻之其穴下针，令患人觉针下气行如滚鸡子入腹为度，次针气海二穴，足少阴涌泉二穴，无积者刺之如食顷而已，有积者先饮利药后刺之立愈”。

总之，经穴与脏腑双向性联系的例证不胜枚举，其临床意义是很大的。首先，它证实了经典的针灸文献中的一系列论断，如《内经》“治脏者治其俞，治腑者治其合”。其次，它为临床选穴治病提供了有力的证据，凡以与疾病有关的病理反应点为主穴治病，必将收到满意疗效。

九、穴 脑 同 神

“神”属于中国古代哲学范畴，是中国传统文化的内容之一，作为中医奠基石的《内经》，承继了中华民族“神”文化底蕴，将“神”纳入医学范畴。在《内经》中论述神的地方达 190 次之多，其中《素问》出现 83 次；《灵枢》出现 109 次。然而，神论深奥，时涉虚妄，难以证实，正缘如此，古今医家阐发甚少。“神”的本义长期以来被淡化甚至湮灭，很大程度上制约了传统中医理论的发展。

（一）“神”字溯源

1. “神”字剖析 详考其字符的发生，“神”字是由左“示”右“申”架构的。左“示”又分为上二下三垂两部分。“示，天垂象，见吉凶。所以示人也。从二[注：二，即上，指天空]；三垂，日、月、星也。观乎天文，以察时变，示，神事也”（《说文解字·示部》）。右“申”，是“電”的本字，系闪电的象形，本义为闪电之舒张形，篆文将闪电拉直，隶变后楷书写作申与电二体。

2. “神”的含义 神的本意是指万物的主宰，即天神。远古时期，基于条件有限，人们对于复杂的自然现象无法进行科学的解释，认为这是冥冥之中一种高于自然力之上的玄妙莫测，左右着天地，于是就衍生出神的最初含义，即《说文解字》所言：“神，天神引出万物者也。”徐灏注：“天地生万物，物有主元者曰神。”

随着认识理性的发展与提高，人们从哲学上对“神”引申出新内涵。《易传》中的神，除有神灵及对道理有深刻领悟二义外，还指事物的变化莫测，如《系辞》说“阴阳不测之谓神”。进一步深入研究，又把“神”看成是天地万物运动变化的内在规律，虽然仍不出“主宰”之义，但已脱离天神，而证明自身运动是变化的依据。

故《中国大百科全书·哲学》朱伯昆释云：“神，最初指主宰自然界和人类社会变化的天神，后来经过《易传》和历代易学家、哲学家的解释，到张载和王夫之，演变为用来说明物质世界运动变化性质的范畴，成为内因论者反对外因论的理论武器。”综上所述，“神”是泛指天地间（包括人在内）一切正常变化的现象。这也是《内经》中“神”的最广义的概念。

3. “神”的生命意义 “神”作为宇宙万物的主宰，是沟通天、地、人的中枢，如《素问·八正神明论》曰：“天地之动静，神明为之纲纪。”人生活在天地间，受天地自然的控制和制约，同时也与天地万物进行物质和能量交换，正如《阴符经》曰：“天地万物之盗，万物人之盗，人万物之盗。”因此，“人之神，不可不谨养”。《灵枢·天年》也说：“失神者死，得神者生也。”《内经》中对“神”的多次记载就是为了强调谨养生命之神的重要性。《素问·五常政大论》曰：“根于中者，命曰神机，神去则机息。”再次说明“神”在生命活动中的重要性。

（二）脑与“神”的关系

1. 脑为元神之府 “元神”一词，本出道家，《老子》中称之为“谷神”。“元”有本始之义，“谷神”也可训诂为元神。“脑为元神之府”说亦始于道教。其一强调“元神”对长寿的意义。如《太上灵枢神景内经》云：“天门自开，元神自现，顶窍开而窍窍开，元神居而神神听命。”宋代白玉蟾亦云：“唯人头有九宫，中一宫名曰谷神。”强调“守之自真”的养生之道。

其二强调元神的作用。《黄庭内景经至道章》云“泥丸百节皆有神”“脑神精根字泥丸”。梁丘予注：“脑中丹田百神之主。”认为脑为元神乃是全身一切神经活动与精神的统帅和主宰。医学首倡“脑为元神之府”者为李时珍。《本草纲目》辛黄条谓：“……脑为元神之府，而鼻为命门之窍。”王冰提出“脑为真气之所聚”，真气即元气，也即指元神。《灵枢・本神》曰：“故生之来谓之精，两精相搏谓之神。”父母媾精是新生命之神产生的物质基础，脑健为新生命之神所藏之地，故《灵枢・经脉》云：“人始生，先成精，精成而脑健生。”脑髓在头，所聚之真气必须下降，以激发肾气，推动脏腑功能活动；肾精必须上奉于脑，化生脑髓以源源不断产生真气，这种阴阳升降交合才有元神之用。

2. 脑为元神之府的意义　凡具有藏精气而不泻特点的脏都具有藏神作用，脑神与五脏神密切相关。神、魂、魄、意、志是中医学对人精神意识思维活动的高度概括，也是五脏所藏之神的类分。“肝藏血、血舍魂”“肾藏精、精舍志”“脾藏营、营舍意”“心藏脉、脉舍神”“肺藏气、气舍魄”（《灵枢・本神》），血、营、脉、气、精是神、魂、魄、意、志的物质基础。脑为六神之脏，脑神统率整个机体以保证机体的高度有序性。正如《医学衷中参西录》所云：“人之神明有体用，神明之体藏于脑，神明之用出于心”“然其所注重者在脑中元神，不在心中识神”。近代名医冉雪峰在阐释《内经》十二官之文时说：“是十二官皆秉承无上玉清之脑，十二官不得相失，十二官与脑更不相失”。

3. 脑为神之用　神原是“宗教及神话中所幻想的主宰世界的、超自然的、具有人格和意识的存在，为精神体中的最高者”（《辞海》），移用于医学中，有广义与狭义之分。广义之神是指人体生命活动的主宰，诚如《灵枢・天年》曰：“血气已和，荣卫已通，五脏已成，神气舍心，魂魄毕具，乃成为人。”这充分说明一个血气健壮调和、荣卫之气通达、五脏形体俱全的人，只有神魂气魄之内舍，才成为具有生命的人，否则“神气皆去，形骸独居而终矣”（《灵枢・本神》）。可见神在人体生命活动中的重要性，有“故失神者死，得神者生”（《灵枢・天年》）之说。狭义之神，则是指人的精神思维意识活动，诸如《素问・灵兰秘典论》之“心者，君主之官，神明出焉”，《灵枢・五色》之“积神于心，以知往今”，《素问・举痛论》之“神无所归，虑无所定”，均是指此。然而不论广义之神抑或狭义之神，其之主宰者皆为脑所司，从人的生命而论，往昔之死亡判断常归咎于心脏停搏，而今也确定脑死亡为死亡的主要凭证，至于精神思维意识活动更是大脑皮质所主，虽此为现代医学之理论，然中医学中也早有此论述，脑为神之主宰，可从生理、病理两个方面予以认识。

在《内经》中虽无系统论述脑之章节，但《素问・脉要精微论》曰：“头者，精明之府。”并指出“夫精明者，所以视万物，别白黑，审短长”，已提示了脑司视觉、思维、判别等情志活动，在《灵枢・经筋》中之“经筋相交”与现今神经系统之“锥体交叉”相同，且经文所云之“左络于右，故伤左角，右足不用”，也是脑神经系统病变之表现，嗣后，杨上善在《黄帝内经太素》中指出“头是心神所居”，李时珍在《本草纲目》中直言“脑为元神之府”，王清任在《医林改错》中倡“脑髓说”之专论，均不断丰富了脑髓学说。

综观历代医家对脑生理功能的认识，大体可划分四类，一司感觉，诚如《医学原始》曰：“五官居于身上，为知觉之具……耳目口鼻之所导入，最近于脑，必以脑先受其象而觉之，而寄之，而存之也”。二司动作，在《存存斋医话稿》中有“脑散动觉之气”之说，王士雄也有“脑为主宰觉悟动作之司”之词，王清任更明确人的动作是由脑所主，故脑病时“无气则不能动”“气亏得半身不遂”（《医林改错》）。三司记忆，金正希谓“凡人外见一物，必有一形影留于脑中”，故其断言“人之记性，皆在脑中”。王清任则明言“人之记性不在心而在脑”。四司思维，古人把人们思维时的动态描述得颇为详尽，诸如“今人每记忆往事必闭目上瞪而思索之，此即凝神于脑之意也”(《见闻录》)，“人追忆所记之事，骤不可得，其手不觉搔脑后，若索物令之出者”(《西国记法》)，故《灵枢·五色》曰“积神于心，以知往今”，此神乃“神智道悟”(王冰)，即人之意识思维活动也。上述四方面之职可皆是神之功能的外露，可见神乃脑所司，脑为神之用也。王清任在《医林改错》中详述“小儿初生时，脑未全，囟门软，目不灵动，耳不知所，鼻不知闻，舌不言；至周岁，脑渐生，囟门渐长，耳稍知听，目稍有灵动，鼻微知香臭，舌能言一、二字；至三、四岁，脑髓渐满，囟门长全，耳能听，目有灵动，鼻知香臭，言语成句。”这表明随着脑之发育健全，人之视、听、嗅觉及思维、言语能力在不断增长，神志功能日趋完善，也进一步说明脑与神之生理功能紧密相关。

脑之病变则也都见神态异常之表现，《医宗必读》曰：“头(脑)为天象，六腑清阳之气，五脏精华之血，皆会于此，故天气六淫之邪，人气五贼之变，皆能相害。”头颅之外伤诚为多见，《诸病源候论》中有“陷骨伤脑”之证，其症见“脑弦不举，戴眼直视，口不能语，咽中沸声如狁子喘，口急，手为妄取”，皆为神志病证，六淫内侵入脑，受风则“风气循风府而上则为脑风”(《素问·生气通天论》)，至于湿、热之邪导致的暑湿、湿温所见及主神志病证，实乃感染性脑病是也；七情之伤，沈金鳌曰：“大怒大喜，大忧大惊，以致失神之为患也。”《灵枢·本神》之“神伤则恐惧自失”“魂伤则狂妄不精”“意伤则悗乱”“魄伤则狂”“志伤则喜忘其前言”，也均为七情所致神伤之变，至于脑髓自身之病变，先天不足，髓海失充，则痴呆、癫痫诸症作矣，老年虚亏，脑力随之衰减，则健忘，失眠或老年性精神病接踵而至，诚如金正希曰：“小儿善忘者，脑未满也，老人健忘者，脑渐空也。”皆脑虚而致神志病焉，痰浊、痰血酿致的脑疾也颇常见，医者无不从神志之改变而窥知。由此也可见脑与神之关系密切矣。

脑病之治疗，虽历代从“五神脏”立论，甘肃中医且立法、选方、用药大都归属于心脏，但从具体用药而论，清心开窍之要药安宫牛黄丸，其中牛黄、麝香虽归入心经，但药理实验研究证实，该二药对脑髓具有很强的镇静作用，由此可知所谓“清心”，实是“镇脑”之功用。治神所用补脑之剂，诸如首乌延寿丹、地黄饮子、河车大造丸、八珍汤之类，大都选用滋润多津之药，考《灵枢·五脏津液别论》曰：“五谷之津液和合而为膏者，内渗入于骨空，补益脑髓。”此滋养之品也当渗溢于脑髓而补益之，至于王清任之通窍活血汤，则有张伯臾治脑震荡之验案可证，也为治脑之剂。

总之，神是人体生命活动及精神思维意识之外露，神情康泰，全仗脑之生理功能健壮；神志之病变，则由脑之邪侵、外伤或脑体之病损所致。由此可知，神志外露表现之用，全赖于脑之实体，故云“脑之神之用也”。

(三)经络与“神”的关系

在下文中，将引入“躯壳”与“气血”两个概念。因其有特殊含义，就此说明。下文中的“躯壳”是指人体中所有相对静止不动的物质。这些物质属阴，所以我们也可把它称为“躯壳阴”。躯壳阴是一种广义的抽象概念，代表了五脏六腑、四肢百骸、皮肤毛发等一切人体内固定不动之物。本文中的“气血”是指人体中所有相对运动的物质。这些物质属阳，所以我们也把它称为“气血阳”。气血阳也是广义的抽象概念，代表了血气、津液、分泌物、排泄物等一切液、气态流动之体。

根据《周易》两仪的理论，两仪之阴阳属性可归于动、静二性，世间万物皆可以动静分阴阳。按动静来区分，是由躯壳与气血组成的。躯壳代表相对“不动”之物，气血代表相对“运动”之体。赖新生教授认为，神明是在此阴阳（静动）交感下所产生的，“两精相搏谓之神”。而经络的通道属于躯壳，经络的经气属于气血。经络的实质可以理解为“经络阴”（经络通道，躯壳，属阴）、“经络阳”（经络经气，气血，属阳）及神明（阴阳交合的表现）三者的统一体。

按动静之阴阳属性进行划分，人体由躯壳与气血组成，躯壳属阴，气血属阳。《易传·系辞上》中说“易有太极，是生两仪”。这一理论将世界的本源归属于“太极”。宋代周敦颐解释说，太极动而生阳，静而生阴。两仪即阴与阳，阴阳即动与静。《素问·阴阳别论》中也指出，“静者为阴，动者为阳；迟者为阴，数者为阳”。可见，天地间只此动、静二气，一静一动，一阴一阳，万物据此而生。

“天人合一，法于天”的整体思想是中医的精髓所在。《素问·生气通天论》中说：“生之本，于阴阳。天地之间，六合之内，其气九州、九窍、五脏、十二节，皆通乎天气。”人与天地相参，与阴阳相应，故人之阴阳上应天之阴阳。天地有阴阳之别，人身便有动静之分。按照动静分阴阳的理论，人的躯壳为阴，人的气血为阳。阴者静也，躯壳常固，阳者动也，气血常流。躯壳及气血的含义十分广泛。躯壳代表不动之体，包括人的五脏六腑、四肢百骸、皮肤毛发等。气血代表流动之物，包括人的血气、津液、分泌物、排泄物等。人体内的阴阳二气相互交感，就会产生神明。这正合《灵枢·本神》中关于“生之来谓之精，两精相搏谓之神”的理论。综上所述，人是由阴气化生之躯壳、阳气化生之气血、阴阳二气交感所产生的神明（包括思维和意识等）组成的。

人的躯壳是经络的通道，人的气血即是经气。经络是通道、经气及神明三者的统一体。

1. 人的躯壳是经络的通道　《灵枢·本脏》中说：“经脉者，所以行血气而营阴阳，濡筋骨利关节者也。”此句指出了人体经络的生理功能。后世医家多将经络定义为运行气血的通道。隋代杨上善在《黄帝内经太素·虚实补泻》中说：“五脏之道，皆出于十二经络之隧，以行营卫血气也。”明代张介宾在《类经·脏象类·本脏二十五变》中说：“经脉者，即营气之道。”这两位医家均将经络定义为“通道”。如果经络有通道，那么组成通道的物质就应是有形不动之物。只有有形不动之物才可“盛装”无形流动之体。有形不动之物属于“躯壳”的范畴。隋代巢元方在《诸病源候论·妇人杂病诸候》中说：“人之经络，循环于身，左右表里皆周遍。”这说明经络无处不在，经络通道也无处不在。有血气处，必有通道；有通道处，必含血气。人身无一处无血气，人身也无一处无通道。可见，经络通道为有形不动之物，可无限细分，遍布全身，无处不在，人的躯壳就是一张完整的“盛装”血气的网状通道。人体内的经络通道与脏腑相连，与肢节相通。经络通道贯穿了脏腑肢节，脏腑肢节组成了经络通道。所以说，人体内的经络通道包含了人的脏腑、骨骼、肌肉等有形之物。

2. 气血就是经气　经气是运行于经络通道中的气。关于经气的定义，《素问·离合真邪论》中指出“真气者，经气也”，认为经气就是人的“真气”。《灵枢·刺节真邪论》中说“真气者，所受于天，谷气并而充身者也”。这句话进一步指出，经气是先天的原气和后天的水谷精微变化所化生的营卫之气。清代黄元御在《四圣心源·天人解·气血原本》中明确指出“营卫者，经络之气血也”。可见，经络通道中的经气其实就是濡养人全身的气血。《灵枢·营卫生会》中说“夺血者无汗，汗者无血”。由此可知，气血同源，血津同宗。“气血”所涵盖的范围极其广泛，包含了气、血、津液、分泌物、排泄物等一切流动无形之物。有阳必有阴，有阴必有阳，经络通道是躯壳阴，经络经气必是气血阳，这才能应和天地阴阳育物之道。人体内的经络通道（躯壳阴）和经络经气（气血阳）一静一动，一阴一阳，相互结合，就可产生神明和完整的经络系统。

3. 神明是经络的组成部分 《素问·五运行大论》中说“论言天地之动静，神明为之纪”。神明原指自然现象及规律，但在经络中可引申为人体经络的生理功能和外在表现。《内经》在论述经络时，重于描述经络的生理功能，而未谈及经络是“通道”的观点。例如，《灵枢·经水》中说“经脉者，血而营之”，《灵枢·本脏》中说“经脉者，所以行血气而营阴阳，濡筋骨，利关节者也”。《难经·二十三难》中也指出“经脉者，行血气，通阴阳，以荣于身者也”。

“神明”也可指人的思维和意识。《素问·脉要精微论》中说“言语善恶不避亲疏者，神明之乱也”。此处的神明就是指人的思维和意识。人的思维和意识对其体内气血运行的情况有较大的影响。例如，《素问·举痛论》中说“怒则气上，喜则气缓，悲则气消，恐则气下……惊则气乱……思则气结”。人思维和意识的变化可调动其体内气血的运行，而人体的气血均在经络通道内运行。可见，神明具有调动经气运行的作用。所以，《标幽赋》在论述针灸治疗的法则时指出：“神不朝而勿刺，神已定而可施。”

综上所述，人的神明和经络是密不可分的。经络离不开神明，神明也离不开经络。为了理解经络的实质，我们必须把神明看作经络的一部分。

经络是经络阴（经络通道，躯壳，属阴）、经络阳（经络经气，气血，属阳）及神明（阴阳交合的表现）三者的统一体。我们在研习《内经》时发现，《内经》在论述经络时往往注重描述经络的生理功能，未谈及经络是“通道”的意义。天地者，有阴必有阳；人身者，有阳必有阴。世间万物皆归于阴阳，经络也是如此。经络之阴气化生为通道，经络之阳气化生为经气，经气流注于通道之内，通道固摄于经气之外，这样神明才能出现，经络才能产生。

经络包含阴阳两部分，阴者可称作“经络阴”，即经络通道，也就是躯壳；阳者可称作“经络阳”，即经气，也就是气血。有了经络阴和经络阳，神明才会出现。如果从阴阳之动静属性认识经络，可以发现经络是经络阴（经络通道，躯壳，属阴）、经络阳（经络经气，气血，属阳）及神明（阴阳交合的表现）三者的统一结合体。这三者共同组成经络，缺一不可。

在中医整体观的指导下认识经络，可以发现经络的产生符合阴阳化生万物之道。经络阴与经络阳分别对应人之躯壳和气血。而躯壳、气血和神明恰恰是一个“活人”的全部组成成分。充分地认识经络、了解经络，可以使经络理论与现代医学理论更好地统一起来，从而更合理地解释在研究经络本质方面遇到的难题。

（四）穴与“神”的关系

《灵枢·九针十二原》载，孔穴乃“神气之所游行出入也”。腧穴作为针灸施术的切入点，是人体小宇宙与自然界大宇宙沟通的渠道，其命名不仅是治疗经验的浓缩，更是传统中国文化思想的集中体现。《千金翼》说：“凡诸孔穴名不徒设，皆有深意。”因此深入探讨腧穴的命名含义，其重要性不亚于对其功用的认识，正如赵京生教授所说：“认识每类腧穴部位特点，比仅仅了解其理论形式有着更重要的意义。”为此，本文溯本求源，以腧穴的命名为出发点，通过对腧穴中“神”的重要性的分析，希望能重拾被冷落的神文化。

“气穴所发，各有处”（《素问·阴阳应象大论》），沈雪勇教授主编的针灸专业教材《经络腧穴学》中，带“神”的穴位共有9个，因穴名中都含有一个神字，并均与治神有关，简称之为“神”穴。赖新生教授通过查阅相关文献、古籍，试图对这些“神”穴的内涵和功用加以梳理和解释。

神门，乃“神之门”，在腕掌侧横纹尺侧端，尺侧腕屈肌腱桡侧凹陷处，是手少阴心经的原穴、输穴。《灵枢·小针解》曰："神者正气也……在门者，邪循正气之所出入也。"《针灸穴名释义》曰："神门，意为穴乃心神出入通达之处。"故神门乃心气所出之处。

古文献关于神门治疗神志病的记载随处可见，如《针灸大成》载："主疟心烦……心痛，数噫，恐悸，少气不足，手臂寒，面赤喜笑……心性痴呆，健忘，心积伏梁，大小人五痫……东垣曰：胃气上下五脏，气皆乱，其为病互相出见，气在于心者，取手少阴之输神门，同精导气以复其本位。"《玉龙歌》载："痴呆之症不堪亲，不识尊卑枉骂人，神门独治痴呆病，转手骨开得穴真。"可见，神门穴作为心气出入的门户，对调节心神起至关重要的作用。

神道，乃"神之道"，属督脉，在背部 T_5 棘突下凹陷处。《会元针灸学》曰："神道者，心藏神，心俞在椎两旁，其统系于背，心神仗督阳之气，所行之道，故名神道。"此穴与心俞相平，心藏神，此处为心神靠督阳之气的通行之道，又因其在心之位，又有"神灵"之称。《针灸穴名释义》曰："神道，意其胸中之神气；又指道路，象其地位高显，如日如心也。"神道者，心气之道路，乃日与心之意也，具有通调心气、疏通心神通道的作用。

《百症赋》曰："风痫常发，神道还需心俞宁。"《增订铜人腧穴针灸图经》载："治寒热头痛，进退往来咳疟，恍惚悲愁，健忘，惊悸。"临床证实，神道确能调节"君主之官"，以达宁心安神之效，现多用于治疗冠心病等心系疾病。

神庭，乃"神之庭"，其位于前发际正中 5 分处，犹神府之庭堂。《会元针灸学》论"神庭者，神光所结之庭，目神之光，来源通于六腑六脏之神系，是脑腑前之庭堂，故名神庭"。脑为元神之府，神庭位于泥丸宫处，乃元神所居的庭府。诚如《穴名选释》所载："神庭，《正理论》'人身中，上有天谷泥丸，藏神之府也，中有应鼓绛宫，藏气之府也；下有虚谷关元，藏精之府也。天谷，元宫也，乃元神之室，灵性之所存，是神之要也'。"

《增订铜人腧穴针灸图经》曰："治癫疾风痫，上不识，头风目眩……惊悸不得安寝。"《千金方》曰："涎唾自出，目闭耳聋，或举身冷直，或烦闷恍惚，喜怒无常，或唇青口白戴眼，角弓反张，始觉发动，即灸神庭一处七壮。"故而本穴有宁心镇静、通窍安神之用，现代常用于失眠、精神分裂等疾病的研究。

神阙穴，在脐中，脐为先天之结蒂，又为后天之气舍，此间元气常存，乃元神之阙庭。《会元针灸学》载："神阙者，神之所舍其中也。上则天部，下则地部，中为人部……脐居正中，如门之阙，神通先天，父母相交而成胎时……神注于脐中而成人，故名神阙。"此外，阙有空缺之意，脐为脐带脱落结疤后的陷窝，胎儿靠脐带转输母体之气血而生长，故脐可谓先天元神出入之道，其处凹陷空缺，故名神阙。神阙对人身的重要性不言而喻。

本穴居全腹正中，为阳居阴位，故喜熨灸而忌针刺。凡属挥霍撩乱，有干神明之外感急症，本穴主之，但以灸熨为佳。按摩者，转运此穴，可以通畅矢气，消化水谷。如《针灸甲乙经》所载"肠中常鸣，时上冲心，灸脐中。"此外，神阙穴主神志，可以灸治中风不省，同时培养先后天之气，治一切虚损之疾。现代多将神阙用于消化系统、心血管系统等疾病的治疗，并取得一定疗效。

四神聪：为经外奇穴，《经外穴名简释》曰："四神聪……穴在百会前后左右各一寸处，一名四穴；能主治神志失调，耳目不聪等病证，故名四神聪。"脑为髓海，是神气的本源，与头脑直接相关的经脉是督脉和足太阳膀胱经。四神聪以其特殊的位置，前后两穴位于督脉循行路线上，左右两穴则紧靠膀胱经；督脉总督诸阳，能够通督补髓，醒脑健脑，安神益智。

四神聪穴从古至今一直被广泛地应用于临床中，尤其是在治疗与精神情志方面相关的疾病更有其独到特色。《太平圣惠方》载："神聪四穴，理头风目眩，狂乱疯痫，左主如花，右主如果。针入三分。”《类经图翼》载：“前神聪主治中风、风痫，灸三壮。后神聪同。”许多现代临床研究分析指出，四神聪可以改善脑部的血流量、调节大脑皮质的功能、改善中枢神经系统的功能。临床上多用于治疗失眠、痴呆、抑郁、神志问题等髓海的虚实见症。

神封，乃“神明之封疆也”，位于第 4 肋间隙，前正中线旁开 2 寸，“封”指疆界而言，又作“闭藏”解。《会元针灸学》曰：“神封者，因心藏神，出于膻中，肾之神水上潮，与相火相通，而真阳降心火以安神，有封锁之力，故名神封。”神封属肾经腧穴，肾者，封藏之本，又与膻中相平，膻中为心主之宫城，心藏神而居胸中，犹神之封疆藏聚之处，故名“神封”。

神封临心，心者，神之变，故神封可用于治疗心系疾病，如《千金翼方》曰：“神封、膺窗主乳痈寒热，短气卧不安。”现代亦应用该穴治疗心悸。

神藏，乃“心神安居之处”，位于第 2 肋间隙，前正中线旁开 2 寸，《会元针灸学》曰：“神藏者，是阴能生阳化神，五脏之阴灵化神，通识觉，神藏于胸中，故名神藏。”《针灸穴名释义》曰“神藏……指为心神藏聚之处”。

与神封穴相似，神藏临心，亦可治疗心系疾病。经过相关文献检索，应用本穴治疗心悸屡屡获效。

值得一提的是，通过翻阅古籍和现代研究，赖新生教授发现，关于神封和神藏二穴的针刺记载凤毛麟角。赖新生教授认为，从现代解剖学而言，神封、神藏二穴浅层有胸廓动静脉穿支，深层有胸内、外侧神经的分支，且正对心脏供血的主动脉弓。从穴名剖析角度看，神封、神藏乃心神的闭藏之处，《礼记·檀弓上》曰：“藏也者，欲人之不得见者也。”《灵枢·根结》曰：“用针之要，在于知调，调阴与阳，精气乃光，合形与气，使神内藏。”此二穴应不留余力的护藏，针刺无论补泻如何，总属开泻之法。因此神封、神藏二穴一般不建议针刺，但可用按揉方法，将侵扰封藏心神的邪气疏泄出去。

神堂，乃“神明之堂宇”，位于 T_5 棘突下，旁开 3 寸，《会元针灸学》曰：“神堂者，心为君主之官，神明出于心焉，穴居于心俞之两旁，经气朝会之堂，故名神堂。”心藏神，心为明堂，《概述腧穴的命名》记载“经气留住而深居之学问称堂，穴位心神留住之处”，故名“神堂”。

神堂邻近心俞，主心疾，《针灸甲乙经》曰：“肩痛胸腹满、凄厥，脊背急强，神堂主之。”《新针灸学》曰：“防治心脏病、支气管炎、喘息……神经衰弱等。”

本神，当神庭旁开 3 寸，考“本”，有根本、本心之意。孔颖达疏“本，谓心也”，“神”，有心神、神明之意（其意详前释）。此穴在头部，诸阳之神气，上合于头。故《针灸穴名释义》曰：“本神……意为穴处为人身元神之根本。脑为元神之府，穴对大脑，正为神之根本也。”故以“本神”名之。

《灵枢·本神》曰：“凡刺之法，必先本于神。”此穴的重要性不言而喻。《针经图翼》曰：“主治惊痫吐沫，目眩项强急痛，胸胁相引，不得转侧，偏风癫疾。”《百症赋》曰：“癫疾必身柱，本神之令。”现代亦多用于治疗头痛、癫疾。

由此可见，古之圣人创立经络腧穴理论，其用意之深远，不仅涵盖了天象、地理等，还隐喻圣人针灸调气诸法。有学者认为，腧穴作为经络“神气”游行出入之处，针刺的关键就在于激发经络腧穴的神气活动，而针刺过程中出现的经络现象实际上是神气活动的一种体现。神气相随，气至病所，使神至针下而产生针感，从而获得最佳疗效。此外，得气的速迟或有无取决于神气活动的强弱，其认为“得气即是神应”是人体神气活动盛衰反映于经穴的一种表现。正如张志聪所说：“夫行针者，贵在得神取气。”

（五）穴脑同神

1. 脑神与穴神的关系　脑中元神为肾之元精、元气所化生，穴神则是在先天元神的激发作用下而生成。《灵枢·天年》说："血气已和，营卫已通，五脏已成，神气舍心，魂魄毕具，乃成为人。"在胚胎时期，脑中元神下舍于心，激发心所主诸神（如魂、魄等）的化生，从而形成形神合一的人。人出生后，穴神受元神的推动及先、后天之精的滋养逐渐成熟，发挥"调阴阳""行气血"等功能，调控脏腑经络的生理功能及心理活动。而穴之神明，则能调节脏腑经络的生理功能，调节精、气、血、津液的运行和代谢，后天养先天，使肾精充盛，脑神化生有源。穴神又可通过调节脏腑之精气的代谢而控制脑神的功能，使脑神得到反馈性调节。如此则穴神与脑神，相辅相成，相互为用，协调共济而为一身之神明。

2. 穴脑同神的意义　"凡刺之真，必先治神"，《灵枢·九针十二原》甚至以"粗守形，上守神"来区分医者层次高低，"神"对针刺疗效的重要性不容小觑。所谓"治神"是对人的神气进行摄护充养，凭神气以祛邪除病。包括医者"本于神"和患者"守神"。

（1）"治神"溯源："治"字，本义是山东的一条河流名称，后《荀子·解蔽》释"仁者之思也恭，圣人之思也乐；此治心之道也"，此处"治"当"修养"讲。《周礼·大宗伯》曰"治其大理"，注解是"治，犹简习也"。此乃道家的修炼方法。《史记·扁鹊仓公列传》中"血脉治也，而何怪"，此"治"应当"正常"讲。故纵观《内经》的成书年代，其"治"应是长期的修炼、调节，以趋正常之义，而决非临时之举。

（2）医者"本于神"：回溯源头，据古文献记载，"治神者"首先要塞聪蔽明，"涤除玄览"。诚如《灵枢·终始》所载："魂魄不散，专意一神，精气之分，毋闻人声，以收其精，必一其神，令志在针。"就是告诫医者要清除杂念，察看内心，使心空彻明净，保持虚静的状态才能守神。《抱朴子》谓"守一存真，乃能通神"也是这个意思。

（3）患者"守神"：窦汉卿在《标幽赋》中写道，"凡刺者，使本神朝而后入；既刺也，使本神定而气随。神不朝而勿刺，神已定而可施"，要求患者在精神会聚和安定的情况下，即守神状态下针刺。"气载乎神，神能御气"。患者精神放松、神安气定时用针，则气易至而效亦佳；反之亦然。在治疗中，不同患者对各种疗法的反应也不尽相同，如《素问·汤液醪醴论》载："帝曰：形弊血尽而功不立者，何?岐伯曰：神不使也。"此处之神是指患者对治疗的反应。

1）治神要求患者情绪稳定：脑主神明包括针灸的"治神"。脑主神明首先是指脑主机体的内在精神活动。所以治神要求医生和患者都要心情平静，情绪稳定。《灵枢·邪客》中强调："持针之道，欲端以正，安以静"。情绪是内外刺激的一种客观表现，又是一种主观体验。当人的情绪处于低潮或不稳定时，人的兴奋性随之而下降，生理功能、心理承受能力、机体的免疫功能也随之下降。就针刺治疗而言，它的作用在于激发、推动机体的自我调整能力，调动机体固有的积极因素，使机体的正气上升、邪气下降，即扶正祛邪，从而达到机体正常的气血平衡、阴阳平衡、动静平衡的效果，实现机体由病理状态向生理状态的转化。这个转化过程的实现，有赖于患者情绪的支持。正如《金针梅花诗抄》所说："病者之精神治，则思虑蠲，气血定，使之信针不疑，信医不惑，则取效必宏，事半功倍也。"

2）治神要求患者"入静"：《标幽赋》说，"凡刺者，使本神朝而后入，既刺也，使本神定，而气随。神不朝而勿刺，神已定而可施"。这充分说明只有患者神志安定才能施针，未安而勿刺。"入静"可使针刺时的循经感传出现率明显提高。在入静过程中，受试者的心理负荷明显下降，完成被试任务所需要的心理资源量减少，说明一种低心理负荷，低心理能量消耗的皮质状态很可能是循经感传的重要条件之一。入静，通过改变人体中枢神经系统特别是大脑皮质功能状态使循经感传的出现率明显增高。因此，在临床治疗中强调“入静”之目的，在于能进一步提高针刺的疗效。

3）治神要求得气：得气就是针感效应，即患者的针感与医者的手感，这种感觉和表现依赖于医患双方的密切配合，认真体会，细心观察，准确把握，及时捕捉。人的感觉与脑主神明密切相关，所以治神对于得气与否十分重要。

总之，“神不使”则病难治，故疾病的治疗必以患者神气的盛衰为依据，以调理神气为根本，此为治病取效之关键。诚如张景岳所说：“医必以神，乃见无形，病必以神，血气乃行，故针以治神为首务。”

（六）通元针法

1. 通元疗法的学术特点 任督为纲、阴阳相配、穴脑同神、五输相配。

（1）充分发挥奇经八脉中任、督二脉的经络治疗优势以调节阴阳。以任、督二脉作为取穴的主要经脉。

（2）以经穴-脑相关的理论为指导，把奇恒之腑“脑”作为至贵至清至纯之腑，并作为针刺治神的中枢，提出“穴脑同神”。把冲任督带、十二经脉的治疗效应与脑功能紧密地联系在一起，形成通督养神，引气归元的新的针灸治疗体系，是一种圆医学的针灸疗法。

（3）以五输穴作为循经取穴的常规方法，在通元针法中成为配穴方法，且以“合穴”“原穴”为主。

2. 通元针法的作用

（1）扶正固本：采用引气归元法，引气归元可以强壮五脏，激发原气，调节肾间动气，可以化生阴阳一元真气。故可以育子妊胎，强精起羸，固肾益元，治疗男性的弱精症、少精症、畸精症及阳痿早泄，膏淋虚劳，前列腺增生及癃闭、血尿、男性生殖泌尿系统疑难杂症均疗效显著。又治疗女性的不孕、流产、胎萎不长、月经过少、子宫内膜薄、崩漏、带下病，尤其适用于多囊卵巢综合征、试管婴儿成功率低、妇科疑难杂症。

（2）重阳治神：采用通督养神法，通督养神可以振奋督阳，贯通上脑，调节元神之府，可以穴脑同神调节任、督二脉，一气同归于治，使神可以朝，得神而养五脏，养神而重阳，使阳气周流，如日高悬，脏腑和合，四肢经络神气游行出入有度，得神而治。通元法最大限度地发挥经络治疗优势，在十四经脉中以任、督二脉为中心，构建了头、腹两大取穴区域和前后两线取穴平面的空间，是对脏腑腹背、阴阳相应、气相交贯的最实际应用，是对前后俞募取穴的深刻阐发，是从阴引阳，从阳引阴治疗方法的创新应用。

（七）通元针法关于“穴脑同神”的运用

在此以通督养神针法治疗脑卒中后吞咽障碍一例说明。

脑卒中后吞咽障碍，属中医学“中风病”“痒”“喉痹”等范畴，其基本病机为真阴不足，髓海空虚，神不导气，痰浊瘀血痹阻脑窍，窍闭神匿。

目前临床上脑卒中后吞咽障碍的针刺治疗方法很多，这些方法对穴位的选取和手法均有较严格的要求，临床应用起来有一定的困难，无论是传统针灸处方，还是现代的针刺治疗，所用的主穴，如廉泉、人迎、天突、风池、金津、玉液等，或与中枢神经、大血管、气管毗邻，操作难以掌握且有一定的危险性；或痛觉敏感，患者痛苦大。对非专业人员或初学者或患者耐受性差者，临床应用受到一定程度的限制。通督调神法是以中医经络和“调神”理论为指导，选取水沟、上星、百会、风府、哑门及大椎此六穴，本疗法穴位取法简易，对患者的体位无特殊要求，与传统的针灸处方相比，针刺手法要求简便易行且安全性高，因此通督调神法治疗脑卒中后吞咽障碍是一种比较容易普及开展的针刺疗法。

督脉与大脑关系十分密切。督脉不仅在循行路线上与脑直接相联，大脑在生理功能和病理变化方面与督脉有密切的联系，督脉的总督诸阳、调神醒脑、补益脑髓的经络作用对大脑的影响是其他经络无法替代的，故有人认为，“督脉乃脑之经络”，更有学者认为，皮质脊髓束是督脉在项背部的实质内容，而皮质脑干束是督脉在头面部的主要实质内容，强调了督脉与脑的关系，因此针刺督脉在头颈部的穴位可以调节大脑功能，治疗脑卒中后吞咽障碍。

督脉主一身之阳气，与手足三阳经在大椎、百会相汇合，通调督脉、补益阳气，使人体虚弱的阳气得以恢复，加速血液运行，脑得所养则症状缓解。《灵枢·海论》曰：“脑为髓之海，其上输在于盖，下在风府。”提示脑与阳脉之海的督脉关系很密切。百会、水沟属督脉穴位，前者长于安神健脑，后者则长于醒脑开窍。因此，选取督脉经百会、水沟、大椎、风府等穴组成处方，旨在通调督脉脉气从而改善髓海的气血供养。百会位于头顶，是足太阳、手少阳、足少阳和足厥阴等经脉交会之处，为百脉所会，不仅与全身各部分有着广泛的联系，与脑髓关系尤为密切。刺激百会可调节全身各经脉之经气，使气血流畅，上行荣于脑，脑髓充盛，并同时醒脑升阳和宁心安神。大椎穴位于 C_7 棘突下，“是督脉之结，统乎三阳而助卫气”（《古法新解会元针灸学》），可以“调益阳气之总纲”（《针灸穴名解》），又为“手足三阳督脉之会”（《铜人腧穴针灸图经》）。刺激本穴能振奋阳气，调节全身脏腑功能，从而起到益髓添精、下气入脑的作用。正如《会元针灸学》所称：“大椎者……又名百劳者，其神不于脑，诸阳所会结，实能补脑强神……”大椎是手足三阳经的重要交会穴，取大椎以疏通督脉及手足三阳经经气，可谓一通百通，既可益气补虚，又能通调诸经。风府穴系阳维脉与督脉交会穴，为督脉入络脑的关键部位。因此，刺激本穴能通督入脑，使脑髓得养。此四穴不仅体现了督脉对脑功能的直接调整作用，而且也兼顾了督脉与其他脏腑的关系及其对全身功能的整体调节作用，鉴于督脉与髓海的重要关系，故选此四穴作为主穴。此外配合哑门为局部取穴，可调节脑部气血循行，加上星穴，加强醒脑开窍、调理神机之功，尚可加强安神定志之力。

现代研究表明，针刺督脉百会、哑门、水沟等穴对中风急、慢性期均有较好疗效，针刺督脉经穴能减轻脑缺血时脑功能的损伤，促进缺血后再灌注时脑功能的恢复，调节脑组织内血管活性物质的含量，扩张脑血管，改善脑血流量，有利于保护脑缺血后脑神经元，针刺“人中”“百会”，对减少神经细胞死亡有积极影响，在不同的动物脑缺血模型上已观察到针刺督脉穴位的神经保护作用。

因此，通督调神针刺法治疗脑卒中后吞咽障碍的理论依据如下：脑髓损伤、神机失用是脑卒中的病机关键。赖新生教授认为，脑卒中后吞咽障碍多为气血亏虚、血运不畅，夹痰夹瘀痹阻脑脉，致使气血不能濡养脑髓，则脑髓损伤，终致“神机受损”“神机失用”。因此，赖新生教授提出“脑脉痹阻”导致的“脑髓损伤”是脑卒中后吞咽障碍发病的物质基础，而“神机受损”“神机失用”是“脑髓损伤”的功能表现。督脉痹阻是脑卒中后吞咽障碍发病的经络学基础，督脉属脑、属肾。督脉为“阳脉之海”，并与任脉相衔接，而任主一身之阴，为“阴脉之海”，因此督脉与十二经脉构成了密切的联系。一方面，督脉循行于头部、脊柱内和脊柱两侧，与足太阳膀胱经相邻，督脉之别“别走太阳”，并与足太阳膀胱经多处重叠，经气交通，共主一身之阳气。而五脏六腑之气皆通过背俞穴与足太阳膀胱经相联系，因此督脉与脏腑气血功能活动亦有着密切联系。督脉属脑，所以当“脑脉痹阻”引起“脑髓损伤”后，必将导致督脉失其所主、功能紊乱、脉气痹阻，总督诸阳功能失司。另一方面，脑脉痹阻可导致脑与脏腑经脉气血功能活动联系失常，进而导致脏腑功能障碍和躯体运动功能障碍。

督脉属肾，肾为水火之脏。一方面，督脉所统率之阳气来源于肾中真阳，当“脑髓损伤”致督脉脉气痹阻、总督诸阳功能失司，也必将影响全身阳气的输布。阳主乎动，阳气不能正常敷布以濡养躯体筋肉骨节，而出现偏瘫、肌肉萎缩等症状。另一方面，当“脑髓损伤”、督脉痹阻，则造成脑与肾的功能联系发生障碍，肾精不能充养脑髓而致髓海不充，导致脑髓神机不能发挥其正常功能，而表现为躯体运动功能和吞咽障碍。

通督养神针法将电针及督脉经穴结合起来应用于治疗脑卒中后吞咽障碍。赖新生教授认为，通过电针督脉的水沟、百会、大椎、风府等穴，既可重建脑与督脉之间的功能联系，又能疏通督脉、调神醒神，从而恢复脑髓神机对各种运动功能的调控作用。通过电针督脉腧穴，可以直接疏通颈项腰部经气，促进颈部运动功能的恢复；疏通督脉可恢复其对经脉气血的统率作用，使经脉气血运行通畅，进而疏通痹阻之脑脉，促进脑髓修复；疏通督脉，则其总督诸阳功能复常，阳气得以敷布周身以濡养筋肉骨节，则有利于躯体运动功能的恢复。

综上思考与讨论，选取督脉在头颈部的重要穴位配合电针，可以疏通督脉，重建以脑-督脉-经脉气血功能活动为主体的人体生命活动功能体系，使脑髓神机复常，以恢复其对人体生命活动功能的总体调控，进而有效治疗脑卒中后吞咽障碍。因此建立“通督调神法”的针刺法则，并以此针灸处方进行临床研究，探究通督调神法电针治疗脑卒中后吞咽障碍的临床疗效，从而进一步验证督脉与大脑间的密切联系，并证实通督调神针刺法及其针刺处方的有效性。此针灸处方具有明确的组方法则、刺灸方法和使用范围，治疗脑卒中后吞咽障碍在疗程、临床效果及整体调理方面较现代康复手段（吞咽功能训练法）存在优势，在可操作性上亦优于吞咽功能训练法，并且针刺治疗的不良反应和并发症相对较少、安全性较高、患者依从性较好。由此可见，此疗法不但可以迅速改善病情，同时还有利于患者整体病情的康复，在整体调节方面其效果优于吞咽功能训练法，为临床治疗脑卒中后吞咽障碍提供了新的思路。

（八）总结

综上所述，腧穴命名乃至整个中医理论体系中所论之“神”，都受到中国传统文化的深刻影响，吸纳了古典哲学、古代文学的优秀成果，是与医学理论有机结合的产物。要想促进传统中医理论的发展，必须要重视“神”文化的重要性。“凡刺之真，必先治神”，将“神穴”运用于临床，首当先调其神，以神导气，令气易行，以意通经，使气机调畅，血脉调和。此外，以神辨针下气，下针时的专神，留针时的实神，出针时的用神，下针后的养神，都是精微妙义之处，若能留心存意，融会贯通，何愁针法不彰？

第二节　针灸治法

一、通督养神

（一）论神

神者，示电合之。示曰天垂，天文时变见吉凶也。电曰闪电，发乎于上，阴阳二气激耀也，天地之相接连也。天地太极，合而为一，两仪四象，八卦生玄，由是一生二，二生三，万物生成。神即万物生机，自然法则，顺势为之则应自然。在界是物，生生不息，运动不止，变化万千。《素问·八正神明论》云“天地之动静，神明为之纲纪”，万变皆有势头，因缘果报，有迹可循，有机可乘，是为神机。智者意下存志，思变作用，乃能成学，知之为机，不知谓神，天地之道乎。故《周易·系辞传》云“一阴一阳之谓道……物生谓之化，物极谓之变，阴阳不测之谓神，神用无方谓之圣”，《荀子·天论》言“不见其事而见其功，夫是之谓神”。人同万物，生活于天地之间，制动于自然规律，由神所主宰。若将此理论移植于医学，即为中医学整体观的体现。

然而中医学的整体观不仅仅包括人与自然的统一性。医学于人，使酒于恶姿也，《素问·五常政大论》云“根于中者，命曰神机，神去则机息”。《灵枢·天年》中有云，“失神者死，得神者生也”，又云“百岁，五脏皆虚，神气皆去，形骸独居而终矣”。神不使、神失守位、神明之乱、神劳致惑均为“神”的异常状态，是人体生命力丧失的表现。人失神则失态，恶姿由生，百病丛生，故《素问·玉版论要》说“神转不回，回则不转，乃失其机”。人之神，即为人体生命活动现象，是自然界能量传递于人体的表现，属动属阳，成象乾卦。赖新生教授认为，人之神涵盖人的意识、思维和情感等精神活动，是脏腑功能活动与外界环境相适应的总体外在反映，对人体生命活动具有重要的调节作用。赖新生教授因此提出“谨养人神，五脏安和”的理论，是对《内经》“得神者昌，失神者亡”的精要解释和进一步发挥。《素问·六微旨大论》言之，“出入废，则神机化灭；升降息，则气立孤危”，神主宰人体生命活动，一切精神意识、思维活动及各个组织器官的功能活动无不依赖于人体之神。然而精、气、神互根互用，人神也依赖于人体精、气、血等精微物质。《灵枢·本神》谓“生之来谓之精，两精相搏谓之神”，《灵枢·天年》曰“血气已和，营卫已通，五脏已成，神气舍心，魂魄毕具，乃成为人”。神产生的物质基础来源于父母之精，后赖水谷精微运化得以充养和培育。神为形主，形为神用，精、气、神相依不相离，气、血、神相资不相离。清末医家唐容川于《中西汇通医经精义》中指出“精以生神，精足神强，自多伎巧。髓不足者力不强，精不足者，智不多”，《灵枢·营卫生会》述“血者，神气也”，《素问·八正神明论》曰“血气者，人之神”。精气化而成神，气为神之母，神由先天之精气所化生，依赖后天水谷之精微濡养，气血周流与神同步，是谓“形与神俱”。水谷饮食源于自然，化生于天地五行六气之间，玄妙运化，吸取五气五味。如《素问·六节藏象论》曰：“天食人以五气，地食人以五味。五味入鼻，藏于心肺，上使五色修明，音声能彰。五味入口，藏于肠胃，味有所藏，以养五气。气和而生，津液想成，神乃自生。”天地神明运生五气五味，继而滋养生命个体，人神焕发，故而《灵枢·平人绝谷》指出，“故神者，水谷之精气也”。

（二）五脏神

人本就一有机整体，具有内部统一性，以五脏为中心，配以六腑，通过经络系统“内属于脏腑，外络于肢节”的作用而实现，人神如此，秉自先天元神，责之五脏神主。东汉末年张仲景在《金匮玉函经·论治总则》阐述：“头者，身之元首，人神所注。”隋唐时期杨上善于《黄帝内经太素》中说：“头是心神所居。”《颅囟经》曰：“元神在头曰泥丸，总众神也。”明代李时珍和清代王清任也分别指出“脑为元神之府”和“灵机记性不在心在脑”。由古至今，不乏各大医家对“心主神明”与“脑主神明”之争鸣。藏象学说立于解剖学基础之上，主张“心主神明”。《素问·灵兰秘典论》阐述“心者，君主之官也，神明出焉”“主明则下安，主不明则十二官危”,《灵枢·邪客》指明“心者，五脏六腑之大主也，精神之所舍也”。心为君主，统主五脏六腑及全身百骸，脏腑皆有神，赖气血滋养，方能各司其职。心主血脉在统主一职，心主神明理当如此。正如肝藏血、脾统血、肺朝脉、肾摄血而由心大主，脑主神而心主五脏六腑之神令神明。《道藏·谷神不死篇》曰“头上有九天，中间一宫，谓之泥丸……乃元神所住之宫”,《三因极-病证方论》指出“头者……百神所聚”。脑府居于上，为人体距离天体最近的器官，百阳会顶，枢机通天，为先天元神聚居之所，总司人体生命活动。元神者，为人体诸神化生之本，为生命之枢机，元神败则人即将死。赖新生教授早年即提出“经穴-脑相关”学说，认为人体作为生物体，针刺的干预作用必须经过大脑中枢的调整作用，再作用于脏腑器官等靶器官，心神为元神之使而代行君主之职。由此再次论证了元神清灵慧明，各脏腑神气安和的理论思想。

五脏神，各司五脏气机及生理功能，在外征象分为喜、怒、忧、思、悲、恐、惊等七情形色，在内蛰藏神、魂、魄、意、志等神志活动。《灵枢·本神》阐述，“肝藏血，血舍魂；脾藏营，营舍意；心藏脉，脉舍神；肺藏气，气舍魄；肾藏精，精舍志”“……随神往来者谓之魂，并精而出入者谓之魄，所以任物者谓之心，心有所忆谓之意，意之所存谓之志，因志而存变谓之思，因思而远慕谓之虑，因虑而处物谓之智”。人类精神、意识、思维活动由脑所主，由五脏六腑之神气所发。肝主疏泄，调畅情志；脾主运化，滋养人神；心主血脉，总统神志；肺主气息，髓充神养；肾主生髓，精能全神。五脏所藏之精、气、血、营、脉是神的物质基础，反之，神又通过调节五脏功能化生精、气、血、津液而为五神脏。《灵枢·本神》明确指出，“神伤则恐惧自失，破䐃脱肉”“意伤则悗乱，四肢不举”“魂伤则狂妄不精……当人阴缩而挛筋，两胁骨不举”“魄伤则狂，狂者意不存人，皮革焦”“志伤则喜忘其前言，腰脊不可以俯仰屈伸”。心藏脉，脉舍神，心之大主，总统魂魄，赅存意志，心血充足则精神充沛，思维敏捷；心血不足则精神疲惫，思维迟钝。脾能藏意，运化水谷，化生营血，以营养意，记忆力强，注意力集中；反之记忆衰退，智力下降，注意力难以集中。肝藏魂，体阴用阳，调控阳神，肝血不足则魂不守舍，幻觉不寐。肾藏精原，生髓充脑，脑髓充盈则聪慧灵敏，意志坚定，肾虚髓衰则愚笨迟钝，志无所藏。脑之元神布藏五脏而根于五脏气化，神统率魂魄意志，失其主导，则五脏六腑失调紊乱。赖新生教授临床调神注重调五脏神，血脉合利，精神乃居，治失眠等病尤甚，所创“安和五脏方”，阵法精妙，阴阳相求，表里相通，互主生成，辨证施治，使五脏安和，五神安定，脏腑康宁，病安从来。脏气法时，四气调神，天地生化，人神与共，方能“形与神俱”。

（三）经络神气

人之神气基于下焦肾所禀父母之先天元精，以养后天中焦胃纳之水谷精气及上焦肺吐故纳新之自然清气，精化气，气化神，游溢于经络者，谓经络神气。经络者，运营气血之通道，沟通内外之经遂，为五脏之道，表里相接，阴阳相守，昼夜相贯，如环无端。经络所载之神气，分阴阳营卫，营行脉中，卫行脉外。脐下肾间动气布达三焦，与中焦水谷之气合而化营，与下焦肝肾之气合而生卫，经丹田布散全身，循足少阴经上行会肺入脑出目，昼行于表，温养肌肤，抗御外邪而保卫机体；夜行于里，濡养脏腑，使之各司其职。赖新生教授下针重视调节营卫的循行，调养经络神气，他强调：“营、卫之气乃一身之气之关键，洒陈六腑，可和调五脏，针刺调气，必先调营、卫。”《备急千金要方》载“凡孔穴在身，皆是脏腑荣卫血脉流通，表里往来，各有所主”，荣卫所在之腧穴，为脏腑经络脉气所发，神气游行出入之所，外络肢节，内属脏腑，决生死而处百病。《内经》言“有诸内，必形诸外”，人体五脏有疾，阴阳失衡，神机失调，神采不圆，神衰身弱，此时针灸，察其虚实，切循按弹，伺动取穴，摄神调节，引气抽病，神往精来。神为人所以安身立命之本，“凡刺之要，必先本于神”之理即在于此。穴俞本节，反应经络所内联脏腑之生理病理，空中之机清净而微，受以外来刺激反传调节，知其机道往来而扣发。上守神机，当时补泻，为用针之要，赖氏妙工之所在，浅深在志，远近若一，营神守意，随气用巧，无针左右，毫芒即乖。

腧穴转枢开阖，经脉神气溜行灌注，神机和畅，运动不息，生命不止。悍气卫外，昼行于阳，会足太阳，夜行于阴，会足少阴，周度二十有五；精气营内，昼夜自会手太阴，效五十周次；营卫并行，运走五十而大会，阴阳相随，内外相贯，从卫取气，从营置气，脉气调和，气血调畅，冲任通调，五脏安和，神气自如。孔穴之位，聚神而应神，神气游行出入，调则和，紊则乱，或红晕，或瘀暗，或肿，或痛痒，均应神机之变。赖氏针法养神之义，于落针之穴即在于循经取穴和辨证取穴，辨营卫脉气之顺逆，辨穴道神气之盛衰，当其时则取其穴，补泻盈亏调气血，如同筑坝掘沟于要地，整治旱涝则风雨调顺，颐养天神。百穴聚神，神穴有九，主事为公于“神堂穴”，韬光养晦于“神藏穴”，出入通达于“神门穴”，驻守疆界于“神封穴”，元神根本于“本神穴”，堂前交涉于“神庭穴”，心日通行于“神道穴”，明髓耳目于“神聪穴”。腧穴谓“节”“会”“俞”“溪”“谷”“气穴”“气府”“空（孔）”“骨空”“原”“络”……人体之神由此输注、聚集、留止、游行、出入。神气出入则为穴，针刺治神取神穴，赖新生教授针刺时强调“治神”为本，常取用头部腧穴以通督引阳，配伍“神门”以治失眠、癫痫等神乱不明之病证。

（四）神之用

神主宰生命，又存在于一切生命活动之中，起统率和调节作用。《类经·摄生类》中述：“虽神由精气而生，然所以统驭精气而为运用之主者，则又在吾心之神。”精气血津液，贮藏输布，五脏协调，升降出入，情志由生，畅达安宁，形神统一，精神内守，外应四时。《素问·生气通天论》言：“凡阴阳之要，阳密乃固。两者不和，若春无秋，若冬无夏，因而和之是谓圣度，故阳强不能密，阴气乃绝。阴平阳秘，精神乃治。阴阳离绝，精气乃绝。”阳化气，阴成形。阴阳周旋，一团和气，精生神化，生命衍生。阴阳失衡，盛衰偏离，针灸汤用，使神调阴固阳，则为治病之道。施治于外，神应乎中，针刺外治以应经气，汤药内治以应脏腑。若乎不应，则神衰气竭，重病尽寿。正如《素问·汤液醪醴论》所言：“形弊血尽而功不立者何？岐伯曰：神不使也。何谓神不使？岐伯曰：针石，道也。精神不进，志意不治，故病不可愈。今精坏神去，荣卫不可复收。”又曰：“嗜欲无穷，忧患不止，精神不进，志意不治，形弊血尽、精坏神去，即所谓‘神不使也’。”人神之基为阴阳调和，因此，神之功用方能阴平阳秘。

《素问·本病论》曰：“一切邪犯者，皆是神失守位故也。此谓得守者生，失守者死；得神者昌，失神者亡。”当其位则正，非其位则邪，精神内守，正气存内，则能避虚邪贼风，邪不可干，恬淡虚无，真气从之，病安从来，即使形劳而不倦。若神失守位，调阴阳不能，则离绝而亡。《素问·刺法论》说：“《刺法》有全神养真之旨……非治疾也，故修养和神也……道贵常存，补神固根，精气不散，神守不分，然即神守而虽不去，亦能全真。人神不守，非达至真。”内守精神，风度云水，有如松柏，收敛神气，使志安宁，即为人神之要。

《素问·上古天真论》曰：“法于阴阳，和于术数，食饮有节，起居有常，不妄作劳，故能形与神俱，而尽终其天年，度百岁乃去。”神为形之根，形为神所依，形神统一，和合共生。后汉著名医学家华佗认为：“人欲得劳动，但不使极耳，动摇则谷气得消，血脉流通，病不得生，譬如户枢不朽是也……”适当形劳，强盛正气，但须有度，保养精神，使形劳而不倦，形神健旺。然而神却宜养不宜耗，《素问·上古天真论》说“以酒为浆，以妄为常，醉以入房，以欲竭其精，以耗散其真，不知持满，不时御神务快其心，逆于生乐，起居无节，故半百而衰也”，《素问·汤液醪醴论》也说：“嗜欲无穷，而忧患不止，精气弛坏，荣泣卫除，故神去之而病不愈也。”起居如常，劳逸有度，寡欲清心，安定乐观，为养神之道。否则，神明混乱，言语善恶，不避亲疏，喜笑不休，或悲不已；劳神致惑，精神疲惫，阴阳之气不相转和，魂魄不安，志迷意乱，散不相得。神无形则孤，形离神则亡，神与形如同阴阳交合，不可分离，神全则形健。人神以形为伴，坚守抵邪，神明不劳，寿敝天地，无有终时，颐养天年，此为神道。神有变态，神不使，不守位，不明朗，劳不舍。故当“提挈天地，把握阴阳，呼吸精气，独立守神，肌肉若一”，使神常态，阴平阳秘，乃治精神；内守精神，使志安宁；形与神俱，终其天年。

形也者，容貌是也，阴之所化，于人体即为视之可见、触之可及的脏腑经络、气血津液、五官九窍、四肢百骸等形体结构。人体之神一则生命活动之固有规律、调控规律，心理活动、脏腑经络、气血津液的活动规律；一则人类精神、思维、意识、情感和心理。考《素问·八正神明论》中形神之辨，“形乎形，目冥冥，问其所病，索之于经，慧然在前，按之不得，不知其情，故曰形”“神乎神，耳不闻，目明心开而志先，慧然独悟；口弗能言，俱视独见；适若昏，昭然独明。若风吹云，故曰神”。形是形而下的器，神是形而上的道，神为生之本，形为生之具，形神合一，生生不息。神以形为物质基础，神舍于形，精神内守。无形神不附，无神形不生。神能驭形，形恃神以立，神旺则形壮；积精全神，神须形而存，形壮则神旺。《类经·十九卷·针刺类》言：“形者神之体，神者形之用；无神则形不可活，无形则神无以生。”神主形从，形质神用，形神失和，离则为死，偕则为生。

（五）神之效

通元疗法中，“通督养神”处方取穴以督脉腧穴及五脏背俞穴为主，寓以形体与脏腑所相应之穴位调五脏、养元神，而足太阳膀胱经之第二侧线上“魄户穴”“神堂穴”“魂门穴”“意舍穴”“志室穴”内应五脏神，源相《素问·宣明五气》“心藏神，肺藏魄，肝藏魂，脾藏意，肾藏志”理论，背为阳，脏属阴，赖新生教授临床用以加强醒脑开窍之功，以“阳气引领阴气”，阳中求阴，脏气清灵，自当随拨随应。赖新生教授于临床常教导弟子学生，耳提面命，医者诊治，当审证察因，问病索经，雪泥鸿迹，辨形觅神，谨守病机，各司其属，有者求之，无者求之。医者，意也，行医守神，抓住先机，知病存变，未病先治，方能守形。

《金针梅花诗钞》云：“用针者人也。医者之精神治，则造化通，料事明，决断果，使之临危则不乱，卒遇大恐而不能惊。病者之精神治，则思虑除，气血充，使之信针不移，信医不惑，则取效必宏，事半而功倍也。”针灸治形，未病先防，其实质就是针对机体形和神的偏颇状态的改善或修正，从而起到对神的调治作用。“治神”之针法，以“定神”“守神”“调神”“养神”为主，次第关联，相互渗透，共参“阴平阳秘，精神乃治”之功。

《备急千金要方·大医精诚》曰：“凡大医治病，必当安神定志。”心神不定则无所依归，虑无所定，气血窜乱，病上加病，谈何为治？《灵枢·始终》曰：“大惊大恐，必定其气乃刺之。”治疗前，患者当神定自若，或医者移精变气，“必正其神者，欲瞻病人目，制其神，令气易行也”，告以其败，语以其善，导以其便，开以其苦，以情胜情，消其顾虑，正其心境，使资于道，神情安定，意守感传。诚如《针经指南·标幽赋》所言：“凡刺者，使本神朝而后入；

既刺也，使本神定而气随；神不朝而勿刺，神已定而可施。”浅留微浮，以移其神，先治其神，后调其气，使神气相随，气至方休。然则施术者“治神”亦当达到虚静恬淡、涤除玄鉴的境界，使得心净无疵，方能专一其神，意守神气。正如《内经》所提出，“与神往来，魂魄不散，专意一神，精气不分，无闻人声，以收其精，必一其神”，《灵枢·官能》曰“用针之要，无忘其神……语徐而安静，手巧而心审谛者，可使行针艾”。然如此随神往来，并非一朝一夕所能，而贵在常日修炼。治，修炼之意，犹大习也；治病的实质就是医者用己之气去调整病者失调之气，是医者与病者之间的神气交流。这就要求医者需要导引气功的修炼和自己身心的全面修养，以“调身”“调息”“调心”，做到专一其术。《针灸大成》作者为针灸名家杨继洲，其同时作为道家高手，将气功融入针刺进行导引行气治疗。《针灸大成·头不可多灸》中说：“然则善灸者奈何？静养以虚此心，观变以运此心，旁求博采以扩此心，使吾心与造化相通，而于病之隐显，昭然无遁情焉。则由是而求孔穴之开合，由是而察气候之疾徐，由是而明呼吸补泻之宜，由是而达迎随出入之机，由是而酌从卫取气、从营置气之要，不将从手应心，得鱼兔忘筌蹄也哉！此又岐黄之秘术，所谓百尺竿头进一步者。”赖新生教授常鼓励学生学有余力应当习练内功，强调道“治针之本在乎治神，治神之要在乎修身”，临证返观内景，照察得道，针灸水平方能进一步突破和提高。

守者，收也，视也，护也。守神者，凝神也，和神也。和志意，专精神，魂魄不散，悔怒不起，五脏安和不受邪也。守神：一守患者之神，“是故用针者，察观病人之态，以知精神魂魄之存亡得失之意”（《灵枢·本神》）；一守医者之神，“经气已至，慎守勿失，深浅在志，远近若一”，医心坚定，聚集于腕底，济世疗疾，凝念于指间，持针施治，如有神力，针刺得气，直达病所。

《素问·宝命全形论》曰：“凡刺之真，必先治神，五脏已定，九候已备，后乃存针，众脉不见，众凶弗闻，外内相得，无以形先，可玩往来，乃施于人。”针刺之前，病者定守全神，针刺得气取效之备足；针刺之时，医者全神贯注，不离乎心，令志在针，用意守气，消息气血，体察入微而针。《灵枢·九针十二原》云：“持针之道，坚者为宝，正指直刺，无针左右，神在秋毫，属意病者，审视血脉，刺之无殆。”医者守神聚精，直观感受患者脏腑虚实、阴阳偏颇、气血盛衰，感其升降出入之气，返观内视，对身体上下、内外进行调整，气至而效，《抱朴子》言“守一存真，乃能通神”。医者身体与患者之气相互感应，内外气机相通，透过形体知道气机的往来而进行补泻治疗。《标幽赋》记载：“先详多少之宜，次察应至之气。轻滑慢而未来，沉涩紧而已至气之至也，若鱼吞钩饵之浮沉；气未至也，如闲处幽堂之深邃。”医者意感针下之有无，同时患者也应神守意感针穴之酸麻重胀及经络之凉热痛痒、循经感传，如《史记·太史公自序》记载：“常以虚为身，亦以无为心，此两者同谓之无身之身、无心之心，可谓守神。守神玄通，是谓道同。”医患专注之神气合一，随应而动，补虚泻实，疏通经络，调和阴阳。

《灵枢·本神》曰“凡刺之法，先必本于神”；《素问·宝命全形论》言“凡刺之真，必先治神”；《灵枢·官能》谓：“用针之要，无忘其神”。针灸调体先调其神，调神而后调气。医者辨证选穴，针刺补泻，用意念帮助引导针刺感应的传导，使之气至病所，从而达到患者脏腑安定、气血调和、精神专一的目的。医者以神“候气”“调气”，进而“调神”“调形体”；患者以神御气应针，使气随神行；两神相应，则正气易复，邪气易除，神形易调，机体阴阳趋向平衡，疾病自除。由此可知，针灸调神的要点在于调节并促使人体阴阳既济状态，使气与形合，形神相亲，调神全形，使形神统一，才可达到“精神内守，病安从来”的心身健康状态。《针灸大成》又言：“凡持针欲出之时，待针下气缓，不沉紧，觉轻滑，用指捻针，如拨虎尾之状也。”

当引某许，若至语人，患者言“已到”，应便拔针，病能行差，盈则摇大针孔而出，亏则出以疾按留真。然针后宜养神，嘱患者稍事休息，安定神态，稳定情绪，勿大怒、大喜、大悲、大忧，否则神气耗散，正所谓“调阴与阳，精气乃光，合形与气，使神内藏”。

针道灵巧，枢机玄奥，是故《内经》“先立针经”，名之《灵枢》。《灵枢》首卷开篇《九针十二原》，开宗明义：“小针之要，易陈而难入。粗守形，上守神。神乎神，客在门，未睹其疾，恶知其原？”上工谨守神机，取气以救其萌芽，随变而调气；下工昧于“同气异形”，不知浮沉离合，执意守形而被动，嘻嘻以为可知，热未已而复寒病，凶凶以为可攻，病未已而复新病，且医患不相契而神不相印，南辕北辙，迷诊乱经，随意下针，守其已成，因败其形，必然功不应，病不愈，偾偾其事。而神又分三境：禀受于天，自然虚灵之“元神”；后天移染，汩没于情识中之“识神”；食、色、性类欲念之“欲神”。援引隋·王通《文中子·道德篇》载“上学以神听之，中学以心听之，下学以耳听之”，以及 14 世纪德国神秘宗师 Meister Eckhart 之说“下学以身，中学以心知，上学以神”。头为精明之府，脑为元神之府，近代医家张锡纯阐明：“宜用脑中之元神，不宜用心中之识神。盖只顾识神则工夫落于后天，不能返虚入浑，实有着迹象之弊。”是故神不守，志不凝，何以达其机？取法乎上，超越守形之粗，技进乎道，艺通乎神，精益求精，止于至善。

（六）神督在通

元神之府在于脑，诸阳之会在于头，然关于督脉循行之记载有“起于下极之俞，并于脊里，上至风府，入属于脑”（《难经·二十八难》），“颈中央之脉，督脉也”（《灵枢·本输》），“督脉之别……挟膂上项，散头上”（《灵枢·经脉》），《素问·骨空论》中记载督脉的一条分支“与太阳起于目内眦，入络脑”。督脉循行，上头入脑，统领十二经，谓之“督领经脉之海”，而脑主持五神，调节脏腑阴阳，四肢百骸之用，督脉与脑共事调整人体活动。《灵枢·海论》曰“脑为髓之海，其上输在于盖，下在风府”，《医学衷中参西录》载“脑为髓海，实由肾中真阴真阳之气，酝酿化合而成，缘督脉上升而灌注于脑”，诸髓汇脑，肾精生髓，所赖是“贯脊属肾”之督脉联络、上输、灌注以充养，诚如《杂病源流犀烛》所言，“督脉为精气升降之道路”。再者，如《针灸大成》督脉条言“督任原是通真路”，督脉缘起于“丹田”，男子藏精、女子蓄血之处，亦为元气所发。总督敷布命火，阳气并精于上，温煦脏腑，活力无穷。

督脉位于人体阳背正中，主一身之阳气，为阳脉之海，与手足三阳经在大椎穴、百会穴相汇合，又与任脉相通，与带脉交于命门穴，与阳维脉会于风府穴、哑门穴，协调周身之阴阳。《十四经发挥》指出，“云阳脉之海者，以人之脉络，周流于诸阳之分，譬犹水也，而督脉则为之都纲，故曰阳脉之海”，人与天地相参，只此一息真阳，为安身立命之本，得阳则生，失阳则死，《备急千金要方·养性》载老年痴呆的发病责之“肾精竭乏，阳气日衰”。肾藏精，精生髓，精足则脑髓作智，神强气旺，自多伎巧，《辨证录》有言，“盖脑为髓海，原通于肾，肾无火则髓不能化精”，肾为命门之所在，内藏元阳，命门之火温煦则肾得生精，充养督脉，脑髓生化有源。《人镜经》明确指出，“其脊中生髓，上至于脑，下至尾骶，其两旁附肋骨，每节两向皆有细络一道，内连腹中，与心肺系，五脏通”，督脉之络脉长强循行“别走太阳”，督脉盈盛而不空虚，输精于上，布达阳气，脏腑气化，各司其职，由是足太阳膀胱经之五脏背俞穴应于督。《类经》有云，“神之灵通变化，阳气之精明也”。

“督脉通，督阳振，则一身之阳充盛”，“通”者，一说宣通郁滞、疏通经络之法；一说祛病除邪、维持气血津液运行畅通、协调脏腑功能正常发挥之法。《素问·至真要大论》中提出的“结者散之，留者攻之，逸者行之，客者除之”，通可去滞，醒神开窍。督脉通调，阳气充盈，气血运行，精得充脑，脑有所养而思维敏捷，精神振奋，身体灵活；反之，督脉失调，精无以上奉于脑，脑失其荣则神疲乏力、诸事善忘、思维迟钝等诸多衰退现象渐生。《医学真传》中有云：“夫通则不痛，理也，但通之之法，各有不同，调气以和血，调血以和气，通也；下逆者使之上行，中结者使之旁达，亦通也。虚者助之使通，寒者温之使通，无非通之之法也。若必以下为通，则妄矣”。督脉“不通”是各种脑病发生的最基本病机，而阳气的不足、阳气的阻滞均能导致督脉出现病理变化，所谓“阳气流通，阴气无滞，自然百病不作。阳气不足，稍有阻滞，百病丛生”。阳气太过，致督脉经气乖张，则会出现脊强、角弓反张、癫痫等病候；不足则阳气虚少，督脉无以为养，就会出现头重、男子阳痿、妇人不孕、遗尿、泄泻等病候。反之，督脉不通，脉气空虚，阳气失布，脏腑失温，精髓不充，脑神失养。督脉以通为用，运用“通督”治法可使督脉达到“通”之常态，既调动各经气血运行以祛邪外出，又鼓舞人身之正气生发以充养脑髓，达到“启神”之目的。

二、引气归元

（一）论元气

元者，首也，大也，气也，善也，始也，犹原也，犹本也。《春秋繁露·王道》曰：“元者，始言本正也；道，王道也。王者，人之始也。”“元”有起始、开端及万物之根基本源的意思，此时可类“原”意。原者，水泉本也，同“源”，指水有源、木有本之意，可引申为开始、起源、源泉。元为万物之原本，为大为首，为太虚，为本真，无实。原为水木之本源，为有形物之原始。阳化气，阴成形，太虚气化，形象之充，出动为原，生生不息。《管子·内业》载“化不易气”，故元气与原气，名异实同，不同时期不同状态尔。

元气禀受先天父母，感而生，聚而有象，其聚其散，变化之客形也。元气，来源于古代的哲学概念，指产生和构成天地万物的原始物质。《言毒》曰：“万物之生，皆禀元气。”天地为含气之自然，天地合气，自然道法，万物由生。《素问·宝命全形论》云“夫人生于地，悬命于天，天地合气，命之曰人”，《素问·至真要大论》曰：“天地之大纪，人神之通应也”，《灵枢·决气》云“两神相搏，合而成形，常先身生，是谓精”。真元之气禀受父母之精，先天定分，动则生阳，静则生阴。五脏之肾，为先天之本，阴阳之根，生命之源，藏精而主命门之火。元气由肾中先天之精所演化，藏于肾，与脾胃所吸收的水谷之气并而充身，赖由肺吸入之大气以维系。《难经·八难》曰“所谓生气之原者，谓十二经之根本也，谓肾间动气也。此五脏六腑之本，十二经脉之根，呼吸之门，三焦之原”，《难经·六十六难》云“齐下肾间动气者，人之生命也，十二经之根本也，故名曰原”。肾者水脏，水中含阳，化生元气；其数有偶，左者为肾，右者为命门，命门舍精，男子以藏精，女子以系胞，原气所系，中间生现，动作不息，为肾间动气。

《灵枢·刺节真邪》曰：“真气者，所受于天，与谷气并而充身也。”元气为人体生命活动的原动力，通过三焦自上而下流行分布于全身，内而五脏六腑、四肢百骸，外而经络筋骨、肌肤腠理，各自功用，共同推动和调控着各脏腑经络、形体官窍的生理活动，推动和调控着血、津液、精的运行、输布和代谢，维系着人体的生命进程。而元气之义，不止一端，表里也、经络也、脏腑也、上下左右有分也、时日衰旺有辨也。其积于胸中者谓宗气，行呼吸，贯心脉，燮理心肺，助血运，统诸气；营于脉中者谓营气，化生血液，营养全身，润泽肌肤筋骨；流于脉外者谓卫气，温分肉，肥腠理，充肌肤，司开阖，御外邪；布于脏腑者谓脏腑之气，推动和维持五脏六腑的生理活动；达于经络者谓经络之气，沟通内外联系，通行血脉。

元气由肾中所藏的先天之精所化生，赖食入之谷气以充养，结藏于丹田，生脉之原，通过三焦而循行周身。《难经・六十六难》言："三焦者，原气之别使也，主通行三气，经历于五脏六腑。"三焦为六腑之一，主持诸气，为原气之别焉，三焦之气禀脐下肾间动气，积聚于下焦丹田，再由三焦布散，通达全身五脏六腑、十二经脉。《难经》中"三焦之原"含义一曰为原始之"原"，亦即经脉之起源，概有上、中、下三焦，部位与募同，义则与募异（募为脏腑元气所聚，原属上、中、下三焦脉气所发）。《难经・三十一难》曰："三焦者，水谷之道路，气之所终始也。上焦者，在心下、下膈，在胃上口"，"中焦者，在胃中脘，不上不下"，"下焦者，在脐下，当膀胱上口"，三焦三部同源于腹内，三焦所司之气不同，其升降运动，通过脐下肾间动气的带动，"主通行三气，经历于五脏六腑"。

（二）元气与肾气之别

肾气与元气均源自于肾精，而肾气有广义和狭义之分。肾气狭义上指由肾精所化，发挥生长发育生殖、助肺纳气和调节水液功能的极细微物质；广义上指先天肾气、后天肾气和肾纳入的自然界之清气的概称。元气源于肾中命门，为先天肾气，为诸气之原始根源，所谓"万物之生，皆禀元气"（《言毒》）。

肾脏，为阴中之阴，藏先天之精，主生殖，为人体生命之本原，为"先天之本"。肾精化肾气，肾气分阴阳，从而资助、促进、协调全身脏腑之阴阳，五脏之阳气非此不能发，五脏之阴气非此不能滋，谓其曰"五脏阴阳之本"。在人体生命过程中，肾之精、气、阴、阳与他脏之精、气、阴、阳之间，相互资助，相互为用。肾属水，居于下焦而属阴，肾中阳气鼓动肾阴上济滋心，但若心阴不足，心火不得润降以温肾，坎中阳吾得助则发水寒；肾中藏精，化气生神，故积精能全神，而神清方能控精；君火在心，主发神明，明则维稳，不明则相火走位，龙雷上游，发精遗神衰。乙木藏血，疏泄制藏，精血同源，荣损互化，休戚与共，肾受五脏六腑之精而藏之，无肝血滋养而不能维持充足，失肝气疏泄而不能封藏有度，故肝血不足损及肾精，肝气不疏则发藏泄失调。脾脏为后天之本，主运化水谷精微，化生气血，充养元气，使其充盛，故若脾失健运，生化无源，则肾中真元渐衰，且土不制水，肾水泛滥，发水湿横生。肺主呼吸，宣发肃降而行水，金水相生，肺气不降使肾摄纳无权，宣降失司则水液排泄无门，肺阴不足以下输于肾，终致阴虚内热之候。《素问・玉机真脏论》曰"五脏相通，移皆有次，五脏有病则各传其所胜"，五脏各分属五行，相生相克，互为所需，标本病传，一荣俱荣，一损俱损。医家张景岳继承了《内经》之精髓，指出"脏气受伤，肾穷则死"，肾中精气为人体生命活动之根本，五脏之阴阳根于肾，故无论五脏之阴虚或阳虚，日久终将导致肾阴或肾阳的虚衰。"五脏之伤，穷必及肾"，肾为阴中之阴，而谷食入胃，精输至阴，各种致病因素的侵犯多从心、肺、肝、脾开始，病情加剧，病证转变，四脏相传，终至阴肾之损，这反映着疾病发生、发展的必然规律，也提示着治病的要旨法则，即"治病求本"，当从肾治。

"本"为原为根，由一"木"一"横"组成，"木"即树木，"横"即平地，《说文解字》云"木下曰本"，故"本"即树木在土地之下根的部分，为生发活动所需能量的汲取吸收部分。"治病必求其本"（《素问・阴阳应象大论》）是中医治则之总纲，治病求本，本于阴阳。此处狭义上可将其分别理解为辨病因、病位、病性、病机、病证之为阴为阳，即阴阳病理；广义上则指元阴元阳所在之命门，即先天之肾。故治病求本，实则强调治病过程中当顾护元气，赖新生教授由此提出“引起归元”治法，实际上是“治病求本”大法的延伸，使气归元，命门重生，则五脏安和。

（三）一元二分，为之阴阳

太虚之初，廓然无象，自无而有，化生太极为一，一元生二，阴气流动为阳，阳气凝聚为阴，进退消长，千变万化。故阴阳变化而生万物，阴阳消长而物生动，人为世间动物，形象为阴，动作为阳，进一步微观之，其一身之气同分阴阳，而令五脏六腑以动做功。阴气具有凉润、宁静、抑制之功，阳气具有温煦、推动、兴奋之功。脏腑之气由元气所分化，亦有阴阳之别，从而分工制衡，交互燮变，共同维系脏腑的正常功能。正如徐灵胎于《医学源流论·元气论》中提出的“……五脏有五脏之真精，此元气之分体者也”。心阳温煦，加速心脏的搏动和血管的舒缩，推动血液运行全身上下，心阴凉润，宁静而减缓心脏的搏动和血脉的舒缩，制约血液运行，两者协调，则心脏搏动稳定有序，血脉舒缩有度，心气可运气血而灌血脉，畅达血液运行；肺阳温通、宣发，肺阴凉润、沉降，两者协调，则肺气可令宣发肃降相反相成，呼吸均匀，水精四布；肝阳升发、亢奋，肝阴滋涵、柔和，两者协调，则肝胆之气冲和条达，可助疏泄，司升降；脾阳温煦、推动水谷和水液运化，脾阴抑制其运化，两者协调，则脾胃之气可腐熟水谷，运化精微，清浊分生；肾阳促进和推动人体生长发育生殖和水液代谢，肾阴抑制其生育生殖及水液代谢，协调共济，则维持人体的生长发育生殖，使水液代谢稳定有度。元气在人体中的运动变化，遵循阴阳对立统一、五行生克制化的规律，这种规律表现为各个脏腑组织器官功能活动相互协调，这一平衡一旦受到破坏，失衡乘侮，则出现脏腑经络的病变，所谓“亢则害，承乃制，制则生化”（《素问·六微旨大论》）。是故阴阳之气冲和畅达，人方能安身立命，正气内存。

《灵枢·决气》则指出，“黄帝曰：余闻人有精、气、津、液、血、脉，余意以为一气耳，今乃辨为六名，余不知其所以然”。元气分一以为六别，精、血、津、液，起滋养、濡润之功，一曰元阴；宗气、中气、卫气、脏腑之气和经络之气，起激发、温煦、固摄、防御、蒸腾气化之功，一曰元阳。元气为生命活动之根本，元阴元阳是其运动的两种表现形式，元气通过阴阳两个方面得以实现对机体的具体作用，如张景岳于《景岳全书·传忠录·命门余义》中所说“命门为元气之根，为水火之宅，五脏之阴气非此不能滋，五脏之阳气非此不能发”，赖新生教授由此提出“一元二分”学说，强调“元气为本，治病必求于阴阳”的理论。合而言之谓“元气”，系言其名；分而言之谓“元阴元阳”，乃言其用；反之，治病则以“阴阳为体，元气为用”为法则，使元气归于丹田，阴阳燮调。

阴阳分立，实则为“太极”之“散”，诚如张介宾所述，“阴阳分而天地立……阴根于阳，阳根于阴，阴阳相合，万象乃生……阴无阳不生，阳无阴不成，而阴阳之气本同一体”，阴阳分立是万事万物不同体象形成的根本原因，交感之妙，化生之机，万物之数，皆从此出。此阴阳二气，互根互需，互相为用，阴在内而为阳所守，阳在外而为阴所使，是所谓阴阳之道，同气相求，阴阳相求也。易者，易也，具阴阳动静之妙；医者，意也，合阴阳消长之机。“通元针法”中，注重取任、督二脉以统一身阴阳，俞募配穴以专向调治失调脏腑，上下、左右相配以通顶达末，实现整体阴平阳秘的和谐状态。阴阳和平，水升火降，归于中庸之道而已。

太极生两仪，阴阳终归一。若乎本原同根之阴阳分崩离析，阴阳相互离绝孤立，势必万物散尽，缥缈虚无。《黄帝内经素问集注·阴阳离合论》述，“阴阳者，有名而无形，不可胜数。然其要道，归于一也”，阴阳之“合”是万事万物之所以生成和存在的基础，阴阳合而，天地合气，阴与阳之间维持“相为对峙”的相互关系，对立统一。元阳者，无形之火，以生以化，为神机，性命系之，亦曰元气；元阴者，无形之水，以长以立，为天癸，亦曰元精。元阴元阳皆宅于命门，由一元之气所化生，阴阳互根，交感相藏，同气相求，息息相关，与此一元真气，合则为一，分则为二。知其要则一言而终，不知其要，流者无穷。是故“阴”“阳”二家可分而不可离也，只此“一”者为“要”，阴阳阖辟存乎此，呼吸出入系乎此，无火而能令百体皆温，无水而能令五脏皆润，此中一线未绝，则生气一线未亡，皆赖此也。治病求本，求于阴阳，阴阳相求，求其主元，赖新生教授即以此为理论基础，提出赖氏“通元疗法”之“一元二分”学说，强调“阴阳”的重要性，认为生气通天，生病起于过用，人体不断的生命活动也是元气耗散的途径，元气亏虚或元阴元阳失衡均会影响一身之阴阳而致病，气血失和，经脉不利，脏腑功能失调而诸证百出，故疾病恢复之根本在于恢复人体“阴平阳秘”的“一元”状态。气之在人，和则为正气，不和则为邪气，赖氏“通元针法”调治人体元阴元阳即调其根、治其本，以阴阳为体，以元气为用，调理全身上下经络之气，以达“阴平阳秘”的内稳状态，祛邪外出，即《内经》所谓“调阴与阳，精气乃光”“正气存内，邪不可干”，阴阳均平，其形以充，九候其要，血气若一，可谓圣度。

（四）元气气机

自然界中，风成于冷热不均，人与天地同纪，元气因有阴阳界面而对流动作，称为“气化”。元气化而有阴阳，阴阳化而为五运，气化既是转化过程，又体现为气机运动，是元气的特殊运动形式，而升、降、出、入是其运动的主要形式，人体脏腑经络则是其运动的主要场所。《灵枢·脉度》曰：“气之不得无行也。如水之流，如日月之行不休……如环之无端。莫知其纪，终而复始，其流溢之气，内溉五脏，外濡腠理。”气在人体内环流不休，具体表现为脏腑经络各种生理活动；如果元气的升降出入运动一旦停止，那么生命就会随之完结，“出入废则神机化灭，升降息则气立孤危”（《素问·六微旨大论》）。《景岳全书》中阐述：“正以气为用，无所不至，一有不调则无所不离。故其在外有六气之候，在内则有九气之乱，而凡病之为虚、为实、为热、为寒，至其变态，莫可名状，欲求其本，则只一气字足以尽之。盖气有不调之处，即病本所在之处也。”“六气”太过或不及而成致病之“六淫”，情志过极，正气受伐，亦逆乱为患。《素问·举痛论》曰“怒则气上，喜则气缓，悲则气消，恐则气下，寒则气收，炅则气泄，惊则气乱，劳则气耗，思则气结”，病因无论七情内伤、外感六淫之分，均为气之为病，统辖气之升降出入之气机失常尔。元气在人体中的运动变化遵循阴阳对立统一及五行生克制化的规律，正是因为这种规律，各个脏腑组织器官的功能活动才得以相互协调。而这一规律一旦失衡，则会出现脏腑经络器官的病变，正如《素问·六微旨大论》所言“亢则害，承乃制，制则生化”。

（五）元气与原穴

元气通过阴阳两个方面以做功，体现于脏腑经络则为五脏六腑、十二经络之原气，同出一元，而各自具有相对的特异性。元气为百气之母，发陈五脏，洒陈六腑，所谓“脏腑之气”“经络之气”均由元气所派生，即原气为元气之“变”，为元气的具体化，由元气分布于某一脏腑或某一经络而成，它们均属于人体元气的一部分，是构成各脏腑经络的最基本物质，又是推动和维持各脏腑、经络生理活动的物质基础。十二经脉分别隶属于五脏六腑，通过手足阴阳表里经的连接而逐经相传，构成一个周而复始、如环无端的流注系统，气血经由经脉，内通脏腑器官，外达肌表腠理而营养全身。“十二经脉之气”以三阴三阳为标准分化为六大系统，通过“气化”的形式以维持各系统的正常生理功能，通过系统相互之间的生化制约而使整体的阴阳冲和燮变。

《灵枢·九针十二原》中提出：“五脏有六腑，六腑有十二原，十二原出于四关，四关主治五脏。五脏有疾，应出十二原，十二原各有所出，明知其原，睹其应，而知五脏之害。”概此经文要义有二：一是十二原能主治五脏之疾；二是五脏之疾可反应于十二原。经脉所过，病之所及；经脉所过，主治所及。这也进一步体现了经络辨证与循经取穴的辨病治病原则。至于十二原的具体内容，曰：“阳中之少阴，肺也，其原出于太渊，太渊二。阳中之太阳，心也，其原出于大陵，大陵二。阴中之少阳，肝也，其原出于太冲，太冲二。阴中之至阴，脾也，其原出于太白，太白二。阴中之太阴，肾也，其原出于太溪，太溪二。膏之原，出于鸠尾，鸠尾一。肓之原，出于脖胦，脖胦一”。五脏阴经各一原穴名，左右双侧共得十原穴，再加膏、肓之原各一穴，合为十二原穴。此处只言五脏之原，而不语六腑，乃以鸠尾穴、脖胦穴足之。

膏之原出于鸠尾，肓之原出于脖胦，此两穴均位于任脉之上，而不在四关。膏者，心尖微脂言，鸠尾穴，为膏之原，位于上、中焦交界处，通调上下，对上焦与下焦起着承上启下的转枢作用。三焦别使原气，主持诸气，为上下一身之气运行的通道，是脏腑经络之气升降运行的关键，气化运行，斡旋气机，气机升降出入之关在于鸠尾。且鸠尾穴亦为阴任之络，络于阳督，可通调任、督二脉，进一步调节十二经脉之气血阴阳，使气机条达，阴平阳秘。肓者，心下鬲上空虚之薄膜，脖胦穴，肓之原，亦名之“气海穴”，顾名思义，为气之海，纳气之本，大气所归，百川归海，亦元气生发之地。脖义脖子，腰身类象，胦义中央，脖胦实指任脉之气血于此循腹正中线而行。任脉为“阴脉之海”，五脏属阴，经曰“五脏有疾，当取十二原”，故治五脏之疾，当寻膏、肓之原，取此十二原治之。

十二原穴，由五脏之气发出后，各行其所，原气留止而成，为所隶属脏腑之原气“所出”；“原穴”亦为“五输穴”（井穴、荥穴、输穴、原穴、经穴、合穴）所赅之原，《灵枢·本输》述“……脉之所过为原……”，其为所隶属经脉脉气所汇聚、集中之处，是经脉中阳气最盛的场所。《灵枢·本输》记载“膀胱……过于京骨……足外侧大骨之下，为原；胆……过于丘墟，外踝之前下，陷者中也，为原”，其他如胃，过于冲阳，三焦过于阳池，小肠过于腕骨，大肠过于合谷，皆为原。六阳经皆有出井、溜、荥、注输、过原、行经、入合，原穴与阳经阳气息息相关。然阴经则无“所过之原”，《针灸甲乙经》提出“以俞代之”，增阴经原穴。《针灸甲乙经·手少阴及臂凡一十六穴》云：“心……神门者，土也。一名兑冲，一名中都。在掌后兑骨之端陷者中，手少阴脉之所注也，为俞。”

然为何脏有五而腑有六？五脏六腑何以表里相依？有言前者侧重于治五脏之疾；后者阐述气血运行流注于肘、膝四关的特殊穴位的规律，如《内经》曰“所出为井，所溜为荥，所注为俞，所行为经，所入为合，二十七气所行，皆在五输也……”《难经》中三十八难及三十九难提出，“所以腑有六者，谓三焦也。有原气之别焉，主持诸气，有名而无形，其经属手少阳。此外腑也，故言腑有六焉”“六腑者，止有五腑也。然五脏亦有六脏者，谓肾有两脏也……”肾脏有二，其左为肾，在坎属水，其右则为命门，主人之先天，精神之所舍，相火守位，故肾为水火之宅，五脏亦可谓六脏也。六腑者，胆、小肠、胃、大肠、膀胱与三焦也。三焦者，主持人身诸气，为无形原气之外腑通道，是满而不能实，实则为一腑。其在里之经属手少阳，有形之心包络丞于君火之心，即三焦外有形而内无形，无形而有名，故六腑亦可谓五腑也。人之肾间动气，原气也；原气之正，为肾也；原气之使，三焦也。是故三焦合于右肾，与心包络相为表里。

《难经》通过三焦部位的确定和原气的运行与脏腑经脉的联系来阐述原穴，称其为“三焦之原”，所提出“三焦脉气所行之原”理论，是对经络、腧穴的一大独见。《难经》三焦之原含义有二：一为原始之“原”，亦即经脉之起源，概有上、中、下三焦，部位与募同，义则与募异。募为脏腑元气所聚，原属上、中、下三焦脉气所发，《难经·三十一难》曰“三焦者，水谷之道路，气之所终始也。上焦者，在心下，下鬲，在胃上口”“中焦者，在胃中脘，不上不下”“下焦者，在脐下，当膀胱上口”，三焦三部同源于腹内，三焦所司之气不同，其升降运动，通过脐下肾间动气的带动，“主通行三气，经历于五脏六腑”，在运行过程中，原气所辄止处即为原（四肢五输穴之原），所谓“三焦所行之俞为原者，何也？然，脐下肾间动气者，人之生命也，十二经之根本也，故名曰原”。此即《难经》三焦之原的第二含义，即各经五输穴之原，为三焦脉气所行。

《黄帝针经》云：“上气不足，脑为之不满，耳为之苦鸣，头为之苦倾，目为之瞑。中气不足，溲便为之变，肠为之苦鸣。下气不足，则为痿厥心悗。补足外踝下留之。此三元真气衰惫……加之以喜怒悲忧恐，危亡速矣”，文义“元气”乃“三元真气”，即一身之正气也，是“父”，乃人身之根本。一元真气行于三焦，化分三原，各行所司，使各脏腑组织器官相互协调。

《难经》将五输穴与原穴分而论之，五输穴（井穴、荥穴、输穴、经穴、合穴）配五行，唯独原不应五行。五输穴主治特点归类为不同病机的五类主证，即“井主心下满，荥主身热，俞主体重节痛，经主喘咳寒热，合主逆气而泄”，此不以五脏六腑言，重在祛邪。《难经》广言三焦是一腑，有原气之别焉，主持诸气，故“三焦之原”常禀“脐下肾间动气”以为“生气之原”而灌溉，三焦原气行于外，且偏于扶正，《难经·六十六难》曰：“五脏六腑之有病者，皆取其原也。”要之，十二原穴，是三焦之气在运行过程中，原气所辄止之处，为十二经络经气所聚集的场所，为十二经络原气出入之地。三焦为“气之所终始也”，故《难经》所述“三焦之原”亦指各经五输穴之原，为三焦脉气所行，符合原气“由此起始、终归于此”的原则。

（六）元气与营卫之气的关系

明代张景岳在《类经·疾病类四·邪变无穷》中指出：“气在天者，受于鼻而喉主之；在水谷者，入于口而咽主之。然钟于未生之初者，曰先天之气；成于已生之后者，曰后天之气。气在阳分即阳气，在阴即阴气，在表曰卫气，在里曰营气，在脾曰充气，在胃曰胃气，在上焦曰宗气，在中焦曰中气，在下焦曰元阴元阳之气，皆无非其别名耳。”营气、卫气同源而异流，元气借助三焦通达布散的作用，升达中焦脾胃，《灵枢·营气》曰“营气之道，内谷为宝”，结合所受纳水谷中精专之气而化生营气，营养人体脏腑组织，行于脉中，濡养全身。达于下焦，与肝、肾之气相合而化生卫气，经丹田布散全身，白昼行于体表，温养肌肤，抗御外邪而保卫机体；入夜行于体内，温养内部脏腑。“营卫者，精气也”。其精粹部分名营气，剽悍部分名卫气。卫属于太阳之盛气，卫外而为固，其性质剽悍而不循经隧。卫气之所出入，阴阳皆满，内熏肓膜，外溢皮毛。该纯阳之大气，半溢经隧之外以为卫，是谓体之充也，半入经隧之中以和营，而行营。营、卫之气在整个机体中紧密结合，一柔一刚，互相为用，不可分离。赖新生教授临床诊病、治病下针重视人之“元气”，即指脐下肾间动气。《难经·六十六难》中认为，脐下肾间动气乃“人之生命”“十二经之根本”也。此为生气之原，而后方有十二经脉、五脏六腑之生命活动。先天之精贮藏于肾，两肾之间动气者，乃人受之于父母之元气也。“引气归元”意在调动一身之气，归于本位，元气充盛，营卫和调。故此，赖新生教授下针重视调节营卫的循行，他强调：“营、卫之气乃一身之气之关键，洒陈六腑，可和调五脏，针刺调气，必先调营、卫。”

《灵枢·禁服》即有“审察卫气，为百病母”一说，赖新生教授亦强调辨证施针，必先察营卫。营卫运行，随天地之运转，阴阳之盛衰而进行调节。卫气之运行，昼夜五十周于身，应天相贯，常如无已，阳尽而阴，阴尽而阳，往返无穷。赖新生教授指出，许多内科疾病多为营、卫之气无可相将而行，无法内外相贯，致阴阳互根及相互转化失常。张志聪认为，卫气与营气循经而行，“交相循度环转”“相将而行”。虽然卫气白昼加强阳经运行，黑夜加强阴经运行，但卫必偕营，营卫相随而行，温润加强卫阳运行所至之脏腑及其所主。《灵枢·刺节真邪》提出：“卫气不行，则为不仁”，《素问·逆调论》亦认为营卫气虚则“不仁且不用”。此外，营卫的不同阴阳属性及生理作用决定了卫气亦温养皮肤腠理，使之致密坚固，开阖有度，抗御外邪，营气亦润养肌肉，使之丰满硕壮。然而正如《灵枢·卫气》中所言，营气、卫气常“阴阳相随，内外相贯”，故在病理上两者亦常相因为病，盈则俱盈，虚则俱虚。赖新生教授门诊一患者唐某，女性，32岁，诊时以“皮肤红疹瘙痒4个月”为主诉，自诉夜间睡眠时瘙痒，精神紧张时加重。舌尖红，脉沉细。赖新生教授认为此乃卫气虚弱，营运不足，血海空虚，气血失和，肌肤无以得养，“风邪多中表虚之人”（《医宗金鉴·外科心法要诀》），风寒、风热之邪客于肌表而发病。入夜卫气入于阴，肌表越发无以温养，故瘙痒明显；精神紧张，气机逆乱，营卫失衡，故见症状加重。舌脉均提示卫气亏虚，营血不足之疾病本质。治当祛风和营止痒。由此可见，营卫不和，阴阳失调，则百病始生。营气失养，卫气不固，元神涣散，则多生虚弱性病证；营卫失衡，气机逆乱，升降失常，或虚实夹杂则多见久治不愈、冲任不固等难治性病证。

（七）元气与奇经的关系

《难经·八难》曰：“所谓生气之原者，谓十二经之根本也，谓肾间动气也。”《难经·三十六难》则指出：“命门者，诸神精之所舍，原气之所系也。”元气系于命门，谓其动气，在于肾间，亦即脐下气海，曰“一点元灵之气聚于脐下”，曰男精室、女胞宫之玉房，“先天真一之炁藏乎此”，所谓“命门者下丹田，精气出飞之处也”。又言“人生之气，生于脐下丹田气海之中”，“肾者水藏，水中含阳，化生元气，根结丹田”。亦有直引道家之说的，“黄庭所谓前有命门者，指脐下气海言，其中藏有元气，为人生命之本源”。由此可见，元气之起源，聚藏于丹田（气海）是比较共同的认识。这样，元气就与汇集于下焦的奇经发生密切的关联。

《灵枢·五音五味》中提到“冲脉、任脉皆起于胞中”，同时也描述了督脉“起于肾下胞中”，所谓“一源三歧”，同起于丹田。加之带脉过脐及脐旁两侧，而与丹田接近；阴维则“入小腹”，阴跷则“入阴上”亦离丹田不远，可见奇经八脉原与气海相绕相护。人在生长发育过程中，由元气生督、任二脉，再由督、任二脉生出全身。生出母体后，元气通过督、任二脉以促进生长发育，直至肾气盛、天癸至、真牙生、筋骨坚、肌肉满、发长极，身体盛壮；亦聚集于男精室、女胞宫所在之丹田，育精生子，即所谓“冲任之脉盛于此”，“男精女血，皆存乎此”。且元气与督、任二脉不相通之时，便是肾气衰、面始焦、发始堕、任脉虚、太冲衰、天癸竭，身体衰老之时。《素问·痿论》云冲脉“主渗灌溪谷”，冲脉的功能也主要在于涵蓄先天、后天之真气，主先天精气，升运精气，对全身络脉发挥滋养濡润之用。带脉则“总束诸脉”，约束全身纵行的各条经脉，调节脉气，使之通畅。带脉失约，则出现腰酸腿痛，腹部胀满、腰腹部松弛，女性有痛经、白带增多、习惯性流产等症状。《难经·二十九难》云：“阳维为病苦寒热，阴维为病苦心痛”，阴维、阳维“维络”阴阳经和“溢蓄”气血，使阴阳能“自相维”，异常时则“阴阳不能自相维”。阴维脉交三阴而行，与任脉同归。凡阴维脉病，多见心痛，属少阴、厥阴、任脉三气冲上而然。寒热原为太阳、少阳证，阳维脉与手足三阳相维，故阳维为病亦苦寒热，并可有腰痛、咳而筋急等兼证。由此可见，元气与奇经八脉，尤其任、督、冲三脉密切相关。

《难经·八难》云“五脏六腑之本，十二经脉之根，呼吸之门，三焦之原”，李时珍所撰《奇经八脉考》谓元气所生之处为“八脉、九窍、十二经、十五络连辏”，叶天士于《临证指南医案》中亦提到：“下元之损，必累八脉”，元气亏虚时，可见奇经不足。故培本固元当调补奇经，通元疗法中对任、督的重视即体现于此。

（八）气之“归元”

“引气归元”法，实乃纳下之法，“元”即元气，人体生命之根本，阴阳和合之气，“归元”使气归于丹田，内守其中，则化源充足，人体的精、血、气、液自然充足，脏腑功能协调，全身经络通达，正气随之而还，邪无处生，正盛邪衰，病自告愈。

人类机体之生命活动，实则以阴精为体，以阳气为用，体存则用出，体亡则用息。但无论精血、神气，均源自命门，命门藏精化气，兼具水火，只此一元，出息命根，阴阳和合之气乎。赖新生教授在临床上推崇《素问·四气调神大论》中“故阴阳四时者，万物之终始也，死生之本也，逆之者灾害生，从之者苛疾不起，是谓得道”，其认为生气通天，生病起于过用，人体不断的生命活动也是耗散元气的途径，元气亏少或元阴元阳失衡会影响一身之阴阳，导致各种疾病的发生，即“不知常，妄作凶”。故要想保持常态，就要时常保持元气的潜藏，才能“复命”。“复命曰常”，只有回归常态，才能恢复生机，保持人体这个小周天的圆满。

赖新生教授提出，以“阴阳为体”，以“元气为用”理念，法乎治病求本原则。《素问·阴阳应象大论》云：“审其阴阳，以别柔刚，阳病治阴，阴病治阳，定其血气，各守其乡。”致病根本，无非阴阳失衡，治病求其本元，念念于阴阳互根之理，通调元阴元阳，使脐下肾间动气与脑部的元神之气和合为元真一气，使生命之极得以建立，心神紧守，抱元守一，君安其位，十二官守其序，则正气存内，精神内守，邪不可干，病安从来。

元气足，则生命旺；元气虚，则生命衰。治病求本，本于阴阳，人体阴阳，本于元气，元阴元阳即病证立极之本，引气归元当治病立极之道。赖新生教授的“引气归元”疗法，是以辨证施术为基础，候诸经之虚实，辨营卫之盛衰，知病症之所在，方乃施针，配以补泻，才可针下病除。这是在中医整体观指导下的辨证施治，治病求本，这如《灵枢·卫气行》中提出的“谨候其时，病可与期”。刺卫气之道，必候其气在阳而刺之治疗三阳为病，候其气于阴分而刺之治疗三阴之病。故赖新生教授的“引气归元”疗法以选取腹部任脉穴为主，意在固守脐下肾间动气，下焦之气得护，升于中焦，以达上焦，则卫气得生，鼓舞正气，营卫强盛，则一身之气得调，百病皆去。

三、神元合一

（一）神元学说

“神”与“元”，通督养神与引气归元，“任脉”与“督脉”看似为二实则为一。阴阳互根互用为阴阳之间最根本、最重要的相互关系。阴中有阳，阳中有阴，督为阳、任为阴，在经络学说之中任、督皆起一源，循环一周，周而复始，如水之流。“神”为阳，“元”为阴，一上一下，一阴一阳，感而遂通天下。

1. 神元与任督 任、督二脉为肾所主，均起自胞中，“胞中者，谓男女丹田之通称也”，为脐下肾间动气（元气）所藏之处。任、督二脉皆起于脐下，主一身之经脉而与脑府（元神之府）相通，是贯穿神、元的重要通道。

任脉行身前，为诸阴经之海，阴津精血皆灌注于内，“任脉者，起于中极之下，以上毛际，循腹里，上关元，至咽喉”与督脉相接，而上通于脑；督脉行身后，为诸阳经之会，“起于下极之俞，并于脊里，上至风府，入属于脑”。故任、督二脉将脐下元气之处与脑府神机之处密切联系。

然而通元法中任、督的含义并不局限于任脉与督脉。任、督二脉具有主持全身诸阴诸阳的作用，象乾、坤二卦，《周易参同契》载“乾坤者，《易》之门户，众卦之父母，坎离匡廓，运毂正轴”。“乾为首，坤为腹”（《易传·说卦》）；“言人身之阴阳，则背为阳，腹为阴”（《素问·金匮真言论》）。凡头项背部经脉皆属于“督”；凡腹部经脉皆属于“任”。例如，足太阳膀胱经循行背部，与“督脉”相连，五脏经气输注于足太阳膀胱经的背俞穴，督脉与足太阳膀胱经循环相注，通过背俞穴可以调节五脏功能，进而影响五神的状态。“……（督脉）别绕臀至少阴（肾经），与巨阳（足太阳）中络者，合少阴上股内后廉，贯脊，属肾。与太阳起于目内眦，上额，交巅，上入络脑。”膀胱经的五脏背俞穴与督脉联系，正如《灵枢集注·背俞》说“五脏之俞，本与太阳，而应于督脉”。

2. 营卫与任督　通元之治在于神与气，神调在于气调，气之调者，“阴阳相贯，如环之无端”。营卫循行，贯穿于时空，故调神必知于营卫相随也。赖新生教授认为：“营者任之用，卫者督之用”。所以通督养神，引气归元治法，也是调理营卫时空循行之大法。

“营出于中焦”，“人受气于谷，谷入于胃，以传与肺，五脏六腑，皆以受气，其清者为营，浊者为卫”。营气循行脉中，营周不休，其性属阴通任脉。人受气于谷，“营（气）者，水谷之精气也。和调于五脏，洒陈于六腑，乃能入于脉也。故循脉上下，贯五脏，络六腑也”。其行于经隧，从太阴出注手阳明循行于十二经脉，循脉运行全身，内入脏腑，外达肢节，终而复始，营周不休。“营气者，泌其津液，注之于脉，化以为血”。精血阴津皆灌注于任脉，为任脉所主。腹部皆为任脉，有濡养、化生之功用，营气“化而为血，以奉生身”，当为任之所用。

营气与脑的重要联系也是督脉功能的体现。例如，《灵枢·营气》言“足厥阴……其支别者，上额，循巅，下项中，循脊，入骶，是督脉也”，《灵枢·大惑论》载“上气不足，下气有余，肠胃实而心肺虚，虚则营卫留于下，久之不以时上，故善忘也”。可见，督脉是联系肾、髓、脑的重要通路，对精神活动起重要的调节作用。

“卫出于下焦”，“下焦者，别回肠，注于膀胱，而渗入焉……循下焦而渗入膀胱焉”。“卫气者，水谷之悍气也”，其性属阳通于督脉。卫气卫行于外，“卫气者，所以温分肉，充皮肤，肥腠理，司开阖者也”；太阳者，开也，足太阳膀胱经为人体一身之藩篱，亦卫于外。卫气者，出于下焦，注入膀胱，故卫气并于足太阳而与督脉联系，是为督之所用。

营卫之气一阴一阳，如任督、神元，相互为根，不可分割。“其气内干五脏，而外络肢节。其浮气之不循经者，为卫气；其精气之行于经者，为营气。阴阳相随，外内相贯，如环之无端。”人体之太极，并非任、督循行之圆形路径，而是无处不太极，上下、表里、腹背相贯，而终究“执中”以任、督为纲，统筹联系。因此，营卫之调也归属于任、督之调控。

3. 脑藏神与元气上注于脑　“人始生，先成精，精成而脑髓生”（《素问·五脏生成》），人始生，先成精者，为先天元精，两精相搏谓之神，脑髓为神所居住。“诸髓者，皆属于脑”，《灵枢·海论》云“脑为髓之海”。《黄帝内经素问集注》云：“诸阳之神气，上会于头，诸髓之精，上聚于脑，故头为精髓神明之府”。《本草纲目》也直接提出“脑为元神之府”是生命的枢机，主宰人体的生命活动。人出生之前随形具而生之神，即为元神。元神藏于脑中，为生命的主宰。“元神，即吾真心中之主宰也”(《乐育堂语录》)。《内经》指出“得神者昌，失神者亡”，是以先天无形之神气为重也。先天无形之元阴元阳，元阳是中宫之火，就是神机，性命系之。元阴，即命宫无形之水，强弱系之，性命亦系之，故称元精。元精、元气者，即生化精气之元神也，生气通天。所以“脑者人身之大主”为至尊至贵之处，不可妄伤，当以养之。养元神者，当为元气。

元气于脑髓皆起源于肾，故脑肾相济。脑为髓海，精生髓，肾藏精，“在下为肾，在上为脑”(《医碥》)，故肾精充盛则脑髓充盈，肾精亏虚则髓海不足而变生诸症。“脑为髓海……髓本精生，下通督脉，命火温养，则髓益之”“精不足者，补之以味，皆上行至脑，以为生化之源”(《医述》引《医参》)。

脑为髓海，为元神之府，元气与脑髓之相济就是元气与元神相互依存的表现之一。元气蓄于脐下，自肾间启动，沿督脉而上腾，循任脉而下潜，形成督升任降的经气循环（道教小周天功法称此为河车逆转），任、督之一升一降，由元气升降推动，是元气上注于脑的体现。

4. 五脏神与五脏元气　“五脏者，合神气魂魄而藏之；六腑者，受谷而行之，受气而扬之；经脉者，受血而营之。合而以治凡刺之法，必先本于神，血脉、营气、精神，此五脏之所藏也”。《内经》此句指出，五脏之功用，必须将其形体之功能与五脏神相合。“夫心藏神，肺藏气，肝藏血，脾藏肉，肾藏志，而此成形”。形神兼备才可五脏平和。

五脏之形，须有脐下肾间动气，遍历三焦，通达五脏，成为五脏原始的推动力。中焦化生后天之营气，通过经隧，流溢于五脏，濡养五脏，为五脏后天之功用。“谷入于胃，乃传之肺，流溢于中，布散于外，精专者，行于经隧，五脏之道，皆出于经隧，以行血气。血气不和，百病乃变化而生”。

调理五脏神与五脏元气，需用脏腑俞募相配。“五脏募皆在阴，而俞皆在阳者。阴病行阳，阳病行阴。故令募在阴，俞在阳”。经络之气，阴阳相应，脏腑腹背，气相交贯。任督、神元与脏腑的联系并非平面圆形经络运行关系，而是立体的、多维的。其通过气街、膀胱经等通路，五脏背俞穴与腹募穴一阴一阳遥相呼应，因此，“用针之要，在于知调，调阴与阳，精气乃光，合形与气，使神内藏”是上工的最高境界。

“神元学说”为通元疗法重要的理论依据之一，其特点可归纳如下：①神与元互根互用，为不可分割整体，上开脑窍，下蓄精气，共奏通元之功；②以后天养先天，以先天调控后天，将元气、元神与营卫、五脏神、任督等联系，形神兼备；③化繁为简，归于阴阳。

（二）气街理论

“通督养神针法”结合“引气归元针法”，奏从阳引阴、从阴引阳之功，与气街理论息息相关，意在“通横向促通纵向，最终纵横皆通；脏腑、经络之气同调”。气，指经气；街，《说文解字》释为“四通道也”，即四通八达之要冲，纵横交错的大道。说明气街是经气汇聚通行的共同道路，是比经络更为宽广的经气通道，纵横交错，四通八达。《灵枢·动输》说“四街者，气之径路也”。所谓“径”路，其意有三：第一，径有“短”的意思，即气街是经气运行的较短的通路；第二，径有“直接”的意思，即气街是经气运行的直接通路；第三，“径”有主干的意思，此时的意思通“经”。或认为，《内经》气街的本意是经气运行的主干道中相对较短的，联系病变部位与刺激部位的直接通路，是经气运行系统中重要的组成部分。气街分为头、胸、腹、胫四处，又称四街。《灵枢·卫气》中记载：“胸气有街，腹气有街，头气有街，胫气有街。

故气在头者，止之于脑。气在胸者，止之膺与背腧。气在腹者，止之背腧与冲脉，于脐左右之动脉者。气在胫者，止之于气街与承山、踝上以下。”张景岳云：“此四街者，乃胸腹头胫之气，所聚所行之道路，故谓之气街。”历代医家对于气街输注于体表的部位，稍有不同的见解。《灵枢·卫气》曰：“知六腑之气街者，能知解结契绍于门户。”“解结”，解开绳结之意，《说文解字》载：“结，缔也；缔，结未解也。”二字互释，“结”可理解为阻滞不通之意，故解结可引申为疏通郁结、通达经气之意。“四街”理论的提出为治疗因经脉闭阻致经气瘀滞之证开辟了一个思路，即可以在“气街”处，施治以“去宛陈莝”，开通经脉经气行于“大络”之中，气血运行通畅而病可愈。

1. 胸腹有气街　“气在胸者，止之膺与背腧。气在腹者，止之背腧与冲脉，于脐左右之动脉者”。杨上善认为：“膺中肺输，为胸气之街，故胸中有气，取此二输也……脾输及脐左右冲脉，以为腹气之街，若腹中有气，取此二输也。”马莳注：“气之行于胸者，止之膺与背俞；气之行于腹者，止之背俞……又与在前之足阳明胃经冲脉穴，及脐左右之动脉，即足阳明胃经之天枢穴也。”现代中医学则认为，背俞穴和腹募穴与内脏都通过脊神经节形成直接的神经通路，从而解释了俞募穴治疗脏腑病的部分神经学机制，从形态学细胞水平说明俞募穴与相应脏腑的特异性联系的途径，进而揭示了胸、腹气街的现代生物学本质。《难经本义·六十七难》曰“阴阳经络，气相交贯，脏腑腹背，气相通应”，以五脏背俞穴通督调神和腹部任脉及腹募穴为主穴以引气归元，乃通元针法的核心，《难经·六十七难》曰：“阴病行阳，阳病行阴，故令募在阴，俞在阳”。赖新生教授认为，五脏疾病多反应在背俞穴上，当阴病治阳；六腑疾病多反应在腹募穴，当阳病治阴，两者兼而取之，则阴阳两气，贯通归元，以平为期，是谓通元法。募穴、脏腑、背俞穴三位一体，刚柔相济，阴阳相通，以脏腑为本，气街为径，形成了俞穴-脏腑-募穴的前后对应关系，使内与外、前与后、脏腑与体表脉气交贯通应，构成脏腑与俞募穴横向联系运行气血的直接通路。赖新生教授在临床上常用背三针、膻中、天突配合“引气归元针法”治疗肺系疾病，“通督调神针法”配合“引气归元针法”治疗不孕症是对胸、腹气街的灵活运用。

此外，气街可以沟通正经与奇经，任脉为阴脉之海，督脉为阳脉之海，气街就是沟通任脉与其余诸阴经的通道，也是沟通督脉与其余诸阳经的通道。通元针法以任、督二脉为调节全身阴阳的关键环节，以脏腑神气为治疗中心，这与气街理论可谓异曲同工。依据“阴精藏于少腹丹田、真阳藏于肾间命门”理论，赖新生教授认为，针刺背俞穴，既养相应脏腑神气，又通过自身经脉之循行及与督脉之络属而入脑养元神；针刺任脉和腹募穴，可滋养肾中阴精，引气归元，使脐下肾间动气与脑部的元神之气和合为元真一气。气街中经气的双向运行，可以证实经气的双向运行规律，赖新生教授深得其意，将通元针法从整体观出发，强调了头、胸、腹气街之间的联系，与历代医家将气街分部运用相比，可谓是创新之举。

《难经·六十七难》曰“五脏募皆在阴，俞皆在阳……阴病行阳，阳病行阴”，《难经本义》释意：“阴阳经络，气象交贯，脏腑腹背，气象通应，所以阴病有时而行阳，阳病有时而行阴也。”胸气街与腹气街是脏腑经气聚集和通行的场所，其分布前后相连，横贯脏腑经络，为五脏六腑之气血矢向流注规律。而俞穴与募穴为五脏六腑经络之气输注、汇聚的部位，俞穴属阳，输注于腰背部；募穴属阴，而结聚于胸腹部，两者均紧邻脏腑，形成“俞穴-脏腑-募穴”的前后对应、阴阳相对关系。穴之所在，病之所及，反应经气之孔穴，亦是病气出入之玄关，故俞募相配，阴阳协同，其从阴引阳，从阳引阴，阴阳相通，刚柔相济，可使本气正而邪气径走。俞募配穴，前后呼应，本于脏腑，是在阴阳学说及经络学说指导下，对胸、腹气街理论的进一步解释及应用。

2. 头气有街 在脑，《灵枢·邪气脏腑病形》载："十二经脉，三百六十五络，其血气皆上于面而走空窍"。因此头部的"气街"是全身气血灌注脑髓的主要通路，故张介宾注曰："诸髓者皆属于脑，乃至高之气所聚，此头之气街也。"杨上善认为："脑为头气之街，故头有气，止百会也。"赖新生教授精心研究中医与道家元神学说的关系，认为从道家观点论，头为太乙元真之所聚，有"泥丸"和"总众神"之称，诚如《颅囟经·序》所言："得诸百灵，以御邪气，陶甄万类，以静为源。"指出"静"为脑应物统神的本真状态。又如《云笈七签·元气论》所说："脑实则神全，神全则气全，气全则形全，形全则百关调于内，八邪消于外。"因此，赖新生教授认为，凡是治疗脑病和内在脏腑病，可直接从通神调元为下手处和着眼点，主张调针之要在于调神，调神之机在于通元。《灵枢·经脉》载："督脉之别，名曰长强，挟膂上项，散头上，下当肩胛左右，别走太阳，入贯膂。"所以针刺头部百会、前顶、后顶、印堂、水沟及大椎，通过自身经脉之循行及与督脉之络属而入脑养元神，在临床上治疗痴呆、中风、智弱、失眠等病常收桴鼓之效。在现代研究的基础上，赖新生教授早年提出了经穴-脑相关学说，认为人体作为生物体，针刺的干预作用必须经过大脑中枢的调整作用，再作用于靶器官，重视针脑部诸穴是其通元针法的特点之一。赖新生教授针刺头部穴位取效正是基于头气街的客观存在，正是因为头气街这条与脑联络的经气通道，才达到了刺激头部穴位，治疗脑部病变引起的全身性疾病。

3. 胫有气街 "气在胫者，止之于气街，与承山踝上以下。"杨上善认为："三阴气街，并与承山至踝上下，以为胫气之街，若胫有气，取此三处也。"马莳注："气之行于足胫者，止之于气街，此即足阳明胃经之气冲穴……及足太阳膀胱经之承山穴，及外踝上下诸穴。"张介宾注："承山，足太阳经穴，以及踝之上下，亦皆足之气街也。"气街结构，纵横交错，如网如络，四海、八会穴（太渊穴除外）、俞募穴、下合穴、诸阳之会、诸经之会等均分布其中，其密集程度以胫之气街为最。《内经》等古籍明确记载，经络系统"内属脏腑，外络于肢节"，以躯干为标部，以四肢为本部，经脉"根"（四肢端）"结"（躯干）相连。人体四末为阴阳之气交会之处，四末通解，则气从合。胫气街司四末开阖，六经盈则闭，六经损则开通以充和营利，是谓络绝径通也。是故胫部经气影响足六经，联系其余三气街而调理全身经气，常以左病取右，右病取左，阴病取阳，阳病取阴，或循经远部取穴以治上。赖新生教授在临床上，利用针刺四肢腧穴易激发经气的特点，运用通元针法配合足三针治疗不孕症及中风等病，常获显效，究其根源，则是对胫气街的灵活运用。

赖氏通元针法强调培正固本，并提倡辨证选取胸气街之背俞穴为主，从调整机体阴阳入手，取胸腹经气集散相应区域之背俞穴及膻中、天枢、关元等穴。诚如丹波元简《灵枢识》所云："胸之两旁为膺，气在胸之前者止之膺。谓阳明少阴经分也……足太阳经诸脏之俞，皆为胸气街也。腹之背俞，谓自十一椎膈膜以下，太阳经诸藏之俞皆是也。其行于前者则冲脉，并少阴之经。行于腹与脐之左右动脉，即肓俞、天枢等穴。"说明丹氏对于气街理论强调整体观，不应拘泥于某一特定穴位，这与"通元针法"可谓不谋而合。赖新生教授认为背俞穴可引邪外出，并提倡以背三针（大杼、风门、肺俞）作为抗变态反应的主要穴位，在此基础上，根据其长期临床经验，赖新生教授指出顽固性哮喘采用前后配穴法则疗效更佳，选取胸气街之膻中，腹气街之关元、气海、天枢、归来引气归元，培补元气以滋脏腑诸气。《灵枢识》云："承山足太阳经穴，以及踝之上下，亦皆足之气街"，故取足经气集散相应区域之足三里、三阴交、太冲。"脑主神明"根据头气街理论，"十二经脉，三百六十五络，其血气皆上于面而走空窍"，取头气街之百会以通督调神以助眠，升提阳气。在临床上将头、胸、腹、胫四气街配合运用，并作为“通元针法”经络取穴原理之一，使阴阳二气贯通归元、阴平阳秘。

（三）标本根结理论

根结标本是古人运用取类比象的手法形象地对经络脉气的始生和脉气结聚处进行的描述，治病取根结标本部穴位，调其根，治本澄源，使阴阳气血归于平衡，并寓以深刻的天人相应观。赖新生教授认为，针灸之要在于调神，调神之机在于通元，强调以脏腑神气为治疗中心，重视天人一体观以调治人体元阴元阳，调其根、治其本，以平为期，这与标本根结的天人相应观可谓不谋而合。

从经脉根结、标本的活动规律可以看出，其源均在根、本处，其流在结、标处，这一特点与近代经络研究中四肢末端容易与感传现象相吻合。在对现代经络现象的研究中发现，循经感传或感传带到达终点附近的头面或胸腹部位，均呈扇形或大面积扩散开来。换句话说，在经脉终止的标结部，这种扇形扩散犹如树枝树叶向四方散开，故临床上运用针刺手足三针配合通元针法治疗疾病的道理不言而喻。十二经脉标本和根结的方向是一致的，都是从四肢末端行向头面部或躯干部，六阴经的标部和足三阴经的结部，在头面部、胸腹部募穴或其附近，或在背部背俞穴处。通督养神针法就是取头面部及背部腧穴，以达从阳引阴之效；引气归元针法则是取腹部腧穴，以奏从阴引阳之功。可以说通元针法就是标本根结理论近部取穴的灵活运用。十二经的本部及足六经的根部，全在四肢肘、膝关节以下，其中足六经之根皆为各经的井穴，十二经之本为分布部位较大的区，后世医家在注释中虽增加了腧穴，但终觉牵强，在应用时也就被此束缚，实则缩小了标本理论的内涵。故不拘于《内经》所载根、本穴位，凡四肢肘、膝以下腧穴，治疗本经所过头身脏腑疾病者，都可类属于此。而手足三针均为肘、膝关节以下的腧穴，赖新生教授在临床上，利用针刺四肢腧穴易激发经气的特点，运用通元针法配合手足三针治疗不孕症及中风，常常奏效，究其根源，是对标本根结理论远道取穴的灵活运用。

（四）通元合一

通元针法突出重视阴阳调整，理法尊崇经旨，析其精微，勾其玄要，演其所知，以任督为小周天，配以四肢五输穴而成大周天，调节脏腑元神。督为阳、任为阴，在经络学说之中任、督皆起一源，循环一周，周而复始，如水之流，此为通元之小周天，继之以头部腧穴配四肢特定穴为上下配穴，俞募同取以前后配穴，意在持中央以运四旁，运轴行轮、生化气血、调畅气机、秘精养神，小大周天，相输如环。

通元针法是强调形与神、气与血、形神气血统一的针灸治法。出神、入神、神来、神往者，无非气之升降出入而已，正如《素问·六微旨大论》所谓：“出入废则神机化灭，升降息则气立孤危。”《素问·阴阳应象大论》曰：“人有五脏化五气，以生喜怒悲忧恐。”可见形、气、神是次递相生的关系。《淮南子·原道训》明确将气引入形神：“形者生之舍也，气者生之充也，神者生之制也。”形神赖气的周流运转得以统一，共同参与生命活动。刘河间《素问病机气宜保命集》从生理与病理两方面阐明气对形神的影响：“形以气充，气耗形病，神依气住，气纳神存。”通元针法中亦体现了“形气神”的三位一体观，医患之间相互配合，意守丹田，运用针灸对形体进行调整，引动经络，以针引气，以意引气，守神治神，是以通督养神，引气归元，阳升阴降，斡旋周流。

生、长、壮、老、已的生命过程本于阴阳，取决于精气的盛衰。肾精、髓、脑在生理上互生互用。《素问·六节藏象论》载“肾者主蛰，封藏之本，精之处也”，《灵枢·经脉》言“人始生，先成精，精成而脑髓生”，《素问·五脏生成论》曰“诸髓者，皆属于脑”。“肾藏精，精生髓”，肾精充则髓化有源，“脑为髓海”，脑髓足则神清气旺，即《中西汇通医经精义》所言，“盖髓者，肾精所生，精足则髓作。髓在骨内，髓足则骨强，所以能作强，而才力过人也。精以生神，精足神强，自多伎巧”，肾精、髓、脑在病理上互代互偿。《医学心悟》载：“肾主智，肾虚则智不足，故喜忘其前言。”《灵枢·海论》言“髓海不足，则脑转耳鸣，胫酸眩冒，目无所见，懈怠安卧”，即肾精虚则髓不足，失充于脑，脑髓空虚。正如唐容川所指“髓不足者力不强，精不足者智不多”，又“事物之所以不忘，赖此记性，记在何处，则在肾精。益肾生精化为髓而之于脑中”，明确指出肾精生髓，髓上注于脑，脑髓是记忆的物质基础。孙思邈《备急千金要方·养性》载老年痴呆的发病责之“肾精竭乏，阳气日衰”。正如王清任《医林改错·脑髓说》述“小儿无记性者，脑髓未满；年高无记性者，脑髓渐空”，《医学心悟》言“人之灵机记性，皆在于脑……老人精虚脑渐空，故记性皆少”。可见肾精与髓海密切相关，肾间动气与元神不可截然分开，赖新生教授由此而提出了“一元二分”学说，但此处“一元二分”区分于肾间元阴元阳，在辨证中以经络为重点。先天之元气为只此一元真阳，精血为真阴，经络治病的正气源于脑部的元神之气和脐下肾间动气，这是阴阳和合的真一之气。无论是脑部的元神之气还是人身各部的元气，均必须守位濡养、潜藏归元，精神内守，推动脏腑功能活动。

（五）通元补泻

《灵枢·经脉》中曰：“盛则泻之，虚则补之。”众所周知，针刺补泻方法的原则，为补虚泻实，毋庸置疑。穴道有气血盛衰之别，亦有自带补泻属性之分。故临床上所运用的补泻方法，多辨证选取“补穴”以补之，选取“泻穴”以泻之。对针技有感悟体会者，亦守神探其针下穴中之盛衰虚实，对证予以补泻。此道看似与针刺总原则并不相悖，但尚须进一步谨守针刺的另一原则——“整体观”。赖氏通元针法即是在整体任督小周天的基础上平衡补泻，在祛邪的时候，通督法可以泻阳，此时为阳邪过盛，泻之即可养神，如泻肝俞可抑制过盛肝气以防形成肝风即以养肝血，此时若再补肝经的募穴为阳病治阴，从阴引阳，阴病阳治。归元法可以泻阴，此时若为阴邪过盛，泻之即可归元，如泻中脘可抑制胃气上逆而导致的呕吐呃逆，也可泻阴寒中腑的泄泻腹痛。此时若再补胃俞则为阴病治阳，从阳引阴，阴病阳治。

《素问·阴阳应象大论》曰：“故善用针者，从阴引阳，从阳引阴……以表知里，以观过与不及之理，见微得过，用之不殆。”《灵枢·官能》曰：“知解结，知补虚泻实……以输异处，审于调气，明于经隧，左右支络，尽知其会。”此外，《素问·经脉别论》中还有“补阳泻阴”“泻阳补阴”的论述。这些经文表明针刺起到的是“调均有无”“去此注彼”的作用，即从有余一方调出一部分到不足的一方，以至于平衡。具体到经脉来说，阳明和太阴、太阳和少阴、少阳和厥阴互为表里，相互为用，泻其表则补其里，同样泻其里则能补其表。通过补泻的手法，使其达到或者趋向于阴阳平匀。也就是针刺补泻实际上起到的是“输转”的作用，使人体恢复自然平衡。

《素问·离合真邪论》曰：“经言气之盛衰，左右倾移，以上调下，以左调右，有余不足，补泻于荥输。”五输穴补泻法即源于此，通元补泻亦常通过五输穴以行补泻、调阴阳，这是调整经脉平衡的有效方法。左支右，右支左，上病下治，下病上治，利用五行的生克规律与五脏配属的补泻关系，辨证虚实，补虚泻实，甚或有通过刺络放血的方法，主要是应用于泄邪气，给邪气以出路，不失为保留实力以顾护正气的上策。

《内经》很强调人体的平衡，正如《素问·调经论》曰：“夫阴与阳，皆有俞会，阳注于阴，阴满之外，阴阳匀平，以充其形。”《内经》中的治疗也重在调整平衡。补泻在《内经》中一个重要内涵是“调均有无”，也是一种调平衡、和阴阳思想。

第三节　组方原理阐述

一、通元与圆运动

圆运动（易学中指圆道）不仅包括形象的圆，更重要的是强调内在的运动是呈圆而复始的规律进行着的，或者说事物是以圆的形式相互联系、发展的。宇宙间万事万物都以圆周的形式循环，不停地旋转着，从宇宙银河、太阳系到生物细胞的原子、电子、质子都是圆的动态循环，说明圆运动是万事万物运动的普遍规律。《周易》理论也可用于说明中医学所强调的多种生命现象，如气机运动、脏腑特性、营卫循行、清浊升降及经脉循行等。

通元理论执阴阳两端，以任、督为轴，十二经脉为枢，任、督即为十二经脉之阴阳之“中”，任、督可遵循圆道则十二经脉气机通畅，本文试从以下方面初步探讨《周易》圆道与任督循环的相关性问题。

首先，任、督分居人身前、后正中线。根据乾为首，坤为腹（《易传·说卦》）和“言人身之阴阳则背为阳，腹为阴”（《素问·金匮真言论》）的规则，在象上任脉应属阴爻，督脉应属阳爻。其次，从体表循行看，任脉由四个段落组成，即由会阴至脐、由脐至承浆、由承浆至左目下、由承浆至右目下。督脉起于会阴终于龈交，一线贯通。根据奇属阳、偶属阴的原则，任脉四段当属阴爻，而督脉一段当属阳爻。加之任有阴脉之海、督有阳脉之海之称，说明任脉具有主持全身阴精、督脉具有主持全身阳气的作用。任脉穴可统治手足三阴经所见诸患，督脉穴可统疗手足三阳脉所生诸疾，而且疗效显著。因此，任、督二脉犹如乾、坤二卦，其生理、病理与养生、治疗等意义均居十二正经之上。正如《周易参同契》所说：乾坤者，易之门户，众卦之父母，坎离匡廓，运毂正轴。

任与督下则于会阴交接，上则于口周交接。且于口周形成任夹督（或称任包督）的镶嵌式交接。任、督交接于会阴，说明会阴是阴阳交合之所；任、督交接于口周，表明口周是阴阳交合之象。如此交接，令人不难联想到阐述成人之道的咸卦。任脉与督脉所构成的顺畅的、合抱型、封闭式圆道，可视为十二经脉的缩影和标志性模型。人体全息理论研究发现，任、督循行所过的水沟、山根、口周恰恰是最为明显的三大全息部位，特别是水沟，不但反映人体生命中枢的信息，而且还能作为急救复苏、开窍醒神之要穴。同时，完全有理由将其视为表里两经。任、督二脉起着贯通上下、主持入出、协调前后、平衡左右等重要作用。

营气起于中焦，积于胸中（宗气），流注于十二经，营气脉满溢于督脉，循督下行，沿任复归，形成督降任升的经气循行，此为中、上二焦充养下焦（谷能生精）的循环（道教添油益精法即植根于任升督降模式，每用于年高体弱而精气不足者）；元气蓄于脐下，自肾间启动，沿督脉而上腾，循任脉而下潜，形成督升任降的经气循环（道教小周天功法称此为河车逆转），任、督元气充盛复溢于十二经（道教称大周天），此为丹田元气充养中、上二焦的循环。可见，任、督在循环走向上，既存在任升督降（正）的营气循环模式，也存在着督升任降（反）的元气循环模式，正反振荡的太极模式。

任、督循环的生理意义主要表现在四个方面。

一是生命起源之基础。《易经》曰：天地交而万物通也。《灵枢·天年》曰：以母为基，以父为楯。清代唐容川谓：交易者，八卦相交而化成者也。有如乾坤两卦，乾天在上，而不下交于坤，则为天地否。否者，阴阳不通也。必天气下降，地气上腾，则天地交泰，万物亨通。人之初胎秉受父母之气，乾男本在上，坤女本在下，及其交媾成胎，则乾阳下交、坤阴上合为泰卦，是以生人耳目鼻。唐容川还以八卦描述出人体胚胎的形成过程。第一月只是一点元阳之气，以应乾一，有气即有液；第二月气又化液，以应兑二，主津液；第三月气泽合化为热，以应离三；第四月振振而动，以应震四，既震动则有呼吸象风气；第五月子随母气有呼吸，以应巽五；第六月胎水始盛，以应坎六；第七月子之肠胃已具，以应艮七，主中土；第八月肌肉皆成，以应坤八。所谓乾一即为督脉，坤八即为任脉。

二是谷气二道之要隘。人体与外界沟通者以气道、谷道为要。摄取清气、水谷者，口鼻之窍也；排除糟粕、废液者，前后二阴也。口鼻与二阴分居上下，恰当任、督上下交接之处。任、督上端通利，则摄食甘美、呼吸顺畅；任、督下端畅达，则排便无碍、浊不久留。清气、水谷的摄取为任、督循环补充了能量；任、督经气的正常循行也保证了谷、气二道升清降浊的有序进行。

三是气机升降之动力。《素问·六微旨大论》曰：升降出入，无器不有。非出入则无以生长壮老已，非升降则无以生长化收藏。人体升降出入运动刻时不息。诸如脾升胃降、肝升肺降、肾升心降等，构成若干个小的圆道。然而，主持全身升降出入圆道的动力，则依仗于任、督循环。任、督经气走向上的顺行逆行正反振荡带动了全身气机的升降。

四是三焦命门之纽带。合而言之，三焦为孤府，胸、腹二腔尽隶三焦，为气化的场所和气与水的通道；分而言之，三焦各居其位，功能有异。正如《灵枢·营卫生会》云：上焦如雾，中焦如沤，下焦如渎。三焦属六腑之一，故亦以通为用。任、督循环一方面架起了三焦互通的桥梁，另一方面提供着三焦气化的动能。“命门”一词首见于《内经》，本指眼目而言。至《难经》则转称其为诸精神之所舍也，原气之所系也。后被历代医家演绎为命门之火、真阳、元阳及人体阳气之源等。阳气只有布散全身才能发挥温煦、光明和推动的作用。三焦固然是阳气化生和布散的场所，而任、督循环的促动作用也不可小觑。任、督循环畅利则元阴元阳得以有序敷布。否则，任、督圆道滞涩，元阴郁而不布，则元阳无以化；元阳遏而不散，则元阴无以生。

任、督循环的病理改变：由于任主胞胎，所以女子婚后不孕，痛经，卵巢囊肿，尿道、阴道及盆腔炎症等多与任脉不通和（或）不盛有关。咽喉不利、呕吐、呃逆、奔豚气等与任脉不降有关。另外，任脉总任诸阴经脉，因此全身虚热与任脉失充相关。由于督脉居腰脊而上达脑巅，所以大人癫，小儿痫、腰脊反折、项背强痛、囟门迟闭、兔唇狼咽等与督脉有关。头重昏沉、脑转耳鸣、两目昏眩、二便失禁等与督脉不升有关。另外，督脉总督诸阳经脉，所以全身虚寒与督脉失煦相关。

任、督循环与养生防治：《易传·系辞下》曰：男女媾精，万物化生。《灵枢·经脉》曰：人始生，先成精，精成而脑髓生。肾精在下而脑髓在上，上下之间的联系无疑是依靠任、督二脉的循环而实现的。女性卵子源于任脉。女子二七，天癸发育成熟，作用于任脉，激发任脉之气，任脉两侧之乳房发育，面颊红润。男女交媾，精卵相合，则孕育胎儿。男性精子源于督脉。男子二八，天癸发育成熟，作用于督脉，激发督脉阳气，督脉与任脉在口唇交接之处始生胡须（即第二性征）。此时，男子具备生育能力，阴阳合，故能有子。若督脉不盛，或被阉割去势，则口周无须。在养生上，女子以养任为主，男子以固督为要。任充则延缓面部憔悴，督充则延缓大脑衰老，任、督充盛则长生久视。

在针灸临床上，取任脉腧穴可治面颈胸腹的病证，取督脉腧穴可治腰背项头的病证。不仅如此，根据《素问·阴阳应象大论》从阴引阳，从阳引阴的原则，也可以任、督互取互治。此外，任、督对十二经具有提纲挈领的意义，十二经脉病久不愈，也常波及任、督。因此，六阴经脉为病可与任脉同调，六阳经脉失常可与督脉并治。在通元针法的运用中，任、督也不局限于任脉与督脉的穴位，其包括了背部膀胱经的腧穴及腹募穴等胸、腹部穴位。

二、从阴引阳，从阳引阴

“从阴引阳，从阳引阴”是针灸学治疗原则之一。即病在阳而治其阴，病在阴而治其阳；或从阴而引阳分之邪，从阳而引阴分之气（《类经》《黄帝内经素问集注·阴阳应象大论》）。由于人身的阴阳气血内外上下交相贯通，所以针刺阳分或阴分，能够调节相对一方经脉的虚实盛衰。

阴阳并不局限于经脉之阴阳，可指经络、脏腑、表里、气血之阴阳，上下、左右部位之阴阳等。因此临床应用有五种方法，即取背俞穴、腹募穴；以右治左，以左治右；以阳或阴经之穴，治疗阴或阳经之病；位置相对的二穴透刺；上病取下，下病取上。从针刺手法操作原则的角度诠释“从阴引阳，从阳引阴”，从腧穴表里角度认识“阴阳”，对理解寒热补泻手法的机制、指导针刺手法操作和临床应用都很有意义。临床上阴与阳不仅局限于经络脏腑的阴阳，还包括针刺取穴的位置，如上下、左右、前后、表里；针刺的时间如四时阴阳、子午流注；针刺的手法等。针刺治疗的最终目的就是调和阴阳。

（一）理论来源（《浅谈“从阴引阳，从阳引阴”》）

“从阴引阳，从阳引阴”出自《素问·阴阳应象大论》：“故善用针者，从阴引阳，从阳引阴，以左治右，以右治左，以我知彼，以表知里，以观过与不及之理，见微得过，用之不殆。”《素问·金匮真言论》曰：“生之本，本于阴阳。”“本”即阴阳，疾病的产生不外乎失去阴阳平衡，诊断的目的在于辨别清楚是“阴病”还是“阳病”，即所谓的“谨熟阴阳，无与众谋”，治疗上则“阴平阳秘，精神乃治”。“用针之要，在于知调阴与阳，调阴与阳，精气乃光，合形与气，精神乃藏”，张仲景在《伤寒论》中提出“阴阳自和者必自愈”，正因为阴阳互根，张景岳在谈到补阴、补阳时说：“善补阴者，当于阳中求之，善补阳者，当于阴中求之”。张志聪《黄帝内经素问集注·阴阳应象大论》解释说：“此言用针者，当取法乎阴阳也。夫阴阳气血，外内左右，交相贯通。故善用针者，从阴而引阳分之邪，从阳而引阴分之气。病在左者取之右，病在右者取之左，以我之神，得彼之情，以表之证，知里之病，观邪正虚实之理而补泻之，见病之微萌，而得其过之所在。以此法用之，而不致于危殆矣。”张介宾《类经》解释云：“善用针者，必察阴阳。阴阳之义，不止一端，如表里也，气血也，经络也，脏腑也，上下左右有分也，时日衰旺有辨也。从阴引阳者，病在阳而治其阴也；从阳引阴者，病在阴而治其阳也。以右治左，以左治右者，缪刺之法也，以我知彼者，推己及人也。以表知里者，有无相求也。能因此以观过与不及之理，则几微可见，过失可则，用之可不殆矣。”由此“从阴引阳，从阳引阴”之阴阳并不局限于经脉之阴阳，可指经络、脏腑、表里、气血之阴阳，上下、左右部位之阴阳等。

“从阴引阳，从阳引阴”是针灸学治疗原则之一。阴阳并不局限于经脉之阴阳，可指经络、脏腑、表里、气血之阴阳，上下、左右部位之阴阳，疾病的传变是机体邪正抗争中的动态变化(《“从阴引阳，从阳引阴”理论及临床应用》)。

（二）临床应用

1. 俞募相配 赖新生教授认为，五脏背俞穴为五脏六腑之气输注于背部的反应点，是内脏与体表联系的重要部位，具有反映内脏疾病和治疗相应内脏疾病的特性；腹募穴为腑气汇聚之地，募者，仓库也，为脏腑气血的仓库。所以俞募配穴为所有配穴中重要的组合，直接治疗脏腑相关疾病。马莳《黄帝内经素问注证发微·阴阳应象大论》曰：“善用针者，知阳病必行于阴也，故从阴以引之而出于阳；知阴者必行于阳也，故从阳以引之而入于阴。”《难经·六十七难》曰：“五脏募皆在阴，俞皆在阳者，何谓也?然：阴病行阳，阳病行阴。故令募在阴，俞在阳。”然而针刺法之“从阴引阳，从阳引阴”不止于此，《灵枢》“终始”“禁服”“四时气”篇，人迎脉盛为阳经病，泻阳补阴；气口脉盛为阴经病，泻阴补阳。补泻施而阴阳和，也是从阴引阳，从阳引阴。在临床上凡五脏疾病取背部相应的脏俞穴以调整经气而引邪外出，如肾绞痛取肾俞穴，肝病取肝俞穴，即是从阳引阴之法；六腑病取胸腹部的募穴，如胃脘痛取中脘即是从阴引阳治法。

2. 以右治左，以左治右 属巨刺、缪刺法，是一种左病取右、右病取左的左右交叉取穴施治的方法。《素问·调经论》曰“痛在于左，而右脉病者，巨刺之”“身形有痛，九候莫病，则缪刺之”。由于经脉在人体大都有左右交会的腧穴，如手足三阳经皆左右交会在督脉的大椎穴，足三阴经左右交会在任脉的中极、关元穴，所以脉气能左右交贯，故左经有病，取右经的腧穴也能治疗，右经有病，取左经的腧穴而有效。《素问·离合真邪论》曰：“经言气之盛衰，左右倾移，以上调下，以左调右。”主治痛证，多用于经络痛，如面神经麻痹及关节、肌腱损伤的对应取穴，如临床取右侧阳池穴治疗左侧踝关节软组织扭伤；取健侧阴陵泉透阳陵泉或健侧养老透内关治疗肩关节周围炎等。《杂病十一穴歌》曰：“肘膝疼时刺曲池，进针一寸是相宜，左病针右右针左，依此三分泻气奇。”凡治痛证，针刺不通之痛处，徒施补泻，不如针刺其相交贯的气血流畅的健侧经络，调气通滞，引邪祛病。清代医家喻嘉言治疗偏瘫时也说：“凡治一偏之病，法宜从阴引阳，从阳引阴，从左引右，从右引左。盍观树木之偏枯者，将溉其枯者乎，抑溉其未枯者，使荣茂，而因以条畅其枯者乎?”(《寓意草·论杨季蘅风废之证并答门人四问》)。巨刺、缪刺在左病取右、右病取左的交叉取穴上相同，但两者在适应证与方法上又有区别。邪在络，未传入经脉，九候之脉没有出现病态，适宜用缪刺法。例如，《针灸资生经》载“有妇人久病而腰甚疼，腰眼忌灸，医以针置火中令热，谬刺[即缪刺]痛处，初不深入，既而疼止”。取穴以四肢末端井穴为主，视其络脉，出其血。《素问·缪刺法》载“邪客于经，左盛则右病，右盛则左病；亦有移易者，左痛未已而右脉先病，如此者必巨刺之，必中其经，非络脉也。故络病者，其痛与经脉缪处，故命曰缪刺”，即《素问·调经论》王冰注，“巨刺者，刺经脉，左痛刺右，右痛刺左”“缪刺者，刺络脉，左痛刺右，右痛刺左”。

3. 表里经配穴 人体经络内灌五脏六腑，外络四肢百骸，经络之间也以各种方式相互贯通，表里取穴临床应用最多的是表里经取穴，如针刺阳（阴）经治疗阴（阳）经病，由于人身的阴阳气血外内上下交相贯通，所以针刺阳分或阴分，能够调节相对一方经脉的虚实盛衰。例如，《灵枢·终始》言“病痛者阴也，痛而以手按之不得者阴也，深刺之……痒者阳也”，病变在肾，疼痛且脏病属阴；取天枢穴通经，治疗月经闭止，据腹阴背阳，病在腹，腹为阴，两者病属阴，均取阳明胃经穴治疗。又如，取阴陵泉穴治疗肩关节周围炎，阳主动，肩关节活动功能障碍，其病在阳；血海穴治疗皮肤瘙痒或荨麻疹，皮肤属表，表属阳，风为阳邪，风邪客于肌表，则发痒，其病在阳，均取足太阴脾经穴治疗。再如，《黄帝内经太素·阴阳》以例为证曰："肝脏足厥阴脉实，胆腑足少阳脉虚，须泻厥阴以补少阳，即从阴引阳也。若少阳实，厥阴虚，须泻少阳以补厥阴，即从阳引阴也。余例准此。"

4. 透刺法　此法属上法的特例，在用穴上有特殊性。某些情况下，位置相对的二穴，因一穴属阳经，一穴属阴经，透刺时，从阴经穴透向阳经穴，治疗阳证，可以达到"从阴引阳"之目的；从阳经穴透向阴经穴，治疗阴证，可以达到"从阳引阴"之目的。例如，内关透外关治疗手癣，手癣为风热在表之症，属阳，取手厥阴经穴内关透少阳三焦之外关，则能"从阴引阳"，调和手厥阴经和手少阳表里二经经气，通阳除湿，从而调理手部气机，泻热祛风。又如，三阴交透悬钟治疗头痛，表现为前额胀痛，属阳明头痛，取足太阴经穴三阴交透向少阳胆经悬钟，为"从阴引阳"，调其气机，通则不痛。以悬钟透三阴交为主穴治疗肢端红痛症，肢端红痛症属"血痹"范畴，《素问·寿夭刚柔》曰"病在阴者命曰痹"，肢端红痛症病属阴，取足少阳经穴悬钟透三阴交治疗，为"从阳引阴"，调其气机，气运通畅，则疼痛自止。

5. 上病取下，下病取上　《灵枢·终始》曰："病在上者下取之，病在下者高取之，病在头者取之足，病在足者取之头。"《素问·五常政大论》中也说："气反者，病在上，取之下；病在下，取之上；病在中，傍取之。"十二经脉上下相通，循行有序，由于气血升降失度出现上实下虚、阴盛阳虚等变化。故凡身体上部邪气有余的，可取下部腧穴以引其下行；凡阳气上逆的也可取下部腧穴以引导在上的阳气下行。例如，取条口透承山治疗肩关节周围炎；取至阴穴或金门透然谷治疗头痛；取阳池治疗踝关节软组织扭伤；取风池治疗跟骨刺等。肝阳上亢，头胀目赤，取行间以泻肝火平气逆；气虚血亏或中气下陷，如子宫下垂、脱肛等病，灸百会、大椎等上部腧穴。

（三）针刺时间

1. 四时阴阳取穴　中医的哲学基础是阴阳五行，主张天人合一，对于四时来讲，春夏属阳，秋冬属阴，《素问·八正神明论》说："凡刺之法，必候日月星辰四时八正之气，气定乃刺之。"《素问·四时刺逆从论》说："春者，天气始开，地气始泄，冻解冰释，水行经通，故人气在脉……春刺络脉，血气外溢，令人少气……夏刺经脉，血气乃竭……"以上从经气四时运行的角度指出针刺者应按四时阴阳而取之，是故"春夏瘦而刺浅，秋冬肥而刺深"。《难经集注·用针补泻（凡十三首）》曰："从阳引阴，从阴引阳，春夏致一阴，秋冬致一阳，故曰调气之方，必在阴阳也。知其内外表里者，谓察脉之浮沉，识病之虚实，以外知内，视表如里。故曰，知其内外表里也，随其阴阳而调之者，谓各随病在何阴阳脉中而调治之也。"《难经经释》曰"春夏温，必致一阴者，初下针，沉之至肾肝之部，得气，引持之阴也。秋冬寒，必致一阳者，初内针，浅而浮之，至心肺之部，得气，推内之阳也"，阐明了四时气候不同针刺从阴从阳亦有差别。

2. 子午流注取穴　子午流注是以阴阳五行理论将时间医学与针刺理论相结合的体现，《素问·金匮真言论》说："阴中有阴，阳中有阳，平旦至日中，天之阳，阳中之阳也；日中至黄昏，天之阳，阳中之阴也；合夜至鸡鸣，天之阴，阴中之阴也，鸡鸣至平旦，天之阴，阴中之阳也，故人亦应之"，华佗《中藏经》言："阳始于子前，末于午后，阴始于午后，末于子前，阴阳盛衰，各有其时，更始更末，无有休息。"时间变化而出现周期性的盛衰开阖，开时气血盛，阖时气血衰，掌握盛衰开阖的时机，顺应气血流注的规律，取穴治病，可以提高针刺疗效。子午流注取穴按照十二时辰与阴阳盛衰配伍五输穴，根据病情虚实寒热及脏腑归经选择相应时辰予以针刺，充分体现了"从阴引阳，从阳引阴"的理论。

"病之大纲，不外阴阳"，治病求本，必须调和一身阴阳。"从阴引阳，从阳引阴"不仅局限于经脉的阴阳，而且包括针刺的位置如上下、左右、前后、表里，以及针刺的时间、补泻手法方面，临床上必须以先明阴阳为前提，方可"从阴引阳，从阳引阴"，以使"阴平阳秘，精神乃治"。人身有形，不离阴阳。发病之机，无非阴阳失衡，偏盛偏衰。治疗之法要在燮理阴阳，以平为期。"从阴引阳，从阳引阴"是针灸治疗原则之一。

三、气行与开阖枢

《内经》以脏腑、气血、经络等为基础，指导针灸临床。把握气血在脏腑中的生化、经络上的运行规律才能更好地指导针灸临床。《内经》以天人相应为基本理论，指出人体亦是一个小宇宙。因此用阴阳五行的自然观来阐述人体生理病理的同时，应把气在自然界中的地位和作用，相应地应用于人体生理过程。《内经》认为，气是万物的本原，是构成机体和维持生命活动的物质基础，同时气又代表着人体生理功能的概念。气血在人体小宇宙时空范围内的运动与自然界大时空的运动变化有着内在联系。因此，从自然界时空的阴阳五行定态出发，可推论人体气血盛衰之势、营周之数和运行部位的所在。"开阖枢"理论形象地概括了人体三阴三阳经的气机变化、内外阴阳的配合及气血津液运行原理，历来是各医家探讨的核心问题。

（一）气行

人体内部各种脏器组织，以及四肢百骸之间有着密切的联系，实现这种联系的就是气和血。气和血在循行的过程中，主要起到一是温煦和营养周身的作用；二是实现机体的调节和控制作用。气血的运动不仅有一定的方向和路线，而且有一定的速度和节奏。《灵枢·五十营》曰"一万三千五百息，气行五十营于身，水下百刻"。是指营气一天一夜沿经脉有节律、有一定的速度循环于全身五十周次。经脉不断地循环，运行气血，与天同度，才能保持身体健康，尽其天年。

营卫之气来源于人的饮食，生成在脾胃，上输于肺脏，精微之气在内行于五脏，在外则行于全身肢节。浮而在外，不循行于经脉之中的气为卫气。行于经脉之中的精气为营气。卫行于脉外属阳，营行于脉中属阴，阴阳相互依随，内外互相贯通。营卫之气在人体内无休止地运行，需依赖经脉昼夜不断地循环，输送养料，营养全身，才能维持各脏器组织的功能活动及其相互间的正常关系。《素问·举痛论》说"经脉流行不止，环周不休"，气血在完成其职能的过程中，表现出一个重要的特点，就是无休止的流动。《灵枢·脉度》又说"气之不得无形也，如水之流，如日月之行不休"，气血有规律地循环，是机体生命活动正常运转的重要体现。

气血在机体内循环有其特殊的通路，即经络。其运行的周次是昼夜各行于阳二十五周次，行于阴二十五周次，合为五十周次，而会合于手太阴。其流注次序与十二经脉一致。始于肺经，传注到大肠经、胃经，最后流注于肝。由肝复入于肺，构成了十二经脉的整体循环。营卫之气，顺着经脉如此不断地在全身上下内外各部运行，使各脏腑组织器官都受其灌注濡养。即内溉脏腑，外濡腠理。使人体维持正常的生理功能，气血经脉构成了一个阴阳相贯，如环无端的整体。正如《灵枢·脉度》曰“阴脉荣其脏，阳脉荣其腑，如环之无端，莫知其纪，终而复始”（《浅析〈黄帝内经〉气行五十营于身》）。

（二）开阖枢

开阖枢的理解需结合营卫气行与根结理论。三阴在内为物质基础，三阳在外为气，而从物质到气化的过程，就与开阖枢密切相关。“开阖枢”，本意是指门户的开、关及其转轴。门户“开阖枢”概念在中医学中的应用，始于《内经》。

《素问·阴阳离合论》云：“岐伯曰：圣人南面而立，前曰广明，后曰太冲。太冲之地，名曰少阴；少阴之上，名曰太阳。太阳根起于至阴，结于命门，名曰阴中之阳。中身而上名曰广明，广明之下名曰太阴，太阴之前，名曰阳明。阳明根起于厉兑，名曰阴中之阳。厥阴之表，名曰少阳。少阳根起于窍阴，名曰阴中之少阳。是故三阳之离合也：太阳为开，阳明为阖，少阳为枢。三经者，不得相失也，搏而勿浮，命曰一阳。帝曰：愿闻三阴？岐伯曰：外者为阳，内者为阴。然则中为阴，其冲在下，名曰太阴，太阴根起于隐白，名曰阴中之阴。太阴之后，名曰少阴，少阴根起于涌泉，名曰阴中之少阴。少阴之前，名曰厥阴，厥阴根起于大敦，阴之绝阳，名曰阴之绝阴。是故三阴之离合也，太阴为开，厥阴为阖，少阴为枢。三经者不得相失也，搏而勿沉，名曰一阴。阴阳𩅦𩅦，积传为一周，气里形表，而为相成也。”“气里形表，而为相成也”，开阖枢所展现给我们的不仅仅是一个“门户”的概念，结合营卫气行和经脉理论可用于解释人体生理病理及指导临床治疗。

结合张景岳《类经》对开阖枢的论述，可更贴切理解《内经》此段的内涵：三阴三阳分而言之谓之离，阴阳各有其经也。并而言之谓之合，表里同归一气也。南面而立者，正阴阳之向背也。天阳在南，故日处之；人阳亦在南，故七窍处之。易曰：相见乎离。即广明之谓。且人身前后经脉，任脉循腹里，至咽喉，上颐循面入目；冲脉循背里，出颃颡，其输上在于大杼。分言之，则任行乎前而会于阳明，冲行乎后而为十二经脉之海，故前曰广明，后曰太冲；合言之，则任冲名位虽异，而同出一源，通乎表里，此腹背阴阳之离合也。冲脉并少阴而行，故太冲之地为少阴。地者，次也。有少阴之里，则有太阳之表，阴气在下，阳气在上，故少阴经起于小指之下，太阳经止于小指之侧，故曰少阴之上名太阳也。太阳之脉起于目，止于足，下者为根，上者为结，故曰根于至阴，结于命门。命门者，目也。此以太阳而合于少阴，故为阴中之阳。然离则阴阳各其经，合则表里同其气，是为水脏阴阳之离合也。中身而上，名曰广明，广明之下，名曰太阴，太阴之前，名曰阳明，阳明根起于厉兑，名曰阴中之阳。中身，身之中半也。中身而上，心之所居，心属火而通神明，故亦曰广明。心脏之下，太阴脾也，故广明之下，名曰太阴。太阴之表，阳明胃也，故太阴之前，名曰阳明。阳明脉止于足之次趾，与太阴为表里，故曰根起于厉兑，为阴中之阳。此土脏阴阳之离合也。厥阴之表，名曰少阳，少阳根起于窍阴，名曰阴中之少阳。少阳与厥阴为表里，而少阳止于足之小趾次趾端，故厥阴之表，为阴中之少阳也。所谓少阳者，以厥阴气尽，阴尽而阳始，故曰少阳。此木脏阴阳之离合也。

结合三阳来说，太阳为开，谓阳气发于外，为三阳之表也。阳明为阖，谓阳气蓄于内，为三阳之里也。少阳为枢，谓阳气在表里之间，可出可入，如枢机也。然开阖枢者，有上下中之分，亦如上文出地未出地之义，而合乎天地之气也。三经者，言阳经也。阳从阳类，不得相失也。其为脉也，虽三阳各有其体，然阳脉多浮，若纯于浮，则为病矣。故但欲搏手有力，得其阳和之象，而勿至过浮，是为三阳合一之道，故命曰一阳，此三阳脉之离合也。

外者为阳，言表也。内者为阴，言里也。然则中为阴，总言属里者为三阴如下文也。其冲在下，名曰太阴，太阴根起于隐白，名曰阴中之阴。其冲在下，名曰太阴，以太阴居冲脉之上也。上文曰广明之下，名曰太阴，广明以心为言，冲脉并肾为言，盖心脾肾三脏，心在南，脾在中，肾在北也。凡此三阳三阴皆首言冲脉者，以冲为十二经脉之海，故先及之，以举其纲领也。太阴起于足大趾，故根于隐白。以太阴而居阴分，故曰阴中之阴。此下三阴表里离合之义，俱如前三阳经下。脾下之后，肾之位也，故太阴之后，名曰少阴。少阴脉起小趾之下，斜趋足心，故根于涌泉穴。肾本少阴而居阴分，故为阴中之少阴。肾前之上，肝之位也，故曰少阴之前，名曰厥阴。厥阴起于足大趾，故根于大敦。厥，尽也，绝，亦尽也。此阴极之经，故曰阴之绝阳，又曰阴之绝阴。

总三阴为言，亦有内外之分也。太阴为开，居阴分之表也。厥阴为阖，居阴分之里也。少阴为枢，居阴分之中也，开者主出，阖者主入，枢者主出入之间，亦与三阳之义同。三经皆阴，阴脉皆沉，不得相失也。若过于沉，则为病矣。故但宜沉搏有神，各得其阴脉中和之体，是为三阴合一之道，故名曰一阴。此三阴脉之离合也。

阴阳𩅦𩅦，积传为一周，气里形表，而为相成也。𩅦𩅦一作冲冲，言阴阳之气，运动无已也。积传为一周，言诸经流传相积，昼夜五十营而为一周也。然形以气而成，气以形而聚，故气运于里，形立于表，交相为用，此则阴阳表里、离合相成之道也。

（三）气行与开阖枢

《内经》“根结”篇云：“不知根结，五脏六腑，折关败枢，开阖而走，阴阳大失，不可复取。”根结理论与五脏六腑的联系本质在于气行，而开阖枢就是气行的一种具体范式。

开阖枢的生理功能是以气化活动为体现，阴阳气化为基础，包含了阴阳之间的互根关系。所谓开阖枢气化，是指三阴三阳经气在人体表、中、里的配合关系，开是指气的运行，阖则指气的内藏，枢是言气的调节作用，因此开阖枢气化，实质上就是概括了人体三阴三阳六经气的行、藏、调三种功能，包括人体一切外向性和内向性的气化活动。又因经气与脏气相通，所以六经的开阖枢气化实际上就是脏腑气化的体现，也可以说是从六经角度对人体脏腑气化的概括。以下对三阳经三阴经气化分别进行叙述。

（1）三阳经开阖枢气化

太阳：太阳主三阳之表，为盛阳之气，气化主上行外达，既担任着人体抗御功能，又主持体表的气化。由于太阳主表，阳气宣发赞外，尤其是卫气敷布于外，故太阳主开。

阳明：阳明为三阳之里，主阳气内蓄，其气化主内行下达；阳明又为万物生化之本，诸气化生之源，故阳明主合。

少阳：少阳为阳气初生，气行放中，并能使阳气出于表里之间，调节内外阳气之盛衰，枢转表里之气，故少阳为枢。

三阳经开阖枢气化作用，体现了它在人体表里内外的配合关系。有了阳明的阳气内蓄，才能保证太阳的阳气外达，有太阳在表的上行外达，才能有阳明在里的内行下达；由于少阳的枢转，才能使内外阳气得以调节，如此，由一开一阖及其枢转于中的配合，升降出入才能维持，人体的气化功能才能协调。正如《素问·阴阳离合论》所言：“是故三阳之离合也，太阳为开，阳明为阖，少阳为枢，三经者，不得相失也，搏而勿浮，命曰一阳。”这就是三阳经分之为三，合之为一的道理。

（2）三阴经开阖枢气化

太阴：为三阴之表，具有盛阴之气，手太阴肺主宣发布散精微，足太阴脾主胃行其津液，运化转输精微。凡气血的周流，津液的布达，均为太阴所司，所以太阴的气化主开。

厥阴：为阴分之里。手厥阴心包经为神明之守护，足厥阴肝经主魂之内藏及血液的内涵，故厥阴主阖。

少阴：为一阴之初生，手少阴心主血脉外达，足少阴肾"主行津液，通诸经脉"，故少阴心肾水火上下交枢互济，因此少阴为枢。

三阴经的气化作用，说明了人体内三阴经里外的密切联系，有了太阴的转输布达，才能有厥阴的涵藏，也即有了太阴的开，才有厥阴的阖；又由于少阴的通达输转，才能脉气通达，使三阴的气化和调，正如《素问·阴阳离合论》所言："是故三阴之离合也，太阴为开，厥阴为阖，少阴为枢，三经者不得相失也，搏而勿沉，名曰一阴"。因此，开阖枢并非决然分开，而是开中寓有阖，阖中寓有开，互相关联。

六经气化关系，除了三阴三阳开阖枢之间的联系外，三阴与三阳之间的关系也很密切，正如杨上善所言："三阳为外门，三阴为内门"。就是说由于有三阳的外卫，才有三阴的内守，有三阳的开，才有三阴的阖，体现了三阴三阳之间阴阳互根的密切关系。

（3）开阖枢理论在临床医学中的意义

开阖枢的病理及其与中医病机的联系：开阖枢气化失常，无论是开机、阖机或枢机都能导致疾病的发生、发展。"开机"失职的病理：所谓"开机"，是指人体精气的运行、敷布、转输、利用及排泄等功能的总和。开机失职必然影响到人体的异化过程。从广义的角度看，凡是人体消耗性功能失常，都可归纳为开的病理。从气化的角度看，凡开机失司往往表现为气机不利的病理。太阳开机失职的病理表现：太阳主开，首要功能为阳气行于表，尤其是卫阳之气。因此，开机失利则卫外不力，易感表证，易催暴病。另外，汗孔开阖不利，膀胱气化功能紊乱等也与太阳开机密切相关，又因太阳布气荣于表，司天司令则易患腠理干枯、肌肉瘦弱，故《灵枢·根结》说"开折则肉节渎而暴病起矣"。太阴开机失职的病理表现：太阴为三阴之表，主运化，病理表现为运化失职导致气化之源不足，具体包括仓廪无所转输，开阖失司，上不开而隔塞，下不阖而洞泄等，正如《灵枢·根结》所说，"故开折则仓廪无所输，膈洞""……故开折者，气不足而生病也"。

"阖机"失常的病理：所谓"阖机"是指人体精气的吸收、贮存、利用等气化功能，阖机失职必然影响到人体的同化过程。故从广义的角度看，凡是人体贮藏性功能失常，都应属阖机的病理。阳明"阖机"异常与疾病的关系：一方面，阳明为三阳之里，主阳气内蓄。如阖机过度，真气稽留，则卫气不行，故邪气易入，所以《灵枢·根结》说"真气稽留，邪气居之也"。另一方面，阳明为万物生化之源，所以宗气的病变，如气血运行不力，言语不接，以及宗筋失养的痿病等，都与阳明阖机不及有关，应从开阖枢气化理论，考虑取治于阳明。厥阴"阖机"失司对疾病发生的影响：厥阴为阴之里，主阴气的涵藏。唐容川《中西汇通医经精义》说："足厥阴肝经主藏下焦之阴气，使血脉潜而精不泄；手厥阴心包络，主藏上焦之阴气，使阴血敛而火不作，故曰厥阴为阖也。"所以凡是阴血不藏或神魂不守的疾病，皆可责之厥阴失合。再则因厥阴脉络腔中，膻中又为臣使之官，喜乐出焉，故厥阴受损则易波及膻中而善悲，因此厥阴阖机太过则脏满而神狂，不及则"气绝而喜悲"。

"枢机"失常的病理：从广义的角度看，枢机指人体的调节功能，凡是人体的调控系统所包括的表里内外的调节及气血阴阳的枢转等，都属于枢机的范围，这些功能一旦失职，都应责之于枢机失常。少阳枢机失常导致的疾病：少阳居半表半里，枢转表里之气，故凡表里失和的病证，如呕吐、结胸、往来寒热等，无不责之于少阳。另外，因少阳主表里之间，气行于筋骨，故少阳与筋的关系密切，筋又主束骨，所以，少阳失司则筋弛骨舞，不能安稳立地，正如《灵枢·根结》所说“枢折即骨繇而不安于地”。总之，少阳枢机太过则气升散而欲外越，不及则太阳之气不得外达，甚则内陷而成结胸，进一步发生人体表里阴阳的失调。少阴枢机不利引起的病变：少阴居阴分之中，为三阴之枢，手少阴心经主血脉，足少阴肾经为元气之根，少阴受损则或为脉力不继，或为脉结不通，正如《灵枢·根结》所说“枢折则脉有所结而不通”。总之，少阴枢机太过则升降反作，阴气上干阳位，不及则太阴内陷，阴不能出阳。

开阖枢理论在辨证论治中的应用：①阴开与阳开之间的关系。太阳开主要偏重在布气，太阴开则侧重于运化水液，两者的联系主要体现在气与水的关系上，气行则水行，故临床上治太阴的水湿为患，往往须辅以开表发汗，此即所谓开太阳即所以开太阴之应用也。②阳阖与阴阖之间的关系。阳明为精气化源之地，厥阴为阴血涵藏之所，厥阴之阖必赖于阳明，精充，神才能守舍，气足，血方能内藏。且肝血内藏，心包火才不至上扰。故治厥阴亦当从阳明治，如治肝血虚，阴血失敛，包络火内扰，当资其阳明化源，肝血藏则包络火自敛，此正所谓阖阳明即所以阖厥阴也。③阳枢与阴枢的关系。少阳以枢气为主，少阴则偏于枢血，两者的联系主要体现在气与血的关系上，由于手少阴心主血，足少阴肾主水，故一旦少阴枢机不利则脉结不通，水火不济，只有少阳枢机正常，生气运转，这样气行则血行，气血流通，心肾才能互济，这就是枢少阳即所以枢少阴的意义。

开阖枢理论在治则中的应用：①“开补法”的应用。所谓开补法，是补中寓有开的方法，在中医治则中应用极为广泛。例如，补法中佐以开泄之剂是补中有开，如六味地黄丸用“三补三开”，即开补法中的代表方剂。再如，补血中佐以活血祛瘀，如四物汤中用川芎即是。此外，补气中辅以利气，止血中佐以活血，补肺中佐以开腑，固涩法中稍佐通利，敛肺法中配以宣肺等，都充分体现了开与阖的辨证统一。②“阖泻法”的应用。所谓阖泻法是指泻中寓有阖的治则，例如，积术丸中用白术，即是消中寓补之法；再如，逍遥散中用术、芍，就是散中佐收之妙。总之，既不能单纯地“开”，也不能纯一地“闭”。开和闭、补与泻、散与敛，都必须有一定的法度。泻中有阖，阖中有泻才符合辨证法则。“枢和法”的应用：所谓枢和法是指“和”中要蕴含“枢”，如和解少阳要寓以枢转气机，其他如调和升降、健脾和胃、透营转气等，都属于枢和法的范畴，关键在于调和之中要寓以枢转。通过对开阖枢的含义、病理生理、临床应用的讨论，足见开阖枢理论对中医临床有一定的研究价值，有助于促进中医基本理论的发展（部分内容引用自杨力《“开阖枢”理论及其应用》一文）。

第四节　穴位组方方法

一、阴阳任督对应配穴

任、督二脉是奇经八脉的主要组成部分，其生理功能主要是对十二经脉的气血运行起着溢蓄、调节、统辖的作用，从而加强了人体经脉之联系。任、督二脉，又总济十二经脉，故有“阴阳脉之海”之称。任、督二脉皆起于小腹内，分别循行于前后躯干的正中，上至头面，在奇经八脉中唯有任、督二脉分布着它本经所属之穴位，而不依附于他经，起着组合与统领全身诸阴阳经的作用，所以治疗疾病非常广泛，尤其对精神神经系统疾病。赖新生教授在临床上常应用任、督二脉的腧穴来治疗癫、狂、痫、昏迷、失语、失眠、惊悸、瘫病、痴呆、脑部疾病后遗症、各种妄想、幻觉，以及与精神因素有关的惊风、阳痿、遗精、缺乳和经血过多等病证，辨证地选取任、督二脉穴位，可收到较好的效果，这种配穴方法，我们称之为“阴阳任督对应配穴法”。

（一）“阴阳、任督对应配穴”的渊源

奇经八脉，古医籍中论述较分散，尤其在分布路线上缺乏系统性。根据《素问》《灵枢》《难经》及后世《针灸甲乙经》等均有督脉“上贯心”“入属于脑”，任脉“进入目系”“由胞贯脊”的记载，说明它与心、脑有一定的联系，《素问·五脏生成》云“诸髓者，皆属于脑”。此为任、督二脉治疗神志疾病提出了理论根据，这也是祖国医学与现代医学从解剖的角度上不谋而合的又一范例。明代李梴《医学入门》指出“脑者髓之海，诸髓皆属于脑，故上至脑、下至骨骼，皆精髓升降之道路也”。进一步说明了脑和脊髓两者相连，并在结构和功能上关系密切。清代医学家王清任在《医林改错》中指出“两目系如线，长于脑”，《内经》进一步阐明了精神意识与头的关系，说“头为精明之府”。李时珍指出“脑为元神之府”，明代王惠源在《医学原始》中还指出“耳、目、口、鼻之所导入，最近于脑，业以脑先受其象，而觉之，而寄之，而存之也”，更加明确地认识到主观世界是客观世界通过五官等感觉器官传导到脑的反映。

赖新生教授认为，“阴阳任督对应配穴”治疗神志病证，不但理论、实践都证实了它们的价值，而且与古代医家经验相符。如《备急千金要方》中治疗癫狂十三穴中就有水沟、风府、承浆、上星、男会阴、女玉门头（阴道口端）、海泉（舌系带中）等为任、督脉之穴。又如《扁鹊心书》中治“风狂”也用任脉之巨阙穴等。

先贤这些论点和经验与现代医学的生理知识非常相似。而这些联系，祖国医学认为是通过经络系统的反应，当然与任、督二脉的循行与反应甚为密切，为临床治疗提供了确切的依据。

（二）任、督二脉的生理、病理论述

督脉上通脑海，下达尾闾，循行于人体背部正中线，分布于脑、脊部位；十二经脉的手三阳经与足三阳经脉均会于督脉，为“阳经之海”，有调整全身诸阳之气的作用，同时督脉对人身元气有密切的影响，督脉由下向上，贯脊属肾，它的别络则从上而下，循膂络肾，肾为先天之本。祖国医学认为，左肾属水，右肾属火，为生命始生之门。所谓“贯脊属肾”与“循膂络肾”，就是络属两肾，联属命门，以维系人身元气。若督脉不和，则会出现如《内经》所说“实则脊强，虚则头重，高摇之”。“脊强”是经气阻塞，“头重高摇之”，临床多见于阳虚而清阳不升或阴虚而风阳上扰两种类型，虽然病机的性质截然不同，但都与督脉有关。由于督脉统一身之阳，又络一身之阴，其经气发生异常时，还可导致阴阳乖错，如《灵枢·经脉》所云“大人癫痫，小儿风痫”。临床上治疗癫痫、角弓反张，首取督脉之“百会”穴。他如风气侵袭督脉，由经脉入脑，可发生“脑风”，又因督脉支别由少腹上行，督脉不和，亦能发生少腹气上冲心、二便不通的“冲疝”症，以及癃闭、遗尿、痔疾、妇女不孕等疾病。这些都为督脉治疗疾病范围提出了有力的论证。

任脉是三阴经脉与阴维脉、冲脉之所聚会，可调节全身诸阴经之气，故有“阴经之海”之

称。历代医家在论述任脉之功能时指出“任者妊也，为阴经之妊养”“任主胞胎”，又曰“妇人生养之本”，等等。任脉起于少腹，为阴中之阴，故任脉主病多为下焦少腹部位，特别是肝肾方面的疾病。如任脉经气虚耗或阴气衰竭则可致“地道不通，故形坏而无子也”。说明它同肾气和胞宫的关系密切。足三阴之脉皆循行少腹而隶属于任脉，故任脉与内科疾病也关系密切。临床上针灸治疗癫痫、月经病、疝气、带下等疾病时，多以任脉穴为主。

任、督二脉，交会于“龈交”穴，循环往复，维持着人身阴阳脉气的相对平衡，因而任、督的盛衰，常为导致神志病的因素。例如，癫狂等精神病与任督之阴阳失调有关，故治疗时以调和任、督两经而取效。

（三）通元疗法基于“阴阳任督对应配穴法”的理论依据及学术特点

1. 以“阴阳”立论的大针灸疗法 通元疗法是以“阴阳立论”落实在针灸理法方穴，是一种新的调节阴阳、治病求本的大针灸疗法，主要从以下几点立论。

（1）经脉之气分阴阳（营卫），与天地同纪。

《灵枢·卫气》载“阴阳相随，外内相贯，如环之无端”。

《灵枢·营气》载“营气之道，内谷为宝。谷入于胃，乃传之肺，流溢于中，布散于外，精专者，行于经隧，常营无已，终而复始，是谓天地之纪”。

（2）脏腑生理病理气化（五行生克制化）平衡归于阴阳。

生理上，阴阳互根是阴阳学说中的根本；病理上，阴病行阳，阳病行阴。

《灵枢·大惑论》载“卫气不得入于阴，常留于阳。留于阳则阳气满，阳气满则阳跷盛，不得入于阴则阴气虚，故目不瞑矣”。

《素问·八正神明论》载“阴阳相错，真邪不别，沉以留止，外虚内乱，淫邪乃起”。

（3）辨证、诊断归于阴阳。

《灵枢·营气》载“能别阴阳十二经者，知病之所生；候虚实之所在者，能得病之高下；知六腑之气街者，能知解结契绍于门户；能知虚石之坚软者，知补泻之所在；能知六经标本者，可以无惑于天下”。

《素问·至真要大论》载“谨察阴阳所在而调之，以平为期”。

《素问·阴阳应象大论》载“善诊者，察色按脉，先别阴阳”。

（4）治法归于阴阳：阴中求阳，阳中求阴；“阳得阴助，生化无穷，阴得阳生，源泉不竭”。

（5）治疗归于阴阳

1）决定是否针灸：《灵枢·邪气脏腑病形》载“阴阳形气俱不足，勿取以针而调以甘药也”。

2）调气补泄归于阴阳：《灵枢·终始》载“凡刺之道，气调而止，补阴泻阳，音气益彰，耳目聪明。反此者，血气不行”。

3）选穴归于阴阳：《素问·阴阳应象大论》载“故善用针者，从阴引阳，从阳引阴，以右治左，以左治右”；《灵枢·刺节真邪》载“阳气有余，而阴气不足，阴气不足则内热，阳气有余则外热……或之于其天府大杼三痏，又刺中膂，以去其热，补足手太阴，以去其汗”。

4）刺法归于阴阳。

2. 通元疗法的学术特点 任督为纲，阴阳相配，穴脑同神，五输相配。

（1）充分发挥奇经八脉中任、督二脉的经络治疗优势以调节阴阳。以任、督二脉作为取穴的主要经脉。

（2）以经穴-脑相关的理论为指导，把奇恒之腑“脑”作为至贵至清至纯之腑，并作为针刺治神的中枢，提出“穴脑同神”。把冲任督带、十二经脉的治疗效应与脑功能紧密地联系在一起，形成通督养神，引气归元的新的针灸治疗体系，是一种圆医学的针灸疗法。

（3）以五输穴作为循经取穴的常规方法，在通元针法中成为配穴方法，且以“合穴”“原穴”为主。

二、俞募前后相配

背俞穴和募穴均为脏腑、经脉之气输注、聚集的部位，两者脉气相通。元代滑伯仁《难经本义·六十七难》曰：“阴阳经络，气相交贯，脏腑腹背，气相通应。”但背俞和腹募的主治作用又各有特点。

背俞穴全部位于腰背部足太阳膀胱经夹脊第一侧线上，乃五脏六腑之精气输注于体表的部位，是调节脏腑功能、振奋人体正气之要穴。《类经》也谓“十二俞……皆通于脏气。”背俞穴都分布在背腰部膀胱经上各脏腑的背俞穴与相应的脏腑位置基本对应，如肺俞、心俞、脾俞、肾俞、肝俞五个背俞穴所处位置的或上或下，即与相关内脏的所在部位是对应的。因此背俞穴往往是内脏疾病的病理反应点。例如，使用砭锥尖部在背部心俞穴轻轻点压，若表现为有压痛，可判断病位在心。有些疾病则表现为俞穴敏感、迟钝、麻木等。背俞穴的调理特点主要是扶正补虚，调节脏腑功能。偏于调理相应脏腑的慢性虚弱性病证。其中“五脏俞”还可用于调理所开窍的五官病、所主持的五体病。

募穴位于胸腹部，与相应脏腑的位置接近。若某一脏腑发生病变，常常会以多种不同形式的阳性反应从所属募穴上表现出来。例如，肺系疾病会在中府穴出现压痛，膀胱结石可在中极穴触及结节或条索状反应物。

募穴的调理特点是祛邪泻实，有通调脏腑、行气止痛之功。偏于调理相应脏腑的急性实证。例如，中脘守法可通调腑气，振法可治脘腹疼痛。又如，期门振法可疏肝理气，揿法可止胁肋疼痛；关元、天枢横擦可调理肠道，止腹泻腹痛，施以熨法治腹部寒重；中极点压可清利膀胱，治癃闭、小腹胀痛。

在临床上，同一脏腑的背俞穴和募穴常配合使用，称“俞募前后相配法”。取“阴病行阳，阳病行阴”之意，为前后配穴法的代表。例如，咳喘前取中府，后取肺俞，胃病前取中脘，后取胃俞等。俞募前后相配充分体现了经络的调节阴阳作用。两者一前一后，一阴一阳，相互协调，相辅相成，对调理阴证、阳证俱见的脏腑病变疗效颇著。一般规律是腹募穴偏治腑病、阳证、热证、实证；背俞穴偏治脏病、阴证、寒证、虚证。胸膈以上的背俞穴也可主治外感热证，喘急烦热，胸背引痛等阳性病证；腰脐以下的腹募穴也可主治虚劳羸瘦、遗精、阳痿、崩漏、中风脱证等阴性病证。

（一）常用的俞募相配法

背俞穴是脏腑经气输注于腰背部的一组穴位，其治疗特点为扶正补虚，“逢虚必补俞”；与五官病极密切；偏治脏病。募穴是脏腑经气输注于胸腹部的一组穴位，其治疗特点是偏治六腑病；偏于祛邪泻实，可通调脏腑，行气止痛。

1. 俞募相配　俞募配穴即同一脏腑的背俞穴和募穴配合使用，可补虚泻实，治疗脏腑阴阳失调病变，“阴阳经络，气相交贯，脏腑腹背，气相通应”（表 2-1）。

表 2-1 俞募相配穴位

脏腑	肺	心	肝	脾	肾	大肠	小肠	胃	三焦	胆	膀胱	心包
俞穴	肺俞	心俞	肝俞	脾俞	肾俞	大肠俞	小肠俞	胃俞	三焦俞	胆俞	膀胱俞	厥阴俞
募穴	中府	巨阙	期门	章门	京门	天枢	关元	中脘	石门	日月	中极	膻中

2. 俞募合（加合法） 治疗腑病阴阳失调，“合治内腑”，“病在胃，及以饮食不节得病者，取之于合”（表 2-2）。

表 2-2 俞募合穴位

脏腑	肺	心	肝	脾	肾	大肠	小肠	胃	三焦	胆	膀胱	心包
俞穴	肺俞	心俞	肝俞	脾俞	肾俞	大肠俞	小肠俞	胃俞	三焦俞	胆俞	膀胱俞	厥阴俞
募穴	中府	巨阙	期门	章门	京门	天枢	关元	中脘	石门	日月	中极	膻中
合穴	尺泽	少海	曲泉	阴陵泉	阴谷	曲池	小海	足三里	天井	阳陵泉	委中	曲泽

3. 俞募原（加原法） 治疗脏病阴阳失调，“五脏有疾也，应出十二原，十二原各有所出，明知其原，睹其应而知五脏之害已”，“五脏有疾也，当取十二原”，针刺原穴能使三焦原气通达，发挥其维护正气、抵御病邪的作用，说明原穴有调整其脏腑经络虚实各证的作用（表 2-3）。

表 2-3 俞募原穴位

脏腑	肺	心	肝	脾	肾	大肠	小肠	胃	三焦	胆	膀胱	心包
俞穴	肺俞	心俞	肝俞	脾俞	肾俞	大肠俞	小肠俞	胃俞	三焦俞	胆俞	膀胱俞	厥阴俞
募穴	中府	巨阙	期门	章门	京门	天枢	关元	中脘	石门	日月	中极	膻中
原穴	太渊	神门	太冲	太白	太溪	合谷	腕骨	冲阳	阳池	丘墟	京骨	大陵

4. 俞募络（加络法） 治疗脏腑及络脉病证，络穴由经脉别出，主治其络脉病证，因其能沟通表里两经，故络穴不仅可治疗本经病，还可治疗与之相表里经的病证（表 2-4）。

表 2-4 俞募络穴位

脏腑	肺	心	肝	脾	肾	大肠	小肠	胃	三焦	胆	膀胱	心包
俞穴	肺俞	心俞	肝俞	脾俞	肾俞	大肠俞	小肠俞	胃俞	三焦俞	胆俞	膀胱俞	厥阴俞
募穴	中府	巨阙	期门	章门	京门	天枢	关元	中脘	石门	日月	中极	膻中
络穴	列缺	通里	蠡沟	公孙	大钟	偏历	支正	丰隆	外关	光明	飞扬	内关

5. 俞募原络（二四法） 治疗脏腑相关疾病（表 2-5）。

表 2-5 俞募原络穴位

脏腑	肺	心	肝	脾	肾	大肠	小肠	胃	三焦	胆	膀胱	心包
俞穴	肺俞	心俞	肝俞	脾俞	肾俞	大肠俞	小肠俞	胃俞	三焦俞	胆俞	膀胱俞	厥阴俞
募穴	中府	巨阙	期门	章门	京门	天枢	关元	中脘	石门	日月	中极	膻中
原穴	太渊	神门	太冲	太白	太溪	合谷	腕骨	冲阳	阳池	丘墟	京骨	大陵
络穴	列缺	通里	蠡沟	公孙	大钟	偏历	支正	丰隆	外关	光明	飞扬	内关

6. 俞募原络合（五合法） 治疗脏腑阴阳失调（表 2-6）。

表 2-6 俞募原络合穴位

脏腑	肺	心	肝	脾	肾	大肠	小肠	胃	三焦	胆	膀胱	心包
俞穴	肺俞	心俞	肝俞	脾俞	肾俞	大肠俞	小肠俞	胃俞	三焦俞	胆俞	膀胱俞	厥阴俞
募穴	中府	巨阙	期门	章门	京门	天枢	关元	中脘	石门	日月	中极	膻中
原穴	太渊	神门	太冲	太白	太溪	合谷	腕骨	冲阳	阳池	丘墟	京骨	大陵
络穴	列缺	通里	蠡沟	公孙	大钟	偏历	支正	丰隆	外关	光明	飞扬	内关
合穴	尺泽	少海	曲泉	阴陵泉	阴谷	曲池	小海	足三里	天井	阳陵泉	委中	曲泽

7. 俞募原络合郄（六郄法） 治疗脏腑的急性病证（表 2-7）。

表 2-7 俞募原络合郄穴位

脏腑	肺	心	肝	脾	肾	大肠	小肠	胃	三焦	胆	膀胱	心包
俞穴	肺俞	心俞	肝俞	脾俞	肾俞	大肠俞	小肠俞	胃俞	三焦俞	胆俞	膀胱俞	厥阴俞
募穴	中府	巨阙	期门	章门	京门	天枢	关元	中脘	石门	日月	中极	膻中
原穴	太渊	神门	太冲	太白	太溪	合谷	腕骨	冲阳	阳池	丘墟	京骨	大陵
络穴	列缺	通里	蠡沟	公孙	大钟	偏历	支正	丰隆	外关	光明	飞扬	内关
合穴	尺泽	少海	曲泉	阴陵泉	阴谷	曲池	小海	足三里	天井	阳陵泉	委中	曲泽
郄穴	孔最	阴郄	中都	地机	水泉	温溜	养老	梁丘	会宗	外丘	金门	郄门

（二）俞募相配与气街理论的运用

《难经》总结了“五脏募皆在阴，而俞皆在阳”的科学规律，这是俞募相配以调节治疗脏腑疾病的开端。穴位有阴阳对举，除四肢以外，腹背相应取穴的方法也非常重要，这是一种完全不同于以往循经取穴（只专注于四肢肘、膝关节以下）的方法。遗憾的是今人对《难经》的这些配穴没有引起足够的重视。教科书上只是列为取穴方法之一，实际临床应用中擅长俞募相配成为大家的人几乎未闻之，数无可数。

滑伯仁《难经本义》说：“阴阳经络，气相互贯，脏腑腹背，气相通应。”《灵枢·卫气》曰：“请言气街……气在胸者止之膺与背腧。气在腹者，止之背腧……”按气街理论，十二经脉气到达胸腹头面后均通过气街而向前后扩布。说明背部腧穴与脏腑之间的这种横向联系实际上是通过气街实现的（图 2-2）。

1. 通元疗法基于“俞募配穴”法的理论依据及学术特点 通元法是对俞募取穴应用的最大限度发挥，它要求掌握行病的概念，即阴病行阳，阳病行阴，治疗上“从阴引阳，从阳引阴”，从阴引阳，从阳引阴离不开任、督二脉的穴位，古人有督脉生病治督脉，甚者其下营，赖新生教授认为这一理解可以看作是“从阴引阳，从阳引阴”治法的最早雏形。

俞募前后相配是通元针法临床运用最为重要的一种配穴方式，临床上用于单纯性肥胖、脂肪肝、糖尿病、高血压、动脉硬化、心脏病等代谢性疾病为主。

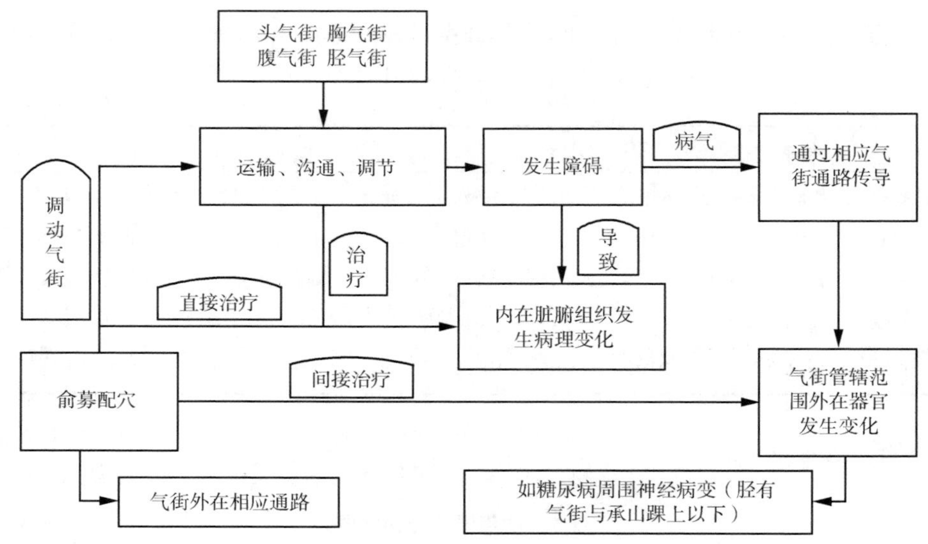

图 2-2 俞募配穴与气街的联系

2. 通元疗法基于“气街”的理论依据及学术特点

（1）头气街与通元针法：“头气有街”，在脑。《灵枢·邪气脏腑病形》曰：“人身十二经脉，三百六十五络，其血气皆上于面而走空窍。”因此头部的“气街”是全身气血灌注脑髓的主要通路，故张介宾注曰：“诸髓者皆属于脑，乃至高之气所聚，此头之气街也。”杨上善认为：“脑为头气之街，故头有气，止百会也。”

赖新生教授精心研究中医与道家元神学说的关系，认为从道家观点论，头为太乙元真之所聚，有“泥丸”和“总众神”之称，诚如《颅囟经·序》所言“得诸百灵，以御邪气，陶甄万物，以静为源”。指出“静”为脑应物统神的本真状态，又如《云笈七签·元气论》所说“脑实则神全，神全则气全，气全则形全，形全则百关调于内，八邪消于外”。因此，赖新生教授认为，凡是治疗脑病和内在脏腑病，可直接从通神调元为下手处和着眼点。其主张调针之要在于调神，调神之机在于通元。《灵枢·经脉》曰：“督脉之别，名曰长强，挟膂上项，散头上，下当肩胛左右，别走太阳，入贯膂。”所以针刺头部百会、前顶、后顶、印堂、水沟及大椎，通过自身经脉之循行及与督脉之络属而入脑养元神，在临床上治疗痴呆、中风、智弱、失眠等病常收桴鼓之效。

赖新生教授在现代研究的基础上早年提出的经穴-脑相关学说，认为人体作为生物体，针刺的干预作用必须经过大脑中枢的调整作用，再作用于靶器官。重视针脑部诸穴是赖新生教授通元针法的特点之一。赖新生教授针刺头部穴位取效正是基于头气街的客观存在，正是因为头气街这条与脑联络的经气通道，才达到了刺激头部穴位，治疗脑部疾病病变引起的全身性疾病的作用。

（2）胸腹气街与通元针法：胸腹均有气街，“气在胸者，止之膺与背腧。气在腹者，止之背腧与冲脉，于脐左右之动脉者”。杨上善认为：“膺中肺输，为胸气之街，故胸中有气，取此二输也。脾输及脐左右冲脉，以为腹气之街，若腹中有气，取此二输也。”马莳注：“气之行于胸者，止之膺与背俞；气之行于腹者，止之背俞……又与在前之足阳明胃经冲脉穴，及脐左右之动脉，即足阳明胃经之天枢穴也。”

《难经本义·六十七难》曰：“阴阳经络，气相交贯，脏腑腹背，气相通应。”以五脏背俞穴通督调神和腹部任脉及腹募穴为主穴以引气归原，乃通元针法的核心，《难经·六十七难》曰“阴病行阳，阳病行阴，故令募在阴，俞在阳”，赖新生教授认为，五脏疾病多反映在背俞穴上，当阴病治阳；六腑疾病多反映在腹募穴，当阳病治阴，两者兼而取之，则阴阳两气，贯通归元，以平为期，是谓通元法。募穴、脏腑、背俞穴三位一体，刚柔相济，阴阳相通，以脏腑为本，气街为径，形成了俞穴-脏腑-募穴的前后对应关系，使内与外、前与后、脏腑与体表脉气交贯通应，构成脏腑与俞募穴横向联系运行气血的直接通路。赖新生教授在临床上常用背三针、膻中、天突配合引气归元针法治疗肺系疾病，通督调神针法配合引气归元针法治疗不孕症就是对胸腹气街的灵活运用。

此外，气街可以沟通正经与奇经，任脉为阴脉之海，督脉为阳脉之海，气街就是沟通任脉与其余诸阴经的通道，也是沟通督脉与其余诸阳经的通道。而通元针法以任、督二脉为调节全身阴阳的关键环节，以脏腑神气为治疗中心，这与气街理论可谓异曲同工。依据“阴精藏于少腹丹田、真阳藏于肾间命门”理论，赖新生教授认为，针刺背俞穴，既养相应脏腑神气，且通过自身经脉之循行及与督脉之络属而入脑养元神；针刺任脉和腹募穴，可滋养肾中阴精，引气归元，使脐下肾间动气与脑部的元神之气和合为元真一气。现代研究证实，气街中经气的运行存在双向运行规律，赖新生教授深得其意，将通元针法从整体观出发，强调了头、胸、腹气街之间的联系，与历代医家将气街分部运用相比，可谓是创新之举。

（3）胫气街与通元针法：胫有气街，“气在胫者，止之于气街，与承山踝上以下”。杨上善认为：“三阴气街，并与承山至踝上下，以为胫气之街，若胫有气，取此三处也。”马莳注：“气之行于足胫者，止之于气街，此即足阳明胃经之气冲穴……及足太阳膀胱经之承山穴，及外踝上下诸穴。”张介宾注：“承山，足太阳经穴，以及踝之上下，亦皆足之气街也。”

赖新生教授在临床上，利用针刺四肢腧穴易激发经气的特点，运用通元针法配合足三针治疗不孕症及中风等病，常获显效，究其根源，则是对胫气街的灵活运用。

可见，气街理论不仅具有充分的中医理论基础，还具有客观的临床依据，以及使用现代医学科学研究手段所获得的客观的组织形态学的依据。然而《内经》中介绍的气街理论并不完善，所以在现在临床上可谓“湮没无闻而不用”，赖新生教授精钻古典医籍，独创的通元针法就是对气街理论的灵活运用。此外，气街理论论述了与十二经脉营气流注不相一致的走向，是经气运行主干道中的矢向通路，是联系体表与机体深部及脏腑组织器官的直接通路的本质内涵，后世医家在注释中虽增加了腧穴，但在应用时也就被此束缚，实则缩小了气街理论的内涵。赖新生教授运用通元针法治疗疾病，根据疾病的特点，抓住其病因病机辨证取穴，而不拘泥于一家之言，进一步扩大了气街理论的临床运用，为临床治疗机体深部病变提供了一条简捷高效的途径。总而言之，通督养神针法结合引气归元针法，以奏从阳引阴、从阴引阳之功就是对气街理论以“通横向促通纵向，最终纵横皆通；脏腑、经络之气同调”的灵活运用，值得进一步探讨和研究。

三、躯干为主，四肢为辅

“头面躯干为主，四肢为辅”的穴位组方方法适用于病位确定的病证。这类病证病位的确定，症状局限，反应明显，易于选穴。一般宜选取病变局部和近部的腧穴为君穴，宜循经选取四肢远端的腧穴为臣穴，辨证选取的腧穴或直接治疗次要症状的腧穴为佐穴。

（一）病变位于头面躯干四肢部取穴

病变位于头面躯干四肢部取穴一般选取病变局部和（或）近部的腧穴为主治疗。例如，《百症赋》治疗偏头痛取悬颅、颔厌；迎风流泪取头临泣、头维；雀目取睛明；面肿取水沟；耳聋取听会、翳风；耳鸣取听会；口㖞取颊车、地仓；舌下肿痛取廉泉；失音取天鼎。又如高武在《针灸聚英·肘后歌》言“打仆伤损破伤风，先于痛处下针攻”。

传统针灸学理论认为，针灸任何腧穴，在局部和近部均能产生活血通络、祛邪止痛之功，因而针灸任何腧穴均可治疗其所在部位及其邻近组织器官的病证，这是腧穴共有的近治作用，也是其主要的治疗作用。现代针灸学理论认为，当病变部位与所取腧穴处于相同或邻近神经节段时，针灸腧穴既可产生节段性效应，又可产生整体性效应，是两种效应的叠加，此种情况下产生的效应是最大的。由于所选取腧穴与病变位于相同的位置，因而处于相同的或邻近的神经节段，所以产生的针灸效应是最大的。

从现在针灸临床实践看，局部和（或）近部选穴是主要的选穴方法。总之，当病变位于头面躯干四肢部时，选取病变局部和（或）近部的腧穴来治疗，既符合传统针灸学理论，又与现代针灸学理论相通，也与现代针灸临床实践相符，所以，在这类病证的配穴处方中，它们为君穴。

但是临床很多病证，单纯应用局部和（或）近部腧穴则往往疗效不佳，必须把近部选穴和远道选穴结合起来运用才能获得最佳疗效。所以，当病变位于头面躯干四肢部时，临床一般远部选取四肢肘、膝关节以下的腧穴以协助加强治疗。例如，杨继洲在《针灸大成》记载治疗面瘫的处方中，取穴除颊车、水沟、地仓、丝竹空为君穴（即近部取穴）外，又循经远端取合谷、二间为臣穴，还配以“脉会”太渊。又如，李学川在《针灸逢源》记载治疗头晕的处方中，除了在头部选取百会穴外，还循经远道选取足厥阴肝经之井穴大敦为臣穴，以加强百会平肝潜阳之功；随证选取肝之俞穴肝俞为佐穴以调补肝肾。

远道选穴的依据有二：一是根据“经脉所过，主治所及”的规律。传统针灸学理论认为，针灸四肢肘、膝关节以下的腧穴易于激发经气，能够疏通经络、扶正祛邪，所以不仅能够治疗局部病证，而且还能治疗本经循行所过部位的脏腑、组织器官病证，这是部分腧穴的远治作用。二是根据经络的标本根结理论。几乎所有“根、本”部穴位都有治疗头、面、胸、腹、背等上部病证的作用，这是“根、本”部穴位的主要应用。关于“根、本”部穴位的远道治疗作用在历代文献中有很多记载，如《百症赋》言“太冲泻唇歪以速愈”，《通玄指要赋》中记载“头项痛，拟后溪以安然”，《玉龙歌》曰“头面纵有诸样症，一针合谷效通神”。

现代针灸学理论认为，远道所选取的这些腧穴，部分与病变部位处于相同或邻近的神经节段，大部分与病变部位完全处于不同神经节段。有人认为这些腧穴是通过脊髓、脑干、丘脑及尾核等各级中枢和神经-内分泌-免疫系统而产生的整体性效应来治疗疾病。临床实践证明，这些腧穴对头面、躯干部位的病证具有良好的治疗作用。四总穴歌就是典范。所以，远道选取的腧穴，在这类病证的配穴处方中处于臣位，或为臣穴。

当病变位于头面、躯干、四肢部时，佐穴一般宜为辨证选取的腧穴或直接治疗次要兼症的腧穴。辨证选穴是根据中医理论和腧穴主治功能而提出的，是针对疾病的病因病机而选取的腧穴，这类腧穴往往具有特殊治疗作用，因而能够针对疾病的本质进行治疗，对某些病证有特殊的疗效。常常在选取主穴（君穴和臣穴）的基础上，辨证选取这些腧穴，辅助君臣穴以加强治疗作用。直接治疗次要兼症的腧穴，如外感头痛兼发热，在循经取穴和随证取穴治疗头痛的基础上，再取大椎、曲池来治疗发热；痰浊中阻之眩晕，伴胸闷呕恶，在循经取穴和辨证取穴治疗眩晕的基础上，兼取内关、膻中来宽胸理气。这些腧穴辅助君臣穴加强治疗作用，故属于佐穴范畴。

（二）病变位于脏腑取穴

病变位于脏腑临床一般选取相应的俞募穴为主治疗，为君穴；再远道选取其相应的原穴或下合穴加强治疗，为臣穴；佐穴宜为辨证选取的腧穴，或直接治疗次要兼症的腧穴，或为郄穴。

俞穴是脏腑之气输注之处，募穴是脏腑之气汇集之处。《灵枢·卫气》言："请言气街……气在胸者，止之膺与背腧。气在腹者，止之背腧，与冲脉于脐左右之动脉者。"可知脏腑之气通过气街与各自俞募穴保持密切关系，因此，针灸俞募穴是治疗脏腑病的主要手段。从历代针灸文献看，脏腑病主要取其相应俞募穴来治疗。现代研究发现，十一个脏腑（三焦除外）的二十二个俞募穴中，二十一个俞募穴是位于所属脏腑的神经节段分布范围之内，或邻近节段上下不超过两个脊神经节段。由此可知，从现代针灸学理论讲，针灸俞募穴对相应脏腑的治疗作用是最显著的。

原穴是脏腑元气经过和留止的部位。《难经·六十六难》云："三焦者，原气之别使也，主通行三气，经历于五脏六腑。"可知作为人体生命活动的原动力的元气，通过三焦运行于脏腑，输布于全身，调和内外，宣导上下，关系着脏腑气化功能，故脏腑病无论虚实，均可取其相应的原穴与俞募穴相配来治疗。例如，《难经》曰"五脏六腑之有病者，皆取其原也"。但根据某些文献和现代临床实践证明，阴经原穴多主脏病，阳经原穴多主外经病，因此，脏病臣穴宜取原穴。下合穴是六腑之气下合于足三阳经的腧穴，故针灸下合穴可调理脏腑，疏通气机。《素问·咳论》曰"治腑者治其合"，《灵枢·邪气脏腑病形》云"合治内腑"，《灵枢·四时气》曰"……邪在腑取之合"，《针灸甲乙经》载"治内腑奈何？曰：取之于合"，均说明六腑病宜取下合穴来治疗。现代针灸学理论认为，脏腑病远道选取的原穴、下合穴，有些与脏腑处于相同或邻近神经节段，有些与脏腑完全处于不同的神经节段，如胃与足三里。有人认为这些腧穴是通过脊髓、脑干、丘脑和尾核等各级中枢和神经-内分泌-免疫系统而发挥作用；有人认为是通过内脏传入性纤维-脊髓-内脏传出性纤维-相同神经节段的内脏而发挥作用。临床证明，原穴、下合穴对脏腑病有良好的治疗作用。

郄穴是各经经气深聚部位的腧穴，临床多用于治疗脏腑经脉的急性病证。根据古代文献记载，阴经郄穴多用于血证，阳经郄穴多用于急性痛证。因此，脏腑病伴有血证或痛证时宜选取相应郄穴作为佐穴以辅助治疗。

辨证选取的腧穴或直接治疗次要兼症的腧穴宜作为佐穴，其理同前。

（三）通元疗法基于"躯干为主，四肢为辅"配穴法的理论依据及学术特点

赖新生教授的通元针法就具有"头面、躯干取穴为主，四肢五输穴为配穴"的取穴、配穴特点，包括通督养神、引气归元两部分治则。

通督养神以头部百会、前顶、后顶、印堂、水沟、大椎、五脏背俞穴选穴为主，引气归元以天枢、气海、归来、关元、膻中、中脘、腹部任脉及募穴选穴为主，两者既可分用，也可合用，配穴多为肘、膝以下的五输穴。总之，任、督二脉为调节全身阴阳的关键环节，以脏腑神气为治疗中心，处方特点在于调整脏腑经络，效应特点是平衡阴阳。背俞治阳病，募穴治阴病，两者兼而取之，阴阳两气贯通归元，谓通元法，是"以平为期"的大针灸疗法。

具体分述如下。

1. 引气归元 经络之气，阴阳相应，脏腑腹背，气相交贯。疏通经络必须调经，调经关键在于引气归元。气是生命活动的维系，运动不息，流行全身，有升、降、聚、散的不同表现形式，但气根于肾，元气藏于丹田，因此引气归元是治疗气机失调之本。临床凡遇气机失调之病症，赖新生教授多以少腹部关元、归来、气海为主穴，配穴常取足三里、三阴交、太冲等穴位，收显效。

（1）阳气引领阴气：赖新生教授认为，人体生命的根本在于阴、阳二气的协调，推崇《内经》“阳气者，天与日”和“阳气者，精则养神，柔则养筋”的学术思想。在临床上，一方面十分重视阳气的温煦作用，尤其重视脐下肾间动气与脑部元神之气的相互转化和相互依赖关系；另一方面依据经络阴阳循行规律及阴阳之气分布的特殊区域和部位，倡导从阳气引领阴气而达到阴、阳二气的平衡。他认为经络治病的正气源于脑部的元神之气和脐下肾间动气，这是阴阳和合的真一之气。而无论是脑部的元神之气还是人身各部的元气，均必须守位濡养、潜藏归元，精神内守，推动脏腑功能活动。故在针刺时从阳引阴，根据病证选取头部经穴和背部腧穴治疗阴气虚损诸病证，如肺肾阴虚久咳不愈患者，选取膀胱经肺俞、膈俞、肾俞和督脉印堂、命门；胃阴虚所致胃脘嘈杂、纳呆、灼痛患者，取膈俞、脾俞、胃俞和肾俞穴而治，用烧山火之类的补法，屡收良效。赖新生教授临证取穴思路开阔，背部取穴不拘泥于临床常规取穴方法，为鼓舞阳气温固肌表，也经常使用膀胱经脉第二侧线诸穴，如膏肓配厥阴俞、神堂配心俞以振奋心阳，志室配肾俞、胞育配次髎以滋阴降火。

（2）以补为主，正以祛邪：赖新生教授通元针法中扶元固本的学术思想来源于“正气存内，邪不可干”的理论。认为“邪之所在，皆为不足”，虽然邪气是发病的重要条件，但正气的防御作用尤为重要，正气不足是疾病发生的内在因素，正气强盛，即使邪气入侵后也难以深入。因此，临床极力倡导以补为主的通元针法，温补下元，振奋阳气，滋养阴精，扶正以祛邪。按照阴精藏于少腹丹田、真阳藏于肾间命门理论，临证多取少腹部气海、关元、中极、归来等穴位以滋养肾中阴精，取督脉腰阳关、至阳、百会和命门等穴位以温煦肾中相火，通元而补，能够使肾精充盈、肾气旺盛，人体生理功能正常，自然邪去而病愈。临床以此法治疗月经不调、不孕不育、失眠、小儿脑瘫等病例愈万，收良效。

2. 通督养神 赖新生教授早年提出经穴-脑相关学说，认为人体作为生物体，针刺的干预作用必须经过大脑中枢的调整作用，再作用于脏腑器官等靶器官。脑为元神之府，又为奇恒之腑，与经穴治疗效应密切相关，故通元针法重在通督养神。谨记《灵枢・经脉》中“人始生，先成精，精成而脑髓生”“膀胱足太阳之脉……上额交巅”“其直者，从巅入络脑”等理论，临床以脑为髓之海、元神之府、诸阳之会、清窍机关之所在为根据，提倡凡用通元针法必开脑窍以养神、醒神、调神、治神，得养、得安、得定、得醒则百病除。因此，重视针刺脑部诸穴是赖新生教授通元针法的特点之一，如治不孕除引气归元处方外，取印堂、神庭、素髎，治荨麻疹除背俞穴和四花穴外，取百会、水沟；治癫痫和帕金森病除百会、前顶、后顶、风池外，取内关、间使、神门等五输穴。赖新生教授认为，通督养神治则的理论源于《素问・宣明五气》中“心藏神，肺藏魄，肝藏魂，脾藏意，肾藏志”的五脏神理论，以及《素问・脉要精微论》中“头者，精明之府”，认为此说与五脏背俞穴之外的膀胱经第二侧线腧穴排列理论相吻合。盖背俞穴为脏腑之华盖，内应脏腑，既养脏腑神气，且入脑养元神。通元针法在临床上常配取背部腧穴以加强醒神开窍之功，体现了上述“阳气引领阴气”的学术思想。

四、上下相配，表里相连

（一）“上下相配”

“上下相配”即“上病下取”“下病上取”。此法源于《内经》，属于《内经》中的“远道刺”（九刺中的一种）。《灵枢·官针》说：“远道刺者，病在上取之下，刺府腧也。”这是指病在上部头面、躯干而取下肢穴位的方法。《灵枢·刺节真邪》中明确指出：“刺府俞治府病。”这是治疗六腑病的配穴方法。《灵枢·邪气脏腑病形》说：“合治内府。”具体指出了治疗六腑病时可以取六腑的“合穴”，认识到合穴治疗脏腑疾病的重要作用。由于疾病的部位同针刺穴位相隔较远。所以称“远道刺”，即“上下相配”。

“上下相配”是诊治疾病的一种配穴方法。当疾病表现的症状与症结所在不一致时，如病本在下而病的表现却在上。根据“治病必求于本”的治疗原则。采用“上下相配”远道刺，可以取得较好的治疗效果。通过针灸“下取”而治疗上部病证的方法，称为“上下相配”。

1. “上下相配”的理论依据

（1）根据十二经脉的循行部位及其与脏腑的联系：十二经脉有规律的循行路线，手三阳经自手循头，联系足三阳经；足三阳经从头走足，联系足三阴经；手三阴经从胸走手，联系手三阳经，阴阳相交联成一统。根据“经脉所过，主治所及”的原理，肘、膝以下穴位常用于治疗头面、胸腹、腰背部及四肢部的疾病。《四总穴歌》中的“肚腹三里留，腰背委中求，头项寻列缺，面口合谷收”便是根据经脉循行规律而总结的“上下相配”的宝贵经验。

十二经脉的每一经都与脏腑相络属。阳经属腑络脏，阴经属脏络腑。由于经络与五脏六腑、四肢百骸及全身各部有周密的联系。它运行气血，通达表里，贯彻上下，联系内外，循行全身。保持脏腑阴阳平衡，保证人体内部与外部协调统一。因此，根据十二经脉与五脏六腑的络属关系及脏腑之间的相互关系。从疾病的表现找出病根所在，采取相应的治疗方法。

例如，心肾有阴阳水火上下升降关系，肾水不足不能上滋心阴，可致心阳偏亢出现心悸、怔忡、失眠等心肾不交的症状，取手少阴心经的神门穴及足少阴肾经的太溪穴可养心安神，滋阴潜阳，壮水制火。肺与大肠相表里，两经脉气相通，大肠实热腑气不通，可致肺气不利而胸满咳喘，取足阳明经的合穴足三里及手阳明经的络穴偏历可导热下行通便，达到泻下清上的目的。

（2）根据经脉的标本根结关系：经脉的标本根结理论认为，标本根结含义如下。“标”指头面躯干部，有末梢、上的含义，是经气弥漫扩散的区域；“本”指四肢肘、膝以下部位，有根本、下的含义，是经气汇聚的重心；“根”指四肢末端的井穴，是经气循行会合的根源；“结”指躯干有关部位，是经气循行流注的归结所在。

标本根结理论阐述了人体四肢与头面躯干之间生理功能和腧穴主治上具有相互影响的作用，说明经络与脏腑密切联系，经气上下、内外相应。四肢肘、膝以下到肢端部是经脉的源头，这些部位的腧穴除了可以主治其穴位所在部位的疾病外，更能治疗上、远部的疾病，这就为“上下相配”配穴方法提供了理论依据。

现代研究认为，由于远端神经的敏感性，针刺肘、膝以下穴位反映到大脑皮质的代表区较其他穴位范围大，作用力也比较强，容易达到“气至而有效”之目的。

针刺能激发人的下丘脑分泌内啡肽，而针刺肘、膝以下穴位之所以治疗范围广，临床效果好，与这部分穴位反映到脑部代表区大，刺激作用强，能较好地激发脑部分泌内啡肽有关，针刺可以调整和制止体内疾病而引起的各种功能紊乱和疼痛。

生物全息律理论认为，生物体的每一个相对独立部分的化学组成模式与整体相同，是整体的成比例的缩小，而肘、膝以下的相对独立部分最多，如手、足、手指、足趾、前臂、小腿等，针刺这些独立部分的穴位，对人体相应部位的病变疗效也特别好。

上述这些科学论断，证明了“上下相配”的配穴方法是科学的。

2. “上下相配”的临床应用 “上下相配”是建立在祖国医学整体观念基础上的一种疗法，也是针灸临床整体治疗的具体应用之一。由于其把握了局部与整体的关系，避免了“头痛医头、脚痛医脚”的片面性，从而屡屡取得令人意想不到的疗效。但由于其原理用一般的经络理论难以解释，故其疗效常被人归结为一般的“心理止痛”和“痛点转移”等。“上下相配”在针灸临床中应用广泛，既用于治疗急性病，也用于治疗慢性病，既有补法，也有泻法。

《内经》中以四肢为本、头面躯干为标说明肘、膝以下经穴对治疗其远道部位疾病的作用，古人通过长期医疗实践摸索出具有特殊治疗作用的一部分穴位——特定穴，如五输穴、十二原穴、十五络穴、十六郄穴、下合穴、八脉交会穴等。这些穴位大多分布在肘、膝关节以下。历代针灸医家根据标本原理，结合临床实际，把五输穴列为“本输穴”，对其非常重视，认为这些穴位对于主治内脏疾病有重要作用。其实“本输穴”的范围不仅仅限于五输穴，上述特定穴多在肘、膝关节部位以下，可概括于“本输穴”的范围，这样在临床上就更有普遍的指导意义。例如，《标幽赋》的“胸满腹痛刺内关”，“胁肋痛取外关透内关”等就不局限于五输穴。

“上下相配”即“上病下取、下病上取”，《灵枢·终始》称之为“病在上者，下取之；病在下者，高取之”。在《素问·五常政大论》中记载为“气反者，病在上，取之下，病在下，取之上”，指出其为一种与病气相反的治疗原则，也是在整体观念指导下，根据人体上下内外通过经络的联络贯通及气机升降的相互影响等认识而确定的治则。其在临床上的应用主要有以下几个方面。

（1）循经取穴：如头痛项强取昆仑、少阳头痛针足临泣、胃火牙痛泻内庭、脱肛灸百会等。此为该治法在临床上应用最多的方面。

（2）同名经取穴（包括巨刺）：是指在与病变所在经脉同名的经脉进行取穴、针灸治疗的一种方法，在针灸临床上，这种取穴方法主要用于某些急性软组织损伤的治疗，如外踝扭伤泻阳池、腕背扭伤泻丘墟、肩外侧痛针条口等。其疗效常优于一般的取穴方法。

（3）根据病因取穴：如肝火旺之耳鸣泻太冲、中风之足疾取头部运动区等。

3. 体会

（1）同名经“同气相通”：十二经脉是人体气血运行的主要通道，而气血在十二经脉中的循环流注遵循一定的顺序，其中每一对同名经均相交、联络，因而“同气相通”。在临床上，我们不仅看到针刺的效应，患者还有明显的针感传导，这也从一个侧面证实了同名经确实“同气相通”。

（2）“上病下取、下病上取”法在治疗肢端病变时，优于一般取穴法。

（3）感传的趋病性：上述病例均为手与足之间的感传，其跨越了漫长的路线并跨经传导，从一个侧面证实了循经感传现象存在着“窜行、不循经和扩布”现象，也从另一个侧面反映了感传的趋病性即所谓的“气至病所”。

（4）“上下相配”体现了辨证论治的精神。“上病”有虚实之异，而“下取”也就有补泻或平补平泻之不同。没有辨证求因及审因论治过程，“上下相配”不可能取得良好效果。

（5）“上病下取”是治病求本的反映。

（6）临床辨证不单看疾病的局部症状，而是既看现象更看本质，透过现象分析本质，抓主要矛盾，泄其有余，补其不足，达到调整阴阳、治疗疾病之目的。

（7）“上病下取”以整体观念为前提，人体通过经络而联系成一个统一的有机整体，任何脏腑、经络的生理病理活动都会与其相关的组织器官相互影响。“上下相配”正是在整体观念的基础上采取的配穴原则，因而临床治疗能取得显著疗效。

综上所述，“上下相配”法，是针灸临床中重要的、行之有效的整体治疗方法。其机制尚无法更深入地阐明，但通过对这类现象的研究，对于进一步探讨循经感传现象的形成机制，揭示经络实质，乃至脑的微细结构，具有重要意义。

（二）表里相连

“表里相连”配穴针灸法，是根据表里经经气相通，同名经同气相求的原理，把十二经脉分别归纳为三组表里同名经的基础上，进行辨证归经，表里同名经相配的循经取穴法。

《素问·血气形志》提及“足太阳与少阴为表里，少阳与厥阴为表里，阳明与太阴为表里，是为足阴阳也。手太阳与少阴为表里，少阳与厥阴为表里，阳明与太阴为表里，是为手阴阳也。”表明了手足三阴三阳经的表里关系，可看出其表里两经是彼此保持紧密联系的，需维持表里两经之间的阴阳气血的平衡才能使人体的生理功能正常运行。表里经取穴法是指某经的循行所过之处或其所属的脏腑发生病变时，选取与其相表里的经脉上的腧穴进行配伍，施针治疗。它是根据阴阳表里相互联属的关系来制订的取穴方法，在《内经》中的应用有两种方法。

1. 表里单经取穴　《内经》中记载的部分针灸处方是采取表里经单经取穴的。如《灵枢·厥病》中记载“厥心痛，腹胀胸满，心尤痛甚，胃心痛也，取之大都、太白”“太阴阳明相表里”“脾胃相表里”，此“胃心痛”乃胃邪犯心所致，邪气首先犯胃，而后上逆于心，导致气机不通而出现心痛、腹胀、胸满等症状，单独足阳明胃经受邪，但不选取足阳明胃经的腧穴而只选取足太阴脾经的“大都”“太白”。又如《灵枢·五邪》中记载“邪在脾胃，则病肌肉痛。阳气有余，阴气不足，则热中善饥；阳气不足，阴气有余，则寒中肠鸣腹痛。阴阳俱有余，若俱不足，则有寒有热。皆调于三里”，此乃足太阴、阳明两经受邪，外邪侵犯脾胃而出现肌肉的疼痛，鉴于脾与胃相表里，故不论脾胃虚寒或者实热，都可选取足阳明胃经的合穴及胃经之下合穴足三里来进行治疗。上述两者皆是表里单经取穴的运用例证，区别只在于前者为单经受邪，而后者为两经受邪。

2. 表里两经取穴　本取穴法在《内经》针灸处方中有较多的记载。如《灵枢·五邪》中记载“邪在肾则病骨痛阴痹。阴痹者，按之而不得，腹胀，腰痛，大便难，肩背颈项痛，时眩，取之涌泉、昆仑。视有血者，尽取之”。本条论述了今邪首伤及肾，致阴痹而病骨痛，邪气由足少阴肾经通过相表里犯及足太阳膀胱经，脏病及腑，故出现腰脊肩背颈项痛，鉴于“治病者先刺其病所从生者也……病先起阴者，先治其阴，而后治其阳；病先起阳者，先治其阳，而后治其阴”（《灵枢·终始》）的取穴原则，所以先选取足少阴肾经的涌泉，后取足太阳膀胱经的昆仑，表里两经的穴位相互配合则可祛其邪。又如《素问·刺热》中记载“心热病者，先不乐，数日乃热，热争则卒心痛，烦闷善呕，头痛面赤……刺手少阴、太阳”。此句论述了热邪首先犯心，故先不乐，数日后心气邪热相争，即出现发热、突然发生心痛、心烦呕吐等症状，手少阴心经与手太阳小肠经相表里，手太阳小肠经循行头面部，故出现头痛面赤，在临床上遇见这些症状，则可选取手少阴心经及手太阳小肠经表里两经的腧穴相配合进行施针治疗。《素问·评热病论》中也记载这么一个处方条文："汗出而身热者风也，汗出而烦满不解者厥也，病名曰风厥……巨阳主气，故先受邪，少阴与其为表里也，得热则上从之，从之则厥也……表里刺之，饮之服汤。"本条文论述了风厥病的临床表现为身热汗出而烦满不解，主要是因为足太阳经受邪化热，导致与其相表里的足少阴经肾气上逆，逆上则烦满不解，这是表邪入里，表里俱病的证候，盖阳邪盛则阴必虚，治疗当泻足太阳经之邪，补少阴之气，表里同治，针药配合，而饮之服汤。以上三者均是表里两经配合取穴的应用例证，都是根据经脉脏腑相表里配合进行选穴运用的。

表里同名经配穴针灸法，是有较深中医理论内涵的一种复式循经取穴法。故应用本法必须熟悉和掌握脏腑、经络学说，确实用中医针灸理论指导临床实践。在配用穴位时以肘、膝以下穴位及某些特定穴相配，则效果更佳。由于本配穴法系以表里经和同名经的内在联系为依据，故临床多用于治疗脏腑病为主，赖新生教授经多年来的临床实践证明，此法确有很好的治疗效果，在很多情况下疗效超过一般的循经取穴，是一种值得推广的取穴方法。

五、周身要穴与关键节点的精选

（一）奇穴治奇病，大穴、要腧相配

奇穴为穴位关节点、周身要穴，而不是指没有归经的经外"奇穴"。"奇穴治奇病"是司徒铃教授和靳瑞老师常说的一句话，那时赖新生教授作为学生，对临床体会还不多，没有彻底发问，弄清缘由，应该说奇穴治奇病是岭南派一个特点。曾有一已故民间针灸医师用涌泉和环跳放血（刺络拔罐）治疗勃起功能障碍（ED），一次而愈，其门人问他为何单单选用这两个穴位，他说：别看周身有三百六十五穴，真正起大作用的要穴"大穴"只有这么几十个。

我们早已知道穴位有大小、深浅、高下，就是不知如何去理解和应用，所以古人提出"先得其道稀而疏之"的这一千古不易取穴原则。翻译成现代话就是，先生把握治疗原则往往在得"道"的基础上，取少而精的穴位去疏通它。"道"还可以解释为原理，也是取穴配穴方式的变思，如上病下取，下病上取，以左治右，以右治左，在刺法上的灵活运用，如取经脉和经穴的先后次序、主次关系，刺法上分别补泻，以及巨刺、缪刺等，此处不再赘述。

1. 大穴要穴的特性

（1）"本源"，如原穴（原穴是人体脏腑精华之气的本源，如肝经的原穴太冲）。

（2）"所出"，如肾经井穴涌泉，其气如井，井为地下出泉，脉气浅，但因其井深，出则如涌泉之所。

（3）"聚集"，如会、府、节等，是腧穴之气充实而盛，且经气停留和聚集之处，如百会、中府，而关元、气海两穴历来作为内丹家之重地、胜地、圣地。

（4）"转输"，如以俞、溪、环命名的腧穴均有转输经气的作用效应。如天枢穴，交通阴阳，身半以上为阳，身半以下为阴，针天枢则阴阳通达，枢机即利。俞、溪以形态，枢、环以功能言之。

（5）"空隙"，如空、孔、窍等，反映了腧穴经脉与外界相通性的联系，此类穴位大都以祛邪为主，如足窍阴、丝竹空等。

（6）"渗灌"，如四满、中注等，此类穴以脾、胃、肺三脏经穴为主，有向周围组织渗灌的作用，可以治疗津、液、精等有形物质改变的疾病。

这些分类还是不能全面系统地阐述穴位作用，如要寻找"大穴"，对于"神""大""至""极""合"五类命名的穴位也不可忽略，如神门、大椎、至阴、中极、合谷、至阳等。

2. 要穴的特点

（1）近神经干，十二经脉穴位正当神经干者占 49.18%，邻近神经干者占 50.81%，但位于神经分支或吻合处的更为重要，如列缺穴，其与大肠经相接分出一支络脉，该穴恰为前臂外侧皮神经分支神经浅支吻合点。足太阴脾经公孙穴为小腿内侧皮神经与腓浅神经的吻合点。

（2）与脑神经和背神经分布多属同一阶段，如十二经脉和任督脉 324 个穴位中，99.6%有脑神经和（或）背神经分布，而且穴位处神经分布与相关内脏的神经分布，多属于同一节段，或在该内脏所属神经节段范围之内。古人“节之交，三百六十五会”，应指以上两点。

（3）与“神经血管门”等一致性关系，如足三里与胫骨前肌的“神经血管门”完全一致，阑尾穴、上巨虚和下巨虚也有约 1/3 与“神经血管门”相当。

（4）与血管周围自主神经相关，如督脉穴位及膀胱经背部内侧线上的腧穴（即背俞穴），与交感神经干和交感-脊神经联系点的体表投影点基本吻合。

（5）与浅筋膜内神经相关，如就手少阳三焦经 7 个穴位的筋膜内神经来说，其神经分支较多，有其共同点，有这一特点的穴位都容易形成酸、麻、胀、重针感，即得气明显。7 个穴包括尺神经、桡神经、臂内侧皮神经和前臂内外侧皮神经等的分支。

（6）用神经节段核算法观察、测量针感传导的距离，发现任脉穴位针感传导距离一般为 2 个神经节段，认为针感传导的物质基础是胸神经和腰神经终末重叠分布。

赖新生教授认为，临证时要熟悉、掌握穴性，针对所有腧穴，不可等量齐观，要注重关键穴位、带头穴位，一定要注重取穴的先后顺序，针刺时先针带头穴位、关键穴位。一般先通督后引气，先泻实邪，痰浊、瘀血清干净后，气才可周流，故先刺络拔罐再艾灸，先头后脚，先背部后腹部，先药后针灸。

通元针法之所以推崇任、督二脉，是因为掌握了阴阳的规律。天文学、子午流注、地质学都是基于阴阳。通元疗法的核心内容是阴阳理论，尤其是阴阳互根，不可把通督调神和引气归元截然分开。如以引气归元针法治疗胸、腰椎间盘突出症有很好的疗效，是通过胸神经和腰神经终末的反馈调节，阳病行阴，阴病行阳故。

（二）通元疗法的配穴讲究

《素问·骨空论》曰：“任脉为病，男子内结七疝，女子带下瘕聚。”任脉不通者，先通调任脉。“内结七疝、女子带下瘕聚”可以看作是所有男科、妇科病中的癥瘕积聚等症，如男性精液不化、精子畸形，女性卵巢囊肿、子宫肌瘤等。

赖新生教授认为，在通督调神中神庭、百会是带头穴，对上下肢经脉、任督二脉有统领、增强作用。若加用神庭、百会、大椎、中脘可以增强疗效，增强大脑对神经内分泌系统的调节，尤其对治疗不孕不育有效。

引气归元中关元、气海、中极是腹部关键穴位，太溪是四肢中的关键穴位（太溪是肾经的原穴），四者同用相当于六味地黄丸、左归丸，具有补肾精的作用。

通督调神中心俞、膈俞、肾俞、命门、次髎为五大要穴。其中肾俞、命门、次髎是温肾阳的基本方，相对于金匮肾气丸、右归丸，心俞、膈俞是带头穴，从神上调节。

（三）通元针法配穴原则

通元针法有三大配穴原则：①合谷、足三里补脾胃、调中焦。②三阴交调肝、脾、肾（浅刺肝、中刺脾、深刺肾），适宜妇科、男科的疾病。通元针法的补泻主要在营卫两层，

“从卫取气，从荣置气”。《难经·七十六难》载：当补之时，从卫取气；当泻之时，从荣置气。不讲究烧山火、透天凉，不讲究长时间地提插捻转，总的来讲引气归元是以补法为主，或者平补平泻；通督调神大部分以泻法为主，或平补平泻，以疏通经络。③针对精神、神智类疾病，如精神分裂症、抑郁、失眠、中风、痴呆，以百会、神庭为带头穴，调节任督二脉。

引气归元中阴虚火旺者，加照海；湿热下注的男科、妇科疾病者，加会阴、曲骨、阴陵泉、丰隆。男子不射精症在配伍关元、气海的基础上，可使用穴位注射当归注射液 2ml+维生素 B_{12} 500μg，穴位取曲骨、三阴交、白环俞。该穴位注射处方不适合阳痿早泄者。遗精频繁者，一定要用复溜穴，可以留住精气，固精；阳痿者，用脊阳穴（位于第 4 腰椎棘突下，旁开 2 寸），一般针刺 1～1.5 寸。不育者，配穴除了足三里、三阴交、太冲外，还选用行间、蠡沟穴。其中三阴交可以促排卵，调理月经，还可以提高精子活力，但需要加灸命门、足三里。精液不化者基本处方为太溪、太冲、复溜、关元、中极、次髎。痰湿严重兼有肥胖者取中极、太白、阴陵泉、气穴或气冲，有时加用带脉。精子数量少者取蠡沟、行间、次髎；与行间相反，太冲虽可提高精子活力，但会减少精子数量。肾阳虚主穴为大赫、命门、中极、关元、足三里、太溪；肾阴虚主穴为肾俞、关元、气海、三阴交、精宫（命门）。大赫、中极、关元对应骶髓神经节段；三阴交、太冲强刺激可以调节大脑对性的反应，合谷效果较太冲弱，且开四关中合谷有时可以抵消太冲的作用。

（四）通元针法所取穴位

1. 通督养神所取的穴位

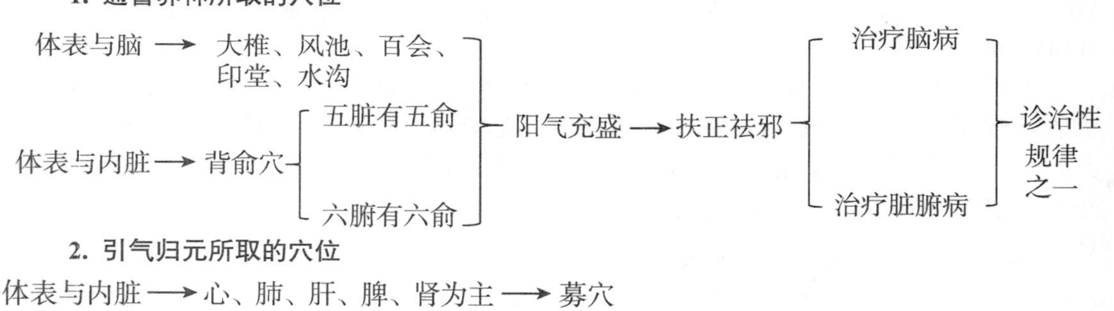

2. 引气归元所取的穴位

体表与内脏 ⟶ 心、肺、肝、脾、肾为主 ⟶ 募穴

遍历三焦

冲任一源三歧 “冲为血海” “任主胞胎” ⟷ 脐下肾间动气 ⟶ “迫脏刺背，背俞也” ⟶ 同神经节段神经末梢分布，短反射途径

[说明背俞穴效应直接短距离（迫）治疗内脏疾病，这是经穴特异性]

⟶ 位于头阳百会等“三阳五气” ⟶ 具“醒脑开窍”“通督调神”等效应，也属于短距离针刺作用

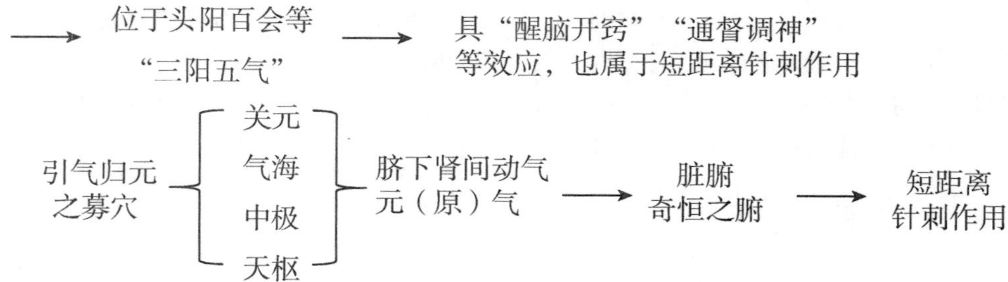

两种取穴方法都是完整意义上的“循经取穴”，更是“循脏腑局部取穴”，循“脏腑局部取穴”是赖新生教授首次提出的，在通元针法中以任、督二脉为主的取穴，实质就是循脏腑取穴，而局部取穴是针灸之最简捷力专的体现。

通督养神的针法，其配穴大都以手部五输穴为主。引气归元的针法，其配穴大都以足部五输穴为主。前已略述，两者是局部取穴法原理上的应用，循经远道取穴则以四肢五输穴为主，在“通”“引”的具体二法中是有所区别对待的。

第三章　通元针法的常用穴位与组方

第一节　通元针法的常用穴位

一、头部腧穴

1. 百会

穴名释义　百，百脉。会，朝会。居一身之最高，百脉百骸皆仰望朝会，如天之北辰北极也。

定位　在头部，前发际正中直上 5 寸。

取法　正坐，在前发际中点上 5 寸处；或于头部中线与两耳尖连线的交点处取穴。

局部解剖　在帽状腱膜中；有左右颞浅动脉、静脉及左右枕动、静脉吻合网；布有枕大神经及额神经分支。

针刺层次　皮肤→皮下组织→帽状腱膜。

主治　头痛，眩晕，惊悸，健忘，尸厥，中风不语，癫狂，痫证，癔症，瘛疭，耳鸣，鼻塞，脱肛，痔疾，阴挺，泄泻。

刺灸法　平刺 0.5～0.8 寸。可灸。升阳举陷用灸法。

古文摘录

《针灸甲乙经》：督脉，足太阳之会。顶上痛、风头重，目如脱，不可左右顾，百会主之。

《圣济总录》：凡灸头项，不过七七壮。缘头顶皮肤浅薄，灸不宜多。

《太平圣惠方》：若频灸，恐拔气上，令人眼暗。主疗脱肛风痫，青风心风，角弓反张，羊鸣多哭。

《胜玉歌》：头痛眩晕百会好。

《针灸资生经》：百会、神道、天井、液门，治惊悸；百会、强间、承浆，治烦心；百会、脑空、天柱，疗头风。

《针灸聚英》：痛风，针百会、环跳。

《针灸大成》：百会、长强、大肠俞，治小儿脱肛；百会、水沟，治喜笑；百会、后顶、合谷，治头风顶痛。

《类经图翼》：百会、水沟、合谷、间使、气海、关元，治尸厥卒倒气脱；百会、间使、复溜、阴谷、足三里，治发狂。

《灵光赋》：百会、鸠尾，治痢疾。

《杂病穴法歌》：尸厥百会一穴美，更针隐白功昭昭。

按语：百会为三阳五会，通元针法应用百会多取其通督阳、振奋阳气之用，临床多用于治疗督阳不振引起的疾病，如高血压性眩晕、头痛、失眠、抑郁症、颈椎病、帕金森病等。百会配伍印堂、太阳治疗眩晕，配伍前顶、后顶治疗头痛，配伍神门、内关治疗失眠；配伍天柱、百劳、大杼治疗颈椎病等。百会穴“能上能下、能开能阖，能补能泻”，即上能升阳举陷，下能平肝潜阳，开能醒脑开窍，阖能温阳固脱；灸能多补，刺其多泻。督脉与脑密切相关。《素问·骨空论》言：“督脉者，起于少腹以下骨中央……与太阳起于目内眦，上额交巅上，入络脑。”《难经·二十八难》曰：“督脉者，起于下极之俞，并于脊里，上至风府，入属脑。”督脉为“阳脉之海”“督领经脉之海”，具有总督诸阳、统摄诸经的作用。由于督脉“属肾”“入属于脑”，故其是联系肾与脑的重要通道，肾精正是通过督脉才能实现其上奉于脑的生理功能，诚如张锡纯所言，“脑为髓海，实由肾中真阴真阳之气，酝酿化合而成，缘督脉上升而灌注于脑”，通过调理督脉可以治疗脑部疾病，中医素有“病变在脑，首取督脉”之说。百会穴居巅顶之中，为百脉之会，是治疗头部各种疾病及精神类疾病的要穴。

2. 前顶

穴名释义　前，后之对。顶，头顶。即头顶最高处之稍前方。

定位　在头部，前发际正中直上 3.5 寸。

取法　正坐或仰靠，在头部中线入发际 3.5 寸处取穴。

局部解剖　在帽状腱膜中；有左右颞浅动、静脉吻合网；布有额神经分支和枕大神经分支会合处。

针刺层次　皮肤→皮下组织→帽状腱膜。

主治　癫痫，头晕，目眩，头顶痛，鼻渊，目赤肿痛，小儿惊风。

刺灸法　平刺 0.5～0.8 寸。可灸。

古文摘录

《备急千金要方》：前顶、后顶、颔厌，主风眩偏头痛。

《针灸资生经》：前顶、五处，治头风目眩，目戴上。

《儒门事亲》：三棱针刺前顶、百会出血，治目暴赤肿。

《卫生宝鉴》：小儿急惊风，前顶一穴，若不愈，虚灸眉头两处，及鼻下人中一穴，各三壮，炷如麦粒大。

3. 后顶

穴名释义　后，前之对。顶，头顶。即头顶最高处之稍后方。

定位　在头部，后发际正中直上 5.5 寸。

取法　正坐或俯伏，在后发际中点上 5.5 寸处，或当前、后发际连线中点向后 0.5 寸处取穴。

局部解剖　在浅筋膜、帽状腱膜中；有左右枕动、静脉吻合网；布有枕大神经分支。

针刺层次　皮肤→皮下组织→帽状腱膜。

主治　头痛，眩晕，项强，癫狂，痫证，烦心，失眠。

刺灸法　平刺 0.5～0.8 寸。可灸。

古文摘录

《针灸资生经》：后顶、玉枕、颔厌，疗风眩；后顶、外丘，治颈项痛，恶风寒。

《循经考穴编》：主头风眩运，如顶心痛，刺之，须泻涌泉，使上下相通，易愈也。

按语：脑为“元神之府”，头为“诸阳之会”，头部穴位可调节脏腑之虚实，通调十二经气血，进而达到疏通全身经络的目的。后顶穴为督脉之要穴，有醒脑开窍、安神定志、通督脉的作用，针刺之可激发督脉经气，调理经脉气血，使气血循于脉道，升发阳经之气血，使之上注脑，髓海得养则经络通，百病除。临床上治疗颈椎病、高血压、眩晕等疾病疗效确切。后顶穴主治头、颈、背、腰、上肢、下肢、阳经经脉的阳虚、寒痹、气滞血瘀诸症。凡病证为督脉经气不足、少阴经脉虚寒、太阳经脉之气失畅所致，皆可取后顶穴治疗。

4. 风府

穴名释义　风，指气，又指风邪。府，即府库，指其为风邪最易储积与治风所宜取之处。后脑与颈项最容易受风邪之侵犯，而其间之诸风穴（风府、风池、风门、翳风、秉风等）也为治疗风邪所必需。此处之“风府”与《素问·疟论》及《灵枢·岁露论》风无常府之“风府”有别。

定位　在颈后区，枕外隆突直下，两侧斜方肌之间凹陷中。

取法　正坐，头微前倾，于后正中线上，后发际直上 1 寸处取穴。

局部解剖　在项韧带和项肌中，深部为环枕后膜和小脑延髓池；有枕动、静脉分支及棘间静脉丛；布有第三神经及枕大神经支。

针刺层次　皮肤→皮下组织→项韧带→棘间韧带→黄韧带。

主治　癫狂，痫证，癔症，中风不语，悲恐惊悸，半身不遂，眩晕，颈项强痛，咽喉肿痛，目痛，鼻衄。

刺灸法　正坐位，头微前倾，项部放松，向下颌方向缓慢刺入 0.5～1 寸；不可向上深刺，以免刺入枕骨大孔处，伤及延髓。可灸。

古文摘录

《针灸甲乙经》：督脉、阳维之会。

《备急千金要方》：风府、脐中，治马痫；风府、昆仑、束骨，主狂易多言不休；风府、肺俞，主狂走欲自杀；风府、天窗、劳宫，主喉嗌痛；风府、腰俞主足不仁。

《针灸大成》：鼽衄：风府、二间、迎香。

《席弘赋》：风府、风市寻得到，伤寒百病一时消。

《行针指要赋》：或针风，先向风府、百会中。

按语：风府穴出自《素问·骨空论》“大风颈项痛，刺风府”。《针灸聚英》认为风府为督脉、阳维脉及足太阳之会。《灵枢·海论》载“脑为髓之海，其输上在于其盖，下在风府”，说明风府穴直接与脑相关，针刺之可调节髓海之虚实。

5. 大椎

穴名释义　大，巨大。椎，脊椎。第 7 颈椎为椎体之最大者，穴在其下，故名。

定位　在脊柱区，第 7 颈椎棘突下凹陷中，后正中线上。

取法　俯伏或正坐低头，于第 7 颈椎棘突下凹陷中取穴。

局部解剖　在腰背筋膜、棘上韧带及棘间韧带中；有颈横动脉分支，棘间皮下静脉丛；布有颈神经后支内侧支。

针刺层次　皮肤→皮下组织→棘上韧带→棘间韧带。

主治　热病，疟疾，咳嗽，喘逆，骨蒸潮热，项强，肩背痛，腰脊痛，角弓反张，小儿惊风，癫狂痫证，五劳虚损，七伤乏力，中暑，霍乱，呕吐，黄疸，风疹。

刺灸法　向上斜刺 0.5～1 寸。可灸。

古文摘录

《针灸甲乙经》：三阳督脉之会。

《肘后备急方》：本穴位，在项上大节高起处。

《伤寒论》：头项强痛，或眩冒，时如结胸，心下痞硬，刺大椎第一间、肺俞、肝俞。

《杨敬斋针灸全书》：伤寒发热，大椎、合谷、中冲。

《针灸大成》：脾寒发疟，大椎、间使、乳根。

《天元太乙歌》：大椎若连长强取，小肠气痛立可愈。

按语：大椎穴乃三阳督脉之会，督脉为“阳脉之海”“阳脉之都纲”，手足三阳皆与督脉交会于大椎穴，总督一身之阳气，统率诸经。针之可振奋人体阳气，阳气足则能胜邪，疾病即愈。

6. 印堂

定位 在头部，两眉毛内侧端中间的凹陷中。

取法 正坐仰靠或仰卧，于两眉头连线的中点，对准鼻尖处取穴。

局部解剖 在挚眉间肌；两侧有额内动、静脉分支；布有来自三叉神经的滑车上神经。

针刺层次 皮肤→皮下组织→降眉间肌。

主治 头痛，头晕，鼻渊，鼻衄，目赤肿痛，重舌，呕吐，产妇血晕，子痫，急、慢惊风，不寐，颜面疔疮，以及三叉神经痛。

刺灸法 提捏进针，从上向下平刺 0.3～0.5 寸；或向左、右透刺攒竹、睛明等，深刺 0.5～1 寸。

古文摘录

《素问·刺疟》：刺疟者，必先问其病之所先发者，先刺之，先头痛及重者，先刺头上及两额两眉间出血。

《玉龙经》：小儿惊风，灸七壮，大哭者为效，不哭者难治。随症急慢补泻，急者慢补，慢者急泻。

《医学纲目》：头重如石，印堂一分，沿皮透攒竹。先左后右，弹针出血。

按语：印堂穴，位于鼻根上缘，为督脉上穴，能通鼻塞，是治疗鼻炎的要穴。《玉龙经》曰：“子女惊风皆可治，印堂刺入艾来加。”印堂穴可疏风清热，宁心安神。印堂穴属于经外奇穴，位于督脉经络之上，任、督二脉相通，具有维系和沟通十二经脉的作用。针刺印堂穴可通经活络，行气血。临床上可用治鼻炎（加上星、迎香、鼻通），失眠、焦虑等精神障碍（加百会、前顶、后顶、神门、内关），腰痛（加后溪）等病证。

7. 水沟（又名人中）

穴名释义 水，指水液，涕水。沟，狭长之低洼处。穴在鼻柱下，人中沟中央，近鼻孔处，为鼻水所流注，且能治水病，故名。

定位 在面部，在人中沟的上 1/3 与下 2/3 交界处。

取法 仰靠或仰卧，于人中沟上 1/3 与下 2/3 交界处取穴。

局部解剖 在口轮匝肌中；有上唇动、静脉；布有眶下神经支和面神经支。

针刺层次 皮肤→皮下组织→口轮匝肌。

主治 昏迷，晕厥，暑病，癫狂，痫证，急慢惊风，鼻塞，鼻衄，风水面肿，㖞僻，齿痛，牙关紧闭，黄疸，消渴，霍乱，瘟疫，脊膂强痛，挫闪腰疼。

刺灸法 向上斜刺 0.2～0.3 寸；或点刺出血。

古文摘录

《针灸甲乙经》：督脉、手足阳明之会。癫疾互引，水沟及龈交主之。

《针灸大成》：在鼻柱下沟中央，近鼻孔陷中。中暑，不省人事：人中、合谷、内庭、中极、气海；中风，不省人事：人中、中冲、合谷。

《针灸铜人》：风水面肿，针此一穴，出水尽即顿愈。

《备急千金要方》：水沟、天牖，主鼻不收涕，不知香臭；水沟、龈交，主㖞僻。

《玉龙歌》：脊膂强痛泻人中，挫伤腰痛亦可针，委中亦是腰痛穴，任君取用两相通。

《灵光赋》：水沟、间使治邪癫。

《百症赋》：原夫面肿虚浮，须仗水沟、前顶。

按语：水沟穴为督脉与手、足阳明经之交会穴，督脉总督诸阳，为“阳脉之海”，阳明经为多气多血之经，针刺之可鼓舞阳气，推动气血运行，疏通督脉经气。水沟穴属督脉，手足阳明之会，贯心络肾，上通于脑，并与任脉交会于龈交，使阴阳二脉相联系。《会元针灸学》载：“水沟者……鼻下长沟中，有手足阳明经相挟，土镶金邦，经水交合故名水沟。”刺水沟穴可安神定志，醒神开窍，天地交泰，阴阳交合，气血通畅，神府得养，魂魄意志各行所司。《素问·骨空论》载：“督脉……别绕臀至少阴……贯脐中央上贯心。”本穴在通元针法中主要用于阴阳失调引起的疾病，如失眠、癫狂痫等疾病。水沟为督脉穴位，督脉行走脊背正中，可以通脊椎，针刺此穴具有通调督脉经气的作用。

8. 太阳

穴名释义　以太阳命名，体现本穴的重要性，喻之为人体的太阳、能量之所在，是维持大脑清醒、耳目聪明的能量源。

定位　在头部，眉梢与目外眦之间，向后约一横指的凹陷中。

取法　正坐或侧伏，于眉梢与目外眦连线中点外开 1 寸的凹陷中取穴。

局部解剖　在颞筋膜及颞肌中，有颞浅动脉、静脉；分布有三叉神经第二、三支分支，面神经颞支。

针刺层次　皮肤→眼轮匝肌→颞筋膜→颞肌。

主治　偏正头痛，目赤肿痛，目眩，目涩，口眼㖞斜，牙痛，三叉神经痛。

刺灸法　直刺或斜刺 0.3～0.5 寸；或用三棱针点刺出血；禁灸。

古文摘录

《银海精微》：太阳，在外眦五分是。

《圣济总录》：太阳穴，不可伤，伤即令人目枯，不可治也。

《奇效》：治眼红肿及头痛，宜用三棱针出血。出血之法，用帛一条紧缠其项，紫脉即见，刺见血立愈。又法，以手紧扭其领令紫脉见，却于紫脉上刺见血，立愈。

按语：该穴位于眼旁，具有清利头目之效，若刺络放血，效果更明显，可令耳目一新。

9. 风池

穴名释义　风，指气，又指风邪；池，水之停聚处。本穴为风之所汇，风邪入脑所冲之处，亦为治风之所当取处。

定位　在颈后区，枕骨之下，胸锁乳突肌上端与斜方肌上端之间的凹陷中。

取法　在项后，与风府穴（督脉）相平，当胸锁乳突肌与斜方肌上端之间的凹陷中取穴。

局部解剖　在胸锁乳突肌与斜方肌上端附着部之间的凹陷中，深层为头夹肌；有枕动、静脉分支；布有枕小神经之支。

针刺层次　皮肤→皮下组织→头夹肌→头半棘肌。

主治　头痛，眩晕，失眠，癫痫，中风，感冒，热病，瘿气，颈项强痛，目赤肿痛，视物不明，鼻塞，鼻衄，鼻渊，耳鸣，耳聋，咽喉肿痛。

刺灸法　针尖微向下，向鼻尖斜刺 0.8～1.2 寸；可灸。

古文摘录

《针灸甲乙经》：足少阳、胆之会。

《针灸甲乙经》：诸瘿，灸风池百壮。

《针灸大成》：胬侵睛：风池、睛明、合谷、太阳。

《玉龙歌》：偏正头风有两般，有无痰饮细推观，若然痰饮风池刺，倘无痰饮合谷安。

《备急千金要方》：风池、脑户、玉枕、风府、上星，主目痛不能视；风池、迎香、水沟，主口㖞僻不能言。

《针灸大成》偏正头风：风池、合谷、丝竹空；凡患风痫疾，发则僵仆在地，灸风池、百会；伤寒汗不出：风池、鱼际、经渠（泻）、二间。

按语：风为阳邪，其性轻扬，易袭阳位，风池乃头项部之关卡，多用之以祛风却邪，对外风、内风均有显效。

10. 神庭

穴名释义　神，指脑之元神。庭，宫庭，庭堂。意为此乃脑神所居之高贵处也。

定位　在头部，额前部发际正中直上 1 寸。

取法　正坐仰靠，于头部中线入前发际 0.5 寸处取穴。

局部解剖　在左右额肌之交界处，有额动、静脉分支；布有额神经分支。

针刺层次　皮肤→皮下组织→枕额肌额腹→腱膜下疏松组织。

主治　癫狂痫，中风，头痛，目眩，失眠，心悸，目赤肿痛，泪出，目翳，雀目，鼻渊，鼻衄。

刺灸法　平刺 0.5～0.8 寸；可灸。

古文摘录

《针灸甲乙经》：痞疟，神庭及百会主之。

《备急千金要方》：神庭、攒竹、迎香、风门、合谷、至阴、通谷，主鼻鼽清涕出；癫疾呕沫，神庭及兑端、承浆主之。

《针灸资生经》：神庭、上关、涌泉、谚譆、束骨、鱼际、大都，治目眩。

《医学纲目》：雀目，神庭、上星、前顶、百会（各出血，以盐涂之立愈）。

《针灸大成》：神庭、素髎、涌泉，治风痛。

按语：此穴为督脉与足太阳膀胱经之交会穴，乃清阳之气所会之处，可安神定惊。

11. 脑户

穴名释义　脑，颅脑；户，门户，喻此穴为入脑之门户。

定位　在头部，枕外隆突的上缘凹陷中。

取法　正坐或俯伏，于头部中线，枕骨粗隆上缘之凹陷处取穴。

局部解剖　在左右枕骨肌之间，有左右枕动、静脉分支，深层常有导血管；布有枕大神经分支。

针刺层次　皮肤→皮下组织→枕额肌枕腹之间。

主治　头重，头痛，面赤，目黄，眩晕，面痛、音哑，项强，癫狂痫证，舌本出血，瘿瘤。

刺灸法　平刺 0.5～0.8 寸；可灸。

古文摘录

《针灸甲乙经》：督脉、足太阳之会。

《备急千金要方》：脑户、通天、脑空，主头重痛。

《针灸资生经》：脑户、听会、听宫、风府、翳风，主骨酸眩狂，瘛疭口噤，喉鸣沫出，瘖不能言；脑户、胆俞、意舍、阳纲，治目黄。

按语：脑户穴内入于脑，外接乎天，气血经此分清浊以行升降，轻者入脑以养神，浊者外散以养身。

12. 天柱

穴名释义　天，指头部；柱，指支柱，梁柱。天柱，山名，见《晋书·天文志》；又星名，见《史记·封禅书》。星喻其高，山象其用。喻此穴乃头部之支柱。

定位　在颈后区，横平第2颈椎棘突上际，斜方肌外缘凹陷中。

取法　在哑门（督脉）旁1.3寸，当项后发际内斜方肌之外侧取穴。

局部解剖　在斜方肌起始部，深层为头半棘肌，有枕动、静脉干，分布着枕大神经干。

针刺层次　皮肤→皮下组织→斜方肌→头夹肌的内侧头→半棘肌。

主治　头痛，项强，眩晕，目赤肿痛，目视不明，鼻塞，不知香臭，咽肿，肩背痛，足不任身。

刺灸法　直刺0.5～1寸；可灸。

古文摘录

《针灸甲乙经》：热病汗不出，天柱及风池、商阳、关冲、液门主之。

《备急千金要方》：天柱、陶道、大杼、孔最、后溪，主头痛；天柱、行间，主足不任身。

按语：天柱穴位于颈项交界处，顾名思义，此穴可壮骨正身，对颈椎病、膀胱经气不畅尤效。

13. 率谷

穴名释义　率，率领、表率之意。谷，山洼无水之地，又肌肉之结合处，即古之所谓"肉之大会"，亦称为谷。全身以"谷"命名的各穴均在肢体，仅有率谷高居头上，有如诸谷穴之表率。

定位　在头部，耳尖直上入发际1.5寸。

取法　在耳郭尖上方，角孙穴之上，入发际1.5寸处取穴。

局部解剖　在颞肌中，有颞动、静脉顶支；布有耳颞神经和枕大神经会合支。

针刺层次　皮肤→皮下组织→颞肌。

主治　头痛，眩晕，耳鸣，耳聋，牙龈肿痛，癫痫，呕吐，小儿惊风。

刺灸法　直刺0.5～0.8寸；可灸。

古文摘录

《针灸甲乙经》：足太阳、少阳之会。

按语：临床多用于治疗中风，要求离穴不离经，或加取其前后各1寸，即为颞三针，效果更显。

14. 悬颅

穴名释义　悬，悬挂；颅，头颅，指其可治头目眩晕如悬诸病也。

定位　在头部鬓发上，当头维穴与曲鬓穴弧形连线的中点处。

取法　在头维穴与曲鬓穴之间，沿鬓发弧形连线之中点取穴。

局部解剖　在颞肌中，有颞浅动、静脉额支；布有耳颞神经颞支。

针刺层次　皮肤→皮下组织→颞肌。

主治　头痛，眩晕，目外眦痛，齿痛，耳鸣，惊痫，瘛疭。

刺灸法　向后平刺 0.3～0.4 寸；可灸。

古文摘录

《针灸甲乙经》：手少阳、足阳明之会。

《百症赋》：悬颅、颔厌之中，偏头痛止。

按语：可疏足少阳胆经之气，主偏头痛。

15. 悬厘

穴名释义　悬，悬挂；厘，即氂，与氂通，是长毛与强屈之毛。喻穴在强屈之鬓发长毛处。氂是牛马尾的长毛。强屈之毛亦曰氂。《汉书·王莽传》曰："以氂装衣。"颜注："毛之强屈者曰氂。"鬓毛常强之使屈，悬之不使下垂，穴当其处，故名。

定位　当头部鬓发上，当头维与曲鬓弧形连线的上 3/4 与 1/4 交点处。

取法　在鬓角之上际，当悬颅穴与曲鬓穴之中点取穴。

局部解剖　在颞肌中，有颞浅动、静脉额支；布有耳颞神经颞支。

针刺层次　皮肤→皮下组织→颞肌。

主治　偏头痛，面肿，目外眦痛，齿痛。

刺灸法　向后平刺 0.5～0.8 寸；可灸。

古文摘录

《针灸甲乙经》：手、足少阳，阳明之会。

《备急千金要方》：悬厘、鸠尾，主热病偏头痛引目外眦。

按语：见悬颅，两者并用，效果更显著。

二、躯干腧穴（任、督）

（一）任脉

1. 会阴

穴名释义　会，聚会，会合。阴，指阴气，阴部，下部。穴当下腹最低处前后阴之间，为阴气之所聚会，又为任、督、冲三脉之会合，故名。

定位　在会阴区，男性在阴囊根部与肛门连线的中点。女性在大阴唇后联合与肛门连线的中点。

取法　截石位，于肛门与阴囊根部（女性为大阴唇后联合）连线的中点处取穴。

局部解剖　在球海绵体中央，有会阴浅、深横肌；有会阴动、静脉分支；布有会阴神经分支。

针刺层次　皮肤→皮下组织→会阴中心腱。

主治　溺水窒息，昏迷，癫狂，惊痫，小便难，遗尿，阴痛，阴痒，阴部汗湿，脱肛，阴挺，疝气，痔疾，遗精，月经不调。

刺灸法　直刺 0.5～1 寸。可灸。孕妇慎用。

古文摘录

《针灸甲乙经》：任脉别络，侠督脉、冲脉之会。

《针灸聚英》：卒死者，针一寸，补之。溺死者，令人倒驮出水，针补，尿屎出则治，余不可针。

《针灸资生经》：产后暴卒，灸会阴、三阴交。

按语：本穴位于前后二阴之间，乃任、督、冲三脉之源，因刺激量大，临床轻易不予针刺，遇会阴部跳痛、二便失禁、疝气、急救时可用之。

2. 曲骨

穴名释义　耻骨上缘其形弯曲，故古称为曲骨或屈骨。穴正当曲骨上缘之中央，即名为曲骨，骨穴同名，一名为屈骨。

定位　在下腹部，耻骨联合上缘，前正中线上。

取法　仰卧，于腹部中线，耻骨联合上缘凹陷处取穴。

局部解剖　在腹白线上；有腹壁下动脉及闭孔动脉的分支；布有髂腹下神经分支。

针刺层次　皮肤→皮下组织→腹白线或腹直肌→腹横筋膜。

主治　少腹胀满，小便淋沥，遗尿，疝气，遗精阳痿，阴囊湿痒，月经不调，赤白带下，痛经。

刺灸法　直刺0.5～0.8寸；可灸。

古文摘录

《针灸甲乙经》：任脉、足厥阴之会。

《素问·刺禁论》：刺少腹，中膀胱，溺出，令人少腹满。

《勉学堂针灸集成》赤白带下：曲骨七壮，太冲、关元、复溜、三阴交、天枢百壮。

按语：此穴乃任脉、足厥阴之会，主阳痿、早泄及小便不利。

3. 中极（膀胱之募穴）

穴名释义　中，指人身上下之中，根本与内部。极，指方位，又“最”也，与“急”通。言穴居人身之中，为元气之根本与最为重要之处，且能治内急不通诸病。

定位　在下腹部，脐中下4寸，前正中线上。

取法　在脐下4寸，腹中线上，仰卧取穴。

局部解剖　在腹白线上，深部为乙状结肠；有腹壁浅动、静脉分支，腹壁下动、静脉分支；布有髂腹下神经的前皮支。

针刺层次　皮肤→皮下组织→腹白线或腹直肌→腹横筋膜。

主治　小便不利，遗溺不禁，阳痿，早泄，遗精，白浊，疝气偏坠，积聚疼痛，月经不调，阴痛，阴痒，痛经，带下，崩漏，阴挺，产后恶露不止，胞衣不下，水肿。

刺灸法　直刺0.5～0.8寸；可灸。

古文摘录

《针灸甲乙经》：足三阴、任脉之会。

《针灸资生经》：中极、蠡沟、漏谷、承扶、至阴，主小便不利，失精。

《针灸大成》：月水断绝：中极、肾俞、合谷、三阴交；血崩漏下：中极、子宫；小便滑数：中极、肾俞、阴陵泉；经事不调：中极、肾俞、气海、三阴交。

《勉学堂针灸集成》恶露不止：中极、阴交、石门。

《玉龙经》尸厥，中极、关元。

按语：中极为任脉与足三阴经之会，可调节任脉和足三阴经之气，乃“引气归元针法”的主穴之一。

4. 关元（小肠之募穴）

穴名释义　关，指关藏，关闭，机关；元，指元气。意为下焦元阴元阳关藏出入之所。

定位　在下腹部，脐中下 3 寸，前正中线上。

取法　在脐下 3 寸，腹中线上，仰卧取穴。

局部解剖　在腹白线上，深部为小肠；有腹壁浅动、静脉分支，腹壁下动、静脉分支；布有第 12 肋间神经前皮支的内侧支。

针刺层次　皮肤→皮下组织→腹白线→腹横筋膜。

主治　中风脱证，虚劳冷惫，羸瘦无力，少腹疼痛，霍乱吐泻，痢疾，脱肛，疝气，便血，溺血，小便不利，尿频，尿闭，遗精，白浊，阳痿，早泄，月经不调，经闭，经痛，赤白带下，阴挺，崩漏，阴门瘙痒，恶露不止，胞衣不下，消渴，眩晕。

刺灸法　直刺 0.5～0.8 寸；可灸。

古文摘录

《针灸甲乙经》：足三阴、任脉之会。

《太平圣惠方》：引岐伯云：但是积冷虚乏病，皆宜灸之。

《扁鹊心书》并治脑疽发背，诸般疔疮恶毒，灸关元三百壮，以保肾气。亦治瘰疬、破伤风。又曰：每夏秋之交，即灼关元千壮，久久不畏寒暑。人至三十，可三年一灸脐下三百壮；五十，可二年一灸脐下三百壮；六十，可一年一灸脐下三百壮，令人长生不老。

《太平圣惠方》：若怀胎，必不针。若针而落胎，胎多不出，而针外昆仑立出。灸亦良，然不及针。

《针灸甲乙经》：气癃溺黄，关元及阴陵泉主之。

《备急千金要方》：关元、涌泉，主胞转气淋，又主小便数；关元、太溪，主泄痢不止。

《针灸资生经》：关元、秩边、气海、阳纲，治小便赤涩。

《针灸大成》：肾胀偏坠，关元灸三壮，大敦二壮。

按语：关元位于脐下肾间动气之处，为生气之源，为十二经脉、五脏六腑之生命活动的原动力，乃“引气归元针法”的主穴之一。

5. 石门（三焦之募穴）

穴名释义　石，指坚硬与不能生长谷物之处；门，出入通达之处。石门，地名，山名。谓其能绝生育与可治腹部坚硬如石之病。刺之有使人不孕之说，故名。

定位　在下腹部，脐中下 2 寸，前正中线上。

取法　在脐下 2 寸，腹中线上，仰卧取穴。

局部解剖　在腹白线上，深部为小肠；有腹壁浅动、静脉分支，腹壁下动、静脉分支；布有第 11 肋间神经前皮支的内侧支。

针刺层次　皮肤→皮下组织→腹白线→腹横筋膜。

主治　腹胀，泻痢，绕脐疼痛，奔豚疝气，水肿，小便不利，遗精，阳痿，经闭，带下，崩漏，产后恶露不止。

刺灸法　直刺 0.5～0.8 寸；可灸。

古文摘录

《扁鹊心书》：一人患喉痹，六脉细，余为灸关元二百壮，六脉渐生。又：一妇人病虚劳，真气将脱……余用大艾火灸关元，彼难忍痛，乃令服睡圣散三钱，复灸至一百五十壮而醒，又服又灸三百壮……劳病亦瘥。

《丹溪心法》：大病虚脱，本是阴虚，用艾灸丹田者，所以补阳，阳生则阴长故也。按，丹田即石门，或指关元，均有补阳作用。

《针灸甲乙经》：女子禁不可刺灸中央，不幸使人绝子。

《备急千金要方》：石门、商丘，主少腹坚痛，下引阴中。

《圣济总录》：血淋，灸丹田随年壮，又灸复溜五十壮，一云随年壮。

《扁鹊心书》：消渴，关元、气海各三百壮。

《针灸大成》：大便不禁，丹田、大肠俞。

按语： 古籍记载此穴慎针、灸，恐使人绝子，当谨记。

6. 气海

穴名释义　气，指人身的元气与各种气病；海，是广大深远之意。穴处为人身生气之海，且能主一身之气疾。

定位　在下腹部，脐中下 1.5 寸，前正中线上。

取法　在脐下 1.5 寸，腹中线上，仰卧取穴。

局部解剖　在腹白线上，深部为小肠；有腹壁浅动、静脉分支，腹壁下动、静脉分支；布有第 11 肋间神经前皮支的内侧支。

针刺层次　皮肤→皮下组织→腹白线→腹横筋膜。

主治　绕脐腹痛，水肿鼓胀，脘腹胀满，水谷不化，大便不通，泻痢不禁，癃淋，遗尿，遗精，阳痿，疝气，月经不调，痛经，经闭，崩漏，带下，阴挺，产后恶露不止，胞衣不下，脏气虚惫，形体羸瘦，四肢乏力。

刺灸法　直刺 0.5～0.8 寸；可灸。

古文摘录

《灵枢·九针十二原》：肓之原，出于脖胦。

《类经图翼》昔柳公度曰：吾养生无他术，但不使元气佐喜怒，使气海常温尔。今人既不能不以元气佐喜怒，若能时灸气海使温，亦其次也。予旧多病，常若气短，医者教灸气海，气遂不促。自是每岁一二次灸之，则以气怯故也。

《针灸资生经》：气海、石门，治崩中漏下；气海、小肠俞，治带。

《行针指要歌》：或针虚，气海、丹田、委中奇。

《针灸大成》：月经不调：气海、中极、带脉、肾俞、三阴交；血崩：气海、大敦、阴谷、太冲、然谷、三阴交、中极；产后恶露不止：气海、关元；产后血块痛：气海、三阴交。

《类经图翼》：小便不禁：气海、关元、阴陵泉、大敦、行间。

《席弘赋》：气海专能治五淋，更针三里随呼吸。

《灵光赋》：气海、血海疗五淋。

《胜玉歌》：诸般气症从何治，气海针之灸亦宜。

按语： 气海乃人体元气之海，位于任脉之上，关元之旁，常与关元合用，共奏固本益气之效。

7. 阴交

穴名释义　阴，指阴阳与阴经。交，指交会与交接。人身上下平脐分之，穴居脐下 1 寸，至此阴阳之气已相交接矣。足少阴与任之脉也在此互相交会。

定位　在下腹部，脐中下 1 寸，前正中线上。

取法　在脐下 1 寸，腹中线上，仰卧取穴。

局部解剖　在腹白线上，深部为小肠；有腹壁浅动、静脉分支，腹壁下动、静脉分支；布有第 10 肋间神经前皮支的内侧支。

针刺层次　皮肤→皮下组织→腹白线→腹横筋膜。

主治　绕脐冷痛，腹满水肿，泄泻，疝气，阴痒，小便不利，奔豚，血崩，带下，产后恶露不止，小儿陷囟，腰膝拘挛。

刺灸法　直刺0.5～0.8寸；可灸。

古文摘录

《针灸甲乙经》：任脉、气冲之会。

《外台秘要》：任脉、冲脉、少阴之会。

《难经·三十一难》：下焦者，当膀胱上口，主分别清浊，主出而不内，以传导也，其治在齐（脐）下一寸。

《针灸资生经》：阴交、石门，疗崩中。

《席弘赋》：小肠气撮痛连脐，速泻阴交莫待迟，良久涌泉针取气，此中玄妙少人知。

《百症赋》：无子搜阴交、石关之乡。

按语：脐以上为阳，脐以下为阴，本穴位于脐下1寸，乃足少阴经与任脉之会，可养阴生精，主妇科病。

8. 神阙

穴名释义　神，指人之元神与脐神。阙，宫阙，门观，又同“缺”。意为元神出入之处与所居之宫阙。

定位　在脐区，脐中央。

取法　仰卧，于脐窝中点取穴。

局部解剖　在脐窝正中，深部为小肠；有腹壁下动、静脉；布有第10肋间神经前皮支的内侧支。

针刺层次　此穴禁针。

主治　中风虚脱，四肢厥冷，尸厥，风痫，形惫体乏，绕脐腹痛，水肿臌胀，脱肛，泻痢，便秘，小便不禁，五淋，妇女不孕。

刺灸法　一般不针；可灸。

古文摘录

《肘后备急方》：治卒霍乱诸急方，若烦闷凑满者，以盐内脐中上灸二七壮。救卒中恶死，灸脐中百壮。

《针灸资生经》：泄泻宜先灸脐中，次灸关元等穴。又：人中满、唇肿及水肿大水，脐中、石门百壮。

《针灸大成》：肠鸣而泄，神阙、水分、三间。

《勉学堂针灸集成》：脱肛，脐中、百会、膀胱俞。

《针灸甲乙经》：禁不可刺，刺之令人恶疡遗矢者，死不治。

按语：本穴位处人体正中，多用灸法，可补五脏六腑之虚。

9. 水分

穴名释义　水，指水液，水气；分，指分别，分利。功能分清浊，通水道，而主液所生病，故名。

定位　在上腹部，脐中上1寸，前正中线上。

取法　在脐上1寸，腹中线上，仰卧取穴。

局部解剖　在腹白线上，深部为小肠；有腹壁下动、静脉；布有第8～9肋间神经前皮支的内侧支。

针刺层次　皮肤→皮下组织→腹白线→腹横筋膜。

主治　腹痛，腹胀，肠鸣，泄泻，翻胃，水肿，小儿陷囟，腰脊强急。

刺灸法　直刺 0.5～0.8 寸；可灸。

古文摘录

《外台秘要》：孕妇不可灸。

《铜人》：若水病灸之大良，可灸七壮至百壮止。禁不可刺，针，水尽即毙。

《圣济总录》：水分、石门，主少腹中拘急痛。

《针灸资生经》：水肿……灸水分与气海。

《针灸大成》：绕脐痛，水分、神阙、气海。

《勉学堂针灸集成》：浮肿，水分、三阴交、脾俞。

按语：本穴司水液代谢，主水病腹肿。

10. 下脘

穴名释义　下，相对于上、中而言。脘，胃也。穴当胃之下方也。《说文解字》曰："脘，胃府也。"下脘，指穴当胃体之下部而言。

定位　在上腹部，脐中上 2 寸，前正中线上。

取法　在脐上 2 寸，腹中线上，仰卧取穴。

局部解剖　在腹白线上，深部为横结肠；有腹壁上、下动、静脉交界处的分支；布有第 8 肋间神经前皮支的内侧支。

针刺层次　皮肤→皮下组织→腹白线→腹横筋膜。

主治　脘痛，腹胀，呕吐，呃逆，食谷不化，肠鸣，泄泻，痞块，虚肿。

刺灸法　直刺 0.5～0.8 寸；可灸。

古文摘录

《针灸甲乙经》：足太阴、任脉之会。

《外台秘要》：引甄权云：孕妇不可灸。

《针灸资生经》：凡食饮不化，入腹还出，先取下管（脘），后取三里泻之。

《百症赋》：腹内肠鸣，下脘、陷谷能平。

11. 建里

穴名释义　建，建立，建树，强健；又顺流而下亦谓之建。里，与"裡"通。言其可以建立中焦之里气，水谷亦由此流入腹里也。

定位　在上腹部，脐中上 3 寸，前正中线上。

取法　在脐上 3 寸，腹中线上，仰卧取穴。

局部解剖　在腹白线上，深部为横结肠；有腹壁上、下动、静脉交界处的分支；布有第 8 肋间神经前皮支的内侧支。

针刺层次　皮肤→皮下组织→腹白线→腹横筋膜。

主治　胃脘疼痛，腹胀，呕吐，食欲不振，肠中切痛，水肿。

刺灸法　直刺 0.5～0.8 寸；可灸。

古文摘录

《百症赋》：建里、内关，扫尽胸中之苦闷。

12. 中脘（胃之募穴、腑）

穴名释义　指穴当胃体的中部，相对于上脘及下脘而言。

定位　在上腹部，脐中上 4 寸，前正中线上。

取法　在脐上 4 寸，腹中线上，仰卧，于胸骨体下缘与脐中连线的中点处取穴。

局部解剖　在腹白线上，深部为胃幽门部；有腹壁上动、静脉；布有第 7～8 肋间神经前皮支的内侧支。

针刺层次　皮肤→皮下组织→腹白线→腹横筋膜。

主治　胃脘痛，腹胀，呕吐，呃逆，翻胃，吞酸，纳呆，食不化，疳积，臌胀，黄疸，肠鸣，泻痢，便秘，便血，胁下坚痛，虚劳吐血，哮喘，头痛，失眠，惊悸，怔忡，脏躁，癫狂，痫证，尸厥，惊风，产后血晕。

刺灸法　直刺 0.5～0.8 寸；可灸。

古文摘录

《针灸大成》：手太阳、少阳、足阳明、任脉之会。

《备急千金要方》：中脘、承满，主胁下坚痛；中脘、大陵，主目黄振寒。

《千金翼方》：中脘、建里二穴，皆主霍乱肠鸣，腹痛胀满。

《针灸资生经》：中脘、三阴交，治食不化；霍乱吐泻，……须先中脘而后水分可也。

《针灸聚英》便血：灸中脘、三里、气海等穴。

《扁鹊心书》霍乱……胃气大损，六脉沉细，四肢厥冷，乃真阳欲脱，灸中脘五十壮，关元三百壮，六脉复生。

《针灸大成》：霍乱吐泻，中脘、天枢；温疟，中脘、大椎；喘息不能行，中脘、期门、上廉。

《玉龙经》：黄疸四肢无力，中脘、（足）三里。

《行针指要歌》或针痰，先针中脘、三里间；或针吐，中脘、气海、膻中补；翻胃吐食一般针，针中有妙少人知。

按语：为胃之募穴，亦是腑会，可调理脾胃，恢复中焦生气，脾胃健则百病消。

13. 上脘

穴名释义　指穴当胃体的上部。相对于下脘及中脘而言。

定位　在上腹部，脐中上 5 寸，前正中线上。

取法　在脐上 5 寸，腹中线上，仰卧取穴。

局部解剖　在腹白线上，深部为肝下缘及胃幽门部；有腹壁上动、静脉分支；布有第 7 肋间神经前皮支的内侧支。

针刺层次　皮肤→皮下组织→腹白线→腹横筋膜。

主治　胃脘疼痛，腹胀，呕吐，呃逆，纳呆，食不化，黄疸，泻痢，虚劳吐血，咳嗽痰多，癫痫。

刺灸法　直刺 0.5～0.8 寸；可灸。

古文摘录

《针灸甲乙经》：任脉、足阳明、手太阳之会。

《针灸资生经》：上脘、不容、大陵，主呕血；上脘、中脘，主寒中伤饱，食饮不化。

《玉龙赋》：上脘、中脘，治九种之心痛。

《百症赋》：发狂奔走，上脘同起于神门。

14. 巨阙（心之募穴）

穴名释义　巨，巨大；阙，宫阙，门观，又同“缺”。巨阙，剑名。胸骨其形似剑，穴当其端，又为上腹之巨大凹陷处。

定位　在上腹部，脐中上 6 寸，前正中线上。

局部解剖　在腹白线上，深部为肝脏；有腹壁上动、静脉分支；布有第 7 肋间神经前皮支的内侧支。

针刺层次　皮肤→皮下组织→腹白线→腹横筋膜。

主治　胸痛，心痛，心烦，惊悸，尸厥，癫狂，痫证，健忘，胸满气短，咳逆上气，腹胀暴痛，呕吐，呃逆，噎膈，吞酸，黄疸，泻痢。

刺灸法　直刺 0.5～0.8 寸；可灸。

古文摘录

《备急千金要方》：巨阙、筑宾，主狂易妄言怒骂；巨阙、关冲、支沟、公孙、阴陵泉，主霍乱。

《针灸资生经》：巨阙、心俞，疗心烦；巨阙、上管，主腹胀心腹满。

《扁鹊心书》：风狂，先灸巨阙五十壮，又灸心俞五十壮。

15. 鸠尾（络穴）

穴名释义　指穴当形如鸠鸟尾部之处，且如鸠鸟之能治噎膈反胃也。

定位　在上腹部，剑胸结合下 1 寸，前正中线上。

取法　在脐上 7 寸，腹中线上，仰卧，两臂上举取穴。

局部解剖　在腹白线上，腹直肌起始部，深部为肝脏；有腹壁上动、静脉分支；布有第 6 肋间神经前皮支的内侧支。

针刺层次　皮肤→皮下组织→腹白线→腹横筋膜。

主治　心痛，心悸，心烦，癫痫，惊狂，胸中满痛，咳嗽气喘，呕吐，呃逆，反胃，胃痛。

刺灸法　直刺 0.5～0.8 寸；可灸。

古文摘录

《素问・气府论》王注：人无蔽骨者，从歧骨际下行同身寸之一寸，为鸠尾处也。

《针灸甲乙经》：不可灸刺。

《外台秘要》引甄权曰：宜针不宜灸。

《铜人》不可灸，灸即令人毕世少心力，此穴大难针，大好手方可此穴下针，不然取气多，不幸令人夭。

《备急千金要方》：痫，灸鸠尾骨及大椎各二壮。

《针灸大成》：食痫，鸠尾、中脘、少商。

《席弘赋》：鸠尾能治五般痫，若下涌泉人不死。

16. 中庭

穴名释义　中，中间；庭，宫庭，庭堂。言穴居玉堂之下，胸腹之间，犹如堂中之庭也。

定位　在胸部，剑胸结合中点处，前正中线上。

取法　在膻中穴下 1.6 寸，胸骨中线上，仰卧取穴，当胸骨体下缘处。

局部解剖　有胸廓（乳房）内动、静脉的前穿支；布有第 5 肋间神经前皮支的内侧支。

针刺层次　皮肤→皮下组织→剑胸结合。

主治　胸腹胀满，噎膈，呕吐，心痛，梅核气。

刺灸法　直刺 0.5～0.8 寸；可灸。

古文摘录

《备急千金要方》：中庭、中府，主膈寒食不下，呕吐还出。

《针灸资生经》：中庭、俞府、意舍，治呕吐。

17. 膻中（心包之募穴）

穴名释义　膻，同袒；中，指胸中。膻中，心包络名。袒胸露乳，此处又正当其中。

定位　在胸部，横平第 4 肋间隙，前正中线上。

取法　在两乳头之间，胸骨中线上，平第 4 肋间隙，仰卧取穴。

局部解剖　在胸骨体上；有胸廓（乳房）内动、静脉的前穿支；布有第 4 肋间神经前皮支的内侧支。

针刺层次　皮肤→皮下组织→胸骨。

主治　咳嗽，气喘，咯唾脓血，胸痹心痛，心悸，心烦，产妇少乳，噎膈，臌胀。

刺灸法　直刺 0.5～0.8 寸；可灸。

古文摘录

《肘后备急方》：救卒死尸厥，灸膻中二十八壮。

《难经·三十一难》：上焦者，在心下，下膈，在胃上口，主内而不出，其治在膻中。

《备急千金要方》：膻中、华盖，主短气不得息，不能言；膻中、天井，主胸心痛。

《针灸大成》乳痈：针乳痈处、膻中、大陵、委中、少泽、俞府；无乳：膻中、少泽，此二穴神效。

《杨敬斋针灸全书》：气疾痛，膻中、肺俞、气海、三里。

《百症赋》：膈疼饮蓄难禁，膻中、巨阙便针。

《行针指要歌》：或针气，膻中一穴分明记。

按语：本穴为气会，又称上气海，多用于调畅气机、舒畅情志。

18. 玉堂

穴名释义　玉，金玉、贵重之意；堂，是高大明敞的居室。玉堂为宫殿之美称，又泛指富贵之家，借喻其地位之高贵。

定位　在胸部，横平第 3 肋间隙，前正中线上。

取法　在膻中穴上 1.6 寸，胸骨中线上，平第 3 肋间隙，仰卧取穴。

局部解剖　在胸骨体中点；有胸廓（乳房）内动、静脉的前穿支；布有第 3 肋间神经前皮支的内侧支。

针刺层次　皮肤→皮下组织→胸骨。

主治　膺胸疼痛，咳嗽，气短，喘息，喉痹咽肿，呕吐寒痰，两乳肿痛。

刺灸法　直刺 0.5～0.8 寸；可灸。

19. 紫宫

穴名释义　紫，尊贵的颜色；宫，王者之所居。紫宫，帝王的居室。指穴下为心君常居之处。

定位　在胸部，横平第 2 肋间隙，前正中线上。

取法　在膻中穴上 3.2 寸，胸骨中线上，平第 2 肋间隙，仰卧取穴。

局部解剖　在胸骨体上；有胸廓（乳房）内动、静脉的前穿支；布有第 2 肋间神经前皮支的内侧支。

针刺层次　皮肤→皮下组织→胸骨。

主治　咳嗽，气喘，胸胁支满，胸痛，喉痹，吐血，呕吐，饮食不下。

刺灸法　直刺 0.5～0.8 寸；可灸。

古文摘录

《备急千金要方》：紫宫、玉堂、太溪，主咳逆上气，心烦。

《针灸资生经》：紫宫、中庭、涌泉，治胸胁支满。

20. 华盖

穴名释义　华，同“花”，华丽。盖，覆盖，伞盖。华盖，星名，又是帝王出的宝伞。肺亦名华盖，像其覆于心上也。

定位　在胸部，横平第1肋间隙，前正中线上。

取法　在膻中穴上4.8寸，胸骨中线上，平第1肋间隙，仰卧或正坐仰靠取穴。

局部解剖　在胸骨角上；有胸廓（乳房）内动、静脉的前穿支；布有第1肋间神经前皮支的内侧支。

针刺层次　皮肤→皮下组织→胸骨。

主治　咳嗽，气喘，胸痛，胁肋痛，喉痹，咽肿。

刺灸法　直刺0.5～0.8寸；可灸。

21. 璇玑

穴名释义　璇，同旋。玑，同机。璇玑，星名，又是古代观察天文的仪器。指其为旋转，为枢机，像喉骨之转动。

定位　在胸部，胸骨上窝下1寸，前正中线上。

取法　在胸骨中线上，仰卧或正坐仰靠，约当胸骨柄中点取穴。

局部解剖　在胸骨柄上；有胸廓（乳房）内动、静脉的前穿支；布有锁骨上神经前支。

针刺层次　皮肤→皮下组织→胸骨。

主治　咳嗽，气喘，胸满痛，喉痹咽肿，胃中有积。

刺灸法　直刺0.5～0.8寸；可灸。

古文摘录

《备急千金要方》：璇玑、鸠尾，主喉痹咽肿，水浆不下。

《席弘赋》：胃中有积刺璇玑，三里功多人不知。

《玉龙赋》：尪羸喘促，璇玑、气海当知。

22. 天突

穴名释义　天，指天气及人身之上部。突，指灶突，即烟囱。天气通于肺，穴处犹如肺气出入之灶突也。

定位　在颈前区，胸骨上窝中央，前正中线上。

取法　在璇玑穴上1寸，胸骨上窝正中，正坐仰头取穴。

局部解剖　在左右胸锁乳突肌之间，深层左右为胸骨舌骨肌和胸骨甲状肌；皮下有颈静脉弓、甲状腺下动脉分支；深部为气管，再向下，在胸骨柄后方为头臂干及主动脉弓；布有锁骨上神经前支。

针刺层次　皮肤→皮下组织→左、右胸锁乳突肌肌腱（两胸骨头）之间→胸骨柄颈静脉切迹上方→左右胸骨甲状肌→气管前间隙。

主治　咳嗽，哮喘，胸中气逆，咯唾脓血，咽喉肿痛，舌下急，暴喑，瘿气，噎膈，梅核气。

刺灸法　先直刺0.3寸，再针尖向下沿胸骨柄后方刺入0.8～1寸，针尖不能左右偏斜；可灸。

古文摘录

《针灸甲乙经》：阴维、任脉之会。

《类经图翼》：治一切瘿瘤初起者，灸之妙。

《铜人》：此穴，灸亦得，即不及针。

《备急千金要方》：天突、华盖，主咳逆上气喘暴。

《针灸资生经》：天突、关冲，治气噎。

《玉龙歌》：哮喘一症最难当，夜间无睡气遑遑，天突寻之真妙穴，膻中一灸便安康。

《杨敬斋针灸全书》：咽喉肿痛，天突、璇玑、风府、照海。

《类经图翼》：喑哑，天突、灵道、阴谷、复溜、丰隆、然谷。

按语：只此一穴，即可止咳。

23. 廉泉

穴名释义　廉，指边缘，棱隅，偪仄。泉，水从窟穴而出。廉泉，水名。穴当喉结上缘有棱之处，有如吐液之泉源。

定位　在颈前区，喉结上方，舌骨上缘凹陷中，前正中线上。

取法　正坐，微仰头，在喉结上方，当舌骨的下缘凹陷处取穴。

局部解剖　在甲状软骨和舌骨之间，深部为会厌，下方为喉门，有甲状舌骨肌、舌肌；有颈前浅静脉，甲状腺上动、静脉；布有颈皮神经，深层有舌下神经分支。

针刺层次　皮肤→皮下组织→下颌舌骨肌→颏舌肌。

主治　舌下肿痛，舌根急缩，舌纵涎出，舌强，中风失语，舌干口燥，口舌生疮，暴喑，喉痹，聋哑，咳嗽，哮喘，消渴，食不下。

刺灸法　直刺 0.5～0.8 寸；可灸。

古文摘录

《针灸甲乙经》：阴维、任脉之会。

《备急千金要方》：廉泉、然谷，主舌下肿难言，舌疭涎出。

《百症赋》：廉泉、中冲，舌下肿痛堪取。

24. 承浆

穴名释义　承，承受，奉承，承担。浆，口中之浆水。指其可以承受口中之浆水而言。

定位　在面部，颏唇沟的正中凹陷处。

取法　正坐仰靠，于颏唇沟的正中凹陷处取穴。

局部解剖　在口轮匝肌和颏肌之间；有下唇动、静脉分支；布有面神经及颏神经分支。

针刺层次　皮肤→皮下组织→口轮匝肌。

主治　口眼㖞斜，唇紧，面肿，齿痛，齿衄，龈肿，流涎，口舌生疮，暴喑不言，消渴嗜饮，小便不禁，癫痫。

刺灸法　直刺 0.5～0.8 寸；可灸。

古文摘录

《针灸甲乙经》：足阳明、任脉之会。

《针灸甲乙经》：衄血不止，承浆及委中主之。

《备急千金要方》：承浆、前顶、天柱、脑空、目窗，主目眩瞑。

《针灸资生经》：新生儿不吮奶多啼，先灸承浆七壮，次灸颊车各七壮，炷如雀屎。

《玉龙歌》：头项强痛难回顾，牙痛并作一般看，先向承浆明补泻，后针风府即时安。

《勉学堂针灸集成》：口中生疮，承浆、劳宫。

（二）督脉

1. 长强（络穴）

穴名释义　长，长大，旺盛。强，强壮，充实。喻经气与脊柱为人身强大的梁柱与肾气强健的象征。督脉自下而上，强劲端长，为全身之所寄托，杨上善曰："督脉诸阳脉长，其气强盛，穴居其处，故曰长强也。"如长而不强，则困顿难支，长而过强，则脊强反折。据此以推，则两者皆可取用矣。肾为作强之官，肾强则阳势壮。长强之名，也可与其能治遗精早泄及阳痿等症有关。

定位　在会阴区，尾骨下方，尾骨端与肛门连线的中点处。

取法　跪伏或胸膝位，于尾骨尖端与肛门连线之中点取穴。

局部解剖　在肛尾膈中；有肛门动、静脉分支，棘间静脉丛之延续部；布有尾神经及肛门神经。

针刺层次　皮肤→皮下组织→肛尾韧带→肛门外括约肌深部→肛提肌。

主治　泄泻，痢疾，便秘，便血，痔疾，癫狂，痫证，瘛疭，脊强反折，癃淋，阴部湿痒，腰脊、尾骶部疼痛。

刺灸法　斜刺，针尖向上与骶骨平行刺入 0.5～1 寸；不得刺穿直肠，以防感染。可灸。

古文摘录

《灵枢·经脉》：实则脊强，虚则头重，高摇之，挟脊之有过者，取之所别也。

《针灸甲乙经》：癫疾发如狂走者，面皮厚敦敦，不治，虚则头重，洞泄，淋癃，大小便难，腰尻重，长强主之。

《胜玉歌》：痔疾肠风长强欺。

《玉龙歌》：九般痔漏最伤人，必刺承山效如神，更有长强一穴是，呻吟大痛穴为真。

《备急千金要方》：长强、小肠俞，主大小便难，淋癃。

《针灸资生经》：长强、身柱，疗小儿惊痫。

按语：长强穴是督脉的络穴，通于督脉，督脉起于人体的尾骶部而入络脑，长强由此与中枢神经系统尤其是脊髓密切相关。长强穴为督脉之起穴，与足少阳经、足少阴经相会，可达补益气血之效，又因督脉入络脑，故有醒脑开窍之力。督脉总督一身之阳气，有"阳脉之海"之称，又为奇经八脉之一，长强为其起穴，有助于调和阴阳。长强通过"肾-督脉-脑"上调经气，起补肾健脑之功。长强为督脉的起始穴，气血最为旺盛，针刺长强穴可以加强督脉总督阳经的调节作用，能推动经络气血的生发和运行，本穴布有尾神经及肛门神经，临床上可用治肛周局部疾病。可配合百会、前顶、后顶治疗脑病，局部治疗肛周疾病等。

2. 腰俞

穴名释义　腰，指腰部，又同"要"。俞，同"腧"，同"输"，又通"枢"。穴居腰冲要之地，为腰部经气注输之处也。

定位　在骶区，正对骶管裂孔，后正中线上。

取法　俯卧或侧卧，正当骶管裂孔处取穴。

局部解剖　在骶后韧带、腰背筋膜中；有骶中动、静脉后支，棘间静脉丛；布有尾神经分支。

针刺层次　皮肤→皮下组织→骶骨。

主治　腰脊强痛，腹泻，便秘，痔疾，脱肛，便血，癫痫，淋浊，月经不调，下肢痿痹。

刺灸法　向上斜刺0.5～1寸。可灸。

古文摘录

《备急千金要方》：腰俞、长强、膀胱俞、上髎、下髎、居髎，主腰痛。

《针灸资生经》：腰俞、风府，主足不仁。

《针灸大成》：腰背强直，不能动侧：腰俞、肺俞。

按语：本穴常用于治疗腰痛、男科及妇科等疾病。

3. 腰阳关

穴名释义　腰，指腰部，又同“要”。阳，指下焦之阳气。关，机关，关藏。穴当腰部之要卫，为下焦关藏元气之窟宅与腰部运动之机关。

定位　在脊柱区，第4腰椎棘突下凹陷中，后正中线上。

取法　俯卧，于后正中线，第4腰椎棘突下凹陷中取穴，约与髂嵴相平。

局部解剖　在腰背筋膜、棘上韧带及棘间韧带中；有腰动脉后支，棘间皮下静脉丛；布有腰神经后支的内侧支。

针刺层次　皮肤→皮下组织→棘上韧带→棘间韧带→弓间韧带。

主治　腰骶疼痛，下肢痿痹，月经不调，赤白带下，遗精，阳痿，便血。

刺灸法　直刺0.5～1寸；可灸。

古文摘录

按语：腰阳关位于后正中线上，第4腰椎棘突下凹陷处，主治腰骶痛、下肢痿痹、痉挛。此处皮下软组织较少，韧带较发达，包括棘上韧带、棘间韧带等，临床主要用于治疗腰腿痛。腰阳关居于下，根据《灵枢·终始》“病在上者，下取之；病在下者，高取之”，针刺腰阳关穴可增强针刺的镇痛作用。

4. 命门

穴名释义　命，指生命，重要之意。门，出入通达之处。指其为生气出入通达与维系生命之处。人身命门之处不一：《灵枢·根结》以目为命门；《道经》命门之处更多；此则以《难经·三十六难》，谓两肾之间为五脏六腑之本、生命之原，是男子藏精、女子系胞之处，称为命门；以及《黄庭中景经》李注：“命门，一名玉都，下丹田气也。精气出入，神之所居，当脐后是也。”穴在两侧肾俞之中，以内外相应而得名。

定位　在脊柱区，第2腰椎棘突下凹陷中，后正中线上。

取法　俯卧，于后正中线上，第2腰椎棘突下凹陷中取穴。

局部解剖　在腰背筋膜、棘上韧带及棘间韧带中；有腰动脉后支，棘间皮下静脉丛；布有腰神经后支的内侧支。

针刺层次　皮肤→皮下组织→棘上韧带→棘间韧带→弓间韧带。

主治　虚损腰痛，脊强反折，遗尿，尿频，泄泻，遗精，白浊，阳痿，早泄，赤白带下，胎屡坠，五劳七伤，头晕耳鸣，癫痫，惊恐，手足逆冷。

刺灸法　直刺0.5～1寸；可灸。

古文摘录

《玉龙经》：老人虚弱小便多，夜起频频更若何，针助命门真妙穴，艾加肾俞疾能和。

《针灸图翼》：阳不起：命门、肾俞、气海、然谷；胎屡坠：命门、肾俞、中极、交信、然谷。

按语：命门穴位于督脉上，督脉为“阳脉之海”，本穴具有维系督脉气血流行不息的作用，为人体的生命之本。命门穴居两肾俞之间，其气通于肾，人体真阳元气与之关系密切，刺之可培元固本，大补元阳，振奋阳气，为温阳补肾之要穴。

5. 悬枢

穴名释义　悬，通旋，旋转，悬起。枢，枢纽，枢要。以穴当人身旋转枢要之处而得名。物必悬而能旋，上身为下身旋转之所悬附，故人身之旋动必以腰椎为其枢纽。且人在仰卧之时，此处亦悬起而不平直。

定位　在脊柱区，第1腰椎棘突下凹陷中，后正中线上。

取法　俯卧，于后正中线上，第1腰椎棘突下凹陷中取穴。

局部解剖　在腰背筋膜、棘上韧带及棘间韧带中；有腰动脉后支及棘间皮下静脉丛；布有腰神经后支内侧支。

针刺层次　皮肤→皮下组织→棘上韧带→棘间韧带。

主治　腰脊强痛，腹胀，腹痛，完谷不化，泄泻，痢疾。

刺灸法　向上斜刺0.5～1寸；可灸。

按语：本穴常用于治疗肌筋膜病变。

6. 脊中

穴名释义　脊，脊柱，指全部椎体。中，中间，中部。古人以脊柱为二十一节，此正当其中。

定位　在脊柱区，第11胸椎棘突下凹陷中，后正中线上。

取法　俯伏或俯卧，于后正中线，第11胸椎棘突下凹陷中取穴。

局部解剖　在腰背筋膜、棘上韧带及棘间韧带中；有第11肋间动脉后支，棘间皮下静脉丛；布有第11胸神经后支内侧支。

针刺层次　皮肤→皮下组织→棘上韧带→棘间韧带。

主治　腰脊强痛，黄疸，腹泻，痢疾，小儿疳积，痔疾，脱肛，便血，癫痫。

刺灸法　斜刺0.5～1寸；可灸。

古文摘录

《针灸资生经》：脊中、涌泉，治风痫。

《铜人》：禁不可灸，灸则令人腰背伛偻。

按语：治疗脊柱病及癫痫，具有通督之用。

7. 中枢

穴名释义　中，中间，中部。枢，枢纽，枢要。指穴当脊椎中部枢要之处。

定位　在脊柱区，第10胸椎棘突下凹陷中，后正中线上。

取法　俯伏或俯卧，于后正中线，第10胸椎棘突下凹陷处取穴。

局部解剖　在腰背筋膜、棘上韧带及棘间韧带中；有第10肋间动脉后支，棘间皮下静脉丛；布有第10胸神经之内侧支。

针刺层次　皮肤→皮下组织→棘上韧带→棘间韧带。

主治　黄疸，呕吐，腹满，胃痛，食欲不振，腰背痛。

刺灸法　向上斜刺0.5～1寸；可灸。

按语：通督，治脊柱病及肝胆病变。

8. 筋缩

穴名释义　筋，筋脉。缩，挛缩。能治筋脉挛缩与筋脉弛缓诸病，为肝俞之辅助穴。肝主筋。筋缩两旁为肝俞。《金针梅花诗钞》筋缩条载“筋缩能教筋不缩”，用治脊强、目上戴等筋脉抽搐诸病，自为其分内事，而对筋脉弛缓不收者，亦有缩筋之效也。

定位　在脊柱区，第 9 胸椎棘突下凹陷中，后正中线上。

取法　俯伏或俯卧，于后正中线，第 9 胸椎棘突下凹陷处取穴。

局部解剖　在腰背筋膜、棘上韧带及棘间韧带中；有第 9 肋间动脉后支，棘间皮下静脉丛；布有第 9 胸神经之内侧支。

针刺层次　皮肤→皮下组织→棘上韧带→棘间韧带。

主治　癫狂，惊痫，抽搐，脊强，背痛，胃痛，黄疸，四肢不收，筋挛拘急。

刺灸法　向上斜刺 0.5～1 寸；可灸。

古文摘录

《千金方》：筋缩、曲骨、阴谷、行间，主惊痫，狂走癫疾。

按语：通督，治肝胆之疾。

9. 至阳

穴名释义　至，是最与极的意思。阳，指心阳与背为阳。为阳气至盛与全身仰赖之处。至，极也。《庄子・至乐》曰："天下有至乐无忧哉？"《淮南・时则训》曰："至阴飂飂，至阳赫赫，两者相接成和，而万物生焉。"《广雅・释训》曰："飂飂风也。"又曰："赫赫明也。"明，目也。背为阳。心为阳中之太阳。穴当心后与背脊之中，自应阳光普照，万物生成，全身仰赖，而所主之病亦至多也。

定位　在脊柱区，第 7 胸椎棘突下凹陷中，后正中线上。

取法　俯伏或俯卧，于后正中线，第 7 胸椎棘突下凹陷处取穴。约与肩胛骨下角相平。

局部解剖　在腰背筋膜、棘上韧带及棘间韧带中；有第 7 肋间动脉后支，棘间皮下静脉丛；布有第 7 胸神经之内侧支。

针刺层次　皮肤→皮下组织→棘上韧带→棘间韧带。

主治　胸胁胀痛，腹痛黄疸，咳嗽气喘，腰背疼痛，脊强，身热。

刺灸法　向上斜刺 0.5～1 寸；可灸。

10. 灵台

穴名释义　灵，指神灵，心灵，生灵。台，高台与号令之处。灵台，台名，星名。此处指心。喻为心神居住与行使职能之处。《诗・大雅・灵台》曰："经始灵台。"《左传・僖十五年》曰："乃舍诸灵台。"《后汉书・马融传》谓灵台乃望气之台也。《晋书・天文志》曰："明堂西三星曰灵台。"道经则以心为灵台。《庄子・庚桑楚》曰："不可内于灵台。"《黄帝内景经》曰："灵台盘固永不衰""灵台三寸五云居"。《太上老君内日用妙经》曰："灵台无动谓之清，一念不起谓之净。"均直指灵台为心，或指为心灵用之处而言。

定位　在脊柱区，第 6 胸椎棘突下凹陷中，后正中线上。

取法　俯伏或俯卧，于后正中线，第 6 胸椎棘突下凹陷处取穴。

局部解剖　在腰背筋膜、棘上韧带及棘间韧带中；有第 6 肋间动脉后支，棘间皮下静脉丛；布有第 6 胸神经之内侧支。

针刺层次　皮肤→皮下组织→棘上韧带→棘间韧带。

主治　咳嗽，气喘，项强，背痛，身热，疔疮。

刺灸法　向上斜刺 0.5～1 寸；可灸。

11. 神道

穴名释义　神，指心神及人身的阳气。道，指大道。意其为胸中之气；又指道路。喻其地位高显，如日如心也。《管子·枢言》曰："道之在天者日也，其在人者心也。"神道者，胸中之神气乃日与心之义也。至谓其平齐心俞，下接灵台，为心神出入之道路，则其次焉。

定位　在脊柱区，第5胸椎棘突下凹陷中，后正中线上。

取法　俯卧，于后正中线，第5胸椎棘突下凹陷处取穴。

局部解剖　在腰背筋膜、棘上韧带及棘间韧带中；有第5肋间动脉后支，棘间皮下静脉丛；布有第5胸神经之内侧支。

针刺层次　皮肤→皮下组织→棘上韧带→棘间韧带。

主治　心痛，惊悸，怔忡，失眠健忘，中风不语，癫痫，瘛疭，腰脊痛，肩背痛，咳嗽，气喘。

刺灸法　向上斜刺0.5～1寸；可灸。

古文摘录

《针灸资生经》：神道、幽门、列缺、膏肓俞，治健忘。

《百症赋》：风痫常发，神道还需心俞宁。

12. 身柱

穴名释义　身，指全身。柱，梁柱。穴处为全身支柱之意。穴位上接巅顶，下通背腰，平齐两肩，居冲要之地，而又梁柱之用也。

定位　在脊柱区，第3胸椎棘突下凹陷中，后正中线上。

取法　俯伏或俯卧，于后正中线，第3胸椎棘突下凹陷处取穴。约与两侧肩胛冈高点相平。

局部解剖　在腰背筋膜、棘上韧带及棘间韧带中；有第3肋间动脉后支，棘间皮下静脉丛；布有第3胸神经之内侧支。

针刺层次　皮肤→皮下组织→棘上韧带→棘间韧带。

主治　身热头痛，咳嗽，气喘，惊厥，癫狂痫证，腰脊强痛，疔疮发背。

刺灸法　向上斜刺0.5～1寸；可灸。

古文摘录

《百症赋》：癫疾必身柱本神之令。

按语：身柱穴为督脉上穴，在背部第3胸椎棘突下，含有全身支柱之意，有补益肺气、止咳平喘、健脑益智、防病健身的作用。身柱穴属督脉，督脉为阳脉之海，如《素问·骨空论》王冰注"所以谓之督脉者，以其督领经脉之海也"。督脉经诸穴可通调人体之阳气，对全身阳经的气血起着统率、调节蓄溢之作用。身柱穴为督脉出入之门户，在防治疾病中起着重要作用。

13. 陶道

穴名释义　陶，陶丘，陶然。道，道路。指椎体依次高起状如陶丘，且有舒畅情志的陶然作用。《尔雅·释丘》曰："再成为陶丘。"言丘上更有一丘也。陶，又是灶的意思。《诗经·大雅·绵》曰："陶复陶穴。"椎体高出于肉，有"陶"之象，依次而下，即为陶之道路矣。陶陶，喜悦也。《诗经·郑风·清人》曰："驷介陶陶。"注："陶陶，乐而自适之貌。"陶道者，使人胸怀舒畅之道路也。

定位　在脊柱区，第1胸椎棘突下凹陷中，后正中线上。

取法　俯伏或俯卧，于后正中线，第1胸椎棘突下凹陷处取穴。

局部解剖　在腰背筋膜、棘上韧带及棘间韧带中；有第1肋间动脉后支，棘间皮下静脉丛；布有第1胸神经之内侧支。

针刺层次　皮肤→皮下组织→棘上韧带→棘间韧带。

主治　头痛项强，恶寒发热，咳嗽，气喘，骨蒸潮热，胸痛，脊背疟疾，癫狂，角弓反张。

刺灸法　向上斜刺0.5～1寸；可灸。

古文摘录

《针灸资生经》：陶道、神堂、风池，治洒淅寒热。

《百症赋》：岁热时行，陶道复求肺俞理。

《乾坤生意》：膏肓、陶道、身柱、肺俞，治虚损五劳七伤之要穴。

按语：陶道穴乃督脉经穴，督脉携一身阳气，针之可振奋阳气、益精填髓、平衡阴阳气血、疏通经络。陶指陶窑，道为通道，犹如陶窑火气所出之通道，为阳气通行处。《针灸大成》言陶道“主疟寒热，洒淅脊强，烦满，汗不出，头重，目瞑，瘛疭，恍惚不乐”。《乾坤生意》曰：“膏肓、陶道、身柱、肺俞，治虚损五劳七伤之要穴。”因此，陶道穴可补益宣通阳气，祛邪截疟。督脉为阳脉之海，在补益宣通阳气方面有重要作用。陶道作为陶窑之通道是针灸治疟的要穴。

14. 大椎（详见本节头部腧穴）

15. 哑门

穴名释义　哑，喑哑。门，意为要地。穴为治哑之处，亦为致哑之门。

定位　在颈后区，第2颈椎棘突上际凹陷中，后正中线上。

取法　正坐，头稍前倾，于后正中线，入发际上0.5寸之凹陷中。

局部解剖　在项韧带和项肌中，深部为弓间韧带和脊髓；有枕动、静脉分支及棘间静脉丛；布有第3颈神经和枕大神经支。

针刺层次　皮肤→皮下组织→项韧带→棘间韧带→黄韧带。

主治　舌缓不语，音哑，头重，头痛，颈项强急，脊强反折，中风尸厥，癫狂，痫证，癔症，衄血，重舌，呕吐。

刺灸法　正坐位，头微前倾，项部放松，向下颌方向缓慢刺入0.5～1寸；不可向上深刺，以免刺入枕骨大孔，伤及延髓。可灸。

古文摘录

《针灸资生经》：哑门、通天、跗阳，治头重。

《针灸全书》：喑哑：哑门、风府、通里、合谷。

《针灸大成》：瘛疭指掣，哑门、阳谷、腕骨、带脉、劳宫；脊反折，哑门、风府。

《百症赋》：哑门、关冲，舌缓不语而要紧。

按语：哑门穴属督脉经穴，为督脉、阳维穴交会穴，别名舌厌穴、舌黄穴、舌肿穴、喑门穴，为治哑之要穴，穴性上可以归于开窍穴，其位于第1、2颈椎棘突间，内连于脑，为督脉、手足三阳经经气通过之要处，又为回阳九针穴之一，有利咽通络、活血止痉、醒脑息风、开窍醒神之效。

16. 风府（详见本节头部腧穴）

17. 脑户

穴名释义　脑，颅脑。户，可以通过之处。督脉上行至风府，入属于脑，此处犹如入脑之门户。

定位　在头部，枕外隆突的上缘凹陷中。

取法　正坐或俯伏，于头部中线，枕骨粗隆上缘之凹陷中取穴。

局部解剖　在左右枕骨肌之间；有左右枕动、静脉分支，深层常有导血管；布有枕大神经分支。

针刺层次　皮肤→皮下组织→枕额肌枕腹之间。

主治　头重，头痛，面赤，目黄，眩晕，面痛，音哑，项痛，癫狂痫证，舌本出血，瘿瘤。

刺灸法　平刺 0.5～0.8 寸；可灸。

古文摘录

《千金方》：脑户、通天、脑空，主头重痛。

《针灸资生经》：脑户、听会、听宫、风府、翳风，主骨酸眩狂，瘛疭口噤，喉鸣沫出，喑不能言；脑户、胆俞、意舍、阳纲，治目黄。

按语：脑户为督脉、膀胱经络脑之门户，配伍百会、前顶、后顶、肝俞、肾俞、天枢、关元、气海等治疗痴呆效优。脑户穴属于督脉上穴，为督脉与足太阳之会穴，督脉气血在此变为天之下部的水湿云气，是一阴阳变化穴道。临床上多用治头面及督脉病变，如头重、项痛、项强、目赤痛、口眼㖞斜、视物疲劳、目黄、目不明等，有降浊升清、明目、镇痉、祛风、清热功效。

18. 强间

穴名释义　强，强硬不和也。间，间隙，孔窍，又指中间。穴当顶骨与枕骨结合之中间，能治头痛项强诸病。

定位　在头部，后发际正中直上 4 寸。

取法　正坐或俯伏，在后发际中点上 4 寸；或当风府与百会两穴连线的中点取穴。

局部解剖　在浅筋膜、帽状腱膜中；有左右枕动、静脉吻合网；布有枕大神经分支。

针刺层次　皮肤→皮下组织→帽状腱膜。

主治　头痛，目眩，颈项强痛，癫狂痫证，烦心，失眠，口㖞。

刺灸法　平刺 0.5～0.8 寸；可灸。

古文摘录

《百症赋》：强间丰隆之际，头痛难禁。

《针灸甲乙经》：癫疾狂走，瘛疭，摇头，口㖞，戾颈强，强间主之。

19. 后顶（见本节头部腧穴）

20. 百会（见本节头部腧穴）

21. 前顶（见本节头部腧穴）

22. 囟会

穴名释义　囟，囟门。会，聚会。为经气在囟部聚会之处。额骨上方与顶骨联合处，古称为囟或囟门。囟与"顖"同。《释名・释形体》曰："顖，峻也，所生高峻也。"穴当其间，自为囟部经气之聚会。

定位　在头部，前发际正中直上 2 寸。

取法　正坐或仰靠，于头部中线入发际 2 寸处取穴。

局部解剖　在帽状腱膜中，有左右颞浅动、静脉吻合网；布有额神经分支。

针刺层次　皮肤→皮下组织→帽状腱膜。

主治　头痛，目眩，面赤暴肿，鼻渊，鼻衄，鼻痔，鼻痈，癫疾，嗜睡，小儿惊风。

刺灸法　平刺 0.5～0.8 寸，小儿前囟未闭者禁针；可灸。

古文摘录

《针灸资生经》：囟会、前顶、本神、天柱，主小儿惊痫。

《百症赋》：囟会连于玉枕，头风疗以金针。

《玉龙赋》：卒暴中风，顶门、百会。

《圣济总录》：初灸即不痛，病去即痛，痛即罢灸。若是鼻塞，灸至四日渐退，七日顿愈。若八岁以下，即不得针，盖缘囟门未合，刺之不幸令人夭。囟会一穴，只可针五分，过即令人头旋目暗，急针百会及风府二穴救之。

按语：囟会为督脉经穴，善治头痛、目眩、鼻塞流涕等症。

23. 上星

穴名释义　上，指头部。星，指精气。穴在前头部正中，正为阳精所聚之处。上者，升也，大也。《淮南·说山》曰："是以能上之。"星，精也。《颜氏家训·归心》曰："星为万物之精。"穴居头上，精英四照，故又名神堂、明堂。

定位　在头部，前发际正中直上 1 寸。

取法　正坐仰靠，于头部中线入发际 1 寸处取穴。

局部解剖　在左右额肌交界处；有额动、静脉分支，颞浅动、静脉分支；有额神经分支。

针刺层次　皮肤→皮下组织→枕额肌额腹。

主治　头痛，眩晕，目赤肿痛，迎风流泪，面赤肿，鼻渊，鼻衄，鼻痔，鼻痈，癫狂，痫证，小儿惊风，疟疾，热病。

刺灸法　平刺 0.5～0.8 寸；可灸。

古文摘录

《千金方》：上星、囟会、前顶、脑户、风池，主面赤肿；上星、肝俞，主目泪出多眵䁾，内眦赤痛痒，生白肤翳。

《针灸资生经》：上星、百会、囟会、承光，治鼻塞不闻香臭。

《聚英》：上星、风池、天柱，治头眩。

《续名医类案》：上星、合谷、足三里，治鼻渊。

《玉龙歌》：鼻流清涕名鼻渊，先泻后补疾可痊，若是头风并眼痛，上星穴内刺无偏。

按语：上星穴能散风热、宁心神、通鼻窍，为督脉穴，督脉为"阳脉之海"，上星穴位于前头部，与百会穴相近，督脉之气与手足三阳经相会，能通调受阻之经气，连接经脉上下，升清降浊，使清阳之气上升，有清热息风、利窍明神、通经活络之效。上星穴，属督脉的二十三穴之一，其名称意为督脉之气血在此穴吸热后缓缓向上蒸升。其功效为降浊升清，主治头痛、鼻渊、鼻出血、鼻痔、鼻痈、痫证等，寒则补之灸之，热则泻针出气，为治疗鼻渊之要穴，临床常配伍迎香、印堂、太渊、足三里、三阴交清肺泄热，宣通鼻窍治疗鼻渊。配伍风池、神庭、囟会、前顶、足临泣等祛风明目、清头健脑治疗眩晕。上星穴，别名"鬼堂""明堂""神堂"等，中医学认为任的头形圆如天，上星穴居头上，如星在天而得名，临床局部取穴常用于治疗癫狂、痫证、热病。

24. 神庭（见本节头部腧穴）

25. 素髎

穴名释义　素，白色与高洁之意。髎，亦作窌，窟也，深空之貌，是邻近骨部的缝隙。指鼻尖地位尊贵，有在养生静坐时此处能出现白影之谓。

定位　在面部，鼻尖正中。

取法　正坐仰靠或仰卧，当鼻背下端之鼻尖处取穴。

局部解剖　在鼻尖软骨中；有面动、静脉鼻背支；布有筛前神经鼻外支（眼神经分支）。

针刺层次　皮肤→皮下组织。

主治　鼻塞，鼻衄，鼻流清涕，鼻中息肉，鼻渊，酒渣鼻，惊厥，昏迷，新生儿窒息。

刺灸法　向上斜刺0.3～0.5寸；或点刺出血。

古文摘录

《经验良方》：风火眼初起，在鼻尖上爆一灯火，屡经试验灵效。

按语：素髎穴为督脉之腧穴，位于鼻尖部，可泻肺胃之火，促进毒热之邪发散，活血化瘀，凉血解毒。素髎穴位于鼻尖正中央，该穴首见于《针灸甲乙经》，其功效为利鼻窍，苏厥逆；此外，素髎穴为督脉上穴，督脉为“阳脉之海”，可调节全身阳经之气，针之可振奋阳气，增强机体祛邪之力。素髎穴放血疗法可疏通督脉经络，将体内之邪气随血而出，鼻部的死肉、恶血不能阻塞于经络，通畅脉道，新血得生，以清肺热，散风寒，疏风通窍，治疗鼻鼽疾病效优。

26. 水沟（见本节头部腧穴）

27. 兑端

穴名释义　兑，同“锐”；又洞穴也，卦也。端，顶端。穴在上唇顶端，口腔这一大洞口之上方，故名。

定位　在面部，上唇结节的中点。

取法　正坐仰靠，于人中沟下端之红唇与皮肤移行处取穴。

局部解剖　在口轮匝肌中；有上唇动、静脉；布有面神经颊支及眶下神经分支。

针刺层次　皮肤→皮下组织→口轮匝肌。

主治　昏迷，晕厥，癫狂，癔症，口㖞唇动，消渴嗜饮，口疮臭秽，齿痛，口噤，鼻塞。

刺灸法　向上斜刺0.2～0.3寸。

古文摘录

《千金方》：兑端、目窗、正营、耳门，主唇吻强，上齿龋痛。

《针灸资生经》：兑端、本神，治癫疾呕沫。

《针灸甲乙经》：痓，互引，唇吻强，兑端主之。

《百症赋》：小便赤涩，兑端独泻太阳经。

按语：兑端为督脉经穴，督脉起于尾骨尖与肛门间正中的长强穴，循行于背部正中线，并于脊内与脑连属，止于上唇水沟，经过兑端，内于齿龈之间龈交穴与任脉相接，十二经脉中的手足三阳经均会于督脉，故能统督全身阳经，为“阳脉之海”。

28. 龈交

穴名释义　龈，亦作龂，齿根之肉。交，交合，交接。穴在齿龈与上唇内方之接合处，且为任、督二脉之交会，故名。

定位　在上唇内，上唇系带与上牙龈的交点。

取法　正坐或仰掌，提起上唇，于唇系带与齿龈之移行处取穴。

局部解剖　有上唇系带；有上唇动、静脉；布有上颌内槽神经分支。

针刺层次　皮肤→皮下组织→降眉间肌。

主治　齿龈肿痛，口㖞口噤，口臭，齿衄，鼻渊，面赤颊肿，唇吻强急，面部疮癣，两腮生疮，癫狂，项强。

刺灸法　向上斜刺0.2～0.3寸；或点刺出血。

古文摘录

《千金方》：龈交、上关、大迎、翳风，主口噤不开引鼻中。

《针灸资生经》：龈交、风府，治颈项急，不得顾。

《针灸大成》：口臭难近，龈交、承浆。

《针灸甲乙经》：痓，烦满，龈交主之。癫疾互引，水沟及龈交主之。目痛不明，龈交主之。齿间出血者，有伤酸，齿床落痛，口不可开引鼻中，龈交主之。鼻中息肉不利，鼻头额頞中痛，鼻中有蚀疮，龈交主之。

《外台秘要》：龈交主痓，烦满寒热，口癖，癫疾互引。

按语： 龈交穴属于督脉，是督脉的尾穴，也是督脉、足阳明、任脉等经脉的交会穴，任、督两脉起于胞中，下出会阴，任脉经阴阜，沿腹部和胸部正中线上线，经过咽喉，到达下唇内，环绕口唇，止至龈交穴，与督脉相会；督脉行于腰背正中，循脊柱上行，进入脑内，沿头部正中线经头顶、额部、鼻部、上唇到达上唇系带处。肛门位于前后二阴之间，根据经络学说，上唇系带龈交穴反映点位于督脉，肛门部亦处督脉。督脉起于胞中，下出会阴后，行走脊背正中，可贯通脊背，通调一身之阳气。根据《灵枢·终始》“病在下者，高取之”的取穴原则，针刺龈交穴，能调节诸阳元气，使血气周流于全身，从而使伤部气血得以疏通，使疼痛消失，功能恢复。

29. 印堂（详见本节头部腧穴）

三、四 肢 腧 穴

（一）手太阴肺经

1. 少商（井穴）

穴名释义　少，幼小、微小之意。商，古代五音之一，属金，属肺。少商，是商的高音。言为金气所止或金气初生之处也。金在人为肺，在音为商。《广雅·释乐》曰：“神农琴有五弦，曰：宫、商、角、徵、羽。文王又增二弦，曰少宫、少商。”少商为商之高音。如以肺之经气从脏走手言，则商金之气至此虽达高峰，但已微弱与微小；如以肺之经气初生和所出为井言，则商金之气在此尚属幼小和刚开始发生也。

定位　在手指，拇指末节桡侧，指甲根角侧上方 0.1 寸。

取法　在拇指桡侧，去指甲角 0.1 寸许取穴。

局部解剖　有指掌侧固有动、静脉所形成的动、静脉网；布有前臂外侧皮神经和桡神经浅支的混合支，正中神经的掌侧固有神经的末梢神经网。

针刺层次　皮肤→皮下组织→指甲根。

主治　喉痹，咳嗽，气喘，重舌，鼻衄，心下满，中风昏迷，癫，狂，中暑呕吐，热病，小儿惊风，指腕挛急。

刺灸法　浅刺 0.1 寸；或点刺出血。可灸。

古文摘录

《千金方》：少商、劳宫，主呕吐；少商、大陵，主咳逆喘。

《针灸大成》：咽喉肿痛：少商、天突、合谷。

《百症赋》：少商、曲泽，血虚口渴同施。

《肘后歌》：刚柔二痓最乖张，口噤眼合面红妆，热血流入心肺腑，须要金针刺少商。

按语： 通元针法中，用之泻肺热。

2. 鱼际（荥穴）

穴名释义　鱼，指母掌肌肉的形状。际，边际。谓穴在鱼形肌肉之边际也。手掌拇指指侧肌肉肥厚，其形似鱼，古人常称之为“鱼”或“手鱼”。杨上善曰：“腕前大节之后，状若鱼形，故曰手鱼也。”以邻近而得名。

定位　在手外侧，第1掌骨桡侧中点赤白肉际处。

取法　仰掌，在第1掌指关节后，掌骨中点，赤白肉际处取穴。

局部解剖　有蹈短展肌，拇指对掌肌；有拇指指静脉回流支；布有前臂外侧皮神经和桡神经混合支，掌侧为正中神经掌皮支。

针刺层次　肤→皮下组织→拇短展肌→蹈对掌肌→拇短屈肌。

主治　咳嗽，咳血，失喑，喉痹，咽干，身热，乳痈，肘挛，掌心热。

刺灸法　刺0.5～0.8寸；可灸；治小儿疳积可用割治法。

古文摘录

《灵枢·热病》：热病而汗且出，及脉顺可汗者，取之鱼际、太渊、大都、太白，泻之则热去，补之则汗出。

《灵枢·厥病》：厥心痛，卧若徒居，心痛间，动作痛益甚，色不变，肺心痛也，取之鱼际、太渊。

《针灸甲乙经》：凡唾血，泻鱼际，补尺泽。

《针灸资生经》：鱼际、少商、公孙、解溪、至阴、完骨，治头痛烦心；鱼际、列缺、少泽、缺盆治咳嗽。

鱼际，主胃逆霍乱；鱼际，治心痹，悲恐；鱼际，疗短气心痹，悲怒逆气，狂惕，胃气逆；鱼际，治热病寒栗鼓颔，腹满阴痿。

《勉学堂针灸集成》失音：鱼际、合谷、间使、神门、肺俞、肾俞。

《千金方》：产后……乳急痛……急灸两手鱼际各二七壮。

《素问·刺禁》：刺手鱼腹内陷为肿。

按语：通元针法中，用之泻肺热。

3. 太渊（输穴、原穴、脉会）

穴名释义　太，高大与尊贵之意。渊，深水，深潭。又鼓声名渊，弓之弯曲处亦名渊。太渊，口中津液名。言经气深如潭水，泽润周身，效同桴鼓，而居于弯曲如弓之处也。为诸脉之会。《难经·五十四难》曰：“脉会太渊。”又为手太阴经之原穴，经气犹如潭水之深不可测也。

定位　在腕前区，桡骨茎突与舟状骨之间，拇长展肌腱尺侧凹陷中。

取法　仰掌，腕横纹上，于桡动脉桡侧凹陷中取穴。

局部解剖　在桡侧腕屈肌之外侧，拇长展肌腱内侧；有桡动、静脉；布有前臂外侧皮神经和桡神经浅支的混合支。

针刺层次　皮肤→皮下组织→桡侧腕屈肌腱和拇长展肌腱之间。

主治　咳嗽，气喘，咳血，呕血，烦满，胸背痛，掌中热，缺盆中痛，喉痹，腹胀，噫气，呕吐，妒乳，无脉证，手腕无力疼痛。

刺灸法　避开桡动脉，直刺0.3～0.5寸；可灸。

古文摘录

《千金方》：大泉、神门，主唾血振寒，呕血上气。

《针灸大成》：胃脘痛，太渊、鱼际、三里、两乳下（各一寸，各三十壮）、膈俞、胃俞、肾俞（随年壮）；咽干，太渊、鱼际；缺盆肿，太渊、商阳、足临泣；目赤肤翳，太渊、攒竹、风池；舌缓，太渊、合谷、冲阳、内庭、昆仑、三阴交、风府；噫气上逆：太渊、神门。

《针灸大成·十二经治症主客原络》：肺之主大肠客：太阴多气而少血，心胸气胀胀发热，喘咳缺盆痛莫禁，咽肿喉干身汗越，肩内前廉两乳痛，痰结膈中气如缺，所生病者何穴求，太渊偏历与君说。

《席弘赋》：气刺两乳求太渊，未应之时泻列缺。

《玉龙赋》：咳嗽风痰，太渊、列缺宜刺。

按语：太渊别名太泉、鬼心，属于手太阴肺经的输穴、原穴，八会穴之脉会，具有止咳化痰、通调血脉之功效。太渊穴出于《灵枢·九针十二原》"五脏有疾，当取之十二原……阳中之少阴肺也，其原出于太渊"。《难经》曰："脉会太渊，疏曰：脉病治此。"王冰解曰："气口者脉之大要也，百脉尽朝，故以决生死。"《素问·经脉别论》曰："脉气流经，经气归于肺，肺朝百脉。"脉中水谷精微之气，流行于经脉，全身经脉之气，又均归于肺。从经论治，肺朝百脉，肺主百脉之病，百脉朝会于肺，而脉会肺经原穴太渊穴，故刺之可刺激肺经原穴而治百脉之病，临床可用治高血压。太渊为肺经输土穴，具有土、金二性，又为原穴，善调中、上二焦病变，能补肺之虚、理肺气而祛肺痰，运化中焦水谷而杜中焦痰之源；太渊又为脉会，善调中、上二焦气机逆乱之症。太渊穴为手太阴肺经之原穴，又是八会穴之脉会，肺之经气汇于此。肺主一身之气，为水之上源，通调水道。针之可调理肺气、宣肺通阳，提壶揭盖。

4. 经渠（经穴）

穴名释义　经，指经脉、经气与经过。渠，是水沟和水所流通之处。指穴为经脉与经气交会流通之道。《针灸甲乙经》曰："五脏之道，皆出于经渠。"穴为肺经所行，为经文经穴，又为血脉流通之孔道。则经脉与经络之气均将交会和经过此穴。

定位　在前臂前区，腕掌侧远端横纹上 1 寸，桡骨茎突与桡动脉之间。

取法　仰掌，在腕横纹上 1 寸，当桡骨茎突内侧与桡动脉之间凹陷中取穴。

局部解剖　内侧为桡侧腕屈肌，深层有旋前方肌；在桡动、静脉桡侧；布有前臂外侧皮神经和桡神经浅支之混合支。

针刺层次　皮肤→皮下组织→肱桡肌腱尺侧缘→旋前方肌。

主治　咳嗽，气喘，喉痹，胸部胀满，掌中热，胸背痛。

刺灸法　避开桡动脉，直刺 0.3～0.5 寸；不灸。

古文摘录

《千金方》：经渠、丘墟，主胸背急，胸中彭彭；经渠、行间，主善咳。

《针灸大成》：背痛：经渠、丘墟、鱼际、昆仑、京骨。

《针灸资生经》：经渠，治足心痛。

按语：经渠穴为手太阴肺经上穴，可祛风散寒、通经活络。

5. 尺泽（合穴）

穴名释义　尺，指长度。泽，沼泽，又宫名。言其居于尺部形如沼泽之处也。前臂其长约尺，故在《内经》中常称为"尺"，是相对于"寸"而言的。腕关节处称为"寸"或"寸口"，而肘关节处即称为"尺"。泽为水之所聚。《周礼·地宫》曰："泽，水之锺也。"泽宫，是古代习射之处。《礼记·射义》曰："必先习射于泽。"尺泽者，言穴居尺部低洼之处，犹如水之有宫城也。

定位　在肘区，肘横纹上，肱二头肌肌腱桡侧凹陷中。

取法　微屈肘，在肘横纹上，肱二头肌肌腱的桡侧缘。

局部解剖　在肱二头肌肌腱的桡侧，肱桡肌起始部；有头静脉，桡返动、静脉分支；布有前臂外侧皮神经，桡神经本干。

针刺层次　皮肤→皮下组织→肱桡肌→桡神经→肱肌。

主治　咳嗽，气喘，咯血，潮热，咽喉肿痛，舌干，胸部胀满，吐泻，小儿惊风，肘臂挛痛，乳痈。

刺灸法　直刺 0.8～1.2 寸；或点刺出血；可灸。

古文摘录

《千金方》：尺泽、少泽，主短气，胸胁心烦；尺泽、关冲、外关、窍阴，主臂不及头。

《针灸大成》：挫闪腰胁痛，尺泽、委中、人中……复刺后穴，昆仑、束骨、支沟、阳陵泉；惊痫，尺泽（一壮）、少冲、前顶、束骨；肘挛，尺泽、肩髃、小海、间使、大陵、后溪、鱼际；口干，尺泽、曲泽、大陵、二间、少商、商阳。

《勉学堂针灸集成》：心痛，面苍黑欲死：尺泽，针，支沟，泻，足三里，留针，合谷，二七壮，大陵，三壮，太冲；干呕：尺泽、章门、间使、关冲、中渚、隐白、乳下一寸，三壮。

热病极热头痛引饮三日，以柔索缠肩下臂上左右尺泽穴，上下青络血贯刺多出血弃如粪汁。

《天元太乙歌》：五般肘疼刺尺泽，冷渊一刺有神功。

《针灸资生经》：尺泽，主呕泻上下出，胁下痛。

《肘后歌》：鹤膝肿劳难移步，尺泽能舒筋骨疼。

《玉龙歌》：筋急不开手难伸，尺泽从来要认真。

《灵光赋》：吐血定喘补尺泽。

按语：尺泽穴为肺经之合穴，《灵枢·本输》曰："入于尺泽，尺泽，肘中之动脉也，为合。手太阴肺经也。"它是脏腑经络气血循环留聚之处，其经气可在尺泽穴时陡然深入，直入肺脏，治疗与肺相关的病证。功可清宣肺气，泻火降逆。

（二）手阳明大肠经

1. 商阳（井穴）

穴名释义　商，古代五音之一，属金。阳，指阳金。意为此乃阳金脉气所生之处。

定位　在手指，食指末节桡侧，指甲根角侧上方 0.1 寸。

取法　在食指桡侧，去指甲角 0.1 寸许取穴。

局部解剖　有食指固有伸肌腱；指及掌背动脉及静脉网；布有正中神经、指掌侧固有神经、桡神经、指背侧神经。

针刺层次　皮肤→皮下组织→指甲根。

主治　咽喉肿痛，颐颔肿，下齿痛，耳聋，耳鸣，青盲，热病汗不出，昏厥，中风昏迷，喘咳，肩痛引缺盆。

刺灸法　浅刺 0.1～0.2 寸；可灸。

古文摘录

《素问·缪刺论》：邪客于手阳明之络，令人气满胸中，喘息而支胠，胸中热，刺手大指次指爪甲上，去端如韭叶，各一痏，左取右，右取左，如食顷已……邪客于手阳明之络，令人耳聋，时不闻音。刺手大指次指爪甲上，去端如韭叶，各一痏，立闻……左刺右，右刺左。

《医宗金鉴》：商阳主治初中风跌倒，卒暴昏沉，痰盛不省人事，牙关紧闭，汤水不下。

《备急千金要方》：商阳、巨髎、上关、承光、瞳子髎、络却，主青盲无所见。

《针灸大成》：热病汗不出，商阳、合谷、阳谷、侠溪、厉兑、劳宫、腕骨。

《百症赋》：寒疟兮，商阳、太溪验。

《杂病穴法歌》：两井两商二三间，手上诸风得其所。

按语：浅刺出血可泻热。

2. 二间（荥穴）

穴名释义　二，为指骨之第二节。间，间隙，孔窍。即次指第2指骨后方之间隙，或本经之第二穴。

定位　在手指，第2掌指关节桡侧远端赤白肉际处。

取法　微握拳，在第2掌指关节前缘桡侧，当赤白肉际处取穴。

局部解剖　有指屈深、浅肌腱；指背及掌侧动、静脉；布有指掌侧固有神经（正中神经）、指背侧神经（桡神经）。

针刺层次　皮肤→皮下组织→第1蚓状肌腱→食指近节指骨基底部。

主治　喉痹，颔肿，鼽衄，目痛，目黄，大便脓血，齿痛口干，口眼㖞斜，身热，嗜睡，肩背痛振寒。

刺灸法　直刺0.2～0.3寸；可灸。

古文摘录

《针灸大成》：肩背相引，二间、商阳、委中、昆仑。

《勉学堂针灸集成》：二间三间，疗多卧喜睡。

《百症赋》：寒栗恶寒，二间疏通阴郄暗。

《席弘赋》：牙疼腰痛并喉痹，二间阳溪疾怎逃。

《长桑君天星秘诀歌》（简称《天星秘诀》）：牙痛，头痛兼喉痹，先刺二间后三里。

《天元太乙歌》：牙风头痛孰能调，二间妙穴莫能逃，更有三间神妙穴，若治肩背感风劳。

3. 三间（输穴）

穴名释义　三，为指骨之第三节。间，间隙，孔窍。即次指第3指骨后方之间隙，或本经之第三穴。

定位　在手背，第2掌指关节桡侧近端凹陷中。

取法　微握拳，在食指桡侧，第2掌指关节后，第2掌骨小头上方取穴。

局部解剖　有第1骨间背侧肌，深层为拇内收肌横头；有手背静脉网（头静脉起始部），指掌侧固有动脉；布有桡神经浅支。

针刺层次　皮肤→皮下组织→第1骨间背侧肌→第1蚓状肌与第2掌骨之间→食指的指浅、深屈肌腱与第1骨间掌侧肌之间。

主治　目痛，齿痛，咽喉肿痛，手指及手背肿痛，鼽衄，唇焦口干，嗜眠，腹满，肠鸣洞泄。

刺灸法　直刺0.5～0.8寸；可灸。

古文摘录

《备急千金要方》：三间、阳溪，主喉痹咽如哽；三间、前谷，主目急痛。

《千金翼》：三间、合谷，主喜惊。

《针灸资生经》：三间、大迎、正营，治齿龋痛；三间、肺俞、不容、章门、商阳、窍阴、兑端，治口干。

《针灸大成》：唇干饮不下，三间、少商。

《席弘赋》：更有三间肾俞妙，善治肩背浮风劳。

4. 合谷（原穴）

穴名释义　合，开合、结合与合拢之意。谷，山洼无水之地，又肌肉之结合处，即古之所谓“肉之大会”，亦称为谷。合谷，山名。穴在太阴与阳明结合处。开则如谷，合则如山也。

定位　在手背，第 1、2 掌骨间，第 2 掌骨桡侧的中点处。

取法　在第 1、2 掌骨之间，约当第 2 掌骨桡侧之中点取穴。

局部解剖　在第 1 骨间背侧肌中，深层为拇内收肌横头；有手背静脉网，近侧正当桡动脉穿向手掌处；布有桡神经浅支的掌背侧神经，深部为正中神经的指掌侧固有神经。

针刺层次　皮肤→皮下组织→第 1 骨间背侧肌→拇收肌。

主治　头痛，眩晕，目赤肿痛，鼻衄，鼻渊，齿痛，耳聋，面肿，疔疮，咽喉肿痛，失暗，牙关紧闭，口眼㖞斜，痄腮，指挛，臂痛，半身不遂，发热恶寒，无汗，多汗，咳嗽，经闭，滞产，胃痛，腹痛，便秘，痢疾，小儿惊风，瘾疹，疥疮，疟疾。

刺灸法　直刺 0.5～1 寸；可灸。孕妇不宜针。

古文摘录

《千金翼》：合谷在虎口后纵纹头。

《千金翼》：产后脉绝不还，针合谷入三分，急补之。

《针灸大成》：疔疮生面上与口角，灸合谷；小儿疳眼，灸合谷（二穴），各一壮。

《马丹阳天星十二穴歌诀》：合谷在虎口，两指歧骨间。头疼并面肿，疟病热还寒，齿龋鼻衄血，口禁不开言。针入五分深，令人即便安（灸三壮）。

《铜人》：妇人妊娠刺之，损胎气。

《针灸大成》：合谷，妇人妊娠可泻不可补，补即堕胎。

《勉学堂针灸集成》：齿龈腐，合谷、中脘、下三里并针，承浆，七壮，劳宫，一壮；口眼㖞斜，合谷、地仓、承浆、大迎、下三里、间使，灸三七壮；月经不通，合谷、阴交、血海、气冲；子上逼心闷乱，补合谷，泻三阴交，巨阙针，留七呼，灸七壮至七七壮；儿生一七日内多啼，客风中于脐至心脾，合谷、太冲、神门、列缺、七壮，承浆，七壮。

《席弘赋》：手连肩脊痛难忍，合谷针时要太冲；睛明治眼未效时，合谷光明安可缺；冷嗽先宜补合谷，却须针泻三阴交。

《拦江赋》：无汗更将合谷补，复溜穴泻好施针，倘若汗多流不绝，合谷收补效如神。

《杂病穴法歌》：汗吐下法非有他，合谷内关阴交杵；鼻塞鼻痔及鼻渊，合谷太冲随手取；痢疾合谷三里宜，甚者必须加中膂。

《备急千金要方》：合谷、五处，主风头热；合谷、水沟，主唇吻不收，瘖不能言，口禁不开。

《针灸资生经》：合谷、偏历、三阳络、耳门，治齿龋；合谷、曲池，疗大小人遍身风疹。

《针灸大成》：头风眩晕，合谷、丰隆、解溪、风池；伤寒头痛，合谷、攒竹、太阳（眉后紫脉上）；六脉俱无，合谷、复溜、中极（阴证多有此）；重舌，腰痛，合谷、承浆、金津、玉液、海泉、人中；目翳膜，合谷、临泣、角孙、液门、后溪、中渚、睛明；少汗，先补合谷，次泻复溜；多汗，先泻合谷，次补复溜；咽喉肿痛，闭塞，水粒不下，合谷、少商；难产，合谷（补）、三阴交（泻）、太冲；牙疼，针合谷、内庭、浮白、阳白、三间；疟，针合谷、曲池、公孙，先针，后灸大椎第一节三七壮；阳证，中风不语，手足瘫痪者，合谷、肩髃、手三里、百会、肩井、风市、环跳、足三里、委中、阳陵泉（先针无病手足，后针有病手足）；阴证，中风半身不遂，拘急，手足拘挛，此是阴证也，亦依治之，但先补后泻；眼赤暴痛，合谷、三里、太阳、睛明……复刺后穴……太阳、攒竹、丝竹空；鼻衄不止，合谷、上星、百劳、风府……复刺后穴，迎香、人中、印堂、京骨；两颊红肿生疮，合谷、列缺、地仓、颊车……复刺后穴，承浆、三里、金津、玉液；心烦热、头目昏沉，合谷、百劳、中泉、心俞、劳宫、涌泉……复刺后穴，少商、曲池、肩井、心俞。十二经治症主客原络：大肠主肺之客，阳明大肠侠鼻孔，面痛齿疼腮颊肿，生疾目黄口亦干，鼻流清涕及血涌，喉痹肩前痛莫当，大指次指为一统，合谷列缺取为奇，二穴针之居病总。

按语：四总穴歌有“面口合谷收”一说，可知该穴对头面部诸疾均有疗效，临床常用于治疗面瘫、头痛、牙痛等；该穴调气作用明显，外可疏风解表，卫外祛邪，治疗外感；内可行气活血，通经止痛，治疗难产、痛经等；此外，还有镇痛作用，近现代的“针麻”研究以此穴为主穴。取之与太冲相配，即四关穴，开四关常用于调理气血；取之与复溜相配，可调节汗液的出、止。

5. 阳溪（经穴）

穴名释义　阳，指阳经与手背部。溪，是山洼流水之沟，又筋膜之连接处，即古之所谓“肉之小会”。泛指为阳经阳部之凹陷处也。

定位　在腕区，腕背侧远端横纹桡侧，桡骨茎突远端，手拇指向上跷起时，当拇短伸肌腱与拇长伸肌腱之间的凹陷中。

取法　在腕背桡侧，拇指跷起时，当拇短伸肌腱与拇长伸肌腱之间的凹陷中取穴。

局部解剖　在拇短伸肌腱与拇长伸肌腱之间；有头静脉、桡动脉本干及其腕背支；布有桡神经浅支、前臂外侧皮神经。

针刺层次　皮肤→皮下组织→伸肌支持带（拇长、短伸肌腱之间）。

主治　头痛，耳聋，耳鸣，咽喉肿痛，龋齿痛，目赤，目翳，热病心烦，臂腕痛，癫、狂、痫证。

刺灸法　直刺 0.5～0.8 寸；可灸。

古文摘录

《针灸甲乙经》：痂疥，阳溪主之。

《备急千金要方》：阳溪主疟。

《针灸资生经》：阳溪，主惊瘈。

《备急千金要方》：阳溪、阳谷，主目赤痛。

《针灸资生经》：阳溪、仆参、温溜，治狂言见鬼；阳溪、神封，治胸满不得息，咳逆。

《百症赋》：惊悸怔忡，取阳溪、解溪勿误。

6. 曲池（合穴）

穴名释义　曲，弯曲。池，水之停聚处。曲池，地名。穴在肘臂屈曲时肘横纹端凹陷如池之处也。

定位　在肘区，曲肘成直角，在肘横纹外侧端与肱骨外上髁连线中点处。

取法　侧腕屈肘，在阳溪与曲池的连线上，阳溪上 3 寸取穴。

局部解剖　桡侧腕伸肌与拇长展肌之间；有头静脉；布有桡神经浅支、前臂外侧皮神经。

针刺层次　皮肤→皮下组织→桡侧腕长伸肌和短伸肌→肱桡肌。

主治　鼻衄，目赤，耳聋，耳鸣，口眼㖞斜，喉痛，癫疾，水肿，肩膊肘腕酸痛。

刺灸法　直刺 1～1.5 寸；可灸。

古文摘录

《灵枢·经脉》：实则龋聋，虚则齿寒痹膈，取之所别也。

《针灸甲乙经》：风疟汗不出，偏历主之。

《标幽赋》：刺偏历利小便，医大人水蛊。

按语：本穴为大肠经的合穴，而阳明经多气多血，且与肺经相表里，其合穴更是调节气血的关键所在，可振奋身体正气，疏风解表，对外感尤效。对皮肤病亦有良效，用泻法或刺络放血，可凉血解毒散风。

（三）足阳明胃经

1. 厉兑（井穴）

穴名释义　厉，疾速状；古称衣带之下垂者亦名厉，又风名，又为安息之意。兑，即孔穴。指穴当奔走跳跃不可缺少之处，且与衣带垂着处相当，有治风及安神之功。

定位　在足趾，第2趾末节外侧，趾甲根角侧后方0.1寸。

取法　在第2趾外侧，距爪甲角0.1寸许取穴。

局部解剖　有趾背动脉形成的动脉网及腓浅神经的趾背神经。

针刺层次　皮肤→皮下组织→甲根。

主治　面肿，口㖞，齿痛，鼻衄，鼻流黄涕，胸腹胀满，足胫寒冷，热病，梦魇，癫狂。

刺灸法　浅刺0.1～0.2寸；可灸。

古文摘录

《针灸资生经》：儿睡中惊掣，灸足大指次指端，去爪甲如韭叶，各一壮。

《针灸大成》：尸厥如死及不知人，灸厉兑三壮。

《备急千金要方》：厉兑、条口、三阴交，主胫寒不得卧。

《针灸资生经》：厉兑、大敦，治喜寐。

《针灸大成》：疮疡从髭出者，厉兑、内庭、陷谷、冲阳、解溪。

《百症赋》：梦魔不宁，厉兑相谐于隐白。

2. 内庭（荥穴）

穴名释义　内，内里，内方；又同“枘”，同“纳”。庭，庭堂，亦处所之意。指穴在跖趾关节形如凿枘之隐蔽处。

定位　在足背，第2、3趾间，趾蹼缘后方赤白肉际处。

取法　在第2跖趾关节前方，2、3趾缝间的纹头处取穴。

局部解剖　有足背静脉网；在足背内侧皮神经第二支分出的趾背神经分歧处。

针刺层次　皮肤→皮下组织→第2、3趾长伸肌腱与短伸肌腱间→第2、3趾骨头之间。

主治　齿痛，口㖞，喉痹，鼻衄，腹痛，腹胀，泄泻，痢疾，足背肿痛，热病。

刺灸法　直刺或斜刺0.5～0.8寸；可灸。

古文摘录

《马丹阳天星十二穴歌诀》：内庭次指外，本属足阳明。能治四肢厥，喜静恶闻声，瘾疹咽喉痛，数欠及牙疼，疟疾不能食，针着便惺惺（针三分，灸三壮）。

《通玄指要赋》：腹膨而胀，夺内庭兮休迟。

《玉龙歌》：小腹胀满气攻心，内庭二穴要先针。

《备急千金要方》：内庭、环跳，主胫痛不可屈伸。

《针灸大成》：赤白痢疾，如赤，内庭、天枢、隐白、气海、照海、内关；如白，里急后重，大痛者，外关、中脘、隐白、天枢、申脉。

按语： 本穴为胃经之荥穴，可清泻胃火，治疗牙痛、口疮、食欲亢进、鼻衄等皆有疗效。

3. 陷谷（输穴）

穴名释义　陷，陷阱，自高而下亦谓之陷。谷，山洼无水之地，又肌肉之结合处，即古之所谓“肉之大会”，亦称为谷。指经气自高而下如入于谷，及能治水病也。

定位　在足背，第 2、3 趾骨间，第 2 跖趾关节近端凹陷中。

取法　在第 2、3 跖趾关节后方，2、3 跖骨结合部之前的凹陷中取穴。

局部解剖　有第 2 趾骨间肌；有足背静脉网；布有足背内侧皮神经。

针刺层次　皮肤→皮下组织→趾长伸肌腱→趾短伸肌腱内侧→第 2 骨间背侧肌→踇收肌斜头。

主治　面目浮肿，水肿，肠鸣腹痛，足背肿痛。

刺灸法　直刺或斜刺 0.3～0.5 寸；可灸。

古文摘录

《针灸甲乙经》：胸胁支满，刺陷谷出血立已。

《针灸资生经》：陷谷，主腹大满，喜噫。

4. 冲阳（原穴）

穴名释义　冲，冲要，冲动。阳，指足背，在上。穴当足背最高处，且位于太冲之上方，故名。

定位　在足背，第 2 跖骨基底部与中间楔状骨关节处，可触及足背动脉。

取法　在足背部，距陷谷穴 3 寸，当足背动脉搏动处取穴。

局部解剖　在趾长伸肌腱外侧；有足背动、静脉及足背静脉网；布有来自腓浅神经的足背内侧皮神经，深层为腓深神经。

针刺层次　皮肤→皮下组织→踇长伸肌腱和趾长伸肌腱→踇短伸肌→中间楔骨。

主治　胃痛腹胀，不嗜食，口眼㖞斜，面肿齿痛，足痿无力，脚背红肿，善惊狂疾。

刺灸法　直刺 0.5～0.8 寸；可灸。

古文摘录

《素问·刺禁论》：刺跗上中大脉，血出不止死。

《备急千金要方》：冲阳、三里、仆参、飞扬、复溜、完骨，主足痿履不收；冲阳、丰隆，主狂妄行，登高而歌，弃衣而走。

《针灸资生经》：冲阳、地仓，治偏风口㖞。

《针灸大成·十二经治症主客原络》：胃主脾客：腹膜心闷意凄怆，恶人恶火恶灯光，耳闻响动心中惕，鼻衄唇㖞疟又伤，弃衣骤步身中热，痰多足痛与疮疡，气蛊胸腿疼难止，冲阳公孙一刺康。

5. 解溪（经穴）

穴名释义　解，指分解，缓解。溪，是山洼流水之沟，又筋膜之连接处，即古之所谓“肉之小会”。穴在骨解之中，能治足踝骨节缓解诸病。

定位　在踝区，踝关节前面中央凹陷中，踇长伸肌腱和趾长伸肌腱之间。

取法　平齐外踝高点，在足背与小腿交界处的横纹中，踇长伸肌腱与趾长伸肌腱之间取穴。

局部解剖　在踇长伸肌腱与趾长伸肌腱之间；有胫前动、静脉；浅部为腓浅神经，深部为腓深神经。

针刺层次　皮肤→皮下组织→踇长伸肌腱和趾长伸肌腱→距骨。

主治　头面浮肿，面赤，目赤，头痛，眩晕，腹胀，便秘，下肢痿痹，癫疾，胃热谵语，眉棱骨痛。

刺灸法　直刺 0.5～1 寸；可灸。

古文摘录

《备急千金要方》：白幕复珠子，无所见。

《针灸大成》：头风，面赤，目赤，眉钻痛不可忍。

《备急千金要方》：解溪、条口、丘墟、太白，主膝股肿，胻酸转筋；解溪、阳跷，主癫疾。

《针灸资生经》：解溪、阴陵泉，治霍乱；解溪、承光，治眩头痛，呕吐心烦；解溪、血海、商丘，治腹胀。

6. 足三里（合穴、胃之下合穴）

穴名释义　足，指下肢。相对于手而言。三里，指长度及人身上、中、下三部之里。以其与外膝眼的距离长度及通乎三焦之里而言。

定位　在小腿外侧，犊鼻下 3 寸，胫骨前嵴外一横指处，犊鼻与解溪连线上。

取法　在犊鼻下 3 寸，距胫骨前嵴外侧一横指，当胫骨前肌上，屈膝或平卧取穴。

局部解剖　有胫骨前肌，外侧为趾长伸肌；有胫前动、静脉；布有腓肠外侧皮神经及隐神经的皮支，深层为腓深神经。

针刺层次　皮肤→皮下组织→胫骨前肌→趾长伸肌→小腿骨间膜→胫骨后肌。

主治　胃痛，呕吐，腹胀，肠鸣，消化不良，泄泻，便秘，痢疾，疳疾；喘咳痰多；乳痈；头晕，耳鸣，心悸，气短；癫狂，妄笑，中风；脚气，水肿，膝胫酸痛，鼻疾，产妇血晕。

刺灸法　直刺 1～2 寸；可灸。

古文摘录

《灵枢·五邪》：邪在脾胃，则病肌肉痛，阳气有余，阴气不足，则热中善饥；阳气不足，阴气有余，则寒中肠鸣腹痛；阴阳俱有余，若俱不足，则有寒有热，皆调于三里。

《灵枢·邪气脏腑病形》：胃病者，腹䐜胀，胃脘当心而痛，上支两胁，膈咽不通，食欲不下，取之三里也。

《灵枢·四时气》：着痹不去，久寒不已，卒取其三里，骨为干，肠中不便，取三里，盛泻之，虚补之；善呕，呕有苦，长太息，心中憺憺，恐人将捕之，邪在胆，逆在胃，胆液泄则口苦，胃气逆则呕苦，故曰呕胆，取三里以下胃气逆。

《针灸甲乙经》：痓身反折，口禁，喉痹不能言，三里主之；五脏六腑之胀皆取三里；水肿胀，皮肿，三里主之。

《铜人腧穴针灸图经》：秦承祖云：诸病皆治。

《针灸资生经》：华佗云，疗五劳羸瘦，七伤虚乏，胸中瘀血，乳痈。

《玉龙赋》：心悸虚烦刺三里。

《马丹阳天星十二穴歌诀》：三里膝眼下，三寸两筋间，能通心腹胀，善治胃中寒，肠鸣并泄泻，腿肿膝胻酸，伤寒羸瘦损，气蛊及诸般。年过三旬后，针灸眼便宽，取穴当审的，八分三壮安。

《类经图翼》：一云小儿忌灸三里，三十外方可灸，不尔反生疾；外台明堂云，人年三十以外，若不灸三里，令气上冲目，使眼无光，盖以三里能下气也，

《针灸甲乙经》：热病先头重额痛，烦闷，热争则腰痛不可俯仰，腹胀食不化，饥不欲食，

先取三里，后取太白、章门主之。

《针灸资生经》：三里、冲阳、仆参、飞扬、复溜、完骨，主足痿失履不收；三里、条口、承山、承筋，主足下热，不能久立。

《针灸大成》：不省人事，三里、大敦；腹坚大，三里、阴陵、丘墟、解溪、冲阳、期门、水分、神阙、膀胱俞；胸满血膨有积块，霍乱肠鸣善噫，三里、期门；未中风时，一两月前或三四个月前，不时足胫上发酸重麻，良久方解，此将中风之候也，便宜急灸三里、绝骨，四处各三壮；中风，三里、阳溪、合谷、中渚、阳辅、昆仑、行间……不效……复刺后穴，先针无病手足，后针有病手足，风市、丘墟、阳陵泉。

《针灸集成》：催孕，下三里、至阴、合谷、三阴交、曲骨，七壮至七七壮，即有子。

《天星秘诀》：若是胃中停宿食，后寻三里起璇玑。

《玉龙歌》：寒湿脚气不可熬，先针三里及阴交。

《杂病穴法歌》：泄泻肚腹诸般疾，三里、内庭功无比；三里、至阴催孕妊。

《席弘赋》：手足上下针三里，食癖气块凭此取；耳内蝉鸣腰欲折，膝下明存三里穴，若能补泻五会间，且莫向人容易说；脚痛膝肿针三里，悬钟、二陵、三阴交，更向太冲须引气，指头麻木自轻飘。

《天元太乙歌》：腰腹胀满治何难，三里腨肠针承山。

按语：本穴属胃经的合穴，亦是胃腑的下合穴，所谓“合治内腑”，本穴对胃病有桴鼓之效，为大穴、要穴，“肚腹三里留”便是对其功效最好的总结。又“治痿独取阳明”，可知本穴可充分调动阳明经这一多气多血之经的气血，使宗筋得以濡润。脾胃为后天之本，本穴更是“土中之土”，可扶助中土，是日常保健的大穴，若配合灸法，效果更明显。

（四）足太阴脾经

1. 隐白（井穴）

穴名释义 隐，指隐藏与微小。白，指金气的颜色。为土能生金，金气隐伏之意。隐，藏也。《国语·齐语》曰：“隐五刃。”又《尔雅·释估》曰：“隐，微也。”白为金色，为土所生。此为足太阴脾土之井穴，言土气在此发生，而金气亦开始隐伏。与太白、商丘、地机等穴可以参照联系。

定位 在足趾，大趾末节内侧，趾甲根角侧后方 0.1 寸。

取法 在蹲趾内侧，去指甲角 0.1 寸许取穴。

局部解剖 有趾背动脉；布有腓浅神经的趾背神经，深层为胫神经的足底内侧神经。

针刺层次 皮肤→皮下组织→趾甲根。

主治 腹胀，暴泄，善呕，烦心善悲，梦魇，胸痛，心痛，胸满，咳吐，喘息，慢惊风，昏厥，月经过时不止，崩漏，吐血，衄血，便血，癫狂，多梦，尸厥。

刺灸法 浅刺 0.1 寸；或点刺出血。可灸。

古文摘录

《针灸甲乙经》：尸厥，死不知人，脉动如故，隐白及大敦主之。

《针灸资生经》：隐白、委中，治衄血剧不止。

《针灸大成》：下血，针隐白，灸三里；吐、衄血，针隐白、脾俞、肝俞、上脘。

《医宗金鉴》：隐白主治心脾疼痛。

按语：通元疗法中，本穴补脾气以统血，治崩漏属脾虚证者。

2. 大都（荥穴）

穴名释义　大，盛大，丰富。都，都会，储积，又是池的意思。指穴为土气丰富与储积之处，如水之于池也。《广雅·释地》曰："都，池也。"《广韵》曰："停水曰池。"故大都亦为大池之意，谓经气在此停聚也。

定位　在足趾，第1跖趾关节远端赤白肉际凹陷中。

取法　于蹲趾内侧，第1跖趾关节前下方，赤白肉际处取穴。

局部解剖　在蹲展肌止点；有足底内侧动、静脉的分支；布有足底内侧神经的趾底固有神经。

针刺层次　皮肤→皮下组织→第1跖骨基底部。

主治　腹胀，胃疼，食不化，呕逆，泄泻，便秘；热病无汗；体重肢肿，厥心痛，不得卧，心烦。

刺灸法　直刺0.3～0.5寸；可灸。

古文摘录

《针灸甲乙经》：热病汗不出，且厥，手足清，暴泄，心痛，腹胀，心尤痛甚，此胃心痛也，大都主之，并取隐白。四肢肿，大都主之。

《百症赋》：热病汗不出。大都更接于经渠。

《千金翼方》：霍乱下若不止，灸大都七壮。

《针灸大成》：腰痛不可以俯仰，绕踝风，小儿客忤，大都主之。

《医宗金鉴》：大都治大便难。

《类经图翼》：凡妇人孕，不论月数及生产后未满百日，俱不宜灸。

3. 太白（输穴、原穴）

穴名释义　太，同大，广大、高大之意。白，指金气的颜色。太白，为天象及地理名。指土能生金，金气至此已经明显及穴位之形象而言。

定位　在跖区，第1跖趾关节近端赤白肉际凹陷中。

取法　于第1跖趾关节后缘，赤白肉际处取穴。

局部解剖　在蹲展肌中；有足背静脉网、足底内侧动脉及跗内侧动脉分支；布有隐神经及腓浅神经的吻合支。

针刺层次　皮肤→皮下组织→蹲展肌→蹲短屈肌。

主治　胃痛，腹胀，腹痛，肠鸣，呕吐，泄泻，痢疾，便秘，脚气，饥不欲食，善噫，食不化，心痛脉缓，胸胁胀满，体重节痛，痿证。

刺灸法　直刺0.5～0.8寸；可灸。

古文摘录

《备急千金要方》：太白、公孙，主腹胀，食不化；肠痈痛：太白、陷谷、大肠俞。

太白主腹胀食不化，喜呕，泻有脓血；热病先头重，眼痛，心热，身烦闷，热蒸则腰痛，不可以俯仰，热病烦闷不得卧；霍乱。

《针灸大成·十二经治症主客原络》：脾主胃客。脾经为病舌本强，呕吐胃翻疼腹胀，阴气上冲噫难瘳，体重脾摇心事妄，疟生振栗兼体羸，秘结疸黄手执杖，股膝内肿厥而疼，太白丰隆取为尚。

《医宗金鉴》：太白、丰隆二穴应刺之症，即身重，倦怠，面黄，舌强而疼，腹满时时作痛，或呕或泄，善饥而不欲食，皆脾胃病也。

《针灸大成》：太白主膝、股、胫酸转筋，心痛脉缓。

4. 商丘（经穴）

穴名释义　商，古代五音之一，属金，属肺。丘，丘陵。商丘，地名，又为复姓。为土能生金、金气已聚之意。商于五行属金。商丘的五输属性亦属金。言经气至此已积聚如丘陵。可与隐白、太白等穴互参。

定位　在踝区，足内踝前下方，舟骨粗隆与内踝尖连线中点的凹陷中。

取法　于内踝前下方凹陷中，当舟骨结节与内踝高点连线之中点取穴。

局部解剖　有跗内侧动脉、大隐静脉；布有隐神经及腓浅神经分支。

针刺层次　皮肤→皮下组织→三角韧带→内踝。

主治　腹胀，肠鸣，泄泻，便秘，食不化，舌本强痛，黄疸，怠惰嗜卧，癫狂，善笑，梦魇，不乐好太息，咳嗽，小儿痫瘛，痔疾，足踝痛。

刺灸法　直刺0.3～0.5寸；可灸。

古文摘录

《备急千金要方》：商丘、幽门、通谷，主喜呕；商丘、复溜，主痔血泻后重。

《针灸大成》：绝子，商丘、中极。

《针灸甲乙经》：商丘主寒热善呕；心下寒痛；阴股内痛少腹痛不可俯仰；小儿癫瘈，不欲食，手足扰，目昏，口噤，溺黄。

《千金翼方》：商丘主偏风痹，脚不能履地，半身不遂。

《外台秘要》：商丘主喉痹。

《胜玉歌》：脚背疼时商丘刺。

5. 阴陵泉（合穴）

穴名释义　阴陵，指人体内侧高起之处。泉，水从窟穴而出。穴在膝部内侧高大隆起处之下方，经气如泉水之外流。与阳陵泉互相对待。

定位　在小腿内侧，胫骨内侧髁下缘与胫骨内侧缘之间的凹陷中。

取法　在胫骨内侧髁下缘凹陷中取穴。

局部解剖　在胫骨后缘和腓肠肌之间，比目鱼肌起点上方，前方有大隐静脉，膝最上动脉，最深层有胫后动、静脉；布有小腿内侧皮神经本干，深层有胫神经。

针刺层次　皮肤→皮下组织→半腱肌腱→腓肠肌内侧头。

主治　腹胀，喘逆，水肿，黄疸，暴泄，小便不利或失禁，阴茎痛，妇人阴痛，遗精，膝痛。

刺灸法　直刺1～2寸；可灸。

古文摘录

《备急千金要方》：阴陵泉、关元，主寒热不节，肾病不可以俯仰，气癃尿黄；阴陵泉、阳陵泉，主失禁遗尿不自知；阴陵泉、隐白，主胸中热，暴泄。

《针灸大成》：小便不通，阴陵泉、气海、三阴交……复针后穴，阴谷、大陵；疝瘕：阴陵泉、太溪、丘墟、照海；霍乱：阴陵泉、承山、解溪、太白。

《百症赋》：阴陵、水分，去水肿之脐盈。

《天星秘诀》：如是小肠连脐痛，先刺阴陵后涌泉。

《针灸甲乙经》：阴陵泉主妇人阴中痛，少腹坚急痛。

《千金翼方》：水肿不得卧，灸阴陵泉百壮。

《外台秘要》：阴陵泉主女子疝瘕。

《杂病穴法歌》：心胸痞满阴陵泉；小便不通阴陵泉。

按语：阴陵泉属足太阴脾经，通利水道，可治疗小便不利等脾虚不运水湿之证。阴陵泉属足太阴脾经之合穴，五行属水，与肾和膀胱关系密切，有宣泄水液、通利小便之功效，善治多种水湿之证。

（五）手少阴心经

1. 少冲（井穴）

穴名释义　少，既指手少阴心经，又指经气幼小及小指而言。冲，要冲。为少阴经经气初出之井穴，又居小指末节之冲要处也。少，小也，幼也。冲，通达也。《汉书·郦食其传》曰：“今夫陈留天下之冲，四通五达之郊也。”穴居小指尖端冲要之地，又为少阴之经初生而未盛之处，少冲之名义可知矣。

定位　在手小指的末节桡侧，指甲跟角侧上方 0.1 寸。

取法　在小指桡侧，去指甲角 0.1 寸许取穴。

局部解剖　布有指掌侧固有动、静脉所形成的动、静脉网及指掌侧固有神经（尺神经分支）。

针刺层次　皮肤→皮下组织→指甲根。

主治　心悸，心痛，胸胁痛，癫狂，热病，中风昏迷，大便脓血，吐血，臑臂内后廉痛。

刺灸法　浅刺 0.1～0.2 寸；或点刺出血；可灸。

古文摘录

《百症赋》：发热仗少冲、曲池之津。

《千金翼方》：少冲主咽酸；太息烦满，少气悲凉；胸痛口热；心痛而寒。

《针灸大成》：少冲主热病烦满，上气，嗌干渴，目黄。

《类经图翼》：少冲主心火上炎，眼赤。

《玉龙赋》：心虚热壅，少冲明于济夺。

按语：通元疗法中，本穴通督，治中风昏迷，泻心热。

2. 少府（荥穴）

穴名释义　少，指手少阴心经。府，指府库。少府，古代主收藏的官职名。言穴用可以收摄心神也。少府，官名，是秦汉的九卿之一，掌管宫廷收藏总务。又《淮南·汜论》曰：“输于少府。”注：“少府，官名，如今司农。”既为心神藏聚之处，则用以收摄心神自可知矣。

定位　在手掌，横平第 5 掌指关节近端，第 4、5 掌骨之间。

取法　在 4、5 掌骨间，仰掌屈指，当小指端定穴。

局部解剖　在 4、5 掌骨间，有第 4 蚓状肌，指浅、深屈肌腱，深部为骨间肌；有指掌侧总动、静脉，在第 4 指掌侧总神经（尺神经分支）分布处。

针刺层次　皮肤→皮下组织→掌腱膜→环指的浅、深屈肌腱与小指的浅、深屈肌腱之间→第 4 蚓状肌→第 4 骨间背侧肌。

主治　心悸，胸痛，痈疡，阴痒，阴挺，阴痛，小便不利，遗尿，手小指拘挛，掌中热，善笑，悲恐善惊。

刺灸法　直刺 0.3～0.5 寸；可灸。

古文摘录

《外台秘要》：少府、蠡沟，主嗌干有气如息肉状。

《备急千金要方》：少府、三里，主小便不利，癃。

《针灸大成》：少府主痎疟久不愈，偏坠。

《肘后歌》：心胸有病少府泻。

按语：通元疗法中，本穴泻心热。

3. 神门（输穴、原穴）

穴名释义 神，指心神及人身的阳气。门，出入通达之处。道家称目为神门，意为穴乃心神出入通达之处。《史记·太史公自序》曰："凡人之所生者神也，所托者形也……神者生之本也，形者生之具也。"《论衡·论死》曰："阳气导万物而生者也，故谓之神。"心为阳中之太阳，心阳为人生的本原。穴为手少阴心经之输原，自可为心阳出入通达之处。《阴符经》曰："目者神之门，神者心之主，神之出入，莫不游乎目。"《易·系辞》郑注："精气谓之神。"目无精采、心神不足者，取之于此，庶乎有当。

定位 在腕前区，腕掌侧远端横纹尺侧端，尺侧腕屈肌腱的桡侧缘。

取法 仰掌，在尺侧腕屈肌肌腱的桡侧缘，腕横纹上取穴。

局部解剖 在尺侧腕屈肌腱与指浅屈肌之间，深层为指深屈肌；有尺动脉通过；布有前臂内侧皮神经，尺侧为尺神经。

针刺层次 皮肤→皮下组织→尺侧腕屈肌肌腱桡侧缘。

主治 心痛，心烦，恍惚，健忘失眠，惊悸怔忡，痴呆悲哭，癫狂痫证，目黄胁痛，掌中热，呕血，吐血，大便脓血，头痛眩晕，咽干不嗜食，失音，喘逆上气。

刺灸法 避开尺动、静脉，直刺 0.3～0.5 寸；可灸。

古文摘录

《备急千金要方》：神门、阳谷，主笑若狂。

《千金翼方》：神门、合谷，主喉痹心烦。

《针灸大成》：遗溺，神门、鱼际、太冲、大敦、关元；失志痴呆，神门、鬼眼、百会、鸠尾；噫气，神门、太渊、少商、劳宫、太溪、陷谷、太白、大敦；心痹，神门、大敦、鱼际；喘逆，神门、阴陵泉、昆仑、足临泣；发狂登高而歌，弃衣而走，神门、后溪、冲阳。

《针灸大成·十二经治症主客原络》：真心主小肠客：少阴心痛并干嗌，渴欲饮兮为臂厥，生病目黄口亦干，胁臂疼兮掌发热，若人欲治勿差求，专在医人心审察，惊悸呕血及怔忡，神门支正何堪缺。

按语：神门为心经之原穴，乃"心气出入之门户"，针刺可调节心脏功能，达"调心神"的效果。此外，本穴为治疗神志病的要穴，有安神定志的作用。神门穴为心经之输穴，为心气所注之处，具有养心安神之功，主治心悸、健忘、失眠、多梦等症。

4. 灵道（经穴）

穴名释义 灵，指神灵，心灵，性灵。道，大道，道路，通道。指手少阴之心灵，乃人身阴阳交会之大道。道为万物之所由，灵为一身之主宰，神灵有道，则形有所禀，气有所归矣。

定位 在前臂前区，腕掌侧远端横纹上 1.5 寸，尺侧腕屈肌肌腱桡侧缘。

取法 仰掌，在尺侧腕屈肌肌腱桡侧缘，腕横纹上 1.5 寸处取穴。

局部解剖 在尺侧腕屈肌与指浅屈肌之间，深层为指深屈肌；有尺动脉通过；布有前臂内侧皮神经，尺侧为尺神经。

针刺层次 皮肤→皮下组织→尺侧腕屈肌与指浅屈肌之间→指深屈肌→旋前方肌。

主治 心悸怔忡，心痛，悲恐，善笑，暴喑，舌强不语，腕臂挛急，足跗上痛，头昏目眩。

刺灸法　直刺 0.3～0.5 寸。不宜深刺，以免伤及血管和神经。可灸。

古文摘录

《针灸资生经》：灵道、天突、天窗、治暴喑不能言，口噤。

《类经图翼》：灵道治干呕。

《肘后歌》：骨寒髓冷火来烧，灵道妙穴分明记。

按语：灵道穴为心经之经穴，为心得经气所行的通道，具有疏通经脉的作用，主治心脉闭阻的一系列病证。

5. 少海（合穴）

穴名释义　少，指手少阴心经。海，百川皆归之处。少海，古地名。喻为手少阴心经所入为合之海也。

定位　屈肘成直角，当肘横纹内侧端与肱骨内上髁连线的中点处。

取法　屈肘，在肘横纹尺侧纹头凹陷中取穴。

局部解剖　有旋前圆肌、肱肌；有贵要静脉、尺侧上下副动脉、尺侧返动脉；布有前臂内侧皮神经，外前方有正中神经。

针刺层次　皮肤→皮下组织→旋前圆肌→肱肌。

主治　心痛，臂麻，手颤健忘，暴喑，手挛，腋胁痛，瘰疬，颈痛，癫狂善笑，痫证，头痛，目眩，齿龋痛。

刺灸法　直刺 0.5～1 寸；可灸。

古文摘录

《针灸大成》：瘰疬，少海、天池、章门、支沟、阳辅、丘墟、足临泣、申脉；发狂，少海、间使、神门、合谷、后溪、复溜、丝竹空。

《百症赋》：且如两臂顽麻，少海就傍于三里。

《胜玉歌》：瘰疬少海、天井边。

《针灸甲乙经》：少海主风眩头痛。

《备急千金要方》：少海主疟，背振寒。

《外台秘要》：少海主寒热，齿龋痛，狂。

《席弘赋》：心疼手颤少海间。

按语：通元针法中，本穴通督，治癫痫。

（六）手太阳小肠经

1. 少泽（井穴）

穴名释义　少，指小指及幼小。泽，指光泽，滑润。泽门，古代城门名。少泽，为小指末节经气门户之光泽处。

定位　在手小指末节尺侧，指甲根角侧上方 0.1 寸。

取法　在小指尺侧，去指甲角 0.1 寸许取穴。

局部解剖　有指掌侧固有动、静脉，指背动脉形成的动、静脉网；布有指背神经和指掌侧固有神经（尺神经）。

针刺层次　皮肤→皮下组织→指甲根。

主治　热病，中风昏迷，乳汁少，乳痛，咽喉肿痛，目翳，疟疾，头痛，耳聋，耳鸣，肩臂外后侧疼痛。

刺灸法　浅刺 0.1～0.2 寸；或点刺出血；可灸。

古文摘录

《铜人》：目生肤翳复瞳子，少泽主之。

《医宗金鉴》：少泽主治鼻衄不止。

《玉龙歌》：妇人吹乳痈难消，吐血风痰稠似胶，少泽穴内明补泻，应时神效气能调。

《灵光赋》：少泽应除心下寒。

《备急千金要方》：少泽、前谷、后溪、阳谷、完骨、小海、昆仑、攒竹，主项强急痛不可以顾；少泽、复溜、昆仑主疟。

《针灸大成》：妇人无乳，少泽、合谷、膻中。

《百症赋》：攀睛攻少泽、肝俞之所。

按语：临床多用此穴以通乳。也可用于急救，予点刺放血。

2. 前谷（荥穴）

穴名释义　前与后，是互相对峙之意。谷，山洼无水之地，又肌肉之结合处，即古之所谓“肉之大会”。小指本节前方第二节之后方凹陷处为前谷。

定位　手掌尺侧，微握拳，当小指本节(第 5 指掌关节）前的掌指横纹头赤白肉际。

取法　于第 5 掌指关节前尺侧，握拳时，当掌指关节前之横纹头赤白肉际处取穴。

局部解剖　有指背动、静脉；指背神经，指掌侧固有神经（尺神经）。

针刺层次　皮肤→皮下组织→小指展肌→小指短屈肌。

主治　热病汗不出，疟疾，癫狂痫证，耳鸣，目痛，目翳，头项急痛，颊肿，鼻塞，咽喉肿痛，产后无乳，臂痛，肘挛，手指麻木。

刺灸法　直刺 0.2～0.3 寸；可灸。

古文摘录

《备急千金要方》：前谷、京骨，主目中白翳；前谷、后溪、阳溪，主臂重痛肘挛。

《针灸资生经》：前谷、委中，主尿赤难；前谷、照海、中封，主嗌偏肿不可咽。

《针灸大成》：癫疾：前谷、后溪、水沟、解溪、金门、申脉。

3. 后溪（输穴、八脉交会穴）

穴名释义　前与后，是互相对峙之意。溪，是山洼流水之沟，又筋膜之连接处，即古之所谓“肉之小会”。本节后方第 5 掌骨之前方为后溪。

定位　在手第 5 掌指关节尺侧近端赤白肉际凹陷中。

取法　第 5 掌指关节尺侧后方，第 5 掌骨小头后缘，赤白肉际处取穴；握拳时，穴在掌指关节后的横纹头处。

局部解剖　在小指展肌起点外缘，有指背侧动、静脉，手背静脉网；布有掌背神经（尺神经分支）。

针刺层次　皮肤→皮下组织→小指展肌→小指短屈肌。

主治　头项强痛，耳聋，目赤目翳；肘臂及手指挛急；热病，疟疾，癫、狂，痫证；盗汗，目眩，目眦烂，疥疮。

刺灸法　直刺 0.5～1 寸；可灸。

古文摘录

《千金翼》：后溪主五指尽痛。

《玉龙歌》：时行疟疾最难禁，穴法由来未审明，若把后溪穴寻得，多加艾火即时轻。

《通玄指要赋》：痫发癫狂兮，凭后溪而疗理；头项痛拟后溪以安然。

《拦江赋》：后溪专治督脉病，癫狂此穴治还轻。

《肘后歌》：胁肋腿疼后溪妙。

《百症赋》：后溪环跳，腿疼刺而即轻；治疸消黄，谐后溪劳宫而看。

《胜玉歌》：后溪鸠尾及神门，治疗五痫立便痊。

按语：通于督脉，有镇静的作用，常用于癫痫、躁狂等；对脊柱痛症效果明显，特别是疼痛急性期，常常一针见效。

4. 腕骨（原穴）

穴名释义　腕骨，古解剖名。手外侧腕前起骨名腕骨，骨穴同名。

定位　在腕部，第5掌骨底与钩骨之间的赤白肉际凹陷中。

取法　在腕前方，三角骨的前缘，赤白肉际处取穴。

局部解剖　在手小指展肌起点外下缘；有腕背侧动脉（尺动脉分支），手背静脉网及尺神经支。

针刺层次　皮肤→皮下组织→小指展肌→豆掌韧带。

主治　头痛，项强，耳鸣，目翳，指挛臂痛，黄疸，热病汗不出，疟疾，胁痛，颈项颔肿，消渴，目流冷泪，惊风，瘛疭。

刺灸法　直刺0.3～0.5寸；可灸。

古文摘录

《针灸甲乙经》：偏枯，腕骨主之；消渴，腕骨主之。

《医宗金鉴》：腕骨主治臂腕五指疼痛。

《通玄指要赋》：固知腕骨祛黄。

《杂病穴法歌》：腰连腿疼腕骨升。

《玉龙歌》：腕中无力痛艰难，握物难移体不安，腕骨一针虽见效，莫将补泻等闲看。

《备急千金要方》：腕骨、阳谷、肩贞、窍阴、侠溪，主颔痛引耳，嘈嘈，耳鸣无所闻；腕骨、阳谷，主胁痛不得息；腕骨、中渚，主五指掣，不可屈伸；腕骨、前谷、曲池、阳谷，主臂腕急，腕外侧痛。

《针灸大成·十二经治症主客原络》：小肠主真心客。小肠之病岂为良，颊肿肩疼两臂旁，项颈强疼难转侧，嗌颔肿痛甚非常，肩似拔兮臑似折，生病耳聋及目黄，臑肘臂外后廉痛，腕骨通里取为详。

《玉龙歌》：脾家之症有多般，致成翻胃吐食难，黄疸亦须寻腕骨，金针必定夺中脘。

5. 阳谷（经穴）

穴名释义　阳，指手太阳经、手腕之阳与阳气。谷，山洼无水之地，又肌肉之结合处，即古之所谓“肉之大会”。以其属于阳经阳穴，且有兴阳之效也。

定位　在腕后区，尺骨茎突与三角骨之间的凹陷中。

取法　在三角骨后缘，赤白肉际上，当豌豆骨与尺骨茎突之间取穴。

局部解剖　在尺侧腕伸肌肌腱的尺侧缘；有腕背侧动脉；布有尺神经的手背支。

针刺层次　皮肤→皮下组织→尺侧腕伸肌腱的前方。

主治　颈颔肿，臂外侧痛，手腕痛，热病无汗，头眩，目赤肿痛，癫狂妄言，胁痛项肿，疥疮生疣，痔漏，耳聋，耳鸣，齿痛。

刺灸法　直刺0.3～0.5寸；可灸。

古文摘录

《针灸甲乙经》：狂癫疾，阳谷及筑宾、通谷主之；阳谷、太冲、昆仑，主目急痛赤肿；阳谷、正营，主上牙齿痛；阳谷、液门、商阳、二间、四渎，主下齿痛。

《针灸大成》：胁痛，阳谷、腕骨、支沟、臑俞、申脉。

《百症赋》：阳谷、侠溪，颔肿口噤并治。

6. 小海（合穴）

穴名释义　小，指手太阳小肠经。海，百川皆归之处。为手太阳小肠经所入为合之海也，与少海可以互参。

定位　在肘后区，尺骨鹰嘴与肱骨内上髁之间凹陷中。

取法　屈肘，当尺骨鹰嘴与肱骨内上髁之间取穴。

局部解剖　在尺侧腕屈肌的起始部；有尺侧上下副动、静脉及尺返动、静脉；布有前臂内侧皮神经、尺神经本干。

针刺层次　皮肤→皮下组织→三角肌→肱三头肌长头→大圆肌→背阔肌腱。

主治　颊肿，颈项肩臂外后侧痛，头痛目眩，耳聋，耳鸣，癫、狂、痫证，疡肿。

刺灸法　直刺0.3～0.5寸；可灸。

古文摘录

《针灸甲乙经》：小海主疟，背膂振寒。

（七）足太阳膀胱经

1. 至阴（井穴）

穴名释义　至，至极、到达之意。阴，指足少阴肾经及土气而言。至阴，谓经脉至此已入于足少阴之经脏和通于土气也。

定位　在足趾，小趾末节外侧，趾甲根角侧后方0.1寸。

取法　在足小趾外侧，距指甲角0.1寸许取穴。

局部解剖　有趾背动脉及趾跖侧固有动脉形成的动脉网；布有趾跖侧固有神经及足背外侧皮神经。

针刺层次　皮肤→皮下组织→甲根。

主治　头痛，鼻塞，鼻衄，目痛，足下热，胞衣不下，胎位不正，难产。

刺灸法　浅刺0.1寸；或点刺出血。胎位不正用灸法。

古文摘录

《席弘赋》：脚膝肿时寻至阴。

《医宗金鉴》：妇人横产，子手先出。

《肘后歌》：头面之疾针至阴。

2. 足通谷（荥穴）

穴名释义　通，通畅，疏通。谷，与"穀"通。功能除结积留饮、胸满食不化，为足部通胀消谷之穴，可与腹通谷互参。

定位　在足趾，第5跖趾关节的远端，赤白肉际处。

取法　在第5跖趾关节前下方凹陷处赤白肉际处取穴。

局部解剖　有趾跖侧动、静脉；布有趾跖侧固有神经及足背外侧皮神经。

针刺层次　皮肤→皮下组织→小趾近节跖骨底的跖侧面。

主治　头痛，项痛，目眩，鼻衄，癫狂。

刺灸法　直刺 0.2～0.3 寸；可灸。

3. 束骨（输穴）

穴名释义　束，束缚，收束。骨，指趾骨。穴位如趾骨之束，又能收束骨节缓纵诸病也。

定位　在跖区，第 5 跖趾关节的近端，赤白肉际处。

取法　在足跗外侧，第 5 跖骨小头后下方，赤白肉际处取穴。

局部解剖　在小趾外展肌下方；有第 4 趾跖侧总动、静脉；在第 4 趾跖侧总神经及足背外侧皮神经分布处。

针刺层次　皮肤→皮下组织→小趾展肌→小趾对跖肌腱→小趾短屈肌。

主治　癫狂，头痛，项强，目眩，腰背痛，下肢后侧痛。

刺灸法　直刺 0.3～0.5 寸；可灸。

古文摘录

《百症赋》：项强多恶风，束骨相连于天柱。

4. 京骨（原穴）

穴名释义　京骨，古解剖名。穴当其处，骨穴同名。小趾本节后大骨名京骨，即今之第 5 跖骨，穴在第 5 跖骨粗隆下，赤白肉际处，故名。

定位　在跖区，第 5 跖骨粗隆前下方，赤白肉际处。

取法　于足跗外侧，第 5 跖骨粗隆下，赤白肉际处取穴。

局部解剖　在小趾外展肌下方；有足底外侧动、静脉；布有足背外侧皮神经，深层为足底外侧神经。

针刺层次　皮肤→皮下组织→小趾展肌。

主治　癫痫，头痛，目翳，项强，腰腿疼，膝痛脚挛。

刺灸法　直刺 0.3～0.5 寸；可灸。

古文摘录

《备急千金要方》：京骨、然谷、肾俞，主足寒；京骨、承山、承筋、商丘，主脚挛；京骨、申脉，主鼻中衄血不止。

《针灸大成・十二经治症主客原络》：膀胱主肾之客。膀胱颈病目中疼，项腰足腿痛难行，痢疟狂癫心胆热，背弓反手额眉棱，鼻衄目黄筋骨缩，脱肛痔漏腹心膨，若要除之无别法，京骨大钟任显能。

5. 昆仑（经穴）

穴名释义　昆仑，指高山或高丘。穴在高大外踝之后方，故名。

定位　在踝区，外踝尖与跟腱之间的凹陷中。

取法　在跟腱与外踝之间凹陷处取穴。

局部解剖　有腓骨短肌；有小隐静脉及外踝后动、静脉；分布着腓肠神经。

针刺层次　皮肤→皮下组织→跟腱前方的疏松结缔组织中。

主治　头痛，项强，目眩，鼻衄，疟疾，肩背拘急，腰痛，脚跟痛，小儿痫证，难产。

刺灸法　直刺 0.5～0.8 寸；可灸。

古文摘录

《马丹阳天星十二穴歌诀》：昆仑足外踝，跟骨上边寻，转筋腰尻痛，暴喘满中心，举步行不得，一动即呻吟，若欲求安乐，须于此穴针。

《针灸大成》：妊娠刺之落胎。

《备急千金要方》：昆仑、解溪、曲泉、飞扬、前谷、少泽、通里，主头眩痛。

《玉龙歌》：肿红腿足草鞋风，须把昆仑二穴攻，申脉太溪如再刺，神医妙诀起疲癃。

按语：所谓“经脉所过，主治所及”，灵活运用本穴，可治疗膀胱经所过之不适，如头痛、颈肩腰腿痛等。

6. 委中（合穴）

穴名释义　委，委曲顺从貌，亦卧倒之意。中，指中间。即俯身卧倒屈曲膝关节而在腘窝之正中取穴。

定位　在膝后区，腘横纹中点。

取法　当腘窝横纹中央，于股二头肌肌腱与半腱肌肌腱的中间，俯卧屈膝取穴。

局部解剖　在腘窝正中，有腘筋膜；皮下有腘静脉，深层内侧为腘静脉，最深层为腘动脉；有股后皮神经，正当胫神经处。

针刺层次　皮肤→皮下组织→腓肠肌内、外侧头。

主治　腰痛，髓关节屈伸不利，腘筋挛急，下肢痿痹，中风昏迷，半身不遂，腹痛，吐泻，疟疾，癫疾反折，衄血不止，遗尿，小便难，自汗，盗汗，丹毒，疔疮，发背。

刺灸法　直刺1～1.5寸；或点刺腘静脉出血；可灸。

古文摘录

《灵枢·邪气脏腑病形》：膀胱病者，小腹偏肿而痛，以手按之，即欲小便而不得，肩上热，若脉陷，及足小趾外廉及胫踝后皆热，取委中央。

《类经图翼》：大风眉发脱落，太阳疟从背起，先寒后热，熇熇然，汗出难已，头重转筋，腰脊背痛，半身不遂，遗溺，小腹坚，足软无力，凡肾与膀胱实而腰痛者，刺出血妙，虚者不宜刺，慎之。此穴主泻四肢之热，委中者，血郄也，凡热病汗不出，小便难，衄血不止，脊强反折，瘛疭癫疾，足热厥逆不得屈伸，取其经血之愈。

《马丹阳天星十二穴歌诀》：委中曲腘里，横纹脉中央。腰痛不能举，沉沉引脊梁，酸疼筋莫展，风痹无常，膝头难伸屈，针入便妥康。

《四总穴歌》：腰背委中求。

《备急千金要方》：背连腰痛，委中、昆仑穴。

《针灸大成》：足弱，委中、三里、承山；血滞于下，刺委中（出血），灸肾俞、昆仑；足腕酸，委中、昆仑；腰脊痛楚，委中、复溜。

按语：四总穴歌：腰背委中求。临床治疗腰腿痛，常用此穴，如若局部血络明显，可予刺络放血，放血应适量，效果更明显。

（八）足少阴肾经

1. 涌泉（井穴）

穴名释义　涌，涌出，上涌。泉，水从窟穴而出。言经气如泉水之上涌，功能通调水道也。《释名·释地》曰：“水上出曰涌泉。”穴居足底，经气自下而上，正涌泉之象也。《金针梅花诗钞》涌泉条：“掘地及泉泉上涌，州都能化汗能通。”也与其功用有关。

定位　在足底，屈足卷趾时足心凹陷中（当足底第2、3趾蹼缘于足底连线的前1/3与后2/3的交点处）。

取法　蜷足时，在足心前三分之一的凹陷中取穴。

局部解剖　有指短屈肌腱、指长屈肌腱、第 2 蚓状肌，深层为骨间肌；有来自胫前动脉的足底弓；布有足底内侧神经支。

针刺层次　皮肤→皮下组织→足底腱膜→第 2 趾足底总神经→第 2 蚓状肌。

主治　头顶痛，头晕，眼花，咽喉痛，舌干，失音，小便不利，大便难，小儿惊风，足心热，癫疾，霍乱转筋，昏厥。

刺灸法　直刺 0.5～1 寸；斜刺时要防止刺伤足底动脉。可灸。

古文摘录

《针灸甲乙经》：热病挟脐急痛，胸胁满，取之涌泉与阴陵泉。

《备急千金要方》：涌泉、然谷，主喉痹，哽咽寒热；五指尽痛不能践地。

《玉龙歌》：传尸劳病最难医，涌泉出血免灾危，痰多须向丰隆泻，气喘丹田亦可施。

《肘后歌》：顶心头痛眼不开，涌泉下针定安泰；伤寒痞气结胸中，两目昏黄汗不通，涌泉妙穴三分许，速使周身汗自通。

《通玄指要赋》：胸结身黄取涌泉而即可。

《百症赋》：厥寒、厥热涌泉清。

按语：涌泉为足少阴肾经之井穴，井穴是经穴中的特定穴，位于十二经脉之气“始生始发”的部位，在五输穴中被喻为水的源头，脉气之所发。又为十二经之根部所在，且位于阴阳经交接处，有接气通经、交通阴阳之功，可通经活络。而针刺手足之井穴，易于激发经气，调节脏腑经络功能，使阴阳之气得以交接。涌泉穴为足少阴肾经之井穴，肾藏精生髓而通于脑，脑为髓之海。涌泉穴是足少阴肾经之井穴，为十二经脉交会贯通之枢纽关隘，针刺此穴具有开关通窍、调气行血、醒神之功能。涌泉穴在通元针法中常配合百会、前顶、后顶治疗脑病，如脑梗死、血管性痴呆、帕金森病以激发肾中之经气，补肾生髓，醒脑开窍。阴阳二气之根皆从下而上，刺肾经井穴兼根穴涌泉，可固阴阳之根、滋阴清热、交通心肾，使水升火将、上下相贯，虚火上炎可壮水制火，实火独亢者亦能釜底抽薪。

2. 然谷（荥穴）

穴名释义　然，指然骨。然骨，古代解剖名。谷，山洼无水之地，又肌肉之结合处，即古之所谓“肉之大会”。穴在然骨下方有如山谷之凹陷处，故名。

定位　在足内侧，足舟骨粗隆下方，赤白肉际处。

取法　在舟骨粗隆下缘凹陷中取穴。

局部解剖　有踇外展肌，有跖内侧动脉及跗内侧动脉分支；布有小腿内侧皮神经末支及足底内侧神经。

针刺层次　皮肤→皮下组织→踇展肌→趾长屈肌腱。

主治　月经不调，阴挺，阴痒，白浊，遗精，阳痿，小便不利，泄泻，胸胁胀痛，咳血，小儿脐风，口噤不开，消渴，黄疸，下肢痿痹，足跗痛。

刺灸法　直刺 0.5～1 寸；可灸。

古文摘录

《灵枢·厥病》：厥心痛，痛如以针锥刺其心。心痛甚者，脾心痛也，取之然谷、太溪。

《针灸甲乙经》：痓互引身热，然谷、谚譆主之。

《备急千金要方》：然谷、阳陵泉，主心中怵惕恐，如人将捕之。

按语：然谷穴属足少阴肾经第 2 个穴位，属于五输穴之荥穴，在五行中属火，刺之有补肾水、泻虚火之功。《针灸大成》记载此穴“主咽内肿，不能内唾，时不能出唾，心恐惧如人将捕……咳唾血，喉痹”。《素问·缪刺论》曰：“邪客于足少阴之络，令人嗌痛，不可内食，无故善怒，气上走贲上，刺足下中央之脉，各三痏，凡六刺，立已，左刺右，右刺左。嗌中肿，不能内唾，时不能出唾者，缪刺然骨之前出血，立已，左刺右，右刺左。”

3. 太溪（输穴、原穴）

穴名释义　太，高大与尊贵之意。溪，是山洼流水之沟，又筋膜之连接处，即古之所谓“肉之小会”。穴在内踝与跟腱间形如溪谷之处，乃人身孔穴中之尊贵者也。肾为十二经生气之原，太溪又为肾之原穴，乃人身元气旺盛与尊贵之处也。又《素问·金匮真言论》曰：“肾藏精，病在溪。”病与穴应更见其要，故以此尊称之。

定位　在踝区，内踝尖与跟腱之间的凹陷中。

取法　在足内踝与跟腱之间的凹陷中取穴。

局部解剖　有胫后动、静脉；布有小腿内侧皮神经，当胫神经之经过处。

针刺层次　皮肤→皮下组织→胫骨后肌腱、趾长屈肌腱与跟腱。

主治　头痛目眩，咽喉肿痛，齿痛，耳聋，耳鸣，咳嗽，气喘，胸痛咯血，消渴，月经不调，失眠，健忘，遗精，阳痿，小便频数，腰脊痛，下肢厥冷，内踝肿痛。

刺灸法　直刺 0.5～1 寸；可灸。

古文摘录

《针灸大成·十二经治症主客原络》：肾之主膀胱客：脸黑嗜卧不欲粮，目不明兮发热狂，腰痛足疼步难履，若人捕获难躲藏，心胆战兢气不足，更兼胸结与身黄，若欲除之无更法，太溪飞扬取最良。唾血振寒，太溪、足三里、列缺、太渊；阴茎痛，阴汗湿，太溪、鱼际、中极、三阴交。

《玉龙赋》：太溪、昆仑、申脉，最疗足肿之迍。

按语：太溪为足少阴肾经之原穴，在足内侧，当内踝尖与跟腱之间的凹陷中。太溪又名吕细，吕为古代音乐十二律中阴律也，总称六吕，此穴内物质为纯阴之液。《经穴解》曰：“穴名太溪者，肾为人身之水，自涌泉发源，尚未见动之形，溜于然谷，亦未见动之形，至此而有动脉可见。溪乃水流之处，有动脉则水之形见，故曰太溪，溪者，水之见也；太者，言其渊而不测也。”本穴具有滋肾阴、退虚热、壮肾阳、利三焦、补命火、理胞宫、补肝肾、强腰膝之功，临床上可治疗咽喉肿痛、牙龈酸痛、耳鸣、耳聋、咳嗽、气喘、消渴、月经不调、失眠、遗精、手足逆冷、腰脊酸痛等症。总的来说，太溪穴的治疗病机皆以补肾为根本。《灵枢·九针十二原》曰：“阴中之太阴，肾也，其原出于太溪。”肾为十二经生气之原，太溪又为肾经之原穴，故太溪为一身元气旺盛之处，针刺太溪穴可激发肾经原气，滋阴补肾，平衡阴阳。

4. 复溜（经穴）

穴名释义　复，通“複”，通“伏”，又通“洑”。溜，通“流”，通“留”。指其功能通调水道，维护与恢复水液之正常流行。复是反复、恢复、重复与回流之意。溜，同“流”，是流“通”；同留，是留止。肾为水脏，位在下焦，通调水道，是其本职。洑流为洄流之水。水液必须在全身反复洄流，才能灌溉脏腑，泽润百骸。《金针梅花诗钞》复溜条曰：“止者能流流者止。”如水肿、癃闭、无汗之类，用之可使之流；遗精、多汗、盗汗之类，用之又可使其不流矣。谓脉行至此，已深伏流行，亦未为不可也。

定位　在小腿内侧，内踝尖上 2 寸，跟腱前缘。

取法　在太溪穴上 2 寸，当跟腱之前缘取穴。

局部解剖　在比目鱼肌下端移行于跟腱处之内侧；前方有胫后动、静脉；布有腓肠内侧皮神经，小腿内侧皮神经，深层为胫神经。

针刺层次　皮肤→皮下组织→跖肌腱和跟腱前方→䟳长屈肌。

主治　泄泻，肠鸣，水肿，腹胀，腿肿，足痿，盗汗，脉微细时无，身热无汗，腰脊强痛。

刺灸法　直刺 0.5～1 寸；可灸。

古文摘录

《备急千金要方》：复溜、丰隆，主风逆四肢肿。

《铜人腧穴针灸图经》：足胫寒，复溜、申脉、厉兑；水肿气胀满，复溜、神阙。

《玉龙歌》：无汗伤寒泻复溜，汗多宜将合谷收，若然六脉皆微细，金针一补脉还浮。

按语：复溜穴具有滋肾阴、振肾阳行水、补肾益气、温肾阳之功效，针刺其穴能沟通足少阴脉之经气，足少阴与足太阳经相为表里，足太阳之脉循行经过腰脊，其经筋挟腰上脊，具有调肾气、通经止痛的作用。复溜属经穴，五行属金应肺，金生水可滋阴液。若阴液亏则阳偏亢而内热生，致津失敛藏而大汗。泻之可鼓舞卫气，开腠理而发汗，补之可滋阴液，滋水则汗止，可达清虚热敛汗的目的。

5. 阴谷（合穴）

穴名释义　阴，指内侧。谷，山洼无水之地，又肌肉之结合处，即古之所谓“肉之大会”；又风名。穴当膝关节内侧形如山谷之凹陷中，为治疗下肢风病所当取。《尔雅·释天》曰：“东风谓之谷风。”在膝股阴侧之冷风湿痹，此处正可取用也。

定位　在膝后区，腘横纹上，半腱肌肌腱外侧缘。

取法　当腘窝内侧，和委中相平，在半腱肌与半膜肌肌腱之间，屈膝取穴。

局部解剖　在半腱肌和半膜肌肌腱之间；有膝上内侧动、静脉；布有股内侧皮神经。

针刺层次　皮肤→皮下组织→半膜肌与半腱肌肌腱之间→腓肠肌内侧头。

主治　阳痿，疝痛，月经不调，崩漏，小便难，阴中痛，癫狂，膝股内侧痛。

刺灸法　直刺 1～1.5 寸；可灸。

古文摘录

《针灸大成》：小便不通，阴谷、阴陵泉；小便淋漓，阴谷、关元、气海、三阴交、阴陵泉。

按语：阴谷穴为足少阴肾经之合穴，五行中属水，肾为水脏，水经之水穴，是肾经中的重要腧穴。本穴在膝关节内侧，当半腱肌与半膜肌肌腱之间如谷的凹陷中，名阴谷。本穴为足少阴经之所入，冲脉与阴维脉也会于此，并本经上行，谷言其深，本穴正在众阴经所聚之凹陷中。“肾有邪，其气留于两腘”，“肾经贯脊主骨”，针之可疏通经气，驱除外邪，使气血运行顺畅以治其标，又可补益肝肾，滋阴助阳，使肾气恢复正常，肾精生化有源，骨得濡养。

（九）手厥阴心包经

1. 中冲（井穴）

穴名释义　中，中指。冲，见“少冲”条，言穴居中指尖端虫咬之地，可与少冲、关冲互参。

定位　在手指，中指末端最高点。

取法　在手中指尖端之中央取穴。

局部解剖　有指掌侧固有动、静脉形成的动、静脉网；为正中神经之指掌侧固有神经分布处。

针刺层次　皮肤→皮下组织。

主治 中风昏迷，舌强不语，中暑，昏厥，小儿惊风，热病，舌下肿痛。

刺灸法 浅刺 0.1 寸；或点刺出血；可灸。本穴为急救要穴之一。

古文摘录

《针灸资生经》：中冲、命门，疗身热如火，头痛如破。

《玉龙歌》：中风之证症非轻，中冲二穴可安宁，先补后泻如无应，再刺人中立便轻。

按语：中冲穴为手厥阴心包经之井穴，手厥阴心包经循中道直冲而进，本穴位于指端冲要之处，又是本经气血冲要之所，故此穴气血旺盛；心包又为相火所寄，其脉下膈，历络三焦，故本穴有宁心安神、开窍醒脑之功效。通元针法中常取此穴治疗心与神志病及脑病，常配伍百会、前顶、后顶、十宣穴、阳明井穴治疗脑出血或脑梗死导致的昏迷；配合百会、前顶、后顶、间使、内关、大陵等治疗癫、狂、痫等神志病。

2. 劳宫（荥穴）

穴名释义 劳，指劳苦，劳作。宫，见“听宫”条。能治妨碍手部劳作诸病，且穴在手掌中央，为手部贵重之处。劳，病苦也。《淮南子·精神》曰：“使人之心劳。”《论语·为政》曰：“有事弟子服其劳。”手司劳作，穴在掌心，因其所在与功用而得名。

定位 在掌区，第 3 掌指关节近端，第 2、3 掌骨之间偏于第 3 掌骨。

取法 掌心横纹中，当第 3 掌骨的桡侧，屈指握拳时，中指指尖所点处取穴。

局部解剖 在第 2、3 掌骨间，下为掌腱膜，第 2 蚓状肌及指浅、深屈肌腱，深层为拇指内收肌横头的起端，有骨间肌；有指掌侧总动脉；布有正中神经的第 2 指掌侧总神经。

针刺层次 皮肤→皮下组织→掌腱膜→指浅、深屈肌腱。

主治 中风昏迷，中暑，心痛，癫狂，痫证，口疮，口臭，鹅掌风。

刺灸法 直刺 0.3～0.5 寸；可灸。本穴为急救要穴之一。

古文摘录

《备急千金要方》：劳宫、少泽、三间、太冲，主口热，口干，口中烂。

《针灸资生经》：劳宫、大陵，主喜笑不止。

《玉龙经》：劳宫、大陵，治心闷，疮痍。

《灵枢·本输》掌中，中指本节之内间也。

按语：劳宫穴是手厥阴心包经之荥穴，性清善降。清代廖润鸿《勉学堂针灸集成》曰：“荥主身热，心邪也。”荥穴主治心之疾病，心属火，身热为心火亢盛的主要病证之一，热伤神明则心烦失眠，故此劳宫穴可清痰舒气，开七情之郁结，清胸膈之热，清心安神。本穴在通元针法中主要用治属心火上亢引起的心与神志病变，如失眠、癫狂痫、脑瘫等疾病。

3. 大陵（输穴、原穴）

穴名释义 大，高大。陵，丘陵。穴在掌后高骨形如丘陵之下方。陵，体隆高也。《诗经·小雅·天保》曰：“如冈如陵。”大陵，高大之土阜。因形象而得名。

定位 在腕前区，腕掌侧远端横纹中，掌长肌与桡侧腕屈肌肌腱之间。

取法 仰掌，于腕横纹中，当掌长肌与桡侧腕屈肌肌腱之间取穴。

局部解剖 在掌长肌与桡侧腕屈肌肌腱之间，有拇长屈肌和指深屈肌腱；有腕掌侧动、静脉网；布有前臂内侧皮神经、正中神经掌皮支，深层为正中神经本干。

针刺层次 皮肤→皮下组织→屈肌支持带（腕横韧带）。

主治 心痛，心悸，胃痛，呕吐，惊悸，癫狂，痫证，胸胁痛，腕关节疼痛，喜笑悲恐。

刺灸法 直刺 0.3～0.5 寸；可灸。

古文摘录

《针灸甲乙经》：心痛，善悲，厥逆，悬心如饥之状，心澹澹惊，大陵及间使主之。

《针灸大成》：心胸疼痛，大陵、内关、曲泽。

《针灸大成·十二经治症主客原络》：包络主三焦客：包络为病手挛急，臂不能伸痛如屈，胸膺胁满腋肿平，心中淡淡面色赤，目黄善笑不肯休，心烦心痛掌热极，良医达士细推详，大陵外关病消释。

《玉龙歌》：口臭之疾最可憎，劳心只为苦多情，大陵穴内人中泻，心得清凉气自平。

《备急千金要方》：目赤，小便如血。

按语：大陵穴属于“孙真人十三鬼穴”，可治疗精神类疾病。精神类疾病病位多位于心，心包代心受邪，故心包原穴大陵，可治精神类疾病。通元处方中大陵穴配伍间使穴、内关穴、百会穴、前顶穴、后顶穴、水沟穴、鸠尾穴可治疗癫痫。

4. 间使（经穴）

穴名释义　间，见“二间”、“三间”条；又相间，即相伴之意。使，臣使，使役。穴在两筋之间，为臣使用命及君臣相间行事之处。心包为臣使之官。《说文解字》曰：“使，令也。”即执行命令者谓之使。又劳役亦谓使。《吕氏春秋·音律》曰：“而农民无所使。”注：“使，役也。”间使为心包五输穴中之经穴，正臣使用命在前臂两筋间之间隙。又张隐庵曰：“间使者，君相间行之使道。”谓此乃君主臣使之气相间而行之道路也，亦通。

定位　在前臂前区，腕掌侧远端横纹上 3 寸，掌长肌与桡侧腕屈肌肌腱之间。

取法　仰掌，于腕横纹上 3 寸，当掌长肌与桡侧腕屈肌肌腱之间取穴。

局部解剖　在桡侧腕屈肌与掌长肌肌腱之间，有指浅屈肌，深部为指深屈肌；有前臂正中动、静脉，深层为前臂掌侧骨间动、静脉；布有前臂内侧皮神经、前臂外侧皮神经，其下为正中神经掌皮支，最深层为前臂掌侧骨间神经。

针刺层次　皮肤→皮下组织→指浅屈肌→指深屈肌→旋前方肌。

主治　心痛，心悸，胃痛，呕吐，热病，烦躁，疟疾，癫狂，痫证，腋肿，肘挛，臂痛。

刺灸法　直刺 0.5～1 寸；可灸。

古文摘录

《针灸大成》：咽中如梗，间使、三间；卒狂，间使、后溪、合谷。

《灵光赋》：水沟、间使，治邪癫。

《胜玉歌》：五疟寒多热更多，间使大杼真妙穴。

按语：间使穴是手厥阴心包经之络穴，为五输穴之经穴，五行属金。此穴位于腕后 3 寸两筋之间心包经上，心包络为心的外围，心为君主之官，心包由心君主宰，代心受邪，代心行事，为臣使之官。此穴有臣使之意，故名间使。间使属于手厥阴心包经本经之经穴，心包居于胸中，护卫心脏，为君所使，除为心脏提供营养之外，和三焦经互为表里，协同心完成主血脉、主神志的功能。张隐庵谓：“心主血，心包主脉，君相相合。间使者，君相兼行之使也。”间使穴可治血与脉之病，可治心包经、心经、三焦经及肝经疾病。有行气活血止痛的效果，对于气血津液、神志病有特殊疗效。别名“鬼路”，为扁鹊十三鬼穴之一，有治疗鬼神入侵、调心神等作用。心包经之间使穴可清心除烦，祛痰镇惊，可治癫痫。

5. 曲泽（合穴）

穴名释义　曲，见“曲池”条；泽，见“尺泽”条。指穴在肘部浅凹之处也，可与尺泽互参。

定位 在肘前区，肘横纹上，肱二头肌肌腱尺侧缘凹陷中。

取法 仰掌，肘部微屈，在肘横纹上，肱二头肌肌腱尺侧缘取穴。

局部解剖 在肱二头肌肌腱尺侧；当肱动、静脉处；布有正中神经的本干。

针刺层次 皮肤→皮下组织→旋前圆肌→肱肌。

主治 心痛，善惊，心悸，胃疼，呕吐，转筋，热病，烦躁，肘臂痛，上肢颤动，咳嗽。

刺灸法 直刺1～1.5寸；或点刺出血；可灸。

古文摘录

《针灸大成》：呕血，曲泽、神门、鱼际；心胸痛，曲泽、内关、大陵。

按语：本穴为手厥阴心包经之合穴，有主治心痛、心悸之功。

（十）手少阳三焦经

1. 关冲（井穴）

穴名释义 关，通“弯”。冲，要冲。言穴居弯曲指端冲要之地也。

定位 在手指，第4指末节尺侧，指甲根角侧上方0.1寸。

取法 在无名指尺侧，去指甲角0.1寸许取穴。

局部解剖 有指掌侧固有动、静脉形成的动、静脉网；布有来自尺神经的指掌侧固有神经。

针刺层次 皮肤→皮下组织。

主治 头痛，目赤，耳聋，耳鸣，喉痹，舌强，热病，心烦。

刺灸法 浅刺0.1寸；或点刺出血；可灸。

古文摘录

《玉龙歌》：三焦热气壅上焦，口苦舌干岂易调，针刺关冲出毒血，口生津液病俱消。

《备急千金要方》：关冲、窍阴、少泽，主喉痹，舌卷口干。

2. 液门（荥穴）

穴名释义 液，指水液、腋部；门，见“云门”条。谓穴能主液所生病与腋部诸病也。

定位 在手背部，当第4、5指间，指蹼上方赤白肉际凹陷中。

取法 在第4、5指指缝间，指掌关节前凹陷中取穴。

局部解剖 有来自尺动脉的指背动脉；布有来自尺神经的手背支。

针刺层次 皮肤→皮下组织。

主治 头痛，目赤，耳痛，耳鸣，耳聋，喉痹，疟疾，手臂痛。

刺灸法 直刺0.3～0.5寸；可灸。

古文摘录

《百症赋》：喉痛兮，液门、鱼际去疗。

《玉龙歌》：手臂红肿连腕疼，液门穴内用针明，更将一穴名中渚，多泻中间疾自轻。

按语：本穴为三焦经荥穴，可泻三焦之火，对目赤、耳鸣、咽痛等五官热症尤效。

3. 中渚（输穴）

穴名释义 中，指人身元气之根本，又指心神情志。渚，水中之小洲。言心神情志之气在此结集如洲渚也。

定位 在手背部，当第4、5掌骨间，第4掌指关节近端凹陷中。

取法 在手背第4、5掌指关节后的掌骨间，当液门后1寸，握拳取穴。

局部解剖 有第4骨间肌；皮下有手背静脉网及第4掌背动脉；布有来自尺神经的手背支。

针刺层次　皮肤→皮下组织→骨间背侧肌。

主治　头痛，目眩，目赤，耳痛，耳聋，耳鸣，喉痹，肩背肘臂酸痛，手指不能屈伸，脊膂痛，热病。

刺灸法　直刺 0.3～0.5 寸；可灸。

古文摘录

《通玄指要赋》：脊间心后者，针中渚而立痊。

《席弘赋》：久患伤寒肩背痛，但针中渚得其宜。

《灵光赋》：五指不伸中渚取。

《针灸甲乙经》：大便难，中渚及太白主之。

《备急千金要方》：中渚、支沟、内庭，主嗌痛。

《玉龙赋》：手臂红肿，中渚、液门要辨。

《针灸大成》：久疟，中渚、商阳、丘墟。

按语：本穴为三焦经输穴，“输主体重节痛”，常用于治疗三焦经循行部位的疼痛，临床屡试不爽。对耳鸣、耳聋也有奇效。

4. 阳池（原穴）

穴名释义　阳，指手背及手少阳。池，水之停聚处。为手少阳脉气所过之原穴，犹如水之停积于池也。

定位　在腕后区，腕背侧远端横纹上，指伸肌肌腱的尺侧缘凹陷中。

取法　伏掌，在手背横纹上，当指总伸肌肌腱尺侧凹陷中取穴。

局部解剖　皮下有手背静脉网、第 4 掌背动脉；布有尺神经手背支及前臂背侧皮神经末支。

针刺层次　皮肤→皮下组织→伸肌支持带。

主治　腕痛，肩臂痛，耳聋，疟疾，消渴，口干，喉痹。

刺灸法　直刺 0.3～0.5 寸；可灸。

古文摘录

《针灸大成·十二经治症主客原络》：三焦主包络客：三焦为病耳中聋，喉痹咽干目肿红，耳后肘疼并出汗，脊间心后痛相从，肩背风生连膊肘，大便坚闭及遗癃，前病治之何穴愈，阳池内关法理同。

5. 支沟（经穴）

穴名释义　支，支持；又同“肢”，指上肢。沟，狭长之低洼处。穴在上肢尺、桡两骨间之沟中，又须支臂取之。

定位　在前臂后区，腕背侧远端横纹上 3 寸，尺骨与桡骨间隙中点。

取法　阳池穴上 3 寸，桡、尺两骨之间取穴。

局部解剖　在桡骨与尺骨之间，指总伸肌与拇长伸肌之间，屈肘俯掌时则在指总伸肌之桡侧；深层有前臂骨间背侧和掌侧动、静脉；布有前臂背侧皮神经，深层有前臂骨间背侧及掌侧神经。

针刺层次　皮肤→皮下组织→小指伸肌→拇长伸肌。

主治　暴喑，耳聋，耳鸣，肩背酸痛，胁肋痛，呕吐，便秘，热病。

刺灸法　直刺 0.5～1 寸；可灸。

古文摘录

《类经图翼》：凡三焦相火炽盛及大便不通，胁肋疼痛者，俱宜泻之。

《备急千金要方》：支沟、天窗、扶突、曲鬓、灵道，主暴瘖不能言；支沟、太溪、然谷，主心痛如锥刺，甚者手足寒至节不息者死。

《针灸大成》：胁肋疼痛，支沟、章门、外关……复刺后穴，行间（泻肝经，治怒气）、中封、期门（治伤寒后胁痛）、阳陵泉；产后血晕不识人：支沟、三里、三阴交。

按语：本穴可通三焦之气，泻三焦之火，对便秘及胁肋疼痛效如桴鼓。

6. 天井（合穴）

穴名释义　天，指上肢。井，深凹有水之处。天井，水名，星名，又地形名。言经气如井水之清净，而穴位亦有井之形象也。

定位　在肘后区，肘尖上 1 寸凹陷中。

取法　在尺骨鹰嘴后上方，屈肘呈凹陷处取穴。

局部解剖　在肱骨下端后面鹰嘴窝中，有肱三头肌肌腱；肘关节动、静脉网；布有臂背侧皮神经和桡神经肌支。

针刺层次　皮肤→皮下组织→肱三头肌肌腱。

主治　偏头痛，胁肋、颈项、肩臂痛，耳聋，瘰疬，瘿气，癫痫。

刺灸法　直刺 0.5～1 寸；可灸。

古文摘录

《备急千金要方》：天井、外关、曲池，主臂痿不仁。

《针灸大成》：胸胁痛，天井、支沟、间使、大陵、太白、丘墟、阳辅。

按语：本穴为治瘰疬的远部取穴，临床多用。

（十一）足少阳胆经

1. 足窍阴（井穴）

穴名释义　足，相对于头而言。窍，孔窍。阴，指五脏之阴。为足部对阴窍诸病有关之穴。

定位　在足趾，第 4 趾末节外侧，趾甲根角侧后方 0.1 寸。

取法　在第 4 趾外侧，距趾甲角 0.1 寸许取穴。

局部解剖　有趾背侧动、静脉和趾跖动脉形成的动脉网；布有趾背侧神经。

针刺层次　皮肤→皮下组织→趾甲根。

主治　偏头痛，目眩，目赤肿痛，耳聋耳鸣，喉痹，胸胁痛，足跗肿痛，多梦，热病。

刺灸法　浅刺 0.1～0.2 寸；或点刺出血；可灸。

古文摘录

《素问·缪刺论》：邪客于足少阳之络，令人胁痛不得息，咳而汗出，刺足小指次指爪甲上，与肉交者各一痏，不得息立已，汗出立止……左刺右，右刺左，病立已，不已，复刺如法。

2. 侠溪（荥穴）

穴名释义　侠，通“挟”，通“夹”。溪，是山洼流水之沟，又筋膜之连接处，即古之所谓“肉之小会”。言穴在小 4 趾夹缝中也。

定位　在足背，当第 4、5 趾间，趾蹼缘后方赤白肉际处。

取法　在第 4、5 趾缝间，当趾蹼缘的上方纹头处取穴。

局部解剖　有趾背侧动、静脉；布有足背中间皮神经之趾背侧神经。

针刺层次　皮肤→皮下组织。

主治　头痛，眩晕，惊悸，耳鸣，耳聋，目外眦赤痛，颊肿，胸胁痛，膝股痛，胻酸；足跗肿痛，疟疾。

刺灸法　直刺 0.3～0.5 寸；可灸。

古文摘录

《备急千金要方》：侠溪、阳关，主膝外廉痛；侠溪、阳辅、太冲，主腋下肿，马刀瘘。

3. 足临泣（输穴、八脉交会穴）

穴名释义　足，相对于头而言。临，是监督与治理之意。泪出不止为泣。为足部明目止泪之穴。

定位　在足背，第 4、5 跖骨底结合部的前方，第 5 趾长伸肌肌腱外侧凹陷中。

取法　在第 4、5 跖骨结合部的前方凹陷中取穴，穴当小趾伸肌肌腱的外侧。

局部解剖　有足背静脉网，第 4 趾背侧动、静脉；布有足背中间皮神经。

针刺层次　皮肤→皮下组织→第 4 骨间背侧肌和第 3 骨间足底肌。

主治　头痛，目外眦痛，目眩，乳痈，瘰疬，胁肋痛，疟疾，中风偏瘫，痹痛不仁，足跗肿痛。

刺灸法　直刺 0.5～0.8 寸；可灸。

古文摘录

《备急千金要方》：临泣、三阴交，主髀中痛，不得行，足外皮痛。

4. 丘墟（原穴）

穴名释义　丘，丘陵。墟，同“虚”，山下之基亦名虚。指穴在高大如丘处踝基底方之空软处。

定位　在踝区，外踝的前下方，趾长伸肌肌腱的外侧凹陷中。

取法　在外踝前下缘，当趾长伸肌肌腱的外侧凹陷中取穴。

局部解剖　在趾短伸肌起点；有外踝前动、静脉分支；布有足背中间皮神经分支及腓浅神经分支。

针刺层次　皮肤→皮下组织→小腿十字韧带（伸肌下支持带）→趾短伸肌。

主治　颈项痛，腋下肿，胸胁痛，下肢痿痹，外踝肿痛，疟疾，疝气，目赤肿痛，目生翳膜，中风偏瘫。

刺灸法　直刺 0.5～0.8 寸；可灸。

古文摘录

《备急千金要方》：丘墟、阳跷，主腋下肿，寒热，颈肿。

《针灸大成》：胁痛，针丘墟、中渎；卒疝：丘墟、大敦、阴市、照海。

《针灸大成·十二经治症主客原络》：胆主肝客：胆经之穴何病主？胸胁肋疼足不举，面体不泽头目疼，缺盆腋肿汗如雨，颈项瘿瘤坚似铁，疟生寒热连骨髓，以上病症欲除之，须向丘墟蠡沟取。

按语：本穴为足少阳经的原穴，可舒畅本经气机，常用于治疗偏头痛、胁肋疼痛及局部筋伤。

5. 阳辅（经穴）

穴名释义　阳，指小腿的外侧。辅，辅助，辅骨。言穴居小腿辅骨之前外方也。

定位　在小腿外侧，外踝尖上 4 寸，腓骨前缘。

取法　在外踝尖上 4 寸，微向前，当腓骨前缘取穴。

局部解剖　在趾长伸肌和腓骨短肌之间；有胫前动、静脉分支；布有腓浅神经。

针刺层次　皮肤→皮下组织→趾长伸肌腱→拇长伸肌腱。

主治　偏头痛，目外眦痛，缺盆中痛，腋下痛，瘰疬，胸、胁、下肢外侧痛，疟疾，半身不遂。

刺灸法　直刺0.5～0.8寸；可灸。

古文摘录

《备急千金要方》：阳辅、阳交、阳陵泉，主髀枢膝骨痹不仁。

《针灸大成》：腋下肿，阳辅、丘墟、足临泣；腋肿马刀疡，阳辅、太冲。

6. 阳陵泉（合穴、胆之下合穴、筋会）

穴名释义　阳陵，指人体外侧局部之隆起处。泉，水从窟穴而出。穴在膝关节外侧隆起处腓骨小头之下方，与阴陵泉对应。

定位　在小腿外侧，腓骨头前下方凹陷中。

取法　在腓骨小头前下方凹陷中取穴。

局部解剖　在腓骨长、短肌中；有膝下外侧动、静脉；当腓总神经分为腓浅神经及腓深神经处。

针刺层次　皮肤→皮下组织→腓骨长肌→趾长伸肌。

主治　半身不遂，下肢痿痹、麻木，膝肿痛，脚气，胁肋痛，口苦，呕吐，黄疸，小儿惊风，破伤风。

刺灸法　直刺1～1.5寸；可灸。

古文摘录

《灵枢·邪气脏腑病形》：胆病者，善太息，口苦，呕宿汁，心下澹澹，恐人将捕之，嗌中吤吤然数唾，在足少阳之本末，亦视其脉之陷下者灸之；其寒热者，取阳陵泉。

《马丹阳天星十二穴歌诀》：阳陵居膝下，外廉一寸中。膝肿并麻木，冷痹及偏风，举足不能起，坐卧似衰翁，针入六分止，神功妙不同。

《针灸大成》：腹胁满，阳陵、三里、上廉；足缓，阳陵、冲阳、太冲、丘墟；小水不禁，灸阳陵泉、阴陵泉。

《百症赋》：半身不遂，阳陵远达于曲池。

按语：本穴为筋会，可舒筋急，除中风后遗症手脚挛缩之“筋急”，对膝、踝关节筋伤亦有效；又为胆经合穴，所谓“合治内腑”，可治肝胆系疾病，如胸胁胀满、呕腐吐酸、嗳气等。

（十二）足厥阴肝经

1. 大敦（井穴）

穴名释义　大，丰富之意。敦，敦厚，土丘。指穴在形如丰厚的土丘处，能平土气之敦阜。《尔雅·释丘》曰：“一成敦丘。”疏：“敦训为厚，形如覆敦。敦器似盂。”《左传·成十六年》曰：“民生敦庞。”谓人民富厚也。穴在肌肉丰满形如土堆之处，故名。《素问·五常政大论》曰：“何谓太过……土曰敦阜。”敦，厚也。阜，亦厚也，《国语·周语》曰：“其所以阜财用衣食者也。”注：“阜，厚也。”土气太过，木能克土，用此能胜之也。

定位　在足趾，大趾末节外侧，趾甲根角侧后方0.1寸。

取法　在踇趾外侧，去指甲角约0.1寸许取穴。

局部解剖　有足趾背动、静脉；布有腓深神经的趾背神经。

针刺层次　皮肤→皮下组织。

主治　疝气，缩阴，阴中痛，月经不调，血崩，尿血，癃闭，遗尿，淋疾，癫狂，痫证，少腹痛。

刺灸法　浅刺 0.1～0.2 寸；或点刺出血；可灸。

古文摘录

《针灸甲乙经》：痉，取之阴跷及三毛上，及血络出血。

《备急千金要方》：小便失禁，灸大敦七壮，又灸间七壮；大敦、期门、委中、委阳，主阴跳小便难；大敦、气门，主五淋不得小便。

《针灸大成》：小便赤如血：灸大敦、关元。

《医宗金鉴》：主治诸疝，阴中肿，破伤风及小儿急、慢惊风等证。

《玉龙歌》：七般疝气取大敦，穴法由来指侧间，诸经具载三毛处，不遇师传隔万山。

《席弘赋》：大便闭涩大敦烧。

按语：大敦穴为足厥阴肝经之井穴，具有回阳救逆、温经散寒、理气调血、解痉止痛之功，刺之可祛散寒凝之邪，疏通肝脉气血。

2. 行间（荥穴）

穴名释义　行，行走。间，见“二间”“三间”条。人之步趋谓之行，穴当跖趾关节之间隙中，故名。

定位　在足背，第 1、2 趾间，趾蹼缘后方赤白肉际处。

取法　在第 1、2 趾缝间，趾蹼缘的上方纹头处取穴。

局部解剖　有足背静脉网；有第 1 趾背侧动、静脉；腓神经的跖背侧神经分为趾背神经分歧处。

针刺层次　皮肤→皮下组织。

主治　月经过多，闭经，痛经，白带，阴中痛，遗尿，淋疾，疝气，胸胁满痛，呃逆，咳嗽，洞泄，头痛，眩晕，目赤痛，青盲，中风，癫痫，瘛疭，失眠，口㖞，膝肿，下肢内侧痛，足跗肿痛。

刺灸法　直刺 0.5～0.8 寸；可灸。

古文摘录

《灵枢·五邪》：邪在肝，则两胁中痛，寒中，恶血在内，行善掣节，时脚肿，取之行间以引胁下，补三里以温胃中，取血脉以散恶血，取耳间青脉以去其掣。

《针灸甲乙经》：腰痛不可以久立俯仰，京门及行间主之；咳逆上气，唾沫，天容及行间主之。

《备急千金要方》：肝心痛，取行间、太冲。重舌，灸行间随年壮。

《医宗金鉴》：治小儿急慢惊风，及妇人血蛊癥瘕，浑身肿，单腹胀等症。

按语：行间为足厥阴肝经荥穴，长于泻热，可平肝潜阳、疏风止痛。

3. 太冲（输穴、原穴）

穴名释义　太，至也，极也，又参见“太渊”条。冲，冲要，又通“冲”，冲和与冲虚之意。太冲，脉名。地居冲要，脉气盛大，且有宁静聪明之象。象阴血之充盈盛大。《素问·水热穴论》曰：“……此肾脉之下也，名曰太冲。”《素问·上古天真论》曰：“女子二七而天癸至，任脉通，太冲脉盛，月事以时下，故有子。”王冰谓：“太冲者，肾脉与冲脉合而盛大，故曰太冲。”姚止庵谓：“任冲奇经脉也。肾气全盛，经气疏通，冲为血海，任主胞胎，二者相资，故能有子。”《素问·阴阳离合论》曰：“圣人南面而立，前曰广明，后曰太冲。”张注：“南面为阳，故曰广明，背北为阴，而曰太冲。太冲乃阴血之原，位处下焦，上循脊里，是以三阴以太冲为主。”故太冲乃肾脉与冲脉之合称，也有认为系单指冲脉而言者。象穴居足部之冲要。穴在足背，与冲阳紧邻。冲阳因太冲而得名，太冲亦较冲阳为尊贵。象阳春之虚静和谐。冲与“沖”通，故太冲亦太沖之意。《庄子·应帝王》曰：“吾乡示之以太沖莫胜。”太，至大至上也。《大戴礼·曾子·立事》曰：“太上，德之最上者。”冲，虚也。《老子》曰：“道冲而用之。”故“太冲莫胜”是极其清净和谐阴阳调和之境界。肝在时为春，无冬之寒、夏之热与秋之肃杀，有太冲之义焉。喻聪明之神形相得。《淮南·诠言》曰：“故神制则形从，形胜则神穹。聪明虽用，必反诸神，谓之太冲。”肝主谋虑，谋成于心。《尔雅·释言》曰：“谋，心也。”神有制则形可使，神失守则形必乱。神形相得，聪明得用，谋虑乃成，是亦太冲之象也。

定位　在足背，第1、2跖骨间，跖骨底结合部前方凹陷中，或触及动脉搏动。

取法　在足第1、2跖骨结合部之前凹陷中取穴。

局部解剖　在踇长伸肌肌腱外缘；有足背静脉网，第1跖背侧动脉；布有腓深神经的跖背侧神经，深层为胫神经足底内侧神经。

针刺层次　皮肤→皮下组织→第1跖骨背侧肌→踇收肌斜头。

主治　头痛，眩晕，疝气，月经不调，癃闭，遗尿，小儿惊风，癫狂，痫证，胁痛，腹胀，黄疸，呕逆，咽痛嗌干，目赤肿痛，膝股内侧痛，足跗肿，下肢痿痹。

刺灸法　直刺0.5～0.8寸；可灸。

古文摘录

《针灸甲乙经》：乳痈，太冲及复溜主之。

《备急千金要方》：太冲、中封、地机，主癞疝。太冲主面尘黑；肝咳刺太冲。

《针灸大成·十二经治症主客原络》：肝主胆客：气少血多肝之经，丈夫癀疝苦腰疼，妇人腹膨小腹肿，甚则嗌干面脱尘。所生病者胸满呕，腹中泄泻痛无停，癃闭遗溺疝瘕痛，太、光二穴即安宁；溏泄：太冲、神阙、三阴交。

《通玄指要赋》：且如行步难移，太冲最奇。

《马丹阳天星十二穴歌诀》太冲足大趾，节后二寸中。动脉知生死，能医惊痫风，咽喉并心胀，两足不能行，七疝偏坠肿，眼目似云矇，亦能疗腰痛，针下有神功（针三分，灸三壮）。

《标幽赋》：心胀，咽痛，针太冲而必除。

按语：太冲为肝经之输穴、原穴，肝主藏血，主气机之疏泄，针之可舒畅肝之气机，疏肝解郁。又太冲为肝经之原穴，肝肾同源，针之有调补肝肾、滋阴潜阳之功，对治疗肝肾阴虚、肝阳上亢之高血压、头痛等疗效显著。对脾肾阳虚，元气虚弱病证亦有良好的效果。《脉经》曰：“寸口脉濡，阳气弱，自汗出，是虚损病。宜服干地黄汤、薯蓣丸、内补散、牡蛎散并粉，针太冲补之……尺脉涩，足胫逆冷，小便赤，宜服附子四逆汤，针足太冲补之。”太冲穴，属足厥阴肝经输穴，又名大冲穴，为肝经之原穴，又是马丹阳天星十二穴之一。能疏理肝气，清肝泻火，镇肝息风、平肝潜阳，清利头目，降血压，与太溪穴配伍治疗高血压。太冲穴最早见于《灵枢·九针十二原》，“阴之少阳，肝也，其原出于太冲，太冲二”，原穴是脏腑之气经过和留止的部位，《难经·六十六难》曰：“脐下肾间动气者，人之生命也，十二经之根本也，故名原。三焦者，原气之别使也，主通行三气，经历五脏六腑；原者，三焦之尊号也，故所止辄为原，五脏六腑之有病者皆取其原也。”因此也反映出脏腑发生疾病时，会反映到相应的原穴上来，通过针刺太冲穴使三焦原气通达，调节五脏经络功能，从而发挥其维护正气、抗御病邪的作用。

4. 中封（经穴）

穴名释义　中，指精神，参“中渚”条。封，指藏聚。意其为精神之藏聚，与情志活动有关。《灵枢·本神》曰：“随神往来谓之魂。”神魂即精神情志也。肝藏魂，故中封者乃肝经之气所聚之处，神与魂之封地也。

定位　在踝区，内踝前，胫骨前肌肌腱的内侧缘凹陷中。

取法　当内踝前方，在商丘与解溪二穴之间，靠胫骨前肌肌腱的内侧凹陷中取穴。

局部解剖　在胫骨前肌肌腱的内侧；有足背静脉网；布有足背内侧皮神经的分支及隐神经。

针刺层次　皮肤→皮下组织→伸肌下支持带（小腿十字韧带）→胫骨前肌肌腱。

主治　疝气，阴茎痛，遗精，小便不利，黄疸，胸腹胀满，腰痛，足冷，内踝肿痛。

刺灸法　直刺 0.5～0.8 寸；可灸。

古文摘录

《针灸甲乙经》：中封、五里，主身黄时有微热。主失精，筋挛，阴缩入腹相引痛；色苍苍然，太息，如将死状，振寒溲白，便难，中封主之。

《针灸大成》：小腹胀满痛，中封、然谷、内庭、大敦。

《玉龙歌》：行步艰难疾转加，太冲二穴效堪夸，更针三里中封穴，去病如同用手抓。

5. 曲泉（合穴）

穴名释义　曲，见“曲池”条。泉，参诸泉穴条。穴居膝关节屈曲之凹陷处，言经气深邃如泉。

定位　在膝部，腘横纹内侧端，半腱肌肌腱内缘凹陷中。

取法　屈膝，在膝关节内侧横纹头上方，当胫骨内髁之后，于半膜肌、半腱肌止端之前上方取穴。

局部解剖　在胫骨内髁后缘，半膜肌、半腱肌止点前上方；有大隐静脉、膝最上动脉；布有隐神经、闭孔神经，深向腘窝可及胫神经。

针刺层次　皮肤→皮下组织→缝匠肌→股薄肌肌腱→半膜肌肌腱→腓肠肌内侧头。

主治　月经不调，痛经，白带，阴挺，阴痒，产后腹痛，遗精，阳痿，疝气，小便不利，头痛，目眩，癫狂，膝髌肿痛，下肢痿痹。

刺灸法　直刺 1～1.5 寸；可灸。

古文摘录

《备急千金要方》：曲泉、跗阳、天池、大巨、支沟、小海、绝骨、前谷，主四肢不举。

《针灸大成》：阴挺出，曲泉、照海、大敦；脐痛，曲泉、中封、水分。

按语：曲泉穴为足厥阴肝经之合穴，为肝经气血汇合之处，位于股骨内髁后缘，可以调节局部气血，增加膝关节局部组织代谢，抑制炎症介质的释放，松解局部组织粘连。

第二节　常用疾病通元针法处方

一、脑　病　类

1. 痴呆

（1）病因病机：痴呆一病，常见迷惑善忘，言辞颠倒，或多愁善感等症状，小儿无记性者，髓海未满；而高年却记性差者，是脑髓渐空。脑为髓海、元神之府，髓海不足则元神失养、灵机失常，故发为此病。久病或正虚日久，脏腑功能失调，气血运行不畅，或积湿为痰，或留滞为瘀，进而蕴结为毒。毒邪常与风、湿、热胶结损伤脏腑、脑络。

（2）穴位处方

主穴：百会、前顶、后顶、水沟、膈俞、心俞、关元、气海、神门。

配穴：气血亏虚证配脾俞；痰浊阻窍证配膻中、丰隆、中脘；火热内盛证配曲池、内庭；肝阳上亢证配太冲；瘀血阻络证配血海、四关；腑气浊留证配中脘、天枢；肾精亏虚证配阴谷、太溪。

（3）按语：痴呆总以脑空、肾虚为本。临证抓住阴阳两纲，辨证施治，补虚泻实，取穴以任、督二脉及背俞穴为主，激发人体生气之元而补肾生髓，濡养元神；祛除病理产物而气得之上下，血脉和利，五脏安定，精神乃居。以通督调神针法直指元神之府，开其灵机记性；以引气归元针法，补肾生髓，治脏腑衰败之本。心主神明，为五脏六腑之大主，精神之所舍也。然肾为先天之脏，主一身之元阴、元阳，亦赖其所养。

2. 中风

（1）病因病机：中风多发于气滞络瘀或气血逆乱，其发病多先伤五脏之真阴，再或内外劳损，复有所触，以损一时之元气，或以年迈力衰，气血将离，则积损为颓，此发病之因也。盖其阴亏于前而阳损于后，阴陷于下而阳犯于上，以致阴阳损失，精气不交，所以忽尔昏愦卒然仆倒，或留以肢体不遂，神志欠清等。而肝阳偏旺，横逆犯脾，脾运失司，痰浊内生；或肝火内热炼液成痰，以致肝风夹杂痰火，横窜经络，蒙蔽清窍，亦可发为卒然昏仆、喎僻不遂之症。清窍受阻，百病丛生。或“血菀于上，使人薄厥，有伤于筋，纵，其若不容。汗出偏沮，使人偏枯”，发为肢体活动不利；或脑髓受损，元神渐昏，发为痴呆；或咽喉气机逆乱，阴阳失调，发为吞咽障碍；或气机逆乱，元神失养，加之久病活动不利引起患者忧愁思虑，情绪低落，发为抑郁。

（2）穴位处方

主穴：百会、前顶、后顶、水沟、太阳、颞三针。

配穴：舌强不语配舌三针；口眼喎斜配地仓、颊车、四白、下关、翳风；患侧上肢配肩三针、曲池、手三里、外关、后溪、合谷；患侧下肢配风市、伏兔、足三里、阳陵泉、悬钟、解溪、太冲。

（3）按语：临床应用通督养神法治疗中风及各种变证，疗效确切，其治疗依据源于督脉对阴阳气的统率调理作用，可以平衡人体阴阳之气，调整逆乱的气机；且督脉能有效地调理神气，恢复脑的功能，配合五脏背俞穴，调节脏腑功能，有助于促进中风后的康复。

3. 癫痫

（1）病因病机：癫痫类属中医学“痫病”，亦称“羊痫风”，其发病多因五脏真阴不足，内外皆损，复有所触，损一时之元气，或久病积损，精血亏虚，脑髓耗伤，元神渐昏。清窍受阻，元神失养，百病丛生。

（2）穴位处方

主穴：百会、前顶、后顶、印堂、水沟、膻中、气海、关元。

配穴：内关、神门、大陵、劳宫、三阴交、太溪、照海、太冲。

（3）按语：本病从“元神”论治，主在调节阴阳，固元养神，安和五脏。癫痫为督脉之病候，针刺相关穴位可通督安神。针灸治疗癫痫有独特优势，疗效稳固，无毒副作用，不易复发。

4. 血管性头痛

（1）病因病机：此症分虚实两种。实证者发作时有胀痛、搏动感，偶有情绪易怒，舌红，脉弦；虚证者绵绵作痛，舌淡，脉弱，面色或黄或白，大便不调。参以经脉辨证，根据疼痛部位的不同选取不同经脉，如前额部疼痛明显者取阳明经，侧头部明显者取少阳经，后头部明显者取太阳经，巅顶部明显者取厥阴经。

（2）穴位处方

处方一：百会、太阳、神庭、印堂、率谷、气海、关元、内关、神门、太溪、太冲。

处方二：百会、前顶、后顶、风池、心俞、肝俞、脾俞、肾俞、委中、昆仑。

（3）按语：处方一为通督养神针法与引气归元针法同用，通补兼施，使人体气血流畅，神有所归；处方二为通督养神针法，辨证选取五输穴，升腾阳气、安养五脏。

5. 帕金森病

（1）病因病机：帕金森病多属本虚标实之证，本虚为气血、肝肾亏虚，《内经》言“肾为先天之本”，肝肾同源，肝肾亏虚，易致虚风内动，筋脉失养，不能自持；此外，肝肾阴虚，精血不足，上不能濡养髓海（脑窍），下不能滋养筋骨肌肉，脑髓空虚，肢体失去统摄而震颤。“脾胃为后天之本，气血生化之源”，后天脾胃亏虚，气血生化无源，气血亏虚不能濡养筋脉亦可发为本病。而肝肾阴虚、气血亏虚均会生风，“风为百病之长”“风性主动”，风邪既可外受，亦可内生，为主要的致病因素，风气盛则可导致类似帕金森病的肢体震颤。风与肝、筋相通，肝主筋，肝风内动，筋脉不能自持，随风而动，牵动肢体则肢体颤抖摇动。其发病机制复杂，兼有多种病理因素，临床上必须辨病辨证结合，分证论治，标本兼治。

（2）穴位处方

主穴：

1）通督养神针法：颞三针、百会、前顶、后顶、风池、心俞、膈俞、肝俞、脾俞。

2）引气归元针法：天枢、归来、气海、关元、中脘。

配穴：上肢震颤配少海、小海、阳池、养老、劳宫；下肢震颤配风市、阳陵泉、悬钟、三阴交、太冲。

（3）按语：因帕金森病多病重气弱，故须重视针刺取穴的准确性，要求“宁失其经，勿失其穴”，且要深部得气。所谓得气，即针刺调动胃气所化生的营卫之气（正气），所谓“索气于胃络，得气也”。因此强调医者在取穴准确的前提下，明辨寒热虚实，诊其阴阳盛衰，经脉之气大小施以补泻手法，从而达到深部得气，达到“治神”。帕金森病之肢体震颤需区分上肢震颤与下肢震颤的不同。上肢震颤多因下虚上实，其发病以风阳亢盛为主，“在上者，风先受之”，临床应以急则治其标为原则，故上肢震颤者多用通督养神针法。下肢震颤多因肝肾亏虚，或上肢震颤病证过渡到下肢，或长期服用西药导致下元虚冷、气血亏虚。此外痰浊、瘀血等病理因素也会引起下肢震颤，因其病理性质趋下，与风邪相对。临床上以缓则治其本为原则，运用引气归元针法。

6. 眩晕

（1）病因病机：眩晕的基本病因病机为气血不足，患者多以虚为本，诸多邪气均是在机体正气不足的基础上滋生泛滥起来的，多表现为慢性眩晕，伴有乏力，纳差，善忘，注意力不集中等。脑为髓之海、元神之府、诸阳之会、清窍机关之所在，五脏精气皆上注于头面。如若气血不足，生化乏源，则脑不得养，髓海不充，元神无所藏，诸阳流散，清窍不通，进而出现“脑转耳鸣，胫酸眩冒，目无所见，懈怠安卧”等症状；又或阴虚阳亢，肝阳上扰清窍，则头晕目眩，视物难明，发为眩晕。

（2）穴位处方

主穴：

1）通督养神针法：百会、前顶、后顶、大椎、心俞、肺俞、肝俞、脾俞、肾俞。

2）引气归元针法：天枢、气海、关元、归来。

配穴：气血两虚配足三里、三阴交；耳鸣配听宫；失眠配神门、内关；肝肾亏虚配太溪；痰湿阻滞配中脘、丰隆；瘀血阻窍配膈俞、委中；肝阳上亢配太冲、行间。

（3）按语：在眩晕患者病情严重期予以通督养神针法，多取督脉诸穴，尤其是位于头部的穴位，以及背俞穴。督脉诸穴可振奋、生发阳气，濡养脑府之神，背俞穴可调理五脏功能，补养气血，使生化有源。慢性眩晕患者急性期用通督养神针法治疗 20 次左右后，如若病情得到控制，再予以引气归元针法治疗 10 次左右。引气归元针法选用腹部腧穴固本化源，使机体元气回归丹田，让后天与先天相互资生，巩固先天之本，并且从阴引阳，防止此症频繁发作。

7. 失眠

（1）病因病机：失眠是现代人的常见病，轻则入眠困难，时寐时醒，重则彻夜不寐，长期受失眠症状困扰者容易感到全身乏力，注意力不集中，记忆力减退等，甚至引起抑郁，焦虑。在《灵枢·大惑论》记载“……病而不得卧者，何气使然？……卫气不得入于阴，常留于阳则阳气满，阳气满则阳跷盛，不得入于阴则阴气虚，故目不瞑矣。”说明卫气出入失常，阳不入阴，阴阳失交是失眠的基本病机。是人体气血阴阳失衡，脑神失养，五脏功能紊乱所致。

（2）穴位处方

主穴：百印调神方（百会、印堂）、中脘、天枢、气海、关元。

配穴：神门、内关、足三里、三阴交、照海、太冲。

（3）按语：百印调神方通督力强为主穴，调动一身阳气温养脑髓；引气归元以交通上下，气血充实；配合神门、内关理上焦心神，足三里、三阴交调中焦脾胃，太冲除烦安气机，使五脏气平，神安易眠。

8. 高血压

（1）病因病机：高血压可归属于中医学“眩晕”“头痛（内伤头痛）”的范畴，而后期可发生“心悸”“怔忡”“中风”“水肿”等不良变证。其病机在于肾精髓海亏虚。

（2）穴位处方

1）通督养神针法：百会、心俞、肝俞、脾俞、肺俞、肾俞。

2）引气归元针法：天枢、气海、关元、归来、太冲、太溪。

（3）按语：以上诸穴相配，共同达到通利经脉、升清降浊之效，使气血上达头面，则脑部清资元神得养，髓海充盈，眩晕、头痛种种不适自可止息。五脏背俞穴乃五脏精气输注之所在，重用背俞穴，以调整五脏气血疏布，其中，尤其重视肝俞和肾俞，肝主调畅气机，肾主藏蓄阴精，精充气畅，方可使失位于上的肝气复归下元，总收补益肝肾、调补下元之效。

9. 郁证

（1）病因病机：郁证之根为五脏失衡，五脏经气阴阳相互制约、互根互用、互感互藏，一脏虚损或亢进，必定引起他脏偏盛或受制，从而五脏阴阳失调，诸病皆生。如《素问·举痛论》曰“思则心有所存，神有所归，正气留而不行，故气结矣”“结气病者，忧思所生也。心有所存，神有所止，气留而不行，故结于内”，可见郁证的病因总属情志所伤，主责于肝，肝气不舒，失于条达，疏泄失司，肝木生火，木克脾土，故心脾首当其冲，心失所养，脾失健运，脏腑阴阳气血失调，故次症以不寐、心悸、胃痛、痞满、嘈杂、反酸等居多。此外，乙癸同源，肝为水之子，子病及母，水不涵木，故易致阴虚阳亢、肝肾两虚之证；金木龙虎回环，肝主升发，肺主肃降，金木失和，可见木火刑金、木旺侮金、肝肺亏虚之象。

（2）穴位处方

主穴：膻中、气海、关元、天枢、百会、印堂、太阳。

配穴：内关、神门、三阴交、太冲。

（3）按语：郁证之要在于调节气机，使气畅神安，故取引气归元针法为首要，兼以安神定志。

二、内科脏腑病证

1. 冠心病心绞痛

（1）病因病机：冠心病心绞痛属于中医学“胸痹”“胸痹心痛”“真心痛”等范畴，是指以胸部闷痛，甚则胸痛彻背，喘息不得卧为主症的一种疾病。轻者仅感胸闷隐痛，呼吸欠畅，重者则胸痛，甚者心痛彻背，背痛彻心。胸痹首分虚实两端，临床上应区分有“不通则痛”及“不荣之痛”。急性发作之时，实证居多，其病机主要为气滞血瘀、寒邪凝滞、痰浊阻络；缓解期以虚证居多，主要为气阴两虚、心肾阴虚、心肾阳虚等。

（2）穴位处方

1）急性发作期

主穴：膻中、巨阙、心俞、厥阴俞、内关、阴郄、郄门、公孙。

配穴：气滞血瘀配合谷、太冲、血海、膈俞；寒邪凝滞配关元（灸）、神阙（灸）；痰浊阻络配中脘、丰隆。

2）缓解期

主穴：膻中、巨阙、气海、关元、内关、神门、足三里。

配穴：气阴两虚配脾俞、三阴交；心肾阴虚配心俞、肾俞、太溪；心肾阳虚配心俞（灸）、肾俞（灸）。

（3）按语：通元针法治疗冠心病，充分体现了“阴阳经络，气相交贯，脏腑腹背，气相通应”之理。通元针法的治病之本在于调神，调神之机在于调气，气调则神调，故以心俞、厥阴俞、膈俞通督养神，膻中、巨阙、气海、关元引气归元，使脏腑之气有序地升降出入，使五脏六腑之气或输注于背部，或结聚于胸腹部，以达机体阴平阳秘、精神内守。其中膻中穴是本处方之主穴，其为宗气聚会之所，属心包之募穴，同时也是足太阴、足少阴、手太阳、手少阳、任脉之会。膻中乃气海，为宗气所聚之处，主奉行君相之令而布施气化，故笔者十分认同古今医家“膻中主一切气机失调”的观点，膻中配俞募穴，主调补脏腑之气；膻中配伍五输穴，主调泻经脉气血；膻中配络穴，主疏导表里经气；膻中配伍郄穴，主疏通深聚气血。膻中与背俞穴或募穴相配，主调补脏腑之气，主治脏腑失调或脏腑虚证，手法上宜行平补泻或补法，可在疏通周身气机的基础上更好地调补脏腑之气，恢复脏腑功能。膻中配伍内关治疗胸痹心痛，内关穴乃手厥阴心包经之络穴，别走手少阳三焦经，膻中配伍内关可疏导手厥阴心包经、手少阳三焦经表里两经的经气，经气运行通畅，“通则不痛”，两穴配伍可相得益彰，更好地发挥气会膻中的“调气”治疗效益和“心胸内关谋”的经穴特异性，共奏理气宽胸止痛之功，主治胸痹心痛。阴郄是手少阴心经之郄穴，郄门是手厥阴心包经之郄穴，二穴合用，善治心脏急症。

2. 过敏性支气管哮喘

（1）病因病机：过敏性支气管哮喘属于中医学“哮证”“呷咳”“哮吼”等范畴。其病因病机为本虚标实，虚实夹杂，本虚为肺脾气、阳虚，宿痰内伏于肺，标实为复感外邪，外邪引触伏痰致痰阻气道，气道痉挛，肺失肃降，肺气上逆所致。哮病的病理因素以痰为根本，痰的产生责之于肺不能布散津液，脾不能传输精微，肾不能蒸化水液，以致津液凝聚成痰，伏藏于肺，成为哮病发作的夙根。哮病若未得到及时有效的治疗，长期发作，必然伤正气，导致内脏虚损，尤其以肺、脾、肾三脏的虚损为主。

（2）穴位处方

1）发作期

主穴：肺俞、定喘、天突、膻中、孔最、列缺。

配穴：风寒者加大椎、风池、风门；风热者加大椎、曲池、外关、合谷；痰热者加丰隆、尺泽、鱼际。

2）缓解期

主穴：膻中、中脘、天枢（双）、气海、关元、归来（双）。

配穴：肺脾气虚加肺俞、脾俞、膏肓俞、太渊、足三里；肺肾两虚加肺俞、肾俞、膏肓俞、命门、太溪、照海，灸肾俞、命门，针灸均用补法。

（3）按语：本病治疗上应区分发作期、缓解期之不同，需遵循“急则治其标，缓则治其本，标本兼治”的原则，即未发时以扶正气为主，既发时以攻邪气为急。例如，《景岳全书·喘促》所云：“喘有夙根，遇寒即发，或遇劳即发者，亦名哮喘。未发时以扶正气为主，既发时以攻邪为主。扶正气者，须辨阴阳，阴虚者补其阴，阳虚者补其阳。攻邪气者，须分微甚，或散其风，或温其寒，或清其痰火。然发久者，气无不虚，若攻之太过，未有不致日甚而危者。”故扶正祛邪也是治疗本病的关键，不仅应注重发作期的祛邪，也应重视缓解期的扶正以巩固疗效，从而延长复发或防止哮喘再发，使邪去正安，精神乃治。通元针法治疗哮喘紧紧把握扶正祛邪的治疗原则。哮喘发作期以通督养神针法为主，选取背俞穴，从调整机体阴阳，抑制亢盛的免疫病理入手。背俞穴可越邪外出，且脏腑之气输注于背，而背俞穴在足太阳膀胱经的第一侧线上，督脉交贯其中，与任脉相关，它为调节机体阴阳平衡的枢纽，是治疗各种内脏疾病的常用有效的特定穴。《素问·长刺节论》云：凡邪客不去，内迫脏腑，可刺背俞穴以泻其邪气，止其传变。以背俞穴作为变态反应的主要穴位，用意也在此。此外针刺手太阴肺经的五输穴为主，五输穴与经络之气密切相关，这类腧穴在表面形式上分布以四肢肘、膝关节以下，远离所属脏腑，但其脉气所发与经络脏腑贯通，并且密切相关，故在哮喘发作期选取五输穴每每获得显著的疗效。缓解期则注重扶正为主，以引气归元针法扶助正气，以减少哮喘发作的概率。

3. 慢性阻塞性肺疾病

（1）病因病机：慢性阻塞性肺疾病当属于中医学“咳嗽”“喘证”“肺胀”的范畴，其中尤以“肺胀”多见。肺胀是多种慢性肺系疾病迁延不愈，反复发作，致肺、脾、肾三脏虚损，导致痰瘀阻结，气道不畅，肺气壅滞，不能敛降，以喘息、咳嗽、咯痰、胸部胀满、唇甲发绀等为主要表现的病证。本病总属本虚标实，以肺、肾、心、脾脏气亏虚为本，痰浊、水饮、血瘀互结为标，两者相互影响，互为因果，复为外邪诱发，内外合邪，而致气道壅塞，肺气胀满，不能敛降，故发为肺胀。

（2）穴位处方

1）急性期

主穴：大椎、大杼、风门、肺俞、脾俞、肾俞。

配穴：尺泽、孔最、鱼际、足三里、丰隆。

2）缓解期

主穴：天突、膻中、气海、关元、天枢、归来。

配穴：太渊、足三里、三阴交。

（3）按语：通元针法之通督偏于卫，偏于祛邪，任脉偏于营，偏于补营。而肺胀为本虚标实，内外合邪。内外合邪往往是肺胀急性加重的重要原因。故肺胀急性期，用通督养神针法祛外邪，缓解期用引气归元针法调补元气，使正复邪去而肺胀自除。肺俞、脾肾、肾俞，此三者同属于足太阳膀胱经，足太阳膀胱经主一身之表，同时，此三穴分别是肺、脾、肾脏的背俞穴，是此三脏脏腑之气输注于体表的部位，《素问·长刺节论》曰："迫藏刺背，背俞也。"《灵枢·阴阳系日月》曰："肺为阴中之少阳，脾为阴中之至阴，肾为阴中之太阴。"《素问·阴阳应象大论》曰："阴病治阳。"足三里和丰隆属于足阳明胃经的腧穴，该经为多气多血之经。足三里为五输穴中的合穴，正所谓"虚者补其母，实则泻其子"，足三里在五输穴中属土，可补脾气之虚，同时又是胃的下合穴，脾胃相表里，可间接补脾。本虚标实，病位在肺、脾、肾，所以取相应脏腑的背俞穴。《玉龙歌》曰："痰多宜向丰隆泻。"丰隆治痰，为治标之穴。膻中、天突属于任脉之穴，《针灸甲乙经》曰："欬逆上气，唾喘短气，不得息，口不能言，膻中主之。"定喘穴为经外奇穴，众多医家的临床实践证明了此三穴治疗咳、痰、喘的效果，既可为治标之穴，也符合针灸选穴"急则治其标，缓则治其本，标本兼治"的特点。

4. 浅表性胃炎

（1）病因病机：慢性浅表性胃炎属中医学"胃脘痛""胃痞"等范畴，中医学认为浅表性胃炎的发生，除与外邪犯胃、饮食失调有关外，还与情志不舒，肝气郁滞，疏泄失职，横逆犯胃有关，致胃失通降，则脘腹胀满，嗳气吞酸，或支撑作痛，连及两胁。若气滞日久，可致血脉凝涩，瘀血内结，其痛更甚，并可出现呕血、黑便等症，亦有素体脾胃虚弱或劳倦伤脾，以致脾胃虚寒，中阳不运，发为胃脘隐痛，喜温喜按，时泛清水，纳呆便溏。其因于火郁热蕴者，日久耗伤胃阴，使胃阴不足，胃失濡润，发为阴虚胃痛。故临床上常分为肝胃不和（肝气犯胃）、脾胃虚寒、脾胃湿热、胃阴不足、胃络瘀血等证型，其中以胃阴不足、肝气犯胃、脾胃虚寒最为常见。浅表性胃炎，形体消瘦、舌红少苔、脉细者多为胃阴不足；口苦气郁、大便不畅、心烦易怒者多为肝气犯胃；经年腹泻、神疲乏力、手足不温者多为脾胃虚寒。

（2）穴位处方

主穴：中脘、天枢、气海、关元。

配穴：内关、足三里、太冲。

（3）按语：中焦脾胃乃后天之本，为人体气机的枢纽所在，以引气归元之主穴以调气固本，使中焦功能恢复正常，辅以四肢特定穴，可明显加强治疗作用。

5. 慢性肝炎

（1）病因病机：慢性肝炎是由于感染肝炎病毒（乙型肝炎病毒、丙型肝炎病毒）、长期过量饮酒、机体代谢异常、服用肝毒性药物等原因导致的肝组织坏死和炎症反应。慢性肝炎患者临床多表现为乏力、厌食、恶心、腹胀、胁痛等症状，查体可见肝区疼痛、肝大，质地为中等硬度，有轻压痛等症状。本病根据其主要临床表现可归属于中医学"黄疸""胁痛""臌胀"等范畴。其主要病因病机为肝郁脾虚，病理产物为痰、湿、瘀。

（2）穴位处方

主穴：膻中、中脘、期门、日月、天枢、气海、关元、归来。

配穴：曲池、外关、合谷、足三里、阳陵泉、太冲。

（3）按语：本病以俞募相配为主，调整脏腑阴阳，以引气归元调理一身之气机。肝主疏泄，气调则肝气舒畅，诸症可除。

6. 慢性支气管炎

（1）病因病机：慢性支气管炎（chronic bronchitis）是指气管、支气管黏膜及周围组织的慢性非特异性炎症。临床上以慢性反复发作性的咳嗽、咳痰或伴有喘息为特征。本病在中医学中，当属于“咳嗽”的范畴，《素问·宣明五气论》曰：“五气所病……肺为咳。”《素问·咳论》曰“皮毛先受邪气，邪气以从其合也”“五脏六腑，皆令人咳也，非独肺也”。五脏六腑之咳“皆聚于胃，关于肺”。

（2）穴位处方

1）急性咳嗽

主穴：大杼、风门、肺俞。

配穴：尺泽、孔最、鱼际、丰隆。

2）慢性咳嗽

主穴：天突、膻中、气海、关元、天枢、归来。

配穴：曲池、外关、合谷、足三里、三阴交、太冲。

（3）按语：通元针法治咳从整体出发，“五脏六腑，皆令人咳”，急性咳嗽，以通督养神，养五脏之神，并祛邪以达治咳的目的，同时配手太阴肺经之五输穴以宣肺止咳。慢性咳嗽多因咳嗽迁延不愈，或失治误治，正气亏损或余邪未尽，此时以引气归元扶助正气，抵抗病邪，同时配伍曲池、外关、合谷疏散余留之外邪，足三里、三阴交扶正补虚，太冲调畅气机，则咳嗽可止。

7. 慢性肾炎

（1）病因病机：慢性肾炎在中医学中多属于“水肿”“血尿”等范畴。水肿的发生常与风邪袭表、外感水湿、饮食不节、禀赋不足、久病劳倦等因素有关。其主要的病变脏腑为肺、脾、肾三脏，与膀胱、三焦关系密切。水肿应当区分阴水、阳水的不同。阳水多由风邪、疮毒、水湿引起，兼有风寒、风热等表证，病在肺、脾，属表证、实证。阴水多为饮食劳倦、先天或后天因素导致的脏腑亏损，属里证、虚证或虚实夹杂证，病在脾、肾。其基本病机是肺失通调，脾失转输，肾失开阖，三焦气化不利。

（2）穴位处方

1）阳水

主穴：肺俞、脾俞、肾俞、三焦俞。

配穴：委阳、阴陵泉、尺泽、合谷、列缺。

2）阴水

主穴：气海、关元、中极、水道、水分、天枢。

配穴：阴陵泉、足三里、三阴交、复溜。

（3）按语：通元针法中通督养神法偏于治疗卫分病证，而引气归元法偏于治疗营分病证。故在治疗中，阳水者多用通督养神法，主穴以背部膀胱经之背俞穴为主，取肺俞、脾俞、肾俞、三焦俞以通阳泻邪，同时配伍三焦经之下合穴委阳以调整三焦气化功能，阴陵泉健脾利水，使水邪下输膀胱，尺泽宣肺利水，合谷清热泻邪，列缺宣肺通调水道；阴水者多用引气归元法以健脾温肾，扶正培本，取天枢、气海、关元、中极引气归元，培补元气，补益脾肾。中极为膀胱经之募穴，三阴交为足三阴之交会穴，可通利膀胱气机，补肾利水；足三里健脾而制水；复溜为足少阴经之经穴，五行属经，肾虚取其母穴，可有“虚则补其母”之功。

8. 慢性非特异性结肠炎

（1）病因病机：溃疡性结肠炎在中医学中当属于“泄泻”的范畴。其基本病机为脾虚湿盛，肠道分清泌浊、传导功能失司。其病变部位主要在大小肠与脾、胃，病变脏腑主要在脾，脾失健运是关键，同时又与肝、肾密切相关。脾主运化，喜燥恶湿；小肠主受盛化物、泌别清浊，大肠主传导糟粕；肝主疏泄，调节脾运；肾为命门之火，能暖脾助运，腐熟水谷。若脾虚失运，小肠无以分清泌浊，大肠无法传化，水反为湿，谷反为滞，混合而下，则发生泄泻。其主要病理特点为清阳不升，浊阴不降。

（2）穴位处方

主穴：

1）通督养神针法：前顶、百会、后顶、脾俞、胃俞、心俞、肝俞、肾俞、大肠俞。

2）引气归元针法：天枢、气海、关元、归来、中脘。

配穴：寒湿内盛配阴陵泉、脾俞；肠腑湿热配曲池、下巨虚；食滞肠胃配下脘、梁门；肝气乘脾配期门、太冲；脾胃虚弱配足三里；肾阳虚衰配命门、肾俞（灸）。

（3）按语：百会为诸阳之会，取百会以升提阳气，前顶、后顶助之。心俞、肝俞、肾俞以发挥心、肝、肾功能。手足三针调节阴阳。如此则神调督通，脏腑功能正常。

9. 习惯性便秘

（1）病因病机：习惯性便秘是临床上一种常见病、多发病，主要表现为大便次数减少，便意消失，大便排出困难等。习惯性便秘属于中医学“便秘”的范畴，其发病主要与饮食不节、情志失调、年老体虚、感受外邪等多种因素相关。这些因素导致脏腑功能失调，大肠传导失司，糟粕内停，不得下行，而致大便秘结。从中医学角度来讲，大肠传导失司是便秘的基本病机，主要和肺、脾、胃、肝、肾等脏腑的功能失调密切相关。

（2）穴位处方

主穴：气海、关元、天枢、归来、大肠俞。

配穴：热秘配合谷、内庭；气秘配曲泉、太冲；虚秘配支沟、照海；冷秘配足三里、三阴交。

（3）按语：人体脏腑及皮肉筋骨、四肢百骸正常功能的维持离不开气血的滋养濡润。经络是气血运行的通道，腧穴是脏腑经络气血传输出入体表的特殊部位。针刺刺激相应的经络、腧穴可通其经脉，调其气血，使阴阳归于平衡，脏腑趋于和调，大肠传化功能恢复正常。通元疗法是新的针灸治疗体系，以脏腑神气为治疗中心，以任、督二脉为调节全身阴阳的关键环节，调整脏腑阴阳，以平为期。

10. 肠易激综合征

（1）病因病机：肠易激综合征（IBS）是以反复、长期腹痛、腹胀或者排便异常为主要临床症状，是胃肠道平滑肌功能紊乱而引起的一组临床综合征，是临床常见疾病。肠易激综合征在中医学中当属于“泄泻”“腹痛”“痢疾”等范畴，与“郁证”有一定的相关性。《内经》对此病做了最早的论述，简称“泄”，有“鹜溏”“洞泄”“濡泻”“注下”“飧泄”“后泄”之分。

（2）穴位处方

主穴：天枢、关元、气海、归来、肝俞、脾俞、大肠俞。

配穴：足三里、上巨虚、太冲、三阴交。

主要操作：若为寒邪所致，天枢、关元、气海、归来可用温针灸法。

（3）按语：正气不足是疾病发生的内在因素，经络治病的正气源于脑部的元神之气和脐下肾间动气，这是阴阳和合的真一之气。引气归元（天枢、关元、气海、归来）针法可滋养脐下肾间动气，使正气强盛，人体生理功能正常，自然邪去而病愈。天枢，属足阳明胃经，古人言“身半以上，天之分也，天气主之；身半以下，地之分也，地气主之。半，所谓天枢也”。天枢将人体分为上下两部分，是天地之气机，阴阳之运化中转之地，因此对于气机和阴阳的调节至为有效。天枢是大肠的募穴，可调理肠腑和脾胃功能，对于泄泻效力专宏。关元穴正当丹田，居于两肾之间，处于人体真气、元气发生之地，是全身脏腑、经络的根本，人之根元。调补该穴可藏精纳气，和合阴阳。关元穴为小肠募穴，是足三阴和任脉之聚会，可培补肾阳，温煦脾土。丹田之火旺，则脾胃腐熟水谷之力强。现代研究证实，按揉关元穴可改善肠动力。气海属任脉，是肓之原穴，为大气所归，百川汇海，主一身之气机。气海常与关元合用，关元主精，气海主气，共达补虚固本、温阳纳气之效。气为血之帅，气海对于疏调气机有奇效，助全身百脉流通，常用于疏肝理气。临床上常艾灸此穴扶阳固本。归来因能使冲气还复而得名。归来位于气血生化之源的胃经，又与隶属阳明的冲脉相近，因此具有化生气血之效，对于调节气机升降非常有效。通元针法以天枢为阴阳气相接的枢机，关元、气海为精气纳藏汇聚之所，归来引气血而行，诸穴合用，引领元气潜藏归位，气机升降有序，则百恙自除。肝俞、脾俞、大肠俞的使用既可以调动相应脏腑气血以抗病，又体现俞募配伍的立意，可统摄全身阳气和阴气，维系人体阴阳二气的平衡。以太冲、足三里、三阴交为主穴以疏肝健脾，辅以上巨虚理气止泻。

11. 心源性水肿

（1）病因病机：心源性水肿是慢性心功能不全常见的临床表现，其特点为尿量减少，体重增加，水肿渐成，从身体的下垂部位开始，以踝部为甚，呈凹陷性水肿，随后逐渐向上蔓延，甚至全身。同时还有心悸气喘，肝大，肝颈静脉回流征阳性，甚至胸腔积液、腹水等体征。本病相当于中医学“水肿”“心悸”“心水”等范畴。临床多见阳虚水泛、气虚血瘀等证。

（2）穴位处方：心俞、肾俞、天枢、关元、气海、水分。

（3）按语：通元疗法重在调理任、督二脉，振奋元气，顾护根本，以平阴阳，对本病疗效显著。心俞、肾俞为足太阳膀胱经在背部的腧穴，灸此二穴可调补心肾，温阳利水。水分为治疗水肿的关键穴，《针灸大成》曰“穴当小肠下口，至是而泌别清浊，水液入膀胱，滓秽入大肠，故曰水分”，应用水分穴以分利水湿，气海、关元以培补元气，益气行水，共奏利水消肿之功，同时关元穴又为小肠之募穴，小肠主津，与气海相配，亦可健脾养胃，增强脾胃及小肠运化吸收功能。天枢为大肠之募穴，大肠主液，又“枢，枢机也，居阴阳升降之中”，位处人体上下（天地）之气交合之际，为升清降浊之枢纽，能司导人体先天元神、元精、元气转输以及后天水谷津液出入升降，具有调畅气机，运化水液的功效。本穴方以治本为主，重在调补心、脾、肾三脏，充分发挥任、督二脉经穴的协同作用，激发全身脏腑阳气，疏通经络，益气养血，扶正祛邪，使脏腑强健则水自消矣。通元针法与艾灸相结合，用以施灸治疗的方法，穴取背部膀胱经穴位之心俞、肾俞，以及腹部任脉穴位关元、气海、天枢、水分，一阴一阳，通过振奋元阴元阳，调和脏腑，以达阴平阳秘，祛邪外出之效。背俞穴是脏腑之气输注的地方，心源性水肿由心脏疾病引起，属脏病，取背俞穴之心俞可直接调节心脏之疾。本病多属阳虚水泛、气滞血瘀之证，配以关元、气海引气归元，培补元气，肾俞鼓舞阳气，温阳利水，以祛水邪从小便而利。天枢为调理三焦气机之枢纽，水分乃健脾利水之要穴，诸穴配伍，可温补心肾之阳，行气利水。

三、妇 科 病 证

1. 多囊卵巢综合征

（1）病因病机：多囊卵巢综合征为本虚标实证，肾虚为本，痰湿为标。临证主要从肾气不足、痰湿论治。以通、调为要，强调先疏通后濡养，否则易闭门留寇，滥补敛邪。具体分调气机、化痰湿、益精血三步循序渐进，使机体复元有道。临床应审病求因，审因论治，切忌滥补滥泻。人体之经脉、络脉、标本、根结、气街等均是通路，对于痰湿明显的患者，要先清、疏，以通为先，再行温补、濡养，且补、清均不可太过，中病即止。否则不疏通而行温补，则为妄补、误补。

（2）穴位处方

主穴：

1）通督养神针法：肾俞、命门、腰阳关、八髎穴。

2）引气归元针法：天枢、气海、关元、中极、归来。

配穴：肾虚者配太溪；气血不足者配足三里、三阴交；瘀滞胞宫者配血海、膈俞；肝郁者配行间、太冲；痰湿内阻者配足三里、丰隆。

（3）按语：肾-天癸-冲任-胞宫功能失调为本病发病的主要环节，临床应以补肾益精为要，丹田为生命之本，肾间动气为生命之原。而通元针法对此尤效，可使肾阴充盈而化源充足，肾阳充沛而气化有力，使阴阳互生互助，既为卵泡发育成熟提供物质基础，又为排出正常卵泡提供原始动力。

2. 不孕

（1）病因病机：不孕的基本病机为肾虚，包括肾阴虚、肾阳虚和阴阳两虚，在此基础上存在气血不足、肝郁脾虚、痰浊内盛和瘀血阻滞等病机，临床在治疗上总以补肾为主，辨证施治，配合不同病机取穴。《素问》中的“全不产”“绝子”“无子”即今日妇科的原发性不孕，“断绪”即继发性不孕。

（2）穴位处方

主穴：

1）通督养神针法：肝俞、肾俞、腰阳关、次髎、委中、太溪。

2）引气归元针法：关元、气海、天枢、归来、内关、合谷、三阴交、太冲。

配穴：肝肾不足配照海；脾肾阳虚配中极、命门、肾俞、大赫；肝郁气滞配期门；宫寒配中极、命门、足三里；寒湿证配中极、脾俞、足三里。

3. 月经病

（1）病因病机：月经先期以清热为要；后期以温经为主；先后无定期、痛经以疏肝健脾为法。

（2）穴位处方

1）月经先期：心俞、膈俞、肝俞、血海、三阴交、太溪、行间。

2）月经后期：天枢、气海、关元、归来、三阴交、太溪，其中气海、关元加用灸法。

3）月经先后不定期：膻中、天枢、气海、血海、足三里、三阴交、太冲。

（3）按语：女子以肝为用，多因情志致病，针灸可调畅气机、疏肝解郁，对功能性月经病效果明显，如果伴有器质性病变，则另作他论。

4. 痛经

（1）病因病机：本病多表现为少腹疼痛，甚者伴呕吐、腹泻等。基本病机以肝郁气滞为主。

（2）穴位处方：中脘、天枢、归来、气海、梁丘、足三里、三阴交、太冲。

（3）按语：女子以肝为先天，肝体阴而用阳，主气之疏泄。若肝气不疏，则横逆克脾，致气机逆乱，发为痛经。故临证应从肝脾论治，以疏肝健脾为法。针刺有调气之功，对气机逆乱而致痛经尤效。

四、男科病证

1. 前列腺炎

（1）病因病机：前列腺炎是 50 岁以下男性最常见的泌尿外科疾病，分急性前列腺炎及慢性前列腺炎。急性前列腺炎患者以尿急、尿频，排尿终末时尿道疼痛为主诉；慢性前列腺炎一般由急性前列腺炎转变而来，或一开始即表现为慢性炎症变化。患者通常无急性期的尿急、尿频、尿道疼痛及滴血表现，但常会出现会阴部、小腹部胀闷不舒，排尿不畅，排尿终末有白色分泌物溢出或无明显症状。急性前列腺炎多由湿热瘀毒结于肾与膀胱所致。慢性前列腺炎多由肾虚（肾阴虚或肾阳虚）所致。

（2）穴位处方

主穴：天枢、气海、关元、中极、精宫、归来。

配穴：湿热下注配会阴、曲泉、阴陵泉、丰隆；肾阴虚配三阴交、太溪；肾阳虚配肾俞、命门。

主要操作：常规进针得气后，湿热下注用泻法，肾阴虚用补法，肾阳虚用温针灸法。

（3）按语：前列腺炎多以肾虚为本，湿热为标，治疗以引气归元为主要针灸处方，引气归元可以激发原气，调节肾间动气，蓄养阴精，固肾益元。

2. 弱精症与不育

（1）病因病机：男性不育症是一个世界性的问题，在育龄期约有 10%夫妇有某些不育问题，造成男性不育的主要因素是精液异常，表现为精子数量少，活动率低，活动能力差，或精子畸形增高，精液不液化，或精浆抗精子抗体阳性。其中弱精子症主要表现为精子活动率低，活动能力差，是导致不育中精液异常的重要原因。本病与任、督、肝、脾、肾功能失调密切相关。病理因素为湿热困阻，正虚为本，邪实为标；本虚为肝、脾、肾虚，精血乏源，则精子数量少，活动力低下，故影响受孕；邪实主要为脾失健运、肝气郁结、郁而化热而致湿热郁阻。湿性黏滞、重着，影响精子活力；瘀血阻滞，气血运行不畅，从而导致精子活动力低下。

（2）穴位处方

1）通督养神针法

主穴：肾俞、命门、气海俞、次髎、腰阳关。

配穴：三阴交、足三里、太冲、神庭、百会。

2）引气归元针法

主穴：百会、天枢、气海、关元、精宫。

配穴：三阴交、足三里、太冲、神庭。

（3）按语：通元针法是平衡脏腑阴阳，治疗围绕脏腑神气的核心，循经取穴，通过调节任、督二脉来调节阴阳。本病与任督、肝脾肾密切相关。弱精症是导致不育的重要因素。中医用阴阳论弱精症主要在两个方面，其一为精子数量少，精液为阴，此为阴精不足，任为阴脉之海，任脉总任一身之阴经；肾藏生殖之精，肝肾同源，宜补益肝肾而滋养阴精以成形。其二为精子活动力低下，活动为阳，督脉为阳脉之海，宜通督温肾阳助动力而复生机。此通督养神、引气归元穴位处方温补肾阳、益气培元填精之法促进任、督、肝、脾、肾功能协调，使生精和生殖功能恢复，用引气归元针法补肾精、促运气以成形，通督养神针法振奋阳气以化气，足三里益气健脾利湿，三阴交调补肝、脾、肾，太冲疏肝。诸穴相配从阳引阴，使阴阳交互，阴得阳助则生化不竭，从而可提高精子活动的量和质，提高受孕的概率。

3. 阳痿早泄

（1）病因病机：阳痿、早泄均属于男性性功能障碍性疾病，也是引起不育的常见原因。阳痿是男性性功能障碍中最常见的病证之一，通常指有性欲但阴茎不能勃起，虽勃起但不坚或勃起不能维持以致不能性交的情况而致不育。早泄通常指阴茎进入阴道之前，或正当进入阴道时，或进入阴道不久即射精而导致不育。其病因病机主要为命门火衰、阴虚火旺、湿热下注、气血亏虚（心脾两虚）、肝郁神怯。

（2）穴位处方

主穴：天枢、气海、关元、中极、归来。

配穴：命门火衰配肾俞、命门，用灸法。阴虚火旺配照海；湿热下注配会阴、曲泉、阴陵泉、丰隆；气血亏虚配足三里、三阴交；肝郁神怯配太冲、行间、神门。

（3）按语：引气归元可以强壮五脏，激发原气，调节肾间动气，可以化生阴阳一元真气，故可以强精起羸，固肾益元，治疗男性阳痿早泄之症。

4. 精液不液化证

（1）病因病机：精液不液化证多由肾阴亏虚、阴虚火旺、湿热下注所致。肾阴亏损，虚火灼铄精液，湿热痰浊下注精窍，凝结精液，均会使精液黏稠不化。

（2）穴位处方

主穴：天枢、关元、中极、归来。

配穴：阴虚火旺型配三阴交、太溪、照海、神门；湿热下注型配次髎、会阴（或曲骨）、阴陵泉、丰隆。

（3）按语：精液不液化证，治疗上应当把握其基本病机，明其标本。本病标为湿热下注，本为肾阴亏虚。精液在阴阳中亦属于阴之范畴，治疗上以通元针法中的引气归元针法为主，引气归元，益气培元，蓄养阴精，加之太溪、照海补肾精，存元气，神门以安心神而降虚火。阴陵泉、丰隆以健脾清热利湿，则标本兼治，精液可自然液化。

五、儿 科 病 证

1. 儿童自闭症

（1）病因病机：本病患儿多属先天不足，肾精不足，脑髓不充。治疗上应以头部穴位为主，以充养脑髓，宁神定智。

（2）穴位处方：四神针（百会穴前后左右各旁开 1 寸）、脑三针（脑户、双脑空）、智三针（神庭、双本神）、颞三针（耳尖直上入发际 2 寸及同一水平前后各 1 寸）、舌三针（拇指间横纹平下颌前缘，拇指尖处为第 1 针，其左右各旁开 1 寸分别为第 2、3 针）、手智针（内关、神门、劳宫）、足智针（涌泉、泉中、泉中内）。

（3）按语：本穴位处方本于“靳三针”，其组穴之义亦属于“通督养神针法”，意在通督振阳、醒神开窍、生精补髓。脑部诸穴合用，可明显改善患儿大脑功能，对其智力改善明显。

2. 小儿多动症（抽动-秽语综合征）

（1）病因病机：本病多由于先天遗传、产伤或者病毒感染所致，基本病机为阴虚阳亢。

（2）穴位处方：智三针、颞三针、定神针（印堂上 5 分、双阳白上 5 分）。

（3）按语：本病具有运动、言语、抽动等多种行为障碍，早期配合治疗，可有效改善大脑功能，促进患儿康复。

3. 儿童精神发育迟滞

（1）病因病机：此病属于“痴呆”的范畴，病因同痴呆，关键在于预防，做好产前检查。其基本病机为髓海不足、神机失用。

（2）穴位处方

主穴：四神针、智三针、脑三针、颞三针。

配穴：多动少静配手智针，少动多静配足智针，言语障碍配舌三针、风府透哑门，流涎配舌三针、地仓透颊车，听力障碍配耳三针（听宫、听会、完骨），运动障碍配手三针、足三针，癫痫配痫三针（内关、申脉、照海）。

（3）按语：本病之根在于脑，故以治脑为首务。须早期诊断，采取针刺配合训练、教育的综合性治疗，可较大程度改善患儿的大脑发育。若患儿超过 15 岁，治疗效果大打折扣。

4. 小儿脑瘫

（1）病因病机：本病病因复杂，多由遗传或者产伤所致，基本病机为痰瘀阻窍。

（2）穴位处方：四神针、颞三针、脑三针、智三针、手三针、手智针、足三针、足智针。

（3）按语：本病患者存在脑功能受损及脑功能发育迟滞，故治疗上比较困难，加之患者难以配合，部分甚至带病终身，如若能坚持治疗，其日常生活能力可有提高，部分脑功能可得到改善。

六、骨科及肌肉运动病证

1. 颈椎病

（1）病因病机：颈椎病为骨外科常见病，多因风、寒、湿邪杂致，痹阻不通，久则气机运行不畅，血络瘀阻，肢节不荣；或年老体弱，肾精不充，筋骨失养，发为疼痛。颈椎病在以上辨证基础上，以脑不主元神、督阳不振为主要病机。

（2）穴位处方

主穴：百会、大椎、颈三针（天柱、颈百劳、大杼）。

配穴：急性期后、久病者通督调神配合引气归元针法（天枢、气海、关元、归来），以减少再次发作。痰瘀交阻型配中脘、内关、足三里；痹证配曲池、后溪；眩晕配太阳、翳风；头痛配外关、合谷；耳鸣配中渚、听宫；上肢麻木配肩髃、曲池、合谷；心悸配内关、间使。

（3）按语：颈椎病的主要病机为督阳不振，脑神失养。治疗上运用通督养神针法为主，督脉经穴之大椎、百会通督阳养元神，活血通络。加之对颈椎有特异作用的颈三针，因颈部为足太阳脉气所过之处，大杼为八会穴之一的骨会，又为足太阳与手太阳之会，能疏通太阳经脉之气血，有主治全身骨髓疾病之功能，百劳乃经外奇穴，善治各种原因所致的虚劳损伤，且位近于柱骨之根，对该部位的慢性、顽固性疼痛有良好的治疗作用。《灵枢・厥病》用天柱治“厥头痛、项先痛、腰脊为应”，《针灸甲乙经》以之治“项似拔”“项直不可以顾”“痛欲折”等，包括颈椎病的常见症状。由于“阳明行气于三阳”，颈椎为手足三阳所过之处，所谓“从腰以上者手太阴阳明主之”，若痹证型疼痛明显者配曲池可行气止痛，后溪为八脉交会穴之一，本穴属小肠经而通督脉，主治颈项、耳、肩膊部位及小肠、膀胱、督脉、阳跷脉四经病证，通过与督脉交会循行而主治甚广，对颈椎病痹证型各证甚为恰当。至于痰瘀交阻型则以祛瘀化痰为重，治在中焦，以足三里健脾益气，升清降浊，以中脘化痰行气正源。综合以上穴位的作用，施以补泻，通其经脉，调其气血，不但可收“通则不痛”的功效，且可起到调理脏腑阴阳气血，标本兼治之功。

2. 腰椎间盘突出症

（1）病因病机：腰椎间盘突出症是指腰椎间盘发生退行性变，在外力作用下导致椎间盘内、外力平衡失调，使纤维环破裂，腰椎间盘的髓核脱出症，又称“腰椎间盘纤维环破裂症”“腰椎间盘髓核脱出症”。本病最常见的症状是腰腿痛，是由于突出的椎间盘压迫了神经根、血管甚至脊髓。中医学认为本病属于“腰腿痛”“痹证”范畴。肾虚亏于内，风邪犯于外，若有骤然之伤，腰椎受损，督阳震荡，或慢性劳损，腰部气滞血凝，经络不通，肌肉拘急，关节转摇不利，气化升降失常，发为腰腿痛、腰部活动受限、局部压痛等症。本病因虚而发，治易迁延反复。腰为肾之府，腰痛一证与肾关系最为密切，肾主骨，生髓、通于脑。腰椎间盘突出症发生的关键是肾气虚损，筋骨失养。跌仆闪挫或受寒湿之邪为其诱因。经脉瘀阻，气血运行不畅是腰痛出现的病机。腰椎间盘突出症以肾虚为基本病机，在此基础上辨血瘀、痰湿等证。

（2）穴位处方

主穴：肾俞、气海俞、大肠俞、次髎、命门、腰阳关。

配穴：太溪、曲泉、太冲、委中、足三里、阴陵泉。

（3）按语：腰椎间盘突出症中医病机主要为肾气虚损，筋骨失养。所谓“久病穷必及肾”，腰为肾之府，因此取局部之肾俞、气海俞、大肠俞、次髎、命门、腰阳关，远取太溪功专补肾。肝肾津血同源，取肝经太冲、曲泉以伸筋。配穴方面，血瘀证取委中刺络放血，湿阻经络者在此基础上加足三里、阴陵泉。其组穴特点为通督养神，疏通经脉。急性期后、久病者通督调神配合引气归元针法，减少再次发作。

3. 膝关节炎

（1）病因病机：膝骨关节炎（knee osteoarthritis，KOA），又称老年性关节炎、退行性膝关节炎、增生性膝关节炎，多见于中老年人，其主要表现为膝关节疼痛、僵硬、活动障碍等。本病在中医学中当属于“痹证”“骨痹”范畴。本病发生的病因有内、外二因，外因为慢性劳损、外感六淫或是轻度外伤；内因为年老体衰、肝肾亏虚、气血不足而致筋骨失养。其中主要为肝肾亏虚。肾主筋，主骨髓，肝主血、主筋。肾精亏虚，则无法充盈骨髓，肝血虚则筋脉失于濡养，则肢体关节虚弱不能行走。肝肾亏血、气血不足，则风寒湿邪乘虚而入，寒为阴邪，寒主收引，湿亦为阴邪，湿性重浊黏滞，则膝关节经脉瘀滞，疼痛、活动不利。

（2）穴位处方

主穴：内膝眼、犊鼻、梁丘、血海、鹤顶、阳陵泉、曲泉、足三里、太溪、昆仑、悬钟、局部阿是穴。

配穴：寒湿型配腰阳关；瘀血型配膈俞；肝肾亏虚型配肝俞、肾俞。

（3）按语：膝关节的治疗多以膝关节周围的局部腧穴为主。犊鼻、内膝眼属于局部取穴，有散风寒、通经络、利关节、止痹痛的功效，穿筋达骨，针至病所。内膝眼位于髌骨关节前侧，髌韧带内侧凹陷中。本穴为经外奇穴，《玉龙歌》曰："髋骨能医两腿疼、膝头红肿不能行，必针膝眼膝关穴，功效须臾病不生。"血海出自《针灸甲乙经》，属于足太阴脾经之穴，此穴为气血聚集之处，因其巨大如海，故名为血海。血海为活血化瘀第一要穴，且其靠近膝关节，针之可养血活血，濡养关节。阳陵泉为足少阳胆经之下合穴，又是八脉交会穴之筋会，是治疗筋病的重要穴位，尤其以治疗下肢筋病尤为适宜，有舒缓和强壮筋骨的功效。血海为活血化瘀之要穴，主治"膝肿并麻木，冷痹及偏风，举足不能起"，阳陵泉为筋会，血海配伍阳陵泉可舒筋活血、滑利关节。足三里为足阳明胃经之合穴、胃之下合穴，可主治下肢的痿痹痛和虚劳之症。《胜玉歌》曰："两膝无端肿如斗，膝眼三里艾当施。"梁丘是足阳明胃经之郄穴，梁丘搭配足三里可通经络、理气合胃。阴陵泉为足太阴脾经之合穴，具有健脾化湿、益肾调经、通利三焦的功效，阳陵泉透刺阴陵泉可治疗膝关节痹痛。鹤顶，因髌骨外形神似鹤的头顶，故名，主治鹤膝风、脚气病、下肢瘫痪、膝关节病等。阿是穴属于膝关节局部的穴位，可疏通局部气血，通络止痛；髓会悬钟，可益髓壮骨止痛。

4. 肌筋膜炎

（1）病因病机：肌筋膜炎亦称肌筋膜疼痛综合征，是指人体肌纤维组织的一种非特异性炎症变化，是以局部组织疼痛不适、活动受限及肌肉僵硬等一系列症状为主要表现的疾病。临床上，项背部肌筋膜炎、腰背部肌筋膜炎及肩背部肌筋膜炎较常见，其特点多表现为急性或慢性发作的弥漫性疼痛、缠绵难愈，并伴有发凉、痉挛、皮肤麻木和运动障碍、劳累、夜间休息时疼痛加重，气候及情绪变化也会引起疼痛。在中医学中，本病当属于"腰痛""腰脊痛""痹证"等范畴。本病多因长期姿势不良，或颈、肩、腰、背过度疲劳引起项背部、腰背部、肩背部肌肉筋膜劳损或筋膜松弛，或因平素体虚，肾气虚弱，外感风寒湿邪留滞肌肉筋脉，以致筋膜不和，肌肉拘挛，经络阻闭，气血运行障碍。

（2）穴位处方：夹脊穴、肾俞、大肠俞、委中、后溪。

（3）按语：肾俞、大肠俞、委中为"腰三针"，三穴均为足太阳膀胱经穴，肾俞为肾脏的寒湿水气由此外输膀胱经，刺之能散寒湿；大肠俞位于腰椎下段，能疏调肠腑，通利腰腿；腰背委中求，表里同治，通经利水。腰阳关属督脉，为督阳与大肠交会之所，祛寒除湿、舒筋活络，主治腰骶痛；后溪为手太阳小肠经腧穴，主体重节痛，强化督脉阳气，能清心安神，通经活络。采用电针治疗仪疏密波可以消炎止痛，解除肌肉痉挛，加强针刺效果。

5. 落枕

（1）病因病机：落枕是指颈部突然发生疼痛、活动受限的一种病证，主要指急性单纯颈项强痛，属于颈部筋伤的范畴，又称为"失枕""失颈"。落枕的发生常与睡眠姿势不当、枕头高低不适、颈部负重过度、寒邪侵袭颈背部等因素相关。本病病位在颈部经脉，与督脉、手足太阳经及足少阳经密切相关。基本病机为经脉受损，筋络拘急，气血阻滞不通。

（2）穴位处方

主穴：天柱、百劳、大杼、阿是穴、大椎。

配穴：肩井、悬钟、后溪、列缺、外劳宫。

（3）按语：落枕主要表现为颈项部的急性单纯性疼痛，取阿是穴可治所在部位局部的病痛，所谓“腧穴所在，主治所及”“以痛为输”。“经脉所过，主治所及”，小肠经与胆经循行分布均经过项背部，《灵枢·经脉》曰“小肠手太阳之脉……出肩解，绕肩胛”，“胆足少阳之脉……循颈行手少阳之前”，故小肠经之后溪穴与胆经之悬钟穴均可治疗本经循行的病变，悬钟穴更符合了上病下取的特点。《针灸大成》曰“须知病在气分者，上有病，下取之；下有病，上取之”。此外，后溪穴为小肠经之输穴，“输主体重节痛”，且亦为八脉交会穴，通于督脉，可治疗颈项病变。列缺为手太阴肺经之络穴，头项循列缺，针刺列缺穴可疏通络脉病变，可治疗头颈部病变。现代研究表明，针刺列缺穴可影响椎动脉血供，改善颈部血液循环，活血止痛。足少阳、手太阳循行于颈项部，悬钟、后溪分属两经，与局部天柱、阿是穴合用，远近相配，可疏调颈项部经络气血，舒筋通络止痛；外劳宫，又称落枕穴，是治疗本病的经验穴，有活血通络、解痉镇痛的功效。

6. 肌腱炎

（1）病因病机：肌腱是将肌肉连接到骨头上的坚韧纤维束。当肌腱劳损、发生炎症时，将出现局部疼痛、活动受限等表现，即肌腱炎。中医将本病归为“痹证”范畴，认为其病机为局部经气不通所致。

（2）穴位处方：主穴取局部阿是穴（围刺）。

（3）按语：肌腱炎为局部经气不通，不通则痛，治疗以局部围刺为主，配合电针，效果佳。

七、五官科病证

1. 过敏性鼻炎

（1）病因病机：过敏性鼻炎，也成变态反应性鼻炎，是一种吸入外界变应原而导致的鼻黏膜发生Ⅰ型变态反应为主的非感染性炎症，常反复发作，是五官科最常见的多发性、慢性、难治性疾病。本病相当于古代医学中的“鼻鼽”。临床表现为突然、反复发作的鼻痒、打喷嚏、鼻塞、流清涕等症状。本病分虚实两端。

（2）穴位处方

1）实证

主穴：百会、上星、鼻三针（迎香、鼻通、印堂）、膻中。

配穴：曲池、外关、合谷、足三里、三阴交、太冲。

2）虚证

主穴：百会、上星、关元、气海、天枢。

配穴：太渊、足三里、三阴交、太溪。

主要操作：迎香穴及鼻通穴，以30号短毫针，对于新病者迎香穴针尖向鼻翼水平进针约3分，久病者向鼻柱方向进针约5分，以泻法为主，针刺到局部发胀、发热的感觉，可即时缓解鼻塞的症状。鼻通穴针尖向鼻根部方向斜刺5～8分，局部得气后可出现胀痛感，实证可用雀啄法，致眼流泪为度，虚证用捻转法。印堂穴针刺向鼻柱方向平刺入针5分，针感向鼻尖方向及鼻翼两侧放射，虚则补之，实则泻之。

（3）按语：《素问·五脏别论》曰“五气入鼻，藏于心肺，心肺有病而鼻为之不利也”，《灵枢·脉度》曰“肺气通于鼻，肺和则鼻能知香臭”，《素问·六元正纪大论》曰“阳明所至为鼽、嚏”，《素问·宣明五气论》曰“五气所病……肾为欠，为嚏”。《景岳全书·杂证谟》曰：“鼻为肺窍，乃宗气之道，则实心肺之门户，然其经络所至，专属阳明，自山根以上，则连太阳、督脉，以通于脑，故此数经之病，皆能及之。”可见鼻病与上焦心肺、足阳明胃经、足太阳膀胱经、督脉等密切相关。针刺取穴则以局部鼻三针为主以宣通鼻窍。“山根以上连于督脉”，故督脉穴位百会、上星等能提升清阳之气而宣通鼻窍。过敏性鼻炎患者常年受疾病困扰，多有气郁不舒之症，百会、印堂是百印调神方的主穴，配合膻中宽胸理气，合谷、太冲开四关可调理气机，疏解肝郁，畅达情志。鼻炎日久，容易耗伤肺脾之气，常年流清涕亦会耗伤阴津，故取足三里、三阴交、太溪等补益穴位以益气养阴。迎香位于鼻旁，通利鼻窍，治一切鼻病；鼻通位于鼻根，是治鼻炎要穴；上星属督脉，印堂也在督脉循行线上，下行鼻柱，可清鼻窍之火；手阳明经原穴合谷善治头面诸疾；外关、曲池、三阴交、太冲清热泻火，活血消滞；太渊补益肺气；足三里健脾益气化湿。对于虚证，用引气归元针法，以天枢、关元、气海为主穴，同样是“通元针法”引气归元的应用。元气得归，正气乃复，即可祛邪外出，通利九窍。鼻三针为治疗鼻炎的主穴，其中迎香穴补虚扶正，固肺健脾通窍，鼻通穴调理肺卫，散邪通窍，印堂穴醒鼻、通窍、通督脉。本例病机属本虚标实，在缓解标实症状之后，当以固本扶正为主，“正气内存，邪不可干”。

2. 神经性耳聋耳鸣

（1）病因病机：神经性耳聋耳鸣，中医即属于“耳聋”“耳鸣”的范畴。耳鸣即耳中鸣响；耳聋是指不同程度的听力减退，甚至失听。鸣为聋之渐，聋为鸣之极。其病因病机主要由风热之邪侵袭耳窍，肝火上扰清窍，痰火壅结耳窍，以及肾精亏虚，耳窍失养所致。其中肾精亏虚，耳窍失养为临床常见。

（2）穴位处方

主穴：完骨、听宫、听会、中渚。

配穴：虚证耳鸣耳聋配三阴交、太溪、足三里、百会或肾俞、气海；实证耳鸣耳聋配液门、外关、合谷、太冲、风池。

（3）按语：肾开窍于耳，耳受肾中的精气濡养，故耳必须在肾脏功能正常的条件下，才能充分发挥其作用。《灵枢·脉度》指出，“肾气通于耳，肾和则耳能闻五音矣”，对肾气失和、肾精不足所致的耳鸣耳聋，针用补法为主，百会、气海、肾俞等配穴可并用灸法，亦可用左归饮、右归饮之类针药结合提高疗效。“病时间是甚者”，多为邪气阻窍、精气不继，以致病情时轻时重或昼轻夜重，因中渚疏少阳气机，解三焦邪热以开窍益聪，又为三焦经输穴，故配穴中必不可少。本穴组即使对重度耳聋仅留有残余听力者，只要坚持治疗，也有一定疗效。

3. 过敏性结膜炎

（1）病因病机：过敏性结膜炎（allergic conjunctivitis，AC），又称“变态反应性结膜炎”“变应性结膜炎”，是因接触过敏原而诱发或加重的，具有一定发作特征的一种过敏性疾病。其临床表现为结膜充血、水肿，有黏液性分泌物，眼睑皮肤红肿等，患者自觉眼部奇痒难忍，一般无视力障碍，瞳孔正常。眼痒是过敏性结膜炎最常见的症状，有时患者也会出现流泪、灼热感、畏光及分泌物增加等。过敏性结膜炎当属于中医学“时复症”“目痒症”等范畴，又名“鱼子石榴症”“痒若虫行症”。本病多由风邪侵袭，经络受阻，或脾胃内蕴湿热，复感风邪，风湿热邪上壅于目，或肝血亏少，血虚风动而致。

（2）穴位处方

主穴：睛明、承泣、上明、太阳、风池。

配穴：养老、曲池、外关、合谷、足三里、三阴交、光明、太冲。

（3）按语：《灵枢·邪气脏腑病形》曰："十二经脉，三百六十五络，其血气皆上于面而走空窍，其精阳气上走于目而为睛。"故眼与脏腑之间的有机联系，主要依靠经络为之贯通，针灸治疗眼病应从局部情况及局部与整体的关系等方面进行分析、辨证，明其寒热虚实以选配穴位，以调和阴阳、扶正祛邪、疏通经络、行气活血、开窍明目，从而达到治疗眼病的效果。精血亏虚，经脉郁滞，目失所养，是本病的基本病机。"眼三针"重在"目系"的局部取穴，加上深刺，可使针感往后传，使"气至病所"，睛明为足太阳膀胱经之穴、上明为足少阳胆经循行区域，据膀胱与肾、胆与肝的经脉表里关系，二穴可疏通相应经脉、兼调补肝肾；承泣归足阳明胃经，属于多气多血之经，故此穴有调理气血之效。三穴主要针对眼病的基本病机，穴位超越了局部取穴和局部多针法的意义，其与配穴共奏调理脏腑，疏通经络，使脏腑之精气上注于目的功效。

4. 慢性鼻炎

（1）病因病机：慢性鼻炎是以鼻腔黏膜肿胀、分泌物多、无明确致病微生物感染、病程持续数月以上或反复发作为特征的鼻腔黏膜和黏膜下层的慢性炎症性疾病。其临床症状多为长期鼻塞、流涕或鼻塞、流涕反复发作，发作时伴头痛、头晕、咽干、耳鸣等症状。根据其临床特点分为慢性单纯性鼻炎和慢性肥厚性鼻炎两类。本病相当于中医学"鼻窒""鼻渊"等范畴。

（2）穴位处方

主穴：百会、上星、印堂、迎香、鼻通、天枢、气海、关元、归来。

配穴：曲池、外关、合谷、足三里、三阴交、太冲。

（3）按语：慢性鼻炎以实证、热证为主，治疗以通元针法之引气归元为主方，加以局部鼻三针治疗。元气得归，正气乃复，即可祛邪外出，通利九窍。

5. 慢性咽炎

（1）病因病机：慢性咽炎，是指咽部黏膜及黏膜下组织、淋巴组织的弥漫性慢性炎症，以咽中不适为主症，咽部常有异物感或干燥灼热感，咽痒欲咳，痰涎黏稠不易咳出，易引起恶心、干呕，偶有轻微咽痛，一般晨轻夜重。本病在中医学中当属于"喉痹"范畴，其病因多素体肺肾阴虚，虚火上炎，灼伤阴津；或因风热喉痹反复发作，余邪残留，伤津耗液，使咽喉失于濡养；或因大声呼号，用嗓不当，耗气伤阴，损及咽喉脉络；或因气血痰瘀互结。本病病位在咽喉，与肺、肾有关。

（2）穴位处方

主穴：廉泉、天突、列缺、照海。

配穴：风热壅肺配尺泽、少商；痰凝血瘀配内关、三阴交；阴血火旺配太溪、鱼际；声音嘶哑配复溜；咽喉肿痛配天容、合谷。

（3）按语：咽喉属肺系，与肺相通，是气体出入的要道，若肺金受损，气阴亏虚，以致功能失调，可引起各种咽喉疾病。列缺穴为手太阴肺经之络穴，八脉交会穴之一，通于任脉，任脉为"阴脉之海"，其循行至咽喉，故列缺穴可清利咽喉；照海穴属足少阴肾经，亦为八脉交会穴之一，通于阴跷脉，《灵枢·经脉》曰："足少阴之脉……入肺中，循喉咙，挟舌本。"《奇经八脉考》曰："阴跷脉者，足少阴之别脉……上循胸里，入缺盆上，出人迎之前，至咽喉。"故此二经皆行于咽喉部，又相交于照海穴，因此，针刺照海穴可滋肾阴、泻虚火，两经协同直达病所。"肺为声音之门，肾为声音之根"，《杂病源流犀烛》曰："咽燥痛，水涸上炎，肺金受克也。”《疡医大全》曰：“肾水不能潮润咽喉，故其病也。”可见咽喉病变多由肺肾阴虚、伤津耗阴、虚火上炎引起。列缺、照海可滋阴润肺、金水相生，有清利咽喉之功。天突、廉泉二穴属任脉，任脉为“阴脉之海”，统领全身的阴经和精血，可调动全身的阴气及精津以滋阴降火，清咽喉之虚热，此二穴位于咽喉前方，针刺之可直接促进该部位血液循环，刺激咽喉部津液的分泌，调动咽部淋巴系统的防御功能以祛邪外出。天容穴属于手太阳小肠经，邻近咽喉，为近端取穴。合谷穴为手阳明大肠经之原穴，肺与大肠相表里，取之可加强宣肺之效。鱼际穴为手太阴肺经之荥穴，《难经·六十八难》曰“荥主身热”，针刺此穴可清肺经之虚热。

八、皮肤科疾病

瘾疹

（1）病因病机：瘾疹病位在肌肤腠理，正虚发病是病机本质，多由“风”所致，包括外邪之风和脏腑虚风，与心、肺、肾、脾等密切相关。其病程长，辨证应该注意邪在气分、卫分，注重脏腑气血阴阳损害的情况，有无湿、热、燥、毒四大主因。邪在营卫，阴血已虚，血热化燥，风邪偏盛，多为虚实夹杂。肺脾气虚、血海空虚为主要病因。治疗除因势利导施以泻法外，还当补气养血、滋阴化燥。气虚、血虚导致反复发作。本病久治不愈，反复发作，气血两虚，虚贼内犯，邪正相搏，郁于皮肤腠理而发病。机体存在多种异常抗体，脏腑功能低下，容易激惹。治疗当遵循脏腑辨证、扶正祛邪的原则。

（2）穴位处方

“清血抗敏方”：肩髃、曲池、外关、合谷、风市、血海、三阴交、太冲。

配穴：风邪侵袭配风池；胃肠积热配内庭；湿邪较重配阴陵泉；血虚风燥配足三里；交替取肺俞、脾俞、膈俞、肝俞予刺络拔罐。

（3）按语：本方常用于荨麻疹急性发作期，以疏风清热、祛风止痒、调和气血，从而达到“治病求本”“扶正祛邪”的目的。

九、其　　他

1. 虚劳

（1）病因病机：本病多由情志失调、脏腑亏虚所致，见倦怠懒言、嗜卧、四肢不欲动等，基本病机为脏腑亏虚兼气机不畅。

（2）穴位处方

1）通督养神针法

主穴：百会、前顶、后顶、大椎、心俞、肝俞、脾俞、肾俞、命门、腰阳关。

配穴：委中、昆仑。

2）引气归元针法

主穴：印堂、水沟、膻中、中脘、气海、关元、天枢、归来。

配穴：足三里、丰隆、三阴交、太溪、太冲。

（3）按语：临床常以通督养神针法合引气归元针法交替施治，调补并用，否则补泻偏颇，则病益甚。

2. 肥胖症

（1）病因病机：人生有形，不离阴阳。阳气不足，阴血有余，则“阳化气阴成形”，因此单纯性肥胖的基本病机是阴阳失调。

（2）穴位处方

主穴：

1）通督养神针法：脾俞、胃俞、大椎、命门。

2）引气归元针法：中脘、气海、关元、天枢、归来。

配穴：足三里、丰隆、三阴交。

（3）按语：通元针法能重启人体气机的升降出入，从而恢复“中土斡旋，左升右降，一气周流”之人体生理，调畅、输布水谷精微，从而达到气相交会、阴阳和合的治疗目的。

3. 戒毒综合征

（1）病因病机：毒邪长期侵袭人体，内伤五脏，致使神失所居，妄动不安。

（2）穴位处方

主穴：百会、神庭、印堂、水沟、膻中、中脘、气海、关元、天枢。

配穴：内关、神门、劳宫、三阴交、太溪。

（3）按语：治疗应以宁心定志安神为要，用引气归元针法以调畅气机、扶助正气，增加患者解毒的决心及毅力。

第四章　通元针法的刺灸法及补泻

第一节　赖氏飞针要领与行针五大要素

一、针刺五大环节

赖新生教授于临床对学生、子弟常耳提面命：欲习得针灸之术，必研读针灸经典始祖——《灵枢》，庖丁解牛，不足为过。《灵枢》者，灵巧机变之谋略，犹神机。《灵枢》一书开卷即从天、道、人、时四时之变阐述九针之道，“九针十二原”法天，“本输”法地，“小针解”法人，“邪气脏腑病形”法时。通过论述针灸之理、法、方、穴的理论基础，其中包括针之道、针之害、刺之道、刺之害、刺之微、刺之要、刺之针、小针之要、针下辨气等问题的解答，始于一而终于九，次第推论了针灸的总论纲纪，说明针灸之术的重要性及毫针治病的必要性，主导、贯串全书各篇章。

《灵枢·九针十二原》中强调“凡将用针，必先诊脉”，施针须建立在辨证的基础上。辨证论治是中医认识和治疗疾病的基本原则，然非谓刺家不必诊也，得针之神者，必于针前审证，而后方能治神。《灵枢·小针解》曰：“见其色，知其病，命曰明；按其脉，知其病，命曰神；问其病，知其处，命曰工……色脉形肉不得相失也，故知一则为工，知二则为神，知三则神且明矣。”睹色察目，是“望神”以知其散复，辨五脏之有余不足，守各脏腑之有余不足而决定补泻。而“人迎”“寸口”脉诊，用来判断气血盛衰虚实以决定补泻手法及针灸与否，即“察病之六变”（或缓，或急，或小，或大，或滑，或涩），以判断是“刺之而气不至”还是“刺之而气至”，因而决定是针刺手法的“无问其数”还是“乃去之”，故针治前后审脉辨色，也是指导施术和判断治疗是否有效的依据。或阴阳气血俱虚者，则勿取以针，须以甘药调之。赖教授师从司徒龄教授，沿袭司徒老所提出的“脉诊合参”理论观点，强调临床治病，无论针药，必须辨证以施治，正如《灵枢·九针十二原》所言：“凡将用针，必先诊脉，视气之剧易，乃可以治。”凡欲针灸，必先诊脉，一其形色，听其动静，脉好乃下针，脉恶勿乱针，知调其变，才不致虚实反治使病益笃。故曰：“凡将用针，必先诊脉，视气之剧易，乃可以治。”

掌握针刺原理，是了解、运用针术的第一步，而针刺的方法原则，是施行针术过程中所需充分把握的标杆。针灸之术，易陈难入，难在乎对气机与神的把握。“小针解”篇对“粗守形，上守神”“粗守关，上守机”进行了解译，守形即守刺法，守神即守气血之有余不足，守四肢之关为粗，守邪正气机往来为上。气者，虚无缥缈，可意会而不可言传，然何以守之？赖新生教授由此提出“虚看实用”神气的观点，或可称为一种“御”神的方法，只有通过用心体会、用意念感知、累积经验，以熟悉并掌握各层次的“气形”尺度（如同辨别“人迎”“寸口”之一盛、二盛、三盛），胸有成竹，而能旗开得胜。针贵得气，病者神安气定而能神使气至，医者亦当意属病者，集中精力贯注于持手针下，手如卧虎，感知气机，辨气之邪正，触气之往来，知气之动机。只有先知气血之得失存亡，方能定病变的性质，继而对证施以或补阴泻阳，或补阳泻阴的方法解决问题，避免触犯“虚虚实实”之戒，使阴阳恢复平衡，机体各脏腑功能有条不紊地进行。事出必有因，只有找出问题所在根源才能真正有效解决问题，故施治必先知其病有因，以“针下辨气”辨其因，是针灸治疗的第一步，也是区分针灸施术者是否为“上工”的先决条件。

实者经治当虚，虚者经治当实，反之病益甚，否则无动于衷，是为治疗的效果。《内经》云，“所谓谷气至者，已补而实，已泻而虚，故以知谷气至也”“邪气来也紧而疾，谷气来也徐而和”，“谷气至”即得气言，表现为循经感传现象，相比针前之“得气”，后者为得气之病形，前者为得气之和状。正邪交争必有阴阳偏颇，而针刺治病的机制就是通过针刺补泻来调整机体阴阳的偏盛偏衰，平五脏六腑之寒热，调五脏六腑之虚实。针刺补泻调阴阳之气，使正气邪气各得所宜，施以泻法令“大气皆出”，施以补法令“神气存，大气留止”，结合脉诊以知其是否“如故”及辨“针下之气”是否“调”“和”“得”“至”，以决定是“无问其数”还是“乃去之，勿复针”。“刺之要，气至而有效”，只有调补阴阳得当使“谷气至”“气调”“气和”“气至”“得气”才能真正实现针灸的疗效，达到治疗疾病的目的，使形、色、脉得一，达到“上工”的境界。

总而言之，传统毫针刺法的重要性主要在于三点：一是体现针刺原理，正如《内经》所云：“夫九针者，小之则无内，大之则无外，深不可为下，高不可为盖，恍惚无穷，流溢无极。”二是体现针刺法则，《神应经》曰：“熟不知补泻之法……随气血所行而治之，不合其理，孰为其治？”三是体现临床疗效，《内经》云，“补阴泻阳，音气益彰，耳目聪明”“效之信，若风之吹云，明乎若见苍天，刺之道毕矣”。赖新生教授在临床上一般采用如下针刺五大基本环节，实行补泻以达到毫针刺法疗效之目的。

（一）进针

进针针法较多，各家所不同，但总的原则是八个字：轻巧、快速、准确、无痛。平时的练习和应用，总在于臻至古人所要求的“刺浮瓜而瓜不沉，刺眠猫而猫不醒”的境界。

1. 缓慢进针法 操作时以针体与皮肤之间角度小于90°，前后捻转为要点，适用于横刺、斜刺、直刺，目的在于刺激经脉之分野的皮部和经穴，使其产生一种特殊的皮肤感觉，这种针感本身也具有治疗作用。

2. 刺入捻进法 操作时右手两指挟持针柄，露针尖2～3cm，稳准快速刺入腧穴皮下，换右手将针捻进，即可分解成刺入与捻进两个部分。特点是基本不痛，取长针或透刺，用于神经紧张、过敏、怕痛的患者及肌肉丰厚处。

3. 指切速刺法 操作时左手切穴，右手执针，紧贴甲面，不加捻转。特点是进针快，得气快，微痛或者不痛，广泛应用。

4. 缓慢压力法 操作时左手指切，右手持针，轻而均匀地用力（指间劲力），缓慢压入。特点是用于特殊部位，如睛明、承泣等穴，其感应不突然，基本无痛，不易出血。但手法须熟练，指力应披靡含蓄。

5. 飞针法 左手循经叩击，右手执针，快速旋转运动针体（捻转）的同时，瞬间以力度、准度刺入腧穴。特点是轻巧、快速、无痛。

赖新生教授认为，古人所谈：“轻而徐入，不痛之因”是对刺手和进针的基本要求。至于押手在进针的阶段，有两种作用：一是为了减少进针疼痛，如一压一松，借肌肤弹性刺入皮内；二是协助刺手揉按或指切，使刺手攻取易于得手，所谓“重而多按，欲令气散”。此外，押手功夫，大多在补泻或行针之时。

（二）行针

行针是进针后的第二大环节，行针的目的有三点：一是使之得到针感，二是进一步调整针感的强弱效度，三是进针补泻的针法操作的前奏。其中，行针首要元素是候气。

候气，即“候得气至”，是行针的第一要素，是入针后的第一个必要步骤。入针后无论行补法、泻法或者留针，均以此为先决条件。否则若气不至，所施之术尽是徒然。《内经》及《难经》对候气的得失非常重视，如《灵枢·九针十二原》中记载：“刺之要，气至而有效。”又说：“刺之而气不至，无问其数。刺之而气至，乃去之勿复针。”《素问·宝命全形论》亦载道：“经气已至，慎守勿失。”所候之气首先是判断针刺治疗效果大小的客观指标，其次是施行补泻手法时机的依据所在，掌握着病证的生死关键。赖新生教授同时师从靳瑞教授，靳老于临床上总结得出，正邪俱盛者更容易候得气至，反之插针如豆腐之虚软者即可说明人体功能消失，难以施治，是谓“十死不治”。

候气包括两个步骤：一是持针，二是分部。

分部候气时的持针方法在《内经》中明确规定，“持针之道，坚者为宝，正指直刺，无针左右，神在秋毫”“方刺之时，必在悬阳”。其意在强调进行针刺时，要用指紧执毫针，同时稍微提高，不可左右晃动，集中精神感知针下气来的情况。沿袭靳老的方法，是将拇指、食指、中指三指紧捏针柄（即经旨所谓“坚者为宝”），同时稍稍提针（即经旨所谓“必在悬阳”），不稍移动，静候针下之气（即经旨所谓“无针左右，神在秋毫”）。倘若上下左右移动其针，必会分散等候气至时机的注意力，甚者上下提插、左右捻转、补泻混乱，更犯了未候得气而施行补泻的原则。

分部的原因在于候气之法有补泻之别。病证有虚实之分，腧穴亦有补泻性能之别，经过四诊合参辨出病证结论，通过对应治疗法则辨证取穴进行施治，是医者胸中所应成之竹。欲在穴位上施行补法者，当在浅层候气；欲在穴位上施行泻法者，当在深层候气。《难经·七十六难》述：“当补之时，从卫取气，当泻之时，从营置气。”候气因补泻的不同而取不同的部位，是针灸手法与营卫气血理论的结合。

基本的行针法包括两种。

一是提插法，操作要点有十二字诀：用力均匀，幅度适宜，三分为度（如豆许）。后人以幅度大小、频率快慢等的刺激量大小分行针的补泻当然也是可以理解的。但赖新生教授将捻转行针多看作是整个术式中对深度原则的把握，此外是复式手法中引起深入或浅出，入阴（深层）出阳（浅部）的必要途径。

提插行针相对于捻转行针的特点是痛感较小，但多次提插若幅度过大，易刺伤血管或内脏，对于捻转行针，与每个医者手法习惯和针术有关。由于有经脉深浅、穴位高下之分，在人体部位上，明代杨继洲直指“前而深似井，后而薄如饼”，指腰骶部应浅，下腹部可深。而《针灸问对》则曰：“唯视病之沉浮，而为刺入深浅”。赖新生教授认为两者均应结合，灵活应用，总以既有针感，达到效果，又不伤及重要脏器为原则。同时结合《灵枢·经水》经脉腧穴有“受气之道”的远近酌情处理，如手阳明经“其受气之道近，其气之来疾，其深刺者皆无过二分，其留皆无过一呼”，以及足阳明经“刺此者不深不散，不留不泻也”。

二是捻转法，操作要点有八字诀：转而不滞、捻而如搓。后人以角度大小、频率大小分补泻。此行针法应用较广，可用于四肢、头面、躯干。在保持深浅度的基础上，结合叩击经脉或改变针刺的角度、方向来捻转，可使得气的感觉更为丰富。

（三）补泻

补泻是毫针刺法中最关键的中心环节。古人认为“补泻反则病益笃”，大凡疾病不外虚实，而设补泻两端针对，是通过调整经脉之气达到安和脏腑，阴平阳秘。当机体处于发热、疼痛、痉挛、腹泻、高血压、脉洪数等功能亢进性的实证状态时，要用泻的刺激手法达到治疗目的；当机体处于麻木、瘫痪、自汗、体温低、昏迷、肢厥、便秘、脉弱等功能衰退性的虚证状态时，要用补的刺激手法达到治疗目的。

首先补泻应在得气的基础上实施。因此，针下辨气是操作中的第一功夫。

1. 辨气要点 古人的标准：“沉、紧、涩而已至，轻、滑、慢而未来”，又说，“气之至也，如鱼吞钩饵之浮沉”，病者有酸麻胀重、触电样、抽搐样、凉、热及水波样等感觉。而医者针下“谷气至”则“柔而和”，“邪气至”则“紧而疾”。此外，寒邪使针下沉紧，吸针向下；热邪则使针下轻松，顶针向上。总之辨正邪之气，“当补则补，当泻则泻”。临床上谈补泻必辨气，言辨气必分正邪大小，也有不辨气而命名为补泻的，举例如下。

（1）以呼吸代替辨气，在操作中，“吸则内针，无令气忤。吸则转针，以得气为敌，候吸引针，气不得针出，大气留止，故命曰补”。

（2）以时间代替辨气，则是“徐疾补泻”，在时空上以进针慢，少捻转，出针快为补，进针快，多捻转，出针慢为泻。所谓徐而疾则实，急而徐则虚。

（3）以开阖代替辨气，出针或捻转针孔为补，摇大针孔为泻，此为开阖补泻。

（4）以经脉逆顺代替辨气而分补泻。针尖随经脉循行方向，顺经而刺为补，逆着经脉循行为泻，逆经而刺为泻。

以上四种方式都可用刺激量的大小作为标准，人为地区分补泻。这与依据气的虚实来分别补泻的含义还是有所不同的。因此，赖新生教授认为，一种手法是否命名为补或泻，应以辨气为主要标准。真正意义上的补泻必须通过辨气来达到目的，代表性的是捻转和提插两种单式手法，以及复式手法中的烧山火和透天凉等。

2. 补泻操作 补泻的过程使通过一定的术式手法充分调动患者抗病的主动性，适时地调整其机体的气血阴阳。以复式手法中的烧山火、透天凉为例。

（1）烧山火：将针刺入腧穴应刺深度的上 1/3（天部），得气后行捻转补法，再将针刺入中 1/3（人部），得气后行捻转补法，然后在将针刺入下 1/3（地部），得气后行捻转补法，再慢慢地将针提到上 1/3，如此反复操作 3 次，将针紧按至地部留针。操作中可配合呼吸补泻中的补法。此法多用于治疗冷痹顽麻、虚寒性疾病。

（2）透天凉：将针刺入腧穴应刺深度的下 1/3（地部），得气后行捻转泻法，再将针刺紧提至中 1/3（人部），得气后行捻转泻法，然后再将针紧提至上 1/3（天部），得气后行捻转泻法，再将针缓慢地按至下 1/3，如此反复操作 3 次，将针紧提至上部 1/3 留针。操作中可配合呼吸补泻中的泻法。此法多用于治疗热痹、急性咽肿等热性疾病。

古人认为，最好的补泻效果就是“针下凉，针下热”。一般来说，要经过上述比较复杂的、多种方式结合的复式补泻手法，才能实现。当然，也有部分不以此为标准，如以脉象的大小、缓急、滑涩来感觉刺法的六变；有如用“痛虽不随针，病必衰去”的针刺前后脉象变化，以判断疗效的针法。

（四）得气与治神

赖新生教授将得气看成两个阶段：人体作为生物有机体，对针刺入机体以后，必然表现出机体特有的反应性，出现酸、麻、胀、重等一般的得气感觉，称作针响。但这种得气只是原始的、初级的、启动式的。只有医者辨明寒热虚实，诊断其阴阳盛衰、经脉之气的大小之后进行手法操作的补泻，达到治疗效果才是真正意义上的得气，这种得气是治疗性得气。《内经》中有另外一种得气的概念，就是“索气于胃……是谓得气”，说明针刺是以调动胃气所化生的营卫之气（正气）来达到治疗效果的。补之则“恍然若有所得”，泻之则“恍然若有所失”，这种继发的、高级的、第二阶段的治疗式的得气就是治神，是针刺调整和针刺补泻的内在本质，也是针术高明的上工必须达到的至精至微的境界。

“盖正气之来也，必适而自护以补之；邪气之来也，必间不容瞬而泻之也”。候气以知补泻的时机其实是一瞬间的微妙变化，只有专一其神、神守勿失者伏针如横弩方能感知于瞬间，起发其机，施行其术，有如《灵枢・九针十二原》中所说：“其来不可逢，其往不可追，知机之道者不可挂以发，不知机道者，扣之不发”。

（五）留针

留针属于守气和行气阶段。留针的目的在于守住所得之经气，借以调整经脉气血的偏颇。《灵枢・小针解》曰：“针以得气，密意守气勿失也”。赖新生教授认为，此处的得气即是经过第二阶段的治疗性质的得气之后，为了加强疗效而留针守气。在留针期间一般不再运用大补大泻的强势手法，而是应用“辅针导气，邪得淫佚，真气得居”的辅助手法，选择应用循、弹、刮、摇、飞、震、搓等不同类型的辅助手法直接关系到出针时的程序要求，如刮法，“能移不恶痛，可散积年风”（《医学入门》），“有挛急者，频宜刮切”，适用于实证久病已行泻法，意犹未尽者，其疗效不亚于捻转法的针感，可有循经感传的效应，无疼痛而有舒适感。又如摇法，若直立针身而摇，可加强针感，促进气行，若侧卧针身，针尖指向病所，执而不转，一左一右，不进不退而轻轻慢摇，可使针感向病所方向传导，气至病所、通关过节以致深邪远避，现代所谓倒针置针、控制针感是也。再如振法，可扶正祛邪，敏感者呈波浪式沿经传导，有疏通经络、醒神开窍之作用，专用于肌肉血管、神经弛缓不振之症。总之留针不是置之不理，而已蕴含有依据病情、体质、补泻等的客观需要进一步做延伸性的治疗。这一过程与补泻是不间断的，是辨证和手法的应用在时空上连续一体的。也有医家以静制动，采用“静以久留，以气至为故”的方法，不施行任何辅助手法。也有间或使用行针阶段中的捻转或提插手法者，然皆以病情需要为准则。

现代临床针刺留针时间常把握在半小时左右，根据营卫理论，“营在脉中，卫在脉外，营周不休，五十而复大会，阴阳相贯，如环无端”（《灵枢・营卫生会》）。卫气夜行于阴二十五度，昼行于阳二十五度，营卫行于人体内一昼一夜各五十周，每周各需二十八分八秒，故留针时间可设定为大约 30 分钟，使针刺穴位所刺激的经气循行营卫一周而达到营卫通调的目的。

应该指出，热证表证一般立泻其邪，不主张留针，所谓“刺诸热者，如以手探汤”。而寒证里证，则不宜出针过早，所谓“刺寒清者，如人不宜行”。

一般来说，补泻已经完成，达到治疗效果，患者神志安和，即可出针。目前传统的手法仍然以出针时是否按压针孔的开阖方法以分补泻。此外，邻近重要脏器、血管的腧穴出针时，最应防止出血及其他损伤。“必无留血，急取诸之”。对一些影响补泻效果的干扰因素进行最后处理。针后调养顾护正气，以使远离针害，万刺不殆。

二、赖氏飞针要领

（一）赖氏飞针特点

赖氏飞针法是赖新生教授结合临床实际，吸取多种针法优点而独创的进针方法，其适应面广，具有准确、快速、无痛、轻灵四大特点，为临床患者及广大针刺爱好者所接受并推崇。

准确是指将毫针准确飞进穴位，包括进针的角度、深度及力量的大小要准确适度。取穴进针准确是取得针灸治疗效果的前提。不管采用何种进针法，都需要取穴、进针准确无误。赖新生教授飞针法除了要求取穴准确、进针准确外，还要求进针的角度、深度、力量的大小准确适度。不同部位的穴位、不同的病情，要求也不一样。随着功力的加深，在进针后即可得气，患者当下即感觉到酸、麻、胀、重、紧等感觉，有的穴位表面泛起一圈红晕。当然得气程度也与患者机体状态有关。

快速是指进针的速度要迅速，不可拖泥带水。在赖新生教授门诊中，可以见到很多智力低下、脑瘫患儿，由于害怕针刺而哭闹、全身乱动，没有快速的进针手法是很难胜任的。进针快速也是减少疼痛感所必需的。赖氏飞针要求进针快速的同时不可用蛮力，要把握好力量、进针深度与快速的协调。

无痛是进针后，患者感觉不到疼痛感，或者疼痛感非常小。赖氏飞针法除了要求施术者有良好的指力、熟练的手法外，还要熟悉穴位的解剖，懂得如何转移患者的注意力。在准确、快速的前提下，做到无痛。

轻灵是指刺手进针的整个过程轻巧灵活，给人以美感。赖氏飞针法要求施术者持针、进针，包括之后的候气、催气、行针等都要求动作轻巧灵活、轻松自然。

（二）赖氏飞针操作方法

1. 直接进针法 施术者拇指与食指夹持针柄，其余手指自然伸展（指力弱者可拇、食、中三指共同夹持针柄，或拇指、食指夹持针柄，其余三指与食指并拢，这样持针更为有力量），对所取穴位消毒完后，右手持针对准穴位，随着手腕的旋转，拇指、食指将毫针快速弹入穴位，然后拇指与其余四指分别向两边展开，如飞鸟之状。随着手法的逐渐娴熟，指力的逐渐加大，不用手腕旋转，单靠指力的弹入之力即可进针。

2. 旋转进针法 此法与直接进针法的不同之处在于进针时，针体是旋转飞进穴位的。随着手腕的旋转，拇指、食指顺时针或逆时针搓捻进针，同时指力向外弹出，针即旋转飞入穴位。

（三）赖氏飞针训练方法

赖氏飞针法进针时可以旋转进针，也可以不旋转直接进针，取决于临床需要。要想掌握赖氏飞针法，非下一番功夫不可，如下训练方法，可以帮助初学者快速掌握赖氏飞针法。

1. 指力锻炼 除了大家熟悉的纸垫、棉团训练法外，还有太极云手训练法。习者自然伸直手臂和五指做圆圈运动（顺时针、逆时针方向皆需要锻炼，类似太极拳的云手动作），体会内气、内劲透达指尖的感觉。也可以五指伸直上翘，掌根外撑，由里向外推出，并停留一会儿，体会拉筋的感觉，如此来回做向外推掌动作。随着动作的娴熟，内劲的充实，可以接着做徒手训练。

2. 徒手训练 是指手中无针，但心中想象手中有针而进行的一种针刺训练，可以让习者体会并掌握内劲外吐的技术。要求习者拇指、食指指端捏紧如同持针，其余手指自然松开。指力弱者可以其余三指与食指并拢，这样拇指和食指可以捏得更紧更有力。接着想象针就在手中，随着上臂、前臂、手腕的放松、伸展，五指如鸟飞之状散开，想象针随着内劲的外吐飞进穴位，且各个角度均需要练习。能否内劲外吐，关系着进针的速度与力度，是进针非常重要的因素。习练者需要认真对待，待练习纯熟后，可以尝试手臂不动，仅仅手指发力，内劲外吐。

3. 实物锻炼　准备不同的媒介，如土豆、黄瓜、茄子、地瓜、沙包、废弃沙发、肥皂、猪肉等，持针在这些媒介表面锻炼。建议开始先选择质地较软且脆的媒介，再逐步过渡到较硬且结实的媒介。在整个过程中，习练者须想象所针刺的目标是患者的穴位，应严肃对待。必要时，用笔在媒介上画出人体结构、穴位，以求逼真、准确。

4. 自身锻炼　是整个训练必不可少的过程。针刺机体穴位的感觉，与针刺媒介的感觉终究不一样。习练者需要认真对待。很多初学者前面的训练都很好，就是这一关过不了，下不了手，或者松手太早或动作笨拙。建议放松身心，选择肌肉丰厚的地方，如曲池、合谷、足三里等穴，想象自己在针刺土豆、肥皂等。经过几次成功的针刺，习练者便会适应，很快上手，找到感觉。

5. 综合锻炼　即使初步掌握了进针方法，平时的锻炼也是不可缺少的。针刺施术者需要将指力锻炼、徒手锻炼、媒介锻炼、自身锻炼相结合，做到随时随地皆可练习。对初学者或者门诊量很少的医者或者动手机会很少的学生来说，更加有必要综合锻炼。

经过上面各个方面的锻炼，习练者基本可以在临床上应付自如，当然仍有提高的空间。比如准确度的锻炼、指力的锻炼、左手的锻炼、气息的锻炼、桩功的锻炼等。针刺是一门需要不断习练提高的技术，要求施术者有良好的身心素质、扎实的基本功力，施术时达到神、意、气、劲、形合而为一的境界。

临床上，赖氏飞针常用 0.5～1.5 寸毫针，对于需要用长针的穴位，可以用消毒棉球包住针身，依然可以用赖氏飞针法进针。全身穴位上，除了眼部穴位运用缓慢进针法以外，其他几乎所有穴位都可以运用赖氏飞针法进针，取其轻巧无痛而为患者所接受，取其得气迅速而为临床所推广。

第二节　论得气与二次得气

“得气”是针灸学特有的专业术语，它对选择针刺手法、判断针灸疗效和机体反应都有关键性的作用。因此，也是针灸传承的重要内容，然而从古至今对“得气”的探讨，多限于书面描述或医者个人体会的口耳相传。现代实验研究更多关注针刺后的效应，而对“得气”的研究却一直停滞不前。本文通过对经典理论的探讨，指出习惯认识上的偏差，结合临床实践回归“得气”的本意，对其内涵分类并从神经科学的角度提出研究“得气”的关键是“捕获”特异性的脑功能活动。本文以针灸学中“气”的含义为引，以得气为核心，开展以下论述。

一、针灸学中“气”的含义

“气”是针灸理论的核心内容之一，针灸治疗是通过针刺来激发人体反应，调节体内气机的变化，使机体重新恢复阴阳平衡，以达到治疗目的。在这个过程中，“气”通过“经络”内入脏腑，外达肢节，针灸通过对“气”的调节来平衡阴阳，补虚泻实，达到阴平阳秘、恢复机体健康的目的。故要研究针刺感应，针刺中的“气”是需要明确的一个问题。

“气”在《内经》中为真气、经气、谷气。王朝阳通过对《内经》的研究得出：得气或气至之气为阴阳已调之气，即谷气、正气。同时认为，《难经》界定的得气表现为“其气之来，如动脉之状”，性质为正邪斗争激烈、邪气盛大。《内经》《难经》中对于针刺所得之“气”认识的不同和分歧，对于后世得气、气至的理解影响深远。如何区分得气内涵的差异，要放在特定的历史时期，对其本质进行分析。

二、古代“得气”的内涵

“得气”一词在《内经》中见于四处不同章节，其含义不尽相同。或指施以手法的时机：“吸则转针，以得气为故”；或与“失气”对举说明针刺的疗效：“佐以所利，资以所生，是谓得气”；或说明针刺效应：“针以得气，密意守气勿失也”；或说明针刺的机制：“索气于胃络，得气也”。但其共同之处皆指针刺通过调动人体的气机发挥疗效。

此外，《内经》中另一个词——“气至”也与针刺疗效密切相关，如“刺之要，气至而有效”“刺之而气不至，无问其数；刺之而气至，乃去之，勿复针”。对于“气至而去之”，《灵枢·小针解》中明确说：“气至而去之者，言补泻气调而去之也。”很显然“气至”和“得气”都是指通过针刺补泻而使人体达到正气调和的良好状态。

“得气”与疗效如此密切相关，不难理解后世针灸大家杨继洲在《针灸大成》中反复强调：“宁失其时，勿失其气”“针若得气速，则病易愈而效亦速也，若气来迟，则病难愈而有不治之忧”。于是如何判断得气，即所谓辨气，是每个针灸医师必须面对的问题。金元时期窦汉卿在《标幽赋》中说“气之至也，如鱼吞钩饵之沉浮；气未至也，如闲处幽堂之深邃”“轻精慢而未来，沉涩紧而已至”，一直被认为是“得气”最形象的描述。历代针灸著作中也大量提到了针刺时医者针下和患者主观体会的感觉，如明代李梴在《医学入门》中说：“如针下沉重紧塞者为气已至，若患人觉痛而为实，觉酸则为虚”。目前教科书的观点是：得气时医者针下能体会到沉、紧、涩、滞或针体颤动；不得气时，医者会感到针下空、松、虚、滑，针可轻轻提起；此外，得气时患者会有“酸麻胀重、电击样、凉热及水波样”等特殊感觉。这些特殊的感觉又通称为“针感”。

从以上描述来看，针感包括了医者和患者双方的感觉，习惯上都称为“得气”。由于传统上把针感视为“得气”的标准。于是不少医家认为，当针刺入腧穴一定深度后，施以提插或捻转等行针手法，使针刺部位产生特殊的感觉和反应就是“得气”。

然而对“得气”即“针感”也有人提出异议。首先，《内经》中对患者的感觉有很清楚的描述，如“刺虚则实之者，针下热也，气实乃热也。满而泄之者，针下寒也，气虚乃寒也”；其中并无现代所理解的“针感”的内容。其次，《内经》所载“九刺”“十二刺”等刺法，包括现代临床实践中许多刺法，如新针疗法的耳针、头皮针、腕踝针、皮下埋针等，都不强调“针感”，且临床证明有效。再次，对一些特殊人群施针灸，如婴儿、瘦弱者均不强调得气，“婴儿者……浅刺而疾发针，日再可也”“瘦人者……刺此者，浅而疾之”（《灵枢·逆顺肥瘦》）。中风、惊厥等感觉障碍者针刺水沟、十宣、十二井穴，除了剧痛外并无“针感”却效果显著，还有许多针灸疗效显著的患者，并不一定都有“针感”。或者一些患者的“针感”开始明显，以后会慢慢消退并非伴随针刺始终，其强弱有无也受到患者身体状况的影响。

因此，有研究者认为针感的产生是由于不同的组织受到刺激的结果，如触及骨膜、筋膜、腱鞘、韧带时就会有痛觉，牵拉肌腱则会有酸的感觉，刺激神经就会有放电的感觉。针感的出现与针刺部位的组织解剖关系更大一些，单纯根据针感判断病情预后是缺乏科学依据的。但也有研究者认为，部分患者没有传统的针感或仅医者有手下感觉但是却能治疗疾病的现象与个体感觉阈值差异及患者体质状态有关，属于“隐性得气”。综上所述，我们可以发现，传统针灸理论中“得气”是疗效所必需的，而临床实际中“针感”却与产生疗效并非一一对应，因此“针感”可能并不等于“得气”。

三、“针感”与“得气”的现代研究

针感是近现代针灸研究者结合西医学的知识或实验对针刺研究而提出来的新名词，在中国古代医籍中并未出现。现代研究对针感产生的生理机制分析得比较透彻，一般谈及针感，多指患者的酸、麻、胀、重等感觉。而患者针感的出现，又明显因不同部位解剖特点不同而不同。如针刺到肌肉、肌腱、关节、骨膜等部位则产生酸、胀、沉重等感觉；针刺到神经附近则产生麻感；针刺到神经干则发生触电感；针刺到毛囊、血管及四肢末端敏感部位则多出现痛感等。可见，针感在现代研究中讲的是生理学上的概念。

虽然“针感”并不等于“得气”，但针刺一定会有感觉反应。因为人体作为生物体，对一定物理刺激必然会有相应的感觉反应，“针感”，尤其是患者“酸、麻、胀、重”的感觉，往往令人不愉快甚至无法接受。而“得气”应当是在施以补泻手法后，会令患者感觉精神爽朗或病痛去除，“若有失也”的舒适感。因此，患者的“针感”，实质上应当属于伴随针刺的一种“副作用”。针灸医师应以针刺的实际疗效及以往经验等综合判断是否需要针感的产生，而不是以追求针感为目的。

针感和得气，两者并不等同，对此国外也有相关文献说明。如 Macpherson 等采用调查问卷的形式收集针灸医师对于得气的认识，在问卷中明确提出 25 种针感，再通过针灸师进行分类，区分针感中得气感和非得气感。结果将疼痛（aching）、钝痛（dull）、沉重感（heavy）、麻木感（numb）、放射性感（radiat-ing）、扩散感（spreading）、麻刺感（tingling）等 7 个词条归于“得气”。国外也有许多研究者编写出了将得气定性、定量的量表，在这些量表中运用较为广泛的是 Kong 等编写的 MASS 量表，表中列出了 12 个词条，每一个词条后都有一个 10cm 长的标尺，患者可以在上面标出每种针感的强度。在 12 个词条中，锐痛被普遍认为不属于“得气”范畴。从这类文献中得出的观点是：针感是生理学概念，得气感是针感中的一部分，针感包括得气感和非得气感。

我们认为出现上述这种将得气感从属针感的现象，原因在于此时的得气感只能理解为狭义的得气，是针下得气，是局部的酸、麻、胀、痛。这样就理解了得气是针感的一部分，但必须强调此得气是狭义的得气，是广义得气的一个前提。

目前直接关于针感或得气与疗效关系的研究甚为缺乏。国外有报道通过观察体感诱发电位 F 波变化研究得气感（De-Qi sensation），发现针灸的效果与刺激强度有密切关系，但该研究同时认为，得气感并非针灸效果必需的。国内有研究者观察不同得气状态对胃电和心功能的影响，以受试者有酸、麻、胀、重感且操作者手下有沉重或坚实感为显性得气；仅操作者有感觉而受试者无感觉为隐性得气，结果发现，得气疗效好于非得气，而显性得气与隐性得气疗效无明显差异，该研究结论间接说明，受试者有无感觉对针刺疗效的影响不大。此外，国内另一项关于安慰针的研究中报道，针刺组受试者报告“酸、麻、胀、重”的感觉与安慰针组（截去相当于该部位进针部分的长度，断端磨至稍尖仅刺入皮内，不穿透皮肤，使针外露部分与针刺组相同）

受试者报告“酸、麻、胀、重”感觉的比例几乎相同，该结果似乎意味着以患者感觉的“得气”判断疗效是不可靠的。

值得注意的是，长期以来针刺试验研究中或者并不强调“得气”，或者以针感代替“得气”，在一些安慰针的选择中，既要求与针刺形似又必须排除针刺带来的非特异性躯体感觉，于是陷入“针感”与“得气”的矛盾中。因此，我们认为，目前习惯上将“得气”简单地等同于“针感”，或用“针感”的强弱代替“得气”判断疗效是一个认识的误区。

四、得气的影响因素

（一）穴位特异性

穴位特异性是得气的影响因素之一。国外学者的研究显示，足三里与水道穴相比，酸、满、重的得气强度有显著差异；而中脘和关元穴的满胀感的强度也有显著差异。足三里与水道穴同属于足阳明胃经，其穴位下组织结构也相似，不同的是神经节段支配：足三里受到 L_3～L_4 支配，水道穴对应的神经节段是 T_{12}；而关元、中脘也属于同经络、同组织结构、不同神经节段支配的一组穴位。因此该结果提示，不同神经节段对得气感的强度具有不同影响，穴位所属神经节段是影响得气的因素之一。然而有研究证实，气感与直接的神经刺激之间没有直接的相关性。国外学者针刺内关穴区时发现，针具接触正中神经外层组织与否与得气的强度之间无关，而且在针具刺穿神经时也不一定能诱导得气。

（二）针刺手法

研究证实，针刺手法对得气有显著影响。捻转是诱导得气的最常用针刺手法，研究发现，与不做手法相比，在手三里穴用双向捻转的针刺手法可产生更强烈和更广泛的针感。捻转的针刺手法更易产生钝、重及沉的感觉，不产生尖锐感、刺痛感。现已证实，在经穴做捻转手法较静留针能更显著激活双侧次级躯体感觉皮质、右侧丘脑、左额叶及左侧小脑。

（三）刺激方法

刺激方法是得气的又一影响因素。在手针和电针的对比方面，研究证实，手针主要产生酸和胀的得气感，而电针主要引起刺痛、麻木及放射感。研究还证实，电针主要引起中央前回、中央后回、顶下小叶、壳核及脑岛区域信号增强，而手针配合双向捻转手法则导致后扣带回、颞上回及壳核、脑岛区域的信号减弱。最新研究则发现，电针刺激最常出现麻刺感，手针刺激最常出现痛感，并且电针刺激引起得气的视觉模拟评分（VAS）大于手针，提示不同刺激方法引起的得气感在定性及定量方面均有一定差异。

（四）针刺深度

针刺深度也会影响得气感，不同层次组织引起的针感不一。有学者利用超声成像发现，在针刺皮肤表面及真皮下缘等浅层组织时，主要产生刺和痛的感觉；而深度在超过血管外筋膜约 2mm 处及肌筋膜 15mm 处等深层组织时，主要产生沉、钝、重、放射及电击感。研究者对比了浅刺、深刺、深刺结合捻转手法三者对机体得气感及痛阈的影响，发现深刺结合捻转手法在引起得气感及提高痛阈方面均有最明显的效果。临床上体会到针下的沉紧感常作为得气的重要指标之一，如《标幽赋》所形容的“气之至也，鱼吞钩饵之浮沉”。国外学者从机械力学及组织学角度，认为结缔组织是沉紧感产生的物质基础。他们通过研究发现，捻转针具时，针孔周围的皮下结缔组织层明显增厚，沉紧感主要由比肌肉位置更浅的皮肤及皮下结缔组织产生。针具与周围组织“联结”后，捻转刺激引起的细胞变形、重构，同时会激发细胞的自分泌和旁分泌作用，产生一系列细胞因子、血管活性物质等，导致细胞外间质变化，如胶原纤维拉伸、细胞外间质变形。胶原纤维的拉伸可引起成纤维细胞可逆性收缩，其产生的力学信号以波的形式沿间质下传，可能是得气循经感传的机制之一。研究还发现，与不做手法相比，捻转手法引起的组织缠绕可以明显升高出针时的阻力，故出针阻力应该可以作为评价得气的量化指标之一。这一结果为得气的量化研究提供了一定的思路。

综上可知，穴位特异性、针刺手法、刺激方法及针刺深度等是影响得气的关键因素。这些因素诱发了不同的针感，而不同得气感实际对应了不同传入纤维。研究证明，得气感中麻的感觉主要由 Aβ/γ 类纤维传递，重、胀感由 A 类纤维传导，而酸的感觉与 C 类纤维关系最密切。还有研究发现，可以通过“刺痛”“钝”“压”这三种得气感迅速判断调控疼痛的神经纤维，刺痛感主要由 A 类纤维调控，而钝、压感主要由 C 类纤维参与传递。上述几种纤维上行止于脑的不同部位，将信号传递到脑以后会产生不同的中枢反应：Aβ 纤维主要止于灰质后角Ⅲ～Ⅵ层，A 类纤维Ⅰ或Ⅱ层的大细胞，而 C 类纤维与第二层的胶质细胞有突触联系。故不同针感提示了参与神经信号转导的不同纤维，而不同纤维会进一步引起不同的机体反应。研究还发现酸、麻的针感与镇痛效果有相关性，而跳动感、麻刺感、重、胀、满等感觉与镇痛无关，因此，上述影响得气的关键因素对针灸最终效果的产生有着十分重要的作用。

五、二 次 得 气

虽然“针感”并不等于“得气”，但针刺一定会有感觉反应。因为人体作为生物体，对一定物理刺激必然会有相应的感觉反应——“针感”，赖新生教授将原始第一次进针产生“酸、麻、胀、重”的感觉，称为反应性得气，为第一次得气。将“得气”后施以补泻手法所产生的得气，称为“二次得气”，这才是有疗效的得气，但是，“针感”并非与“得气”毫无关系，如前文提到患者的感觉“针下寒”“针下热”，其后接着说“刺虚须其实者，阳气隆至，针下热乃去针也”，则是据此感觉评价疗效。此外“邪气来也紧而疾，谷气来也徐而和”（《灵枢·终始》）则是指医者根据针下“紧急”或“徐和”的感觉来判断邪正虚实。但是无论是患者的感觉还是医者的感觉，都是对“得气”表面的描述和间接的体会。真正对疗效起决定作用的应当是针刺所调动的人体“谷气”或者说“正气”。

因此，我们认为，从广义上讲“得气”应包括三类。第一类是“针响”，患者主观的感觉包括“针下寒、针下热”和“酸、麻、胀、重”等。第二类是“医者得气”，是指医者针下沉、紧、涩的感觉等。第三类是真正意义上的“得气”，即针刺调动胃气所化生的营卫之气（正气），达到治疗效果，即所谓“索气于胃络，得气也”。这三类得气在层次上是有差异的，前两类是原始的、初级的、启动式的，只有医者在此基础上明辨寒热虚实，诊其阴阳盛衰、经脉之气的大小施以补泻手法，方可达到继发的、高级的得气，也就是所谓“治神”，这是针刺调整和针刺补泻的内在本质，也就是针刺治疗效应，是刺术高明的上工必须达到的至精至微的境界。

六、针刺得气的捕获

就“针感”而言，一个初学者就能轻易获得，但若达到“气至而有效”却非轻而易举。《内经》中论及“气至”时说针刺后应当“静以久留，以气至为故”，并且小心翼翼“如待所贵，不知日暮”，显然这里“静以久留”绝非现代流行的手法行针催气，实际上若气不至无论如何行针都是无效的，所以称“刺之而气不至，无问其数”。因此，真正的“得气”既非凭“针感”所能轻易判断，也非手法能够强求，临床中大多要靠医者凭经验把握。但作为试验研究，这种经验的把握就不免具有主观性和随意性，这也造成了针灸不便开展研究的现实。而针灸原理的研究又需要我们寻找与疗效密切相关的客观依据，因此，“得气”的实质需要借助现代科学的研究手段进行“捕获”。

从神经科学的角度来看，作为一个外在刺激，针刺穴位可能首先通过神经系统的感知，激活中枢神经系统调控继而发挥外周效应。体感诱发电位的脑电研究发现，针刺穴位与非穴位的对照显示，引起皮质脑电变化的刺激与穴位的特异性有关，而不是非穴位的皮肤刺激。不同的方式和频率的电针刺激研究发现，穴位与非穴位点得到的脑电图波形变化有明显差别。穴位存在多觉型感受器（polymodal receptor）的理论使穴位与中枢神经的上传通路密切联系。关于针刺镇痛机制的研究已经肯定了针刺效应在神经系统内的物质基础，如内源性的阿片与非阿片物质、背侧脊髓-丘脑通路中的一氧化氮和一氧化氮合酶、传出迷走神经后末梢的递质乙酰胆碱等。

20 世纪 90 年代之后，脑功能成像技术被大量应用于研究针灸的中枢机制。关于针刺正常人听觉、视觉相关的穴位会引起皮质听觉、视觉反应的研究证实，特定治疗作用的穴位与相应功能脑区有密切关系。相对于触觉刺激仅见感觉皮质的活动，针刺可以引起皮质外、皮质下神经核团的活动。此外，电针真实刺激与非穴位模拟刺激比较结果显示，其差异主要集中在皮质下神经核团的活动。

大脑作为感知中枢，对各种刺激均会产生反应，而在各种复杂的反应中找到与针刺疗效有关的证据，这便是我们提出“捕获”得气的用意。以上研究表明，针刺作用与脑功能密切相关，而且是多层次神经核团参与的，针刺效应与皮质下核团活动的密切关系提示我们，用技术手段捕获“得气”的重点可能在皮质下中枢，而且这些研究必须建立在临床疗效的基础上才有意义。

尽管目前有些现象已得到初步的证实，但是更多的针灸治疗机制尚待进一步研究和发现。我们相信，通过对针刺“得气”的重新认识，以各种技术手段综合“捕获”特异性的脑功能活动为目标是研究“得气”的关键。作为针刺研究的重大基本问题，“得气”研究的突破必然带动整个针灸学科研究的前进，使针灸研究更加科学化、规范化，对于探索针灸经络的机制更具有深远的意义。

七、辨气要点

古人的标准：“沉、紧、涩而已至，轻、滑、慢而未来”，又说，“气之至也，如鱼吞钩饵之浮沉”，患者有酸麻胀重、触电样、抽搐样、凉热及水波样等而医者针下“谷气至”则“柔而和”，“邪气至”则“紧而疾”。此外，寒邪使针下沉紧，吸针向下，热邪则使针下轻松，顶针向上。总之辨正邪之气，“当补则补，当泻则泻”。

赖新生教授认为，临床上谈补泻必辨气，言辨气必分正邪大小，也有不辨气而命名为补泻的，例如：①以呼吸代替辨气，在操作中，“吸则内针，无令气炸。吸则转针，以得气为故，候吸引针，气不得出，大气留止，故命曰补。”②以时间代替辨气，则是“徐疾补泻”，在时空上进针慢，少捻转，出针快为补，进针快，多捻转，出针慢为泻。所谓徐而急则实，急而徐则虚。③以开阖代替辨气，出针或捻转针孔为补，摇大针孔为泻，此为开阖补泻。④以经脉逆顺代替辨气而分补泻。针尖随经脉循行方向，顺经而刺为补，逆经而刺为泻。

以上四种方式都可用刺激量的大小作为标准，人为地区分补泻。这与依据气的虚实来分别补泻的含义还是有所不同的。因此，赖新生教授强调，一种手法是否命名为补或泻，应以辨气为主要标准。真正意义上的补泻必须通过辨气来达到目的，代表性的是捻转和提插两种单式手法，以及复式手法中的烧山火和透天凉等。

八、通元针法与得气

赖新生教授提出，完整理解通元疗法，一定要加强对气的学习和理解，赖新生教授强调对调气的运用是门奥秘的学问，在学习气时一定要深入到奇经八脉的气街理论学说，要了解一个穴位的交汇、所入、所汇、根结标本、关和枢、气血的升降出入及其联系。

通元疗法不是任何一种特殊的针法，不同于小针刀、腕踝针、腹针、埋线，是一种特殊的系统性指导方法，用通元疗法的原理可以实施任何干预措施，如指导刺络放血、拔罐。临证时在进行通督养神前可先在背部的心俞、膈俞、肝俞刺络放血（瘀血存在时），再进行针刺，最后针刺腹部腧穴以引气归元。

与其他新的疗法相比，最根本的区别在于其理论来源于《内经》，有依有靠，尤其《灵枢》。赖新生教授重视奇经八脉、十四经的作用，而通元疗法是其对任、督二脉在临床上应用的突出发挥，紧紧抓住任、督两纲。督脉总督诸阳，任脉总督诸阴，一前一后，阴阳脏腑腹背相应，气相交贯，采用这种辩证思想哲学观点去调节人体脏腑功能，是临床治疗的关键，也是传统针灸理论的内容核心。

《素问·至真要大论》曰："知其要者，一言而终，不知其要，流散无穷，此之谓也。""要"指的便是气。故赖新生教授从元气着手。《灵枢·九针十二原》以九针比喻不同的疾病，以十二原比喻穴位的经典代表。通元疗法主要来自传统，来自对任、督二脉的应用，来自于对元气的深刻理解，对"调节阴阳总纲"的理解，充分发挥了经穴、经脉的治疗优势。故医籍有关针灸的篇章均以"补阴泻阳，音气益彰，耳目聪明"述之。《灵枢·终始》曰：凡刺之道，气调而止，补阴泻阳，音气益彰，耳目聪明。反此者，血气不行。《灵枢·小针解》把腧穴看作是"游行出入也，非皮肉筋骨也"，《灵枢》中所言上工者即是善于调气者，下工指紧紧专注于行路筋骨者，其所见均是皮肤、肌肉、筋骨。高层次的医者便是能够把握气者。

九、得气与治神

《内经》强调在辨针下气的基础上而施以补泻或出针。欲明辨针下气，需要医者"治其神"。《素问·宝命全形论》说"凡刺之真，先治神"，《灵枢·官能》说"用针之要，忘其神"，治神贯穿于针刺操作的全过程。

治神法的应用得当与否，直接影响到临床疗效，同样也是衡量针灸医者水平高下的标准，所以《灵枢·九针十二原》说"粗守形，守神"。治神对医者的要求是全神贯注，神无营于患者之外的众物，切不可左顾右盼，心有旁骛。

针刺前明确诊断，辨明虚实，尤其是脉诊，需要医者"至意深心，纤毫勿失"；针刺中细心体会针下感觉而施以补泻手法，通过针下感觉或脉象变化判断针刺疗效，需要医者"澄神内视""审谛覃思"；治疗中密切观察患者的神情变化，也需要医者"必正其神"。

陆寿康主编的新世纪全国高等中医药院校规划教材《刺法灸法学》将治神分为七个方面，

比较全面：①针刺前必须定神；②治神要重视心理安慰；③进针前要注意守神；④行针宜移神制神；⑤治神可守气行气；⑥治神可诱导针下凉热；⑦针后要注意养神。

第三节　论督脉祛邪以通为用、任脉扶正以引为归

督脉祛邪以通为用，任脉扶正以引为归。“通督”与“归元”是通元针法的核心治法。

通元针法以阴阳为纲，以祛邪、引元为目的，视任、督为一体，一气周流，如环无端，取穴以任督二脉、俞募相配为用，提出“督脉祛邪以通为用，任脉扶正以引为归”的治疗思路，灵活地发挥针刺“从阴引阳、从阳引阴”的治疗作用，以此实现通督养神、引气归元。这也注定了通元针法具有更强的临床活力及实用性，能够最大限度地发挥人体的自愈机制，激发人体正气，以达到屡起沉疴之临床功效。

一、督脉祛邪以通为用

“督为阳脉之海，总督诸阳”。督脉循行于身之背，背为阳，阳具有温煦、推动之力。如郑钦安云：“阳行一寸，阴即行一寸，阳停一刻，阴即停一刻，可知阳者阴之主也，阳气流通，阴气无滞，自然百病不做。阳气不足，稍有阻滞，百病丛生。”若督脉经气不足，一则运行无力，致经气不通，百病丛生；二则卫外不固，邪气来犯。针对这一病机，赖新生教授在运用督脉穴位时，注重以通为法，并配合足太阳膀胱经第一侧线上脏腑背俞穴，以达到调节脏腑功能、祛邪的目的。

1. 通督与背俞穴　“督脉者……与太阳起于目内眦，上额交巅上，入络脑，还出别下项，循肩髆内，挟脊抵腰中，入循膂络肾”“膀胱足太阳之脉……其直者，从巅入络脑，还出别下项，循肩髆内，挟脊抵腰中，入循膂，络肾”。可见，督脉与足太阳膀胱经循行路线重叠，均交巅络脑，挟脊入肾，且均属阳中之阳，是人身阳气的重要体现。因此，赖新生教授在使用通督养神法时，视督脉、足太阳膀胱经为一体，以督脉穴位与足太阳膀胱经背俞穴为主穴。

《灵枢·卫气》云：“气在胸者，止之膺与背腧。气在腹者，止之背腧与冲脉，于脐左右之动脉者。”胸腹之气与背俞穴联系密切，而胸腹乃五脏六腑之居所。《灵枢·背腧》曰：“五脏俞穴皆出于背者。”背俞穴内应五脏六腑，是脏腑之气输注于背的位置，藏神、魂、魄、意、志五脏神而分调脏腑神气，是脏腑功能内守的必要前提。同时膀胱经与督脉经气循环相注而可通督入脑以养元神。神为人体生命活动之主宰，“得神者昌，失神者亡”。因此，赖新生教授认为，针刺背俞穴，既养相应脏腑神气，又通过自身经脉之循行及与督脉之络属而入脑养元神。

李东垣认为，“六淫客邪有余之病，皆泻在背之腑俞”。背俞穴位于足太阳膀胱经上，“太阳为开”，乃人身之藩篱，故外邪入侵，首犯足太阳膀胱经上之背俞穴。而背俞穴阳气充盛，可泻实祛邪，“迫脏刺背，背俞也”。历代均有医家主张使用背俞穴祛邪。巢元方主张用灸五脏背俞穴治疗五脏中风，李东垣提出背俞穴治外感病的思想。故赖新生教授认为，针刺背俞穴，可驱逐六淫外邪，则脏腑安和。

2. 祛邪以通督

（1）败血瘀精、瘀血、痰饮等内生病邪：五脏及三焦气化功能失常均能生痰饮，而以肺、脾、肾三脏及三焦气化功能尤为常见。痰饮为有形之阴邪，具有湿浊黏滞特性，既可阻滞气机，影响气血运行，又可表现为病证缠绵难愈。“病痰饮者，当以温药和之”。背俞穴乃脏腑之气输

注于背部的腧穴，背属阳，故以背俞穴调整脏腑功能，并调动阳气以温化痰饮。瘀血形成的因素很多，主要与气血运行不畅、血不循经有关。瘀血阻塞经脉，影响气机，病位固定，易生险证。而背俞穴之膈俞乃血会，主治瘀血，用之可活血化瘀通络，配合脏腑背俞穴，可调整脏腑气血，平定因病理产物所致的气机逆乱，而达阴阳平衡。

（2）六淫等外感病邪：宋代陈言《三因极一病证方论》云："六淫，天之常气，冒之则先自经络流入，内合于脏腑。"六淫风、寒、暑、湿、燥、火各循其分，若病久不去，则内舍五脏六腑，表现为由表至里，循脉所分，发于五行五气相应之脏腑。如《素问·痹论》云"骨痹不已……内舍于肾……皮痹不已……内舍于肺"，进而发为肺痹之烦满喘而呕……脾痹之懈惰，发咳呕汁，上为大寒等五脏痹。治疗此类病证，《素问·痹论》明确记载："五脏有俞，六腑有合，循脉之分，各有所发，各随其过，则病瘳也。"

3. 临证应用　赖新生教授认为背俞穴内通脏腑、通督络脑，诸穴阳气充盛、力专效宏，故临床治疗败血瘀精、瘀血、痰饮、六淫等病邪引起的病证，宜先取相应背俞穴刺络拔罐以泻实祛邪，同时其通督扶阳、入脑而醒脑开窍并养元神，一身诸神大主之元神得养、脏腑神气方可安。而后再行针刺治疗，针刺取穴除相应背俞穴外常配以百会、前顶、后顶、大椎等督脉诸穴以通督养神。如治疗呆病时，重在祛痰化浊、活血化瘀，取四花穴（膈俞、胆俞）祛瘀通督，配血海、四关活血化瘀，配中脘、丰隆、膻中行气化痰浊。如治疗带状疱疹后遗神经痛，赖新生教授认为湿热毒邪为其关键病因，可取心俞+膈俞、肝俞+脾俞两组穴位交替刺络拔罐放血以泻热，配合谷、曲池、外关、太冲等穴以泻火解毒。治疗荨麻疹，重在健脾清肺，平肝息风，活血化瘀，取肺俞、脾俞、膈俞、肝俞进行刺络拔罐。赖新生教授通过运用背俞穴，使邪气去，实现通督祛邪的目标。

二、任脉扶正以引为归

1. 任脉与腹募穴　"任脉起于中极之下"，乃元气汇聚之少腹部，循行于人前正中线上，属阴。任脉为阴脉之海，与足三阴经、阴维脉均有交汇，调节阴经气血。任脉亦为"妇人生养之本"，故任主胞胎。任脉的循行及其属阴的特性，注定任脉具有蓄养、封藏之功。募穴为五脏六腑之气结聚于胸腹部的腧穴。《难经·六十七难》载"五脏募皆在阴，何谓也？然，阳病行阴，故令募在阴"，论述了募穴属阴的道理。赖新生教授认为，募穴是脏腑之气纳藏、生化之所，乃元气之仓库，因脏腑之气皆源于元阴元阳，"元通募腹阴血随"。任脉上共有 24 个穴位，其中脏腑募穴就有 6 个，充分体现任脉与募穴之间的联系，两者同属阴，皆为脏腑精气之源，元气纳藏、化生之所，运用此类穴位治病，可以从扶助人身之本——元真之气，而恢复阴阳平衡，脏腑功能自可正常发挥，则疾病去。因此，赖新生教授在临证时，喜以任脉及腹募穴为主穴，以引气归元，蓄养真气。

2. 元气的周流　"元者，始也"。元气既是构成宇宙万物的最本质、最原始的要素，也是人体中最根本、最重要的气，是人体生命活动的原始动力。元者，源于脐下肾间动气，为人之生命，为十二经之根本，借三焦络五脏六腑。元气推动人体的生长、发育和生殖，调节人体脏腑、经络、形体和官窍的生理功能，因此元气的充足与否不但关系着生命的长短，同时也在疾病发生、发展、恢复和转归过程中发挥关键作用，元气亏少或元阴元阳失衡会影响一身之阴阳，会导致各种疾病的发生。

（1）归元以扶正，平调阴阳：元为一，为本，可分二，即阴阳。阴阳的互根互用，阴阳的对立统一，是生命圆道的基础。通元针法以阴阳立论，认为用针之要在于调阴与阳。推崇阴阳之调，重在任、督二脉，以冀元气复归，治病求本。

通元理论强调，机体正常的生理是营卫、气血、阴阳上下相会，经络之相贯，如环无端。人体脏腑气血生化、营卫运行、经络相贯是《周易》圆道在人体的体现。这种渗透到五脏功能、十二经脉气血运行理论的圆道思维，最终归结于任、督。《易传·说卦》云："乾为首，坤为腹"。任、督二脉分别位于人体前后正中线，乃人之中轴。元气蓄于脐下，自肾间启动，沿督脉而上腾，循任脉而下潜，形成督升任降的经气循环，任、督元气充盛复溢于十二经。元气的督升任降，保证了生命圆道的有序运行，保证了一身阴阳的转化互用。因此，归元即调元，即调阴阳。通督养神时需配合引气归元以濡养元神，使神有所养，安于本位；引气归元时需配合通督养神，欲降先升，养神以驭气，使气有所主。

（2）何以养元：赖新生教授运用引气归元法，主取腹部穴位。原因有三：一是腹部乃元气纳藏之所，肾位于其中，五行属水，元气自脐下肾间启动，由此循环于上下、左右、内外，取穴于此可培补、调动真元之气；二是任脉走行经过腹部正中线，所有阴经之气均流行经此，取穴于此可调阴气而灌注十二经；三是腹部乃脏腑募穴聚集之所，为脏腑之气集结之地，取穴于此可调脏腑气机而保证各脏腑各守其位、各守其职。赖新生教授通过运用腹部任脉穴位、脏腑募穴，以求引气归元，实现扶正固本之目标。

临床上治疗多囊卵巢综合征引起的不孕症，赖新生教授认为肾虚为其本，痰瘀为其标，多取天枢、关元、中极、归来，配合肝俞、肾俞、三阴交以治之。治疗清阳不升性眩晕，认为主要病机乃脾虚清阳不升，肝郁气机不畅，选用气海、关元、中脘、归来、天枢等穴，扶正固本，使脐下肾间动气充足，中焦气血化生有源，营卫调和，为振奋阳气提供物质基础。治疗噎膈、呕吐、反胃等脾胃疾病，认为皆由气机逆乱、胃气不降反升所致，治宜调理气机、和胃降逆。赖新生教授喜用膻中配伍中脘治疗。因膻中为宗气之海，善治气机不利诸症，配伍中脘，可降上逆之胃气，且中脘为胃之募穴、八会穴之腑会，善调脾胃诸疾（《通元针法"督脉以通为用，任脉以引为归"之探析》）。

第四节　论通元法中"针所不为，灸之所宜"的应用

一、"艾灸"探源

"灸"字，汉代许慎《说文解字》释义："灸者，灼也，从火。"其字形从火，从久，《足臂十一脉灸经》《五十二病方》《武威汉代医简》《阴阳十一脉灸经》皆作"久"字，寓意长时间用火烧灼，为中医早期使用的一种医疗治病方法，全称为"灸术"。灸术常用干燥艾叶所制艾绒为主要成分的艾炷或艾卷，烧灼或熏烤人体全身经络穴位，借助药物温热感传刺激经络穴位以起到温通气血、扶正祛邪的作用。艾叶性味苦燥芳香，具有辛散的性能，功能强壮元阳、散寒除湿、理血行气、消肿散积、暖宫止痛、温通经脉。取艾叶温和持久易燃之优势，且因其纤维质较多、水分较少，故作为灸法的常用主要药物。如南梁陶弘景于《名医别录》中对艾叶的药性理论做了较为全面的论述，记载道："……味苦，微温，无毒。主灸百病，可作煎，止下痢、吐血……生肌肉，避风寒，使人有子……艾，生寒熟热，主下血、衄血、脓血痢，水煮及丸散任用。"清代吴仪洛在《本草从新》中说："艾叶苦辛，生温熟热，纯阳之性，能回垂绝之

元阳，通十二经，走三阴，理气血，逐寒湿，暖子宫，止诸血，温中开郁，调经安胎……以之灸火，能透诸经而除百病。”故艾灸常合而称之，灸疗学离开了艾叶也就失去了最重要的意义。

灸法，顾名思义，以火治病，与寒积之病最为相关，常用于治疗寒凝所致疾病，如脘腹冷痛、痛经、不孕、胸痛、哮喘等疾病。《素问·异法方宜论》曰：“北方者，天地所闭藏之域也，其地高陵居，风寒冰冽，其民乐野处而乳食，脏寒生满病，其治宜灸焫，故灸焫者，亦从北方来。”说明灸法最先使用于寒冷的北方，同寒冷的生活环境有密切关系。“艾”有再三反复治理之义，通“乂”“刈”(《中华字通》)，作“斩除”解，“灸”字亦“久”声。中医常以艾灸法起废愈痼，斩除久疾之根，更有“三里长不干”等金句良言，鼓励坚持长时间艾灸足三里穴以养生防病、治未病，是谓灸火起沉疴、助长生。

灸法常用成品艾条及特制的艾绒作为治疗介质，其主要的灸材成分即为艾草，以蕲州产者为最佳。其属多年生草本植物，形如菊叶，香味芬芳，能辟秽浊。艾草为全草入药，但施灸药材取其艾叶，艾草叶的背面及撕开处可见细小的白色绒毛，即所谓艾绒。艾草以湖北省蕲春县蕲州镇所产，并且存放 3 年以上的“陈艾”为最佳，古语有云：“七年之病，求三年之艾”，采割后的艾草陈放 3 年以上，于大寒节气前后 10 天内制作，捶打过筛以提高艾绒的纯度。中国传统习俗中，百姓每逢五月初五端午之际，都会采割艾蒿，并用红绸拴绑悬挂置于家中门上以“辟邪除病”，而发展至现代，更有在端午节“悬艾叶、熏艾烟、洗艾澡、带艾虎、饮艾酒、煮艾汤、吃艾饼”等多种使用艾叶的地方习俗。经现代药理研究表明，艾叶水煎液、艾叶烟熏和艾叶挥发油对多种细菌、病毒和真菌，如葡萄球菌、白喉杆菌、铜绿假单胞菌、结核分枝杆菌、大肠埃希菌、石膏样毛癣菌、黄癣菌、黑曲霉、交链孢霉、草酸青霉、镰刀霉、乙肝病毒 HBsAg 和 HBeAg 抗原性等有杀灭、破坏或抑制的作用，且熏灸时间越长，作用越强。艾叶油也是过敏介质的阻释剂、拮抗剂，可作用于速发型变态反应的几大主要环节；且艾灸可明显升高脑内β-内啡肽水平，具有中枢性镇痛作用；同时生艾叶、焦艾叶、艾叶炭（焖煅、醋炒）还有凝血止血的作用。现代医学研究证明，艾叶中含有的菊糖、鞣酸、维生素等成分，有消炎镇痛、兴奋神经、促进人体的新陈代谢、提高免疫的功能。艾叶易燃，气味芳，火力温和而渗透力强，加上上述的治病保健作用，使得人们选择艾叶作为常用的灸材。

二、艾灸之补泻

艾火虽温，但灸法亦有补泻之别。有人认为，灸法，顾名思义，火热温燥之性，仅有温补之功用，适用于虚寒之证，毫无泻意可言，实证、热证所当为之禁忌，更有“针是泄法，灸是补法”之说。然而非也！首先，仅从字面理解灸法的作用，以温补定论，实则违背中医学基础理论中“整体观”的特点，是片面而缺乏逻辑性的。其次，艾灸法作用于腧穴而起效，腧穴本身具有寒、热、补、泻各自偏性，是经络腧穴对脏腑机体有调整作用而防病治病的原因，也从侧面体现中医学中“辨证论治”的基本理论特性。《素问·调经论》说：“百病之生，皆有虚实，而补泻行焉。”疾病本身具有阴、阳、寒、热、表、里、虚、实之别，治法故而有施行补泻之别，补其不足，泻其有余。

早在《灵枢·背腧》就指出：“以火补者，毋吹其火，须自灭也；以火泻者，疾吹其火，传其艾，须其火灭也。”明代杨继洲在《针灸大成·艾灸补泻》中补充道：“以火补者，毋吹其火，须待自灭，即按其穴。以火泻者，速吹其火，开其穴也。”《丹溪心法·拾遗杂论》中阐述：“若补火，艾灭至肉；若泻火，不要至肉便扫除之。”《医学入门》则说：“虚者灸之使火气以助元气也；实者灸之使实邪随火气而发散也；寒者灸之使其气之复温也；热者灸之引郁热之气外发，火就燥之义也。”求于古训，吾辈不应以偏概全，认为艾灸只有温补之效，殊不知其于邪实者亦有通泻之功。但事物有秉中性者，亦有阴阳偏颇之性者，相比较于针刺，《伤寒论》注重艾灸的温补作用，虽事物有阴阳两面，但全视参照而言，不必拘泥。如张仲景所说：“观其脉证，知犯何逆，随证治之”。

赖新生教授深谙其道，强调“针所不为，灸之所宜”，掌握好艾灸的适应证最为重要；当针则针，当灸则灸，或先针后灸，或先灸后针，或针灸并用应随证灵活应用以适应不同的复杂病情；艾灸补泻的疗程与灸量，当以古代“生灸”与“熟灸”为主要参考（生，指少灸和火力较小；熟，指多灸和火力较旺，又分小熟和大熟。《备急千金要方》曰：“头面、目、咽，灸之最欲生、少；手臂、四肢，灸之须小熟，亦不宜多；胸、背、腹，灸之尤宜大熟；其腰脊欲须少生。大体皆须以意商量，临时迁改，应机千变万化，难以一准耳。”《外台秘要》曰：“凡灸有生熟，候人盛衰及老少也。衰老者少灸；盛壮肥实者多矣。”）。临证应谨记“有是证，用是方，有是证，用是穴”，处方用穴当以辨证为先，而非固守于成说，因时而变，因病而变，进退有度，灵活化裁即可。

凡虚者艾灸时，令艾火慢烧，不吹其火，使火力温和持久，热力缓慢渗透至分肉之间，待其燃尽乃去之，或可手按其孔，令火力徐入缓进，达到温通经脉、驱散寒邪、益气扶阳、行气活血、强壮机体的温补作用。《素问·阴阳应象大论》曰“……少火之气壮……气食少火……少火生气”，少火，指正常的阳气；气，指元气等。少火如同四季之春，亦如常日里晨曦前破晓的光芒，予大地生灵以复苏的能量，具有滋生元气、维持生命活动的作用。少火生气，乃救其萌芽。《灵枢·官能》有述：“邪气之中人也，洒淅动形；正邪之中人也，微先见于色，不知于其身，若有若无，若亡若存，有形无形，莫知其情。是故上工之取气，乃救其萌芽；下工守其已成，因败其形。”

凡实者施灸时，则吹旺其火，待其燃烧一半时，易炷再灸，重吹其火，不按孔穴，使火力迅猛，游走于肌腠，直窜病所，以热引热而不至深陷入里，令毒邪由肌表而散。《素问·阴阳应象大论》曰“壮火之气衰……壮火食气……壮火散气……”，火力峻猛时，热在表皮层，因其受热时间短促，热力未能深入到分肉之间，更不能渗透至经脉，循经远达，故不至于助长内热，反而会引发内部郁闷邪热之气透发于表而外散，呼于“同气相求”之理，效“以热引热”之法。故壮火者，如日中天，迅猛而烈，疾驱邪寒，协助机体御敌抗邪。

甚者，泻法可使灸后发泡产生灸疮，意在“开其穴”，为邪毒的泄散开辟门户，使邪有出路，常有“顿起沉疴”之效。瘢痕灸在古代深受医家青睐，如清代李守先在《针灸易学》中所言：“灸疮必发，去病如把抓。”灸疮发与不发，其治疗效果有质的区别。现代临床实践也证实，在某些急难病证的治疗上，瘢痕灸与包括无瘢痕灸等在内的各种灸法相比，有着相当明显的疗效优势。但发泡灸会造成灼痛和灸疮，对机体形成轻微损伤，不为现代人所接受，更易引起不必要的医疗纠纷。因此，艾灸机制研究不应仅局限在其局部温热效应上，应着重对灸疮引起的机体反应，以及如何采取措施来减轻施灸过程中的灼痛，并避免灸后形成瘢痕进行深入研究，以消除人们对瘢痕灸的排斥心理。

赖新生教授在临床上经常于灸完所有腧穴后再灸足三里 5～10 分钟，其认为此举可以“引火气下行”。做完方为完备的治疗，既有疗效也无副作用之虞。

想提高临床疗效，艾灸的使用也要遵循顺序。《备急千金要方》中提到：“凡灸当先阳后阴，言从头向左而渐下，次后从头向右而渐下。”施灸的时候应先灸阳经，后灸阴经；先灸背部，后灸腹部；先灸上部，后灸下部；先灸头部，后灸四肢。艾灸顺序看似无足轻重，常为人所忽视，但经络循行先后有序，孔穴经流气血不一，故艾灸顺序同循经选穴一样需要辨证而为。倘若艾灸选穴精准，顺序得当，主次有别，虽用时用量差之毫厘，疗效实则谬以千里。

三、“针所不为，灸之所宜”

《内经》中，艾灸与针刺、汤药并称，《素问·汤液醪醴论》说：“当今之世，必齐毒药攻其中，镵石、针艾治其外。”《灵枢·官能》指出：“针所不为，灸之所宜。”针刺与艾灸均以中医经络理论为基础，都是通过刺激穴位产生经穴效应而治疗疾病的。但灸法区别于针刺，乃是因其独具药物、火热两大特性，并同穴位自身寒热补泻属性，以期调和脏腑阴阳、疏通经络气血。借灸火对经络穴位的温热性刺激，或补其不足以治虚，或泻其有余以治实。

临床上受条件限制，针刺相比较艾灸应用更广泛，然而“若针而不灸，灸而不针，非良医也”（《针灸资生经》）。艾灸独具针刺所不具之药理作用的特性，“暗通艾气之妙，非惟火气温之”。所谓“艾气”，就是艾绒的药性。其药性苦、辛、温，入肝、脾、肾经，李时珍所著《本草纲目》记载道：“艾叶生则微苦太辛，熟则微辛太苦，生温熟热，纯阳也。艾叶取太阳真火，可以回垂绝元阳。服之则走三阴，而逐一切寒湿，转肃杀之气为融和。灸之则透诸经，而治百种病邪，起沉疴之人为康泰，其功亦大矣。老人丹田气弱，脐腹畏冷者，以热艾入布袋兜其脐腹，妙不可言。寒湿脚气人亦宜以此夹入袜内。”另《本草从新》有载：“艾叶苦辛，生温熟热，纯阳之性，能回垂绝之阳，通十二经，走三阴，理气血，逐寒湿，暖子宫，止诸血，温中开郁，调经安胎。以之灸火，能透诸经而除百病。”从现代医学角度分析，艾灸具有独特的温热效应及光辐射产生的生物效应，通过刺激皮肤感受器以激发、调整神经系统的功能，同时促使人体产生大量腺苷三磷酸（ATP），从而为机体细胞的代谢活动、免疫功能、病态活化等提供所必需的能量。中医基础理论之整体观，认为人与自然为统一的整体，中医治法亦常在自然现象中通过取类比象的方法获得。艾灸之火，其燃烧所辐射出热能及频率、波幅与冬天的太阳光最接近，如日当空，能使人体如临其境，引起共振，资助阳长。这也是艾灸远比红外线灯、红外线频谱仪、木火、炭火等疗效更明显且令患者舒适感更佳的原因所在。

施灸药材取用艾草，是由历经药性、药味、挥发油、燃点、燃烧生成物等各方面层层挑选而来的。历代医家曾在临床实践中探索施灸原材料，在众多可施灸的药材中，如桑枝、桃枝、药锭、药捻、灯心草及一些芳香发泡的材料等，艾草以其来源、炮制、操作等的优势，尤其明显的温通特性与灸法的作用最为契合。《本草正》曰：“艾叶，能通十二经脉，而尤为肝脾肾之药，善于温中、逐冷、除湿，行血中之气，气中之滞……或生用捣汁，或熟用煎汤，或用灸百病，或炒热熨敷可通经络，或袋盛包裹可温脐膝，表里生熟，俱有所宜。”其“生温熟热”“纯阳之性”“回垂绝元阳”莫不言其温热之功，而“通十二经”“透诸经”“行血中之气，气中之滞”又无不言其疏通经络之用。由上述可见，艾叶作用之广、之效，皆得益于其显著的温通特性。

艾灸之另一特性——火热之性，相比较于针刺，无须待得气后行补法才能引发经穴发热的针感，其本身就自带有温热的属性。火性属阳，同时艾叶具有生温熟热的纯阳之性，故能滋长人体阳气，所以阳虚之证宜于灸法。《灵枢》所云：“……厥而寒甚，骨廉陷下，寒过于膝，下陵三里。阴络所过，得之留止，寒入于中，推而行之；经陷下者，火则当之，结络坚紧，火所治之……”厥逆表现为寒象，甚则附于骨之肌肉陷下，或寒冷之感过于两膝，取之足三里穴，是多气多血足阳明经之合穴，合治内腑，循胃经使气血生化逢源，采用艾灸足三里穴的方法，是为“逆流挽舟”之意，升阳救逆。阴络所循行的部位外感寒邪，滞而入于内，深入五脏六腑者，使气血凝滞，脉络不通，艾灸可以其火之热力推动气血运行，驱散寒凝之邪，经络自通。《灵枢·经脉》云“实则必见，虚则必下，视之不见，求之上下”，血脉下陷，多属虚证，施术艾灸，少火以生气，帅血使脉道充盈满盛，扶正祛邪。寒邪束表，肌腠殷实者闭之以卫外御敌，则必见邪正之争，艾灸温经散寒，通阳复脉，可谓攘外安内。由此，《内经》一书早已明确了艾灸的适用范围，在温补机体之不足和驱散凝滞之寒邪两个方面，可见优势。

《素问·阴阳应象大论》说：“形不足者，温之以气。”灸法，是温补的重要方法之一。人体之阳气如同油灯之火，虽微而有力，但却是油灯作用以持续生命的元火。《素问·厥论》曰：“阳气衰于下，则为寒厥。”又曰：“寒厥之为寒也，必从五指而上于膝者，阴气起于五指之里，集于膝下而聚于膝上，故阴气胜则从五指至膝上寒。其寒也，不从外，皆从内也。”阳气衰微，阴必凑之，由下上逆，逆至筋肉者使骨廉失于温养而不彰，甚者逆过于膝。膝为筋之府，寒过于膝是筋气衰微之象，肝主筋而藏血，肝阴不足则筋失濡养。阴阳互根消长平衡，阳衰阴盛故致四肢厥冷，阳渐衰竭，阴不得阳升亦逐渐消减，阴阳俱虚，使筋肉不得阴血濡养，不得阳气温运，故见陷下而痿，此时“阴阳皆虚，火自当之”。然“治痿者，独取阳明”，阳明经为多气多血之经，阳明属胃，主受纳水谷，化生气血。又“合治下府”，故取下合穴足三里灸之以治胃腑，胃阳得温，使胃气得以生发，则气血充盛，滋润宗筋。同时足三里穴为足阳明胃经之五输穴中的合穴，“合主逆气而泄”，寒厥就是寒气由四肢末端逆而上行的证候，足三里穴邻近膝府，取之既属循经取穴，也属局部取穴，以艾火直接照射推动阳气生长，阴霾自散。

倘若阳虚气弱，鼓动无力，则脉道虚陷，对于此类气虚下陷所致病证，可“陷下则灸之”，使用灸法以扶助元阳，温阳补虚，升提举陷，故曰“经陷下者，火自当之”。临床上治疗子宫脱垂灸百会穴、治疗胃下垂灸中脘穴等都属于这一类方法。同时，艾灸的温补之力缓和而持久，艾灸日久能治久积，犹如温水煮蛙之理，无形中令病邪自去。然艾灸应微火以行温润之力，而不可猛火、峻火犹如烘烤。艾火非燥，但大火必伤人津液，如此非但不能祛邪而反助邪火燔燔，正气津血被伤，故断不可如此损物害人。同时，赖新生教授强调艾灸之前必先诊其津液之多与少，凡阴虚有火、发热等有津液耗伤的征象不可予艾灸，如脊髓灰质炎患者发热初期，当以甘药润之，待筋脉舒缓不涩之时方可开始施灸。

“针所不为，灸之所宜”的下文即指出“上气不足，推而扬之；下气不足，积而从之；阴阳皆虚，火自当之”。“上气不足，推而扬之；下气不足，积而从之”，上气不足者，清阳不升，脑为之不满，当推补之而令其盛。扬者，盛也。下气不足者，是谓肾间动气不足，阴阳之根蒂不固，生气造化无缘，当须补气聚之而令其顺畅。积者，聚也。从者，顺也。阴阳两虚者，针刺难以调动经脉之气，药物入胃作用不及，故自当艾灸之，灸效同药，火力强盛，再加之循经辨证选穴，使药效在火力的推动下经行特定穴孔，三管齐下，同时作用，迅速达到补益二虚、扶助正气的效果，即所谓“存得一分阳气，便有一分生机”。

阴阳互为根本，无阴则阳无以化，无阳则阴无以升，阴阳相求以生。《素问·阴阳应象大论》中论述：“阴在内，阳之守也；阳在外，阴之使也。”孤阴不生，独阳不长，灸法既可扶助阳气的功能，也可阳中求阴以加强阴气的功用，协调阴阳平衡，强壮人体功能，乃取“阳生阴长”之意，符合《素问·阴阳应象大论》“阳病治阴，阴病治阳”的治疗原则。所以无论是阳虚、阴虚，或是阴阳两虚的病证，皆可以运用灸法治疗。

寒为阴邪，寒主收引，如《素问·举痛论》说："寒则气收。"寒邪具有寒冷、凝结、收引、停滞等特性，侵袭人体则可导致气血运行迟缓，甚者凝滞不通。《素问·举痛论》曰："寒气客于脉外则脉寒，脉寒则缩蜷，缩蜷则脉绌急，绌急则外引小络，故卒然而痛，得炅则痛立止。"《素问·至真要大论》提出："寒者热之。"艾灸之法能振奋阳气，使寒邪蠲除，温通经络而散寒。《素问·调经论》也说："血气者，喜温而恶寒，寒则泣而不能流，温则消而去之。"气血得温则行，遇寒则凝，凝而留止，滞而不行，故寒凝气血当调之以火，温通经脉，导滞祛瘀，火气已通，血脉乃行。《灵枢·官能》说："结络坚紧，火所治之。"正是此意。

灸法虽然略有烧灼皮肤之痛，但不像针刺那样深入肌肉而达体内，所以人们不甚畏惧而乐于接受，是很容易推广的一种治病方法。针刺和灸法都是建立在对人体经络穴位的认识之上，都是在经络穴位上施行的，有其共同之处，两者往往结合使用。一说针刺有赖于物理作用，而艾灸则是利用药物和物理的复合作用。两者治疗的范围不一，所谓"针所不为，灸之所宜"，亦包含了其中的区别。汤药治内腑，却不及针灸之速效，伺临急症常苦于制药不时且药效耗时。针刺循经刺络，便捷效速，但倘若阴阳气血俱虚而无脉者，脉气陷下，无从调之，亦束手无策。《伤寒论》曰："伤寒六七日，脉微，手足厥冷，烦躁，灸厥阴，厥不还者，死"，《伤寒论条辨》曰："下利，手足厥冷无脉者，灸之不温，若脉不还，反微喘者，死"，凡于针药无效时，灸法可补针药之不足，回阳而复脉，挽救一线生机，足见其起死回生之功。张仲景在《伤寒论》中还总结出"阳证宜针，阴证宜灸"的针灸治则和规律，且以灸法作为少阴病篇的结尾，"少阴病，下利，脉微涩，呕而汗出，必数更衣，反少者，当温其上，灸之"，可归纳得出灸法所具备的助阳益阴、温肾通阳、回阳救逆、升阳补阴、通阳外达的独特优势，精准阐释了《素问》中"寒者热之"的治病原则。

《医学入门》亦说："药之不及，针之不到，必须灸之。"艾灸的适应范围以寒证、虚证、阴证为主，正所谓"藏寒生满病，其治宜灸焫"。明代医家龚居中有言："年深痼疾，非药力能除，必借火力以攻拔之"。方剂宗师张仲景危急时刻舍药用灸，说明灸法在急性病证中具有内服药物所不能比拟的效力强大、便利快捷的特点，甚则认为："针灸之功，过半于汤药矣"。

方剂宗师张仲景，同时善取针灸之所长，推崇唐代孙思邈所主张的"汤药攻其内，针灸攻其外，则病无所逃矣"。孙思邈明确提出了良医的必备条件，即"若针而不灸，灸而不针，皆非良医也；针灸不药，药不针灸，亦非良医也……知针知药，固是良医"。赖新生教授谙通其道，深以为然，认为针灸主治经络，属外治法；汤药主治脏腑，属内治法。从针药并用的历史传承、治疗优势及临床应用方面，认为针药并用的优越性包括经络、脏腑通治，增效减毒，扩大适应证，缩短疗程；提出针药并用须辨证分清内外虚实，把握病因、病机、病位。如阴阳两虚兼脉或微或细或涩，或口干或失眠或烦躁者，赖新生教授常先予甘润养阴之药以濡养，待津液以复，方予施艾，或灸药并治。

四、灸法在"通元疗法"中的应用

《灸膏肓腧穴法》（宋代庄绰编）灸讫养法第十指出："如觉气壅，可灸脐下气海、丹田、关元、中极四穴中一穴；又当灸足三里，引火气以实下。随病深浅，加以岁月将息，则可保平复。"引气归元处方为扶正祛邪、延年却病的灸法第一方，除膏肓俞灸法外，用治精亏、气少、气壅、水积四大证候。前二证属虚，后二证属实。

1. 肾精亏虚，“关元”主之 精亏表现为肾阴肾阳不足之证，盖肾藏精，从精化为阴阳二气。最典型的是：①男子遗精阳痿，女子崩漏带下；②不孕不育；③胎元不固：肾系胞，肾气不足则胎元不固、胎动不安或胎漏下血或冲任不固而滑胎、反复流产；④腰椎间盘突出症、脊髓灰质炎、脊髓空洞症、脊髓型颈椎病。

2. 气少虚羸，“气海”主之 师承李东垣的罗天益在《卫生宝鉴》中说灸气海穴以“生发元气，滋荣百脉”，并灸胃之募穴中脘以“助胃气”“引清气上行”。根据赖新生教授多年的临床经验，气海主治相当广泛，但最见功效者，一是滑胎流产，胎萎不长；二是蛋白尿、无痛性血尿；三是癌症晚期；四是头晕乏力；五是久病施补，如中风（脱证病史）、消渴于下（夜尿频频）、汗证（更年期综合征）、面瘫后期、早衰等。

气少表现为下元虚冷，腰膝无力，身半以下怯弱，疲乏；或久咳久喘而气不稍纳、呼多吸少、语言低微；或久病虚羸、反复呼吸道感染；或气虚而胎失所载；或气虚而升举无力，内脏及子宫下垂；或癌症结核等消耗性疾病后期生存质量下降；或汗、吐、下法攻伐已久，中西药并用，病情缠绵不休，久治无效；或气虚不荣而面色苍白、脑失气充而常感头晕、阳气不达而神疲肢软乏力；舌质淡苔薄，脉细弱无力。

3. 气壅于上，“归来”主之 气壅于肝则胁痛胀满，气壅于胃则呕逆噎膈，气壅于心则惊悸呕血，气壅于肾则腰胀滞痛，气壅于肺则喘息不止，气壅于胞宫则少腹拘急疼痛，甚则气滞血瘀致包块，癥瘕积聚。

根据赖新生教授多年的临床经验，其总结如下。

（1）“归来”穴为治疗妇科有形之物必用主穴，否则无效，即妇科癥瘕非归来而不去。《石室秘录》记载“任督之间尚有癥瘕之证，则精不能施，因外有所障也”，慢性输卵管炎容易导致气壅、气壅导致癥瘕，癥瘕致不孕。

（2）任胞之气非“归来”而不归。“太冲脉盛，月事以时下”，但凡阳明脉盛、气血生化无源、任脉不通、太冲脉虚则年未至而经不候，致卵巢早衰，其治非归来则月经不复为潮。

4. 水积之症，“中极”主之 统治证：输卵管积水、肾积水、肝硬化腹水、肾小管肾炎蛋白尿、血尿、白带或月经淋漓不尽、卵巢囊肿、浮肿腹胀、大小便不利、湿疮浸淫、皮肤湿疹、下肢疮疡等。除以上统治证之外，赖新生教授多年的体会是，以“中极”为主穴配合其他腧穴。另外，对两类妇科病疗效尤佳：①阳虚水停致月经后期：经血量少，色偏暗，夹血块，带下清稀，形寒肢冷，小腹冷痛坠胀，得温则舒；②水湿久停，形体肥胖，痰湿阻络则闭经溢乳，头重体倦，带下稠厚，妇检扪及双侧卵巢肿大，此时多为多囊卵巢综合征（PCOS）合并输卵管堵塞。

由此，“通元疗法”中“引气归元”常取任脉与足阳明经上腹募穴，意在灸阴刺阳，从阴中而引阳，故亦常取督脉与足太阳膀胱经上腧穴，如命门、肾俞、脾俞、次髎等，一阴一阳，通过振奋元阴元阳，调和脏腑，达阴平阳秘、祛邪外出之效。其配穴，除足三里穴外，尚取悬钟、曲泉、涌泉、三阴交、解溪、丘墟、地机、蠡沟、上巨虚、下巨虚、申脉、照海、隐白、太冲等，均为常备选穴，但每次只选一穴。赖氏通元灸法在处方选穴上贵精，灸量上也主张点到即止。

关于灸量，其内涵包括，艾炷的壮数多少、大小、施灸距离、施灸时长等。这些量学要素的选取与病种及患者的情况密切相关，直接影响临床疗效。通过翻阅古医书（如《阴阳十一脉灸经》《足臂十一脉灸经》等）我们不难发现，很早以前古人就十分擅长使用灸法治病，且对灸量亦是非常讲究。灸有温阳之效，一般而言，北方寒冷应多灸，南方天暖应减少灸量。人的体质不同决定了阴阳气血的多少，故对灸的耐受性也表现出不同：年轻体壮者可多灸，年老体弱者应少灸，或者换用小艾炷施灸，以防气血不堪灸之热力。头为诸阳之会，面部、四肢末端等处皮肤较薄，灸量宜少，腹部、臀部等肉厚之处则反之；内有重要脏器、较大血管的部位或者关节周围施灸量也不宜大。寒证及易损阳气之疾，宜重灸；热证则应少灸，恐有伤津耗液之虞，尤其是阴虚内热者。在治疗过程中病情会发生变化，灸量也应随之调整，尤其对于慢性疾病，更应化细诊治，灵活变通，如虚证缓解期单次灸量要小，疗程长，若发作时灸量则宜大，实证反之；病情轻，邪气在表者宜少灸，随着病情的加重、邪气的深入，则应相应地增加灸量。灸到气至病所，灸感逐渐消失，症状随之减轻，即可停灸，点到即止，尤其猛火之灸以急治时，常灼烈而燥，易伤津液，施治过程中应注意诊脉观色，审时度势，把握火势及灸量，避免过度而反噬，损伤阴津和正气。

唐代孙思邈在《备急千金要方》中说："宦游吴蜀，体上常带两三处灸之……则瘴疠、瘟疟之气不能着人。"既然艾灸可壮人以免受瘴疟之害，或如脍炙人口之说"要想人常安，三里长不干"，那么如此而来，艾灸是否多多益善，人尽皆可效之？非也。犹如窦材于《扁鹊心书》中所说："夫人之真元乃一身之主宰，真气壮则人强，真气弱则人病，真气脱则人亡，保命之法，艾灼第一。"类似地，对于艾灸的推崇数不胜数，也为现代养生理念所称道。但赖新生教授强调，中医治疗本于辨证，讲求理法，辨证施用是所有治疗原则的前提，更是其精髓所在，艾灸也不例外。《灵枢·九针十二原》中提出，"凡将用针，必先诊脉"，用灸同样如此。《伤寒论条辨》曰："脉浮，热甚，反灸之，此为实，实以虚治，因火而动，必咽燥，吐血""伤寒脉促，手足厥逆，可灸之……"由此可见，艾灸实有忌宜，且以脉象为重要依据。

《伤寒论》曰："微数之脉，慎不可灸，因火为邪，则为烦逆，追虚逐实，血散脉中，火气虽微，内攻有力，焦骨伤筋，血难复也。脉浮，宜以汗解。用火灸之，邪无从出，因火而盛，病从腰以下必重而痹，名火逆也。"艾灸并非适用于所有人，阴虚有热或内热郁伏，脉象数而无力，阴血不足者，是为艾灸所禁用。若误用，热得火气，则灸火反相合为致病之邪，此时燔火耗伤阴津，使阴血更虚。烦逆者，内烦而火逆也。血被火迫，谓之追虚，热因火动，谓之逐实。由是血脉散乱而难复，筋骨失荣而焦枯，火热愈焚，血散脉中而不复，使虚者愈虚，实者愈实，火之为害何如耶。脉浮者，病在表，不以汗解，而以火攻，肌腠未开，则邪无从出，反因火气而热乃盛也。夫阳邪被迫而不去者，则必入阴，痛从腰以下，重而痹者，邪因火迫而在阴也，故曰火逆。《伤寒论》曰："形作伤寒，其脉不弦紧而弱，弱者必渴，被火者必谵语，弱者发热脉浮，解之，当汗出愈。"脉弱者，津液虚，若被火熏，愈铄其血，不止渴也，必作谵语。是故形作伤寒而属温病者，不可火攻，当顾护阴气，甘寒、辛凉以治之。

《伤寒论》数卷以"辨脉法"为首，以"脉有阴阳"分纲，并在六经病中专门列出艾灸治法的禁忌条文，通过误治举例，说明辨证对于艾灸的重要性。所以，灸法施治，当先辨证，在掌握灸法的特点和作用范围的前提下，当针则针，当灸则灸，如《素问·通评虚实论》所说："络满经虚，灸阴刺阳，经满络虚，刺阴灸阳。"只有灵活运用灸法，辨证论治，才能得《内经》灸法之精髓。

通元灸法临床应用广泛，在艾灸方法方式的选择上同样谨守辩证思维。例如，对于心源性水肿患者，以关元、气海两穴引气归元，培补元气，再以肾俞鼓舞阳气，温阳利水，以祛水邪从小便而利，而天枢为调理三焦气机之枢纽，水分乃健脾利水之要穴，多穴配伍，共奏温补心肾之阳、行气利水之效，如此不仅能促进患者排尿，提高患者排尿量，以期达到利尿消肿的目的，同时亦能改善腹胀、纳呆、心悸、乏力、气喘、汗多等症状，增强患者体质，促进患者身体康复，相比于传统针法之选取四肢穴位，其偏于调理脾胃，难以鼓舞元阴元阳以调动人体功能，故起效缓慢，临床疗效自然弱些。又如，予肠易激综合征患者以通元温针灸法，在通元针法的基础上加上艾炷灸，使热气内注，使扶脾温阳之力透达经络脏腑深部，阳升寒散，温煦气血，健运脾胃，止泻止利。采用温针灸治疗泄泻，是以培补命门之火为基，补火生土，则不仅脾胃阳气得以提升，且水湿阴邪亦可化去。取穴天枢、关元、气海和归来四穴，旨在以艾灸温热之力助元气归潜，加强补肾固本、扶正祛邪之效，通调一身之气，使元阴元阳有序生发而脏腑得养。选择背俞穴进行温针灸，是利用“背为阳”的机制，用艾灸法调动全身阳气，以阳气引领阴气，使阴阳二气协调，重归平衡。再如，通元针法联合隔药盐灸神阙穴，对产后抑郁症有显著的调节作用，经实验室研究，发现其机制可能通过下丘脑-垂体-肾上腺轴调节血清促肾上腺皮质释放激素（CRH）、促肾上腺皮质激素（ACTH）、皮质醇（Cor）等相关激素水平和产妇体内雌二醇（E_2）、孕酮（P）水平有关。

医之治病用灸，犹人做饭需薪。唐代孙思邈在《备急千金要方》中说：“宦游吴蜀，体上常须两三处灸之……则瘴疠、瘟疟之气不能着人。”这是实践经验的总结，虚寒者能补，郁结者能散，有病者能治，无病者灸之可以健身延年。窦材所著《扁鹊心书》中提到：“夫人之真元乃一身之主宰，真气壮则人强，真气虚则人病，真气脱则人死，保命之法，艾灼第一。”人于无病时，常予灸关元、气海、命关、中脘等穴，虽未得长生，亦可保百年寿矣。人之晚年阳气衰，手足不温，下元虚惫，动作艰难，盖人有一息气在，则不死，气者阳所生也，阳气尽，则心死。《灵枢·四时气》中，黄帝问于岐伯曰：“夫四时之气，各不同形，百病之起，皆有所生，灸刺之道，何者为定”，岐伯曰：“四时之气，各有所在，灸刺之道，得气穴为定。”刺灸之道，气穴为宝，均应四时而定，针有所不为时，灸有所为，辨清寒热虚实，把握病因病机及病位，合理选用或针或灸或药，必要时针、灸、药三者并用，《素问·汤液醪醴论》曰“当今之世，必齐毒药攻其中，镵石针艾治其外”，若三者齐发，则通治脏腑经络，可增效减毒，获药到病除、针入痛减之功。

第五节　治神的实质与补泻的平衡

一、“通督养神”所养之“元神”

神由先天之精化生而来，赖后天水谷之精充养。神为五脏六腑所藏所发，布行于气血，依附于身形，从而统御人的生命活动，涵括了与生俱来之先天元神及五脏六腑所藏所发之脏腑神气。通元疗法中“通督养神”的“神”当重元神，为生命活动之主宰。“元神者，乃先天以来一点灵光也”（《玉清金笥青华秘文金宝内炼丹诀》）。近代医家张锡纯在《医学衷中参西录·论医士当用静坐之功以悟哲学》中提出“所谓神者，实有元神、识神之别。元神者藏于脑，无思无虑，自然虚灵也。识神者发于心，有思有虑，灵而不虚也。”

元神来源于父母媾精，由元精所化生，元精化元气，元气化元神。《灵枢·本神》所提“故生之来谓之精；两精相搏谓之神”，揭示了神产生于原始生命物质，与生俱来，此为先天元神。神作为人体主宰之精微物质，其至尊、至贵，不可妄调，应以养为调，以养为治，故而称之为养神。而养神者，当以水谷之精微，《灵枢·平人绝谷》指出：“神者，水谷之精也。”精气充盈则神明，精气亏虚则神疲。水谷精微所养是为后天之神，后天之神调则元神得养。

“通督养神”之所以特别提出“元神”这一概念，并非不注重后天之神，而以先天元神支配后天之神，后天之神反馈先天元神。元神为一身之最高主宰，主神明，总司诸神，心神为元神之使而代行君主之职，只有元神清灵慧明，脏腑神气亦才安和而十二官安。先天之神的濡养，需由元气充实，元气充实上注脑府化生元神。元气者，不可后天补益，只可养之；亦可由先天元精化生。故“通督养神”之治亦在“引气归元”，一者引气以养元气；二者化生元精以生元气养元神。

二、五脏神机之用养

《景岳全书·妇人规·崩淋经漏不止》说“五脏之中皆有神气、皆有肺气、皆有肝气、皆有肾气”，《素问·宣明五气》又说“心藏神，肺藏魄，肝藏魂，脾藏意，肾藏志”，神、魂、魄、意、志即《内经》中五神之说，为元神后天分化之神志，各自依赖于心、肝、脾、肺、肾而存，以五脏为宅。然言知而为识，故心神即识神。先天之神支配后天之神，主宰五脏神与识神，故五脏神机安和亦能养先天元神。陈绍勳述：“头脑为神、魂、魄、意、志汇集之所也。”脑为髓之海，为元神之府、诸阳之会、清窍机关之所在，故凡用通元针法必取脑部、督脉及背俞穴通督入脑醒窍以醒神、治神、养神，神得醒、神得安、神得养，故能调控精气合于五脏，主五脏功能，司五脏之神。如《灵枢·本神》言：“凡刺之法，先必本于神。血、脉、营、气、精神，此五脏之所藏也。”五脏所藏之神涵盖德、气、生、精、神、魂、魄、心、意、志、思、智、虑。通督养神则五脏神亦安，此为以先天调控后天。

《灵枢·本神》言：“天之在我者德也，地之在我者气也，德流气薄而生者也……”德就是一种自然规律，是为“神”的范畴，气为神之体，为一种物质。五行亦为五德，五脏也当有五德，五脏五德是为五脏神；五脏功能平和，阴阳协调是为五脏的基础。“德流气薄而生者也”，形神合一也。所以理解五脏神必须形神合一，不可分割。“故五脏主藏精者也，不可伤，……用针者，察观病人之态，以知精、神、魂、魄之存亡，得失之意”，因而针灸之治必审五脏之病形，以知其气之虚实，谨而调之。五脏神调肝可藏血，血舍魂，脾可藏营，营舍意，心可藏脉，脉舍神，肺可藏气，气舍魄，肾可藏精，精舍志。五脏自主功能调和则人体自主功能调和，机体在自然规律中运行，五脏所藏之神才能安宁。五脏神安，反馈其本源之“元神”，故元神得养，此后天颐养先天。

三、治神与守气

《素问·宝命全形论》曰“故针有悬布天下者五，黔首共余食，莫知之也。一曰治神，二曰知养身，三曰知毒药为真，四曰制砭石小大，五曰知腑脏血气之诊”“凡刺之真，必先治神”，由此可见，“治神”作为“针有悬布天下者五”中的第一项，体现了“神”在针刺上的首要性和重要性，是针刺施治的基础和前提，是“刺之真”的关键所在。其于医者包括对患者之神的审度，即治者之神；于患者则包括关乎“昌”“亡”之正气与针刺时的精神注意力，即被治之神。

“治神”需先使“守”，而后方治之。患者守神，须“既无动乱”“使本神定”；医者守神，须“必一其神，令志在针”“神无营于众物”“神不朝而勿刺，神已定而可施”，两神俱全，以求其真，其气相随，得而治之。故“治神”需先“守神”，而“治神”的关键在于“守气”，即所谓掌握气至的时机。《医宗金鉴·刺灸心法要诀》指出：“凡下针，要病人神气定，息数匀，医者亦如之。”且《素问·诊要经终论》早有“刺针必肃”之古训，医者落落大方，针刺时庄重、严肃，不可轻浮，对待患者亲切，细心观察患者之神态、五色，审其本末，辨其寒热虚实阴阳气血、左右上下，以知形气之所在、精神魂魄之存亡，得失其意；施术之时则应集中注意力，取穴精而准，操作快而细，特别于行针时，认真体验针下感觉，耐心寻问并倾听患者主观感觉，察言观色。一旦感觉针下气至，即“密意守气”“慎守勿失如临深渊，手如握虎，神无营于众物”(《素问·宝命全形论》)。《灵枢·小针解》对此也作了详尽的论述：“粗守形者，守刺法也。上守神者，守人之气血有余不足，可补泻也。粗守关者，守四肢而不知气血正邪之往来也。上守机者，知守气也。空中之机，清静以微者，针以得气，密意守气勿失也。”守神须守机，两者均为针刺之重，且首次提出守神和气至后“密意守气”的思想，即治神则明其质，守气则识其机。

然守气的关键在于得气，医者全神贯注，押手紧按针穴，刺手紧握针身，针尖不能随意进退移动，指力均匀有力，将意念与指力集中于针尖，细心体会指下经气的冲动感应，当针下的感受由“轻滑慢”到“沉涩紧”，如鱼吞饵，如乌之集、稷之繁，是神气之至；患者则固守其身、正其神，使针下能感受到“沉重紧满”，或痛，或酸，是得气之感。得气后继之以手法补泻，使寒热感由针下传至病所、传至周身遍体，或腹中响动，但却酣畅痛快，快然无所苦，夺流而不失其所。正如《灵枢·九针十二原》所言：“刺之要，气至而有效。”

“治神”为针刺之真，然何以知其治？《庄子·知北游》中有言：“精神生于道，形本生于精，而万物以形相生”，“形”为生命之本体，“神”为机体活动时所呈现出的状态，有形才有神，有神则形健，形健则神旺，神灵则形安，形与神俱，形神合一。

《素问·阴阳应象大论》曰：“人有五脏化五气，以生喜怒悲忧恐。”五脏化五气，五气化五志，所藏者谓各脏之神，所化喜、怒、悲、忧、恐而溢于言表者谓之情，志之存变而成思，恐之内生由外受之惊，故生七情。然而七情过极必伤宅，思则伤脾、悲则伤肺、恐则伤肾、怒则伤肝，且五志过极均伤及心，所谓“愁忧恐惧则伤心”(《灵枢·邪气脏腑病形》)，“忧愁思虑即伤心”(《素问·本病论》)，故古人把心作为“五脏六腑之大主”。明代医家张介宾在《类经》中指出：“心为脏腑之大主，而总统魂魄，兼赅志意。故忧动于心则肺应，思动于心则脾应，怒动于心则肝应，恐动于心则肾应，此所以五志惟心所使也。”

《内经》曰“有诸内者，必形诸外”，五脏安和，形上之神平和宁静，五脏不和，神志乱散而形伤。所以，“七情”是判断神得“治”与否的依据，是心神、识神的体现。喜怒以和，忧悲以去，思虑以节，惊恐以防，恬淡虚无，精神内守，病安从来。故用针之时，其神不可忘，望神而知情，使神得守者，方为上工。而同时这也是自古以来的针治之道，为针灸医师不可忘之本。

四、神之调养

“治神”是针灸治病获益的关键，也是针刺治疗的优势所在，“神”对于针灸的重要性贯穿于针灸临床治病的全过程，包括“审神”“守神”“治神”“调神”“养神”等各个环节，和谐统一，一气呵成，最大限度地发挥了针灸的疗效优势。其中“审神”“守神”“治神”是对于已病而言，“调神”与“养神”则在于对机体正气的顾护，以及对于“未病”的防治。

神是生命活动的总体外在体现，是脏腑功能活动与外界环境相适应的总体外在反映，也是生命活动之主宰，能够调节脏腑的生理功能和气血津液精的代谢，涵盖了人的情感、思维和意识等精神活动，对人体生命活动具有重要的调节作用，所以调神是针灸之重要所在，不言而喻。《灵枢·本神》曰“凡刺之法，必先本于神”，说明调神是针灸治病防病之关键，因此历朝历代针灸医家都十分重视针灸治疗中调神的重要作用，但临床运用时针刺方法却各异。

赖新生教授认为神以精气为物质基础，“气为神之母”，精气的滋养能够使神充分发挥其统御生命的作用，《内经》也倡导以“积精全神”来防治疾病，内在精气充盈则神明，精气亏虚则神疲衰惫。调神在于蓄养精气，蓄养精气之关键在于通元，这是因为元气是人体百气之本，元阴元阳之所在。通元调气、通元益精才能够补肾固本、扶正祛邪，通调一身之气。精气足则神昌明，神昌明则病邪去，因此，赖新生教授创立的通元疗法是对《内经》中“得神者昌，失神者亡”学术思想的精要诠释。赖氏通元疗法认识到治神、调气在针灸治病中的重要作用，因此创立了“神-元”学说，是对中医精、气、神学说的进一步发挥。临床运用时背俞穴与腹部募穴相配使用，旨在疏通经络，通督养神，引气归元，阴生阳长，恢复人体生理功能。

通元疗法中的通督养神也可以从现代医学来理解。脊柱作为人体的中枢部分，支持协调并控制头部和四肢的活动，从脑干发出的脑神经和穿过椎间孔的脊神经控制着全身的感觉和运动。大量实验证明，脊柱治疗对内脏疾病和关节疾病有明显疗效，脊柱与内脏有着密切的联系，刺激脊神经可改变紊乱的信息通道，清除异常的病变信息，从而使症状改善。

神为先天及后天之精所化生、充养，藏于脏腑、发于脏腑，进而布行及依附于身形，最终主持人之生命活动。故而，神作为人体之主宰性精妙物质，以“养”一词可以突出其至尊、至贵之性，应以养为调，以养为治，通过督脉经穴及脏腑俞穴联系相应神气，通督开窍以养元神，引导相应气机运化，调动机体之自身修复功能，并配合四肢五输穴参以传统补泻，以达通利经脉、调和气血、平衡阴阳之功。通元疗法，以五脏背俞穴和督脉诸穴为主，而五脏背俞穴藏五神脏，人之神不可不谨养，若五脏元真通畅人即安和，在《灵枢·背腧》中又以艾灸为主，这也是考虑用“养”的缘由之一。心俞是通督调神的主穴之一，心主神明、心不受邪、心包代之，故治也以养为主。

如前所言，通元针法所养之“神”，涵括了先天元神及脏腑神气，赖新生教授也由此提出了养神之二分学说。先天元神藏于脑府，由先天之精气所化生充养，其乃随形具而生，为人体诸神化生之始。赖新生教授早年提出的“经穴-脑相关”学说，认为人体作为生物体，针刺的干预作用必须经过大脑中枢的调整作用，再作用于脏腑器官等靶器官。且如陈绍勳所述“头脑为神、魂、魄、意、志汇集之所也”，杨上善也指出：“头者，心神所居。”故而赖新生教授偏向于认为元神为一身之最高主宰，主神明，总司诸神，心神为元神之使而代行君主之职，只有元神清灵慧明，脏腑神气亦才安和而十二官安。临证以脑为髓之海、元神之府、诸阳之会、清窍机关之所在为根据，谨记“膀胱足太阳之脉……上额交巅”“督脉者……并于脊里，上至风府，入属于脑”等理论，提倡凡用通元针法必取脑部、督脉及背俞穴通督入脑醒窍以养神、醒神、调神、治神，神得养、神得安、神得定、神得醒，则百病除。

同时，督脉与冲任同起胞中，一源三歧，与冲、任及心、肾有广泛联系，故而取督脉经穴可安养诸神、振奋督阳及通利脑窍，同时还可调节冲、任及肾间动气。因此，重视针脑部及督脉诸穴是通元针法的特点之一，如赖新生教授治荨麻疹除背俞穴和四花穴外，多取百会、人中；治癫痫和帕金森病除内关、间使、神门等五输穴外，多取百会、前顶、后顶、风池。

脏腑神气，指各脏腑功能活动的主宰及外在征象之广义而言，同时涵括五脏神，其为各脏腑所发，总为一体，分而不同，各有其生理功能而又互根互用，神伤则影响人体各脏腑功能活动，如《灵枢·本神》所提到的“神伤则恐惧自失，破䐃脱肉……志伤则喜忘其前言，腰脊不可以俯仰屈伸”，明确指出，神伤不仅影响人体精神意识，而且人体脏腑及功能活动亦受影响而发病。故而临床常取相应背俞穴为通督养神的要穴，五脏背俞穴分治五脏，如肺系病则以肺俞为主，肝系病取肝俞，消化系统疾病取脾俞、胃俞，泌尿生殖系统疾病取肾俞、膀胱俞等，也可进一步配合五神脏所含的神、魂、魄、意、志，即膀胱经第二侧线背俞穴加强疗效。同时尚须注重从阳引阴，根据病证选取头部经穴和背部腧穴治疗阴气虚损诸病证，如治疗肺肾阴虚久咳不愈患者，选取肺俞、膈俞、肾俞和督脉印堂、命门；胃阴虚所致胃脘嘈杂、纳呆、灼痛患者，常取膈俞、脾俞、胃俞和肾俞穴而治，针用烧山火之类的补法，屡收奇效。我们对通元疗法用穴的有关文献进行总结，同样得出通元疗法临床适应证以脏腑病为主的基础规律之一。

通元针法取穴以背部督脉及背俞穴等为主穴，直指五脏神机，通调五脏六腑，以中枢贯四旁，为药之所不能及。元神居于脑，为一身之最高主宰，心神为元神之使而代行君主之职，并且诸神为先天之精化生而靠后天水谷精微充养，水谷精微之运化及脏腑之濡养有赖于经脉之通畅、气血之运行灌注，故而赖新生教授以水沟、印堂、百会、大椎等督脉经穴及心俞、膈俞（新四花穴）为主作为通督养神要穴以养神气、通经脉、调气血。

脑为髓海、元神之府、诸阳之会、清窍之所在，督脉及足太阳膀胱经之循行与之联系最为密切，如《难经·二十八难》曰：“督脉者……并于脊里，上至风府，入属于脑。”《素问·骨空论》曰：“……（督脉）别绕臀至少阴（肾经），与巨阳（足太阳）中络者，合少阴上股内后廉，贯脊，属肾。与太阳起于目内眦，上额，交巅，上入络脑，还出别下项，循肩髆内，夹脊，抵腰中，入循膂络肾。”同时，督脉与冲、任同起于胞中，一源三歧，与冲、任及心、肾有广泛联系，并且其为阳脉之海，故而赖教授取督脉经穴不仅可安养诸神，同时还可调节冲、任及肾间动气，并可振奋督阳、通利清窍。

“通元”治神以躯干阳面之督脉及足太阳膀胱经上背俞穴为主，巧用百会、前顶及后顶，并提出了“新四花穴”的理论和应用。心俞、膈俞为赖新生教授所提出的“新四花穴”，有别于传统的“四花穴”，即肝俞、膈俞。心藏神、主血脉，心神能驭气控精，调节血脉、津液的运行输布。气血为生化之源，人体脏腑形体官窍正常生理功能及神志活动均离不开气血充养，精气血津液等皆赖以血脉输导、为心所主；同时，精藏于五脏之中而为五脏之精并化生脏腑神气而推动和调节脏腑功能活动，且如《灵枢·卫气》所云“神生于五脏，舍于五脏，主导于心”，心为五脏六腑之大主、君主之官。在现代科学实验研究中，心俞穴对于循环系统的调节作用也已有较多研究，相关研究中观察电针内关穴和心俞穴对急性心肌缺血大鼠血流变参数和心率变异性的协同保护作用，发现其可改善心肌缺血大鼠的全血黏度、血浆黏度、血细胞比容、红细胞沉降率（血沉）、全血高切与低切还原黏度、红细胞变形性，使脑垂体后叶素所致的 RRI 延长、TV 增大和 LF/HF 减小，认为电针心俞穴和内关穴对急性心肌缺血大鼠的血液流变学及心率变异具有协同保护作用。故而赖新生教授选取心俞为通督养神主穴而养心神、通经脉、安脏腑。

阴阳互根互用，诸神为先天之精化生而靠后天水谷精微充养。心藏神、主血脉，心神能驭气控精，调节血脉、津液的运行输布，故而赖新生教授于背俞穴中常取心俞为通督养神主穴而养心神、调血脉、安脏腑。《素问·八正神明论》曰：“血气者，人之神，不可不谨养。”《灵枢·平人绝谷》曰：“血脉和利，精神乃居。”血作为神气化生之重要物质基础，除了具有化神这一重要生理功能，尚有濡养功能，如《素问·五脏生成》所云：“肝受血而能视，足受血而能步，掌受血而能握，指受血而能摄。”可见，血在人体生命活动过程中起着极其重要的作用，如《景岳全书·血证》所云：“凡为七窍之灵……以至滋脏腑，安神魂，润颜色，充营卫……凡形质所在，无非血之用也。”同时关于膈俞之记载，《类经图翼》曰：“谷气由膈达于上焦，化精微为血之处，故曰血会。”又如陈修园所说：“诸经之血，皆从膈膜上下，又心主血，肝藏血，心位于膈上，肝位膈下，交通于膈膜，故血会于膈俞也。”现代实验研究关于膈俞的改善血液循环作用也已有一定成果，有观察血瘀证患者应用艾灸膈俞穴、膻中穴后甲皱微循环的变化，结果显示其对于血色、清晰度、管袢淤点率、血液流态和流速、管袢外形变异率等具有改善作用。故血会膈俞，为血气聚会之处、血脉调节之枢机，可调节全身气血，以利于血脉之输导、条达。故而赖新生教授选取膈俞作为另一主穴配合心俞以通督养神，以确保气血通畅、血脉条达，心神等脏腑神气得以正常濡养、化生，以免养神成为无根之基。

赖新生教授选取心俞、膈俞与督脉诸穴共同作为通督养神主穴，不仅可以调养心神、疏利血脉，同时因督脉与膀胱经经气循环相注，如《灵枢·经脉》所说“督脉之别，名曰长强，挟膂上项，散头上；下当肩胛左右，别走太阳”，又如《素问·骨空论》云“……（督脉）别绕臀至少阴（肾经），与巨阳（足太阳）中络者，合少阴上股内后廉，贯脊，属肾。与太阳起于目内眦，上额，交巅，上入络脑，还出别下项，循肩髆内，夹脊，抵腰中，入循膂，络肾”，故而选取背俞穴尚有加强督脉经穴通督之功。

背俞穴作为脏腑经气转输聚会于背腰部的腧穴，为脏腑之华盖，内应脏腑，可治发于本脏及本脏相关之病证。岭南著名针灸名家司徒铃教授，亦认为背俞穴是内脏与体表联系的部位，具有反映内脏疾病和治疗相应内脏病变的性能，其总结了运用背俞穴的治疗效果，并验证了心俞、肺俞、肝俞、肾俞、脾俞各具有主治相应内脏有关功能性病变的相对特异性能。临床医家运用背俞穴均基于其补益相应脏腑功能之作用，多以应用温针灸、隔姜灸、直接灸等补法治疗脏腑虚损病证为主。赖新生教授认为，此部分医者常忽视了脏腑俞穴的另一重要治疗特性，脏腑俞穴经气充实而盛可泻实祛邪安脏腑。赖新生教授认为败血瘀精、瘀血、痰饮等内生病邪所引起之内伤杂病，治疗应先祛邪通经脉而后扶正固本，病方可安。赖新生教授常取肾俞祛肾中之败血瘀精以治疗生殖系统疾病，肝俞祛风以治肝风内动病证，脾俞祛湿化痰，膈俞、心俞活血化瘀等，刺法常选用针刺泻法或刺络拔罐法以越邪治病，邪祛则神安。赖新生教授“督脉背俞穴以通为用”这一基本原则，是对通元疗法画龙点睛、言简意赅的概括。

五、补泻的平衡

《说文解字》曰：“补，完衣也。”《康熙字典》引《急就篇注》曰：“修破谓之补。”清代段玉裁《说文解字》注曰：“完衣也。既袒则宜补之，故次之以补。引申为凡相益之称。”也即“补”的本义为把残破的衣服修理完整，补益之义为补字的引申义。因此，“补”字最早的意思是修补，之后才逐渐引申为“补充使之增加”，后世医家将“补”理解成补益之义是“补”字的引申义。

《说文解字》曰：“寫，置物也。”《广韵》曰：“除也，程也。”《增韵》曰：“倾也，尽也，输也。”清代段玉裁《说文解字》注曰：“寫，置物也。谓去此注彼也。”也就是“泻”字的意思是除去，而且是“去此注彼”，即除去而使之有去处。

补泻是针灸治疗的总原则，关键在于平衡阴阳，或移气至于不足之处，或驱除多余之病邪，使机体调和，各安其所。故补泻之前，当先辨其虚实，如《素问·通评虚实论》曰：“邪气盛则实，精气夺则虚。”机体卫表不御，外感病邪时，实为邪气实，虚为正气虚，“补”当补充不足的正气，“泻”当去除邪气。《素问·离合真邪论》曰：“荣卫之倾移，虚实之所生，非邪气从外入于经也。”《素问・调经论》中曰：“气血以并，阴阳相倾，气乱于卫，血逆于经，血气离居，一实一虚……有者为实，无者为虚……今血与气相失，故为虚焉。”当机体未受邪气外袭，而自身内伤，体内阴阳有所偏颇相倾时，补泻则当将偏盛之阴阳气血倾向虚衰之位，使气血阴阳各自回归，相互制衡以各司其职。

《灵枢・经脉》中曰：“盛则泻之，虚则补之。”众所周知，针刺补泻方法的原则，为补虚泻实，毋庸置疑。穴道有气血盛衰之别，亦有自带补泻属性之分。故临床上所运用的补泻方法，多辨证选取“补穴”以补之，选取“泻穴”以泻之。对针技有感悟体会者，亦守神探其针下穴中之盛衰虚实，对证予补泻。此道看似与针刺总原则并不相悖，但尚须进一步谨守针刺的另一原则——“整体观”。赖氏通元针法即是在整体任督小周天的基础上平衡补泻。阳热过剩者，辨其邪气所入侵之脏腑经络，继而取通督之背俞穴，迫脏刺背，以泻其邪；正阳不振者，辨其失衡不得司职之脏腑经络，同样取与之相对应的背俞穴，温灸五脏，以生阳气。而后取总领一身阴经脉气之任脉与相对应腹募穴以补足其所耗伤之阴，意在从阴引阳，阴中求阳，是谓“养神”。

赖新生教授总结归纳后得出：各经在病理情况下，可以采用“盛则泻之”“虚则补之”“不盛不虚以经取之”的三大针灸治疗原则去研究。故凡属邪气盛之实证，应该用泻针手法，凡属正气不足的虚证，应该用补针手法。至于“热则疾之”“寒则留之”“陷下则灸之”“菀陈则除之”则是针灸三大原则之补充。例如，凡是热证应该用浅速、速刺或留针时间短，临床治疗感冒发热，经常用梅花针，虽不讲求候气，但采取疾速点刺背部膀胱经和督脉，后再用短毫针速刺肺经或合谷、风池等穴，很快可收到疗效，就是这个道理。再如，陷下则灸之，由于气虚下陷证，多用灸法以提升阳气，临床上治疗子宫脱垂灸百会、胃下垂灸中脘等都属于这一类方法。须强调指出，上述各种治疗原则一定有其相应的针灸治疗方法和适应证。

对于“不盛不虚以经取之”，赖新生教授在手法上代之以“同精导气”。“同精导气”，是根据“移气于不足，精神乃复”的原则，在临床实际应用上有很大意义，本法的目的是使营卫气血流行正常，出自《灵枢・五乱》，所谓“徐入徐出谓之导气，补泻无形，谓之同精，是非有余不足也，乱气之相逆也，命曰治乱”。具体操作是在候气于卫部得气后，三进三退，使患者有气循经并直达病所。其要点是缓慢入针，缓慢出针以导其气，不补不泻与身体自然的营卫相同称为同精，治疗标准以不寒不热、非补非泻为度。

应该指出，补泻作为赖新生教授所提出的“行针三要素”中的第三要素，在辨别应至的寒热虚实多少之气以后，施予补泻，补虚泻实，方可调节经气。《灵枢・九针十二原》说“其来不可逢，其往不可追，知机之道者不可挂以发，不知机道叩之不发”。正气之来，必“适而自护”以补之，邪气之来也，必“间不容瞬”而泻之。候气、辨气、补泻三环，不可稍有闪失和错过，得气仅仅是施以补泻的条件和基础，只有在得气的基础上按《内经》“实则泻之，虚则补之，不盛不虚以经取之”的原则，才能真正发挥针灸的疗效。不可仅仅认为针下有了“徐而和”“紧而疾”和酸、麻、胀、重、触电等感觉就以为可以获得满意的疗效。由此可见，赖新生教授亦重视补泻之神，其包含在通元疗法中治神方面的含义之内，续于得气之后，故其是治神的重要步骤之一。

通元治神，在乎调和气血阴阳，平均有无，以复神元，具体手法还须参考以下四个原则。

1. 于头面部穴位施行补泻 奇数为阳，偶数为阴，《周易》中，“九为老阳、六为老阴”，易用变不用正，用九不用七，七为正阳之数，九则为阳之变数，且数极于九（十又返还回一），易穷于变，即为“老九”。阴变于六，六而从变者也，与九阳反之，即所谓六为“老阴”。《医学入门》中曰“凡言九者，即子阳也，六者，午阴也，但九六数有多少不同，补泻提插皆然”

“子后宜九数补阳，午后宜六数补阴。阴日刺阳经，多用六数补阴。阳日刺阴经，多用九数补阳。此正理也。但见热症即泻，见寒症即补，权也，活法也”。故一般以九六之数定补泻，如提插或捻转九次，九为阳，为补，六为阴，为泻，且一般头皮针需快速捻转 100～200 次。

2. 于躯干部穴位施行补泻　躯干的任、督穴位一般以从卫取气，从营置气的补泻法。这一方面为了安全起见，同时也符合营卫起于中焦部分的特点。其他针法对于背俞穴多刺络拔罐放血，尤其应用于治疗过敏性疾病（如哮喘、鼻炎、急慢性荨麻疹、湿疹等）。通元针法多用于穴位敷贴，穴位敷贴在通元疗法有两个特点：一是辨证贴药，如通元膏，有温通脏腑、扶正固元的显著疗效，比一般的三伏天灸要好；二是可以适当配合贴募穴，从阳引阴，从阴引阳。

3. 于四肢穴位施行补泻　四肢的穴位一般以一次进入所需部分，所谓“先审自意，次观分肉”。得气后留针或不留针；分营卫补泻；分三度，用烧山火、透天凉的方法。其他如凤凰展翅、苍龟探穴、青龙摆尾、白虎摇头等，可视病情灵活应用。四肢穴位的补泻一般以当补则补、当泻则泻、当深则深、当浅则浅为原则，一般以病在表、在半表半里、在里或病情的早、中、晚期或寒热虚实而定。

4. 补泻的量的把握　补泻的轻重是针对针感的强弱而立的，若针刺感应比较强，所谓“虚者无气”，则未刺之前，必须先以押手循、扣、弹、按、切，以导引经气，已刺之后慎守勿失，手法相对强而重，古人在操作时不得气则无问其数，以得气为故，可称之为泻。不分任何补泻形式而将“轻刺激为补”“重刺激为泻”等量齐观。这是由于：①号称“针经”的《灵枢》开篇明义，以先立针经的道理在于“欲以微针通其经脉，调其血气，营其顺逆出入之会”。如《内经》中最早提出的迎随方法经后世发展成为补泻手法的补法，是顺经脉取穴，进针时针尖随经脉循行方向斜刺，泻法则逆经取穴，进针时针尖随经脉循行方向斜刺。该法本身是调节经气的方法，补泻在于针尖的方向，无所谓刺激轻重。其他如呼吸补泻、开合补泻、急徐补泻，皆是同一道理，至于“导气法”，其实质是“同精法”，补泻无形，专治乱气相逆之五乱症，也不宜分轻重，也分不出是补是泻。②轻重刺激最常见于提插和捻转两法，因为提插、捻转随着角度、方向、深浅改变，但是补泻的轻重是针对针感的强弱而立的，若针刺感应比较强，所谓“虚者无气”，则未刺之前，必须先以押手循、扣、弹、按、切，以导引经气，已刺之后慎守勿失，手法相对强而重，古人在操作时不得气则无问其数，以得气为故，可称之为泻。③机体的反应性是众多影响针灸得气和补泻疗效的最关键因素之一，而且补泻以机体虚实状况为依据，补泻是解决虚实两类不同性质病变的方法，对于一些虚实相兼的病证，应先补后泻，或先泻后补，或补阴泻阳，或补阳泻阴，不能一概分轻为补，重为泻。因此，在临床上对于一些体质较虚、病情属实的患者，一般宁愿先补后泻，或再施针的方法，分步缓图，灵活处理。

第五章 医 论

第一节 审证求因与审因论治

“审证求因，审因论治”是源自《周易》《黄老学说》的朴素系统论，是构建中医学的核心思想。它以“观物取象”进而“象以尽意”的模式凸显意象思维和类象逻辑的特色，其本质具有发生学的属性。张仲景在《伤寒杂病论》中尝谓：“观其脉证，知犯何逆，随证治之。”这就是“审证求因，审因论治”的本来含义。简言之，在朴素系统论的指导下，运用东方哲学特有的意象思维方法——取类比象，司外揣内，以譬尽意，归纳得出一个动态机制的抽象，即病机。这一核心思想统率着中医学的阴阳、藏象、经络、摄生、治则及临证治疗等诸方面，也规范着中医临床思维模式的属性，是中医原始思维的核心之一。

一、病 因 理 论

所谓病因，就是指引起疾病的原因，又称为致病因素。《医学源流论》说：“凡人之所苦，谓之病；所以致此病者，谓之因。”中、西医学理论中皆有对病因的论述，由于中医学中的病因属于辨证论治的范畴，故审因论治所辨之“因”，主要是指引起症状证候的六淫七情等病因，也包括了现代医学科学所认识的病因。

（一）病因是个相对的概念

在疾病的发展过程中，病因与结果是相对的，在一定条件下，可以相互发生转化。在某一阶段是结果的东西，如病理产物，在另一阶段可成为新的致病因素。如中医“痰饮”“瘀血”“毒”等继发病理，又比如现代医学中的结石、高脂血症等，皆是由各种致病因素侵犯人体，导致机体功能失调所形成的病理产物，但这种病理产物停留体内又可作为新的病因，导致其他病证的发生，成为这些病证的病因。故从广义的角度讲，病因包括了原始病因和病理产物。这是在中、西医的角度都说得通的。

（二）病因的客观唯一性与病证的多样性

病因具有客观唯一性的特点，即疾病可能是多种病因共同作用的结果，但就某种具体病因而言，是客观的、独立的、唯一的和确定的。病因的客观唯一性，提示无论是中医还是西医，其对病因的认识应该是统一的。特别是随着现代医学科学的发展，对许多疾病的病因已经有了明确的认识，如乙型肝炎，归于中医学“黄疸”范畴，病因为“湿”“热”或“湿热并重”，其根本病因是乙型肝炎病毒，中、西医在这一点上的认识理应一致起来。某种病因作用于人体，是否导致发病，其发病形式、病机、发展规律和转归还与自然环境、气候、人体自身素质等各种因素密切相关。同一种病因，在不同的条件下可以表现为不同的病证，如感染同一种病毒，有的人表现为寒证，也有人表现为热证；同样是血糖升高，有人临床表现以视网膜病变为主，有人却以四肢微血管病变为主，在中医均以“气虚血瘀”或“痰浊阻滞”等为主要证候。我们将这种由于同一病因，在不同条件下表现为不同病证的现象称为病证的多样性。病因与病证是辨证统一，密不可分的。病因是因，病证是果，病证虽可万变，但不离病因之宗。因此，如果说辨证论治针对的是疾病的病证，百变百治，那么审证求因、审因论治，则是针对疾病的病因，一了百了。

（三）病因病机是审证求因、审因论治的关键

在《伤寒论》中，病因包括内因（素体阴阳盛衰及正气强弱）、外因（风、寒等六淫之邪），而又以内因为主导因素。这不但因为“邪之所凑，其气必虚”（《素问·评热病论》），外邪只有通过薄弱环节才能引起疾病；而且外邪一旦进入体内，也就同时受内因及治疗的影响而发生变化。

审证求因、审因论治，关键在“因”。因者，“事物所由起也”。张景岳说：“机者，要也，变也。病变所由出也”。可见，“因”的含义指因由、根源，既包括引起六经病证的内外两个方面的因素（病因），又包括内、外因素相互作用导致病变的内在机制（病机）。同时，由于以内因为主及外邪从化等情况，《伤寒论》除发病初期明确提及风、寒、湿、温等病邪外，只要病势深入，即不便再将病因与病机截然分开。因此，“因”不但统病因、病机而言，尤其是指病机而言。由于证候只是疾病的外在征象，病因病机才是疾病发生、发展的内在根据，病因病机决定证候表现及其发展变化过程，因此，要全面地正确地认识外感疾病，把握其本质和发展趋势，就不能只停留在症状及体征上，而必须在六经辨证的指导下，通过对种种临床表现的分析、综合、归纳，去伪存真，由表及里，进而抓住其病因病机，这就是审证求因，紧接着，针对病因病机，决定治疗法则、方药及护理措施，以从根本上消除引起疾病的不利因素，扶助正气，祛除邪气，恢复六经所属经络脏腑的阴阳平衡和升降秩序，这就是审因论治。可见，病因病机既是辨证的目的，又是施治的根据，故为审证求因、审因论治的关键。

综上所述，病因理论在中医基础和临床医学中均占有重要地位。治病必求于本，即应该找出疾病发生、发展的根本原因，并从消除病因入手，从根本上解除症状。疾病的发生、发展一般是通过若干症状而显现出来的，但这些症状还只是疾病的现象，而不是疾病的本质。只有充分地搜集、了解疾病的各个方面的全部情况，在中医学基础理论的指导下，审证求因、审因论治，才能透过现象看到本质，使疑难化简单，从而确立恰当的治疗方法去治愈疾病。

二、审证求因

审证求因是中医学认识病因的一种特殊方法，它是在中国古代特定社会历史条件下形成和发展起来的，是中医辨证论治法则在病因探析时的具体运用。近几年来，越来越多的学者致力于对审证求因这种认识方法的研究，以丰富中医基础理论及指导临床诊疗，主要包括理论探讨及临床研究两个方面。

（一）审证求因的概念

中医审证求因的理论研究，首先涉及其概念阐释。中医在整体观念的指导下探求病因，除了解发病过程中可能作为病因的客观条件外，主要以临床表现为依据，通过收集、分析病证

的症状、体征来推求病因，为治疗用药提供依据，这种方法亦称审证求因，是中医探究病因的主要方法，也是中医病因学的主要特点。审证求因所求之因并非真正意义上的起始病因，它早已超越了自然因素的范畴，是疾病某一阶段病理本质的高度概括，具有病因和病机的双重含义。

（二）审证求因的主要体现

审证求因首先是在整体宏观思维的指导下进行的，主要体现在以下三个方面。

（1）运用望、闻、问、切四诊合参的方法观察患者，搜集病情资料，这是运用审证求因方法探求病因时的重要前期工作，是正确求得病因的前提。中医学认为，人体是一个有机整体，局部的病变可以影响全身；内脏病变，可以从四肢、五官、七窍、体表各方面反映出来，即所谓“有诸内者，必形诸外”。望、闻、问、切四诊合参法即在此认知方法的基础上，结合医生的眼、耳、鼻、舌、身、意六大感官去感知患者身体状态，搜集到尽可能全面完备的病情资料，司内揣外为下一步的“辨证”“求因”提供有用的思维“素材”。望、闻、问、切从四条途径、四个方面对疾病进行审查，是审证求因方法运用整体宏观思维探求疾病的重要体现之一。

（2）立足于机体当前的整体反应探求病因。审证求因方法以整体宏观思维为指导，要求充分认识到患病机体上下、左右、内外的各种特异的“症”，并对其进行整体综合把握而归为一“证”，同时将各种与症相应的内外致病因素归纳为一“因”，除此之外，“证”与“因”也必须达到对应统一。这是一个以面联系点的综合处理过程，“症”可视作是单个的“点”，而“证”与“因”是联系这一个个点（症）的“面”，是整体宏观层面上的概念。所谓的“求因”，即根据致病因素作用于人体后所引起的机体整体的反应状况来认识病因的性质及特点。

（3）综合考察多样化的致病因素，全面分析，整体把握人体所处的环境条件是极其复杂的，致病往往是多种因素综合作用的结果，如有与自然环境相关的“六淫”因素、与社会环境相关的“七情”因素，还有其他如饮食、起居等。此外，人体自身固有的体质因素也可归于其中，体质实质上可以认为是人体作为一个统一整体而显现出来的个体差异，在一定程度上可反映机体正气的盛衰偏颇，与病因及发病密切相关。在临床上，即使是相同的致病因素在不同的人身上也会产生不同的反应，这主要与个体体质差异相关。“审证求因”从宏观整体层面考察病因，其立足点即是人体反应状态，考察各方面的致病因素必以此为核心，才能概括出病因本质。正如张介宾所说，“有善求者，能于纷杂中而独知所归，千万中而独握其一”（《景岳全书》）。宋代陈无择《三因极一病证方论》所谓的“三因极一”也是如此，因为“凡病之初起，莫不有因，随其因而推求之，则一可得矣”。

（三）审证求因的主要法则

1. 以六经为纲，据证而辨　一方面，由于《伤寒论》六经的概念建立在所属经络脏腑气血的物质基础之上，而病证的产生，既以经络脏腑为病变场所，又以其气化功能失常为病理表现，故必然归属六经而各成一类，这就是六经分证；另一方面，六经病证是在内外因素的作用下体内阴阳失调的结果，由于正邪消长和斗争，无不表现出阴阳、寒热、表里、虚实等性质特点。因此，六经辨证不但以经络脏腑气血为依据，而且始终贯穿着八纲辨证的内容，故能真实地反映伤寒及杂病的本质，揭示其病机，因而既是审证求因的纲领，又是审因论治的准则。由于六经是有机统一的整体，在生理上互相联系、互相促进，在病理上互相影响、互相转化，因此，其决定了六经证候具有整体性的内容，同时，由于正邪斗争始终推动着疾病向前发展，因此，不但决定了六经证候总是处于不断变化的状态中，而且决定了六经证候往往带有相对性的特点。所以，临证必须运用望、闻、问、切的基本功夫，广泛收集疾病发生、发展的各种材料，包括病史（体质特点、有无宿疾、发病及治疗经过）、现状（症状、脉象、体征）及发展趋势，并一切从客观证据出发，认真分析，反复鉴别，才能抓住病机，做出切合实际的诊断。这就是仲景在原序中所说的“平脉辨证”以“见病知源”的含义所在。

柯韵伯说：“仲景六经各有提纲一条，犹大将立旗鼓使人知有所向，故必择本经至当之脉症而标之。读书者须谨记提纲，以审病之所在。”在提纲引导下，六经皆以主证、主脉作为辨别是否属于本经病证的准尺。

2. 谨守病机，审察同异 由于病因病机的内在联系，六经证候之间绝不是彼此孤立、互不相关的，而总是互为因果、互相影响和转化着，因此往往形成证同因异或证异因同等错综复杂的情况。《伤寒论》中的同中求异、异中求同，就是通过分析、比较来辨析疑似证的方法。在辨析依据上，首先仍须脉证合参。

（四）审证求因的科学性探讨

审证求因是中医学认识疾病病因的一种特殊方法。对于“审证求因”是否具有科学性，目前还存在很大争议，主要有以下两种完全相反的意见：有学者认为，与西方医学病因认识方法相比，中医审证求因显得落后、笼统，没有存在的必要；另一种意见认为，不为实体性的致病因素所囿的“审证求因”，这一病因认识方法，在未来任何时代都有着存在的必然性及其应用价值。

东西方文化存在着很大差异，思维方式有所不同，所以对于审证求因的科学性问题不应该只用现代医学的标准去衡量，而应该从多种角度对其进行分析，包括从文化方面，现代自然科学方面及对于临床治疗的指导方面等。中西医诊治疾病的方式方法各有利弊，中医审证求因应发挥其优势以弥补西医诊病时的不足，而同时现代检查手段也应渐渐渗入到中医领域，被广大中医临床医生所运用，以弥补中医诊断的不足，为审证求因、准确辨证提供依据。这是一种很好的思路，可谓达到了中西医双赢之目的，更主要的是能够提高临床诊疗水平，但这同时也对现代中医临床工作者提出了更高的要求。当然，在很长的一段时间范畴内，中医的审证求因仍是不可替代的科学辩证思维方法。

三、审因论治

（一）审因论治的概念

明确病因，直接针对病因进行治疗，成为中、西医共同的目标。审因论治的理论正是基于此而产生的。所谓“审因论治”，就是从疾病病因的角度，进行分析综合，辨清疾病的原因，直接针对病因确定相应的治疗方法。

（二）中医对审因论治的认识

在中医古籍文献中，已有直接针对病因进行治疗的记载：汉代张仲景的《伤寒杂病论》中即有用鳖甲煎丸治疟母的记载；《神农本草经》中认为萹蓄“主浸淫，疥疮疽痔，杀三虫”，《名医别录》中更是以萹蓄“疗女子阴蚀”；《本草纲目》中认为海金沙可治“膏淋、血淋、石淋、茎痛”，青蒿“治疟疾寒热”。中医对驱虫药的认识更是审因论治的应用典范，在驱虫的治疗中，几乎完全不用辨证论治的方法，而仅仅依据辨因进行治疗，如用使君子治疗蛔虫病、蛲虫病，单用槟榔杀绦虫和姜片虫，而南瓜子可以杀绦虫等。然而，由于受认知条件的限制，历代中医学家对病因的认识过程主要研究气候、环境、社会、行为等对疾病的影响，通过审证求因的方式，即通过临床表现对病因进行推理、归纳、总结，得出具有中医学特色的病因学概念，如六淫、七情、饮食、劳逸等。即使到了清代，《温疫论》已认识到传染病的根本病因是"非风非寒非暑非湿，乃天地间别有一种异气所感"，但仍然相当模糊，与现代科学对病因的认识有较大的差异。

基于上述原因，中医学虽然重视"审因论治"，但对病原学的研究并没有得到长远发展，辨因治疗也仅仅是一点雏形和理论框架。特别当具备一定临床疗效的辨证论治理论形成并成为中医治疗学的主流后，直接针对病因的治疗方法基本上未再受到重视。

（三）审因论治的主要法则

1. 治病求本 《素问·阴阳应象大论》提出的"治病必求其本"，是说必须针对引起体内阴阳失调的根本原因和内在机制而治。对伤寒之类的外感疾病来说，则必须在六经辨证的指导下，针对病因病机、分经论治。首先，《素问·至真要大论》说："微者逆之，甚者从之""逆者正治，从者反治"。无论因证候与病机相应、故逆其证象而治的正治法，还是因极期出现与病机相反的假象、故从其证象而治的反治法，都是治病求本的体现。其次，同病之所以异治，是因其证候虽同而病因病机不同；异病之所以同治，是因其证候虽异而病因病机相同。再者，无论因势利导还是逆势而治，都是治病求本的不同手段。所谓"其高者因而越之，其下者引而竭之""其在皮者汗而发之"，不仅因邪气性质和停留部位而异，更重要的是以正气抗邪外出的趋势为依据。

2. 顾护正气 由于任何证候无不是正邪双方相互作用的结果，无不在正邪斗争的推动下发展变化着，因此，针对病因病机而治，就不外扶正与祛邪两个方面。同时，由于正气在疾病过程中始终起着主导作用，不但决定疾病的性质和转归，而且药效的发挥、机体的康复都必须通过正气来实现。因此，扶正与祛邪是顾护正气的不同手段。

3. 恢复气机升降 《素问·六微旨大论》云："升降出入，无器不有""四者之有，而贵常守，反常则灾害至矣"。由于六经病证是在脏腑经络气血功能紊乱的基础上发生的，故往往表现为相应脏腑经络的气机升降出入障碍。因此，恢复气机的正常秩序，亦属"审因论治"的范畴。

4. 调和阴阳 由于病证在本质上都是正邪相争以致体内阴阳偏盛或偏衰的结果，因此，恢复阴阳的相对平衡也是审因论治的重要内容之一。所以，《素问·至真要大论》说"谨察阴阳所在而调之，以平为期"。

四、审证求因、审因论治理论的建立对中医药理论发展可能产生的重要意义

1. 补充、发展和完善中医病因学理论 病因的客观唯一性理论，使中、西医对病因的认识走向了统一，即无论是中医之病，还是西医之病，其对病因的认识是相同的。中医审证求因、审因论治理论的重新挖掘与发展，将现代医学科学对病因的研究成果纳入中医的病因学范畴，这样，中医学将全面接受现代医学科学模式下病因学所取得的成就，展开病因学研究将成为中

西医共同的任务。这将为完善中医基础理论、促进中医临床治疗学的发展打下坚实的基础。

2. 审证求因、审因论治与辨证论治相结合 将可能包容整个现代医学科学的研究成果，实现中医结合现代医学对疾病的治疗，从广义的角度看，可以分为针对病因、针对病理产物或病理过程、针对病证治疗三个方面。如上文所述，病因的相对性使广义的病因包括原始病因和病理产物两部分，故现代医学的治疗方法又可以概括为对因治疗和对症治疗两个方面。中医学审因论治理论的确立，将使现代医学科学对病因的研究成就纳入中医的病因学范畴，而中医成熟的辨证论治理论，基本上覆盖了西医对"症"治疗的内容。例如，中医对疼痛的"症"的治疗，很早就提出了"缓急止痛"的概念，其理论既包含在辨证论治之中，又与经典的八纲辨证、脏腑辨证、三焦辨证及六经辨证有所区别。其他如"消食""安神""止泻"等，都有比较成熟的对"症"治疗方案。随着现代医学科学的发展，将进一步充实和完善这些理论。这样，最终可能会使整个现代医学所取得的成就被包容于中医理论之中。事实上，审因论治理论的确立，将使中医辨证论治的优势得到充分的体现，在审证求因、审因论治的基础上加以辨证论治，将会进一步提高临床治疗效果，为医生和患者提供更多的选择和机会。

3. 审证求因、审因论治可能成为中医临床治疗学的重要组成部分 病因是个相对概念，将随着病因学、病理学等学科的发展而进一步完善。同时，传统的辨证论治，可能包含部分审因论治的内容，将随着医学科学的发展而进一步分离，使审因论治的内容更加广泛。另外，病因的客观唯一性，使病因在疾病的发生、发展过程中占有独特的地位，绝大多数疾病在消除病因后会易于康复，或彻底康复，直接针对病因的治疗将凸显其重要位置。因此，随着审证求因、审因论治研究的深入进行，审证求因、审因论治将可能成为中医临床治疗学的重要组成部分。

因此，鉴于审证求因、审因论治理论的重要性，我们更应坚持中医学核心思想的原创性和独立性来继承、发展祖国的传统医学。中医学的辨证观和整体观是我们的法宝，审察内外、四诊合参、审证求因、审因论治也是我们化解疑难病的"术"，祖国的传统医学博大精深，阴阳五行、藏象、经络、针灸等，化解疑难病的"术"何其多也。近现代学者应加强对审证求因、审因论治理论的研究，以冀进一步指导临床实践。

第二节 针灸如何四诊合参

针灸疗法是中医学的重要组成部分，是祖国五千年灿烂文化宝库中的一颗光芒四射的明珠，广泛应用于临床各科，而且对一些疑难病症具有独特的疗效，深受广大患者的欢迎。近年来，随着国家的强盛，针灸已经率先走出国门，形成世界范围的"针灸热"，目前已有 186 个国家与地区应用针灸治疗疾病，许多国家已经立法承认，并将其纳入医保。国内随着国家加大对中医的扶持力度，学习中医针灸者越来越多，针灸在临床上得到广泛应用。然而，盛名下隐忧不少，现在的针灸界，尤其是基层针灸医生，普遍不重视辨证论治，尤其是辨证施针，治疗病种局限于颈肩腰腿疼痛。以痛为"腧"，成了"阿是"大夫，使针灸疗法疏远了中医学理论，脱离了针灸学的轨道，成了无源之水、无本之木，往往对常见病证疗效乏善可陈，对疑难病症束手无策。《灵枢・官能》明确指出"用针之服，必有法则"。辨证论治是中医针灸的核心，四证合参，确定证型，因证立法，因法组方，因方遣穴，坚持理、法、方、穴、技的完整统一是提高针灸疗效，尤其是提高针灸治疗疑难病症疗效的不二法宝。

一、四诊合参的定义

清代医家喻昌在《寓意草》中说“治病必先识病”。要识病必须辨证。要辨证必先获得有关病情详细而准确的资料，而要获得这些资料就必须通过“四诊”。

所谓“四诊”，是指望、闻、问、切四种诊察疾病的方法。望诊是用眼观看患者的神色、形态及排出物的变化；闻诊是用听觉和嗅觉诊察患者声音和气味的变化；问诊是通过对患者或陪诊者的询问，以了解疾病发生与发展的过程、现在症状及其他与疾病有关的情况；切诊是用手指或手掌在病体的一定部位上触摸按压的诊病方法。四诊各有侧重，各有特点，应该互相参照，互相印证，才能全面而准确地为辨证提供可靠的依据，即“四诊合参”。

二、四诊合参的必要性

“四诊合参”作为中医诊断疾病的原则之一，现代医者妄图割裂四诊之间的联系，鼓吹仅凭切诊或者望诊即可治病，不免言之有过。《素问·脉要精微论》指出：“切脉动静，而视精明，察五色，观五脏有余不足，六腑强弱，形之盛衰以此参伍，决死生之分”。患者前来就诊，医者若不先问病情、病史，不看患者形体、肤色、舌色、舌苔，不结合闻诊所得之语声、呼吸、咳嗽等情况，单凭寸口脉象，就不能准确地辨证。同一种病（证）并非只有一种脉象；同一种脉象也并非只见一种病证。况且临床常有脉证不符的情况，出现脉象的假象，当舍脉从证。所以不能单凭脉诊而治病，四诊皆重，不可偏颇。只要“四诊合参”才能辨证无误。

1. 人体是一个统一的整体 人和自然界有着密切的联系，所以审察内外就成为中医诊断的一个原则。在此基础上，通过辨证求因，就能给治疗指明方向。要做到审察内外和辨证求因，其前提就是四诊合参。通过四诊合参可以明了情况，见病知源。

2. 四诊各有不同的内容 四诊是从不同的角度去了解和认识疾病，因此不能片面地强调或夸大某一诊法的作用而忽视甚至取代其他诊法。比如患了疮疡，要辨其阴阳属性，可以运用望诊：若见红肿高大，根盘紧束，伴发热疼痛者为痈，属阳证；如是漫肿无头，肤色正常，不热少疼者为疽，属阴证。但要辨其有脓无脓及脓之深浅，则须依靠切诊。如轻按即痛，则脓在表浅；重按方痛，则脓在深部。还有一些疾病，只有自觉症状而缺乏客观的体征，只能靠患者述说才能得知病情，这时问诊就显得非常重要。

3. 辨证以四诊为依据 如果四诊不全，就得不到全面的资料，就会影响辨证的准确性，甚至发生误诊。比如切诊时遇弦脉，痛证可见、痰饮可见、肝胆病也可见。同是滑脉主痰饮、实热、食积，也可见于孕妇和正常人。单靠诊脉，又如何辨证呢？相反，同一个证，临床都可以出现不同的脉象。《金匮要略·血痹虚劳病脉证并治》中就有“脉大为劳，极虚亦为劳”的论述。又如湿证既可出现濡脉，又可出现细脉，到底是哪一种情况，非结合其他诊法不可。李延是在《脉诀汇辨》中指出：“望、闻、问、切，古所谓四诊也。知切矣而略于三者，犹欲入户而阖门，其可得哉!”

4. 疾病是复杂而多变的 症情有真象也有假象。为了辨别真假，决不能以单一的诊法作为依据，必须四诊合参。比如看见患者面红或苔黄，不可一概定为热证。因为酒后、运动后或情绪激动时都能导致面红；而吃了蛋黄、橘子等食品或服用了黄连粉、维生素 B_2 等药物都可将舌苔染黄。这些，只有通过问诊才能知晓。有些患者，脉象与症状并不相应。其中必有真假：不是脉真症假，就是症真脉假。只有辨明真假，才能决定取舍。比如外感热病，脉象滑数而四肢厥冷，此为脉真症假。这是由于邪热内聚格阴于外的缘故，此时当舍症从脉。又如腹部胀满、疼痛拒按，大便干结，舌红苔黄而燥，但脉象沉迟，此为症真脉假。这是由于实热内结，阻遏气血运行，故脉现沉迟。此时当舍脉从症。张介宾在《景岳全书》中说："凡诊病之法，固莫妙于脉。然有病脉相符者，有脉病相左者，此中大有玄理。故凡值疑以难明处，必须用四诊之法，详问其病由。兼辨声色，但于本末先后中正之以理，斯得其真。若不察此，而但谓一脉可凭，信手乱治，亦岂知脉证最多真假，见有不确，安能无误?"

总之，四诊之间互有联系，临证时必须互相参合，不可割裂或有所偏废，这样才能相得益彰，为辨证施治提供周密而确切的依据。

三、针灸四诊合参方法

清代名医徐灵胎云："医有上工，有下工。对病欲愈，执方欲加者，谓之下工。临证察机，使药要和者，谓之上工。夫察机要和者，似迂而反捷。此贤者之所得，愚者之所失也"。临床上，主要通过以下几个方面的"察"，来收集四诊资料，审察病机，明确辨证，从而确定治则治法。

《针灸甲乙经》作为我国第一部针灸学的专著，在针灸治则治法及指导临床实践方面的成就，堪称经典。本文试图通过对《针灸甲乙经》中针灸治则治法的文献研究，从针刺治疗前的注重辨证及四诊合参的治疗原则，以用来指导临床提高疗效，努力改变针灸不辨证施针的现况。

（一）察神

《针灸甲乙经·针道》曰："凡刺之真，必先治神，五脏已定，九候已备，后乃存针。众脉所见，众凶所（《素》作弗）闻。外内相得，无以行先。可玩往来，乃施于人。虚实之要，五虚勿近，五实勿远。"指出神气在针灸治疗方面有极其的重要意义。神气的盛衰直接反映人体脏腑虚实、气血盛衰、脏腑功能的强弱。因此针灸治疗前需先查明患者的神气情况。

（二）察精

《针灸甲乙经·精神五脏论》载："是故五脏主藏精者也，不可伤；伤则失守阴虚，阴虚则无气，无气则死矣。是故用针者，观察病人之态，以知精神魂魄之存亡得失之意。五者已伤，针不可以治也。""精"是构成人体和维持人体生命活动的物质基础，"精气"即正气，是构成和维持生命的精华物质及其功能。治疗要注意"精气不伤"，避免"精泄则病"，达到"精气得存"的目的。

（三）察形

《针灸甲乙经·三部九候》载"必先度其形之肥瘦，以调其气之虚实，实则泻之，虚则补之，必先去其血脉而后调之。无问其病，以平为期"。察形注重"形之肥瘦"，治则仍是"实者泻之，虚者补之"，但是强调个体差异：平常人"端正纯厚者，其血气和调"，胖人"广肩腋项，肉薄厚皮而黑色，唇临临然者"，瘦人"皮薄色少，肉廉廉然，薄唇轻言"，年轻体质强壮者"血气充盛，皮肤坚固"，婴儿"其肉脆，血少气弱。刺此者，以毫针，浅刺而疾发针，日再可也"。

（四）察气血

首先察血气有余不足，"气有余则喘咳上气，不足则息利少气"；其次，看气血滑涩，是否凝泣，应该“切循其经络之凝泣结而不通者，此放身皆为痛痹，甚则不行，故凝泣”，血气并否，“血气未并，五脏安定，孙络外溢，则经有留血……血气已并，病形已成……”；再次，审气机是否逆乱，“清气在阴，浊气在阳，营气顺脉，卫气逆行，清浊相干，乱于胸中，是谓大悗。故气乱于心，则烦心密默，俯首静伏；乱于肺，则俯仰喘喝，按手以呼；乱于肠胃，则为霍乱；乱于臂胫，则为四厥；乱于头，则为厥逆，头痛眩仆”。血气调治总则：“病在血，调之络；病在气，调之卫”。具体治则要依据气血的有余不足及逆乱的部位而定。

（五）察四时

“人与天地相参，与日月相应”，察四时要明白神气游行的部位，“春气在毫毛，夏气在皮肤，秋气在分肉，冬气在筋骨”。治则“谨候气之所在而刺之，是谓逢时”。遵循原则“谨候其时，病可与期”，违背原则“失时反候，百病不除”。

（六）察阴阳

察阴阳时根据“内有阴阳，外有阴阳，在内者，五脏为阴，六腑为阳，在外者，筋骨为阴，皮肤为阳”的理论，强调“和气之方，必通阴阳”，决定取穴原则，“阳盛而阴虚，先补其阴，后泻其阳而和之；阴盛而阳虚，先补其阳，后泻其阴而和之”。

（七）察经络

察经络除察经络之虚实外，还审察三阳三阴开、阖、枢，“太阳为开，阳明为阖，少阳为枢。故开折则肉节溃缓，而暴病起矣……阖折则气无所止息，而痿病起矣……枢折则骨摇而不能安于地……太阴为开，厥阴为阖，少阴为枢。故开折则仓廪无所输，隔洞……阖折则气弛而善悲……枢折则脉有所结而不通”。经络刺灸总的治则“凡十二经之病，盛则泻之，虚则补之，热则疾之，寒则留之，陷下则灸之，不盛不虚，以经取之”。

（八）察脏腑

脏腑学说的理论在《针灸甲乙经》中阐述极为详尽，“十二经水”曰：“五脏者，合神气魂魄而藏之；六腑者，受谷而行之，受气而扬之”，因此“必查五脏之病形，以知其气之虚实而谨调之”（《针灸甲乙经·精神五脏》）。察脏腑首先要掌握五脏的病变：“肝病者，两胁下痛引少腹，令人善怒。虚则目无所见，耳无所闻，善恐，如人将捕之”“心病者，胸中痛，胁支满，两胠下痛，膺背肩胛间痛，两臂内痛。虚则胸腹大，胁下与腰相引而痛”“脾病者，身重善饥，肌肉萎，足不收，行善瘛疭，脚下痛。虚则腹胀，肠鸣飧泄，食不化”“肺病者，喘咳逆气，肩背痛，汗出，尻阴股膝挛，髀腨胻足皆痛。虚则少气不能报息，耳聋，喉咙干”“肾病者，腹大胫肿痛，咳喘身重，寝汗出，憎风。虚则胸中痛，大肠小肠（《素问》作大腹小腹）痛，清厥，意不乐”（《针灸甲乙经·五味所宜五脏生病大论》）。治则“人有五脏，脏有五变，变有五输，故五五二十五输，以应五时”（《针灸甲乙经·五脏五输》），“五脏有疾，当取之十二原”（《针灸甲乙经·十二原》）。六腑取穴原则为“荥俞治外经，合治内腑。治内腑奈何?曰：取之于合”。

（九）察色、按脉

《针灸甲乙经·阴阳大论》曰：“善诊者，察色按脉，先别阴阳。审清浊而知部分；视喘息，听声音而知病所苦；观权衡，视规矩而知病所生；视尺寸，观浮沉滑涩而知病所在”。察色强调“各以其色言其病”（《针灸甲乙经·五色》），“（五色）各见其部，察其浮沉以知浅深，审其泽夭以观成败，察其散浮以知近远，视色上下，以知病处，积神于心，以知往今”（《针灸甲乙经·五色》）。“凡将用针，必先视脉气之剧易，乃可以治病”（《针灸甲乙经·针道》），按脉强调观察四时脉象的变化规律和寸、关、尺各部位脉象的浮沉滑涩。治则“病生于内者，先治其阴，后治其阳，反者益甚；病生于外者，先治其阳，后治其阴，反者益甚。用阳和阴，用阴和阳。审明部分，万举万当”（《针灸甲乙经·五色》）。后治则：“脉动而实且疾者，则泻之，虚而徐者，则补之”（《针灸甲甲经·针道终始》）。

（十）辨证

通过以上不同角度的审察，四诊合参，明确辨证，结合病变的具体部位，确定疾病或者症状的寒热、虚实、深浅、标本，然后因证立法，确立治则。寒热治则为“刺诸热者，如手探汤。刺寒清者，如人不欲行”；虚实治则为“虚则实之，满则泻之，菀陈则除之，邪胜则虚之”；深浅治则为“脉实者，深刺之以泻其气；脉虚者，浅刺之，使精气无得出，以养其脉，独出其邪气”；标本治则为“急则治标，缓则治本”“治病必求于本”。

《针灸甲乙经》中体现出来的四诊合参，审察病机，明确辨证，确定治则方可施针的学术思想，与张仲景“观其脉证，知犯何逆，随证治之”的治病原则一脉相承，是现代针灸临床医生必须学习和掌握的基本原则，是提高临床疗效的关键、前提。

第三节 针药结合的特殊优势

通元疗法十分强调针药并用，是当代针药并用的典范。针药并用古已有之，历史悠久，积流深厚，其治疗效果的优越性为历代中医大家所肯定、推崇。针灸主治经络病证，属外治法；汤药主治脏腑病证，属内治法。两者分用各效，合用更佳。针药有异有同，异在一为外治，一为内服；一主调经治气，一主补虚安脏。同则在于均可祛邪扶正、平衡阴阳，皆为活人法。早在《内经》即有针药的相关论述，历代临床中医大家更是推崇针药并用，并不断探求其优势所在，甚至将此作为“大医”的标准。故医者必须明晰针药并用之精髓所在，如此才可于临证之时运筹帷幄，不至于告穷归天。

一、良医俱精，传承悠久

古往今来，擅长针药并用的中医大家代有人在。早期著名医家如医缓、扁鹊、仓公等都曾以针药结合为治疗手段。先秦扁鹊治虢太子尸厥，先针“三阳五会”（百会穴），继予药物温熨腋下，再服中药汤剂，用针药结合方式收到了“起死回生”的效果。汉代张仲景曰：“太阳病，初服桂枝汤，反烦不解者，先刺风池、风府，却与桂枝汤则愈。”如太阳病之邪气不甚，服桂枝汤即可解之，然此属病邪较重，须配合针灸，加大祛风散邪之力，针药并用，效专力宏，如此才可药（针）到病除。唐代孙思邈则一言道明良医的必备条件：“若针而不灸，灸而不针，皆非良医也；针灸不药，药不针灸，亦非良医也……知针知药，固是良医”。宋代王执中所著《针灸资生经》之“针灸须药”曰：“今人或但知针而不灸，灸而不针，或惟用药而不知针灸者，皆犯孙真人所戒也。”明代杨继洲在《针灸大成·策·诸家得失策》中曰：“疾在肠胃，非药饵不能以济；在血脉，非针刺不能以及；在腠理，非熨焫不能以达，是针灸药者，医家之不可缺一者也。”以上均强调为医者，针、灸、药均须掌握，由此可知针药并用实乃大医所为、上工之术。作为金元四大家之一的李东垣亦提倡针药并用，在其所著《脾胃论》《兰室秘藏》《内外伤辨惑论》三书中均有相关记载。明代吴昆对针药并用亦深有感悟，提出“针药同理”，其所著《针方六集》有言：“针不难泻实而难补虚。一遇尫羸，非饮之甘药不可，是针之补不如药之长也。”揭示了针药各有所宜，告诫医者临证治病须有侧重。明代高武亦非常推崇、擅长针药并用，指出“针灸药三者得兼，而后可与言医”“针灸药因病而施者，医之良也”。至近代，承淡安著《伤寒论新注》一书，并于各症汤方之后附以针灸治法，使针药并用的思想再次为世人所重视。当代名老中医秦伯未主编的《中医临证备要》，其中近半病证是以方药、针灸并用。由此可知，针药并用之思想，自中医诞生之际，未有断绝。医者应以此激励自己，上穷岐黄，下究各家，探析针药并用之要，广济芸芸众生之苦。

二、针药并用之治疗优势

（一）针灸治其经，药物治其脏

针药有别，其治亦异。早在《内经》中便有相关论述，如《素问·移精变气论》曰“微针治其外，汤液治其内”，《素问·汤液醪醴论》曰“当今之世，必齐毒药攻其中，镵石针艾治其外”。此两者皆指出针灸、中药各有所主，临床辨证施治，选针用药须有所侧重，不可执泥其一。针刺与艾灸均属外治法，主要作用于经络。虽十二经脉内连脏腑，外络肢节，然针灸之功，主在调节气机，疏通经络，激发人体自身功能以抗御外邪、平衡阴阳。对内在脏腑疾病虽亦有效，然终非主要。《内经》有论及使用针灸治疗脏腑疾病，如《素问·异法方宜论》曰“脏寒生满病，其治宜灸焫”，《灵枢·九针十二原》曰“凡此十二原者，主治五脏六腑之有疾者也”，诸如此类，均是针对病因病机较为单一，或病情轻浅，脏腑尚未亏损而言。当疾病属多种证候并存，病机较为复杂，病机转换在即时，针灸往往力所不逮。此时须先针后药，或先药后针，或针药并用。药物乃有形有味之品，尤其是其中的血肉有情之物，可充分发挥补益之功，扶正固本，补养五脏，此属内治脏腑，为针灸所不逮。这也正是吴昆所说：“一遇元羸，非饮之甘药不可，是针之补不如药之长也。”由《素问·异法方宜论》“其病生于内，其治宜毒药”可知，内在脏腑所生之病，应以中药调治，方可直达病所，拨乱反正。杨继洲在《针灸大成·经络迎随设为问答》中亦明言针灸药其治有别：“以针行气，以灸散郁”“病既属内，非汤液又不能济也”。故不可拘泥于针灸而弃药于不顾。然若邪气在经络，则须依靠针灸才可速效。《针灸大成·医案》记载有一医案：“乙卯岁，至建宁滕柯山，母患手臂不举，背恶寒而体倦困，虽盛暑喜穿棉袄，诸医俱作虚冷治之。予诊其脉沉滑，此痰在经络也。予针肺俞、曲池、三里穴，是日即觉身轻手举，寒亦不畏，棉袄不复着矣。后投除湿化痰之剂，至今康健，诸疾不发。”故医者须明晰针药各有所长，才可尽显其功。世虽鲜有医书明言针药有分治人体脏腑经络、内外之别及针药并用之奥妙，但想成为一名中医大家，则应有全科的视野，明晰针灸之所长与汤药之所主，只有知其所别，才能治之以全。故为医者，须知晓针灸主治经、药物主安脏。

（二）减毒增效，祛邪扶正

俗语有云：凡药三分毒。《素问·五常政大论》亦言：“大毒治病，十去其六，常毒治病，十去其七，小毒治病，十去其八，无毒治病，十去其九。”几乎所有的药物都有毒副作用，如何降低药物的毒副作用成了医生与患者的共同追求。针灸作为独特的绿色疗法，备受青睐。针灸作用于经络，而经络内连脏腑，外络肢节，笼络周身，故针灸与药物并用，可引药归经，使药物快速循经入脏，达到药量少而药速效的效果，还可激发人体自身调节功能，加快药物的代谢、排泄，从而减少毒副作用。有研究者在综述了近 10 年文献的基础上指出：①针灸配合适当的药物治疗，可弥补单纯针灸调节的不足。②针药结合可以减少药物的毒副作用，它的机制可能包括两个方面，一是针灸可以改善因副作用引起的症状体征；二是针灸的效应可以减少药物的用量，从而达到减轻药物副作用的目的。

针灸祛邪之功明显，尤其是当邪气滞留于四肢经络或刚侵及体表藩篱之时。相比之下，中药则尤擅于扶正补虚。故两者如若运用得当，可大幅度增强治疗效应，获得 1+1＞2 的效果。例如，张仲景在《伤寒论》中曰：“少阴病得之一二日，口中和，其背恶寒者，当灸之，附子汤主之。”此证病机明，病因清，故治法清而精，以艾灸散寒通阳，附子温阳化湿，内外齐攻，使温通之力显，则收效必速。故当病情较为严重时，单纯针灸或中药治病往往有所局限，难以尽愈诸疾，即使侥幸“治愈”，因治法过于单一、偏性过于突出，终会变生他证或导致病情反复，而成真正难愈之病。故应针药并用，各尽所长，相辅相成，相生相克，才可发挥最佳治疗效应。

（三）扩大适应证，缩短疗程

当下，针灸的疾病谱有 461 种，占人类病证 8300 种的 5.55%。针药结合，无疑是扩大针灸治病范畴的一大途径。《素问·异法方宜论》指出：“杂合以治，各得其所宜。”临证施治之时，如能做到针药并用，同时发挥两者之功，往往收效更显、更快。单纯针灸治病，难以滋补脏腑、化生气血；单纯中药治病，难以调畅气机，通经活络。故临床如遇急症、重症或疑难杂病等，单用一种疗法往往有所局限，如若针药并用，则可内外同治，经脏并调，既可大大扩大适应证，又可缩短治病疗程，使很多治疗效果不明显，预后不好的疾病得到改善，为患者带来福音。《灵枢·九针十二原》曰：“言不可治者，未得其术也。”借用此言于此，针药并用即是“其术”。李东垣在这方面亦属典范，在其所著之《活法机要·疠风证》中记载了针药并用治疗麻风病的方法：“刺肌肉百日，汗出百日，凡二百日须眉生而止。先桦皮散从少至多，服五、七日，灸承浆穴七壮。灸疮愈，再灸，再愈，三灸，之后服二圣散，泄热祛血中之风邪。”麻风病已流行 3000 多年，全世界每年仍有 20 余万麻风新病例发生。可知此病实属难治，非针药并用不能奏效。故医者必须将针药并用学以致用，方可广济苍生。

三、针药并用之临床应用

（一）辨证分内外虚实，把握病因病位病机

隋唐以前，中医是不分学科的，医家临诊不分针灸方药，大多针药并用，或辨证择善而用。针灸、中药本是一家，均是在中医基础理论指导下使用。大旨：针灸治其外，汤药治其内，虚则补之，实则泻之。故临证之时，须明于辨证，统筹而后行，才不失偏颇。切忌辨证不清，宜针而用药，须药而执针，甚至因辨证不明，盲目地将针灸与方药叠加施用，以为万全，则往往事倍功半，导致过度治疗，甚至使得机体处于治疗疲劳的状态，再治则更难获效。故施治之际，须明晰病位之所在、病因之所起、病机之所即，谨记“病机十九条”，审证求因，审因论治，步步为营，切忌犯“虚虚实实”“头痛医头，脚痛医脚”之戒。

（二）施治各有所主，方术百变同归

针所不为，灸之所宜，针灸虽常相提并论，然其中亦有异，针刺偏于泻实，艾灸偏于温补。《灵枢·九针十二原》中之九针，已发展为如今诸多特种针法，各有所长。中药亦千变万化，徐大椿著《神农本草经百种录》，明晰各药药性，并提出药有专长、性同用异论，其用药如用兵，很是灵活，对临床辨证用药组方具有高度指导意义。然无论是中药处方还是针灸处方，均是在整体观、辨证观指导下应用，治疗方式不一，但理、法、方、药（穴）自是一体，应遵循有是证用是药，有是证用是穴之理。虽针药各有所主，然其理一也。

四、针药并用之典范——通元疗法

通元疗法，亦称通元法，是赖新生教授在临证四十余年的基础上所创立的治疗体系，包括通元针法和中药处方两大部分。其中通元针法是通督养神，引气归元的简称，它突破了以往沿用的四肢经穴即为循经的局限，揉合了俞募相配、上下相配、左右相配等穴位配伍的多种形式，以任、督二脉为循经取穴重点，充分发挥了督脉贯脑为通调元神、任脉连肾为精气之归的经络治疗效应，是“扶正祛邪”“治病必求于本”的新的针灸处方体系。该体系是针灸学经络阴阳理论与现代经穴-脑相关相结合而独创的高效、科学而创新的治疗大法，是传统针灸理法方穴术体系的范式。通督养神的主穴为督脉（尤其是脑部穴位）及五脏背俞穴，引气归元的主穴为任脉、三阴经及腹部募穴，配穴为五输穴及其他特定穴。在此基础上，根据临床需要，再辨证配以中药处方，赖新生教授根据多年临床经验，自创系列经验方，如“调经必效方”“精子碎片方”“苦痒无痕方”“新加消风散”“健脾固肺汤”“加味二仙龙蝎汤”“五白汤”等，如此针药并用，共同发挥疗效，使之经脏同调，标本同治，共同组成平衡阴阳的治疗体系。

通元疗法极大地扩大了单纯针灸或者中药的临床适应证，成为在整体观指导下治疗全身疾病的大疗法，突破了以往针灸治疗局限于外经病、运动功能障碍及痛症等的范畴，使之适应于各种内伤杂病及疑难杂症，丰富了中医学的理论体系。

（一）通元针法的具体应用

运用通元疗法时，针对久病、虚病的患者，是否需要结合中药，应如何结合中药？对于虚实不明显的患者，不适宜针灸，仅用中药即可。若虚实明显，病证复杂繁多，单纯用药或针灸效果差，适宜针药结合。

若有严重的消化系统疾病，比如萎缩性胃炎、肝功能衰竭、低蛋白血症等气血不足的病证，应以中药为先，培补气血，可适当使用艾灸，不可针刺。治疗 1 周后可根据情况加用针刺。若有严重呕吐症状，如食管癌、噎膈等疾病，药食不下，应以针刺、艾灸为先，且穴位不宜多，选穴以任、督二脉为主。若虚实明显，尤其实证明显时，首先考虑针药结合，如泄泻、头痛、失眠、狂躁等精神类疾病。反复就诊、西药治疗效果差时，也应考虑针药结合。

很多抑郁、失眠等精神类疾病在使用通督调神针刺时，需配合中药，且应在通元疗法思想指导下拟方，辨证施治。中药多以入脑、肝、心、肾，交通心肾为主。失眠患者以通督调神为主，用赖新生教授自拟处方百印调神方进行针刺，配合中药，效果颇佳，甚至可以减少西药（如地西泮、氟哌噻吨美利曲辛）的使用，且不复发。若单纯针对某一脏腑用药，则比较偏颇，只有基于任、督二脉的调节来指导拟方才可。

针药结合对疗效会产生三种情况：互补、拮抗、抵消，其中互补是最理想的结果。临证时

要考虑到针药抵消、拮抗，避免针灸过度治疗，因此需要详细询问患者的治疗经过。如月经期患者呈现功能低下的状态，针灸不仅会打乱正常经期、经量，针灸、中药还可能会对机体造成损害，故经期患者不推荐使用针灸、中药，这是顺应自然、顺应病势、顺应体质。此外要考虑针药会不会起反作用，故建议大家学好针灸的同时，也要学好内科，掌握如何使用中药。

了解通元疗法后，对于中药的使用，不会局限于对药，更加会从整体上遣方施药。赖新生教授认为经络、穴位没有本态，经络只是一个信息的通导道，和神经有关，但不等同于神经，我们应从功能上认识它。凡是块状的东西就是经筋，条状的、细的便是经络。应注重经络的功能，而不要试图用现代医学去证明经络的存在，否则会本末倒置。通元针法以调节阴阳作为最高境界，是对靳三针的一个超越，没有绝对固定的穴位处方，不似靳三针是为了取穴方便，加强局部疗效而拟方。在通元疗法的思想指导下，可以自拟穴位处方。靳三针不注重调气，如脑部靳三针只是局部疗效，这是它的局限性。通元疗法适应证广泛，不是针对某一个病种而制订，但引气归元法基本针对男女生殖问题。在使用通元疗法时要审证求因，针灸、中药处方均在该理论指导下进行拟定。通元针法是一种调节类的处方，尤其是调气、调阴阳。

（二）如何使通元疗法临床疗效最大化

临床上提高通元疗法的疗效需要注意以下两个原则的运用。

1. 针所不为，灸之所宜 当遇到久病、虚损性疾病，针刺疗效不显著的时候，应当考虑针所不为，灸之所宜，选取补性穴位（如背俞穴及合穴、脐下穴位），采用补法，严格审别针与灸不同的适应证，分别应用。

2. 针药结合 通元针法在配合四肢穴位循经取穴之外，还应重点考虑针药结合，单针不药、单药不针不能达到满意的疗效。针与药相结合，不是随意地堆积组合，有先针后药，有先药后针，有针药并用，不可不察。先针后药，如《伤寒论》“先刺风池风府，却与桂枝汤则愈”。先药后针，或针药并用，如“病痰饮者，当以温药和之”，病者寒饮内停，当先以苓桂术甘汤温阳化饮，再针灸背俞穴及腹部募穴以防止复发；水肿病者则针药并用。

五、小　结

通元疗法提倡针药并用、内外同治，在临床上充分发挥中医各种治疗手段的特色和优势。针药合璧可以使针灸与药物的功效互补、功效合一、功效互增、功效协同，但临床上不刻意追求针刺、药物的单独或联合运用，而是针对不同情况各取其所宜，根据病情选择最佳的治疗手段和方案，最大程度地救治患者，发挥中医最佳治疗效果。如在用通元针法治疗中风后遗症的同时，用补阳还五汤加石菖蒲、益智仁、远志以化痰开窍，偏瘫日久者加杜仲、牛膝、女贞子、墨旱莲以滋补肝肾。总而言之，归纳通元疗法特点如下：①上开脑窍，下蓄精气，共奏通元之功；②蓄积阴精，引气归元，通督养神，以补为主，重视精、气、神在人体中的重要作用；③具有“头面、躯干取穴为主，四肢五输穴为配穴”的取穴、配穴特点；④针药合璧，相得益彰，加强通元之功。

第四节　循经取穴的科学性与规律性

从《内经》开始，对疾病的病理认识已从局部联系到经络，体现出循经取穴的思想。《灵枢·邪气脏腑病形》曰："中于面则下阳明，中于项则下太阳，中于颊则下少阳，中于膺背两胁亦中其经。"说明邪之中人，以穴位为孔道，经络为病邪传入与证候出现的反应线。故凡传注受邪之疾可以循经取穴为准则。针灸辨证施治的特点，决定了辨证循经取穴在针灸治疗中的主要地位。现代对循经取穴的研究文献浩如烟海，其中包括经验总结、实验结果、临床疗效研究等，但是对于循经取穴的科学性和规律性研究并不多，赖新生教授认为，欲掌握好循经取穴，使其在临床上发挥良好的治疗效果，充分理清其科学性和规律性是前提。

一、循经取穴的科学性

（一）循经取穴的现代研究

研究循经取穴的文献有很多，其中著名医家彭静山曾提及经络的个性和共性，其个性是各条经脉有着单独的循行路线、反映与其密切相关的疾病、有其特效的腧穴，共性则是人体内外贯通的网络体系、相互对称彼此呼应。另外他还列出八种循经取穴的方法，分别是辨证循经取穴法、首尾循经取穴法、两端循经取穴法、远端循经取穴法、表里循经取穴法、原络循经取穴法、募穴循经配穴法及郄穴循经配穴法。司徒铃教授认为循经取穴是在脏腑经络理论指导下，进行针灸施治的重要环节，欲提高疗效必须掌握此环节，提出了循经取穴的基本方法，包括循本经取穴法、循他经取穴法、循多经取穴法等。

陈彩凤等根据《内经》对"聋"的论述，从脏腑循经的理论和临床应用方面做出归纳，分析"聋"的病因病机及治法，认为从耳所属、相关的肾、肺、肝胆等脏腑，所循之少阳经、厥阴经、阳明经及其表里经脉，以及阴阳气血等，以此说明脏腑循经辨证是《内经》"聋"辨治的精粹。陈京明等以"经脉者，决生死，处百病，解虚实，不可不通"（《灵枢·经脉》）来说明经络在辨证诊断中的重要性，提出人体十四经脉腧穴有其主治病证的基本规律性，将辨证循经取穴治疗根据情况区分为近端取穴及远端取穴。总而言之，对疾病的有效治疗，减缓患者在生理病理上的痛苦，才是我们研究的最终目的。

萧应干对循经取穴针刺治疗诸痛症的理论及方法进行了系统的整理，特别重视循经取穴，并非如机械模式般的头痛针头、腹痛针腹，分享了其治愈病例的经验。赵文等采用循经取穴结合腧穴神经解剖的理论来治疗下肢不宁腿综合征的疗效显著，运用局部循经取穴，针刺阻断痛觉产生、传递和感知，使伤害性刺激受到抑制，改善局部的微循环，促进局部组织的代谢，从而取得良好的效果。唐华生则运用循经取穴来治疗腰椎间盘突出症，从而对比循经针刺与常规针刺的临床疗效，其结果是循经针刺治疗腰椎间盘突出症的疗效均优于常规针刺。

从以上现代文献综述的情况观察，围绕着循经取穴来进行针灸治疗的研究均提供了很好的疗效。

（二）循经取穴的科学意义

循经取穴在针灸临床上有着重要的指导意义，且其存在一定的科学性和规律性。所谓"循经"就是在诊断当中找出疾病证候的"经络说通"，也就是中医的"按脉定经"，但往往在微茫指下，很难确切地依据三部九候来肯定疾病证候的经络变化，所以四诊望、闻、问、切诊主要是辨别寒、热、虚、实、表、里、阴、阳，再结合临床的六经症状来辨症用药。那么，对针灸而已，若想找到"主治所在"，就必须事先明确"经络说通"。所以循经在针灸治疗过程中是必不可少的环节。

不同的疾病，可以表现出同样的证候，而同一证候又不一定哪一经有变化。譬如头痛，是很多疾病的一个证候，由很多经络变化所致。究竟针刺哪一经络腧穴有效？如果要找到经络说通，结合虚实补泻、生克制化就很容易回答这个问题。赖新生教授曾诊治一神经性头痛患者，查看患者后当即检查他的经络变化，发现足阳明胃经的足三里穴酸痛异常，立即针刺后头痛消失。若离开经络学说，足三里治头痛，将作何解释？

循经取穴以经络为依据，所谓“经络所过，主治所及”，腧穴的主治性能大部分和经脉的是动、是所生病一致。例如，以足阳明大肠经病为主的鼻塞不通，牙痛而肿，近取迎香，远取商阳，一经之中，起处一针，止处一针，上下相应，远近兼顾，易于激发经气，疏通经络，使气至病所而病速愈。

《内经》载“是动所生病”，就是指经络有所变化，才能出现证候。日本学者研究热感测定，发现身体的 Searew 天平现象就是这个道理。不仅经络左右有差异，各经络间也会有差异，都是主于疾病的象征。所以在临床上根据主诉的自觉症状及临床检查缩减，再找出经络变化，那么针灸取穴就有正确的依据了。具体方法如下。

（1）要看主症的经络系统，如头痛究竟是巅顶或者颞部等部位。

（2）要找到远隔部位的异常变化、过敏现象。例如，胃痛往往在膝关节上梁丘、足三里有酸痛不适感，以及足太阴脾经系统有相关变化等。

（3）可以利用线香在十二井穴上做相等距离的知热感测定。主要是热源一致，距离相等，患者掌握知热感程度，或热或痛一致。医者掌握时间，无论左右知热程度不同，或者经络间有差别，凡超过 3 倍者，都是主于经络有所变化。

取穴就是在针灸施术中找到“主治所在”。一方面是根据有所变化的经络及有关经络来探取对症的刺激点，同时也必须依据经络系统或在体表寻找病理过程防御反射的敏感点。这种敏感点，包括压痛、酸楚、麻木、沉重、浮肿等的除主症外的异常感觉。这种现状不论局部或者远部，往往出现在经络有所变化的部位。并且这种因果关系也符合神经论点，因而作为针灸施术的目标，结合临床的具体情况，采用或针或灸或强刺、弱刺等补泻的不同手法，就会得心应手，奏获捷效。

《内经》曰：“厥阴之脉令人腰疼，腰中如张弓弩弦，刺厥阴之脉，在腨踵鱼腹之外，循之累累然，乃刺之。”这个“累累然”，就是过敏的标识。也说明了“循经取穴”在临床上的意义。由此可见，根据疾病证候循经取穴，找到敏感点，明确“经络所过，主治所在”，作为针灸治疗的理论依据是符合观点的。因而目前针灸实践，离开经络学说是行不通的。正如喻嘉言所说：“凡治病不明经络脏腑，开口动手便错，不学无术，急于求售，医之过也”。

（三）循经取穴的科学依据

“循经取穴”作为祖国传统医学经典的治疗要领，在针灸临床实践中循经施治确是获取治疗针效的重要的技术途径，虽然其循经作用的物质基础与作用机制尚在探讨之中，但我们在以往研究中发现“循经感传”现象的存在为“循经取穴”的作用机制提供了充分的科学实验依据。

循经感传作为经络的重要表现，其定义是指用针刺、电脉冲及其他方法刺激穴位时，所产生的“得气”感觉从受刺激的穴位开始沿着古典医籍记载的经脉循行路线传导的现象。我国古代医家最早发现循经感传现象，在针灸医疗实践中，非常重视“得气”“行气”与针效的关系，强调在针治过程中，促使针感沿经传导“气至病所”，是获得良好针治效果的关键所在。古人对感传及其临床意义的认识和其科学价值已为现代研究所证实。

1. 古代文献有关循经感传现象的记载 《灵枢·邪气脏腑病形》把针刺中穴位的感觉传导形容为“针游于巷”。《灵枢·九针十二原》将针刺感觉的慢传导现象描述为像虫爬那样的“若行若按，如蚊虻止”。《素问·宝命全形论》将针刺感觉的快传导现象比喻为像鸟飞那样迅速，“见其乌乌，见其稷稷，从见其飞”。对于感传的临床意义，《灵枢·小针解》说：“为刺之要，气至而有效”。明代针灸家杨继洲在《针灸大成》中更强调指出“有病道远者，必先使气直到病所”，即用针刺手法使针感沿经络传至病变部位，认为这是获得针疗效果的关键所在。《三国志·华佗传》在叙述汉末名医华佗的针治经验时，对循经感传与针刺疗效的关系说得更清楚：“下针言：‘当引某许，若至，语人’。病者言：‘已到’，应便拔针，病亦行瘥”。

由此可见，古代医家对循经感传和针灸效应有大量的研究，诸多载述不仅散见于浩瀚的文献中，而且对感传的认识存在不同见解，古人不仅认识到感传的临床意义，更提出控制感传的方法以发挥更好的疗效。

2. 国内外对循经感传现象的报道 1948 年，日本针灸学家柳谷素录在《针灸医术入门》一书中提到在针刺穴位时出现循经感传现象，“沿经络出现，像通了电流似的感觉不断向前传导”。1950 年长滨善夫和丸山昌朗报道的一例循经感传现象，在国外是一例最详细、最典型的报道：在给一位患视神经萎缩者进行针刺治疗时，偶然发现该患者沿经络出现非常明显的多经感传现象。赤羽幸兵卫于 1953 年和 1960 年曾先后报道 4 例在灸治过程中出现的感传病例，其中 1 例胃痛患者，在灸右足的内庭穴时，当灸至第 11 壮发现有缓慢的感传向上传导，经右季胁部向上一直传到头部，在灸至第 18 壮时，患者自觉腹部舒服，胃痛也消失。绳田隆生等 1982 年报道，用中国测定循经感传的方法测试，结果证明日本人的感传出现率为 4%。

我国援外医疗队也用国内统一的调查方法，对 203 例莫桑比克人进行测试，其循经感传率为 81.8%；而 123 例几内亚人的显性感传率为 30%，在英国、美国、法国、德国、加拿大、澳大利亚等国均有循经感传现象的发现和报道。这些研究证实循经感传现象在亚洲、欧洲、非洲等国家广为存在。我国在 1972～1978 年，全国 20 多个省市的有关单位在不同地区、性别、年龄、民族和文化程度的人群中，分别采用低频电脉冲、针刺、艾灸、按压等方法刺激十二经井穴或原穴。于 1979 年第二届全国针灸针麻学术讨论会“循经感传现象调查协作组”按全国统一标准，在所调查的 63 228 人中做统计分析，其感传出现率大多数在 12%～24%，最低为 5.6%，最高达 45.2%，显著型出现率最高达 2.2%。大量的研究资料表明，在全国范围的人群中均有循经感传现象的存在。总之，国内外的这些调查结果说明，循经感传现象的存在是客观的，是普遍的。

3. 循经感传的临床研究 循经感传与针灸临床疗效关系密切，这不仅表现在对受试患者的调查中，受试者反映感传所到部位出现的痛阈、触觉阈，以及脏腑、五官功能活动出现相应变化，而且还表现在针灸临床疗效、针刺镇痛及针麻效果等方面均与循经感传的有无、强弱直接相关。“感传愈显著，疗效愈好”。

4. 循经感传与针刺疗效 运用客观指标和针灸对机体各系统疾病的治疗研究表明，循经感传与针灸疗效关系密切，“气至病所”者疗效显著。对感传超过肘、膝关节以上者，进行血流图和尿量、尿环磷酸腺苷（cAMP）检查，实验组为胃经有感传者 19 例，对照组为胃经无感传者 18 例，观察胃经感传过程中血流图收缩期波幅和周围阻力指数的变化。结果表明：胃经线上血流图变化随感传的动态过程发生相应改变，而对照组未见类似变化。以尿量及尿 cAMP 作指标观察感传前后变化，发现激发肾经、膀胱经感传后 1～3 小时可见尿量明显增多，3 例出现即时性高峰。相反，在相同条件下刺激脾经、胃经感传时，尿量及尿 cAMP 未见增多和即时性峰。以上指标在一定程度上客观反映了感传与脏腑功能活动的变化关系。结合临床，以心电和心功能为指标，对有显性感传、隐性感传和完全无感传的冠心病患者针刺疗效观察结果表明，感传显著程度和针刺效应呈高度正相关（相关系数为 0.98，$P<0.01$），其疗效依显性感传组、隐性感传组、无感传组依次递减。对 96 例小儿哮喘的观察表明，感传上达胸前区者，症状近期控制和显效率为 67%，无感传组为 14.3%，差异非常显著。循经感传可改善局部的血液循环，对微循环障碍的患者，针刺三焦经的肩髎和支沟穴，感传到达无名指端约 50 秒后，该指的甲皱微循环便出现节律性的收缩和舒张，感传愈显著，微循环的变化也愈明显。

冈部素道也报道 65 例针灸后“气至病所”，症状改善的病例，其中有 32 例胃炎患者在针刺胃经梁丘穴时，针感从针刺局部向上一直传至胃部，症状随即改善。有 15 例胰腺炎患者在针刺郄门穴时，针感从针刺局部一直传至患部，同时产生止痛作用。此外还发现对 3 例齿槽脓漏的患者，在针刺合谷穴时，当感传到达患部的同时，产生从齿根部出现排脓的现象，随后患者的疼痛肿胀也随之消退。类似报道还有很多，均证明针刺治疗中有感传者疗效就好，感传能达病所者疗效更佳。

5. 循经感传与针刺镇痛效果 在针刺镇痛过程中，对循经感传显著者针刺镇痛区循经分布特征的研究表明，感传所到达的部位，痛阈提高显著。有人对 1106 例头、颈和躯干部的各种痛症患者针刺穴位均为肘、膝关节以下的远道穴，循经感传的显著程度根据感传从针刺穴位向疼痛部位的距离而分级。结果表明，感传与针刺的镇痛效果密切相关，向中性感传愈显著，针刺的镇痛效果也愈好。若将向中性感传显著的患者（包括感传直达疼痛部位和超过针刺穴与疼痛部位之间的距离的一半者，共 345 例）和向中性感传不显著者（包括无感传和感传不及针刺穴位与疼痛之间距离的一半者，共 492 例）的针刺镇痛效果进行比较，差异非常显著（$P<0.001$）。另对感传各型受试者的痛阈、耐痛阈用钾离子导入法测定发现，感传通过部位的痛阈和耐痛阈有不同程度的提高，而当感传阻滞后[机械压迫：有效阻滞力一般为 500～1000g/cm^2；局部冷冻降温：（21.6±0.4）℃]，针刺镇痛作用即显著降低，当解除阻滞，感传一经恢复，其镇痛效果又迅速表现出来。有人对八种疼痛性疾病 699 例患者做了统计分析，其中有感传者 259 例，止痛有效率达 98%，而 440 例无感传者，止痛的有效率则为 59.78%，两者差异非常显著。以上研究结果表明，针刺穴位并使感传到达疼痛部位是提高针刺镇痛效果的有效途径。

6. 循经感传与针刺麻醉 根据中医针灸“循经取穴”的原则，选取肘、膝以下的穴位，观察 533 例腹腔针麻手术患者循经感传与针刺麻醉效果的关系，结果：感传直达手术区和超过针刺穴位与手术区之间距离的 1/2 者，共 77 例；感传不及针刺穴位与手术区之间距离的 1/2 者，共 172 例，无感传 284 例，针刺麻醉优良率分别为 86.7%、73.26%和 54.23%。感传显著组或有感传组与无感传组比较，其差异都非常显著（$P<0.01$）。大多数针刺麻醉临床观察表明，感传直达手术区的患者，针刺麻醉镇痛效果均比较好，这种镇痛效应与手术的部位和病种无关。这一事实启示我们通过激发感传，促使其到达手术区以提高针刺麻醉效果具有普遍意义。还有研究认为，循经感传现象对针刺麻醉效果的预测有一定价值，感传显著者获得优良结果的可能性很大。

综上所述，循经感传与针灸疗效的关系十分密切。历代医家都把提高和控制感传，将“循经取穴”“气至病所”作为提高针灸疗效的重要手段。近代运用科学技术和科学方法结合针灸临床研究已证实，循经感传与针刺疗效、针刺镇痛及针麻效果的关系密切，“循经取穴”“气至病所”是获得针灸疗效的关键所在，进一步围绕循经感传与针灸效应研究，对指导临床、提高针灸疗效、扩大治疗范围有着重要意义。

（四）通元针法的科学性

通元针法采用背俞穴或华佗夹脊穴配合腹部穴位治疗临床各科杂病，正是立足于对脏腑阴阳之气不平衡的状态进行调节，在阴阳、表里、虚实、寒热辨证基础上的循经取穴方法。可以说通元针法是最有效的循经取穴方法，临床证明诸多疑难患者（如肝硬化、癌症、减肥失败等）在西药、中药、小针刀、埋线等无效果的情况下，通元疗法均可起效。

二、循经取穴的规律性

赖新生教授认为，循经取穴是在脏腑经络理论指导下，进行针灸施治的重要环节，要想提高针灸疗效必须掌握此环节。一般认为循经取穴即是循本经取穴，其实不然，广义上来说可在病变经络的基础上选取与之相表里、同名、同阴或同阳的经脉来进行取穴，现将《内经》中循经取穴的方法分类如下。

（一）本经循经取穴

《灵枢·终始》记载："必先通十二经脉之所生病，而后可得传于终始矣。故阴阳不相移，虚实不相倾，取之其经。"说明凡出现十二经脉所系脏腑之精气衰弱的症状表现后、辨清是否仅是本经经脉的精气异常，只要不表现出阴阳偏盛、虚实交错的情况，皆可依据十二经脉之所生病，则在该经脉上选取腧穴，进行组织配穴，施针治疗。循本经取穴法是指在病变脏腑所属或病变部位所循行的经脉上选取穴位，一般既适用于肢体病，也适用于脏腑病。《灵枢·九针十二原》载："五脏有疾，当取之十二原。"正式循本经的标准取穴翻阅《内经》，不难发现当中记载的针灸处方以循本经选穴法为数最多，在其总数 412 首针灸处方占了 263 首。这种取穴法治疗的多为本经经脉所过的部位，或相应脏腑的病变，病机比较单纯，运用此取穴法，必须辨清其病位乃是关键所在。例如，"大风颈项痛，刺风府，风府在上椎"（《素问·骨空论》）、"热病始于足胫者，刺足阳明而汗出止"（《素问·刺热论》）、"腹满，食不化，腹向向然，不能大便，取足太阴"（《灵枢·杂病》），等等。上述条文皆表示按经脉循行所过之处及其脏腑所属的经脉发生病变，则选取该经脉上的穴位施针治疗。

（二）表里经取穴法

《素问·血气形志》提及"足太阳与少阴为表里，少阳与厥阴为表里，阳明与太阴为表里，是为足阴阳也。手太阳与少阴为表里，少阳与心主为表里，阳明与太阴为表里，是为手阴阳也。"用以表明手足三阴三阳经的表里关系，可以看出其表里两经是彼此保持紧密联系的，需维持表里两经之间的阴阳气血的平衡才能够使人体的生理功能正常运行。表里经取穴法是指某经的循行所过之处或其所属的脏腑发生病变时，选取与其相表里的经脉上的腧穴进行配伍，施针治疗。它是根据阴阳表里相互联属的关系来制订的取穴方法，在《内经》中的应用有三种方法。

唐代医药学家孙思邈编著的《备急千金要方》当中记载的十三鬼穴其十三腧穴分类归结多达八经以上，再如明代针灸医家高武所编著的《针灸聚英》，其中记载的回阳九针穴，其歌赋为："门劳宫三阴交，涌泉太溪中脘接；环跳三里合谷并，此是回阳九针穴。"此九穴也分类归结共为八经之多，两者均采用了多经取穴法。在后世医籍中关于多经取穴法的应用显而易见。

通过对近些年来国内外学者对于“循经取穴”中“循经感传”现象研究的主要方向和观点可以看出，虽然这些实践多数只着手于经络及循经感传现象的某一方面，得到的结论也大多只能解释某一方面理论，未能就循经感传现象的机制给出完整性的解释。但是，这些理论与实践的探索为今后经络与循经感传现象的相关研究提供了宝贵的经验和数据资料，从侧面为“循经取穴”给出一个具有科学性、实质性、规律性的解释，将“循经取穴”理论成果更好地应用于针灸治疗。

第五节　《周易》与通元法

《周易》为群经之首、大道之源，对中医学的形成和发展产生了深远的影响。“易与天地准，故能弥纶天地之道”（《周易·系辞》）。中医学“天人合一”，阴阳为纲的原始理论框架处处体现了医易互渗交集的特征。医与易的结合，始见于《周易》本身，六十四卦中，无妄、损、丰、兑等卦都涉及疾病、繁衍等医学问题。《内经》作为最经典的中医著作，也处处体现出《周易》思维，并丰富了《周易》在医学上的运用内涵。《内经》之后，研究医易的学者辈出，用之临床，多有创新。

孙思邈在《备急千金要方》指出：“凡欲为大医，必须谙《素问》《甲乙》《黄帝针经》《明堂流注》《十二经脉》……等诸部经方，又须妙解阴阳禄命、诸家相法及灼龟五兆，《周易》六壬并须精熟，如此乃得为大医。”张景岳则倡导“医易同源”，提出《内经》与《周易》均倡导“阴阳变化”的理论：“《易》者，易也，具阴阳动静之妙；医者，意也，合阴阳消长之机。虽阴阳已备于《内经》，而变化莫大于《周易》，故曰天人一理者，一此阴阳也，医易同源者，同此变化也。”“医易同源”主要同源于思维模式，援《易》之理丰富中医、针灸之内涵，则可使之更接近于“医道”。赖新生教授认为：《灵枢》本为《针经》，其治法总归于阴阳。通元的理论来源之一就是《周易》与《内经》所蕴含的太极圆道思维与阴阳对立、统一、互化的辩证思维。

一、“不易”与“易”

《易》一名而三义，《易纬·乾凿度》云：“《易》者，易也，变易也，不易也，管三成为道德苞衡。”“不易”为一种恒常性，在天为天道，在人则为人之生理。人之生理，顺乎自然，在外处于天地之间，合乎自然之道，养身保健，在内脏腑经络气血周流不息，生命不止。“易”为变，无穷的阳辟阴阖变易，在人则为气之开阖消长。于中医生理病理而言，“不易”为常，为生理，“易”为变，为病理，知常而后能达变，知中医之生理才能把握中医病理变化，制订治法。通元之理在于把握人体阴阳之常道，在于常道之中把握生理病理之变化，由阴阳变化之法来追求合乎人体自然之“道”。医者，意也，合阴阳消长之机，从易之变易与不易中领悟生命之机即为大道，为意之真义，并非不究医理，凭主观臆想，而是强调参透阴阳变化的内在规律并能灵活运用。

二、通元太极圆道观

（一）何为周易圆道

圆道即循环之道，指宇宙万物的发展变化有着周而复始的循环特性。圆道观是《周易》主要的思维方式。如《周易·泰》曰："无平不陂，无往不复"。《易传·系辞下》曰："日往则月来，月往则日来，日月相推而明生焉。寒往则暑来，暑往则寒来，寒暑相推则岁成焉。"其循环往复的圆道观是中国传统文化的思维特征的体现。

（二）通元周天运行

通元理论强调，机体正常的生理是营卫、气血、阴阳上下相会，经络之相贯，如环无端。人体脏腑气血的生化、营卫运行、经络相贯，这是圆道在人体的体现。这种圆道的思维渗透到五脏功能、十二经脉气血运行理论，最终归结于任督。

1. 通元与十二经脉营卫运行圆道 《灵枢·营卫生会》曰："人受气于谷，谷入于胃，以传与肺，五脏六腑，皆以受气，其清者为营，浊者为卫，营在脉中卫在脉外营周不休，五十而复大会，阴阳相贯，如环无端。"《灵枢·营气》曰："营气之道，内谷为实。谷入于胃，乃传之肺，流溢于中，布散于外，精专者行于经隧，常营无已，终而复始，是谓天地之纪。故气从太阴出，注手阳明……下注肺中，复出太阴。此营气之所行也，逆顺之常也。"营卫的化生与五脏关系密切，谷入于胃，运化为营气，营气传入于肺，肺朝百脉；下焦肝肾蒸腾阳气为卫气，剽悍滑疾，外而皮肤肌肉，内而胸腹脏腑，遍及全身，合神魂魄意志而藏于五脏。"营在脉中卫在脉外营周不休"，营卫之行合五脏十二经脉周流不息。营卫相随即是气调，气调则神调，这是通元法阴阳相贯调气以调神圆道思维的体现。

2. 通元与任督圆道 任、督二脉为肾所主，均起自胞中，"胞中者，谓男女丹田之通称也"，为脐下肾间动气（元气）所藏之处。任、督二脉皆起于脐下，主一身之经脉而与脑府（元神之府）相通，是贯穿神、元的重要通道。

然而通元法中任、督的含义并不局限于任脉与督脉。任、督二脉具有主持全身诸阴、诸阳的作用，象乾、坤二卦。"乾为首，坤为腹"（《易传·说卦》）；"言人身之阴阳，则背为阳，腹为阴"（《素问·金匮真言论》）。凡头项背部经脉皆属于"督"；凡腹部经脉皆属于"任"。

《周易参同契》曰："乾坤者，《易》之门户，众卦之父母，坎离匡廓，运毂正轴"。任、督二脉上行相互交接为环，居于人身之正中，为身体之轴。营气起于中焦，积于胸中（宗气），流注于十二经，营气脉满溢于督脉，循督下行，沿任复归，形成督降任升的经气循行，此为中上二焦充养下焦（谷能生精）的循环；元气蓄于脐下，自肾间启动，沿督脉而上腾，循任脉而下潜，形成督升任降的经气循环，此为丹田元气充养中、上二焦的循环。

人体的圆道，并非任、督循行之圆形路径，而是无处不圆道，上下、表里、腹背相贯，而终究"执中"以任、督为纲。

三、通元阴阳观

《易传·说卦》曰："立天之道，曰阴与阳，立地之道，曰柔与刚。"《素问·阴阳应象大论》曰："阴阳者，天地之道也，万物之纲纪，变化之父母，生杀之本始，神明之府也，治病必求于本。""本"即指治病必求于阴阳的根本原理，也是通元疗法的立论根基。

（一）一阴一阳之谓道

《周易·系辞上》曰："一阴一阳之谓道，继之者善也，成之者性也。"一阴一阳，"二气相感而成体""不可执一为定象"（《京氏易传》）。阴阳是一气一太极，阴气流行即为阳。阴阳对立统一的规律是人与万物共有的属性。通元法以阴阳立论，任督为总纲，分则为二，实则为一。针灸治病之本在于调神，气调则神调，用针之要，在于知调阴与阳。调阴与阳，精气乃光，合与气，使神内藏。阴阳之调，重在任、督二脉，治法当通督养神，引气归元，兼以祛邪而安正。

（二）生生之谓易

阴生阳，阳生阴，阴阳对立而能相互转化，在于阴阳互根互用。赖新生教授认为，阴阳互根互用为阴阳之间最为重要的关系。张景岳《新方八略引》曰："善补阳者，必于阴中求阳，则阳得阴助而生化无穷；善补阴者，必于阳中求阴，则阴得阳升而泉源不竭。"故通督养神时需引气归元以濡养元神，使神有所养，安于本位；引气归元时需通督养神，欲降先升，养神以驭气，使气有所主。通元法补阳时当少火生气，阴中生阳而绵绵不绝，不宜大量燥热之剂；补阴时当佐以补阳，使补而不滞。

生亦有生化之意。赖新生教授认为，腹部引气归元所取穴位以任脉关元、气海及腹募穴为主，具有生化作用，可化精为气，"无中生有"。元气有生生不息之功用，脐下动气为元气所系，故通元疗法临床治疗不孕不育有非常好的疗效。

（三）阴阳不测之谓神

天地阴阳变幻莫测是谓神，而《周易》就是在捕捉、运用这种规律。《内经》里面也提出"故物生谓之化，物极谓之变；阴阳不测谓之神；神用无方，谓之圣"（《素问·天元纪大论》）。通元法就是一种把握阴阳规律的方法，治法分阴阳、处方分阴阳、穴位分阴阳、手法分阴阳。《灵枢·九针十二原》提到"知其要者，一言而终，不知其要，流散无穷。所言节者，神气之所游行出入也。"阴与阳分而又合，《内经》中"要"和"一"当指"元气"。赖新生教授认为，《难经》的原气就是元气，并分为元阴元阳，合于任、督二脉。通元法的疗效就在于一元二分阴阳理论的细致运用。所谓调神既调阴与阳。

四、卦气与通元

（一）卦气与经络

《周易·系辞传下》曰"八卦成列，象在其中矣……刚柔相推，变在其中焉"。《周易》将年周期划分为六节六气，形成以乾坤天地阴阳为父母，震、离、兑、巽、坎、艮为六节六子，阴阳合气象的天地四时六节八气八卦之象。《难经·七难》载"冬至之后，得甲子少阳旺，复得甲子阳明旺，复得甲子太阳旺，复得甲子少阴旺，复得甲子太阴旺，复得甲子厥阴旺"。清代名医叶霖在《难经正义》解释道"《归藏》商易，取用乎坤，而以十二辟卦，候一岁十二月消息，亦即乾坤二卦六爻之旁解也。盖干之六阳，自十一月建子，冬至一阳始生，为地雷复卦……至十月建亥。"十二辟卦以一年分配乾坤两卦，上半年为阳，属乾卦，下半年为阴，属坤卦，每月又应一爻。十二辟卦应十二月，阐述一年阴阳消息变化这种模式与手足十二经理论、任为阴脉之海、坤为阳脉之海的经络理论非常符合。

（二）卦气与通元

通元理论认为，任督为十二经脉阴阳的纲领，这与《周易》八卦六节六气模式和十二辟卦的阴阳消息模式是十分符合的。"三才而两，是为六爻，六奇六偶，是为十二。故天有十二月，人有十二脏；天有十二会，人有十二经；天有十二辰，人有十二节。知乎此，则营卫之周流，经络之表里，象在其中矣”（张景岳《类经附翼·医易义》）。八卦而言督脉类乾，任脉类坤，少阳类震，阳明类离，太阳类兑，太阴类巽，少阴类坎，厥阴类艮。十二消息卦而言，子月为胆，一阳始生为足少阳胆经；丑月为肝，二阳初生为足厥阴肝经；寅月为肺……在一年为十二月，在一天则为十二时辰。冬至一阳始生到四月六阳充足，为乾为督脉，此一年之乾卦也，人体为督脉所主；五月夏至一阴生到十月六阴纯静，为坤为地，此一年之坤卦也，人体为任脉所主。十二辟卦，乾位，属巳火；坤位，属亥水。乾与坤交，火入水中而化为气，以水为质，火为性。人与天地参，任督相交则水火交融、阴阳相感，感而化精为气，化气为神。通元针法以任督为纲要，通督养神、引气归元以交通任督。任督通而十二经脉通，此执乾坤阴阳两端而统领十二经脉之法。

通元理论援《周易》之说，明理而法自出，其理有三：①知常达变，知生理状态脏腑经络之运行而后能知病理变化，以不变应万变。②《灵枢》曰“知其要者，一言而终”，“要”指元气与阴阳之道，一元二分之理。在人体脏腑经络经筋皮部等整体观的基础上，把握阴阳对立统一关系，贯穿于临床辨证施治之中。③通元疗法为授之以渔之法，不局限于一针一穴，在于把握《内经》《难经》等传统经典理论，通过《周易》探索针道的源头，最终归结于任督阴阳为纲领。通元针法取穴不外乎十四正经上常用穴位，临床灵活运用，亦可取得较好疗效。

第六节　深浅营卫与按时刺灸

针灸时间治疗，是中医学宝贵遗产之一，几千年漫长的医疗实践证实它具有独特的疗效。它是把自然界环境变异规律与人体气血周流灌注规律相结合，在“天人相应”思想的指导下，以时间为条件的一种传统治疗方法。

一、营卫深浅与按时刺灸的关系

中医时间治疗方法的产生和应用由来已久，最早应溯源于《内经》。首先，《内经》阐述了关于经络、脏腑、气血和阴阳、昼夜的关系，代表篇章不下于几篇，如《灵枢·营卫生会》论流注物质“营卫”之含义及其流注通道。“脉中”“脉外”，分昼夜之时，流注周次；《素问·脉解》《素问·逆调论》详于天地之理，阴阳之道，四时之气，升降之机，合于人形、经络、脏腑，贯以流注理论。“黄帝问于岐伯曰：余闻刺法于夫子，夫子之所言，不离于营卫血气。”营卫深浅流注为按时刺灸的基础，要明按时刺灸之法则先明营卫的内涵及其生化、流注。

“人受气于谷，谷入于胃，以传于肺，五脏六腑，皆以受气，其清者为营，浊者为卫”。“营出中焦，卫出下焦”。营出中焦，中焦为脾胃、后天水谷生化之源，泌糟粕，蒸津液，化其精微，上注于肺脉乃化而为血，以奉生身，故独得行于经隧。卫出下焦，下焦者，别回肠，注于膀胱，而渗入焉；故水谷者，常并居于胃中，成糟粕，而俱下于大肠而成下焦，渗而俱下。济泌别汁，循下焦而渗入膀胱焉。赖新生教授认为，卫出下焦，下焦为肝肾所居。下焦之气即为元气所化生。

营卫之行，“营在脉中，卫在脉外，营周不休，五十度而复大会，阴阳相贯，如环无端，卫气行于阴二十五度，行于阳二十五度，分为昼夜，故气至阳而起，至阴而止。故曰日中而阳陇，为重阳，夜半而阴陇为重阴，故太阴主内，太阳主外，各行二十五度分为昼夜。夜半为阴陇，夜半后而为阳衰，平旦阴尽而阳受气矣。日中而阳陇，日西而阳衰，日入阳尽而阴受气矣。夜半而大会，万民皆卧，命曰合阴，平旦阴尽而阳受气，如是无已，与天地同纪。”

营卫随时间变化而深浅有别，上下内外相贯，如环之无端。《内经》在营卫基础上开创了流注理论的实用规范——按时刺灸，指出了按气血流注各行其位、各有其时，周而复始的盛衰规律来调治，为后人创导成形的子午流注针法奠定了基础。《灵枢·岁露》月满、月廓空论人体发病有“三虚”“三实”；《素问》月生、月满、月廓空论经络卫气之虚实、补泻之不同、布数的进止，指出必须观察日月星辰，根据四时八节的气候变化采用不同的治疗方法。

二、按时刺灸的主要方法

人类对生命节律的认识，是在长期的生产和生活实践中逐步发展起来的。祖国医学从它形成的初始，就包含有大量关于时间生物节律学的内容，通过阐明人体与自然、环境关系的途径，形成了古典医学的具有“时间模式”的科学。早在三千多年前开始，我们的祖先就认识到人和自然界是统一的整体。自然界是人体生命的源泉，人体的生命节律与自然界息息相关，发现并详细论述过年、季、月、昼夜（日）节律，并应用于针灸时间治疗。

1. 按时刺灸的生理基础 生理方面，《内经》将人与自然界的阴阳五行进行了分类和统一，将阴阳五行与四时四方、物候、气象、经络脏腑、气血等进行综合考察，分析它们之间的联系和内外变化规律，得出了“人以天地之气生，四时之法成”的结论，认识了四时、月、日和超年度的周期性变化，“人亦应之”，使人的生理、病理活动也具有相应的周期性。

首先，这一周期性表现在来自四季气候对人体五脏功能的影响。《内经》指出，“人生于地、命悬于天，天地气合，命之曰人”。并说“天地之至数，合于人形血气”，《内经》以“化”“神机”“运气”等观点来阐述相合的观点，指出“天有四时五行，以生、长、化、收、藏，以生寒、暑、湿、风；人有五脏化五气，以喜、怒、悲、忧、恐”。指出了四季气候对人体五脏功能的影响。

《内经》还特别指出；“五脏应四时，各有收受。”五脏应四时实质上是指人体器官功能随季节性变化的规律。顺应这种自然规律，才能有益于人体，发挥正常的脏腑生理功能，即“谓得五行之胜，各以其气命脏”。五运六气的“大运气”“小运气”都是以“天人相应”“生气通天”为基本主导思想，来论述“五行之胜”在疾病的流行性与人体脏腑的反应性规律。目前已有大量翔实的资料证明，祖国医学五运六气的实质内容表明它是一门生物医学时间气象学，是可应用的医学气象历法，其有生物钟的周期思想，以天象气候的“运”动和循环改变，影响自然生态，也具有周期性的节律，来说明宇宙节律与生物周期的密切关系。《内经》十分强调四时五脏功能的节律，指出“心为阳中之太阳，通于夏气，肺为阳中之太阴（应为少阴）通于秋气，肾为阴中之少阴（应为太阴）通于冬气，肝为阳中之少阳（应为阴中之少阳），通于春气，脾为至阴之类，通于土气（长夏）”，说明脏气主时与当令之时相应的气的强弱与四季变化相关，这是“年钟”理论的核心。《内经》还指出了气血运行的年季节律，如《素问·四时刺逆从论》中说“春气在经脉，夏气在孙络，长夏气在肌肉，秋气在皮肤，冬气在骨髓中”。由于人与自然相应，为一个开放系统，人体气血的盛衰趋向与外环境的周期性变化一致，故《灵枢·逆顺》

说“气之逆顺者，所以应天地、阴阳、四时、五行也”。

其次，《内经》最早记载了“月人相关”理论，并揭示了月节律在脏腑经络、按时刺灸方面的重要价值。《素问·八正神明论》记载和描述了人体气血盛衰随月消长的过程，曰：月始生，则血气始精，卫气始行；月廓满则血气实，肌肉坚，月廓空则肌肉减，经络虚，卫气去，形独居。《灵枢·岁露论》则论述“月人相关”的经络气血虚实状态，谓“月满则海水西盛，人血气积、月廓空则海水东盛，人血气虚”。这表明月球对地球有引潮现象，古人推测人体气血也可能随月相变化而发生潮汐般的改变。经络气血的月节律，在一年十二月还随着大自然的春生、夏长、秋收、冬藏的变化规律而变化，所以《素问·诊要经终论》说：“正月二月……人气在肝，三月四月……人气在脾。五月六月……人气在头。七月八月，人气在肺，九月十月……人气在心。十一月、十二月……人气在肾。”经络气血的月节律理论是针灸时间治疗学的重要依据之一。

《内经》还论述了人体内阴阳之气盛衰消长的“昼夜节律”。《素问·生气通天论》曰“阳气者，一日而主外，平旦人气生，日中而阳气隆，日西而阳气已虚，气门乃闭”，指出了一天之中人体的阳气有表里盛衰之别，其卫外功能是以日节律为基础的。在《灵枢·营卫生会》中，有卫气运行时间规律的论述。“卫气行于阴二十五度，行于阳二十五度，分为昼夜。故气至阳而起，至阴而止”，《灵枢·大惑论》则有“夫卫气者，昼日常行于阳，夜行于阴”的叙述。

《内经》还认为营气的营运具有时间性、次序性，其运行规律是营气从中焦下注于肺，由手太阴肺经开始，以次传于手阳明大肠经→足阳明胃经→足太阴脾经→手少阴心经→手太阳小肠经→足太阳膀胱经→足少阴肾经→手厥阴心包经→手少阳三焦经→足少阳胆经→足厥阴肝经的十二经运行顺序和流注衔接关系（另一条分支，从肺经注任脉，由膺颈部上行至口鼻，通督脉，经巅顶，向下循背脊，绕过阴部，再连接任脉上行至胸腹，复与肺经衔接）。这一营运规律，即是子午流注纳子法的流注模式雏形，是“中国时生物钟”理论的基础。营气“营周不休，五十而复大会”，与卫气密切相关，“阴阳相贯，如环无端”。事实上，营卫的运行是一个与自然界变化动静相应的统一体。

运动有几种不同形式，天体属阳，行之气运于上，一年运一行，所谓“五岁右迁，动而不息”。地体属阴，以六气运行于一，所谓“六气环会，静而守位”。天之运、地之气，这样永恒地、有规律地运动，就成为宇宙变化无穷的根源。人处天地自然之间，在人体经络、营气的运行，始于手太阴肺经，尽历六阴经，而复会于手太阴肺经，均在夜间，是为“太阴主内”，卫气的运行，始于足太阳膀胱经，尽历六阳经，而复会于足太阳膀胱经，都在白昼，是为“太阳主外”。营卫阴阳二气，在白天黑夜的运动过程中又相互转化，相互为用，经气运动主内主外的昼夜节律与自然界的“五运六气”的“时立气布”节律是相应的。

总之，营卫气血的运行，受自然界运气的年、月、日节律的影响，故《内经》说“其气常以平旦为纪，以漏水下百刻，昼夜流行，与天同度，终而复始也”，指明了十二经气循行规律与自然界天体运行一样，也像漏水百刻的计时方法一样，昼夜不停地流注，周而复始。明代李中梓的《医宗必读》进一步对一昼夜之中气血分时辰而流注的规律进行了论述，曰：“寅时气血注于肺，卯时气血注于大肠，辰时气血注于胃，巳时气血注于脾，午时气血注于心，未时气血注于小肠，申时气血注于膀胱，酉时气血注于肾，戌时气血注于心包，亥时气血注于三焦，子时气血注于胆，丑时气血注于肝。”这种气血流注规律，为历代医家所重视和应用。

古人曰“凡将用针，必先诊脉”，中医论脉象，也与四时变化有密切关系。《素问·脉要精微论》说“四变之动，脉与之上下……春日浮……夏日在肤……冬日在骨”，即所谓“春齐夏洪、秋毛、冬石”，为四时正常脉象。《内经》还把“时脏脉”看作生命节律的重要表现。所谓时脏脉，是随季节性阴阳消长、脏腑盛衰、气血浮沉、经络深浅而表现出与季节、五脏之气周期性改变相应的脉象特征，如春应中规，肝气所主，脉若弦；夏应中矩，心气所主，脉若钩；秋应中衡，俱有和缓之象。

我国医学对探求生理性的各脏腑器官组织的内外环境稳定性中的时间因素，积累了丰富经验，广泛地论证了人体生理功能的时间性作用，这与一般的时间生物医学的内容有十分相似之处。

2. 按时刺灸的病理机制 病理方面，随着自然界时序的更迭，人体生理有规律的变化。时间对于人体病理的变化来说也有密切的关系。人体具有适应外界环境变化的内在能力，但当人体生理活动的周期不能适应外界环境偏差太大的周期性变化时，就会导致某些疾病的发生。这种外界环境偏差，主要是指自然界环境的变化。而机体内环境的变化则是指营卫气血等周期性生理功能在内的脏腑关系的失调。

《灵枢》最早揭示了疾病的昼夜节律性，明确指出“夫百病者，旦慧，昼安，夕加，夜甚”，说明古人对时间与疾病的发生、发展变化关系有较深刻的认识。生物钟控制失灵所致的大特征是症状的周期性出现或定期加重，成为医学上的病理钟。祖国医学早就认识和发现了这种“病理钟”现象，它一部分表现为“显证”，一部分则表现为“潜证”。就疾病的轻重程度而言，在一天之中，随着时辰的变化也有所不同，如《灵枢·顺气一日分为四时》说：“春生夏长秋收冬藏，是气之常也，人亦应之，以一日分为四时，朝则为春，日中为夏，日入为秋，夜半为冬，朝则人气始生。病气衰但故慧；日中人气长，长则胜邪，故安；夕则人气始衰，邪气始生，故加；夜半人气入脏，邪气独居于身，故甚也。”掌握疾病变化的时间规律，可以为疾病诊断和治疗提供有力的手段。

祖国医学理论认为：由于年辰的不同，“运气”有别，发病也有差异，但无论“运气”如何复杂多变，都离不开五行之间生克乘侮的运动变化。这种以运气推测疾病的方法，是我们祖先对发病的一种系统归纳法。例如，在一年之中，由于主气的不同，发病也有差别，正如《素问·金匮真言论》指出的那样：“春善病鼽衄，仲夏善病胸胁，长夏善病洞泄寒中，秋善病风疟，冬善病痹厥。”疾病的这种季节流行性及其节律变化，依赖于人气的阴阳消长，是邪正斗争盛衰过程中的特殊表现，正如《素问·四时刺逆从论》所说：“是故邪气者，常随四时之气血而入客也。”

天时运气，随五行而转，人应其中，或生或病，或常或变，脏腑的生理病理与四时之气关系至为密切，故《素问·四气调神大论》曰“逆春气则少阳不生，肝气内变，逆夏气则太阳不长，心气内洞，逆秋气则太阴不收，肺气焦满，逆冬气则少阴不藏，肾气独沉”，这就反映了四时五脏病理的特点。众所周知，《内经》对外感热病类的命名，也是以季节、节气为依据的，《素问·热论》曰：“先夏至日为病温，后夏至日为病暑。”后世温病学家陈平伯曰：“外感不外六淫，民病当分四气。”现代研究证实了不少早先祖国医学所认识的发病、病理与年、月、日、时关系的正确性和科学性。

杨氏《针灸大成》提倡急症辨证施治的时间观点，并认为急症治疗难易及预后好坏，与时间密切相关，如中风不省人事，八、九月发作，较为难治，而“六、七月受病浅，风疾未盛，气血未竭，体气未衰竭，此为易治”。

病变的转归、预后也与四时之气、五行生克的运气变化有关，体现出阶段性和可测性。《素问·脏气法时论》认为：肝主春，肝病愈于夏，甚于秋，持于冬，起于春；心主夏，心病愈在长夏，甚于冬，持于春，起于夏；脾主长夏，脾病愈在秋，甚于春，持于夏，起于长夏；肺主秋，肺病愈在冬，甚于夏，持于长夏，起于秋；肾主冬，肾病愈在春，甚于长夏，持于秋，起于冬。所谓“非其时则微，当其时则甚”“非其时则生，当其时则死”。这说明季节性病理的整个过程均受气候变化、阴阳消长的影响。此外，脏腑疾病还受一年四季中、十日干中及一日十二时辰中与时变化相应的规律性的制约，如《素问·脏气法时论》所说：“心病者，愈在戊己，戊己不愈，加于壬癸。壬癸不死，持于甲乙，起于丙丁。心病者，日中慧，夜半甚，平旦静。”五脏之气对时序的规律性反应，为临床上所常见。

3. 按时刺灸的诊断方法 诊断方面，古人很早就重视由于时间的变化所引起的机体病理反应的特异性，诊断疾病、辨别证候必须有“时间病理”的观念。例如，“色以应日，脉以应月”，在疾病的诊断方面，认为随着时间的变化，脉色也有正色、病色，常脉、病脉之分，把握时间因素对色脉相应的影响，对诊断疾病有十分重要的作用，所谓“先定其五色下脉之应，其病乃可别也”。

在脉诊方面，《素问·脉要精微论》说：“微妙在脉，不可不察，察之有纪，从阴阳始，始之有经，从五行生，生之有度，四时为宜。”又说：“四变之动，脉与之上下，春日浮，夏日在肤……冬日在骨。”指出四时变化与脉气相应，常脉之位四季有定分。《素问·玉机真脏论》曰：“脉从四时，谓之可治，脉逆四时，为之不可。所谓逆四时者，春得肺脉，夏得肾脉，秋得心脉，冬得脾脉……未有脏形。于春夏而脉沉涩，秋冬而脉浮大，名曰逆四时也。”说明脉象的病理特征变化与四时变化有着密切的关系。《内经》强调：“必先定五脏之脉，乃可言何甚之时，死生之期也。”脉象不但四季有变化，一日之中也有差异，表现为昼夜节律，为了准确把握病理征象，以常测变，《内经》提出“诊法常以平旦，阴气未动，阳气未散，饮食未进，经脉未盛，络脉调匀，气血未乱，故乃可诊有过之脉。”这实际也是对经络周日节律的临床应用。

在色诊方面，中医认为色象随季节的变化而有春青、夏赤、长夏黄、秋白、冬黑的微细变化，此为主色、正色，反此者为病色。色象应四时是中医诊断的特点之一。如《内经》根据四时经络活动的节律，通过诊察络脉之色来诊断经络脏腑的疾病，谓“阴络之色应其经，阳络之色变无常，随四时而行也”，说明经脉深藏隐伏难见，故有常色；络脉浅显外露易察，故随四时而色变无常。络脉诊法至今仍有临床指导意义。汉代张仲景在《金匮要略》中论述了“色象”诊断在内伤杂病中的临床应用，指出“四时各随其色，而非其时色脉，皆当病。”张氏更重视时间对于诊断疾病的重要性，他从感邪日数结合临床脉证来诊断六经，并以症状出现的不同时刻来诊断不同的疾病及疾病的传变，推测六经病的“君欲解”时间及预后。无论是外感还是内伤杂病，中医的辨证施治都具有严格的时间观念。后世许多温病医学还依据温病发病的不同时令和结合临床症状的特点来区分温病。吴鞠通所著《温病条辨》论暑温与节气说：“夏至以后，立秋以前，天气炎热，人患暑沮。”又说：“长夏受暑，过夏而发者名为伏暑，霜未降而发者少轻，霜既降而发者则重，冬日发者尤重。子、午、丑、未之年多也。”又以秋燥言之，若在“十月小阳春，无雨暖纷纷”的燥而兼温的初秋继夏暑之后多为温燥，说明温病诊断必须依据时间病理的内在规律。

就一种病证来说，由于时间的不同，其病机也迥然有别。在外感，如“午后身热，状若阴虚”，为湿温病热型；发热“日轻夜重”，为热入营血热型；“夜热早凉”为蓄血、“肝肾阴伤、邪入阻分”的热型。在杂病，如肾泻，为发于五更之初，天将明时，属命门火衰。“每病发于下午黄昏”则诊为“胃之络脉受伤”。疼痛大抵也有时间辨证：痛每发于下午黄昏，属“当阳气渐衰而来”，为络痛于寒；“入夜分势笃”，病机为“邪留于始而夜发”，继而昼夜俱痛，为“阴阳两伤”。具体如头痛，上午多为气虚，中午多为有热，午后多为血虚，入夜多为阴虚或血症，整日头痛多为外感或阳虚。这些充分表明时间与疾病的诊断有着密切的关系，时间诊断在中医学上有着十分重要的临床指导意义。

4. 按时刺灸治疗方法 治疗方面，由于疾病的发生、发展与时间有密切的内在联系，所以其治疗必须“因时制宜”。祖国医学充分重视时间因素对于疾病治疗和机体康复的重要作用，强调治病必须“顺天之时”“无失天信，无逆气宜，无翼其胜，无赞其复”。否则“不知合之四时五行，因加相胜，释邪攻正”，以致“绝人长命”。

中医时间医学在治疗学方面有丰富的内容，《内经》提出了“谨候其时，病可与期，失时反候，百病不治”这一择时治疗的重要原则。择时治疗用于中医中药、针灸等方面是十分广泛的，尤其是择时针刺，《内经》论述丰富，总结了许多至今仍用之有效的法则，以下择要论述之。四时不同刺：《素问·八正神明论》曰：“凡刺之法，必候日月星辰，四时八正之气，气定乃刺之。”《灵枢·四时气》和《灵枢·顺气一日分为四时》曰：“四时之气，各有所在，灸刺之道，得气穴为定。故春取经血脉、分肉之间……一夏取盛经孙络，秋取经俞，二冬取井荥。”这就指明了由于四时之气的影响，人体气血升降浮沉之故，有病在经、络、气、血、脏、腑之不同和在肤、肉、筋、脉、骨等的差异，因此应分病性病位，因时选择刺法。

（1）按季节取穴：五输穴是以自然界的水流和日月运行状态来比喻经气运行的深浅大小不同，每穴所具有的特殊作用也不同。由于时令季节对人体的不同影响，所以古人在应用五输穴时十分重视按季节时间选取，正如《内经》所指出的“冬刺井”“春刺荥”“夏刺输”“长夏刺经”“秋刺合”，说明四时不同，针刺各有所宜，即本于四时，依据人气、脏腑经脉之气所在的部位而定。其他如春刺散俞、夏刺络俞、秋刺皮肤、冬刺俞窍于分理，其与按时刺灸的原理相同，总的在于说明治疗疾病应掌握人体内在的生理病理变化与时间的关系，掌握脏腑经络的气血流注的主时，以及疾病的周期性发作时间，以取得事半功倍的疗效。

（2）因天时而刺：《素问·八正神明论》曰“天寒无刺，天温无疑，月生无泻，月满无补，月郭空无治，是谓得时而调之”。若违背这一原则，则导致“阴阳相错，真邪不别，沉以留止，外虚内乱，淫邪乃起”。

（3）候卫气而刺：《灵枢·卫气行》介绍了卫气在人体运行的情况及其与针刺的关系，指出“卫气之在于身也，上下往来不以期，候气而刺之，奈何?……随日之长短，各以为纪而刺之……在于三阳，必候其气在于阳而刺之，病在于三阴，必候其气在阴分而刺之”。

5. 子午流注针法介绍 作为针灸时间治疗体系的中心内容——子午流注针法，其理论源出于《内经》《难经》，形成于宋金时代，并发展于元明时期。实践证明它对许多疾病，尤其是慢性病、内脏病、一般常法治而难愈之疾，往往收效简捷。

“子午”和“流注”两词，首见于《灵枢》。《灵枢·卫气行》曰：“岁有十二月，日有十二辰，子午为经，卯酉为纬。”同时，《内经》从“天人合一”“生气通天”的整体观念出发，将十二辰与五脏六腑、十二经脉相合，《灵枢·经别》谓“六律建阴阳诸经而合之十二月、十二辰、十二节、十二经水、十二时，十二经脉者，此五脏六腑所以应天道也”，这些论述表明，《内经》将一年十二个月，用子、午作经线，卯、酉作纬线，来划分成四个季节。用一天十二时辰的经纬位置来说明昼、夜、朝、夕时间的变化，故“子午”二字也就是时间变化的意思。《内经》还依据人体经脉气血流行盛衰现象以说明“天道”，即外界环境变化规律对人体的影响，认为人体的气血运行是有规律的、有盛有衰的，就像潮水的涨落一样。以一天十二个时辰为例，寅时是肺经气血流注最旺盛的时间，而其他时辰又是其他经脉气血运行旺盛的时间，这称为“流注”。针灸时间治疗就是依据这些确定的流注节律，在固定时相内针刺补泻和提高经络治疗的敏感性，利用时间治疗的相对特异性，来扶正祛邪，提高疗效。

“纳支”又名纳子，实质含义即脏腑经络的纳辰法，十二时辰最早称十二辰，源于历法干支，其应用先从干支纪年开始，如夏历建寅、殷历建丑、周历建子，后应用到地支纪日，这在《内经》中已十分明确，即谓“立十二辰”或“日有十二辰”。可以说，十二地支与十二经脉五脏六腑相配合，从而成为“十二经纳支法”的理论，萌发于《内经》。此外，《内经》还基本确立了按十二经气盛衰流注时刻的不同，分别应用补泻以调阴阳的原则，如《灵枢·卫气行》说“谨候其气之所在而调之，是谓逢时”，《灵枢·九针十二原》谓“气来盛实不可逢，气去虚衰时不可追”。自后候营卫气血流注盛衰时刻而迎随补泻之说日倡。对于子午流注理论，历代医家、医著续有发展，特别是宋代，由于天干地支卦象之说盛行，在一定程度上促进了子午流注理论的发展和宋时代运气学说兴盛一时，其理论仍溯源于《内经》。它的延伸，流于金元以后，影响极大，并有一定的物质基础和实质内容。五运六气始于《素问·天元纪大论》，以天干地支与五行六经相配合，以年为一周转。《素问·脏气法时论》则开始把干支与季节、方位、脏腑、性能、治疗方法相联系。尽管如此，七篇大论总体内容较抽象、笼统，而宋代的五运六气学说将五行视为天地运气的实体，演绎了不少可以运用干支解释的万事万物所具有的生、长、化、收、藏、再生长的含义的医学原理，产生了不少新的见解，五运六气在针灸医学上的运用，就是后来形成的“子午流注”逐日按时按刻开穴法。首先，“五运六气”与“子午流注”本义有相通之处。其次，就其推算方法而言，无论纳甲法还是养子法，其规律与五运中推运以召周而复始，五为基数（在大运为土、金、水、木、火运，在主运为春、夏、长夏、秋、冬，在客运为初、二、三、阳、终运），均与“五行相生规律”向下推的原理是十分类同的。

事实上，子午流注的基本理论来源于《内经》《难经》的“天人相应”“五输流注”等学说，并且通过宋代运气学说得到延伸而更趋成熟。约在公元1153年（金代）《子午流注针经》中刊有“流注指微赋”一文，署称南唐何若愚撰，常山阎明注。何氏将天干地支具体配以脏腑并说明“生我者号母，我生者名子”的母子关系的治疗方法。窦汉卿撰写的《针经指南·标幽赋》，对气血流注、时穴开阖的重要性也都做了扼要的叙述。至明代，徐凤在《针灸大全》中提出了灵龟八法和飞腾八法，论述了子午流注，撰《子午流注逐日按时定穴诀》，为纳甲法——古典时间针法的开穴规律做了规范的论述。明代嘉靖年间高武《针灸聚英》一书，有十八章节专论子午流注，可谓集其大成之作。应该指出，《难经》以五输穴配五行，并将各经迎随补泻落实在子母二穴上。宋代丁德用释《难经》，承迎随合时之义，将经脉流注合于二十四时，使纳子法至此已有肇端。《针灸聚英》首次系统地将迎随补泻原则与五俞流注开阖相参，确立了“十二经病井荥俞经合补虚泻实”说，其内容从子母二穴拓展至五输穴的流注取穴，即今之“子午流注纳支法”。《针灸大成》除了在卷五专载各家对流注、灵龟的论述外，还在卷九刊载了部分“择时针穴”或用八法取穴的验案，其在“经络迎随设为问答”中阐述迎随之义，解析纳子法治病原理，实质是纳子法理论的阐发。明代各种针灸专著大多重视子午流注，如李梴在《医学入门》中通过“流注开阖”“流注时日”二文，提出了“合日互用”开穴的法则，扩大了纳甲法流注开穴的范围；其“各经之病而取各经之穴”法则，为后人采用“按时循经取穴”，从而扩大了纳子法应用的范围。此外，明代徐春甫《古今医统》，对子午流注针法多有发挥；明末张介宾《类经》《类经图翼》《景岳全书》对子午流注针法理论亦独抒已见，如提出三焦属火，应附于小肠，心包络属火，应附于心等。总之，明代是子午流注针法的应用成熟时期。

养子时流注穴法是在纳子法、纳甲法基础上的另一种按时开穴法，与纳甲法同时产生于宋金元时期，该法首见于《子午流注针经》，据考，该书除“流注指微针赋”部分为何若愚所撰，由阎明广收入并作注解外，其余部分均为阎氏采集摭诸家编次而成，何、阎二氏为金时人。何氏为著名子午流注针灸专家，本着“知本时之气开，说经络之流注”的宗旨，极力倡导“流注”

学说和针法。曰“流注者，为刺法之渊源、作针术之大要”，认为根据气血的流注适时或不适时进行治疗，临床效果截然不同，谓“夫得时谓之开，失时谓之合。夫开者针之必除其病，合者刺之难愈其疾”，认为针刺的一切操作都应合于流注时序，据流注之“血气多少，行之逆顺，祛逐有过，补虚泻实，则万举万痊”。何氏的《流注指微针赋》包括邪正两个方面，即“十二经各至本时，皆有虚实邪正之义，注于所括之穴”，并强调子午流注针法应“因证用之”。

6. 小结 上述按时刺灸理论主要是依据年、季、月、日（昼夜）节律和经络周流节律等，如“候日月星辰而刺之”“因天时而调气血”“必先岁气，毋伐天和”等论说是符合年、季节律的治疗原则；“月生无泻，月满无补”，是一古人遵照“月节律”而制订的按时治疗法则；而“随口之长短，各以为纪刺之”则是昼夜（日）节律在针灸经络上的直接应用。

历代针灸专著对按时针灸有不少发挥，《灵枢·百病始生》还提出了时间治疗时的按时补泻，认为“当补则补，当泻则泻，毋逆天时，是谓至治”。杨继洲对急症的针灸治疗十分重视时间因素，并说“或通其气血，或维其真元，以律天时，则春夏刺浅，秋冬刺深也”。《太乙神针灸临证录》记载，气海宜在立春前后五天，关元宜在立秋前后五天施灸，“以顺应时令之变，以合脏气生藏之机”。

中医时间治疗与“治病求本”原则有密切关系，首先，许多具体的时间治疗法则既是“因时制宜”的直接体现，又是从“治病求本”入手的，如著名的“冬病夏治”法则，在针灸科常用，于三伏天针灸治疗慢性咳喘，从根本上调节阴阳，以“以平为期”为治疗目的。其次，古人对康复治疗、养生保健也常遵循时间规律，顺应四时不同的原则而因时养生。如唐代殷穆的《四时摄生论》、宋代姜蜕的《养生月录》、明代高濂的《起居安乐笺》等均是有关时间养生法的专著。气功养生防病治病也因一日时间的变化有不同的方法，如《临证指南医案》曰“早起广步于庭吵”“子午参以静功”；孙真人《养生铭》“亥寝鸣云鼓，寅兴漱玉津”等。再次，古人从时间与机体正气、邪气、病理转归等层次的关系中，指出四季不可刺、死期不可刺等，也是依据“治病必求其本”的思想而提出的。例如，《灵枢·阴阳系日月》认为不注意不同季节与人体正气的关系，妄豺易致损伤人的正气，指出，“正月、二月、三月，人气在左，无刺左足之阳……”《针灸大成》则说“诸病以次相传，如是者，皆有死期，不可刺也，间有一脏及二、三脏者，乃可刺也”，认为按疾病顺传规律传变的疾病至其一定的死期时间，不能用针刺来治疗。若隔脏相传的，则可以发挥针刺优势来治疗。

还应该指出，五行王休理论对针灸时间治疗亦有一定的影响，《子午流注针经》作者阎明广在注何若愚《流注指微赋》中“用日衰而难已”时指出，“病于当日之下，灸五行之刑制者，其病克而难愈也。谓心病遇庚日，肝病遇辛日，斯皆率义正气日下受制而气衰，刺病难愈故也”。告诫针灸者应根据机体内环境的功能状态，审时度势。在机体抗病能力和正气低下之时，徒劳无效。“针灸择日”篇中所载除日、破日、白虎、月刑、血忌等不少以干支时日定针灸可否的内容，是与子午流注法不同的另一学术观点，其实用价值尚待临床验证，不可与子午流注混为一谈，应在理解其实质精神的基础上合理选择应用（节选自赖新生教授《时间治疗学概论》）。

第七节 痛症的八大治法

痛症为针灸最基本的适应证，赖新生教授临床工作上运用针灸治疗痛症，方法独特，疗效显著，形成了完善的针灸治痛理论体系，将其归纳为分辨经脏法、清热泻血法、温经通阳法、交经疏脉法、扶正养元法、调神抑痛法、通督祛风法和补虚安络法。

一、分辨经脏法

"用针之理，必知形气之所在"(《灵枢·官能》)，故针灸治疗痛症之首务当甄别病位，厘清经络痛与脏腑痛。《素问·皮部论》云："是故百病之始生也，必先于皮毛。邪中之，则腠理开，开则入客于络脉，留而不去，传入于经，留而不去，传入于腑，廪于肠胃。"又云："邪客于皮，则腠理开，开则邪入客于络脉，络脉满，则注于经脉，经脉满，则入舍于腑脏也。"故外邪致痛初期当为经络痛，病位在十二皮部、十二经筋、十五络脉、十二经脉等，一般痛势较剧，治疗以经络辨证施治为主，在辨证选取的经脉穴位上用针刺、三棱针放血、拔火罐等法直接泻其邪气。病日久"经络满"后"舍于腑脏"者，当为脏腑痛，病位在脏器，一般痛势较缓，多表现为慢性疼痛，治疗取俞募配穴法施治，可以取所病脏腑的俞穴、募穴用温针灸、直接灸或火针，鼓舞脏腑正气抗邪外出。

二、清热泻血法

根据《内经》"满则泄之，宛陈则除之"的刺血疗法的理论和实践基础，赖新生教授在临床上善用刺络泻血法治疗各种热证引起的痛症，其理论根据为"谨守病机，各司其属……盛者责之……疏其血气，令其调达，而致和平，此之谓也"。根据《素问·至真要大论》中"诸痛痒疮，皆属于心（火）……诸逆冲上，皆属于火；诸胀腹大，皆属于热……诸病有声，鼓之如鼓，皆属于热；诸病胕肿，疼酸惊骇，皆属于火；诸转反戾，水液浑浊，皆属于热……诸呕吐酸，暴注下迫，皆属于热"的火热病机理论，赖新生教授临床上同取心经、心包经井穴少冲、中冲放血治疗火热牙龈肿痛，大敦配取足临泣、头临泣放血治疗肝阳头痛，厉兑配手三里、足三里刺络放血治疗胃热胃脘痛，隐白配局部阿是穴放血治疗湿热下注所致足胫肿痛，商阳配少冲放血治疗小便赤痛，屡收奇效，放血1～2次后疼痛大减。可以看出，赖新生教授刺络放血善用井穴，《灵枢·九针十二原》曰"病在脏者，取之井"，此实为赖新生教授取井穴治热痛的妙用。

三、温经通阳法

温经通阳法一般用于治疗两类痛症，一是妇科痛症，二是筋骨疼痛，辨证属于寒证者，均采用温通针法，温针灸、火针和灸法都是常用治法，根据患者病情灵活选用，举隅如下。

张某，女，22岁，未婚。反复痛经5年余，每遇经期少腹疼痛难忍，面色青，畏寒，四肢不温，遇冷后疼痛加剧，舌淡苔白，脉沉紧。运用赖氏通元针法，主穴取关元、气海、归来、天枢，四肢选取太冲、三间，温针灸30分钟，每周2次，经期停针，治疗第一个月后疼痛明显减轻，后依上法续治2个月，痛经基本消失。对于骨关节疼痛一类疾病，如退行性膝关节炎、肩周炎等症见冷麻痹痛者，一般用火针或温针治疗，其效甚速，一般除关节周围局部取穴外，赖新生教授必取关节所过经脉的输穴治疗，如以膝关节内侧痛为主者，取太白、太冲、太溪穴火针，膝关节后面腘窝痛明显者，取束骨、足临泣火针。赖新生教授常取所过经脉的输穴，以肩周炎为例，根据患者病情，大陵、神门、三间、中渚、后溪等都在治疗选穴范围之内。《灵枢·九针十二原》曰"所注为俞"，说明经脉之气在输穴已经强盛，而且从位置来看输穴多分布在肘、膝关节附近，对筋骨疾病本身具有局部治疗作用，《难经·六十八难》曰"输主体重节痛"，《灵枢·顺气一日分为四时》曰"病时间时甚者，取之输"，说明输穴适治于筋骨疾病，而且病久者风寒湿邪留注，更适合取输穴治疗。

四、交经疏脉法

经脉闭阻不通是产生疼痛的基本病机，《灵枢·九针十二原》曰："欲以微针通其经脉，调其血气，营其逆顺出入之会。"赖新生教授在临床上基于病痛多乃"邪客于经"的认识，采用"巨刺者，左取右，右取左"(《灵枢·官针》)的交经疏脉法，治痛疗效同样显著，举隅如下。

李某，男，45岁，左侧偏头痛反复发作3年余。昨日因受寒而致偏头痛发作，今晨起后头痛加重。舌淡苔白，脉紧。赖新生教授取右三针（曲池、外关、合谷)、足三针（足三里、三阴交、太冲)，进针得气后不加电，针用泻法，留针30分钟。出针后疼痛立减，后续针2次而愈。

临床交经疏脉法的取穴经验，治疗脏腑病痛时多选取对侧原穴针刺，一般配取3个穴位，如治疗肾绞痛取对侧太溪、京骨、丘墟，治疗胁痛取对侧冲阳、太冲、太白穴，治疗心绞痛取右手神门、合谷、大陵，均能收到良好疗效。"五脏有疾，当取之十二原。十二原者，五脏之所以禀三百六十五节气味也"(《灵枢·九针十二原》)，赖新生教授取原穴通经疏脉，当是其尊崇《内经》针灸学术思想的充分体现。

五、扶正养元法

痛症致病因素有很多，有六淫、七情、痰饮、瘀血、过劳、过逸、外伤等，《内经》"正气存内，邪不可干"的理论认为"邪之所在，皆为不足"，扶正养元乃固本强精之法，"足于精者，百病不生"（清代冯兆张《冯氏锦囊秘录》)。赖新生教授临床常用通元针法治疗痛症，蓄积阴精，引气归元，疗效同样显著。

王某，女，32岁。患胃脘痛6年余，经常发作，轻时重，每遇饥饿、冷饮后疼痛发作或加重。症见食少纳呆，面色白，畏寒、头晕、眠差、多梦，小便清长，舌淡苔白，脉细。赖新生教授将其辨证为胃肾阳虚、脾胃虚寒，属于脏寒疼痛，用通元针法治之，主穴取关元、气海、归来、天枢、中脘，配取手三针、足三针，温针留置30分钟，10次为1个疗程，3个疗程后胃痛消失，纳食大增，面色红润。上述案例处方中包含了胃、大肠、小肠的募穴和胃的下合穴，《素问·痹论》云"五脏有俞，六腑有合，循脉之分，各有所发，各随其过则病瘳也"，赖新生教授运用所创立的通元针法扶正养元，组穴之精妙，由此可见一斑。

六、调神抑痛法

疼痛是患者身体内部对伤害的一种主观感觉，因此与患者心理状态关系密切，赖新生教授据此创立了调神抑痛法。《素问·灵兰秘典论》云"心者，君主之官，神明出焉"，《灵枢·邪客》云"心者，五脏六腑之大主也，精神之所舍"，故赖新生教授调神抑痛法主取心经、心包经上的神门、大陵、劳宫、灵道，痛剧者加中冲、少冲放血。《素问·六节藏象论》曰"肝者，罢极之本，魂之居也……以生血气"，《灵枢·本神》云"肝藏血，血舍魂"，因此肝主疏泄而调畅情志，肝血足则神得养，气机调畅而疼痛自消，据此赖新生教授创立的调神抑痛的另一治法是取肝俞配取肝经的太冲、中封、章门穴为主穴治疗，痛剧则取大敦放血，无论脏痛还是筋痛效果都十分明显。此外，赖新生教授还通过通督调神以抑痛，《素问·脉要精微论》曰"头者，精明之府”，而杨上善直接指出“头者，心神所居”，因督脉“上至风府，入属于脑”（《难经·二十八难》），脑为元神之府，又是奇恒之腑，为生命的主宰，故赖新生教授针刺督脉的水沟、印堂、百会、脑户、风府、大椎、脊中、筋缩、命门、长强等穴通督调神抑痛，临床常见随针而痛止，疗效卓著。《灵枢·本神》曰“凡刺之法，必先本于神”，赖新生教授从心、肝、脑论治，针刺心经、心包经、肝经和督脉诸穴调神抑痛，有时独取一条经脉，有时合取几条经脉，临床时根据需要灵活运用，实为赖新生教授治疗痛症的又一特色。

七、通督祛风法

宋代陈无择《三因极一病证方论》曰“六淫，天之常气也，冒之则先自经络流入，内合于脏腑，为外所因”，因此六淫为患经络当首为受邪之地，《素问·骨空论》中有“风者，百病之始也”和“风为百病之长”的理论概括，认为风邪实为外感病证的先导，又因风为阳邪，“伤于风者，上先受之”（《素问·太阴阳明论》），因此治疗六淫客于经脉所致痛证时，取穴以背部华佗夹脊穴为主，灵活配取治风诸要穴（如风市、风池、风府、风门、曲池、合谷等）进行治疗，针用泻法，风邪较甚时加梅花针叩刺华佗夹脊穴和督脉穴位以加强祛风之功，将其称为通督祛风法，用治风、寒、湿、热、火、燥邪所致痛症，疗效甚佳。从《黄帝内经太素·缪刺论》记载取华佗夹脊穴治六淫客于经脉所致痛症的经文“邪客于足太阳之络，令人拘挛背急，引胁而痛，刺之从项始数脊椎侠脊，疾按之应手如痛，刺之旁三痏，立已”可以看出，华佗夹脊穴从属于督脉和足太阳膀胱经，即取华佗夹脊穴治疗是以督脉和足太阳膀胱经为联络基础，并且这种联络有一定的特殊性。

八、补虚安络法

病久必虚，因此对于久痛患者当从虚论治，针灸治疗时采用络郄相配法以补虚安络，即络穴与郄穴相配取穴治疗，临证时根据患者病情可以同名经配穴，也可以表里经脉配穴，举隅如下。

张某，女，43岁。患慢性腹痛5年余，时作时止，发作时痛势不剧，腹痛隐隐，喜温喜按，纳呆，食用生冷后常易发作，舌淡苔薄白，脉沉细。取足太阴脾经郄穴地机、络穴公孙，足阳明胃经郄穴梁丘、络穴丰隆，得气后温针留置30分钟，出针后再施雀啄灸每穴3～5分钟，隔天治疗1次，10次1个疗程，治疗2个疗程后，患者腹中冷痛感消失，胃纳明显增多，3个月后随访未见腹痛发作。《素问·脏气法时论》曰“虚则胸中痛，大腹、小腹痛，清厥，意不乐”，《金匮要略》记载“虚劳腰痛，少腹拘急”，说明身体阴阳气血虚弱引起的各种疼痛均属于虚痛的范畴。患者久病耗损气血，使人体气血阴阳等虚损不足，导致脏腑、经络、筋脉等失荣失养，脉络拘急而发为疼痛。金元针灸大家窦汉卿在《针经指南》中曰“络脉正在两经之间，若刺络穴，表里同治”，《针灸甲乙经》记载郄穴主要用于治疗痛症、血症，古有原络配穴法、郄会配穴法，采用络郄相配以补虚安络而治疗痛症。

第八节　经穴特异性与组穴奥秘

一、经穴特异性与针刺效应作用

针刺效应作用是指随症选用一定的经穴及针刺方法作用于机体后表现的调节指向和机体

状态变化。在经穴特异性基础上，很多体内外因素可以影响针刺效应，内因主要是机体状态（个体体质与心理因素），外因如针刺时间、针刺方法及刺激量、治神、得气等因素。

（一）经穴特异性与机体状态

《灵枢·行针》说："百姓之血气，各不同形，或神动而气先针行，或气与针相逢，或针已出气独行，或数刺乃知……"《灵枢·根结》云："逆顺五体者，言人骨节之小大，肉之坚脆，皮之厚薄，血之清浊，气之滑涩，脉之长短，血之多少，经络之数。"《灵枢·寿夭刚柔》说："刺布衣者，以火焠之。刺大人者，以药熨之。"以上说明古人早已认识到不同个体之间针刺方法和效应是不同的。现代研究也表明不同个体之间因体质、年龄、性别、种族、心理状态等的不同对针灸的反应也不同。患者时下的机体状态是医生辨证施治的依据，在辨证的基础上，选择一定针刺方法及穴位配方而施治。研究发现，生理情况下，针刺足三里穴能增强胃的运动，促进胃排空；在病理情况下，胃的运动功能发生障碍，针灸足三里、梁丘、中脘等穴能解除胃痉挛，缓解疼痛，防治呕吐，能增强胃下垂患者的张力，促进胃的运动。在不断的实验研究和临床实践中也发现，用同样的针灸方法刺激同样的穴位，对亢进的机体状态针灸呈现抑制性效应，而对低下的功能状态针灸则呈现兴奋效应。有学者研究采用红外辐射检测技术，通过对患者与正常人经穴辐射光谱峰值和相位进行比较，发现在某些特定波段，两者红外辐射强度具有十分明显的差异。应荐等比较冠心病患者与正常人太冲穴红外辐射光谱，结果表明冠心病患者与正常人左侧太冲穴在许多波长处红外辐射强度相比，差异出现显著性意义。研究发现，本实验近红外区红外辐射强度降低，而在多个中红外区红外辐射强度升高。太冲穴近红外区红外辐射强度降低可能表现了心肌缺血缺氧状态下能量代谢降低，而中红外区红外辐射强度升高可能体现了心肌细胞死亡前的状态。说明经穴在机体生理病理不同状态下具有特异性。Hui 等观察了手针足三里穴对大脑-小脑-边缘系统的影响，结果得气使端脑、中脑、脑干、小脑的边缘系统区域信号衰减；得气感伴疼痛感时，边缘系统信号是增强的，触觉刺激也可使这些部位的信号增强，提示针刺时伴随的心理反应可能引起大脑-小脑-边缘系统的变化。

（二）经穴特异性与影响针刺效应的外因

1. 针刺时间　中医强调"天人相应"的整体观，《内经》中最先较系统地论述了外界环境中的各种周期变化运动，如四时八气更替、昼夜往复、日月运行，都是与人体的周期变化规律相对应的。历代针灸医家通过临床实践总结出了"按时施刺"的针法，指出针灸时须"因天之序，盛虚之时"，由此创造了子午流注针法、灵龟八法、飞腾八法、日运法和择时耳穴法等与针刺时间密切相关的针法，以特定的时间针刺特定的经穴获得最佳的疗效。《灵枢·本腧》说："春取络脉诸荥大经分肉之间，甚者深取之，间者浅取之。夏取诸腧孙络肌肉皮肤之上。秋取诸合，余如春法。冬取诸井诸腧之分，欲深而留之。此四时之序，气之所处，病之所舍，脏之所宜。"明确描述了不同季节针刺宜选取不同经穴及部位方可达一定治疗效应。姜华等根据缺血性脑血管病发病的时间节律特性，应用子午流注纳甲法，选在辰时开穴治疗 30 例急性缺血性脑血管病，研究表明子午流注纳甲法治疗急性缺血性脑血管病能显著提高临床疗效，改善患者的血液流变学指标，降低白细胞介素-6（IL-6）水平，恢复血栓素 B_2（TXB_2）与 6-酮前列腺素 $F_{1\alpha}$（6-keto-$PGF_{1\alpha}$）的动态平衡，促进脑神经功能的恢复。许建阳等观察针刺合谷穴引起的脑功能的后效应（时间变化规律），用改进时间簇分析法得到针刺进程中脑功能变化的时间曲线，表明针刺合谷穴对中枢神经系统的影响具有时间特性。《内经》中也有记载患者病情变化

“旦慧，昼安，夕加，夜甚”的昼夜变化规律，《灵枢·根结》说“一日一夜五十营，以营五脏之精”，说明按人体生理病理节律施治，对提高针灸临床疗效有重要意义。由此可知，不同的时间对应人体不同的节律点，据此选用不同的经穴赋予了经穴时间的特异性。

2. 针刺方法及刺激量 《灵枢·九针十二原》中详尽描述了九针的名称、形态和功用，大部分针具或改良或沿用至今。《灵枢·寿夭刚柔》说：“刺营者出血，刺卫者出气，刺寒痹者内热。”因此，不同病位、不同针具、不同针刺方法及手法所表现的经穴效应作用是不同的。而用“视经络之气盛衰”“从卫取气”“从营置气”“泻南方火补北方水”等方法辨证取穴达到不同治疗效应，都是以经穴特异性为基础的。众所周知，传统的手法是借助提、插、捻、转等机械动作来达到使穴位组织感受刺激量的作用而有针灸效应，而电针是在毫针针刺穴位获得针感后，在针柄上连接电针仪，通过一定量的脉冲电流刺激穴位组织来起效的。Langevin HM 对 18 只鼠随机施予不同捻转圈数（8～64）和捻转幅度（180°～720°），通过对成纤维细胞体的横断面进行测定发现：双向捻转时成纤维细胞有大范围的细胞扩散和板状伪足生成，双向捻转对成纤维细胞体横断面区域有显著的总体效应。故不同刺激手法可产生不同的针刺效应。高明等研究手针（捻转手法频率为 120～140 次/分）和电针对急性游泳运动大鼠骨骼肌肌质网 Ca^{2+}含量、Ca^{2+}-ATP 酶活性的影响，认为捻转手法可以提高肌浆网 Ca^{2+}-ATP 酶活性，从而发挥针灸增强运动能力、延缓运动性疲劳的作用。可见选用相同经穴采用不同方法针刺，针灸效应不同。Zhang 等研究了不同频率电针对大脑的影响，发现 2Hz、100Hz 电针均可激活双侧体感Ⅱ区、岛叶、对侧扣带前回、丘脑。2Hz 电针主要激活主要运动区、辅助运动区、同侧颞上回，信号在双侧海马区减弱；100Hz 电针主要激活对侧顶下小叶、同侧扣带前回、伏核、脑桥，而在对侧杏仁核信号减弱。实验证明，针刺“次髎”穴可以提高膀胱内压，手法运针的效果比电针明显要好。此外电针仪本身输出的波形、频率、脉冲幅度和宽度等参数不同，刺激量不同，产生的效应也不同。明代杨继洲对针刺轻重刺激量提出“刺有大小”的概念，也就是说无论采用哪种手法都有强弱之分。实践证明，补法和泻法是体现针灸疗效的一个重要措施，同是肠胃病，一属虚一属实，应用的穴位均以中脘、天枢、足三里为主，虚补实泻，针灸效应不同。同样说明针刺同一穴位，根据不同病情，运用不同的操作手法会收到不同的治疗效果，这也是经穴特异性在针刺的量效影响下的表现。

3. 治神与得气 《素问·宝命全形论》说：“凡刺之真，必先治神。”《灵枢·官能》说：“用针之要，无忘其神。”治神是通过患者精神调摄和医生精神集中等，使针下得气甚而气至病所，而提高临床疗效的方法。治神法是一切针刺手法的基础，要始终贯穿于针刺操作过程中。所谓得气，主要是指针刺过程中针与经气相得，也就是进针后施以一定的行针手法，使针刺腧穴部位或所在经脉产生的针刺感应。《素问·离合真邪论》云：“吸则内针，无令气忤，静以久留，无令邪布，吸则转针，以得气为故。”《灵枢·九针十二原》云：“刺之要，气至而有效。”可见，得气是针刺产生治疗作用的关键，在针灸过程中有着非常重要的意义。经穴的特异性也表现在经穴在针刺得气时有一定的反应，患者自觉酸、麻、重、胀、凉、热、触电感、跳跃感、蚁走感、气流感、水波感或肢体不自主活动，医者自感手下“如鱼钩饵”，触经穴周围肌肉紧张、跳跃或蠕动，还可见到有经脉循行部位的出汗、红晕、汗毛竖立等现象。大量临床经验说明得气与否，疗效有显著差异，正如《标幽赋》所说：“气速至而速效，气迟至而不治。”

近年来有学者认为针灸效应作用机制在于当针具刺入人体经穴并捻转时，其对刺入部位结缔组织（主要是胶原纤维）产生的应力刺激，可能是最为重要的，并由此形成了新的、外加的生物应力刺激源，进而传向远隔的组织器官并对其功能、代谢活力产生直接的调控作用。针灸效应的作用方式与诸多因素密切相关，机体状态、针刺的时间、方法手法、刺激量、治神和得气等因素都影响着针灸效应；反之，这些也是针灸效应作用的方式，应用经穴特异性理论随症取穴后，用治神法“按时施刺”，选择适当的针具和刺法，行以补泻手法，给予恰当的刺激量，最终气至病所治疗疾病，这也阐述了针灸治病的具体途径和机制，也为临床和实验进一步研究、丰富经穴特异性理论奠定基础，同时若能不断将经穴特异性理论实质性的研究结果应用于临床，则可提高针灸效应作用从而提高疗效，实为人类健康的福祉。

二、经穴特异性研究的临床意义和科学价值

（一）经穴特异性概念的界定

随着针灸在世界的盛行，对针灸作用机制的研究越来越受到人们的重视，经穴是针灸作用于机体的部位，因此，在针灸作用机制的研究中，经穴特异性的研究是基础和核心。近年来经穴特异性研究也取得了长足的进步。但经穴特异性的内涵，仍处在争议之中。在此，赖新生教授试着对经穴特异性内涵进行界定。经穴特异性包括广义的特异性和狭义的特异性。广义的经穴特异性指经穴的治疗作用和效应上相对于非经非穴而言，具有明显的治疗效应和作用靶点，原则上，非经非穴具有一定的效应但不一定具有显著疗效。狭义的特异性包括不同经脉的经穴之间的差异、同一经脉不同经穴之间的差异、同一经脉经穴与非穴的差异，而这些差异主要是治疗效应的强度与作用靶点的差别，以及治疗功能的不同。这里的典型代表便是传统针灸腧穴理论中的特定穴，如五输穴是古代医家以自然界水流比拟经脉之气由小到大、由浅入深来区分的。《灵枢·九针十二原》曰：“所出为井，所溜为荥，所注为输，所行为经，所入为合。”《难经》又进一步指出了五输穴在治疗效应上的特异性，如《难经·六十八难》曰：“井主心下满，荥主身热，俞主体重节痛，经主喘咳寒热，合主逆气而泄。”

因此经穴特异性是指经穴在形态结构、生物物理、病理反应、功能和机体状态及临床效应等方面与其周围的非穴或与其他经穴比较，具有的绝对或相对特异性。其中经穴治疗效应的研究是经穴特异性研究的重中之重。

（二）经穴特异性研究的临床意义

经穴特异性的研究不仅仅是针刺机制研究的重要部分，对针灸的临床研究也具有重要的意义。

1. 经穴效应的特异性研究有助于提高针灸临床疗效和扩大针灸治疗的范围　《灵枢·邪气脏腑病形》曰“黄帝曰：刺之有道乎?岐伯答曰：刺此者，必中气穴，无中肉节，中气穴则针游于巷，中肉节即皮肤痛”。《灵枢·四时气》曰“灸刺之道，得气穴为定”。由此可见，古人认为针刺中穴，是针灸取得效果的必要条件，并且说明了针刺中穴与中肉节（即非穴）的区别和后果。由此可见，经穴效应的特异性使得针灸取得良好的疗效。通过对经穴效应特异性的研究，得出经穴特异性在效应上的规律，对针灸临床选穴、配伍具有重要的意义。它可使临床选穴更为精准，配伍更加精当，使针灸临床能够取得更好的疗效。

经穴特异性规律的最终阐明，将会科学合理地组成针灸处方，使之更符合针灸辨证理论体系。针灸辨证理论体系主要是理、法、方、穴，一环扣一环，有别于内科更加注重病邪、病因和病理机转等以整体观为主的辨证体系。只有科学合理的处方，才能决定针刺工具和方法，才能最大限度地符合取穴少而精的基本原则。同时，有效的针灸处方对减轻患者痛苦，以及规定

疗程，充分发挥经络的治疗效应具有重要的意义。

通过对经穴特异性的研究，尤其是狭义的经穴特异性的研究，能够更清楚地认识经穴的作用、经穴之间的差异，为针灸临床的选穴配伍提供理论依据，进而提高临床疗效。同时还能开发经穴更多的治疗作用，从而增加针灸的治疗病种，扩大针灸的治疗范围。

经穴特异性的研究针对十二经脉和奇经八脉的经穴及阿是穴的应用，更好地把握临床应用腧穴的系统规律，不同经脉特定的经穴对不同的病种有不同的治疗作用。例如，以神志疾病为主的心脑血管疾病，更多地注重应用督脉穴与任脉穴，以调整阴阳为主，选穴大多是水沟、百会、大椎、关元、气海、命门等。如我们曾用奇经八脉穴为主治疗血管性痴呆，取得良好的疗效，从这一点可以看出，循经取穴可以极大地扩大针灸的治疗范围。

2. 经穴特异性研究有助于中医针灸在世界的推广应用 韩济生院士说“只有应用现代科学的语言来描述针灸的作用，并在一定程度上阐明其机制，才有可能使这一祖国的瑰宝能为世界更多人所认同和应用”。正是韩济生院士和曹小定教授 20 世纪 80 年代在美国进行的关于针刺镇痛的巡回学术演讲，推动了美国政府对针灸的立法，使得针灸医师具有合法的权益，并将针灸纳入医疗保险的系统。从而带动了针灸在国际上的推广。如今，国际上很多科学家对针灸神奇的疗效充满兴趣，并对针灸的机制进行深入的研究，有关针灸的 SCI 论文在逐渐增多。因此，只有应用现代最先进的科学技术对经穴特异性进行深入细致的研究，才能更为清晰地应用现代科技的语言表述针灸的作用机制，才能得到世界的认可，进而更好地推动针灸在世界范围的应用，使中华瑰宝为整个人类的健康服务。

（三）经穴特异性研究的科学价值

（1）经穴特异性研究是针灸机制研究的基础。针灸的机制包含腧穴的作用、针刺或艾灸等干预手段的作用，以及机体对外界刺激的反应等，其中腧穴是针刺和艾灸作用于人体的部位，每一个腧穴都有自己独特的效应，尤其是经穴，古人对每个经穴的命名都暗含了其特殊作用。经穴是针灸处方的主体，针灸的疗效来自处方中每个穴位的特殊效应及协同效应。因此，对单个经穴的特殊效应及多个经穴配伍的协同效应的研究是针灸机制研究的基础。

（2）经穴特异性研究有助于经络实质的研究，从而推动现代针灸学理论构建。传统的经络理论认为，经穴是经络的“脉气所发”于体表的部位，经穴静止不动的“死”的点，而是“神气所游行出入”之处。离开经脉之气谈经穴就背离了与经气相关的经穴基本功能，也无从谈起经穴的特异性和治疗效应。从另一个角度看，经穴特异性还与经脉的特异性相关。早在《内经》中记载对很多疾病的治疗只谈经脉而不提腧穴，如《灵枢·寒热病》曰“皮寒热者……取三阳之络，以补手太阴”“肌寒热者……取三阳于下以去其血者，补足太阴以出其汗”。可见古人通过经穴来调节经脉之气，从而达到治疗疾病的目的。经穴是经脉在体表循行线上的特殊的点，针灸通过作用于这些点（即经穴）来作用于经脉，进而作用于脏腑乃至全身，因为经脉“内联脏腑，外络肢节”。经脉的“决生死，处百病，调虚实”作用也是通过经穴来实现的。因此，经穴的特异性研究能够进一步推动经络实质的深入研究，进一步深入地揭示针灸的作用机制，并推动现代针灸学理论的构建。

赖新生教授提出的“经穴-脑相关”学说就是在经穴特异性研究的基础上提出来的。该学说认为，人体作为生物体，针刺经穴干预的反应和调节作用必须经过脑作为中枢（即信息的传导和转导的枢纽）的调整和整合，再作用于靶器官，从而呈现治疗效应，因此脑内对这一刺激的作用指向是识别经穴和非经穴的最本质的关键所在。在这一假设的基础上首次提出了建立经穴识别模型的脑界定方法。在这基础上把得气与经穴研究密切结合在一起，重新定义得气的概念是“针刺干预人体经络后经过脑的整合时在脑部区域的反应”，这一针刺反应是有别于其他生理、病理的经络脑内反应的，是针刺在中枢调整层次上具有“治疗效应”的最主要标志。

（四）经穴特异性的研究能揭示更多的人体奥秘，为生命科学的发展提供新的思路

人体的研究是生命科学中的重要研究内容和组成部分，而经穴是人体上的特殊的点，而这些特殊的点对整个人体起着非常重要的作用，因此研究这些点的特殊效应对认识人体具有重要的科学价值和意义。因为这些点通过经络把人体连成一个整体，从而加强了人体的整体性。人体中除了神经系统、循环系统等是联系人体全身的系统外，经络系统则是一个看不见的系统。对于这个无形的系统上的点-经穴的研究无疑能够加深对人体的认识。

现代针灸的研究主要采用自然科学的手段和方法，运用当代最先进的科学技术，进行多学科交叉渗透的研究。在经穴-脑相关学说的指导下，赖新生教授等运用 PET 脑功能成像技术，观察了针刺外关穴对不同脑部功能区的激活，就外关穴针刺作用规律和所激活的脑区功能进行了分析，初步表明针刺外关穴的治疗效应与其对相关脑功能区的激活作用有关。该课题组还运用 fMRI 脑功能成像技术，观察了针刺健康志愿者右侧外关穴和外关穴配伍非穴时不同脑区的激活，两者激活概率、激活点数和激活强度的比较表明，针刺外关穴对小脑有着特异性的指向激活，对额叶、顶叶和颞叶的激活也有相对集中的趋势。外关穴与非穴的配伍关系，不是简单的 1+0=1 的对应关系。这些研究同时也说明了机体局部一些特殊的点——经穴与脑之间除了单纯的神经联系之外，还有更为复杂的联系，这些联系还有待科学家们进行深入的研究。

我们认为，经穴特异性的研究隐含大量的生命科学奥秘和规律，主要以经络功能和经络的治疗效应来体现，其中经穴特异性中的经穴治疗效应是研究的关键，应该从单穴和双穴、多穴及符合经络循行规律和针灸原理的针灸处方出发，对经穴的协同和拮抗作用在宏观和微观、整体和局部、结构和功能、分子和行为、临床和实验等方面，在经络理论指导下，采用现代自然科学先进手段和方法进行循序渐进的研究，科学而客观地逐步阐明针刺效应的靶点和作用机制。

目前，对于经穴效应的研究仍然比较分散和缺乏强有力的证据，主要是多学科交叉运用新的思维和新的切入点不够，然而，不少研究还是带来了希望，如大量临床实践及实验证明，足三里可治疗胃肠系统疾病；隐白治疗功能性子宫出血；曲池降血压；肾俞调节免疫及促进泌尿功能；内关调整心率；关元治疗尿潴留；百会长于改善血管性痴呆患者的理解、计算能力；水沟则长于改善喜睡嗜卧、反应迟钝等症状，等等。这些结果提示经穴效应的特异性最终可以用现代分子生物学、神经生物学及系统生物学的科学语言阐释其机制，其共通之处将为生命科学的研究提供与以往截然不同的思路。

因此，经穴特异性的研究将揭示更多的人体奥秘，为生命科学的研究提供了新的思路，使生命科学更深入地认识人体自然规律，进而掌握规律为人类服务。（孙冬梅，赖新生. 经穴特异性研究的临床意义和科学价值[J]. 江西中医药，2011，42（10）：48-50.）

三、组穴奥秘

针灸组方配穴不是简单的穴位叠加，两穴相配应是 1+1＞2 的效应，或者产生新的治疗效应。方从法出，穴位处方必先有治法，治法是依据辨证论治（辨经论治）、十四经络特性及气

血生化流注、针刺补泻规律制订的。针灸处方环环相扣，理、法、方、穴、术缺一不可。

针灸之上工者当明理，如通元疗法的处方配穴，深刻把握一元二分阴阳理论，将治法、处方、经络、穴位、刺法都分阴阳又归结于阴阳，执阴阳之两端，化繁为简。其处方取穴以躯干穴位为主，以四肢五输穴为辅，持中央以运四旁，特点鲜明，临床疗效也显著，故通元针法为上层的针法。在不同疾病的通元针法具体组方在另一章有详细说明，此处不赘述。通元针法为传统的针法，也遵循一般的组方取穴原则，故处方用穴必须明白组方原则、取穴规律与组穴方法等。

处方有了配穴这样的基本结构以后，已初具治疗规模。但为了适应复杂多变的病情，它必然还要进行相应的变化，以使之真正成为结构合理、主治明确的处方。

（一）组方形式与变化

针灸处方的组成，主要包含两大部分，其一是穴位的组合，它包括选经、取穴及穴位的配伍组合；其二是刺灸法的组合，它包括治疗方法、治疗工具、刺灸手法、刺激及治疗时间的组合。只有恰当优选和组合上述两大部分，才能最大限度地发挥针灸的治疗作用。

针灸处方的组成或形式，以病情的轻重、病位的上下、病势的缓急、取穴的多少作为制方依据。主要有“大方”“小方”“缓方”“急方”“奇方”“偶方”“复方”七种。

大方：是指取穴多、用针粗、刺激量重，能够治疗邪气亢盛、正气不衰之病的针灸处方。多适用于治疗脑出血、中风后遗症、风湿性关节炎、类风湿关节炎、小儿麻痹症后遗症等疾病辨证属邪盛正不衰者。《内经》中的五十九刺、五十七刺等处方可谓针灸大方之典范，后世孙思邈治疗癫狂的十三鬼穴及等处方皆属大方。通元针法中部分组穴（如引气归元等）亦为大方，用于虚损性及顽固性疾病。

小方：是指取穴少、用针细、刺激量轻，能够治疗邪气较轻浅、病程较短、体质较弱患者的针灸处方，如《千金翼方》中治疗产后无乳仅用天井、少泽、液门三个穴位的处方。

缓方：是指取穴少、留针时间短、治疗间隔日期长，能够治疗慢性虚弱性或轻微疾病的针灸处方。多适用于治疗神经衰弱、失眠、习惯性便秘等病。如阳痿取肾俞、阴谷，嗜睡取通里、大钟，神经衰弱、失眠取神门、心俞、内关等处方。

急方：指由一些明显好取、操作简便迅速、治疗后立即见效的穴位所组成的扶危救急的针灸处方。多适用于抢救昏厥、急痛、癫狂痫证发作、小儿高热惊厥等危重急证，如回阳九针、十宣、十二井、五心开窍、八关大刺等处方。

奇方：指只取一穴，中病而止的针灸处方，如牙痛针翳风，癫痫取鸠尾，腰痛泻委中，霍乱吐泻、肢冷脉伏灸神阙，小儿惊风刺印堂，昏晕猝倒针水沟，贫血眩晕灸百会，溺水窒息针会阴，鼻衄灸上星等。有人认为，凡穴位呈单数的处方也可称为奇方。亦有人认为奇方是由经外奇穴组成的处方。

偶方：是指同时选用两侧同名穴，或穴位数目为偶数的针灸处方。偶方多用于治疗全身性疾病，具有使左右经络疏通平衡的作用，如古人称为“四关穴”的两合谷、两太冲，“四弯穴”的两委中、两曲泽同时并用的处方。

复方：是指由两方或数方合用而治疗一些较为复杂疾病的针灸处方。用一方恐力量不足，再加用相同功效的穴位，以增强疗效。如头项强痛，取风池、大椎等穴组成处方，再加用天柱穴；腰腿痛，取肾俞、环跳、委中等穴组成处方，再加用昆仑穴。

（二）取穴规律

针灸处方的基本规律是循经取穴。就是说经络的循行、经穴的分布及其主治作用，为针灸处方配穴的理论基础，《灵枢·终始》说："从腰以上者，手太阴阳明皆主之；从腰以下者，足太阴阳明皆主之。"后世针灸家还有"肚腹三里留，腰背委中求，头项寻列缺，面口合谷收"等歌诀，正提示了这一点。针灸治病的基础是经络与腧穴，所以针灸治病首先要进行经络辨证，辨别疾病所属经络，然后循经取穴。

针灸处方的另一规律是脏腑辨证，尤其是对脏腑病，首先要进行脏腑辨证，辨别其与某一脏某一腑有何关系，然后进行取穴。与五脏有密切关系的腧穴是背俞穴、募穴、原穴，与六腑有关的腧穴是背俞穴、募穴、下合穴，所以临证取穴时这几个重要的腧穴很重要。如胃病，可以取足三里（胃的下合穴）、胃俞（胃的背俞穴）及中脘（胃的募穴）；如脾病可以取脾俞（脾的背俞穴）、太白（脾经的原穴）及章门（脾的募穴）。

在通元针法的取穴规律中，多用"大穴""要穴"（可参考第二章"周身要穴与关键节点的精选"）。除了常规选用的局部取穴、远部取穴、辨证取穴、对症取穴等方法外，应当灵活运用特定穴取穴，特别是募穴、背俞穴及原穴等。

1. 募穴 是脏腑经气结聚于胸腹部的腧穴，为脏腑气血的仓库，具有"化生"的作用。六腑病证多取募穴进行治疗，如胃病取中脘，大肠病取天枢，膀胱病取中极，胆病取日月等。此外，也可通过按压叩触募穴来诊察病证，作为协助诊断的方法之一。

2. 背俞穴 是脏腑经气输注于背腰部的腧穴。"治寒热，深专者刺大脏，迫脏刺背，背俞也。"背俞穴主要用于治疗相应脏腑疾病，如哮喘、咳嗽可取肺俞穴，肝病可取肝俞穴，亦可用于治疗相表里的脏腑疾病，如便秘可取肺俞，癃闭小便不利可取肾俞。背俞穴还可治疗与脏腑相关的五官九窍、皮肉筋骨等的病证，如耳鸣、耳聋、阳痿早泄可取肾俞；目疾、筋脉挛急可取肝俞；鼻渊、鼻衄可取肺俞，还可用于治疗相邻脏腑的疾病，如肺俞可治心神失常之"妄言"，心俞也能治"寒热咳唾"，胃脘痛可取肾俞，咳血可取肝俞。五脏六腑有疾可通过按压背俞穴来协助诊断。

3. 原穴 十二经脉在腕踝关节附近各有一个重要穴位，是脏腑原气经过和留止的部位，称为"原穴"，又名"十二原"。原穴是十二经根本。"五脏有疾也，应出十二原，十二原各有所出，明知其原，睹其应而知五脏之害矣。"通过对原穴的望、触、按、扪可协助诊断脏腑疾病。在治疗方面："十二原者，主治五脏六腑之有疾者也，五脏有疾也，当取之十二原。"针刺原穴能通达三焦原气，调整脏腑经络虚实，从而发挥机体维护正气、抗御病邪的作用。

（三）取穴方法

针灸配穴处方是在经穴主治纲要和选穴原则的基础上，根据病证的不同，按一定的规律配穴，选择具有协调作用的两个以上的穴位加以配伍应用，以充分发挥腧穴互相配合的协同作用。这种配穴法与经穴主治纲要和选穴原则相比，显然用意更深刻、更具体。在具体配穴时还应从整体出发，全面考虑，有方有法，以法统方，力求处方严谨。除了常用的上下配穴法、左右配穴法、表里配穴法、远近配穴法、特定穴配穴法等，通元疗法的组方更注重前后配穴法、藏象配穴法、原募配穴法等取穴方法。

前后配穴又称"腹背阴阳配穴"。所谓前，是指胸腹，属阴；所谓后，是指腰背，属阳。也就是说，采用前、后部所在的腧穴配伍成方。《灵枢·官针》中称这种配穴法为"偶刺"。应用时以手在前（胸腹部）探明痛点，再向后（腰背部）划一平行弧线直对痛点，前后各斜刺一针。此法多用于治疗胸腹部的疼痛疾病。这种配穴法类似俞募配穴法，但取穴不限于俞穴和募穴，其他经穴亦可采用。如胃痛，腹部可取梁门、中脘，背部可取胃俞、胃仓；月经不调，腹部可取水道、归来，背部可取上髎穴和次髎穴。此法也可在头部和四肢的前面、后面取穴，如水沟配风府治疗卒中，前顶配后顶治头痛，天柱配迎香治鼻塞。内关配外关治疗胸胁胀痛，丘墟配照海治踝关节扭伤等。这是通元针法的最重要的取穴方法。

其他方法：原募配穴法选取病变脏腑的原穴、募穴配伍，可用于治疗五脏六腑疾患，如肝脏疾病可取期门配太冲进行治疗，胃腑疾病可取中脘配冲阳进行治疗，膀胱病变可取中极配京骨进行治疗。原俞配穴法（原穴与背俞穴配伍）可治疗脏腑虚寒性疾患。募合配穴法（募穴与合穴配伍）可治疗腑证、实证、热证。

下　篇

第六章　通元法的临床研究

通元疗法源于临床，在赖新生教授几十年临床经验的基础上，领悟经络治病的原理，发挥任、督二脉经脉治疗效应的优势，基于《内经》学术思想和《脉经》对腧穴阐释的精华，结合赖氏用穴心得而创新，自成体系，验之于临床，疗效卓著，屡用屡效。对通元疗法的研究为赖氏一大特色，也是岭南针灸流派在今后长时间内的重要任务。我们将开展大样本多中心随机盲法对照研究并结合实验指标，以阐明通元疗法的治病机制和科学性。

第一节　通元法治疗内科疾病的临床研究

一、高　血　压

1. 中医学对高血压的认识　古医籍中并无“高血压”病名的记载，但是根据其临床症状和特点，将其归属于中医学“眩晕”“头痛”等范畴，后期随着病情的发展，可出现“中风”“心悸”“水肿”“怔忡”等不良变证。

历代医家医著对“眩晕”“头痛”的病因病机论述颇多。最早的《素问・至真要大论》中谈到“诸风掉眩，皆属于肝”。《灵枢・海论》中提到“髓海不足，则脑转，耳鸣，胫酸，眩冒，目无所见，懈怠，安卧”，其症状描述与高血压患者血压升高导致的眩晕、耳鸣、乏力等症十分相似，且明确指出了病机在于髓海空虚。此外《灵枢・口问》中又曰“故在上之气不足，髓海不满，耳鸣发作，头晕欲扑，目眩撩乱”，指出了眩晕的另一病机是清阳不升。对于内伤头痛，《素问・方盛衰论》认为是“气上不下，头痛巅疾”。《素问・五脏生成》中又讲到“头痛巅疾，下虚上实，过在足少阴、巨阳，甚则入肾”，说明肾阴亏虚，阳亢于上亦可导致头痛。东汉时期，对于眩晕、头痛的认识散见于《伤寒论》与《金匮要略》所载的苓桂术甘汤、小柴胡汤、吴茱萸汤的描述中。金元时期，刘完素在《内经》理论的基础上进一步延伸，认为“夫诸风掉眩，皆属于肝木。缘其风气甚而头目眩晕者，由风木旺……而风火皆属于阳，阳者多为兼化，其性乎动，两动相搏，则为之旋转”。同时期的李东垣和朱丹溪则比较推崇痰浊致眩。明代张景岳又推翻了朱丹溪“无痰不作眩”的观点，认为“无虚不作眩”，对于久病之内伤头痛，元气亏虚为其主要病机。清代医家叶天士对眩晕与内伤头痛的诊治也颇有自己的特色，在《临证指南医案》中列有“眩晕门”和“头痛门”，治疗上注重因虚而致肝阳风火上亢的病机。

2. 现代医学对高血压的认识　高血压是最常见的心血管系统疾病，以动脉血压持续升高为特征，可同时合并心、脑、血管及肾脏等多个器官功能或器质性改变。目前，我国人群中高血压患病率、危害性呈持续升高的发展趋势。据不完全统计，2010 年全国高血压患病人数至少有 2 亿，但是本病的治疗率、控制率及知晓率比较低。

现代医学关于高血压的病因及危险因素的研究主要集中在遗传因素和环境因素方面，如营养、食物、气候、吸烟、毒品、精神及心理因素等。蔡婷等进行的一项评估研究发现，糖尿病病史、超重、高血压家族史、高盐饮食、饮酒、吸烟均为中国居民患高血压的危险因素。

原发性高血压的机制尚不明确，主要认为与血管紧张素、去甲肾上腺素、一氧化氮（NO）、内皮素、胰岛素等有关。而对于高血压的治疗仍停留在药物和饮食控制上。近年来国内外诸多学者发现了针刺在高血压发生、发展过程中的作用。巢钰等梳理了针刺治疗高血压的机制如下。①中枢神经系统：高血压的发生与中枢神经的孤状核、延髓头端腹外侧区（rVLM）及下丘脑弓状核等部位有关，针刺治疗高血压的部分机制正是与针刺后调节了中枢神经系统关键调控部分及降低了交感神经活性有关。②内分泌系统：针刺可以调节肾素-血管紧张素-醛固酮系统，明显降低血液中血管紧张素Ⅱ及醛固酮的水平，从而降低血压；可以提高促使血管内皮产生NO，舒张血管，使血压下降；可以抑制内皮素的产生，防止血管收缩而降低血压；高胰岛素状态可使肾脏对水钠的重吸收增加，从而使交感神经兴奋，直接导致血压升高。针刺可以降低外周组织对葡萄糖的摄取，改善胰岛素抵抗，减少水钠重吸收，进而降低交感神经兴奋性而起到降压的作用。③免疫系统：免疫系统功能紊乱与高血压的发生、发展及并发症的产生密切相关，针刺疗法可以通过增加淋巴细胞的数量、提高NK细胞的活性、降低促炎细胞因子的含量来调节免疫系统，使血压下降。④氧化应激：机体在某些因素刺激下，会产生某些高活性分子，打破氧化系统和抗氧化系统之间的平衡，产生过多的活性氧作用于rVLM和孤束核而引起血压升高。针刺可抑制氧化系统而兴奋抗氧化系统，恢复它们之间的动态平衡，减少活性氧对中枢神经的作用，从而使血压下降。⑤蛋白质组学：该机制目前正处于探索研究范围内，针刺疗法降压有关的相关蛋白质的探索研究有助于解释针刺疗法降压的原理。

3. 临床研究 吴璇君探讨通元针法治疗高血压的临床疗效，将60例高血压患者随机分为对照组和“通元针法”组。对照组选用降压药，其中已经在长期规律服用降压药者，则维持原方案，新发的高血压患者，1级不予用药，达到2级以上者给予硝苯地平缓释片，每日1片。通元针法组治疗方案：通督养神方选取百会、心俞、肝俞、脾俞、肺俞、肾俞；引气归元方选用天枢、气海、关元、归来、太溪、太冲。上述两方交替使用，隔日针刺1次，每周治疗3次；治疗期间每天在同一时间段测量两组血压，治疗1个疗程（即4周）后测量血压、记录评估中医证候积分和生活质量量表。研究结果：通元针法组有效率达86.7%，西药对照组总有效率为80%，差异有统计学意义（$P<0.05$）；在中医临床证候方面，通元针法组在改善患者眩晕、头痛、急躁易怒、五心烦热、头如裹方面差异具有统计学意义（$P<0.05$），对照组则只在头痛积分方面差异具有统计学意义（$P<0.05$）；实验组治疗前后WHOQOL-BREF量表和杜氏量表积分的差异均有统计学意义（$P<0.05$），而对照组只是杜氏量表在治疗前后差异具有统计学意义（$P<0.05$）。结论：与硝苯地平缓释片相比，赖氏通元针法能够更有效地改善高血压患者的常见症状（如眩晕、头痛、急躁易怒、五心烦热、头如裹），同时又可改善患者的生存质量，且无肝肾毒害等药物常见的副作用。

4. 讨论 赖新生教授认为，高血压属本虚标实证，肝肾阴虚，虚阳上亢，阴阳失调是致病之根本，多夹风、火、痰、瘀等表实之邪气。赖氏通元针法以脏腑神气和调气归根为治疗核心，重用五脏背俞穴，以调整五脏气血输布，拨乱反正，尤其重视肝俞、肾俞。肝藏血，肾藏精，精血同源。肝主调畅气机，肾主藏精蓄阴，精充气达可使失位于上的肝阳复归下元。百会穴位于脑部，归属于督脉，对一身之阳具有提纲挈领的作用，五脏背俞穴调补五脏精气，诸穴相配伍，则脑部清窍元神得养，髓海充盈，眩晕、头痛等诸症自可痊愈。《难经·六十六难》云：

脐下肾间动气乃“十二经之根本”，赖新生教授认为若此处得固，便是生气之原得固。晕眩、头痛等症实则为气血逆乱上冲于脑，扰乱清窍所致，引气归元乃调气之本。天枢穴位于人身之中点，犹如天地之气交汇于此，刺之可改变“气上不下”的病理状态；另外，天枢穴属于“多气多血”的胃经，此穴气血强盛，可通过改善不足之本以收速效。气海、关元同为任脉穴位，位于脐下肾间动气，为先天之精贮藏之所。归来亦属胃经穴位，取复归来之义，既可补养下元，又可引虚浮之气潜降；太冲、太溪为肝、肾经之原穴，具有滋阴填精，平肝潜阳之效，诸穴相配，共奏引气归元之功。

二、心源性水肿

1. 中医学对心源性水肿的认识 心源性水肿是由多种不同器质性心脏病发展至代偿功能不全，甚至心力衰竭时所表现的全身性水肿。由于基础病不同，心力衰竭程度不一样，其水肿程度轻重不一。轻者可仅有踝部浮肿，严重者可致全身性浮肿，常伴有心悸、气急、咳嗽等症状。属于中医学“水肿”“心悸”“怔忡”等范畴。汉代张仲景在《金匮要略·水气病脉证并治》中首先提出了“心水”病证的名称，记载有“心水者，其人身重而少气，不得卧，烦而躁，其人阴肿”等论述，所涉及症状与现代临床上的心源性水肿的表现十分相似，故很多学者赞成将“心水”作为心源性水肿的中医病名。

关于本病的病因病机，大多医者认为病因多与风寒湿热、饮食失宜、七情内伤、久病虚损等有关，为气、血、水湿、痰瘀相互致病。

2. 现代医学对心源性水肿的认识 心源性水肿主要是指右心衰竭后出现的水肿。其临床表现特征有尿量减少，水肿日益加重；水肿多为凹陷性，且先从身体下垂部位开始，以脚踝为甚，逐渐向上延及全身；多伴有心悸、气喘等症，后期可出现肝大、肝颈静脉回流征阳性，甚至胸腔积液、腹水。临床上引起心源性水肿的因素很多，主要是由水钠潴留和静脉瘀血引起的毛细血管压力增高所致。心力衰竭时，交感-肾上腺髓质系统和肾素-血管紧张素系统被激活，肾脏血流量减少，肾小球滤过率下降，继发性醛固酮、抗利尿激素分泌增加，使水钠重吸收增加。又心力衰竭时，心脏无法等量地将血输出去，使血液瘀滞在静脉系统中，引起毛细血管压力增高，导致血管外组织间隙过多体液积聚而形成水肿。

针对心源性水肿的发病机制，目前西医学主要是药物治疗，包括传统的强心药（正性肌力药）、利尿药和新型的肾上腺髓质素、利钠肽类药物，但疗效不尽如人意，尚无办法完全消除水肿，且长期大量服用药物会加重肝、肾代谢，形成恶性循环。艾灸作为一种传统的中医疗法，已被大量的研究证实可以激活血管的自律运动，改善局部微循环以达到利水消肿、活血通络止痛的作用。

3. 临床研究 曾维盈进行了一项通元法艾灸治疗心源性水肿的临床研究，将 90 例受试者随机分成对照组、通元艾灸组、普通艾灸组，其中对照组只是给予利尿、强心、扩血管等西医常规治疗，艾灸组在常规西医治疗基础上给予温和灸，每穴灸 5 分钟。通元艾灸穴位方案：心俞、肾俞、天枢、关元、气海、水分，普通艾灸组穴位方案：内关、足三里、阴陵泉、三阴交、水分。每日治疗 1 次，连续治疗 7 天，观察并比较三组治疗第 1、3、7 天的体重下降幅度、24 小时尿量和中医症状积分下降幅度，以及治疗结束后的疗效评价。结果：①三组治疗后组内自身第 1、3、7 天之间的体重下降幅度比较，具有显著性差异，提示三组治疗后患者体重呈不断下降趋势，临床治疗有效；治疗第 1 天，三组体重下降幅度之间两两比较，差异无统计学意义，说明三组体重下降幅度基本相同；治疗第 3 天，通元艾灸组与对照组、普通艾灸组比较，体重下降幅度均有显著性差异，提示通元艾灸组第 3 天体重下降幅度大于对照组和普通艾灸组，而对照组与普通艾灸组相比较，体重下降幅度差异无统计学意义；治疗第 7 天，通元艾灸组、普通艾灸组与对照组相比较，体重下降幅度差异均具有显著性差异，且通元艾灸组第 7 天体重下降幅度大于普通艾灸组。②在中医症状积分方面，治疗前后三组的症状积分下降程度均有显著性差异，临床治疗有效；在治疗的第 1、3、7 天，通元艾灸组与对照组、普通艾灸组相比，通元艾灸组症状积分下降幅度大于对照组和普通艾灸组，说明通元艾灸组对症状的改善更加明显；普通艾灸组在第 3、7 天体重下降幅度与对照组相比，具有显著性差异。③尿量方面，三组第 3 天的尿量均多于第 1 天和第 7 天，且通元艾灸组第 7 天的尿量大于第 1 天，而对照组、普通艾灸组第 7 天的尿量都小于第 1 天，说明通元艾灸组利尿消肿的作用时间长于对照组和普通艾灸组；治疗第 1 天，三组排出的尿量相同；治疗第 3 天，三组排出尿量为通元艾灸组大于传统组和普通艾灸组，而对照组和普通艾灸组的尿量相同；治疗第 7 天，通元艾灸组的尿量明显大于对照组和普通艾灸组，且普通艾灸组又大于对照组。④通元艾灸组有效率高达 100%，普通艾灸组为 83.33%，对照组有效率则为 70%。结论：治疗后三组体重下降幅度、症状积分下降幅度呈不断递增趋势，临床治疗均有效，然而通元艾灸组的治疗效果明显优于对照组和普通艾灸组，且通元艾灸组能更早地发挥利水消肿及改善患者症状的作用；尿量方面，三组呈先增后减趋势，其中通元艾灸组利尿作用持续的时间更久，且能更早地发挥利尿作用。

4. 讨论　赖新生教授认为，外感风寒湿热淫邪、饮食不节、七情内伤、久病虚损等导致机体阴阳失调，阳虚水邪泛溢，上逆凌心，心阳不振，水停血瘀而成“心水”。心气不足，肾阳虚弱为病之本，瘀血内停，水邪泛滥为病之标。《素问・平人气象论》言“心藏血脉之气”，《素问・痿论》又言“心主身之血脉”，指出心脏具有推动血液运行的作用，心气足，则血液运行畅通，心气不足，则血液运行无力，血停瘀成，津液停聚，泛溢肌肤而为肿。肾主水，水液的输布有赖于肾阳的蒸化、开阖作用。正如《素问・调经论》指出“孙络外溢，则经有留血”，又如《血证论》云“水病而不离乎血”“瘀血化水，亦发水肿”“心血流注，易发为肿胀者，乃血变为水，故水肿乃血之水病”。以上皆指出了瘀血与水肿之间的关系。

由于心源性水肿患者大多年高体虚，且伴有高血压、糖尿病、高血脂等基础病，针刺治疗后易引起皮下血肿等不良反应，赖新生教授主张用艾灸来代替针刺，患者接受度更高，且不良反应小，正如《灵枢・官能》所云“针所不为，灸之所宜”，且艾灸对阴、寒、虚之疾病疗效尤其显著。

赖新生教授强调治病必求于本，病之本在于阴阳失调，治疗时务必从宏观角度去把握阴阳，利用阴阳互根的原理，从阳引阴，从阴引阳，以达到阴平阳秘的状态。在赖氏通元法思想体系的基础上，通元艾灸组选取心俞、肾俞、天枢、关元、气海、水分进行治疗，方义：心俞、肾俞为心、肾二脏精气输注于背部所在，隶属于足太阳膀胱经，灸此二穴既可温心阳，壮肾阳以利水消肿，又可通调督脉，振奋一身之阳。气海、关元二穴均位于腹部，隶属于任脉，为人体元阴、元阳之所在，灸之可培补元气，益气行水，同时关元穴又为小肠经之募穴，小肠主津，与气海穴相配，可增强小肠泌清别浊之功。天枢穴位处人体上下之气交合之际，“枢，枢机也，居阴阳升降之中”，是天地阴阳二气升降之枢纽，对全身气血、津液的输布起着重要的作用。又天枢穴为大肠经之募穴，大肠主液，用之可通调水液代谢，利水消肿。《针灸大成》曰：“穴当小肠下口，至是而泌别清浊，水液入膀胱，渣滓入大肠，故曰水分。”水分穴具有利水分湿的作用，对水肿病证有特效。该穴位处方以治本为主，充分发挥任、督二脉的协同作用，着重调补心、肾二脏，激发全身脏腑阳气，扶正祛邪，平衡阴阳，脏腑强健，则水自消矣。

三、功能性便秘

1. 中医学对功能性便秘的认识 功能性便秘（functional constipation，FC）属于祖国医学“便秘”的范畴。有关“便秘”的记载，最早见于《杂病源流犀烛·大便秘结源流》，其指出：“若为饥饱劳役所损，或素嗜辛辣厚味，致火邪留滞血中，耗散真阴，津液亏少，故成便秘之症。”《内经》在描述此病证时用到了“大便难”“闭不通”“后不利”等。张仲景在所著《伤寒杂病论》中称之为“阴结”“阳结”“大便硬”“脾约”“闭涩”等。《诸病源候论》提出了“大便秘难”“秘涩”等名称。

便秘发生的主要原因有饮食不节、情志失调、年老体虚、感受外邪等多种因素。这些因素导致脏腑功能失调，大肠传导失司，糟粕内停，不得下行，而致大便秘结。如明代王肯堂在《证治准绳·杂病》中所云“食伤太阴，肠满食不化，腹响响然，不能大便……”提出饮食不慎损伤太阴脾脏，致使大便不通。明朝虞抟在《医学正传·秘结》中指出若摄食无节制，暴饮暴食，饮酒无度，过食辛辣温燥之品，易引起胃肠积热，火盛耗伤津液，肠道失润而便秘。人之七情与五脏的生理病理功能密切相关。正常情况下，七情的变化可以使机体处于阴阳平衡，气血畅达的状态，但若反应太过或不及，则会气机逆乱，精气代谢失常而发病，即“百病生于气也”，如明代龚廷贤在《济世全书》中首次明确了“气秘”的病因是气机阻滞、大便干燥。《症因脉治·大便秘结论》载：“怒则气上，思则气结，忧愁思虑，诸气怫郁，则气壅大肠，而大便乃结。”《医宗必读》载“老年津液干枯，妇人产后亡血……病后血气未复，皆能秘结”，指出年老者津液亏虚，产后妇女耗气失血，肠道失荣，导致大便干硬，排便困难。此外，感受外邪，六淫之邪侵犯脾胃，致使脾胃运化失常而出现便秘，其中又以寒、热为甚。宋代严用和在《严氏济生方》中所言“五秘”皆由感受六淫邪气所致。寒邪属阴，性收引、凝滞，寒邪凝滞胃肠，大肠传导失司，糟粕下行受阻而成冷秘；热病者，津液耗损，脾胃和肠道失去润养，故粪质硬结，排便艰难。《素问·玄机原病式》载：“风、热、火同阳也……热燥在里，耗其津液，故大便秘结。”认为六淫邪气侵袭机体，会导致燥热蕴结在肠道，大肠津液干涸失润，则见大便秘结不通。

从中医学的角度来讲，大肠传导失司是便秘的基本病机，主要和肺、脾、胃、肝、肾等脏腑功能失调密切相关。肺与大肠相表里，肺主肃降，是大肠传导功能的动力。若肺燥肺热，可下移于大肠，则大肠传导失职；肺气虚，则无力推动大肠排泄糟粕均可致便秘。脾主运化，把水谷和津液化为精微，供应滋养全身。胃主受纳腐熟水谷，并主通降。脾胃亏虚，气血生化乏源，肠道则失于濡养；或脾胃运化受纳失常，升降出入失调，积滞糟粕内停，亦可形成便秘。肾主五液，司二便，大肠的传导功能有赖于肾气的温煦和肾阴的滋润，肾精亏耗，开阖失司，则肠道干涩；肾阳不足，命门火衰，阴盛于下则阴寒凝结；肾阴不足，精血枯涸，肠道失于濡润，无水舟停，传导失常亦形成便秘。肝藏血、主疏泄。肝之疏泄功能失常，直接影响脾胃气机的升降，影响肺气的宣肃，从而影响大肠的传导功能，造成便秘。另外，诸多因素致肝体失养，阴血不足，无以濡润大肠，亦可出现便秘。

2. 现代医学对功能性便秘的认识 功能性便秘是目前临床上常见的非器质性肠病，表现为排便困难或费力、大便干结量少、大便次数减少或排便不畅等。随着当前社会节奏的日益加快，人们饮食结构的改变，以及工作、生活等社会心理因素的影响，功能性便秘的发病率逐年增加，已成为影响人们生活质量的重要病证。

目前西医学认为不良的生活习惯，精神因素，全身疾病内分泌、代谢类及神经系统疾病，药物滥用，遗传因素等均可导致本病的发生。治疗上主要是泻药、胃肠动力药、微生态制剂等，但存在患者依从性差、无法坚持服药、远期疗效一般等问题。

大量临床及动物实验研究均表明针刺可以有效地增加胃肠道内免疫活性细胞（ICC）的数量，改变其标志物 C-kit 蛋白的表达，有利于 ICC-平滑肌细胞网络结构的恢复，使结肠功能得到恢复。刘丽莎等进行的动物实验研究表明，针刺可以显著改善结肠组织形态学，促进结肠损伤的修复，为针刺治疗慢传输型便秘提供了科学依据。许明辉等观察针刺对肠道气滞型便秘的改善情况，将 50 例患者分成针刺组及西药组，针刺组选用公孙（双侧）、三阴交（双侧）、太冲（双侧）、足三里（双侧）、上巨虚（双侧）、合谷（双侧）、列缺（双侧）、天枢（双侧），西药组使用酚酞片，1 周为 1 个疗程，共治疗 3 个疗程，发现两组的近期疗效无明显差异，但针刺组的远期疗效有明显优势。连松勇等将 63 例功能性便秘患者随机分成俞募组和药物组，分别给予针刺双侧天枢穴、大肠俞，口服枸橼酸莫沙必利片，共治疗 4 周，发现针刺俞募配穴治疗功能性便秘的远期疗效优于口服枸橼酸莫沙必利片。高雁鸿等将 60 例中风后慢传输型便秘（STC）患者分成两组：针刺组采用疏肝调气法进行针刺治疗，选用膻中、气海、天枢、内关、公孙、太冲，每日 1 次；乳果糖组口服乳果糖口服液，每次 20～30ml，每日 1 次，共治疗 6 周。结果表明，针刺在缩短首次排便时间，改善患者便秘评分，降低生长抑素（SS）、血管活性肽（VIP）水平方面均优于乳果糖组。

3. 临床研究　张素娟探讨赖氏通元针法治疗功能性便秘的临床疗效，治疗组根据赖氏“通元法”选取气海、关元、天枢、归来、大肠俞作为主穴，热秘者配合谷、内庭，气秘者配曲泉、太冲，虚秘者配支沟、照海，冷秘者配足三里、三阴交。对照组则按照《针灸学》以照海、支沟、上巨虚、大肠俞为主穴，热秘者配合谷、曲池，气秘者配中脘、太冲，虚秘者配脾俞、气海；冷秘者配神阙、关元（灸）。研究表明：两组患者经治疗后，各项观察指标组内比较有显著性差异，表明针刺治疗功能性便秘有显著的疗效；两组患者治疗后组间总体疗效比较差异无统计学意义，表明两种针刺方法对功能性便秘的疗效未见明显不同。但治疗组总体有效率为 89%，优于对照组；两组患者治疗后 CCS 评分、APC-QOL 评价比较差异有统计学意义，说明治疗组在改善患者便秘症状、提高患者生活质量方面优于对照组。

4. 讨论　大肠传导失司是便秘的基本病机，主要和肺、脾、胃、肝、肾等脏腑的功能失调密切相关。赖氏通元针法立足于调节脏腑神气，调整脏腑阴阳，通调全身气机。气海，肓之原穴，主一身之气机，取其培补元阴元阳之意。关元穴，又称“丹田”，小肠之募穴，刺之可改善其泌别清浊之效，且有培补元气之功。天枢穴是大肠之募穴，位于人体之中点，天地之间，通于中焦，乃升清降浊的枢纽。《会元针灸学》载：“归者，轨道；来，去而复来”，针刺归来穴可化地部胃经经水，逆经上行，化精复阳，元气归而复来。大肠俞穴是大肠腑之背俞穴，具有理气，调理肠腑、胃腑的功能。合谷穴是阳明大肠经之原穴，属阳主表，有宣泄气中之热，升清降浊之功。内庭穴是阳明胃经之荥穴，“荥主身热”，配合合谷穴，可清泻胃肠积热。太冲穴乃足厥阴肝经之输穴、原穴；肝经水湿之气在此消散，化为性燥之气，刺之可疏肝解郁，泻其燥热。曲泉穴为足厥阴肝经之合穴，曲乃肝，木曰曲直；泉乃肾，指肾水；水能生木，肾为肝之母，取其益精生血之效。支沟穴为少阳三焦经之经穴，刺之可通调三焦，配合天枢、照海、足三里等可治疗便秘。照海穴是八脉交会穴，又为肾经、阴跷脉之交会穴，肾经经水在此蒸发布散，刺之可补益肾阴。足三里穴乃足阳明胃经之合穴，刺之可调理脾胃、补中益气。三阴交穴乃肝经、脾经、肾经之交会穴，含脾经湿热之气、肝经水湿风气、肾经寒冷之气，刺之可调补肝、脾、肾三经之气血。

赖氏通元针法精选五脏背俞穴之大肠俞来通督养神和腹部关元、气海、天枢、归来为主穴以引气归元，同时根据不同证型辅以五输穴、八脉交会穴等特定穴，合理地施以针刺补泻或艾灸，更加有效地改善了患者的便秘症状、提高了其生活质量。

四、单纯性肥胖

1. 中医学对单纯性肥胖的认识 历代医籍对肥胖病的论述颇多，对本病的最早记载见于《灵枢·逆顺肥瘦》，曰："此肥人也。广肩腋，项肉薄，厚皮而黑色，唇临临然……"生动形象地指出了肥胖者肩腋部位比较宽广，皮肤厚实而黝黑，唇部较厚的特点。《灵枢·卫气失常》明确提出了三种肥胖类型，即肥人、肉人、膏人。

肥胖主要由饮食不节、过食肥甘厚味所致，亦与遗传、年龄、性别、地域等因素有关。如《素问·奇病论》所载"此人必数食甘美而多肥也"，指出了肥胖的发生与过食肥甘、先天禀赋等多种因素有关。后世医家在此基础上还认识到了肥胖的病机与脾虚、痰湿、七情及地理环境等因素有关。如李东垣《脾胃论》指出："脾胃俱旺，能食而肥；脾胃俱虚，则不能食而瘦；或少食而肥，虽肥而四肢不举，盖脾实而邪气盛也。"可见肥胖患者初期通常食欲旺盛，机体气化功能正常或增强。随着病程进展，一方面体内膏脂积聚，多余的膏脂化为痰浊，困阻气机，影响脾胃功能；另一方面，长期饮食不节，损伤脾胃，运化功能失调，促使痰浊内生，形成恶性循环。故而肥胖患者后期可见"少食而肥""肥而四肢不举"的情况。《景岳全书》指出肥胖者多气虚。《丹溪心法》指出肥胖而疲倦乏力者，是湿热，若肤色苍白者，则是气虚。

2. 现代医学对单纯性肥胖的认识 单纯性肥胖是一种慢性持续状态，是指体内脂肪堆积过多，分布异常，体重增加的一种多因素所致的慢性代谢性疾病。单纯性肥胖可分为体质性肥胖和获得性肥胖，其中体质性肥胖与遗传基因有关，多有家族史，而获得性肥胖的病因是营养过剩，脂肪多分布于躯干，一般于成年后发病，临床上较多见，治疗效果也较理想。2010 年中国疾病预防控制中心的数据显示，我国成人中心型肥胖率为 40.7%，并有加速上升的趋势。

单纯性肥胖的病因病机至今未完全明确，大部分研究者认为，肥胖是多因素相互作用引起的综合疾病，具有一定的遗传倾向，与基础代谢率低、吸收功能紊乱、不良的饮食习惯和生活方式有关。

对于单纯性肥胖的治疗，现代医学主要有药物疗法、手术疗法、运动疗法、饮食疗法等，治疗肥胖的药物主要是食欲抑制剂和代谢促进剂两类，但会对人体产生不同程度的副作用，如头晕、头痛、失眠、心慌等，不宜长期服用。手术治疗的主要方式是抽脂术和空肠回肠短路术，此法不但有一定的风险而且费用昂贵。运动与饮食疗法则不易坚持。

针刺作为一种绿色、安全的传统疗法，可以多系统、多靶点地同时对身体进行调节。针刺治疗单纯性肥胖的机制：①多神经系统的良性刺激，抑制食欲，减少能量摄入；②增强下丘脑-垂体-甲状腺轴系统的功能、促进新陈代谢；③调节脂肪、糖类代谢；④降低过高的 5-HT 和组胺水平，从而抑制亢进的消化功能；⑤调节肠球菌及类杆菌的数量，促进消化吸收等。

3. 临床研究 许秀玫开展了一项采用赖氏通元针法治疗单纯性肥胖的研究，以常规针刺治疗作为对照组，观察对比两种疗法治疗脾虚湿阻型单纯性肥胖的临床疗效。治疗组按照通元针法辨证取穴，引气归元组取中脘、气海、关元、天枢、归来，通督养神组取脾俞、胃俞、大椎、命门，配以足三里、丰隆、三阴交。对照组参照《针灸学》单纯性肥胖的治疗取穴，取中脘、天枢、曲池、丰隆、足三里、阴陵泉、太冲、脾俞。研究表明：通元针法可以明显降低患者体重、BMI、腰臀比和中医证候积分，改善脾虚湿阻型单纯性肥胖，而且在腰臀比和中医证候的改善方面，通元针法比普通针刺的疗效更显著。

4. 讨论　肥胖症多属本虚标实之候。脾胃虚弱，运化失健，气血津液代谢失调，痰湿水饮泛溢皮下膜外造成肥胖。肾阳虚衰，血液鼓动无力，水液失于蒸腾气化，致血瘀湿阻而成肥胖。三焦失职，水道不畅，气化不利，精液凝聚，生痰成饮，阻滞三焦则成肥胖。肝主疏泄，水谷精微的运化与肝脏的疏导密切相关，一旦疏泄失调则会出现“疏泄水谷，渗泄中满”的表现，而发为肥胖。赖新生教授认为单纯性肥胖与阴阳失衡密不可分，其总的病机为脾、胃、肝、胆、肾等脏腑功能失调，机体气血阴阳失衡，水湿、痰浊壅盛于体内。通元针法讲究治病求本，从阴引阳，从阳引阴，腹背任、督二脉合用，前则取天枢、气海、关元、归来以引命门真气直达丹田，滋生运化气血贯穿于上、中、下三焦，使上下气机相调，再配合胃经合穴足三里、脾经三阴交升清阳、降浊阴，使肥胖患者气机调畅，待胃气复来，养精蓄气，则病自除。后则取脾俞、肾俞调补脾阳，化湿祛痰，大椎、命门补益肾阳，鼓舞阳气。四穴相合，一方面温补阳气，通督养神；另一方面，与腹部穴位相伍，利用阴阳相通的原理，交贯脏腑腹背气机，形成一气周流，使阴阳气血如环无端。

本项研究中，通元针法组和对照组在治疗机制上有相似之处，部分取穴重叠，导致总体疗效没有显著差异，但是通元针法重视扶阳振羸，阴阳贯通，突出整体治疗，故在改善患者腰臀比和中医证候积分方面疗效更加突出。

第二节　通元法治疗妇科、男科疾病的临床研究

一、慢性盆腔炎

1. 中医学对慢性盆腔炎的认识　祖国医学中无“慢性盆腔炎”这个病名，依据本病的临床表现可归属到中医妇科学“痛经”“带下”“月经不调”“癥瘕”“不孕”等。中医学认为，本病的发生主要与感受风、寒、湿、热之邪，胞脉气血搏结而成瘀，胞脉气血运行不畅，损伤冲任，病程迁延日久，伤及脏腑功能，脾、肾二脏虚损，本虚标实，虚实错杂，缠绵难愈有关。周英等探讨慢性盆腔炎的中医辨证论治规律，将其总体分为湿热瘀阻型、气滞血瘀型、寒湿瘀阻型、气虚血瘀型及其他型。

2. 现代医学对慢性盆腔炎的认识　盆腔炎性疾病是指女性上生殖道的一组感染性疾病，炎症可局限于一个部位，也可同时累及几个部位，以输卵管炎、输卵管卵巢炎最常见，多发生在性活跃期、有月经的妇女。临床上可分为急性和慢性两种，其中慢性盆腔炎多由经期、产后护理不当或急性盆腔炎发作期间治疗不彻底所导致，也可无急性盆腔炎病史。本病是妇科的常见病、多发病，具有反复发作、病程较长、病情顽固、缠绵难愈的特点。

目前西医对本病缺乏切实有效的治疗方法，主要以抗生素为主。长远来看，反复使用抗生素容易引起耐药及不良反应，增加治疗难度和患者的经济负担。中医针灸在治疗慢性盆腔炎中积累了丰富的临床经验，范琳琳等利用 Meta 分析评价针灸治疗慢性盆腔炎的疗效，数据显示

针灸治疗组的总有效率、治愈率均高于对照组，且复发率低于对照组，肯定了针灸疗法治疗慢性盆腔炎的临床疗效。

3. 临床研究 吕细华在常规抗生素治疗的基础上，辅以“通元针法”治疗慢性盆腔炎，选取关元、肾俞、三阴交、命门、次髎，湿热型者加下髎、阴陵泉，寒凝气滞型者加脾俞、足三里，气滞血瘀型者加肝俞、血海。15 天为 1 个疗程，连续治疗 2 个疗程。研究结果显示：观察组临床显效 20 例，有效 8 例，无效 2 例，临床总有效率为 93.3%；对照组临床显效 11 例，有效 14 例，无效 7 例，临床总有效率为 78.1%。

4. 讨论 本研究证实了在常规抗生素治疗慢性盆腔炎的基础上，辅以通元针法治疗则临床疗效显著提高。通元针法可通督养神，引气归元，调整脏腑气血阴阳之平衡。其中关元为任脉腧穴，乃足三阴经、冲脉、任脉之会，且为元阴、元阳关藏出入之所，针刺后有助于益精补气、疏理冲任；三阴交为肝、脾、肾三阴经之交会穴，用之可补三脏，活血祛瘀；肾俞、命门可补益肾气，温肾壮阳，疏通督脉；次髎善利下焦湿热，活血化瘀，散寒除湿。不同证型则配以相应腧穴，既可起到整体调节的作用，又可起到局部治疗的作用，诸穴联用共奏调和气血、温经散寒、消瘀散结之效，进而消散吸收炎症，预防复发。

二、原发性痛经

1. 中医学对原发性痛经的认识 痛经最早见于张仲景的《金匮要略·妇人杂病脉证并治》，“带下，经水不利，少腹满痛，经一月再见者，土瓜根散主之”，张仲景认为痛经一证乃瘀血阻滞所致。《景岳全书·妇人规·经期腹痛》指出：“经行腹痛，证有虚实。实者或因寒滞，或因血滞，或因气滞，或因热滞；虚者有因血虚，有因气虚。然实痛者多痛于未行之前，经通而痛自减；虚痛者于既行之后，血去而痛未止，或血去而痛益甚。大都可按，可揉者为虚，拒按、拒揉者为实。”《傅青主女科》载“经水将来三五日前而脐下作疼……是下焦寒湿相争之故”“经前腹疼数日……是热极而火化乎！夫肝属木，其中有火，舒则通畅，郁则不畅”“经水乎来乎断，时疼时止……是肝气不舒”“少腹疼于行经之后……是肾气之涸”，认为痛经发生责之于肝气郁结、寒湿凝滞、肾虚。现代医家多认同经期及其前后，由于气血的变化，瘀血阻滞胞宫、冲任失于濡养而导致“不通则痛”和“不荣则痛”，并将痛经分为寒凝血瘀、气滞血瘀、肝肾亏损、阳虚内寒、气血虚弱、湿热瘀阻六种证型。

2. 现代医学对原发性痛经的认识 原发性痛经是指生殖器官没有器质性病变的痛经，亦称为功能性痛经，以年轻未产女性多见，占痛经的九成以上，属于中医学“经行腹痛”范畴。我国痛经的发病率高达 33.19%，其中严重影响工作者占 13.55%。现代医学对原发性痛经的发病机制尚未完全阐明，但普遍认为痛经与血清前列腺素（PG）增高有关，此外缩宫素（OT）、神经内分泌激素（NO）、内皮素（ET）、雌二醇（E_2）、孕激素（P）等都参与了痛经的发生。部分学者认为，子宫颈狭窄、子宫过度屈曲等机械因素引起经血流出不畅，刺激子宫收缩，也可引起痛经。西医治疗主要是心理疏导，保证足够的休息和睡眠等，当疼痛难以忍受时可通过服用非甾体抗炎药（如布洛芬或口服避孕药等）来减轻症状，然而上述药物均有较大的不良反应，尤其是口服避孕药可严重导致机体代谢紊乱，患者接受程度低，临床应用存在局限性。针灸疗法作为传统医学的瑰宝，可以通过显著而广泛地调节免疫系统、清除细胞内的自由基、调节生殖内分泌轴功能、改善子宫血液循环及微量元素的含量而缓解疼痛，治疗痛经，具有简、廉、验、无不良反应等特点，越来越受到患者的青睐。

3. 临床研究　李姗进行了一项赖氏通元针法治疗原发性痛经的临床研究，将符合标准的90例受试者严格按照随机对照研究的原则分为1组（通元针法组）、2组（药物对照组）、3组（常规针刺组），每组各30例。治疗方案：通元针法组采用“通督养神法”和“引气归元法”交替针刺，其中通督养神法选取肝俞、肾俞、腰阳关、次髎、委中、太溪，引气归元法取中极、关元、气海、天枢、归来、内关、合谷、三阴交、太冲；常规针刺组则参照《针灸治疗学》相关内容选取关元、三阴交、地机、十七椎，寒湿凝滞加灸水道，气滞血瘀加合谷、太冲、次髎，气血不足加血海、脾俞、足三里；药物对照组服用布洛芬缓释胶囊（300mg，每12小时一次）。针刺组均于月经来潮前5～7天介入治疗，每天1次，月经来潮即停止，药物则在出现痛经症状时服用。每周期评估一次，连续治疗3个月经周期。相关数据表明通元针法组、药物对照组、常规针刺组都能在一定程度上缓解痛经患者的临床症状，且在改善原发性痛经患者临床症状评分及远期疗效方面，通元针法组体现了其独特的优势。

林穗华观察赖氏通元针法治疗气血瘀滞型原发性痛经的疗效，将66例气血瘀滞型原发性痛经患者随机分成通元针法组和常规针刺组，均在月经来潮前7～10天进行针刺治疗，每天1次，至月经来潮为止，连续治疗。其中通元针法组取天枢、气海、关元、归来作为腹部腧穴，取膈俞、肝俞、胆俞、肾俞作为背部穴组。常规针刺组选取关元、三阴交、地机、合谷、太冲。研究发现：两组均可改善痛经症状，但是通元针法优于常规针刺，且远期疗效更稳定。

4. 讨论　赖氏通元针法在治疗原发性痛经时采用通督养神法、引气归元法交替使用。“女子以血为用”，月经本以经血为物质基础，且痛经的发生与血行不畅密不可分。通督养神法选取五脏背俞穴之肝肾、肾俞，肝为藏血之脏，“主条达”，是肝之精气输注的处所，用之可条达气机，疏肝养血；肾为先天之本，藏精生血，“主生殖”，用之可补益肾精，调补下元，两者并用可补益肝肾，养精益血；腰阳关为督脉经穴，位于腰部，腰为肾之府，用之可温肾散寒，通经活络，又“督脉入络于脑”，刺之可调节脑部之元神，调节内分泌轴；次髎位于腰骶部，靠近病位，且为足太阳膀胱经穴，用之可温肾壮阳，调经止痛；委中又名血郄，意指该穴气血为膀胱经水湿气化后之气，用之可散瘀通络；太溪穴乃肾经原穴，具有滋阴益肾之功。气海、关元、中极同为下腹任脉要穴，乃元气之所在，三穴均可充养先天之气；天枢穴位于人一身之中点，天地之气交合于此，是清升浊降之枢纽，刺之可充养后天之气以养先天；归来亦为足阳明胃经经穴、气血生化之源；诸穴相配，宣畅气机、沟通上下，取引气归元之意。配伍内关、合谷、三阴交、太冲，取其行气活血、化瘀通络之功。

赖氏通元针法治疗原发性痛经时采用通督养神、引气归元交替针刺，重在调节阴阳二气，以阳气引领阴气，阴气贯通阳气，达到濡养脏腑、畅达气机之功效，纠正“不通”“不荣”两种病理状态，从而缓解疼痛。

三、多囊卵巢综合征

1. 中医学对多囊卵巢综合征的认识　中医古籍中未见有对多囊卵巢综合征（polycystic ovarian syndrome，PCOS）的明确记载及专门论述，但根据其临床表现可归属到“月经后期”“月经过少”“月经先后不定期”“闭经”“不孕”“癥瘕”等病证中。

目前医家对PCOS病因病机阐述各抒己见，众说纷纭，最具有影响力的是“肾-天癸-冲任-胞宫轴”功能失调学说，该学说认为本病发病的机制主要是人体内在的肝、脾、肾功能下降，正气虚弱，易于导致外来邪气的侵犯，如肝气郁结引起气滞血瘀、脾虚引起湿邪内生、肾虚胞宫失去温煦，在上述内外因素的相互作用下导致该功能轴紊乱，从而引发 PCOS。

PCOS 的病因病机可大致概括为肾虚、肝郁、脾虚为本，痰湿、瘀血为标，而肾虚常为发病的关键。临床上 PCOS 多表现为本虚标实或虚实夹杂之证，病机错综复杂，导致多种症状同时出现。

2. 现代医学对多囊卵巢综合征的认识 多囊卵巢综合征以雄激素过高的临床或生化表现、持续无排卵、卵巢多囊改变为特征的内分泌紊乱的疾病，主要表现为月经失调（月经稀发、经量过少或闭经）、不孕、多毛、痤疮，常伴有胰岛素抵抗和肥胖。本病在育龄期妇女中的发病率为 5%～10%，在无排卵性不孕症患者中的发病率为 50%～70%。一项遍布 264 个社区，跨越 10 个省市的 PCOS 流行病学调查研究发现，我国育龄期女性的患病率为 5.6%。近年来，随着人们饮食习惯及生活方式的改变，PCOS 的患病率逐渐增高，已发展成为 2 型糖尿病、高脂血症、心血管疾病、代谢综合征等疾病的危险因素，是临床上多发和难治的妇科疾病。

目前西医以药物对症治疗为主，主要包括调整月经周期，诱发排卵，降低雄激素水平及改善胰岛素抵抗，能在短期内取得一定的疗效，但停药后易复发，且很多患者在服药过程中出现消化系统的不良反应及停药后的激素反弹。近年来，大量研究报道已证明针灸在改善 PCOS 患者内分泌失调、代谢紊乱、促进卵泡生长及改善胰岛素敏感性方面具有显著的疗效。

3. 临床研究 刘爱平进行了一项前瞻性随机对照研究，将 60 例多囊卵巢综合征月经后期患者作为研究对象，随机分成试验组（赖氏通元法针药结合组）和对照组（炔雌醇环丙孕酮组）。试验组给予赖氏通元针法（主穴选取百会、心俞、膈俞、气海、关元、天枢、归来、三阴交、合谷、太冲）结合中药“调经必效方”（基本方为生地黄、熟地黄、肉苁蓉、仙茅、巴戟天、益母草、香附）进行治疗，对照组给予炔雌醇环丙孕酮口服。在治疗及随访期间发现赖氏通元法针药结合能有效改善患者的月经情况和中医证候情况，且效果优于炔雌醇环丙孕酮；在改善月经周期方面，治疗期服用炔雌醇环丙孕酮的患者可有规律的月经来潮，明显优于赖氏通元法针药结合疗法，但停药后基本复发，反弹至治疗前水平，而赖氏通元法针药结合在治疗期间和随访期间疗效显著且稳定，改善月经周期的远期疗效显著优于炔雌醇环丙孕酮。

黄丽观察通元针法治疗多囊卵巢综合征合并不孕的临床疗效，发现相比较于使用西药氯米芬促排卵，通元针法可以更显著地改善 PCOS 患者 BMI、月经情况，减少卵泡数目，促进排卵，提高妊娠率。

4. 讨论 PCOS 形成的关键是肾-天癸-冲任-胞宫轴功能失调，与肝、脾、肾三脏的关系最密切。肾虚为本，痰瘀为标。肾虚、肝郁、脾虚乃发病之理，痰浊、瘀血乃致病之物。针刺治疗 PCOS 时，赖新生教授选取任脉上的关元、气海、中极作为关键穴，再结合“多气多血”之足阳明胃经上的天枢、归来使元气归于下焦丹田，从而输布全身，达到调和全身气机，充盈胞宫之效；再选取督脉上的百会为关键穴来通调督脉，结合五脏背俞穴中的心俞、膈俞来养神，增强大脑对神经内分泌系统的调节，改善 PCOS 患者胰岛素抵抗、降低雄激素水平；上述取穴方法既属于“循经取穴”，又可进一步归纳为“循脏腑局部取穴”。

四、围绝经期综合征

1. 中医学对围绝经期综合征的认识 古代医籍中无这一病名，但根据其诸症可发现散布于“年老血崩”“脏躁”“年老经断复来”“年未老经水断”等证。《素问·上古天真论》载：“二七而天癸至，任脉通，太冲脉盛，月事以时下，故有子……七七任脉虚，太冲脉衰少，天癸竭，地道不通，故形坏而无子也。”可见妇人随着机体衰老，历经七七变化，肾气亏虚，天癸逐渐衰竭，经水干涸，各脏腑失去肾精之濡养，出现功能失调而产生月经失调、崩漏或失眠、情绪波动等脑神失守之象。古文有云“妇人五旬经断后再行……天枢、中脘、气海”“月经断绝，中极、三阴交、肾俞、合谷”。《证治准绳·女科》曰：“昔人论年老有子者……女子不过尽七七……”认为女子七七乃天癸阴阳之尽数，故七七是女子之生理转折点，亦是经断前后之际。历代医家多认为肾虚是导致本病的根本原因。

2. 现代医学对围绝经期综合征的认识　围绝经期综合征，又称更年期综合征，属于祖国医学“绝经前后诸证”范畴，主要是指妇女在绝经前后由于卵巢功能逐渐衰退、雌激素水平下降，下丘脑-垂体-卵巢轴平衡失调，出现潮热、盗汗、心悸、眩晕、失眠、情绪波动、多疑、注意力不集中、感觉异常等自主神经功能紊乱伴有神经心理症状的一组症候群。我国围绝经期综合征患者占围绝经期人群的 3.8%。西医对于本病的治疗主要是激素替代疗法，短期疗效尚可，可调节女性月经周期，改善泌尿及生殖道的萎缩症状，减少骨量的流失，降低老年痴呆、结肠癌及直肠癌的发生率，但长期使用会产生较大的副作用，比如乳房胀痛、异常子宫出血、肝肾功能损伤、子宫内膜癌、乳腺癌，亦可使糖尿病、高血压、冠心病等发生的风险增高。

中医对围绝经期综合征有着独特的诊疗手段，且积累了丰富的临床经验。大量的试验研究已经证实针刺治疗能够提高围绝经期综合征患者的 E_2 水平。马晓芃等研究发现针刺围绝经期大鼠的“肾俞”“足三里”“三阴交”可以显著地抑制卵巢颗粒细胞凋亡，上调卵巢颗粒细胞 Bcl-2 蛋白的表达，下调 Fas 蛋白的表达。徐天舒等通过针刺围绝经期综合征模型大鼠的“三阴交”“足三里”“内关”“太冲”“合谷”“关元”“气海”，观察到针刺后大鼠血清 E_2 及下丘脑内 5-HT 水平均明显升高，降低了围绝经期综合征的发生。

3. 临床研究　郑嘉怡进行了一项通元疗法治疗绝经前后诸证的临床研究，对比通元针法和普通常规针刺对绝经前后诸证的疗效，通元针法组的主穴以通元法为本，通督法选取印堂、百会、肾俞、肝俞、脾俞、心俞、肺俞；引气归元法选取气海、关元、天枢、归来，配以涌泉、曲泉、水泉、太溪、神门、太冲、复溜。对照组则参照治疗教材常规选取肾俞、肝俞、脾俞、气海、三阴交，并在此基础上辨证施治配伍相应的穴位。2 个疗程结束后，相关试验数据表明通元法针刺能更好地改善绝经前后诸证患者的失眠及情绪波动症状，但在改善其性激素水平[E_2、卵泡刺激素（FSH）和黄体生成素（LH）]方面未见明显差异，可见通元法针刺临床上为治疗绝经前后诸证提供了一个有效的方案。

4. 讨论　面对围绝经期综合征患者症状繁杂多样，此消彼长，赖新生教授指出，治疗不可只着重于一脏或一腑，“一脏衰，则五脏衰”，故通督法主要选取五脏背俞穴，调补五脏精气、平衡阴阳。《内经》曾指出肾水通过奇经八脉中的冲、任二脉司月经与生殖，肾气充，则冲任得以固，冲、任、督三者同出一源。通元法在治疗绝经前后诸证时注重任督之输调，任脉乃阴脉之海，其上之气海为先天元气聚会之处、肓之原穴；关元位处脐下肾间动气，禀受先天父母之元气；配合人体气机之枢纽天枢，升清降浊，使气血周流全身。督脉总督一身之阳，选取百会、印堂可通督调神，以阳气引领阴气。正如滑氏所云“脏腑腹背，气相通应”，通元法调五脏，固冲任，使针神合一，通督归元，达到阴生阳长、症状自消的目的。

五、弱　精　症

1. 中医学对弱精症的认识　祖国医学的文献记载中尚无“弱精症”一词，但根据其临床表现可归纳为“精冷”“无嗣”“求嗣”“不育”等范畴。《素问·上古天真论》云：“丈夫……二八，肾气盛，天癸至，精气溢泻，阴阳和，故能有子……七八肝气衰，筋不能动。八八天癸竭，精少，肾脏衰，形体皆极。”指出了“肾”乃男性生育之根本，肾气的盈亏、天癸的多少、脏腑功能是否协调直接影响男性的生殖功能。《金匮要略·血痹虚劳脉病证治》曰：“男子脉浮弱而濇，为无子，精气清冷。”认为本病属于虚劳，肾阳虚衰，无力温养精气，导致无子。王万春等认为肝气郁结，疏泄失调，瘀血阻络导致精液异常，出现弱精症。危常鹏等认为弱精症的病机不仅仅是肾虚，还可兼有湿热瘀毒。王宝庆根据“阳化气，阴成形”的理论，指出精子活动力属于阳，而精子本身则为阴，精子的数量与肾精密切相关，而精子的活力及活动率则主要受肾阳影响，认为弱精症的发生乃肾阴阳失衡所致。总而言之，大多数医家认为本病病位在肾，与肝、脾、心密切相关，肾中阴阳亏虚，肾精不足乃致病之根本，部分患者有本虚标实之象，兼有脾虚、肝郁、痰湿、湿热、瘀血等，治疗上大多在补肾的基础上，兼以健脾胃、疏肝郁、化痰湿、清湿热、活血通络等方法治疗。王万春等观察强精汤（覆盆子 15g，枸杞子 15g，菟丝子 15g，淫羊藿 20g，当归 10g，熟地黄 18g，水蛭 4g，山萸肉 15g，肉苁蓉 10g，桑椹子 15g，紫河车 10g，党参 10g，生黄芪 30g，鹿茸粉 2g）治疗少弱精症的临床效果，发现该方可使患者精子数量增长快，成活率高，活动力增强，且副作用小，安全有效，经济方便。吴镝在常规给予弱精症患者口服硫酸锌、维生素 E 胶囊、维生素 C 的基础上，加上中药汤剂——自拟助育汤，配方如下：枸杞子 20g，黄精 18g，熟地黄、菟丝子、覆盆子各 15g，淫羊藿 20g，甘草 6g，五味子 5g，肉苁蓉 10g，生黄芪 30g，牛膝、怀山药、党参各 12g。随症加减：病久血瘀偏重者加水蛭、红花、乌药，去熟地黄；湿热偏重者加蒲公英、黄柏、薏苡仁，去五味子、熟地黄、怀山药、淫羊藿。发现中西医结合对男性少、弱精症的治愈率和总有效率要比单纯西药效果更好。刘莉等研究发现中药加电针能明显提高弱精症患者精浆中性 α-1, 4 糖苷酶水平并增强精子活力。蒋荣民等研究发现针刺可以有效地改善精液量、精子密度和向前运动精子百分率。

2. 现代医学对弱精症的认识 因环境污染日益加重、工作压力增大及熬夜、吸烟、酗酒等不良生活习惯，男性的精液质量普遍下降。据世界卫生组织统计，如今不孕症的患病率高达 10%～15%，在引起不孕的所有因素中，男性因素就占据了 43%，而少、弱精子症则是男性不育症的主要原因，主要表现为精子活力差，活率低，难以受精。目前男性不育已是一个世界性的问题，越来越多地受到人们的重视。

西医学认为，导致男子弱精症的因素有以下几个方面：一是免疫因素，即患者在外伤、炎症等因素的影响下，导致机体在产生抗精子抗体对付睾丸外的精子时也不可避免地处理了正常的精子，最终导致不育，属于免疫性不育。二是内分泌因素，男性生殖功能的内分泌调节是通过闭合的循环反馈系统“HPTA”实现的。下丘脑释放促性腺激素释放激素（GnRH），到达腺垂体，与腺垂体中的 GnRH 受体结合，刺激垂体释放间质细胞刺激素（ICSH，即黄体生成素）和卵泡刺激素（FSH），进而促进睾酮合成，产生精子。上述任何一个环节出现问题都会影响精子生成，导致不育。三是感染因素，男性反复泌尿生殖道感染会诱导免疫反应，产生抗精子抗体，进而不同程度地损伤睾丸的生精功能而造成不育。此外，某些病原体可吸附在精子的顶体处，或产生病理代谢物质损伤精子或改变精子的形态，使其过于臃肿而阻碍其前向运动而导致不育。四是精索静脉曲张，精索静脉曲张者睾丸局部血液回流障碍，从而导致局部温度升高，损伤或杀死精子或代谢废物二氧化碳淤积，破坏精子的生存环境而引起不育。五是精浆异常，精液液化时间过长或液化不完全都会降低精子的活力及活动率而导致弱精症。六是染色体异常，目前已有较多文献研究证实男性不育患者染色体异常概率会比健康男性高，且男性染色体的突变会从不同方面影响精子的生长发育而造成不育。七是其他因素，如久坐使局部温度升高、血液循环障碍而影响精子的数量和质量，吸烟产生的尼古丁等化学物质可使精子的抗氧化能力减弱，损伤其生长发育等。

目前西医学尚未完全明确弱精症的病因及发病机制，故缺乏有效的治疗手段，主要是对症处理。由于弱精症患者面对传宗接代的家庭压力，大多在心理上有一定的问题，常伴有焦虑、恐惧，因此临床诊治时首先要对患者进行心理上的疏导，积极宣教，纠正吸烟、饮酒、熬夜等不良生活习惯，加强体育锻炼，放松身心，以最好的状态备育。针对微量元素缺乏者，可补充ATP、维生素E、复方氨基酸、辅酶Q10等来提高精子活力；存在生殖道感染时，对症给予抗生素积极抗感染；抗精子抗体阳性者可考虑给予免疫抑制剂（如地塞米松、泼尼松等）进行治疗；适当补充雄激素、促性腺激素或抗雌激素类药物以纠正生殖内分泌轴功能；口服左卡尼丁促进精子活力；此外尚可借助外科手术治疗或辅助生殖技术达到生育目的。

3. 通元针法治疗弱精症的临床研究 赖诚杰观察比较赖氏通元针法和口服五子衍宗丸对肾虚精亏型弱精症患者精液质量的影响及临床症状的改善程度。通元针法组选取关元、京门、肾俞、志室、次髎、太溪，隔日针1次；对照组则服用北京同仁堂五子衍宗丸（6g，每日2次），治疗3个月后评估两组的精子密度、精子活率、a级精子百分比、a+b级精子百分比及中医主要症状评分。研究数据表明：通元针法组的总有效率达80%，而五子衍宗丸组总有效率为56.67%，且通元针法组在提高精子活率、a级精子百分比及a+b级精子百分比方面都比对照组好（$P<0.05$）；在改善患者健忘恍惚、发脱齿摇方面两组无明显差异（$P>0.05$），但在改善腰膝酸软、眩晕神疲、耳鸣耳聋等方面通元针法组疗效较好，证实了赖氏通元针法可以改善肾精亏虚型弱精症患者的精液质量及治疗本病的效果和优势。

兰天培等采用赖氏通元针法结合中药治疗少、弱精症总有效率达82.5%，且在改善精液量、精子浓度和前向运动比率等方面均优于单纯中药，证明通元针法具有明显的增效作用。

4. 讨论 赖新生教授将弱精症的病因病机归纳为以下四个方面：一是以肾为核心的脏腑功能失调；二是气血精液功能失调；三是肝木郁结，疏泄失度；四是气机运行不畅，痰湿、瘀血等病理产物形成从而干扰精宫、精窍的生精、藏精功能等。精室（精宫）是男子生精藏精的场所，同时也是冲、任二脉的源头。冲、任二脉气血丰富，既受后天水谷精微的濡养，又靠先天之肾气肾阳的温煦，天癸可将冲任中的气血转化为肾精或为精室输送经气保障精室的生精、藏精功能，一旦冲任失调便会影响其藏泄功能。赖新生教授通元针法治疗弱精症时引气归元选取关元，该穴为小肠经之募穴，是人身阴阳元气相交关的地方，是男子藏精、女子主月事之处所，是和合阴阳的门户，刺之可补益人体元阴元阳，达到生精之目的。京门为肾经之募穴，内连肾脏，背俞穴是肾经的背俞穴，亦内系肾脏，两者俞募相配，一阴一阳，阴阳交互，可补肾壮阳，益精养元。太溪为肾经之原穴，肾脏之精气输布于此处，针刺该穴可补益肾精。肾属水，志室为肾水外输膀胱经的地方，针刺该穴可引肾精入精室以充养之。赖氏通元针法糅合了俞募相配、上下相配等多穴位配伍模式，治疗上围绕脏腑神气，通过任、督二脉来调节肾阴肾阳，达到肾精足，肾阳旺，从而提高男性精子活力及正常率，明显改善其生育能力。

第三节 通元法治疗过敏性疾病的临床研究

以下仅介绍通元法治疗慢性单纯性鼻炎的临床研究。

1. 中医学对慢性单纯性鼻炎的认识 慢性单纯性鼻炎属于祖国医学“鼻鼽”范畴，最早见于《素问·脉解》，“所谓客孙脉则头痛、鼻鼽、腹肿者，阳明并于上，上者则其孙络太阴也，故头痛、鼻鼽，腹肿也”。《素问·五脏别论》曰“心肺有病，而鼻为之不利也”，指出了心肺有疾，功能失调可引起鼻不通利，甚至鼻塞。《灵枢》云“肺气虚则鼻塞不利”。《圣济总录》指出“鼻流清涕，至于不止，以肺脏感寒，寒气上达，故津液不能收制如此”，说明本病因肺脏虚寒，而又复感寒邪而发。明代《景岳全书》载“凡因风寒而鼻塞者，以寒闭腠理，则经络壅塞而多为鼽嚏”，直接阐述了本病的病因。

“鼻鼽”病位在肺，但与脾、肾之虚有关。《东垣十书》指出：“肺者肾之母，皮毛之阳元本虚弱，更以冬月助其冷。故病者善嚏，鼻流清涕，寒甚出浊涕，嚏不止。”又《脾胃论·脾胃胜衰论》曰：“所不胜乘之者，水乘木之妄行，而反来侮土。故肾入心为汗，入肝为泣，入脾为涎，入肺为痰、为嗽、为涕、为嚏、为水出鼻也。”指出了肾为气之根，肾气亏损，进一步引起肺气虚弱。《素问·玉机真脏论》曰：“脾为孤脏……其不及则令人九窍不通。”脾为中焦之土，主运化水谷精微，脾胃虚损，不能将水谷精微上承于肺，肺无以宣发上濡鼻窍则致鼻塞。《医学入门》认为“鼻塞久不愈者，必内伤脾胃，清气不能上升，非外感也”。由此可见脾胃内虚亦可引起鼻窒。

2. 现代医学对慢性单纯性鼻炎的认识 慢性鼻炎是鼻黏膜由于局限性、全身性或环境性因素所致的可逆性炎症，主要表现为鼻塞、鼻涕增多。鼻塞可呈反复间歇性、交替性，严重时伴有头晕头痛。

西医学认为慢性单纯性鼻炎的病因如下。①免疫功能异常：鼻黏膜受到外部抗原刺激时可产生抗体，对再进入的抗原起到防御作用，但鼻塞可使局部抗体的产生受到阻碍，从而导致机体呼吸道感染能力减弱。②全身急慢性疾病：如急性传染病、贫血、风湿性心脏病（风湿病）、心肝肾疾病等可影响机体各部分的营养供应，牵连到鼻黏膜，使得鼻部营养不足，血液供应不好或流通不畅，进而导致慢性单纯性鼻炎。③职业和环境因素：长期处于粉尘较多或化学气体浓度较高及温度和湿度变化较剧烈的环境中可刺激鼻黏膜，导致鼻塞。④不良饮食生活习惯：嗜酒、吸烟、熬夜等导致机体抵抗力下降，都可诱发慢性单纯性鼻炎。⑤内分泌因素：人体日常的激素水平是处于一个相对平稳的动态变化中，当一些外部因素引起激素水平改变时，就可导致鼻部出现相应的症状与体征，如甲状腺功能减退可引起鼻黏膜水肿；青春期、妊娠后期体内激素水平不平衡，鼻黏膜常有生理性充血、肿胀，亦与慢性单纯性鼻炎有关。

目前西医以局部症状治疗为主，药停症起，治标不治本，且长期使用易产生耐药性和依赖性。针灸作为中医的一种治疗方式，已经被广泛运用于临床，疗效肯定，而通元针法是赖新生教授独创的一种治疗体系，旨在通过通督调神和引气归元调和脏腑阴阳以治疗疾病之本，现已被广泛运用于治疗各种疾病。

3. 临床研究 宋锦豪按照通元法理论选取百会、上星、肺俞、脾俞、足三里、合谷来治疗慢性单纯性鼻炎患者，总有效率达 96.67%，且通元法在改善患者临床症状积分、视觉模拟量表（VAS）评分方面较普通针刺组更明显。

4. 讨论 赖新生教授认为，疾病皆因阴阳失衡所致，鼻鼽虽病位处于肺金，然因其与脾土、肾水相生，一脏虚损，则三脏虚损，继而伤及五脏，治疗必须循通元法之根本原则，通督养神，引气归元，调和阴阳，兼益气固表、健脾固肺、补肾通窍。督脉为“阳脉之海”，具有调节阳经气血的作用，而阳气为人之根本，是人体抗御病邪的主要力量。百会穴为督脉上的穴位，针刺时可以提升阳气，达到振奋一身之阳的功效，上星穴亦为督脉上的穴位，且靠近鼻窍，是治疗鼻炎的常用穴，二穴相伍可以加强通督的效果。《内经》中的“阴病治阳”指出脏病有疾应找其相应的背俞穴来治疗，赖新生教授也强调五脏背俞穴的重要性，刺之可调五脏神，肺俞、脾俞合用可健脾益肺，益气固表。足三里为胃经合穴和胃腑的下合穴，《内经》言“上病取之下”，又言“六腑之病取于合”，可见针刺足三里可以健脾养胃，以固后天之本。合谷穴乃手阳明大肠经上的穴，与肺经相表里，刺之亦可治疗鼻炎。该穴位处方选穴精要，直中病所，效宏力专。

第四节　通元法治疗脑病的临床研究

一、血管性痴呆

1. 中医学对血管性痴呆的认识　血管性痴呆当属于祖国医学中的“呆病”“愚痴病”“痴呆”等病证的范畴。《临证指南医案》中有云：“中风初起，神呆遗尿，老人厥中显然。”《杂病源流犀烛·中风》中记载“中风后善忘”，说明古代医家已经重视到痴呆与中风有一定的关系。古代文献对痴呆病因病机的阐述不外乎因先天禀赋不足，或后天失养，或年迈体虚，以及外感六淫、疫毒，内伤饮食，七情损伤等导致脏腑功能渐衰，髓海不足，神机失用。赖新生教授认为呆病实则为本虚标实之证，虽病因众多，但其本以肾虚为主，标实则为痰、瘀、毒胶结，风邪扰动。

《内经》指出肾藏精，主骨生髓而上通于脑，可见肾精是脑髓生成的物质基础，肾中精气是否充足直接决定了生髓功能的旺盛与否。肾精足，脑髓充盈，神机方可聪灵，思维、认知等功能得以维持正常状态。

《素问·五常政大论》云：“根于中者，命曰神机，神去则机息。”脑府为至高、至贵、至轻之处，是气血津液输布和代谢的通道，神志功能的正常离不开玄府的畅通。年迈体虚或感染六淫之邪、疫毒戾气或七情内伤气机郁结，导致气血运行不畅，或聚湿为痰，或留滞为瘀，或久蕴成毒，致使玄府闭塞，神机失用，髓减脑消，引发痴呆。如清代陈士铎《石室秘录》指出痰气胶结越严重痴呆的症状越明显。又如叶天士在《温热论》中载：“清窍为之壅塞，浊邪害清也。”故而毒邪常与风、湿、热胶结缠绵在一起损伤脏腑、脑络。而在呆病的发病过程中，常有眩晕、抽搐等“风”的迹象，风为阳邪，易袭阳位，又为百病之长，临证时需重视。

2. 现代医学血管性痴呆的认识　血管性痴呆是指由一系列脑血管因素（缺血性、出血性、急慢性缺氧性脑血管病等）导致脑组织损害引起的以认知功能减退为特征的一组临床综合征。临床主要表现为认知缺损、记忆障碍、情感障碍、人格改变、注意力不集中、定向力丧失、行为异常、缺乏激情、日常社交及生活能力低下等。血管性痴呆现已成为一个重要的公共卫生问题，在发达国家中占全部痴呆患者的25%～50%，是仅次于阿尔茨海默病的第二大痴呆类型，且发病率呈逐年增加趋势，给社会和家庭带来了重大的影响，受到社会和医学界的极大关注。

目前公认脑缺血缺氧是血管性痴呆的主要原因，且是唯一一种可以防治的痴呆。据文献报道，高血压、高血脂、糖尿病、高同型半胱氨酸、抑郁症、吸烟等都是血管性痴呆的高危因素。此外，受教育程度可能是痴呆的保护因素，而年龄则是脑卒中的非可控性危险因素。临床中明确危险因素，积极干预治疗对预防血管性痴呆有重要的意义。

血管性痴呆确切的发病机制尚未完全明确，石苗茜从神经生化、分子技术、基因技术及组织病理学等角度阐述了血管性痴呆的发病机制，主要包括以下几个方面。①胆碱能传导通路受损：乙酰胆碱是迄今为止发现的与记忆密切相关的一种神经递质。大量研究表明，胆碱能系统受损与血管性痴呆的发生有关。②神经元间接触点突触的改变：突触及突触传递对神经系统的功能是必不可少的，突触结构的可塑性是学习记忆的神经生物学基础。据目前大量研究结果可知，突触损伤在血管性痴呆发病的早期即存在，且与认知功能障碍密切相关。③脑血管周围失神经支配胆碱能神经末梢的丢失。④海马及神经肽：海马细胞内钙离子（Ca^{2+}）、钙调素（CaM）、钙调素依赖性蛋白激酶Ⅱ（CaMPKⅡ）与学习、记忆密切相关，并且对脑缺血缺氧极其敏感。内皮素-1（ET-1）、降钙素（CGRP）等神经肽对神经起调解作用，并在脑内发挥多种生理和药理作用。ET 为目前发现的最强的缩血管肽，可通过进一步收缩血管，加重脑缺血。⑤炎性机制：脑缺血后的炎症反应是一个连锁的过程，并且与再灌注损伤有关。越来越多的研究资料表明，炎症反应在急性脑缺血后继发性神经损伤中起主要作用。⑥遗传机制：研究发现第 19 号染色体上的 NOTCH3 发生突变可导致伴皮质下梗死和白质脑病的常染色体显性遗传性脑动脉病（CADASIL）的发生，该病是与痴呆有关的脑血管病，在临床上以卒中史和认知功能减退为特征。

3. 临床研究 由于现代医学对血管性痴呆的发病机制尚不明确，故缺乏有效的根本性的治疗方法。目前国内外大量的研究报道已经证实针灸对治疗本病有较好的疗效，但缺乏规范性的处方或针刺手法，赖新生教授结合自己 40 余年的临床实践和科研经验创立了一种新的针灸体系——通元针法，该体系选穴以任、督二脉为重点，充分发挥了督脉贯通通调元神，任脉连肾为元气所归的经络效应，临床疗效显著。

吴跃峰将 48 名血管性痴呆患者随机分成通元针法组和普通针刺组，在进行基础治疗的同时，通元针法组选穴如下：以百会、前顶、后顶、水沟、膈俞、心俞、关元、气海、神门为基本方，气血亏虚者配脾俞，痰浊阻窍者配膻中、丰隆、中脘，火热内盛者配曲池、内庭，肝阳上亢者配曲泉、太冲、肝俞，瘀血阻络者配血海、膈俞、四关，脏气浊留者配中脘、天枢，肾精亏虚者配阴谷、太溪。普通针刺组参照《针灸治疗学》，选穴如下：以百会、四神聪、悬钟、太溪、足三里、大钟为基本方，偏瘫者加手三针、足三针，口角㖞斜者加地仓透颊车，失语者加舌三针，气血亏虚者加气海、膈俞，痰浊阻窍者加丰隆、中脘，火热内盛者加曲池、内庭；肝阳上亢者配曲泉、太冲、肝俞，瘀血阻络者加膈俞、委中，脏气浊留者配中脘、天枢，肾精亏虚者配阴谷、太溪。两组均在得气后留针 30 分钟，每间隔 10～15 分钟行针 1 次，每日 1 次，15 次为 1 个疗程，共治疗 3 个疗程，疗程间休息 1 天。通过对比治疗前后修订长谷川智力量表（HDS）、简易精神状态量表（MMSE）积分及亚积分的变化来判定两组患者治疗前后的智能状态是否有改善及改善是否有差异；通过对比治疗前后日常生活能力（ADL）量表积分的变化来判定治疗前后两组患者生活自理能力是否有改善及改善是否有差异；通过以上相关量表评分细项来评定治疗前后两组患者记忆力、认知功能、非认知特征、日常生活能力等是否有改善；通过中医辨证量表（SDSVD）积分的变化来判定治疗前后两组患者的中医疗效是否有改善。研究结果表明：虽然通元针法组与普通针刺组都能改善血管性痴呆患者的认知功能，提高其日常生活能力及改善患者的中医证候，但是通元针法组患者的认知能力、躯体性自理能力量表的积分及中医证候改善得更明显，而且在细项分析方面，通元针法组患者的近记忆力改善尤其明显，证实了通元针法治疗血管性痴呆疗效显著，可进一步推广应用。

邵瑛等观察通督调神固本电针法对高血压-高血脂复合血管性痴呆模型大鼠性激素和学习记忆的影响，将 40 只成年健康 SD 大鼠随机分为假手术组、电针Ⅰ组（电针治疗取百合、大椎、脾俞、肾俞穴，加电，连续波，频率 80Hz，强度约 1mA）、电针Ⅱ组（非经穴，加电同电针Ⅰ组）、西药组（尼莫地平治疗，按 0.6mg/ml，20ml/kg 体重灌胃）和模型组（不治疗），结果是高血压-高血脂复合血管性痴呆（HH-VD）模型大鼠在模成后治疗前 Y 迷宫测试其错误次数（EN）、总反应时间（TRT）和达标反应次数（SN）均显著升高，与假手术组比较有显著性差异（$P<0.01$）。而治疗后电针Ⅰ组、电针Ⅱ组、西药组大鼠的 EN、TRT、SN 显著降低，与模型组比较，差异有显著性意义（$P<0.01$）。电针Ⅰ组、西药组大鼠的 EN、TRT、SN 又低于电针Ⅱ组，差异具有显著性意义（$P<0.05$）。治疗后电针Ⅰ组、西药组大鼠的睾酮（T）、雌二醇（E_2）均显著降低，与模型组相比较具有显著差异（$P<0.01$），而电针Ⅱ组 T、E_2 与模型组相比较，无显著性差异（$P>0.05$），说明通督调神固本电针法能改善 HH-VD 模型大鼠的 T、E_2 水平，并有效提高其学习记忆能力。其团队还观察了电针对高血压-高血脂复合血管性痴呆模型大鼠的学习记忆能力、脑细小血管、海马及基础病理变化的影响，将 SD 大鼠随机分为假手术组、模型组、电针Ⅰ组、电针Ⅱ组和西药组，其中电针Ⅰ组取“百会”“大椎”“脾俞”“肾俞”穴，电针Ⅱ组取非经穴，西药组使用尼莫地平灌胃，均每日 1 次，共治疗 15 天，结果发现：与假手术组比较，模型大鼠 Y 迷宫测试其 EN、TRT 和 SN 均显著升高；电镜下观察到模型大鼠海马 CA1 区突触明显减少，突触后致密物质浅淡；光镜下模型大鼠脑组织细、小动脉硬化明显。治疗后，电针Ⅰ组、电针Ⅱ组、西药组 EN、TRT、SN 显著降低，与模型组比较差异有统计学意义；电针Ⅰ组、西药组 EN、TRT、SN 又低于电针Ⅱ组。电镜下观察到电针Ⅰ组海马 CA1 区突触数目最多，突触后致密区（PSD）密度大；光镜下电针Ⅰ组脑组织血管形态与假手术组十分接近，证明通督调神固本电针法能改善 HH-VD 模型大鼠的脑血管异常，增加海马突触数目，增强其活性，有效提高其学习记忆能力。

吕细华等进行了一项通元针法对血管性痴呆患者精神状态及生活自理能力影响的研究，将 70 例血管性痴呆（VD）患者随机分为观察组和对照组，对照组给予口服吡拉西坦等西医治疗，观察组则在此基础上加用通元针法针刺治疗，选取百会、前顶、后顶、印堂、水沟、大椎、肾俞、肝俞、心俞、太溪、太冲、神门，每日 1 次，共治疗 12 周。研究结果：观察组总有效率为 88.57%，对照组总有效率为 68.57%；治疗后两组患者简易精神状态量表、临床痴呆评定量表评分均有明显上升，与治疗前相比差异均有统计学意义，治疗后两组组间比较，观察组简易精神状态量表、临床痴呆评定量表评分均低于对照组，差异具有统计学意义（$P<0.05$）。

4. 讨论　本研究中通元针法组取穴更注重人体大穴、要穴，组方较大，糅合了上下相配、左右相配等多种穴位配伍形式，达到了量效统一，而普通针刺组取穴过于精简，仅近道取穴与远道取穴相配伍，过于单一，疗效也因此大大降低。赖新生教授崇尚《内经》，强调针灸治病之本在于调神，用针的要义在于知道如何调整阴阳。阴平阳秘，脏腑充盈，五脏神可内藏，而调节阴阳重在调节任、督二脉。百会、水沟、神门为赖新生教授临证经验要穴，对血管性痴呆的治疗效果确切。百会、水沟、前顶、后顶均属督脉要穴，又位于头面部，督脉总督一身之阳，“上巅”“入脑”，与脑髓的关系最为密切，刺之可强脑安神，对治疗脑病及中枢神经系统疾病有着重大意义。神门为心经原穴，心俞为心之背俞穴，心为五脏六腑之大主，主藏神，为“君主之官，神明出焉”，主宰人体的精神意识和思维活动，刺之可宁心安神；关元、气海为任脉要穴，为先天元气聚会之处，为人体“肾间动气”所指，刺之可调补人体元气，补肾生髓；赖新生教授言“欲通督阳，必先祛瘀”，痴呆一证，病程日久，久病必瘀，选用膈俞活血化瘀，以补中有散；辨证取穴中气血亏虚者配脾俞以健脾益气生血，痰浊阻窍者配膻中、丰隆、中脘以化痰通窍，火热内盛者配曲池、内庭以清热泻火，肝阳上亢者配曲泉、太冲、肝俞以平肝息风，瘀血阻络者配血海、膈俞、四关以活血化瘀通络，脏气浊留者配中脘、天枢以荡涤腑浊，肾精亏虚者配阴谷、太溪以补肾益精。黎帅等通过对针灸疗法治疗血管性痴呆的临床研究文献进行统计分析发现，治疗血管性痴呆时督脉为首选经脉，主穴中百会、水沟使用的频次均＞5 次，配穴中丰隆、足三里、太冲、太溪、三阴交、血海、中脘等使用频次＞5 次，由此可见赖氏通元针法选穴的科学性。

赖氏通元针法通过通督调神，引气归元使脑府气机升降有序，脑户轻灵，五脏安定，精神内守，又可扶正固本，调动五脏六腑之气以充养脑髓，恢复神机。

二、脑　卒　中

1. 中医学对脑卒中的认识　脑卒中属于中医学“中风”范畴，以猝然昏仆、不省人事、半身不遂、口眼㖞斜、言语不利为主症，病情轻者可无昏仆而仅见半身不遂及口眼㖞斜等症状。

关于中风的最早记载及论述可追溯到《内经》，该书中虽无“中风”病名的记载，但可找到“击仆”“大厥”“薄厥”“偏枯”“偏风”等病名，而且已经认识到本病可由感受外邪、劳烦暴怒诱发。如《素问·生气通天论》云：“阳气者，大怒则形气绝，而血菀于上，使人薄厥。”《灵枢·刺节真邪》载：“虚邪偏客于身半，其入深，内居营卫，营卫稍衰则真气上去，邪气独留，发为偏枯。”汉代张仲景《金匮要略》中言“夫风之为病，当半身不遂，中风使然”，始见“中风”病名及专论，并提出了本病为外风侵袭的观点。到两宋时期，严用和推翻了“外风”这一论点，在《严氏济生方》中明确提出内虚邪中的观点，认为中风的直接原因虽是风邪侵袭，但其根本原因在于脏腑功能失调、营卫不足、气血亏虚。此后，医家们逐渐摒弃了“外风说”，多从内风立论。李东垣认为属“正气自虚”。《医学发明·中风有三》曰：“中风者，非外来风邪，乃本气自病也。”《景岳全书·非风》说：“非风一症，即时人所谓中风症也。此症多见卒倒，卒倒多由昏愦，本皆内伤积损颓败而然，原非外感风寒所致。”至清代，叶天士、王清任等医家不断地丰富与补充中风的病因病机，逐渐形成了“水不涵木”“气虚血瘀”等比较完整的病因病机理论及治疗法则，如滋液息风、补阴潜阳等法。王氏所立“补阳还五汤”施治气虚血瘀型中风至今仍被临床广泛应用。近代医家张伯龙、张山雷等总结前人经验，进一步认识到病变的发生主要是肝阳化风、气血上逆，直冲犯脑。

现代医家多认为中风是在内伤积损的基础上，复因劳欲过度、饮食不节、情志所伤、气虚邪中，导致脏腑功能失调，形成风、火、痰、气、瘀等病理因素，使气血上冲于脑，神窍闭阻，故猝然昏倒，不省人事。

2. 现代医学对脑卒中的认识　脑卒中是急性脑循环障碍迅速导致局限性或弥漫性脑功能缺损的临床事件，包括缺血性脑卒中和出血性脑卒中，是目前导致人类死亡的第二大原因，死亡率占所有疾病的 10%。随着我国人口老龄化，脑血管疾病造成的危害日益严重。一项流行病学调查结果表明，到 2030 年，我国 60 岁以上的人群中将有超过 3 亿的老年人罹患脑卒中。

脑卒中具有较高的致残率，存活者中约 75%的患者存在不同程度的功能障碍，如运动障碍、语言障碍和感觉功能障碍等，其中运动障碍严重影响了患者的自理能力，大大降低其生活质量。康复理论和实践证明，有效的康复训练可以减轻患者功能上的残疾，提高患者满意度，加速脑卒中的康复进程，降低潜在的护理费用，节约社会资源。目前大量的试验研究已证明针灸有利于卒中后康复。陈利芳等进行的一项多中心随机对照研究验证了针灸对改善缺血性脑卒中亚急性期运动功能障碍具有良好的疗效。徐光青等研究针刺治疗脑卒中痉挛性运动障碍的机制，发现针刺可以改善脑部血液循环，抑制神经元凋亡，促进神经细胞再生和脑功能的恢复，通过对大脑可塑性和脊神经兴奋性的影响，可缓解肌痉挛，促进肢体运动功能的康复。

3. 临床研究 吕细华等观察通元针法结合康复训练治疗脑卒中痉挛期患者的临床疗效，将70例患者随机分为治疗组和对照组，对照组给予康复训练，而治疗组则在康复训练的基础上加用通元针法，选取百会、前顶、后顶、印堂、大椎、肾俞、肝俞、心俞、太溪、阴谷、太冲、膝关、神门、通里。治疗8周后，试验数据表明：两组患者上下肢的FMA评分均明显提高，大脑前动脉和大脑中动脉的血流速度均明显增加，IEMG积分则明显下降；但治疗组偏瘫侧肢体的FMA评分、大脑前动脉和大脑中动脉的血流速度均高于对照组，而IEMG积分低于对照组，具有明显的差异性（$P<0.05$）。表明通元针法结合康复训练能进一步提高脑卒中痉挛期患者的临床疗效。

4. 讨论 虽然历代医家对卒中后运动障碍没有系统阐述，但后人在对古代文献研究时发现，结合卒中后临床症状可将卒中后运动障碍归于“筋病”范畴，痉挛状态则可细分到“痉证”范畴。如《素问·痿论》云“宗筋主束骨而利机关也”，指出了筋连属关节，司关节运动。又有“病在筋，筋挛节痛，不可以行”，指出筋脉导致肢体运动障碍。李鼎在《针灸学释难》中直接指出了“筋”就是现在的“肌肉”。

经筋为病，《灵枢》载“寒则反折筋急，热则筋弛纵不收，阴痿不用。阳急则反折，阴急则俯不伸”，明确指出了经筋病，若是受寒引起则拧转弯曲痉挛，热病引起则经筋弛缓，阴痿不举。赖新生教授临床治疗脑卒中后痉挛期肢体肌张力增高、腱反射亢进等时谨守上述医理，选用通督养神疗法以通调一身之阳，散寒通络止痉。

“脑者，元神之府。”躯体四肢的运动离不开脑神之支配。督脉为阳脉之海，与六阳经交汇于大椎穴，总督一身之阳。《灵枢·经脉》曰：“督脉者……与太阳起于目内眦，上额交巅，入络脑，还别出下项。”通督养神法精选头颈部之督脉腧穴百会、前顶、后顶、印堂、大椎以调养脑神，振阳扶羸。背俞穴为脏腑之华盖，内应脏腑，既养脏腑神气，又入脑养元神，中风一证本为肝肾阴虚，心脑失主，选取心俞、肝俞、肾俞以益血填精，调神固本，配以神门、太冲、太溪益精血，调神气。另取少海、膝关、阴谷疏通经络，诸穴相伍，大大提高了脑卒中患者的康复效果。

三、偏 头 痛

1. 中医学对偏头痛的认识 在历代文献记载中，根据其发病的病因病机、特点、部位等，可归属于“头风”“偏头痛”“偏头风”“头偏痛”等范畴。“头痛”一词最早见于长沙马王堆墓帛书中的《阴阳十一脉灸经》。历代医家对偏头痛的论述颇多，但不外乎外感和内伤两端。外感风、寒、暑、湿、燥、火六淫之邪，其中以风为百病之长，多夹寒、夹热、夹湿袭击头部，阻滞头络，气血运行不畅而致头痛发作。

2. 现代医学对偏头痛的认识 偏头痛是一种常见的慢性神经血管性疾病，属于原发性头痛，临床主要表现为反复发作性的偏侧搏动样头痛，一般持续4～72小时，可伴有恶心、呕吐，光、声刺激或日常活动均可加重头痛，安静环境、休息后可缓解。严重的偏头痛被世界卫生组织定位为最致残的慢性疾病，严重影响了患者的生活质量。

本病反复发作，迁延难愈，其发病机制至今尚未完全阐明，目前主要有以下学说。①血管学说：颅内血管收缩引起偏头痛先兆症状，随后颅外、颅内血管扩张导致搏动性的头痛产生。

②神经学说：皮质扩展性抑制引起偏头痛先兆。③三叉神经血管学说：三叉神经节及其纤维在受到刺激后可引起 P 物质、降钙素基因相关肽等释放增加，这些活性物质可作用于邻近的脑血管壁，引起血管扩张，从而引起搏动性头痛。④视网膜-丘脑-皮质机制：近年来，对盲人偏头痛的研究发现从视网膜神经节细胞到丘脑后部的一条非影像形成视觉通路的激活可能是光线调节偏头痛的机制之一。

目前西医对偏头痛的治疗以药物为主，虽在发作期可起到减轻头痛的作用，但不能有效预防、阻止其复发，给患者带来了比较大的困扰。

3. 临床研究 庄娟娟将 60 例少阴偏头痛患者按照随机分配的方式分成通元针法组、传统针刺组、西药对照组，每组各 20 例，此外每一位受试者需通过分证确定寒化、热化两种证型。通元针法组穴位处方：寒化证者使用通督养神针法，选取百会、心俞、肾俞、命门、神道、太溪、列缺；热化证者使用引气归元针法，选取天枢、归来、气海、关元、地机、阴陵泉、太溪、列缺。传统针刺组穴位处方：角孙、率谷、风池、丝竹空、太阳、足临泣、外关。两组每周均治疗 6 次，周日休息 1 天，每次留针 30 分钟，2 周为 1 个疗程。西药对照组则给予布洛芬缓释胶囊，每日 2 次，每次 1 粒，痛甚时可再加 1 粒，疗程为 14 天。三组受试者在治疗期的第 1 周、第 2 周及随访期 1 个月、3 个月进行疗效评估，重点观察记录头痛发作次数、程度、持续时间，同时观察伴随症状。研究结果如下。组内疗效：西药对照组治疗 1 个疗程后，治疗 7 天和 14 天后患者头痛次数、程度、伴随症状及综合评分均较治疗前明显好转，随访 1 个月患者病情无明显改善，反而 3 个月后患者头痛次数、头痛程度及综合评分均较治疗 14 天加重；传统针刺组治疗 7 天及治疗 14 天，各项指标较前好转，治疗 14 天时患者头痛程度、伴随症状及综合评分均较治疗前好转，但是随访 1 个月、3 个月与治疗 14 天相比并无明显差异；通元针法组治疗 7 天与治疗 14 天，患者头痛次数、程度、时间、伴随症状及综合评分均较治疗前好转，其中治疗 14 天患者头痛次数、程度、伴随症状及综合评分均优于治疗 7 天，而且随访 1 个月、3 个月均较治疗 14 天时患者头痛次数、程度及时间有改善。组间疗效：通元针法组和西药对照组在治疗前、治疗 7 天及治疗 14 天时患者头痛次数、程度、时间、伴随症状及综合评分，差异无统计学意义，但是两组治疗前后综合评分的降低程度，通元针法组优于西药对照组；传统针刺组与通元针法组相比较，治疗 14 天后，通元针法组在改善患者头痛次数、程度、时间、伴随症状及综合评分方面优于传统针刺组，且随访 3 个月后，通元针法组在头痛程度、时间及综合评分方面均优于传统针刺组。结论：通元针法、传统针刺、非甾体抗炎药对少阴偏头痛均有良好的治疗效果，但是通元针法对于少阴偏头痛的疗效，尤其是远期疗效明显优于传统针刺和药物。

4. 讨论 少阴偏头痛是指以心肾阴阳失调导致头部气血不畅或精血不充，脑窍失养而引起头痛为主要症状的一种病证。正如《素问·五脏生成》所言："头痛巅疾，下虚上实，过在足少阴，巨阳，甚则入肾。"基于头为太乙元真所聚之处这一理论可知：凡是少阴头痛，皆可抓住通调元神的核心进行组穴配伍。"头为诸阳之会"，少阴偏头痛寒化证是由于心肾阳虚，邪从寒化，阴寒内盛，导致气血凝滞，脑络不通而痛。赖氏通督养神针法治疗少阴偏头痛寒化证主要依据足太阳膀胱经、督脉与脑、心、肾的络属关系及二脉的循行特点。督脉位于背部正中线，为阳脉之海，总督一身之阳，上行巅顶，与脑络属，络于肾，其分支又从少腹直上，与心相络属。《新铸铜人腧穴针灸图经》载："神道，治寒热头痛，进退往来……"针刺督脉之神道穴可疏散全身阳经经气，达到通阳止痛的疗效。百会穴居一身之最高，全身各经脉阳气汇聚于此，穴性属阳，可清利头目，健脑安神。心俞、肾俞为心、肾脏腑之气输注于背部的穴位，肾俞主气属阳，心俞主血属阴，一阳一阴，一气一血，互根互用，相互制用，调整阴阳。少阴偏头痛热化证乃心肾精血不足，阴不制阳，虚热内生，上扰清明所致。气根于肾，元气藏于丹田，欲治本者，必须引气归元，使“阴精藏于少腹丹田，真阳藏于肾间命门”。气海、关元均为任脉之腧穴，其中关元为下焦元阴元阳关藏出入之所；气海为肾原之气所生发，称为“生气之海”，能主一身之气疾，二穴相伍可补益元气，益肾填精。天枢穴乃人体之气升降出入之枢纽，归来穴有“去而复来”之意，针刺二穴可使元气归于下焦丹田，从而输布全身，达到调和全身气机之功。经络治病所调动的正气源于脑部的元神之气和脐下肾间动气。通元针法治疗少阴偏头痛时主要利用任、督二脉通督养神，引气归元以调动人体阳气，疏通脑部气血以达止痛之功。

四、失　眠

1. 中医学对失眠的认识　失眠属于祖国医学“目不瞑”“不寐”“不得卧”等范畴。先秦时期，《内经》认为寤寐与人体阴阳二气随自然界昼夜节律的运动变化有关。如《内经》中云：“卫气日行于阳经，阳经气盛，阳主动则寤；夜行于阴经，阴经气盛，阴主静则寐。”其意即卫气从足太阳膀胱经开始，日行于阳经，阳跷脉为膀胱经之别，阳跷脉气盛则目开而寤；卫气从足太阴肾经夜行于阴经，阴跷脉为肾经之别，阴跷脉气盛泽目合而寐。汉、唐时期，医家多以五脏藏神理论为基础，直接以脏腑功能失调影响睡眠立论。如东汉时期，张仲景在其所著《伤寒论》中提到：少阴病初得，肾虚兼有内热，出现心中烦扰不难安卧，以黄连阿胶汤清泻上焦心火，滋养下焦肾水以治疗心肾不交之不寐。《血证论》云：“寐者，乃神返舍，息归根之谓也。”指出睡眠与肝藏魂之间的关系。《沈氏尊生书·不寐》中记载：“心胆俱怯，触事则易惊，梦多不详，虚烦不眠。”《备急千金要方》曰：“五脏者，魂魄宅舍，精神之托也。魂魄飞扬者，其五脏空虚也，即邪神居之，神灵所使鬼而下之，脉短而微，其脏不足则魂魄不安。”可见孙思邈从五脏藏神的角度出发，阐释了不寐一症的发生。宋元时期，关于睡眠的认识逐渐以五脏并重为中心。如李东垣提出的“胃不和则卧不安”。许叔微在《普济本事方》中指出：人卧于魂归于肝，神静而得寐。强调了肝魂的重要性。朱丹溪善于从郁、火、痰入手治疗各种杂病，这一理念也影响到他治疗不寐。到了明清时期，对于失眠的认识及论治已经逐渐形成了较完善的体系。如张介宾在《景岳全书》中云“盖寐本乎阴，神其主也，神安泽寐，神不安则不寐”，指出了心神不安为不寐证的总病机，又对心肾不交作了更全面的发挥。近年来，中医对于睡眠的认识，基本上承袭了古代医家的理论，并没有新的进展，大多认同心神主导睡眠的立论。

引气失眠的病因虽然比较多，但在现代社会中多与七情损伤、饮食不节有关。喜、怒、忧、思、悲、恐、惊是人体正常的情志活动，情志过极易扰动气血，干扰五脏神，引起失眠，这与患者自身情绪调节能力较差有很大关系。如邵氏在《能寐吟》中云：“大惊不寐，大忧不寐……大喜不寐。”又如《类证治裁·不寐》云：“思虑伤脾，脾血亏损，经年不寐。”饮食不节，暴饮暴食或过食辛辣肥甘厚腻之味以致脾胃不和，痰湿、食滞内扰，神无以安则不寐。诚如《素问·逆调论》所言：“胃不和则卧不安。”后世医家在此基础上不断延伸，《张氏医通》指出“脉滑数有力不得卧者，中有宿滞痰火，此为胃不和则卧不安也”。此外，感受六淫邪气可扰乱心神，致使不寐；年迈体虚、久病劳损，脏腑亏虚，无以藏神遂致不寐。

综上所述，不寐的发生与外感邪气、情志过极、饮食不节、年迈体虚及久病劳损有关，基本病机为阳盛阴衰，阴阳失交。其病位主要在心，与肝、脾、肾三脏密切相关。

2. 现代医学对失眠的认识 随着社会节奏的加快，生活和工作压力日益增大，失眠现象越来越普遍，主要表现为入睡困难（入睡时间超过 30 分钟）、睡眠维持障碍（整夜觉醒次数≥2次）、早醒、睡眠质量下降和总睡眠时间减少（通常<6 小时），同时伴有日间功能障碍。

引起失眠的因素有很多，如睡眠环境、作息习惯、精神状态、疾病、药物等。此外，也有个体差异，如年龄、性别、遗传因素等。失眠的发病机制相当复杂，至今仍无法阐释清楚。近年来研究失眠机制较多的主要有以下几个方面。①下丘脑-垂体-肾上腺轴功能紊乱：失眠患者体内促肾上腺皮质激素释放激素（CHR）和皮质醇分泌增多，过多的 CHR 会进一步导致失眠，形成恶性循环。②褪黑素系统功能下降：褪黑素具有镇静催眠的作用，参与人体睡眠觉醒状态的调节，其分泌减少会导致失眠症的发生。③中枢神经递质紊乱：5-羟色胺（5-HT）、去甲肾上腺素（NE）、多巴胺（DA）等均与睡眠觉醒有关，一旦异常便会影响人体睡眠机制。④边缘-皮质系统环路功能或结构异常：边缘-皮质系统环路与人类的学习、记忆、情绪等认知功能有关，该环路功能或结构损坏会导致行为、情感调节障碍，影响正常睡眠。

长期的失眠会产生一系列躯体和精神症状，使机体免疫力下降，抗病和修复的能力低下，具有加重原有疾病或诱发其他疾病的风险。一项流行病学调查显示，我国的失眠发生率为45.4%。目前现代医学治疗失眠多采用镇静催眠药物，但是此类药物易产生耐药性、成瘾性、依赖性、戒断性反应，且对肝、肾有一定的损害。针灸作为我国传统疗法，具有操作简单、无毒副作用的特点，近年来受到广大医务工作者的青睐，对针刺治疗失眠的研究也取得了一定的成绩。王英明采用"开四关"的方法，取合谷、太冲、百会、印堂来治疗肝郁化火型失眠，取得了较好的临床疗效，明显改善了患者在睡眠率、匹兹堡睡眠质量指数（PSQI）、睡眠状况自评量表（SRSS）、汉密尔顿焦虑量表（HAMA）、汉密尔顿抑郁量表（HRSD）及生存质量量表的评分。王慧等通过针刺失眠大鼠的百会、神门，调节大鼠脑干中的 5-HT 含量，起到了安神助眠的作用。

3. 临床研究 王亚云对比通元针法和艾司唑仑片治疗失眠的临床疗效，将 60 例原发性失眠患者随机分成治疗组和对照组。治疗组采用通元针法方，主穴选取五脏俞、百会、印堂、天枢、关元、气海，配伍内关、神门、申脉、照海、足三里、三阴交，每周治疗 6 次，共治疗 4周。结果发现：与口服艾司唑仑片相比，通元针法在改善患者睡眠时间、睡眠障碍、催眠药物、日间功能障碍和匹兹堡睡眠质量总分上均有较大优势。

钱雅妮观察赖氏通元针法治疗心肾不交型单纯性失眠的临床疗效，将 60 例患者随机分成通元针法组和普通针刺组。通元针法组的治疗方案如下：以快速进针手法针刺百会、印堂、天枢、关元、内关、太溪，得气后留针 15 分钟。随后患者取俯卧位，再针刺心俞、肾俞，得气后同样留针 15 分钟。普通针刺组治疗方案如下：以快速进针手法针刺百会、安眠、神门、内关、太溪、涌泉穴，得气后留针 30 分钟。研究周期持续 2 个月，其中治疗期为 1 个月，两组每周均针刺 6 次，随访期为 1 个月，并在治疗前、治疗结束后及随访期使用匹兹堡睡眠质量指数（PSQI）量表进行相对客观的评定。研究数据表明：两种针刺方法均可改善患者睡眠质量、入睡时间、睡眠时间、睡眠效率、睡眠障碍、催眠药物、日间功能障碍、PSQI 总评分，但是通元针法在改善患者的睡眠质量、入睡时间、睡眠效率及 PSQI 总分方面优于普通针刺，说明通元针法能更有效地改善失眠患者的睡眠质量、入睡时间和睡眠效率。随访期，普通针刺组患者的睡眠质量、入睡时间、睡眠时间、睡眠效率、睡眠障碍、催眠药物、日间功能障碍、PSQI 总评分 8 个方面的疗效均较治疗 4 周时降低，通元针法组患者的睡眠质量、入睡时间、睡眠障碍、PSQI 总评分 4 个方面均较治疗 4 周时好转，说明通元针法治疗心肾不交型单纯性失眠的预后优于普通针刺。研究结论：与普通针刺相比，通元针法可以更好地治疗心肾不交型单纯性失眠，且远期疗效稳定。

何志信观察赖氏百印调神方治疗心脾两虚型失眠患者的临床疗效，将 80 例患者随机分成百印调神方组和常规针刺法组，百印调神方组穴位选择百会、印堂、神门、三阴交、心俞、脾俞，常规针刺法组穴位选择神门、三阴交、心俞、脾俞。两组均隔天治疗 1 次，每周 3 次，6 次为 1 个疗程，共观察 2 个疗程，发现两组均可改善失眠症状，但百印调神方组的有效率为 83.72%，高于常规针刺组的 76.92%。

4. 讨论　机体的生理基础是营卫、气血、阴阳上下相会，经络相贯，如环无端。当正气内虚或外邪干扰时可导致机体阴阳失调，阳不入阴则发为不寐。治病之法当谨守阴阳两端，养阴经，泻阳经。通元针法以脏腑神气为治疗中心，以任、督二脉为调节全身阴阳的关键环节，引阳气入于阴，则阴平阳和，昼精而夜瞑。五脏背俞穴乃肺、心、肝、脾、肾五脏精气输注于背部的特定之处，与五脏气相通，刺之可调节五脏精气，濡养五脏神，神安则寐。百会穴性属阳，归属于督脉，为经脉会聚之处，针刺可调节心脑，安神定智；印堂同属于督脉，又与五脏六腑之神系相通，刺之可醒脑宁神，两者相伍组成百印调神方，通督养神之力极强。调气之本在于引气归元，气之根在于脐下丹田。气海穴为先天元气汇聚之所，乃气海也。关元穴具有固肾培本、养阴填精之效。天枢穴位于脐旁 2 寸，乃人体气机升降之枢纽。三者合用，可调养气血，平和阴阳。神门是心经之原穴，心神出入之门户，内关属心包经络穴，别走三焦经，两者合用具有宽胸解郁、宁心安神之功。照海、申脉均为八脉交会穴，前者通于阳跷脉，后者通于阴跷脉，泻申脉，补照海可调整阴阳盛衰，达到阴气盛则目瞑的状态。足三里为足阳明胃经之合穴、胃腑的下合穴，“胃乃仓廪之官”，水谷精微的生成与之息息相关，刺之可化生气血营卫。三阴交为肝、脾、肾三经交汇处，三脏调和，则气定而神安。

通元针法治疗心肾不交型失眠时在通督养神、引气归元的基础上，着重交通心肾，精选五脏背俞穴中的心俞、肾俞二穴以滋阴降火，水火既济，阴阳交通则寤寐调和。引气归元针法中选取天枢穴以交通上下阴阳，关元穴补肾固本，使阴足而阳潜。太溪穴，为肾经原穴，是肾经纯阴之气汇聚之所，有养阴填精之功，刺之可“壮水之主，以制阳光”。百会、印堂二穴是赖新生教授百印调神方中的要穴、大穴，安神效果显著、确切，在治疗心脾两虚型失眠时已体现得淋漓尽致。

第七章　通元法临床医案医话

自赖新生全国名老中医药专家传承工作室建立以来完整收集大量医案、视频录像等材料，为通元疗法的应用和经验总结奠定了坚实基础，将近年的医案精华选录如下，以飨读者。

第一节　临 床 医 案

一、妇科疾病验案

（一）不孕症

不孕症又称“绝嗣”“无子”，指育龄妇女婚后未避孕，配偶生殖功能正常，有正常性生活，同居2年以上而从未妊娠者，为原发性不孕，古称“全不产”；曾有过妊娠而后未避孕连续2年不孕者，为继发性不孕，古称“断绪”。关于不孕的记载，最早见于《周易》，“妇三岁不孕”。《素问·骨空论》指出“督脉为病，女子不孕”，《山海经》称“无子”。其发生常与先天禀赋不足、房事不节、反复流产、情志失调、饮食所伤等因素有关。其病位在胞宫，与任、冲二脉及肾、肝、脾关系密切。其病机主要以肾虚为主，其他如肝脾同病、冲任失调、不能射精成孕等。因其病因病机复杂，是多种疾病造成的共同后果，多个脏器病理变化并存，痰湿、瘀血等病理产物因果互见，也有可能涉及夫妇双方因素，因此临床诊治复杂，疗程长，病程及预后较难预计。

本病西医也称不孕，其西医发病因素以输卵管、卵巢病变最为常见，导致排卵障碍或影响受精卵着床等。引起不孕的发病原因分为男性不育和女性不孕。女性不孕主要以排卵障碍、输卵管因素、子宫内膜容受性异常为主。其中，输卵管阻塞或通而不畅是女性不孕的重要原因，影响因素主要有感染、子宫内膜异位症、输卵管结核、输卵管绝育术后。

病例一　刘某，女，35岁，2012年6月2日初诊。婚后未避孕未受孕8年。

初诊：曾在外院腹腔镜检查示双侧输卵管宫角部阻塞，先后于2011年5月及2012年2月在广州某医院行试管婴儿，均失败。就诊希望中医调治后行第三次试管婴儿治疗。症见：患者形体偏瘦，月经先期，21～24天一行，量少，3天干净，白带稍多，色黄，五心烦热，失眠多梦，舌红苔薄黄，脉细数。中医诊断：全不产（肾阴虚夹湿热）。西医诊断：输卵管阻塞性不孕。治以清热祛湿、滋养脾肾。

中药处方：绵茵陈15g，柴胡10g，黄柏10g，枳壳10g，徐长卿10g，云苓15g，白术15g，女贞子10g，旱莲草10g，山茱萸15g，怀山药15g，枸杞子10g，当归10g，生地黄10g，炒酸枣仁20g。

共7剂，日1剂，水煎服。

针灸处方：

（1）通督养神：百会、四神聪、膈俞（双）、心俞（双）、八髎（双）、白环俞（双）、命门。

（2）引气归元：天枢（双）、带脉（双）、关元、中极、子宫（双）。

（3）配穴：内关、神门、三阴交、阴陵泉、太溪、行间。

进针后施以平补平泻手法，每次 30 分钟，隔日 1 次（经期停针）。

二诊：2012 年 7 月 23 日。终已针药治疗患者睡眠改善，此次月经周期为 25 天，白带转清无明显颜色，经前仍有少许五心烦热。

中药处方：续以原方去绵茵陈、黄柏，加用何首乌 15g、菟丝子 15g、黄精 15g；针灸如前。

三诊：2012 年 9 月 28 日。患者月经 28 天来潮，睡眠明显改善，无五心烦热，胃纳、二便均正常，舌淡红苔薄，脉略弦。中药效不更方，可隔日 1 次；针灸如前继续坚持治疗。并嘱其近日可放下工作安排下月行试管婴儿治疗。

四诊：2012 年 11 月 12 日。其丈夫来告此次终于成功受孕，已行 B 超检测示双胎已 7 周。

2013 年 7 月底电话随访已足月顺产一男一女，体重均达 2.5kg 以上。

按语：治疗不孕症首先应注重补益脾肾。肾主生殖、生长发育，而任主胞胎，这一脏一脉的调节、充实最为关键。在肾与任脉之后，由于脾胃为后天之本、气血生化之源，是物质“水谷精微”生成之所，为肾与任脉提供保障，在临床上根据病史症状及舌脉进行辨证治疗，时时注重安神定志，不同于以往的单纯大辛大热补法，如个别确有明显的肾阴虚、阳虚证候则亦可以滋补为主，中药用左、右归丸，针灸则用温灸气海、关元及肾俞。其次在针灸方面，多重视肝经的调治，从肝之调节疏泄等对女性“血”“阴”平衡方面考虑，至于湿热、痰浊、瘀血则需分三种不同病因分别对待，考量多少对症治疗，视证用药。再次是任脉、足太阴、足阳明经穴的配合使用，补益脏腑则多选背俞穴，并配合耳穴、埋线、穴位贴敷法等。

病例二　牛某，女，31 岁，2014 年 3 月 20 日初诊。婚后未避孕未受孕 1 年余。

初诊：患者平素月经周期不规律，周期 38～45 天，经期 6 天，量多，色鲜红，有血块，伴痛经。正常性生活未避孕未受孕 1 年余，男方精液及女方辅助检查无明显异常。本月查妇科 B 超提示子宫直肠窝积液 1.3cm。末次月经（LMP）：2014 年 3 月 3 日，6 天净，量多色红，伴血块，下腹坠胀痛。现症见：神清，精神疲倦，自觉疲乏，纳可，眠一般，二便调。舌淡红苔少，脉滑数。2013 年 8 月出现玫瑰糠疹一次，已治愈。中医诊断：全不产（脾肾两虚兼痰瘀）。西医诊断：原发性不孕。治以补肾健脾，固摄冲任。

中药处方：柴胡 10g，败酱草 30g，黄芩 10g，千年健 15g，党参 15g，川芎 10g，牡丹皮 12g，云苓 15g，北芪 20g，王不留行 20g，黄柏 10g，泽泻 10g，贯众 15g，甘草 3g。

共 7 剂，日 1 剂，水煎服。

针灸处方：

（1）仰卧位处方为天枢、气海、关元、归来、中极、大赫；俯卧位处方为肝俞、肾俞、腰阳关、次髎，交替使用。

（2）配穴：手三针、足三针、照海、太溪。

先取俯卧位，后取仰卧位针刺，进针后施以平补平泻手法，每次留针 30 分钟，一周 2 次。共针 3 次。

二诊：2014 年 9 月 18 日。停药 2 个月后再次出现月经不规律，或延期 15 天行，或经期延长 8～9 天，淋漓不尽。LMP：2014 年 7 月 30 日，8 月未潮，胸胁及乳房胀痛未再出现，多梦。舌尖红，脉细而弦。

中药处方：党参 15g，百合 15g，白术 10g，云苓 12g，阿胶（烊化）10g，桑椹子 15g，川黄连 10g，枸杞子 15g，泽泻 10g，桑寄生 12g，甘草 6g，牡丹皮 12g，淡豆豉 10g。

共7剂，日1剂，水煎服。

针灸处方同前，共针3次。

三诊：2014年10月16日。月经经期已规律，腹部经前疼痛，余未见异常。舌淡，脉细。

中药处方：调肝汤加味。

白芍15g，阿胶（烊化）10g，山萸肉10g，柴胡10g，当归15g，巴戟天15g，甘草6g。

共7剂，日1剂，水煎服。

针灸处方同前，共针3次。

四诊：2014年11月19日。已孕50天，查B超示活胎，见胎心、胚芽。舌尖淡，脉沉滑。

中药处方：菟丝子15g，川断12g，连翘6g，金银花10g，桑寄生15g，白术10g，黄芩10g。

共7剂，日1剂，水煎服。

针灸处方同前，共针3次。

患者已孕，目前治疗当以补肾固冲安胎为要，因患者感受风热，适当加入清热疏风药物。

按语：本案初诊时该患者本属脾肾两虚之证候，然B超结果提示子宫直肠窝积液，从中医学角度出发考虑为本虚标实，痰瘀阻滞胞宫导致月经后期，治当先清除痰瘀，使正常月经周期得以恢复，再从补肾健脾本质出发，从而有助于孕育胎儿。二诊患者出现经期延长，古代属“月水不断”，历代医家认为冲任气虚不能制约经血，或由外邪客胞，或由血热妄行所致，治法或益气养血或清热补肾。结合舌脉考虑患者所病由血热妄行所致，《叶氏女科证治·调经》谓“经来十日半月不止乃血热妄行也，当审其妇曾吃椒姜热物过度”，治当清热补肾，养血调经。三诊，月经周期中阴阳转化，冲任气血变化较剧，胞宫气血亦虚亦实，外邪或内在情志变化容易影响胞宫、冲任而致气血失调导致痛经发生。《妇人大全良方》云“肾气全盛，冲任流通”。胞络系于肾而络于胞中，痛经的发生本质多责于肾，治当补肾益精，在补肾的基础上或温而通之，或清而通之，或行而通之。调肝汤是明末清初著名医家傅青主之方，出自《傅青主女科》，用于肝肾亏虚，精血暗耗，精亏血少，冲任失濡，血海空虚而导致的痛经，有调补肝肾、养血缓痛之功效。

《傅青主女科》对不孕不育病因病机的阐述，认为无论原发、继发，均应注重疾病与肾虚、冲任之间的内在联系。《圣济总录》云：“妇人所以无子者，冲任不足，肾气虚寒也。”故不孕症以肾虚为主，在肾虚基础上，再辨夹痰、夹瘀、气滞、血虚，从而对症治疗。引气归元针法取中极调节任脉及足三阴之气，治绝嗣不生。《针灸甲乙经》云：“经闭不通，中极主之。”关元乃强壮要穴，可补气、温阳利水。《针灸大成》云：天枢穴主“妇人女子癥瘕，血结成块，漏下赤白，月事不时”，归来主“小腹贲豚，卵上入腹，引茎中痛，七疝，妇人血脏积冷”，此两穴既为腹部局部穴位，又为足阳明胃经经穴，可理气健脾，养血提胞，益后天之本以养先天之精而成孕。足三里为胃经合穴，可调理脾胃，使气血生化有源，则可充养先后天之精气，为足三针的主穴。而脾经三阴交是足三阴经的交会穴，主女子阴血，有培补肾气、滋阴养血、调理三阴经气的作用；太冲为肝经原穴，可疏导肝经气血。内关为心包经络穴，且为八脉交会穴之一，通于阴维脉，可宽胸利膈；神门为心经原穴，可养心安神，两穴合用可养心神、调血脉。

关于调经助孕方面，可总结经验如下：主张男女同治。青壮年男性多以阴虚、湿热为主，部分也有阳虚的，结合现代医学的少精症、精子活力低下、精液不液化，现代人受电脑、空调、污染等环境的影响，加之长期熬夜，精神压力大致阴阳失调、阴虚火旺、虚火灼伤阴精，故致精弱。治疗上首先以清湿热、滋阴潜阳为主，并时时注重安神定志，并不同于以往的单纯大辛大热补法。当然具体在临床上还是要根据病史症状及舌脉进行辨证治疗，如个别确有明显的肾阴虚、阳虚证候则亦可以滋补为主，中药则用左、右归丸，针灸予温灸气海、关元及肾俞。其次在针灸方面多重视肝经的调治，再次是任脉、足太阴、足阳明经穴的配合使用，补益脏腑则多选背俞穴，并配合埋线、穴位贴敷法。

（二）多囊卵巢综合征

多囊卵巢综合征（polycystic ovarian syndrome，PCOS）是一种发病多因性、临床表现多态性、治疗棘手性的复杂内分泌紊乱综合征，在临床上以雄激素过高的临床或生化表现、持续无排卵、卵巢多囊改变为特征，常伴有胰岛素抵抗和肥胖，主要临床表现为月经不调（月经后期为主）、闭经、不孕、多毛、痤疮、肥胖等，是导致青春期、育龄期妇女月经不调、无排卵性不孕的最常见原因之一，症状可持续到绝经后。

目前西医多采用激素治疗或腹腔镜下对多囊卵泡用电凝或激光技术穿刺打孔、卵巢楔形切除等手术治疗，单纯西医治疗排卵率及流产率高、妊娠率低，且会引起卵巢过度刺激综合征（OHSS）等，故不易被接受。中医古籍虽对多囊卵巢综合征无明确记载，但依据其临床表现可归属在“月经量少”“月经后期”“闭经”“不孕”“癥瘕”等范畴，《素问·阴阳别论》曰：“二阳之病发心脾，有不得隐曲，女子不月。”现代中医已将多囊卵巢综合征作为单独疾病，纳入《中医妇科学》各教材的妇科杂病篇章，属妇科疑难杂症，中药及针灸等中医综合治疗疗效显著。

病例一　肖某，女，21 岁，2014 年 10 月 30 日初诊。月经不调 3 月余。

初诊：近 3 个月月经周期先后不定，经期最长为 4 天，量少，色暗红，有血块，无痛经，无腰骶部酸痛，无乳房胀痛。曾有经间期出血 4 天。首次月经（PMP）：点滴出血。LMP：2014 年 9 月 23 日，量、色、质同前，现仍未至。现症见：眠差，入睡困难，二便调，舌红苔薄白，脉细滑。2014 年 10 月 16 日外院 B 超示多囊卵巢（左侧卵巢大小 44mm×14mm，内见 12 个以上卵泡，最大卵泡 3mm×3mm；右侧卵巢大小 35mm×17mm，内见 10～11 个卵泡，最大卵泡 8mm×5mm）；内分泌六项：LH17.1U/L，FSH3.91U/L，LH/FSH 4.37（＞2）。中医诊断：①月经先后不定期；②经间期出血；③月经量少（肾虚瘀瘀）。西医诊断：多囊卵巢综合征。治以健脾补肾，活血化瘀。

中药处方：党参 15g，白术 10g，云苓 10g，当归 10g，白芍 10g，熟地黄 12g，阿胶（烊化）10g，陈皮 15g，醋三棱 15g，醋莪术 15g，甘草 6g，山萸肉 10g，法半夏 6g。

共 10 剂，日 1 剂，水煎服。

针灸处方：

（1）引气归元：天枢（双）、气海、关元、归来（双）、中极。

（2）通督养神：百会、肝俞（双）、脾俞（双）、肾俞（双）。

（3）配穴：内关、太溪、足三里、三阴交、太冲。

二诊：服药后 2014 年 11 月 18 日行经，2014 年 12 月 16 日月经如期，周期已规律，无明显疼痛，但寐差，舌淡红脉沉弦。

中药处方：炒酸枣仁 30g，赤芍 15g，当归 12g，川芎 6g，阿胶（烊化）10g，陈皮 15g，桑寄生 15g，川断 15g，女贞子 15g，牡丹皮 10g，甘草 6g，制香附 10g，百合 15g。

共 7 剂，日 1 剂，水煎服。

针灸处方：处方同前，共针 3 次。

按语：月经的来潮和受孕与“肾”的关系密切，“肾主生殖”“经水出诸肾”，肾藏精，精生血，主生长发育与生殖，卵子是生殖之精，肾精充盛是卵子发育成熟的前提；若肾精亏虚，则卵子难以发育成熟，滞留不长而导致不排卵；肾阳主动，卵子发育成熟、排出要靠肾阳的鼓动，若肾阳虚，命门火衰，则使得脾阳不振，无法健运水谷精微以致产生痰湿，继之积聚壅滞子宫、胞脉而致卵巢增大，包膜增厚，卵子难以排出；若肾气虚，肾的闭藏功能失调，开合不当，气血不畅则使得卵泡发育中止、萎缩，也出现排卵障碍，故肾虚痰瘀是PCOS的基本病机，补肾化痰活血为治疗的基本大法。本例患者月经先后不定期、经间期出血、月经量少、苔白，脉细滑，四诊合参，辨证属“肾虚痰瘀”。治疗上予“赖氏通元法”，包括中药“调经必效方”基础方上的辨证施治和通元针法两部分，针药并用。

病例二 王某，女，33岁，2009年4月16日初诊。婚后未避孕未受孕3年余。

初诊：患者15岁初潮，平素月经不规律，30天一潮，经期7～8天，痛经（+），月经量少，色黑，血块（–），有乳腺增生病史。LMP：2009年2月28日，至今未净，量、色、质同前。症见：精神可，形体肥胖，四肢不温，舌淡胖苔白滑，脉沉细尺弱。2009年4月5日我院B超示子宫内膜厚5mm，多囊卵巢（左侧卵巢37mm×24mm，右侧卵巢36mm×19mm，内见多个液暗区，最大6mm×5mm）。性激素六项检查未见异常。中医诊断：全不产（脾肾阳虚，痰湿阻络）。西医诊断：①多囊卵巢综合征；②继发性不孕。治以健脾肾暖胞宫，行气化痰通络。

中药处方：山茱萸15g，熟地黄15g，山药15g，杜仲15g，菟丝子30g，香附15g，苍术15g，当归10g，熟附片10g，艾叶10g，陈皮10g，法半夏10g，巴戟天15g。

共7剂，日1剂，水煎服。

针灸处方：

（1）通督养神：百会、心俞（双）、膈俞（双）、脾俞（双）、肾俞（双）、命门、腰阳关、次髎（双）。温针灸。

（2）引气归元：气海、关元（双，温针灸）、归来（双）、外关、阴谷、足三里、丰隆、三阴交、太溪。

两组穴位交替施针，每次留针30分钟，经期停针。

服药后次日行经，法守原方，另予滋肾育胎丸2瓶，每次6g，每日3次，口服。次月如期行经，舌偏红、边有齿印，脉细迟无力，方药予加苍术15g，续服中成药，针灸处方同前。2009年7月25日就诊，诉早孕6周。

随访（2010年7月13日）足月顺产一男婴。

按语：多囊卵巢综合征（PCOS）及PCOS以月经后期、闭经为主症，病机为本虚标实，肾虚为其本，痰瘀为其标，当从肾气不足，痰湿血瘀入手。多囊卵巢综合征患者多有癸水先天不足，肾阴虚者多卵巢发育差，卵泡发育不良，无优势卵泡或子宫内膜薄，月经后期，月经量少；肾阳虚者多卵巢病理性肥大，月经后期或经闭，色淡而淋漓难尽，伴形体肥胖，治疗上应通过通督养神法以调和阴阳、补益肾气（包括肾阴、肾阳），予引气归元法以调和气机、疏通经络、化痰祛瘀。

（三）月经不调

月经的周期、经量、经色等发生异常称为月经不调，分为月经先期、月经后期、月经先后不定期。西医学认为其病因病机复杂，主要以下丘脑-垂体-卵巢轴（HPOA）的调节功能紊乱、卵巢功能障碍为主。中医学认为，月经的产生是肾-天癸-冲任-胞宫相互调节，在全身脏腑、经络、气血的协调作用下，胞宫定期藏泄的结果。

病例 万某，女，41岁，2016年6月16日初诊。月经提前3月余。

初诊：患者平素行经均提前7天，20～23天一潮，量少，色红，无血块，无腰骶部酸痛，无腹痛。LMP：2016 年 6 月 11 日。有生育要求。症见：心烦，夜间梦多，眠差，大便干燥，小便调，舌淡胖而暗，脉沉弦尺弱。辅助检查：2016 年 6 月 13 日本院性激素六项示 FSH14.40U/L，LH4.57U/L，PRL154.3mU/L，E_2 39.87pmol/L，孕酮 1.58nmol/L，睾酮 0.317nmol/L。中医诊断：月经先期（阴虚血热）。西医诊断：功能性子宫出血。治以养阴清热，凉血调经。

中药处方：柴胡 10g，炒酸枣仁 30g，百合 20g，五味子 6g，淡豆豉 10g，当归 12g，女贞子 20g，旱莲草 15g，丹皮 12g，生地黄 12g，甘草 6g，首乌藤 30g，地骨皮 12g，黄芩 10g。

共 7 剂，日 1 剂，水煎服。

针灸处方：引气归元。取穴天枢（双）、关元、气海、中极、归来（双）、手三针、足三针。进针后施以平补平泻手法，每次留针 30 分钟。

二诊：2016 年 7 月 14 日。诉月经已规律，仅提前 2 天，5 天干净，量可，舌淡，脉沉弦。

中药处方：黄芩 10g，地骨皮 15g，生地黄 15g，牡丹皮 12g，知母 12g，玄参 6g，女贞子 15g，山萸肉 15g，肉苁蓉 12g，桑寄生 12g，续断 15g，益母草 15g，赤芍 6g，甘草 6g。

共 7 剂，日 1 剂，水煎服。

按语：月经先期的辨证，着重于周期的提前及经量、经色、经质的变化，再结合全身证候及舌脉辨其属虚、属实、属热。该患者经期提前，量少，色红，伴烦躁、夜间梦多、大便干燥，证属阴虚血热，遣方以两地汤（《傅青主女科》）合二至丸（《医方集解》）化裁。

（四）痛经

痛经为最常见的妇科症状之一，指行经前后或月经期出现下腹部疼痛、坠胀，伴有腰酸或其他不适，严重时有恶心、呕吐、肢冷等症状，严重影响患者的生活质量，多见于未婚青年女性。痛经，中医学亦谓“经行腹痛”“经期腹痛”“月水来腹痛”“经痛”等。最早记载“痛经”的是《金匮要略·妇人杂病脉证并治》，“……带下，经水不利，少腹满痛，经一月，再见者，土瓜根散主之。”指出了痛经的经来少腹疼痛的特征。根据盆腔有无器质性病变，将痛经分为原发性痛经和继发性痛经两类。原发性痛经指生殖器官无器质性病变的痛经，占痛经的 90%以上，是青春期常见的疾病之一；继发性痛经指由盆腔器质性疾病引起的痛经。现代医学对于原发性痛经的治疗多用非甾体抗炎药，或口服避孕药等方法，有不同程度的不良反应和依赖性。中医方法治疗痛经具有突出的优势，治疗时根据疼痛发生的时间、部位、性质及程度辨虚实寒热，调理内部气血阴阳。对于痛经有汤药、针刺、艾灸、推拿、点穴、放血等治疗方法，具有安全、有效、无药物不良反应等优势。

病例一　陈某，女，37 岁，2015 年 3 月 25 日初诊。痛经 8 年余。

初诊：痛经 8 年余，曾考虑为子宫腺肌病。患者 12 岁初潮，平素月经规律，25～30 天一潮，7 天干净，量中，8 年前出现痛经，经行 3 天均呕吐，不能进食及全身发凉如冰，寐少，易醒，梦多。LMP：2015 年 3 月 6 日，经期 6 天，有血块，色深红，上月服桂枝茯苓胶囊感觉经行稍通畅，仍有严重疼痛感。症见：舌淡暗苔黄，脉滑略数尺弱。中医诊断：痛经（肝肾不足，气滞血瘀）。西医诊断：子宫腺肌病。治以补肝益肾，活血化瘀。

中药处方：柴胡 10g，赤芍 12g，当归 10g，云苓 12g，白术 10g，干姜 10g，薄荷（后下）4.5g，法半夏 10g，牡丹皮 10g，生地黄 12g，延胡索 10g，田七粉（冲）3g，甘草 6g。

共 7 剂，日 1 剂，水煎服。

针灸处方：

（1）引气归元：中脘、天枢（双）、关元、气海、归来。

（2）通督养神：肾俞（双）、心俞（双）、肝俞（双）、脾俞（双）、次髎（双）。

（3）配穴：内关、神门、足三里、曲泉、三阴交、太溪。

二诊：2015 年 4 月 8 日。已针刺 6 次，睡眠改善，不再易醒，痛经明显改善，服中药 1 个多小时即不痛，且本次经行未再呕吐，亦可进食少许，舌淡暗，脉沉细尺弱。

中药处方：百合 15g，炒酸枣仁 15g，熟地黄 15g，桂枝 6g，生白芍 15g，山萸肉 15g，枸杞子 15g，牡丹皮 10g，延胡索 10g，郁金 12g，赤芍 15g，法半夏 6g，陈皮 10g，制香附 10g，甘草 6g。

共 7 剂，日 1 剂，水煎服。

针灸处方：处方同前，共针 3 次。

按语：痛经的主要病机不外虚、实两个方面，实者“不通则痛”，虚者“不荣则痛”。“通督养神，引气归元”谨遵“督脉以通为用，任脉以引为归”的原则，常取“新四花穴”，即心俞（双）、肝俞（双），以祛败血瘀精、瘀血、痰饮等内生病邪，合痛经验穴次髎穴共效蠲邪之功，继之任脉以引归，扶正固本，病方可安。

病例二 贾某，女，40 岁，2013 年 4 月 11 日初诊。痛经 15 年。

初诊：患者于 15 年前开始出现痛经，行经时第 1～2 天胀痛。多方治疗未见明显改善，遂至我院针灸科就诊。自诉平素易汗出，怕冷，欲呕，疲乏，月经有血块。LMP：2013 年 3 月 16 日～3 月 22 日。症见：舌尖红，脉左关细，尺脉弱，重按无力。中医诊断：痛经（肝肾亏虚，气滞血瘀）。西医诊断：原发性痛经。治以补益肝肾，行气活血。

中药处方：女贞子 12g，怀山药 12g，山萸肉 15g，生地黄 15g，牡丹皮 15g，泽泻 10g，制香附 10g，益母草 10g，当归尾 12g，川芎 10g，赤芍 15g，桃仁 6g，甘草 3g。

共 7 剂，日 1 剂，水煎服。

针灸处方：

（1）引气归元：天枢（双）、气海、关元、中极（双）。

（2）配穴：曲池、外关、合谷、足三里、三阴交、太冲。

二诊：2013 年 5 月 14 日。痛经改善，经前乳房胀痛，舌尖红，脉弱细数。中药处方：上方加白芷 10g、柴胡 10g、素馨花 15g，共 7 剂，日 1 剂，水煎服。针灸处方同前，共针 3 次。

三诊：2013 年 7 月 9 日。痛经已明显改善，近一个多月月经无明显疼痛。现因脱发多来诊，舌淡红，脉沉细数。

中药处方：女贞子 12g，旱莲草 12g，生白芍 10g，桑叶 15g，牡丹皮 10g，生地黄 12g，菊花 6g，柴胡 10g，白芷 10g，素馨花 10g，桂枝 10g，山萸肉 15g，怀山药 10g，甘草 6g。

共 7 剂，日 1 剂，水煎服。

按语：痛经的发病，或由不通而痛，或由不荣而痛，其病位在冲任、胞宫，变化在气血。本案乃虚实夹杂。一方面气滞血瘀，阻滞胞宫冲任，而见血块、胀痛；另一方面又因久病不愈，冲任受损，加之年岁渐长，临近更年期，肝肾亏损，胞宫冲任失养而致痛经。治当行气活血，兼补肝肾。方中女贞子、山萸肉补益肝肾，怀山药、甘草益气养阴，兼补脾肾，柴胡、川芎、制香附疏肝解郁、行气活血，当归尾、桃仁、益母草活血祛瘀、调经止痛，牡丹皮、赤芍、生地黄、素馨花清热凉血、散瘀止痛。针灸处方以天枢、中极、关元、气海为主穴调补肝肾，配伍曲池、外关、合谷清热凉血，足三里、三阴交、太冲行气活血止痛。针药配合，虚实并治，使气血通调，胞宫冲任得以滋养，其痛自当减除。

（五）无排卵性功能失调性子宫出血

无排卵性功能失调性子宫出血中医学称为崩漏，是指经血非时暴下不止或淋漓不尽的一种常见妇科疾病，前者谓崩中，后者谓漏下。崩与漏出血情况虽然不同，但因两者经常交替出现，且其病因病机基本一致，故概称崩漏。本病青春期、生育期、更年期均可发生。现代医学认为，无排卵性功能失调性子宫出血是由机体受内部和外界各种因素（如精神紧张、营养不良、代谢紊乱、慢性疾病、环境及气候骤变、饮食紊乱、过度运动、酗酒及服用药物等）影响引起下丘脑-垂体-卵巢轴功能调节或靶细胞效应异常所导致。中医学认为，崩漏的发病是肾-天癸-冲任-胞宫生殖轴功能失调的结果。导致崩漏的常见病因有脾虚、肾虚、血热和血瘀，四者或单独成因或复合成因，或互为因果，最终导致冲任不固，不能制约经血，子宫藏泄失常。临床表现为月经周期紊乱，行经时间超过半月，甚或数月断续不休，亦有停闭数月又突然暴下不止或淋漓不尽，常有不同程度的贫血。崩漏属妇科血证、急证，若止血不及时，易致厥脱。若止血后治疗不当，则易复发，预后尚可。

病例一　陈某，女，28 岁，2014 年 6 月 18 日初诊。经期延长 10 余天。

初诊：患者平素月经规律，10 余天前开始行经至今未止，遂来我院针灸科就诊。症见：患者面色白，时有头晕，呈昏沉感，月经量多，势急，血色鲜红而质稠，伴失眠心烦，潮热汗出，小便黄，大便干。舌红苔薄黄，脉细数。中医诊断：崩漏（虚热证）。西医诊断：功能失调性子宫出血（无排卵性）。治以补益摄血，收敛养阴。

中药处方：炙北芪 12g，党参 15g，当归 10g，生白芍 12g，生地黄 12g，炮姜 6g，艾叶 12g，阿胶（烊化）10g，仙鹤草 15g，旱莲草 12g，生甘草 6g。

共 3 剂，日 1 剂，水煎服。

针灸处方：

（1）百会、天枢（双）、气海、关元、断红穴（双）、足三里（双）、三阴交（双）、行间（双）。共针 3 次。

（2）艾灸隐白穴：于隐白穴涂万花油，将麦粒大小艾绒置穴上，点燃，待患者难以忍受时取走艾绒，每穴灸 3 壮。

二诊：2014 年 6 月 23 日。已针药治疗 3 次，患者月经已止，面色较前红润有光泽，纳、眠可，二便调，舌红苔薄黄，脉细数。四诊合参，患者夹有热象。中药处方：上方加黄芩 10g、地骨皮 10g；针灸处方：上方加曲池（双）。

按语：崩漏病机复杂，常因果相干，虚实夹杂，发病早期有虚、热、瘀循证可辨，后期失血伤阴，病程日久，气随血耗，阴随血伤，终会出现气阴两虚之证，故崩漏的治则，建立在收集四诊内容，准确辨证的基础上，治以补益、清热、活血祛瘀，均应注重益气补血。

病例二　苏某，女，50 岁，2015 年 10 月 6 日初诊。反复经血淋漓不断 1 年余。

初诊：患者既往月经规律，经期 5～6 天，周期 25～30 天，量多，最多时每日可湿透 4～5 片日用卫生巾，色鲜红。自 2014 年 7 月无明显诱因出现经期提前，经量增多，经期延长，呈淋漓不断，需服止血药方能止（具体药物不详）。间断于我院门诊接受中医药调经治疗，症状时发时止。现为进一步治疗，遂来我科就诊。LMP：2015 年 9 月 25 日，至今未净，阴道流血量少，呈咖啡色，日用 1 片卫生巾。症见：患者神清，精神可，腰酸，无下腹痛，无肛门坠胀感，无头痛头晕，纳差眠可，二便调，舌淡红苔薄白，脉沉弱。辅助检查：2015 年 9 月 27 日性激素六项示 LH 20.35U/L，FSH 3.23U/L，PRL 591.6mU/L，P 2.69nmol/L，E_2 3415pmol/L，T

1.19nmol/L。中医诊断：崩漏（脾气亏虚）。西医诊断：功能失调性子宫出血。治以通督调神，引气归元，补益脾气。

中药处方：胶艾四物汤加减。

当归 10g，生地黄 15g，白芍 15g，川芎 15g，熟地黄 15g，阿胶（烊化）5g，艾叶 10g，桑寄生 15g 续断 15g，三七 5g，酒萸肉 10g。

共 3 剂，日 1 剂，水煎服。

针灸处方：

（1）百会、印堂、中脘、天枢（双）、气海、关元、中极、带脉（双）、足三里（双）、三阴交（双）、太冲（双）、脾俞、肾俞、肝俞、太溪。

（2）艾灸隐白穴：于隐白穴涂万花油，将麦粒大小艾绒置穴上，点燃，待患者难以忍受时取走艾绒，每穴灸 3 壮。

二诊：2015 年 10 月 10 日。经过 3 次针药治疗，患者阴道流血停止，无其他不适症状，纳、眠可，二便调，舌红苔薄白，脉沉细。针刺方药同前，继续针刺治疗 1 个疗程以固本。

三诊：2015 年 11 月 14 日。患者坚持针刺治疗 1 个月经周期。LMP：2015 年 10 月 23 日～10 月 28 日，色鲜红，无血块，量适中，日用 2 片卫生巾，湿透 3/4，经血无淋漓不尽状态，同时自诉本月体重减轻 2kg，精神状态良好。

按语：叶天士《临床指南医案》中云“女子以肝为先天”，肝主藏血，肝为血海，为经血之源，女子以血为本，肝藏血充足，是其月经按时来潮的重要保证。肝气充足，则能固摄肝血而不致出血，肝阴充足，肝阳被涵，阴阳协调，则能发挥凝血功能而防止出血。肝主疏泄，可促进女子排卵行经，包括疏泄气机、调畅情志、调节血脉，所谓既可疏泄无形之气，又可贮藏有形之血，“经脉以通，血气以从”，肝气的疏泄功能对女子的生殖功能尤为重要。另，隐白穴为足太阴脾经之井穴，《神应经》曰：“隐白，妇人月事过时不止，刺之立愈。”又曰：“夫艾取火，取艾之辛香作柱，能通十二经脉，入三阴，理气血，治百病，效如反掌。”故而取隐白穴治疗崩漏，实为止血之要穴。二诊时经血已经停止，三诊时经过 1 个月经周期调整，经期规律，量适中，无淋漓不断症状，同时体重减轻，符合中医整体观念“阴平阳秘，精神乃治”，脾主运化功能正常，多余水湿顺势而出，自然体重减轻。

病例三 刘某，女，44 岁，2014 年 9 月 6 日初诊。月经淋漓不尽半月余。

初诊：患者平素月经周期规律，30 天一潮，5 天干净，量、色正常。LMP：2014 年 8 月 23 日，至今未净，量少，色淡红，有血块。症见：头晕，乏力，自觉巅顶部发凉，纳、眠差，二便调，舌淡红苔薄白，脉细弱。2 年前曾因功能失调性子宫出血住院治疗。辅助检查：2014 年 9 月 6 日血常规示血红蛋白 88g/L。中医诊断：崩漏（气虚不摄）。西医诊断：①功能失调性子宫出血；②贫血。治以健脾固冲摄血。

中药处方：黄芪 30g，白术 10g，山药 30g，龙骨 30g，牡蛎 30g，茜草 15g，桑螵蛸 10g，三七粉（冲）3g，乌梅炭 10g，白芍 10g，黄芩 10g，生地黄 10g，五倍子 10g。

共 7 剂，日 1 剂，水煎服。

针灸处方：

（1）引气归元：气海、关元、天枢（双）、子宫（双）、足三里（双）、三阴交（双）。

（2）艾灸：百会穴予温和灸 15 分钟，双侧隐白穴予麦粒灸，各 3 壮。共针 3 次。

二诊：2014 年 9 月 13 日。出血已停止，头部发凉感消失，头晕好转。针灸、中药处方同前。

按语： 患者既往崩漏病史，素体脾胃虚弱，气血生化乏源，加之患者经期劳累，女子经期本气血不足，过度劳累耗气动血，气为血之帅，气能生血、统血、行血，气虚失其固摄之力则经血淋漓不尽，难以自止。气虚血液生化乏源则血虚，症见头晕、乏力，面色苍白，患者舌脉亦为气虚之佐证。治当以健脾益气，固冲摄血为法，同时配合经验效穴隐白穴麦粒灸；患者自诉巅顶部发凉感，予艾灸百会穴，取其升阳益气作用；患者血常规提示贫血，配合中药补血。诸法同用，起到快速止血的疗效作用中药方中适当加入三七等活血药物，使血止而不留瘀。

（六）围绝经期综合征

围绝经期综合征（perimenopausal syndrome，PMS），又称更年期综合征（climacteric syndrome），主要是指妇女在绝经前后由于卵巢功能逐渐衰退、雌激素水平下降，下丘脑-垂体-卵巢轴失衡，出现以自主神经系统功能紊乱为主，伴有神经心理症状的一组症候群。本病中医学称为“绝经前后诸证”或“经断前后诸证”，古代医籍中无这一病名，但诸症散布于“年老血崩”“脏躁”“年老经断复来”“年老经水复行”“年未老经水断”“百合病”病证中。根据国内外文献不完全统计，在围绝经期90%的妇女都有症状及程度不等、轻重不一的围绝经期综合征表现，其可受个体差异性、社会环境复杂性及性格特殊性等各方面因素影响。因此，围绝经期综合征在中老年女性中普遍存在，严重时可影响其日常生活，也因其症状繁多，疗程、疗效与预后均存在明显差异。

病例　曾某，女，50岁，2014年11月12日初诊。全身疲乏无力1年。

初诊：患者近1年出现全身疲乏无力，气短，行走后气歇感，颜面、下肢浮肿，长期失眠，偶有头晕心悸，震颤身抖，纳呆，胃痞，舌淡，脉沉细虚，中按无力。月经已闭止。中医诊断：绝经前后诸证（气血两虚，肝肾不足）。西医诊断：围绝经期综合征。治以益气补血，滋肾养肝。

中药处方：熟附片（先煎）15g，当归6g，党参15g，北芪15g，白术10g，怀山药10g，桑寄生12g，川断15g，升麻6g，麦芽20g，神曲10g，春砂仁（后下）10g，玉米须10g，陈皮10g，甘草6g。

共7剂，日1剂，水煎服。

针灸处方：

（1）引气归元：天枢（双）、气海、关元、归来（双，温针灸）。

（2）通督养神：百会、印堂、肝俞（双）、肾俞（双）。

（3）配穴：神门、内关、足三里、三阴交、三泉穴（涌泉、曲泉、水泉）。

二诊：2014年12月10日。全身疲乏、下肢沉重、动则衰竭感已消失，可以去公园散步，颜面浮肿已消失。舌淡暗，脉沉弦滑。中药处方：上方去玉米须，加生薏苡仁12g，共7剂。针灸处方：同前，共针3次。

按语： 肾藏元阴而寓元阳，为“五脏六腑之本，十二经脉之根”，经断前后，妇人肾气亏虚，阴阳失衡，脏腑失调乃致绝经前后诸证。通元法在治疗绝经前后诸证中，取穴以通督法与引气归元法为核心，以气街横向联络前后，沟通脏腑体表的内外关系，纵贯人体上下。手三阴经均循行至胸，分别与肺、心、心包联系，其气输注汇聚于胸部和背俞穴。故以督脉百会、印堂通督调神，以阳气引领阴气，任脉乃阴脉之海，故取气海、关元，任督同源，阴阳互根互用，纵使绝经前后诸证症状繁多，引命门真气直达丹田，使下元不虚，助阴生阳长，调畅输布水谷精微，平调阴阳，诸症自消。

（七）子宫肌瘤

子宫肌瘤是女性生殖器最常见的良性肿瘤，主要由平滑肌细胞增生而成，其间有少量纤维结缔组织。本病多见于30～50岁妇女，恶变率为1/1000，其发病呈逐年上升趋势。临床表现为月经过多、腹痛、不规则阴道出血、贫血，甚至不孕等，严重威胁女性的健康，影响女性的生活质量。本病相当于中医学“癥瘕”，妇女下腹有结块，或胀，或满，或痛着，常由气滞、血瘀、痰湿和热毒所致。

病例 吴某，女，42岁，2013年6月28日初诊。发现子宫增大2月余。

初诊：患者在体检时发现子宫肌瘤，子宫体大，近年来月经愆期，来时淋漓不断，量多，质稀，有血块，常伴有下腹部冷痛，得温痛减，有坠胀感，带下量多，色黄浊。面色晦暗，肌肤少泽，小腹有包块，积块坚硬，固定不移，疼痛拒按。症见：身体虚弱乏力，食欲不振，眠一般，舌紫暗，苔厚白，脉沉涩。辅助检查：2013年4月15日妇科B超检查结果提示子宫大小为7.2cm×6.7cm×4.6cm，宫内回声不均，于子宫前壁见3.2cm×3.4cm×2.4cm实质性回声光团，边界尚清，附件（–）。中医诊断：癥瘕（气血郁滞，寒凝血瘀，冲任失调）。西医诊断：子宫肌瘤。治以活血化瘀，温经散结，调和冲任。

中药处方：桂枝15g，茯苓20g，牡丹皮15g，白芍15g，桃仁10g，水蛭5g，川芎10g，姜黄10g，法半夏10g，紫苏子10g，枳壳10g，红花10g，陈皮10g。

共7剂，日1剂，水煎服。

针灸处方：

（1）引气归元：天枢（双）、中脘、气海、关元、归来（双）、中极。

（2）配穴：血海、阴陵泉、足三里、三阴交、太冲。

二诊：2013年7月11日。月经来潮，出血甚多，夹紫黑血块，下腹部冷痛较前好转，自诉精神疲倦，身体虚弱乏力，舌紫暗苔白，脉沉细。

中药处方：红参10g，白术12g，升麻6g，当归10g，白芍12g，牡丹皮9g，鸡冠花9g，地榆10g，藕节12g，龙眼肉12g，百合10g，甘草8g，白及8g，生地黄12g。

共10剂，日1剂，水煎服。

针灸处方：上方加针百会、印堂。隐白穴予麦粒灸。

三诊：2013年10月5日。已针药治疗3个月经周期，针药后月经出血量减少，少腹坠胀已减，精神转佳，眠可，食健。复查B超示子宫大小为6.4cm×5.2cm×4.6cm，宫内回声均匀，前壁未见回声光团，附件（–）。提示肌瘤消失。

中药处方：党参12g，白术15g，白芍12g，木香9g，桂枝5g，厚朴8g，砂仁6g，建曲10g，龙眼肉12g，百合12g，香附9g。

共10剂，日1剂，水煎服。

针灸处方：上方停艾灸，加针膻中。

按语：凡卵巢囊肿、乳腺增生、子宫肌瘤或以癥瘕在内，病在肾中，气血不足不能转化所藏之精气，致肝不疏泄，脾不运化，脏腑失和，宜补肾、疏肝、健脾为主，鲜有独治一脏可获全效者。首诊药用桂枝茯苓丸加味治疗，功能活血化瘀，温经散结，缓消癥块。针药后癥块渐消，瘀血急去，瘤体破溃之败血外流，疼痛好转，是为向愈之兆，因子宫肌瘤为虚实夹杂之证，患者自觉精神疲倦，虚弱乏力，恐失血过多，以防不测，故二诊以益气固脱，养血行瘀之中药汤剂，起止血而不留瘀之功，并予加“百印调神方”（即针百会、印堂），灸脾经井穴、治崩漏之要穴——隐白。隐白穴位于足大趾之端，连接阳经之气，有升发之功，故可治崩漏之证，是止血治标之主穴。三诊癥消血止，病体趋向康复，故以气血双调、温中健脾和胃、调理气机为法，并加针膻中，以期“气血冲和，百病不生”，中病即止，予停艾灸。

（八）阴道炎

阴道炎，中医学称“带下病”，是以妇女带下明显增多，色、质、气味异常为主症的病证，或伴全身、局部症状。其发生常与感受湿邪、饮食不节、劳倦体虚等因素有关，主要病机是湿邪阻滞，任脉不固，带脉失约。《傅青主女科》认为“带下俱是湿证”，包括感受外来湿邪及肝、脾、肾功能失调导致的内湿。湿证可见于西医学的阴道炎、宫颈炎、盆腔炎等生殖器官炎症，内分泌失调，肿瘤等疾病。

病例一　许某，女，31 岁，2015 年 3 月 23 日初诊。白带发黄伴外阴瘙痒 2 年余。

初诊：患者诉 2 年前因游泳后即出现白带发黄，缠绵不已，量多，无臭味，经期前后白带量增多，伴外阴瘙痒，阴道干涩，严重性交痛，无法进行夫妻性生活。平素月经周期正常，28～30 天一潮，5 天干净，量少，无血块，少许痛经。症见：身体倦怠，面色萎黄，胃纳稍差，眠少，偶有便溏，舌红苔白腻，脉细弱。辅助检查：2015 年 3 月 20 日我院妇科妇检及白带常规未见明显异常。中医诊断：带下（脾虚湿浊下注）。西医诊断：阴道炎。治以健脾祛湿，清热止带，调冲任。

中药处方：白术 15g，山药 15g，党参 15g，苍术 10g，白芍 10g，柴胡 5g，荆芥 5g，芡实 10g，陈皮 5g，车前子 5g，黄柏 5g，猪苓 5g，牛膝 10g，炙甘草 5g。

共 7 剂，日 1 剂，水煎服。

针灸处方：

（1）引气归元：中脘、天枢（双）、带脉（双）、气海、关元、归来（双）。

（2）配穴：内关、血海、足三里、阴陵泉、三阴交、行间。

（3）刺络拔罐：十七椎、八髎周围寻找瘀血络脉，三棱针点刺放血，加拔火罐，留罐 5～10 分钟。

二诊：2015 年 4 月 2 日。已针灸治疗 3 次，精神好转，面色转润，白带转清亮，明显较前减少，胃纳转佳，外阴不干，能勉强性交，患者仍自觉外阴瘙痒，舌脉同前。中药守方同前，共 7 剂，日 1 剂，水煎服。针灸处方同前，停刺络放血。

三诊：2015 年 4 月 9 日。患者无外阴瘙痒，白带正常，夫妻性生活和谐，以知柏地黄丸调治以善后。

按语：“药之不及，针之所宜”，针、药结合可以相互协同，增强疗效。针、药均是中医治疗手段，两者不可偏废。在治疗带下病时，针、药结合，重视辨证选穴和辨证选药，在正确的辨证立法的基础上给予正确的中药组方和针灸补泻，两者结合起来应用优于两者单一施治，甚至可以发挥 1+1＞2 的疗效。正如唐代名医孙思邈所指出：“若针而不灸，灸而不针，皆非良医也。针灸而不药，药而不针灸，尤非良医也……知针知药，固是良药。”针灸与中药结合互为补充，相得益彰，可发挥中医的最大疗效。但此案慎用火灸，患者体质、病情均不受灸，因“微数之脉，慎不可灸”，此细弱之脉亦然。

病例二　向某，女，27 岁，2013 年 5 月 27 日初诊。外阴瘙痒 2 月余。

初诊：患者 2 个月前在无明显诱因下突发外阴瘙痒，当地医院查 BV（+），WBC（++），阴道杆菌（++），脓细胞（+），UU（+），阴道镜提示阴道炎、宫颈炎。LMP：2013 年 5 月 17

日，5 天干净，量中，有血块，月经颜色偏黑。症见：舌淡边有齿印，脉沉弱细。中医诊断：阴门瘙痒（肝经湿热）。西医诊断：①阴道炎；②宫颈炎。治以清热燥湿，杀虫止痒。

中药处方：绵茵陈 20g，白鲜皮 30g，百部 12g，王不留行 20g，黄芩 15g，牡丹皮 10g，知母 15g，黄柏 15g，佩兰 10g，山栀子 15g，苦参 15g，苍术 12g，甘草 6g。

共 7 剂，日 1 剂，水煎服。

因患者抗拒针刺，故暂不予针刺。

二诊：2013 年 6 月 3 日。已服药 7 剂，患者阴道渗出水液量多，仍有瘙痒不适，舌淡，脉沉细。

中药处方：上方去知母、王不留行，加川断 15g、桑寄生 15g、土茯苓 20g，共 7 剂，日 1 剂，水煎服。

针灸处方：

（1）引气归元：天枢（双）、气海、关元、子宫（双）。

（2）配穴：曲池、外关、合谷、阴陵泉、足三里、蠡沟、太冲。

共针 3 次。

三诊：2013 年 6 月 10 日。现经前期，症状改善，渗液及瘙痒较前明显减轻，检验结果现已全部转阴，诉有腹泻，舌淡无华，脉沉弱。

中药处方：党参 12g，白术 10g，怀山药 10g，云苓 12g，佩兰 10g，草豆蔻 12g，白扁豆 30g，陈皮 15g，葛根 15g，黄芩 6g，蒲公英 30g，藿香 10g，甘草 6g，麦芽 15g。

共 7 剂，日 1 剂，水煎服。

针灸处方：处方同前，共针 3 次。

按语：女科之病重在调气血，而调气的关键就在于引气归元。任脉为阴脉之海，顾护一身之本，安和五脏，洒陈经脉，和合形气，神自内藏，引气归元，阴平阳秘。三诊患者症状缓解，阳性指标皆转阴，但见腹泻，是为经前期冲任之脉气血下注胞宫，而脾土统血，为后天之本，《景岳全书·妇人规·经脉之本》曰“故月经之本所重在冲脉，所重在胃气，所重在心脾，生化之源耳”，湿犯脾胃，生化乏源，血海空虚，故见经前泄泻、舌淡无华。更方予四君子汤以健脾益气为主，助“重阳”以化阴，“月郭满，则血气实，肌肉坚”，胞宫如期泄而不藏，使经血下泄，是以天时而调气血也。

（九）乳腺增生

乳腺增生是女性最常见的乳房疾病，属于中医学“乳癖”范畴，又称“乳栗”“乳核”，是以乳房有形状大小不一的肿块、疼痛且与月经周期相关为主要表现的乳腺组织的既非炎症又非肿瘤的良性增生性疾病。《疡科心得集·辨乳癖、乳痰、乳癌论》云：“有乳中结核，形如丸卵，不疼痛，不发寒热，皮色不变，其核随喜怒消长，此名乳癖。”本病好发于 20～40 岁的女性，且有一定的癌变风险。多由情志不遂，或受精神刺激，导致肝气郁结，气机阻滞；思虑伤脾，脾失运化，痰浊内生，肝郁痰凝，阻于乳络而发；或因冲任失调，上则乳房痰浊凝结而发病，下则经水逆乱而月经失调。现代医学认为乳腺增生的发生与内分泌紊乱有直接关系，乳腺组织内雌激素受体、孕激素受体的水平及乳腺组织自身敏感性的增高在本病的发病过程中起着重要作用，治法方面以对抗雌激素为主，效果不甚理想且副作用大。

病例一 吴某，女，35 岁，2014 年 10 月 14 日初诊。双乳胀痛不适 2 月余。

初诊：患者 2 个月前开始出现双乳胀痛不适，尤以经前明显，伴胸闷胁胀，平素易眼肿，嗜睡，近日干咳少痰，偶带血丝，纳差，眠可，二便调。平素月经规律，30天一行，经期5～6天，痛经，量少，色暗红，有血块。症见：舌淡，脉沉弱。辅助检查：2014年8月15日某医院行双侧乳腺钼靶片示双乳腺呈多腺体型，右乳符合BI-RADS分级0级，左乳符合BI-RADS分级Ⅱ级。中医诊断：乳癖（肝郁血瘀）。西医诊断：乳腺增生。治以疏肝化瘀，软坚散结。

中药处方：半枝莲15g，醋莪术15g，醋三棱15g，白花蛇舌草15g，郁金15g，稻芽15g，猫爪草30g，白芷6g，青皮15g，麦芽15g，夏枯草10g，甘草3g。

共7剂，日1剂，水煎服。

针灸处方：

（1）引气归元：膻中、肩井、乳根、中脘、天枢（双）、气海、关元、归来（双）。

（2）配穴：曲池、外关、合谷、阳陵泉、足三里、三阴交、太冲。

共针3次。

二诊：2014年11月26日。平时乳房胀痛，尤以月经期明显，现月经期已无疼痛，月经量少，有血块，舌脉如上。中药处方：上方加柴胡10g、生白芍15g、沙参10g，共7剂，日1剂，水煎服。针灸处方：同前，共针3次。

三诊：2014年12月10日。诉乳房肿物已消失，咽部不适，轻微咳嗽，月经量少，舌淡，脉细。

中药处方：柴胡10g，白芍15g，白芷6g，半枝莲15g，三棱15g，法半夏10g，射干6g，白花蛇舌草15g，牛蒡子12g，桔梗15g，玄参6g，甘草6g。

共10剂，日1剂，水煎服。

针灸处方：处方同前，共针3次。

按语：肝郁气滞、脾虚湿阻、冲任失调是乳癖的主要病机，治当疏肝理气兼柔肝、健脾化湿以除痰、调补肝肾兼软坚。针刺治疗可取阿是穴，如乳房胀痛明显则对乳房行围刺之法，反应明显。乳根：乳，穴所在部位也；根，本也。意指乳房发育充实的根本，隶属足阳明胃经，多气多血，且女子乳头属胃，故此穴为不二之选。膻中穴，乃心包经募穴、八会穴之气会，《针灸大成》曰：“足太阴、少阴、手太阳、少阳、任脉之会。”此穴擅宽胸理气。配合靳三针之手、足三针共达疏经通络之效。

病例二　陈某，女，38岁，2013年5月28日初诊。双侧乳房胀痛6年余，加重1周。

初诊：患者诉月经期双侧乳房胀痛6年，每于经前2周开始感觉乳房胀痛，甚则不能触摸，经后乳房胀痛逐渐消失，至下次经前又加重，伴有下腹部疼痛不适，胁胀易怒，常与家人无故争吵，睡眠欠佳，曾在某三级医院就诊，经钼靶等检查诊断为乳腺增生，予服乳癖消等后症状有所缓解，但每因情志不遂诱发，患者平素沉默少语，不愿与人交往，本次发作源于1周前家庭矛盾后诱发。症见：患者乳房胀痛，有时刺痛，连及两侧腋下，伴有腹胀不思饮食，眠差，舌淡红，苔白，脉弦而虚。

查体：双侧乳房可叩及多个大小不等、圆形质韧的结节样肿块，边界清楚，推之移动，压痛（+），以左乳上限较为明显，可扪及约2cm×2cm之片状结块，双腋下淋巴无异常。辅助检查：2013年5月20日我院乳腺彩超示双乳增生，腺体层增厚，结构紊乱，可见片状回声减低区，余未见明显异常。中医诊断：乳癖（肝郁脾虚）。西医诊断：乳腺增生。治以健脾益气，疏肝解郁，软坚散结。

中药处方：香附15g，柴胡15g，海藻15g，郁金15g，乳香10g，没药10g，白芍10g，白术15g，当归15g，茯苓10g，陈皮10g，浙贝母15g，薄荷6g，党参10g，黄芪10g，甘草10g。

共10剂，日1剂，水煎服。月经前15天开始服药，服至经至停药。

针灸处方：

（1）肩井、合谷、足三里、丰隆、太溪、太冲。

（2）天宗、肝俞、肾俞、内关。

（3）膻中、乳根、屋翳、期门、外关、阿是穴（即乳腺增生处）。

处方（2）、（3）穴位交替，共针5次。肝俞刺络放血。

二诊：2013年6月15日。适时月经来潮，患者诉月经前期及月经期双侧乳房胀痛明显减轻，自觉两侧乳房肿块减小，食欲渐佳，睡眠转安，仍偶有惊醒，心情舒畅。中药处方同前，共7剂，日1剂，水煎服。针灸处方：上方加针照海、申脉，针3次。

三诊：2015年7月9日。患者家属陪同来诊，家属示患者情绪明显较前好转，与家人及邻舍交流沟通和善，现患者心情舒畅，乳房胀痛消失，食可，眠安，查乳腺彩超示双侧乳腺未见明显异常。诸症皆愈，停中药，停刺络放血，予香砂养胃丸收功，继续针灸以巩固疗效。

按语：中医学认为女子乳头属肝，乳房属胃，乳腺疾病多与肝、脾、肾三脏有关。《外科正宗》云："忧郁伤肝，思虑伤脾，积思在心所愿不得志者，致经络痞涩，聚结成核。"追溯患者病史可知为情志致病，故在治疗时适当添加调神志穴位，在治疗期间，注重消除患者的紧张情绪，有利于提高疗效。而二诊患者诉睡眠仍偶有惊醒，针照海、申脉调理阴阳跷脉以改善睡眠。辨证论治是中医的基本准则，随症治之自当审时度势，故针灸强度、频率应适度，用药适时适量，中病即止，此为三诊停中药，予香砂养胃丸收功，停刺络拔罐之理。

（十）急性乳腺炎

急性乳腺炎是乳腺的急性化脓性感染，是乳腺管内和周围结缔组织的炎症，多发生于产后哺乳期妇女，尤其是初产妇更为多见。有文献报道急性乳腺炎初产妇患病占50%，初产妇与经产妇之比为2.4∶1。哺乳期的任何时间均可发生，但以产后3～4周最为常见，故又称产褥期乳腺炎。中医学称之为"乳痈"，痈肿之发于乳房者，是由热毒侵入乳房引起的急性化脓性疾病，西医称之为急性化脓性乳腺炎。多是由于产后哺乳期乳汁蓄积而致病，其特点是乳房结块，红肿热痛，伴有恶寒发热等全身症状，如不及时治疗，日久还会形成脓疡，并容易发生传囊。

病例 田某，女，30岁，2015年6月15日初诊。右乳外上象限肿块胀痛伴发热3天。

初诊：患者初产后2个月，3天前因吃芦笋，自觉右乳房肿胀，乳汁不畅，继则疼痛，局部潮红发热，通乳师给予治疗后，无明显好转，乳房部疼痛甚剧，伴恶寒发热，夜间尤甚，夜寐不安，最高体温可达39.5℃，口干渴，舌红苔微黄，脉细数。体格检查：发育正常，营养良好，表情痛苦，右侧乳房外上方红肿潮热，局部皮肤绷紧无皱纹，触之有一约3cm×4cm之硬结块，压痛甚剧，体温38.5℃，余检查未见异常。中医诊断：乳痈（热毒壅滞）。西医诊断：急性乳腺炎。治以清热消痈通滞。

中药处方：蒲公英30g，生地黄15g，瓜蒌皮10g，醋山甲（代）10g，赤芍10g，皂角刺10g，丝瓜络15g，王不留行15g，川木通10g，川楝子10g，青皮5g，甘草6g。

共3剂，日1剂，水煎服。

针灸处方：膻中、乳根（右）、肩井（右）、天宗（右）、曲池（双）、阳陵泉（双）、太冲（双）、内庭（双）、少泽（右，点刺）、局部阿是穴。共针3次。

二诊：2015年6月21日。已针药治疗3次，患者述夜寐安，乳房疼痛好转，乳汁通畅如初，无发热，体温 36.8℃，但右乳外上象限仍可触及肿块，舌淡苔白，右关略沉迟。予停服中药。

针灸处方：乳根（右）、神封（右）、膺窗（右）、足三里（双）、下巨虚（双）、足临泣（双）、痞根（双）。共针 3 次。

三诊：2015 年 6 月 25 日。已治疗 6 次，诸症已除而愈，予续针 3 次以巩固疗效。

按语：患者产后骤失阴血，虚火夹外感时令湿热壅塞肝胃经脉，蕴而成热毒，热毒炽盛灼伤乳络致成局部痈肿疼痛，乳汁不通。患者发热、口干渴、脉数，可以与一般乳房肿块胀痛区别。治疗初期，少阳阳明经郁热，乳汁壅滞为患，应以清热、解毒为主。因产后百脉空虚，气血不足不能生乳汁，以致壅塞而成乳痈。乳房的部位为脾胃所主而肝胃两经循行皆通过乳房，而经络有肝经所主之说，故缓解期的治疗，应以疏肝理气、健脾散结为主。"痞根穴"亦为经外奇穴，主治痞块，此时热毒已清，可在此采用痞根温针灸治疗，一方面使针感直达病变部位以疏通血脉，破散瘀结；另一方面通过针的传导，使持续的艾灸热量直达病所而消癥散结。

（十一）产后身痛

妇女在产褥期内，出现肢体或关节酸楚、疼痛、麻木，或兼怕冷恶风、自汗盗汗等症状，称为"产后风"，又称"产后身痛""产后痹证""产后痛风"。相当于西医的风湿性关节炎、类风湿关节炎引起的产褥期关节痛、产后坐骨神经痛、多发性肌炎、产后血栓性静脉炎出现的类似症状。其临床表现有怕风怕冷，手足不温，身体酸痛，腰痛，头痛心烦，自汗盗汗，食欲不振，全身乏力，精神抑郁，悲伤易哭等。

病例　邱某，女，30 岁，2012 年 2 月 24 日初诊。产后颈肩部疼痛不适 40 天。

初诊：现产后 40 天，肩颈遇风即痛，怕冷，后背需贴住被子方可入睡，汗出多后手冷。产后 13 天恶露已干净，前天有少许褐色阴道分泌物。症见：纳可，二便调，舌淡红，脉沉细。中医诊断：产后风（气血不足，肾虚风中）。西医诊断：产后身痛。治以补益气血，温肾通络。

中药处方：炙北芪 20g，川断 15g，桑寄生 12g，怀山药 20g，白术 10g，干姜 6g，春砂仁（后下）10g，熟地黄 20g，元肉 15g，桂枝 6g，防风 10g，生白芍 10g，炙甘草 6g，鸡血藤 30g。

共 7 剂，日 1 剂，水煎服。

二诊：2012 年 5 月 8 日。诉怕冷，出汗多及饮水多症状已大减，仍脉沉细。

中药处方：北芪 15g，白术 10g，防风 10g，五味子 6g，桂枝 6g，怀山药 10g，生白芍 12g，熟附子（先煎）10g，甘草 6g，败酱草 30g，黑荆芥 12g，肉桂末（焗服）3g。

共 7 剂，日 1 剂，水煎服。

三诊：2012 年 5 月 15 日。怕风、怕冷症状已明显改善，舌淡红边明显，脉沉细。中药处方：上方加肉桂末 3g（焗服）以巩固疗效。

按语：《备急千金要方》曰："妇人产讫，五脏虚羸。"产后风多从虚论治，认为妇女产后身体虚弱，气血皆虚，冲任损伤，筋骨腠理大开，正气不足，不能抵抗外邪，不慎风寒入侵，发为"产后风"。临床上产后风多属虚寒之证，但血虚、血瘀、风寒、肾虚几个证型往往混为一体，与一般痹证中的"风寒湿痹"有显著不同，往往比较复杂难治。对产后风的治疗，既要遵循中医"整体观念、辨证论治"的原则，又要寻求"特病特治"的思维方法，知常达变，定能获效。此外，建议产妇应注意饮食：产后一般体质偏寒，宜吃性温又有补益作用的食物，如客家酿酒、酒姜炖鸡、酒姜煮蛋等；不宜吃寒凉生冷之品，如冰冻饮料、冰冻过的水果、凉菜等；也要忌食辛辣油腻之品；要吃有营养而易消化的食品。妇女产前、产后的健康调理也尤其重要，一般产前宜服“保元汤”（又称十三太保），产后宜服“生化汤”活血化瘀，再用“归脾汤”或“八珍汤”调理气血等。

二、神经系统疾病验案

（一）中风

中风是以卒然昏仆、不省人事，伴口眼㖞斜、半身不遂、语言不利或不经昏仆而仅以口眼㖞斜、半身不遂为临床主症的一类疾病，因发病疾骤，病情变化迅速，与风之善行数变特点相似，故名“中风”“卒中”，为临床常见的一种多发病，具有致残率高、病死率高的特点，是我国古代四大难症（风、痨、臌、膈）之首。相当于西医学的急性脑血管疾病，如脑梗死、脑出血、脑栓塞、蛛网膜下腔出血等，总体上分为出血性和缺血性两类。关于中风的记载，始见于《内经》，《素问·调经论》曰：“岐伯曰：有者为实，无者为虚，故气并则无血，血并则无气，今血与气相失，故为虚焉。络之与孙络俱输于经，血与气并，则为实焉。血之与气并走于上，则为大厥。厥则暴死，气复反则生。不反则死。”可见中风责于肝阳化风，气血逆乱，痰火瘀浊，直冲犯脑，血溢脉外，瘀阻脑络，窍闭神匿，神不导气而致肢体半身不遂。中风中脏腑，据病性之虚实，分为闭证和脱证，临床以闭证多见，且以瘀血阻络证型为多见，亦是中风病情险恶的危重阶段，是救治的关键时期。

病例一 朱某，男，65 岁，2014 年 11 月 20 日初诊。左侧肢体乏力半年余。

初诊：缘患者半年前劳累后突发左侧肢体无力，行走不能，尚能持物，无头痛、恶心、呕吐、抽搐、意识不清、视物模糊、听力下降等，检查提示脑梗死及脑白质病变，于当地医院治疗后症状有所改善，左侧肌力 5^-级，能自行下地活动，左侧肌张力增高，伴下肢麻木感，诉偶有头晕，舌质暗红苔薄黄，脉沉弦细。中医诊断：中风后遗症（气虚血瘀兼热）。西医诊断：脑梗死恢复期。治以益气健脾，化瘀清热。

中药处方：太子参 20g，五爪龙 30g，桑枝 30g，川牛膝 12g，黄柏 6g，丹参 20g，木瓜 15g，黄芩 10g，麦芽 15g，知母 15g，生地黄 12g，怀山药 10g，胆南星 15g，桃仁 15g，赤芍 15g，甘草 3g。

共 3 剂，日 1 剂，水煎服。

针灸处方：百会、水沟、颞三针（右）、肝俞（双）、膈俞（双）、手三针、足三针。共针 3 次。

二诊：2014 年 11 月 25 日。针药治疗 3 次后乏力明显减轻，头晕改善，手足偏瘫侧麻木，舌淡，脉沉弦。中药处方：上方加千斤拔 30g、川芎 15g，共 12 剂，日 1 剂，水煎服。针灸处方：同前，共针 7 次。

按语：针灸处方，主穴选取百会、水沟，健侧选颞三针，双侧肝俞、膈俞，肢体不利配穴手三针、足三针。百会、水沟属督脉，赖氏通督养神法治疗中风，其治疗依据源于督脉对阴阳气的统率调理作用，可以平衡人体阴阳之气，调整逆乱的气机；且督脉能有效地调理神气，恢复脑的功能，配合五脏背俞穴，调节脏腑功能，有助于促进中风后的康复。“欲通督阳，先去瘀血”则为赖氏通元针法实际应用的原则之一。《素问·生气通天论》曰“大怒则形气绝，而血菀于上，使人薄厥”，中风多血滞络瘀，瘀血在脑，痰阻清窍，血不养神，髓海空虚，督阳不振，元神不主。故临床亦常取督脉及背俞穴，尤其四花穴（心俞、膈俞），刺络拔罐以祛脑府中有形之瘀血和无形之瘀血。化瘀常耗气伤正，引致气不摄血、督阳不振，此时则应以益气固本为主，或可施以灸法于天枢、气海、关元等穴，切勿一味活血化瘀不识变通，否则难以取效。此临证巧于借助督脉阳气、任脉阴气（元气）的“经络治疗效应”，为临床经验之道。

病例二　李某，女，73岁，2014年1月6日初诊。左侧肢体乏力4个月。

初诊：患者4个月前突发左侧肢体乏力，言语不利，MRI提示脑干梗死，经改善循环、营养神经、抗血小板聚集、针灸康复治疗后好转，遗留左侧肢体乏力。既往高血压、支气管哮喘病史。现症见：神志清，精神可，左侧肢体乏力，言语欠清晰，头痛，无恶寒发热，无饮水呛咳，无吞咽困难，便秘，舌淡，脉沉重按无力。中医诊断：中风后遗症（肝肾亏虚兼痰瘀阻络）。西医诊断：脑梗死恢复期。治以补益肝肾，祛瘀通络。

中药处方：生地黄15g，熟地黄15g，桑寄生12g，延胡索10g，怀山药15g，川芎15g，牡丹皮10g，田七粉（冲）3g，丹参10g，葛根15g，夏枯草10g，胆南星15g，赤芍12g，僵蚕10g，甘草6g。

共7剂，日1剂，水煎服。

针灸处方：百会、水沟、颞三针（右）、手三针、足三针。

按语：“靳三针”为靳瑞教授所创，取穴精要，疗效卓著，而且具有较高的理、法、方、穴的学术价值。其不仅注重分部取穴与循经取穴相结合，而且非常讲究经穴特应性。治疗上应充分运用靳三针，且于头颞部针无病之健侧，强调“左取右、右取左”，一般先补后泻，均可起到疏风治瘫的确实疗效。处方配穴中，外关为手少阳三焦经络穴，内通于手厥阴，与阳维脉交会，“阳维维诸阳”，针此穴可维络诸阳。此外，巨刺患者外关穴还可以特异性激活主管语言处理及与感觉有关的脑区，激活主管运动的脑区。

（二）帕金森病

帕金森病（PD）是一种常见的神经系统变性疾病，老年人多见，主要病变是大脑的黑质纹状体中多巴胺能神经元减少，破坏了多巴胺-胆碱能之间的平衡，使胆碱能神经功能占优势，进而产生临床症状，但遗憾的是确切病因至今尚未能完全明确。而中医学对于帕金森病的认识及治疗源远流长，中医典籍中本病亦称“振掉”“颤振”“震颤”。颤证是以头部或肢体摇动、颤抖，不能自制为主要临床表现的病证。轻者仅表现为头摇动或手足微颤；重者头部震摇，肢体颤动不止，甚则肢节拘急，失去生活自理能力。早在《黄帝内经》中就已经有震颤、强直、运动减少、慌张步态等症状描述。中医学认为本病病因繁多，病机复杂。大多中医学者认为本病为本虚标实之证，肝肾亏损、气血不足是其本，风、火、痰、瘀为其标。而风、火、痰、瘀随着病情日久相互夹杂，毒损脑络，久而筋脉失养，发为本病。其基本病机是肝肾不足，病理因素是痰饮毒邪，病理环节是血瘀阻络。颤证病在筋脉，与肝、肾、脾等脏关系密切。上述各种原因，导致气血阴精亏虚，不能濡养筋脉；或痰浊、瘀血壅阻经脉，气血运行不畅，筋脉失养；或热甚动风，扰动筋脉，而致肢体拘急颤动。

病例一　陈某，女，62岁，2015年3月15日初诊。手抖4年余，双下肢沉重10天。

初诊：手抖4年余，近10天自觉双下肢沉重，查体可见双下肢凹陷性水肿，舌淡，脉细涩，尺无力，关寸以上滑。既往帕金森病病史4年余，2型糖尿病病史3年，脑梗死病史3年。曾患低钾血症2次，服多巴丝肼、盐酸普拉克索、卡左双多巴3种治疗帕金森病的药物，疗效不佳。中医诊断：①颤证；②消渴；③中风后遗症（痰湿内蕴，脾肾两虚）。西医诊断：①帕金森病；②2型糖尿病；③脑梗死后遗症。治以燥湿豁痰，健脾益肾。

中药处方：胆南星15g，赤芍15g，怀山药12g，白术10g，瓜蒌皮20g，法半夏6g，丹参

12g，生苡仁 15g，川芎 12g，橘红 15g，益智仁 12g，甘草 6g。

共 7 剂，日 1 剂，水煎服。

针灸处方：百会、风池（双）、阳池、养老、内关、神门、曲泉、太冲。

二诊：2015 年 3 月 31 日。双下肢水肿明显减轻，行走较前方便，面浮肿较前减轻，前天饭前吐出大量痰，舌淡，脉细滑。

中药处方：上方加炒白芍 15g，天竺黄 15g，龟甲（另炖）30g，共 7 剂，日 1 剂，水煎服。

针灸处方：处方同前，共针 3 次。

三诊：2015 年 4 月 13 日。症状见改善，手抖减轻，舌脉如上。

中药处方：党参 15g，胆南星 15g，陈皮 10g，生白芍 30g，川天麻 15g，天冬 10g，云苓 30g，川芎 15g，熟地黄 20g，泽泻 10g，全蝎 6g，蜈蚣 1 条，甘草 6g。

共 7 剂，日 1 剂，水煎服。

针灸处方：处方同前，共针 3 次。

按语：治疗颤证及消渴皆注重补益肝肾，治病求本。此患者体型肥胖，基础疾病较多，双下肢水肿，素体肝肾亏虚，痰湿内盛，脾虚不能运化水湿，脾虚湿困，壅阻经脉，气血运行不畅，经脉失养，兼夹肝风，故见手抖，水湿下注，故双下肢沉重。脉象可见细涩，尺无力，关寸以上滑，有肝肾亏虚、痰湿内阻、气血不畅之象。一诊以导痰汤为主方加减，二诊可知其明显减轻，并大量排出痰湿，故加白芍敛阴柔筋，天竺黄清热化痰，龟甲填精补髓、育阴息风。后经随访，患者诉手抖发作的时间较前明显减少，幅度及频率都较前变小，体重维持。

病例二　占某，女，63 岁，2015 年 12 月 18 日初诊。右侧身体不自主颤动 3 年余。

初诊：患者 3 年前右侧肢体出现静止性震颤，伴右侧肢体乏力，运动迟缓，至某大学附属医院诊断为“帕金森病”，住院治疗症状缓解后出院，具体不详。其后症状反复，一直在该医院门诊治疗。现右侧肢体震颤加重，肌张力增高，遂至我科门诊治疗。患者身体前倾 1 年余，面部表情减少，双下肢乏力，双上肢肌张力呈“齿轮样”增高，被动活动肌张力Ⅱ级，肌力正常。症见：口角时有流涎，食纳一般，睡眠差，入睡困难，每晚睡 4～5 小时，大便稍干，小便正常，舌红苔少，脉弦细。中医诊断：颤证（肝肾亏虚）。西医诊断：帕金森病。治以滋肝益肾。

针灸处方：

（1）百会、四神聪、颞三针（左）、手三针（右）、神门（双）、合谷（双）、天枢（双）、关元、血海（双）、足三针（右）、太溪（双）。

（2）百会、四神聪、颞三针（左）、手三针（右）、肝俞（双）、肾俞（双）、阳陵泉（双）、三阴交（双）。

两个处方交替施针，共 4 次。

二诊：2015 年 12 月 25 日。已治疗 3 次，患者舌红苔白，脉弦细，诉右侧肢体静止性震颤幅度明显减小，已无入睡困难，但睡眠时长未改变。

按语：颤证治疗上常强调针刺手法的应用，“补虚泻实”是施针用药的原则，重视针刺得气及气的运行是疗效的关键，只有做到引气归元，阴阳调和才能达到祛邪扶正的目的。

（三）头痛

头痛是患者自觉头部疼痛的一类病证，是临床上常见的自觉症状，可单独出现，亦可见于各种急慢性疾病中。头痛是一类复杂的症候群，可分为三大类：原发性头痛，继发性头痛，脑神经、中枢及原发颜面痛及其他头痛。常见的头痛有神经性头痛、血管紧张性头痛、高血压头痛、颈椎病头痛、脑外伤后头痛及经期紧张综合征头痛等。头痛属祖国医学“偏头痛”“头痛”“头风”范畴，《内经》中已有“首风”“脑风”等记载。其发病机制极其复杂，是一组反复发作性头部血管舒缩功能紊乱引起的症状。由于现代医学对其机制尚不明晰，故在治疗方面存在一定缺陷。早在东汉，张仲景已经提出了六经头痛的证治，经过上千年经验积累，中医药治疗头痛有其独具特色的手段和优势。头痛的发生常与外感风邪及情志、饮食、体虚久病等因素有关，可分为外感头痛与内伤头痛。本病病位在头，头为“髓海”“诸阳之会”，手足三阳经、足厥阴肝经、督脉均行至头部，故手足三阳经、足厥阴肝经、督脉与头痛密切相关。其基本病机是气血失和，经络不通或脑络失养。

病例一　陈某，女，28 岁，2015 年 5 月 12 日初诊。头痛 17 年。

初诊：患者 17 年来顽固性头痛，以巅顶为剧，或前额或太阳穴伴痹感，牵涉至耳后方，伴头晕，时有眼部不适，痛时闭眼稍适，平素怕吹风、吹空调。头颅 CT 及 MRI 未见异常。睡眠差，舌淡苔白，脉沉无力而细数、涩。中医诊断：头痛（风寒阻络，肝肾不足）。西医诊断：神经性头痛？治以祛风散寒，通络止痛。

中药处方：川芎 15g，白芷 10g，延胡索 10g，党参 15g，连翘 6g，防风 10g，薄荷（后下）4.5g，桃仁 12g，全蝎 6g，荆芥 10g，羌活 10g，红花 6g，甘草 6g，细辛 5g，白附子 12g，北芪 15g。

共 7 剂，日 1 剂，水煎服。

针灸处方：百会、上星、太阳（双）、水沟、风池（双）、手三针（曲池、外关、合谷）、足三针（足三里、三阴交、太冲）。共针 3 次。

二诊：2015 年 5 月 19 日。诉第 1 次针灸后疼痛减轻 80%，睡眠大好，现起床不需戴帽，可以睁开眼，无头痛，少许咽痛，舌边红，脉细。

中药处方：延胡索 10g，生地黄 12g，葛根 15g，甘草 6g，赤芍 12g，川芎 6g，牡丹皮 15g，红花 6g，桔梗 15g，女贞子 12g，菊花 6g，玄参 6g，旱莲草 15g。

共 7 剂，日 1 剂，水煎服。

针灸处方：处方同前，共针 3 次。

按语：此病针灸治疗以疏风通络、清利头目为主，其中风池为治风要穴，善散头面之风邪，百会、上星、水沟通督脉而散头风，符合通元针法中“督脉以通为用”的原则，通则不痛之理；太阳穴为头部泄洪之闸门，所有头目胀痛均可用之；曲池、外关、合谷善散风寒之邪，足三里、三阴交扶正以祛邪，太冲善理肝经之气而止痛，亦相伍而用。

病例二　郑某，女，38 岁，2015 年 1 月 20 日初诊。头痛 19 年。

初诊：患者 19 年前开始出现头痛，以右侧头痛为甚，痛则打嗝，呕吐，头晕，胸闷，以往一旦熬夜即发，服大量中药、西药 10 余年，从未间断发作。症见：舌淡暗苔薄白，脉沉弦。中医诊断：头痛（痰瘀阻络，肝肾不足）。西医诊断：血管性头痛（？）。治以祛痰化瘀，通络止痛。

中药处方：连翘 10g，生牡蛎（先煎）30g，川芎 15g，竹茹 30g，生地黄 15g，天竺黄 15g，田七末（冲）3g，牡丹皮 15g，甘草 6g。

共 7 剂，日 1 剂，水煎服。

针灸处方：颔厌、悬颅、水沟、百会、风池、外关、合谷、足三针。共针 3 次。

二诊：2015 年 3 月 17 日。休息不好时偶有头痛，大便溏而不爽，舌暗苔白，脉沉弦数。

中药处方：柴胡 10g，郁金 12g，连翘 10g，白芷 6g，蒲公英 20g，牡丹皮 10g，槟榔 10g，厚朴 10g，当归 10g，黄芩 10g，赤芍 15g，丹参 20g，甘草 6g。

共 7 剂，日 1 剂，水煎服。

针灸处方：处方同前，共针 3 次。

三诊：2015 年 3 月 24 日。头痛症状明显减轻，便溏，纳可，舌淡，脉沉细。

中药处方：

党参 12g，白术 10g，麦芽 20g，神曲 10g，陈皮 10g，山楂 20g，茯苓 12g，法半夏 6g，甘草 6g，连翘 10g，莱菔子 12g，鸡内金 12g。

共 7 剂，日 1 剂，水煎服。

针灸处方：处方同前，共针 3 次。

按语：本患者苦偏头痛日久，遇劳加重，兼有胃气上逆，头晕胸闷为痰阻之象，故初诊时予竹茹、天竺黄等降逆化痰，现代药理研究证明，天竺黄所含竹红菌甲素具有明显的镇痛抗炎作用，且对血管有直接扩张作用；日久病邪入络，故用活血之品；偏头痛病位在少阳，连翘味薄，轻清而浮，主升，为阴中阳，合川芎引药入手足少阳。《百症赋》云："悬颅颔厌之中，偏头痛止。"水沟、百会通调督脉，配合足三针调理中焦。二诊时头痛大减，后加减调理中焦不适。

病例三 方某，男，2015 年 4 月 9 日初诊。左侧偏头痛 6 年余。

初诊：患者诉每次头痛伴头晕，呈跳痛，午后发作为主，每次发作 2 小时左右，寐可，无高血压病史，舌尖偏红，左关弦。中医诊断：偏头痛（气郁阳亢）。西医诊断：血管神经性头痛。治以疏肝解郁，平肝泻火。

中药处方：柴胡 10g，生白芍 12g，川楝子 12g，沙参 12g，天冬 10g，牡丹皮 12g，生地黄 12g，菊花 10g，川芎 15g，麦芽 30g，夏枯草 12g，甘草 6g。

共 12 剂，日 1 剂，水煎服。

针灸处方：率谷、悬颅、颔厌、手三针、足三针、足临泣；肝俞（刺络放血）。共针 3 次。

二诊：2015 年 5 月 5 日。偏头痛已减轻，时间缩短且程度减轻，大便 2 天 1 次（服药时每天 1 次），干咳少痰，舌红边尖红甚，脉沉弦。中药处方：上方加干姜 6g，山栀子 10g，枸杞子 15g，共 7 剂，日 1 剂，水煎服。针灸处方：同前，共针 2 次。

按语：偏头痛的病因病机主要是虚、痰、瘀、风、火引起的肝、肾、脾等脏腑功能失调，临床上常常多种病因相兼，虚实夹杂，需细细甄别。本例患者偏头痛应该从肝论治，针灸以率谷、悬颅、颔厌局部循经取穴通经止痛，以手三针、足三针疏通经络，整体调和阴阳，以足临泣疏肝平肝泻火，配合肝俞刺络放血疏肝泻肝。如此，针药合用，使肝气得畅、肝阳得平、肝火得泻、肝阴得滋，则经脉得通，偏头痛自可消除。

病例四 蔡某，女，2014 年 11 月 12 初诊。反复头痛 20 余年。

初诊：患者 20 多年前无明显诱因出现整个头部疼痛难忍，如爆炸感，或刺痛、跳痛、牵扯痛，伴恶心欲吐，汗出，需口服脑活素、麦角胺咖啡因片等可缓冲一时。近年频发，渐进性加重，每月发作 2～3 次，每次持续 10 多天，现多种止痛片无效。舌淡、脉沉弦尺细。中医诊断：头痛（气滞血瘀证）。西医诊断：神经性头痛。治以活血化瘀，通络止痛。

中药处方：连翘 10g，生牡蛎（先煎）30g，川芎 30g，法半夏 10g，赤芍 15g，桃仁 15g，延胡索 15g，田七粉（冲）3g，红花 6g，羌活 10g，甘草 6g。

共 7 剂，日 1 剂，水煎服。

针灸处方：天枢、关元、气海、归来、血海、足三里、三阴交、太冲、合谷、百会、颞三针。共针2次。

二诊：2014年11月19日。已针2次，中药连服。头痛发作，面黑，舌淡苔白，脉沉弦。

中药处方：生白芍15g，川芎10g，延胡索15g，防风10g，细辛3g，白芷10g，黄芩10g，薄荷（后下）4.5g，牡丹皮15g，钩藤15g，怀山药10g，白术6g，甘草6g，黄柏10g。

共7剂，日1剂，水煎服。

正天丸1盒，6g，每日3次。

针灸处方：处方同前，续针1次。

三诊：2014年11月26日。已针3次，中药连服。头痛已基本痊愈，面黧黑见消退，纳可，二便调，舌脉如上。中药处方：上方去细辛，加生地黄12g、川天麻10g。共7剂，日1剂，水煎服。针灸处方：同前，续针3次。食疗煲汤处方：怀山药15g、天麻15g、川芎6g、枸杞子20g、瘦肉150g。

按语：该患者为神经性头痛，疼痛较为剧烈，四诊合参，可辨证为以血瘀为主，瘀血阻滞经脉，局部气血不足，脉络失养，不通则痛；血瘀生风，肝风内动，肝木克土，故见恶心呕吐，舌淡，脉沉弦细。故中药以活血化瘀为法，配以平肝息风、清热凉血的药物。针刺以引气归元针法为主，通过调节脐下肾间动气，以补肝肾，滋水涵木，使肝气调和，脾土自安。同时，天枢可疏调机体上下气机，气机调和，则可达到平降胃气止呕的功效；配以足三针以疏肝解郁，补气健脾，血海活血化瘀；远端取穴合谷及近端取穴百会、颞三针，以祛风通络，疏通头面部之气血，全方共奏通络止痛之效。

（四）眩晕

眩晕是普通人群中最常见的症状之一，好发于老年人群。其伴随症状和体征形式多样，病因复杂，涵盖临床多个学科。眩晕引起摔倒甚至导致严重的并发症出现，影响患者的生活质量并使其工作能力下降。中医学对眩晕的记载始见于《内经》，有“目眩”“目瞑”“眩仆”“眩冒”“掉眩”等不同称谓，“眩晕”一词首见于陈无择《三因极一病证方论》。导致眩晕的病机可谓是多种多样的，风、火、痰、虚、瘀、因虚、因实均可导致。《内经》论曰“诸风掉眩，皆属于肝”，将眩晕的病机责之于肝。肝为刚脏，主动主升，肝火易旺，火旺伤阴，肝风易动，因此，《内经》中所论眩晕以阴液亏虚、肝风内动者居多。《伤寒论》则补充了水气病所致眩、郁冒。唐宋以后，治疗眩晕的方药数量急剧增长，增添了祛除外风、化痰理气等治法。辨证体系日益完备。

病例一　张某，男，55岁，2014年12月20日初诊。反复头晕7年余，加重1年。

初诊：患者7年多以前开始反复出现头晕，既往高血压病史8年，发作时血压明显升高，具体不详。近1年来发作频繁，几乎天天头晕，伴失眠、心痛，遂来我院针灸科就诊。症见：头晕，昏蒙感，肩颈不适，纳呆，失眠，二便调，舌淡苔白厚腻，脉沉弦。中医诊断：眩晕（肝风内动，痰浊上扰）。西医诊断：高血压。治以健脾化痰，活血息风。

中药处方：瓜蒌皮30g，丹参20g，桃仁12g，红花6g，白术10g，川芎15g，胆南星15g，云苓15g，夏枯草10g，怀山药12g，甘草6g，牡丹皮15g，钩藤20g。

共10剂，日1剂，水煎服。

针灸处方：百会、前顶、后顶、天枢、中脘、气海、归来、血海、足三里、三阴交、太冲、合谷、列缺。共针2次。

二诊：2014 年 12 月 30 日。连续服药 10 天，现患者头晕几乎完全缓解，失眠及肩颈均改善，饭量增加，舌淡，苔厚腻已退，脉沉弦。中药处方：上方基础上加炒酸枣仁 25g，川天麻 10g，杜仲 12g。共 10 剂，日 1 剂，水煎服。针灸处方同前。

病例二 刘某，女，52 岁，2014 年 12 月 2 日初诊。反复头晕 6 个月。

初诊：6 个月前无明显诱因出现头晕，表现为体倦乏力，稍微活动则头晕加重，伴有严重失眠，每次月经经期明显发作，既往高血压病史 3 年（148～170/90～100mmHg），头部 CT 未见异常。症见：头晕，纳呆，失眠，二便调，舌淡苔白厚腻，脉结代。脑神经检查无异常，四肢浅深感觉、复合感觉正常，指鼻试验、轮替试验、跟膝胫试验稳准，闭目难立征（–），病理征未引出，脑膜刺激征（–）。中医诊断：①眩晕；②失眠（气血两虚）。西医诊断：①眩晕；②高血压。治以补气养血。

中药处方：北芪 30g，丹参 15g，党参 15g，杜仲 15g，赤芍 15g，橘红 15g，天麻 12g，柏子仁 12g，当归 10g，川芎 10g，白术 10g，菊花 10g，五味子 6g，炙甘草 6g。

针灸处方：

（1）通督养神：百会、前顶、后顶、肺俞、心俞、肝俞、脾俞、肾俞。

（2）配穴：内关、神门、足三里、三阴交。

共针 3 次。

二诊：2014 年 12 月 16 日。诉头晕、头轻飘飘感均已消失，精神较佳，血压正常（120～130/70～80mmHg），睡眠改善，睡眠时间长，脉数。效不更方，嘱上方再服 7 剂。针灸处方：天枢、气海、关元、归来、内关、神门、足三里、三阴交。续针 2 次。

半年后随访，头晕未再发作。

按语：眩晕证治，首分内外，次辨虚实，随症治之。本案患者年老体虚，脏腑功能低下，气血不足，脑窍失养，故致眩晕频作，动则尤甚，证属气血两虚。患者营阴不足，未能涵养卫阳，致使阳不入阴，进而失眠。方中予北芪、党参、白术、甘草健脾益气，当归、丹参、赤芍、柏子仁、五味子活血和血养血，两法同用，共奏补益气血之功，使生化有源。稍以橘红燥湿化痰，天麻息风止眩，川芎、菊花祛风明目，杜仲为治肝肾不足所致眩晕的要药，诸药合用，共奏补气养血、提神醒脑之功。针刺治疗方面，运用通元针法之通督养神法，取督脉之百会、前顶、后顶通督开窍、醒脑止眩，并以五脏背俞穴补血安神、益肾填精。二诊时患者即诉头晕缓解殆尽，诸症均有改善，故守方如前。并易通督养神针法为引气归元针法，以达固本培元之效，使眩晕不作。配穴均以内关、神门养心安神，足三里、三阴交补益气血。如此，则章法有度，诸症不再。

（五）血管性痴呆

血管性痴呆（vascular dementia，VD）是指各种脑血管疾病引起的脑功能障碍而产生的获得性智能损害综合征，以遇事善忘、不能定向、理解错误、计算力差、情绪失控等认知、记忆、言语、情感、性格、精神减退或消失为特征。中医关于血管性痴呆的论述散见于“善忘”“呆病”“痴证”“癫证”“郁证”“类中”等病证的讨论中。中医学认为，其病位在脑，与心、肝、脾、肾等脏腑功能失调密切相关，病因多为髓海不足、失充失养，或气郁痰凝，血瘀火炎，清空被扰，清窍被蒙。其治疗大法为补益脑髓、宁心安神、醒脑开窍，治疗重点在于调理脑腑和心脏。VD 的预后与引起血管损害的基础疾病和颅内血管病灶的部位有关，通过改善脑循环、预防脑血管病复发可减轻症状，防止病情进一步恶化。

病例　马某，女，61 岁，2004 年 6 月 3 日初诊。左侧肢体活动无力 3 年，记忆力、反应力低下 1 年半，加重 5 个月。

初诊：患者于 3 年前无明显诱因突然发生左侧肢体痿软无力、活动不利，伴口角㖞斜，当时无呕吐、发热、二便失禁等。于当地医院住院治疗，CT 示右侧顶、颞、额部多发性梗死灶，经过静脉注射、口服西药、中成药等方法治疗后，上述症状有所好转，左侧上肢肌力Ⅲ级，下肢肌力Ⅳ级，肌张力高。近 1 年半，患者出现明显的智力下降，以近 5 个月为甚，表现为近事善忘，计算力、记忆力下降，反应迟钝，不能自己安排日常生活，且性情变得烦躁易怒，动则悲伤哭泣，特别追究一些细枝末节，对人挑剔，遇事钻牛角尖，常抱怨生不如死，伴有失眠、多梦、心悸、少气懒言、眼花、口苦等症状。症见：舌质暗苔薄白，脉弦细。患者有高血压病史约 15 年。其 Hachinski 缺血量表（HIS）评分为 9 分，简易智能量表（MMSE）评分为 17 分。中医诊断：痴呆（肝肾亏虚）。西医诊断：血管性痴呆。治以培补肝肾，益精调神。

针灸处方：百会、水沟、神门（双）、曲池（左）、合谷（左）、天枢（双）、关元、归来（双）、足三里（双）、太溪（双）、太冲（双）。

二诊：2014 年 6 月 20 日。计算力、记忆力、注意力有明显提高，诸症明显好转，睡眠质量改善，可以控制自己的情绪。左侧手足肌张力有所降低，动作较前灵活。同时，患者表现出对电视剧有兴趣，且愿意同人交流，能够自己简单地计划用钱，MMSE 评分升至 26 分。针灸处方：同前，共针 7 次。

按语：针灸治疗血管性痴呆既要辨证辨病相结合，还要充分认识穴位的特性，百会、神门能够改善 VD 患者记忆、定向、反应、固执、恍惚等方面的症状，百会长于帮助患者理解、计算、适应社会；水沟则偏重于针对 VD 患者喜睡嗜卧、反应迟钝、神思恍惚、记忆等症状的改善；百会、水沟、神门三穴联合运用，对于 VD 患者的智力水平、社会适应能力有着较为全面的改善。百会、水沟、神门三穴在改善 VD 患者临床症状和智力水平方面，各有其相对特异性，三穴联合运用疗效最佳。《针灸大成》云："呆痴，神门、少商、涌泉、心俞……失志痴呆，神门、鬼眼、百会、鸠尾。"

（六）唐氏综合征

唐氏综合征即先天愚型，又称 21-三体综合征或 Down 综合征，是 21 号染色体异常而导致的疾病，有标准型（即三体型）、易位型及嵌合体型三种类型，其中标准型约占患儿总数的 95%。高龄孕妇、卵子老化是导致父母生殖细胞减数分裂期 21 号染色体不分离的重要原因。本病的临床表现为智力低下、特殊面容、语言发育障碍、多发畸形等，是造成儿童智力低下的主要原因之一。唐氏综合征典型的特殊面容：头部扁小，眼距宽，眼裂小，两眼外侧高而内侧低，内眦皮明显，鼻根扁平，舌常伸出，高腭弓，流涎，肌张力明显低下，手掌短而宽，常见通贯掌，足呈草鞋状等。唐氏综合征属中医学"五迟""五软""痴呆"范畴，由先天不足，后天失养，五脏精气不能上荣元神之府所致，其病位在脑，应在四肢。目前国内外对此病尚无特异的治疗方法。最好的手段是生产前终止妊娠。已生育下的患儿免疫力多低下，应注意预防感染，如伴有先天性心脏病、胃肠道或其他畸形，可考虑手术矫治。

病例　宋某，男，5 岁，2013 年 11 月 29 日初诊。发现智力低下 4 年。

初诊：患儿出生时体重 2.3kg，第一胎，早产，7 个半月生产，生后无发痉、抽搐，但智力发育低于同龄人，20 个月才开始学讲话，现吐字不清，能说个别字，基本上不能讲长句，语言反应差，不能理解一些复杂的语句，2 岁行走，但不会跳，二便可以自理。症见：鼻痒，流涕，打呼噜，流涎，舌淡，脉细。曾做 CT 检查未见异常，查细胞遗传学检查为 21-三体综合征。体格检查：外观眼距宽，眼小，鼻梁低平，呈唐氏征面容，双眼斜视（+）。中医诊断：小儿痴呆（痰瘀阻窍）。西医诊断：唐氏综合征。治以豁痰开窍，增髓益智。

中药处方：柴胡 6g，黄芩 10g，白术 10g，辛夷花 6g，葛根 10g，苍耳子 6g，佩兰 6g，藿香 6g，牡蛎（先煎）20g，川菖蒲 6g，益智仁 6g，牡丹皮 6g，甘草 3g。

共 7 剂，日 1 剂，水煎服。

针灸处方：百会、四神针、智三针、颞三针、手智三针、手三针、足三针。共针 3 次。

二诊：2013 年 12 月 8 日。吐字不清，只能发个别字，无流涎，舌脉如上，舌红少苔，舌有裂纹。中药守前方，共 7 剂，日 1 剂，水煎服。针灸处方：前方基础上加脑三针、舌三针、鼻三针。共针 3 次。

三诊：2013 年 12 月 17 日。鼻部症状改善，已不打呼噜，纳差，指纹淡紫。中药处方：上方去佩兰、藿香、川菖蒲、葛根、牡蛎，加生白芍 10g、麦芽 12g。共 7 剂，日 1 剂，水煎服。针灸处方：上方去鼻三针，余同前，共针 3 次，隔日 1 次。

三诊：2014 年 12 月 31 日。坚持治疗 1 年余，现言语较前增多，口齿发音清晰，模仿能力较强，会问"为什么"。思维较前活跃，会 1～10 加减法，能认 200 多个字。现症见：纳呆，舌淡舌尖红。

中药处方：炒酸枣仁 10g，黄芩 6g，五味子 6g，益智仁 6g，白术 10g，连翘 6g，陈皮 10g，怀山药 10g，佩兰 6g，北芪 6g，甘草 6g。

共 7 剂，日 1 剂，水煎服。

上方服毕，改服以下保健方：太子参 10g，白术 6g，北芪 6g，谷芽 12g，怀山药 10g，麦芽 12g，五味子 6g，炒酸枣仁 10g，甘草 3g。

日 1 剂，水煎服。

教授患儿母亲小儿背部捏脊法，嘱其每日捏脊 1 次。嘱家属增强患儿言语等康复训练，持之以恒。针灸守前方。

随访：2015 年 12 月 31 日。患儿现已正常上学。口齿发音清晰，语文、英语学习能力较强，爱听故事，能认 600 个多字，数学稍差，能数数至 100，能做 10 以下的加减法。

按语：痰阻脑窍，脑髓失养，则见智力低下、发育迟缓，如 20 个月才开始学讲话，吐字不清，能说个别字，基本上不能讲长句，语言反应差，不能理解一些复杂的语句，2 岁行走，但不会跳；痰阻鼻窍，气机不畅，则见鼻塞、流涕、打呼噜。但患儿"痰瘀阻窍"乃其标，其本在于"脾失健运"。脾虚失运，痰湿内生，上阻清窍，脑窍失养，乃病"痴呆"。此外痰湿壅盛于上，则见流涎，阻遏中焦，则见纳呆。针灸重用靳三针的头针疗法，可酌加辨证随症配穴，如《灵枢·邪气脏腑病形》曰："十二经脉，三百六十五络，其血气皆上于而走空窍。"可见诸阳会于头，内藏脑髓，是脏腑经络气血汇聚之所。刺激头部穴位，具有醒脑开窍、疏通经络、运行气血、调整阴阳的作用，现代医学证明头针能改善脑部的血液循环，促进脑细胞代谢，使患儿智力、运动能力得到改善或恢复。对于唐氏综合征患儿应审因论治、辨证处方，重用靳三针的头针，配合小儿捏脊、言语训练、康复训练等综合治疗，此例患儿经"针药结合、综合施治"，历时 2 年，疗效显著，智力明显提高，已近乎常人，正常上学。其中家属持之以恒地配合至关重要。患儿家属要对患儿进行长期耐心的教育和训练，训练其掌握一定的技能，让其生活自理，逐步过渡到普通学校上学。在临床实践中，"针药结合、综合施治"不失为治疗唐氏综合征的较好方法，值得临床推广应用。

（七）小儿脑瘫

小儿脑瘫（cerebral palsy，CP），是指患儿自出生前后一个月内，由各种原因所致的非进行性脑损伤，主要表现为中枢性运动障碍及姿势异常，同时经常伴有其他智力低下、语言障碍、癫痫等并发障碍。属于中医学“五迟”“五软”等范畴，病位在脑，与五脏密切相关，基本病机是脑髓失充，五脏不足。本病治疗加强语言、智力和功能训练，只能改善患儿的症状，需长期坚持治疗，预后一般较差。

病例　秦某，男，8岁，2013年3月6日初诊。智力低下，发育迟缓7年。

初诊：患儿母亲代诉，患儿3岁才学会走路，至今仍无法与家人完全交流。患儿出生有难产，住院治疗后出院，具体不详。父母及家人均无精神遗传史。2岁开始寻求中医、西医治疗，均无明显效果（具体不详）。起病以来，患儿精神一般，口角常流清稀口水，脾气暴躁，易激怒，发育迟缓，食纳一般，小便时有自遗，大便稀溏。症见：舌淡，边有齿痕，苔白腻，脉弱。中医诊断：五迟（语迟、行迟，脾肾两虚）。西医诊断：小儿脑瘫。治以健脑益智，培补脾肾。

中药处方：患儿拒服。

针灸处方：

（1）智三针、颞三针、四神针、脑三针。

（2）内关、神门、劳宫、足三里、三阴交、太溪、涌泉。

二诊：2013年6月1日。针灸20次后患者其他症状依旧存在。针灸处方：同前。

三诊：2013年12月15日。从6月到12月坚持治疗，患儿现口角已不流口水，食纳可，小便基本无自遗，大便时干时稀，脾气稍改善，舌淡，苔薄白，脉弦。

随访：2014年12月1日。患儿已无流涎，体质增强，纳、眠可，二便调。已送往专门学校学习，可以与家人进行简单交流，可以书写简单的字及自己的名字。

按语：治疗小儿脑瘫以“靳三针”为主穴，提出“通督调神”治疗大法，倡用飞针进针法，注重到位的补泻手法，提倡针药结合来治疗小儿脑瘫。因本患儿不太配合治疗，故针刺手法宜娴熟，达到无痛进针。在“通督调神”的基础上，加用手足三阳经穴位，作为治疗中风的基础方；加用双侧神门，则是治疗血管性痴呆的基础方；加用颞部腧穴，则是治疗儿童精神智力发育迟滞的基础方。

小儿脑病的基本诊疗方法，主要从家长代诉病史中获取1/3印象，从既往病史、外院诊疗资料中分析得出1/3，从眼下对小儿望闻问切（硬指标）中得出1/3。以儿童智力低下为例，以智力不同发育阶段的变化考察是标准，如性格特点，既往病史，生活史，第几胎，是否足月，是否顺产，产后有无黄疸、癫痫、发热等均十分重要；在体检中应注意两个方面：一为语言障碍与否、轻重程度；二为运动功能障碍与否、轻重程度。至于CT、MRI等影像资料亦应详加分析以协助诊断。

三、过敏性疾病验案

（一）过敏性鼻炎

过敏性鼻炎，也称变态反应性鼻炎，是一种吸入外界变应原而导致的鼻黏膜发生的以Ⅰ型变态反应为主的非感染性炎症，可发生于任何年龄，一年四季均可发病，有常年性、季节性之分，一般春、夏两季多发。常反复发作，是五官科最常见的多发性、慢性、难治性疾病。本病相当于中医学“鼻鼽”。鼻鼽指以突然、反复发作的鼻痒、打喷嚏、鼻塞、流清涕等症状为主要表现的鼻病。《素问·金匮真言论》曰：“春善病鼽、衄。”《素问·六元正纪大论》曰：“阳明所至为鼽、嚏。”《素问玄机原病式》曰：“鼽者，鼻出清涕也。”

病例一 钟某，男，30岁，2014年11月26日初诊。反复发作性鼻塞、打喷嚏、流清涕17年。

初诊：缘患者17年前开始出现反复发作性鼻塞、打喷嚏、流清涕，外院诊断为“鼻炎”。既往有扁桃体炎，长期咽痛，食用辛辣刺激性实物则咽痛，舌暗红，脉滑数。中医诊断：鼻鼽（风热上扰）。西医诊断：①过敏性鼻炎（？）；②慢性扁桃体炎。治以疏散风热，宣通鼻窍。

中药处方：沙参15g，生地黄12g，薄荷（后下）4.5g，金银花10g，板蓝根12g，玉竹15g，桑叶15g，牛蒡子10g，连翘10g，牡丹皮10g，菊花10g，桔梗10g，黄芩10g，甘草6g。

共7剂，日1剂，水煎服。针灸处方：肺俞、风门、大杼、迎香、鼻通、上星、委中、昆仑。共针3次。

二诊：患者鼻炎症状较少发作，咽痛已愈，热气已降，尿频、尿急已改善，舌尖红而少苔，脉滑数。

中药处方：龙胆草6g，枸杞子12g，北芪15g，陈皮12g，甘草6g，车前草15g，王不留行15g，杜仲12g，玉竹15g，沙参12g，山萸肉15g，生地黄15g，熟地黄15g，牡丹皮10g。

共7剂，日1剂，水煎服。

针灸处方：鼻三针、关元、气海、天枢、少商，与肾俞、命门、志室交替使用。

按语：患者鼻炎病史17年，久病属肾精匮乏、阳不制阴，患者长期咽痛，既有鼻炎又兼有扁桃体炎，从舌脉看属肾阴亏虚，因此初诊中药多用滋阴药物，同时兼顾鼻、咽，加入利咽之牛蒡子，配合少商穴放血，清肺利咽。二诊中鼻三针为治疗鼻炎的主穴，其中迎香穴补虚扶正、固肺健脾通窍，鼻通穴调理肺卫、散邪通窍，印堂穴醒鼻、通窍、通督脉。本例病机属本虚标实，在缓解标实症状之后，当以固本扶正为主，“正气内存，邪不可干”。

病例二 肖某，女，42岁，2015年3月7日初诊。反复流清涕、打喷嚏、鼻塞、鼻痒2年。

初诊：2年前无明显诱因出现反复流清涕、打喷嚏、鼻塞、鼻痒，伴头痛，以前额为主，痛剧时伴呕吐。上症常年发作。头颅CT等检查结果未见异常。舌淡红苔薄黄，脉沉弦细。中医诊断：鼻鼽（肺经湿热，鼻窍不利）。西医诊断：过敏性鼻炎。治以清热燥湿，宣通鼻窍。

中药处方：黄芩15g，乌梅12g，辛夷花12g，苍耳子12g，川芎10g，防风10g，露蜂房10g，白芥子10g，法半夏10g，白芷10g，云苓15g，僵蚕15g，甘草6g。

共7剂，日1剂，水煎服。

针灸处方：百会、上星、印堂、迎香、鼻通、膻中、曲池、外关、合谷、足三里、三阴交、太冲。共针3次。

二诊：2015年4月7日。鼻炎基本已控制。原天天发作，一睁眼鼻涕如水一样流。现只打2个喷嚏。舌红，脉沉弦。针灸处方同前，针3次以巩固疗效。

中药处方：上方加北芪30g、桂枝12g、生白芍12g，针灸处方同前，共针3次。

按语：《景岳全书·杂证谟》曰“鼻涕多者，多由于火”，此乃肺中有热，上熏于鼻，迫涕外出，而舌淡红苔薄黄亦为佐证，治宜清热燥湿，宣通鼻窍。针刺取穴以局部鼻三针（迎香、鼻通、印堂）为主以宣通鼻窍。“山根以上连于督脉”，故督脉穴位百会、上星等能提升清阳之气而宣通鼻窍。过敏性鼻炎患者常年受疾病困扰，多有气郁不舒之症，百会、印堂是百印调神方的主穴，配合膻中宽胸理气，合谷、太冲开四关可调理气机，疏解肝郁，畅达情志。鼻炎日久，容易耗伤肺、脾之气，常年流清涕亦会耗伤阴津，故取足三里、三阴交等补益穴位以益气养阴。

病例三 袁某，女，30 岁，2015 年 9 月 20 日初诊。发作性鼻塞、鼻痒、打喷嚏、流涕 4 年。

初诊：自 2011 年开始反复出现上述症状，流黏性甚至脓性涕，曾在某医院诊治，经检查诊断为过敏性鼻炎、鼻窦炎。予激素类药物雷洛考特粉剂治疗，初始有效，后逐渐失效。今年 4 月因"鼻中隔偏曲"在某院行鼻中隔矫正术，术后症状无明显改善。症见：阵发性鼻痒、打喷嚏、流黏涕，甚则流脓涕，鼻内干燥，鼻塞以左侧为主，夜间尤甚，不闻香臭，头晕头痛，舌红苔白，脉滑数。中医诊断：①鼻鼽；②鼻渊（气虚邪滞、湿热阻滞）。西医诊断：①过敏性鼻炎；②鼻窦炎。治以清热祛湿，调理气机。

针灸处方：印堂、上星、迎香透鼻通（双）、曲池（双）、外关（双）、合谷（双）、太渊（双）、足三里（双）、三阴交（双）、太冲（双）、下关（双）。共针 3 次。

二诊：2015 年 10 月 24 日。除夜间时有鼻塞、嗅觉障碍外，其他症状明显改善。针灸处方：同前，针 3 次。

按语：患者鼻病日久，迁延不愈，当责之肺气不足，湿热阻滞。鼻为清窍，通过经络与五脏六腑紧密相连，为肺之窍，肺气不足，卫表不固，故鼻窍易为外邪所犯。外邪犯鼻，在治疗鼻炎方面，往往迎香穴及鼻通穴较教材书定位略偏外侧，通常用 30 号短毫针，对于新病者迎香穴针尖向鼻翼水平进针约 3 分，久病者向鼻柱方向进针约 5 分，以泻法为主，针刺到局部发胀、发热的感觉，可即时缓解鼻塞的症状。鼻通穴针尖向鼻根部方向斜刺 5～8 分，局部得气后可出现胀痛感，实证可用雀啄法，致眼流泪为度，虚证用捻转法。印堂穴向鼻柱方向平刺入针 5 分，针感向鼻尖方向及鼻翼两侧放射，虚则补之，实则泻之。尚配合下关穴，这样大大加强了蝶腭神经节及鼻窦周围神经的反射效应，往往 1～2 次即鼻窦全通。若配合中药方剂，常选用"过敏煎"加减，标本兼治，疗效巩固。饮食方面，建议慎吃"发物"，忌烟酒，少生冷，平时多吃补益脾肺之品。

（二）慢性荨麻疹

荨麻疹，是一种由于皮肤、黏膜、小血管扩张及渗透性增加而出现的局限性水肿反应，是皮肤科的常见病、多发病，约占皮肤科门诊疾病中的 1/3。临床特征性表现为大小不等的风团伴瘙痒，可伴有血管性水肿，常骤然发生，迅速消退，愈后不留任何痕迹。由于其病因复杂，患者对抗组胺药的依从性差等因素，使本病易迁延反复，缠绵难愈，演变为慢性荨麻疹。慢性荨麻疹，风团每周至少发作 2 次，持续时间大于 6 周。

荨麻疹属于中医学"瘾疹"范畴，又有风疹块、风瘙瘾疹、鬼饭疙瘩、赤疹、白疹等称谓。《素问·四时刺逆从论》中曰："少阴有余，病皮痹隐轸"，是关于瘾疹最早的记载。《医宗金鉴·外科心法要诀》云："此证俗名鬼饭疙瘩，由汗出受风，或露卧乘凉，风邪多中表虚之人。初起皮肤作痒，次发扁疙瘩，形如豆瓣，堆累成片，日痒甚者，宜服秦艽牛蒡汤，夜痒重者，宜当归饮子服之。"

病例一 刘某，女，31 岁，2014 年 10 月 28 日初诊。反复皮肤红疹半年余。

初诊：近半年来在无明显诱因下反复出现全身皮肤红疹，伴轻度瘙痒，一时许即消退无踪。刻下查体可见脸部、躯干及四肢散在大小不等淡红色扁平隆起及不规则抓痕"血痂"，皮肤划痕症（+）。纳、眠可，二便尚调。舌淡无华，脉沉细。中医诊断：瘾疹（血虚风燥）。西医诊断：慢性荨麻疹。治以疏风清热，养血止痒。

中药处方：当归 10g，生白芍 10g，熟地黄 15g，桂枝 10g，白鲜皮 30g，防风 10g，苦参 10g，苍术 10g，甘草 6g，黄芩 10g，牡丹皮 6g。

共 7 剂，日 1 剂，水煎服。

针灸处方：曲池、外关、合谷、风市、血海、足三里、三阴交、太冲。共针 3 次。

二诊：2014 年 11 月 18 日。皮肤瘙痒改善，左手臂处红疹复发呈板块状，足抽筋，脉虚浮数，舌象同前。

中药处方：防风 10g，蝉衣 8g，火麻仁 30g，苦参 10g，生薏苡仁 12g，白鲜皮 30g，当归 6g，侧柏叶 12g，白术 10g，怀山药 10g，炒白芍 12g，苍术 10g，甘草 6g。

共 7 剂，日 1 剂，水煎服。

针灸处方：处方如前，针 3 次。

三诊：2014 年 12 月 16 日。患者皮疹已经控制，未再瘙痒明显，有时仍有小部位出现少许红疹。抽筋，月经淋漓 8～9 天干净，脉弦细。

中药处方：当归 10g，苦参 6g，白鲜皮 12g，夏枯草 10g，生白芍 12g，牡丹皮 10g，玉竹 12g，沙参 15g，灵芝 15g，侧柏叶 6g，甘草 6g。

共 7 剂，日 1 剂，水煎服。

针灸处方：处方如前，针 3 次。

按语：隋朝巢元方所著《诸病源候论》中记载："邪气客于皮肤，复逢风寒相折，则起风瘙瘾轸。""风为百病之长，善行而数变"，风邪乘虚侵袭，客于肌肤皮毛腠理之间，正邪相搏，"则起风瘙瘾轸"。经过长期临床观察认为，此病的发生分为急性和慢性两个阶段，急性阶段分为风热犯表型和肝郁血热型，慢性阶段分为血虚风燥型和冲任失调型。

病例二　陈某，女，42 岁，2015 年 9 月 15 日初诊。

初诊：日光性皮炎史，现慢性荨麻疹，时有瘙痒，欲作人工授精，卵子值改善，曾怀孕 8 周胎停，易便溏。左关弦滑，右寸数。LMP：2015 年 9 月 10 日～9 月 13 日，量少。中医诊断：瘾轸（脾肾两虚，肝气不疏，兼有热郁于肺）。西医诊断：慢性荨麻疹。治以补肾健脾疏肝，清热凉血。

中药处方：柴胡 10g，白术 10g，党参 15g，北芪 15g，枸杞子 15g，桑椹子 15g，白鲜皮 15g，苦参 6g，肉苁蓉 15g，巴戟天 15g，淫羊藿 10g，当归 15g，黄芩 10g，甘草 6g。

共 7 剂，日 1 剂，水煎服。

针灸处方：

（1）引气归元：天枢（双）、气海、关元、子宫（双）。

（2）曲池、尺泽、肩髃、风市、曲泉、血海、足三里、太溪、三阴交。

共针 3 次。

二诊：2015 年 11 月 5 日。患者荨麻疹已基本痊愈，舌淡，脉沉弦细，尺弱。11 月 13 日拟促排卵，下月备孕。上方标本兼治奏大功，皮肤症状基本痊愈，今当以补气活血滋阴为法，以绝后患，帮助备孕。

中药处方：熟地黄 15g，山萸肉 15g，白术 10g，五味子 3g，怀山药 15g，川芎 6g，生白芍 12g，北芪 15g，当归 15g，党参 15g，赤芍 15g，甘草 6g。

共 12 剂，日 1 剂，水煎服。

针灸处方：处方同前，针 3 次。

按语：患者欲备孕，但外尚有皮肤瘙痒，而内有腹泻，曾有胎停史，月经量少，左关弦滑提示肝经不利，右寸数提示肺有郁热。故基本病机为脾肾两虚，肝气不疏，兼有热郁于肺，故治以补肾健脾疏肝，清热凉血。以柴胡疏肝，白术、党参、北芪健脾，肉苁蓉、巴戟天、淫羊藿补肾阳，当归活血，枸杞子、桑椹子滋肾阴，白鲜皮、苦参、北芩清热燥湿，甘草调和诸药。诸药共奏扶正祛邪之功。针灸当以"通元针法"之引气归元，加用曲池、尺泽、肩髃等活血清热。配合足三针调气血。

（三）过敏性哮喘

哮喘是一种以发作性喉中哮鸣、呼吸困难，甚则喘息不得平卧为特点的过敏性病证，"喘以气息言"，"哮以声响言"，"喘促喉中如水鸡响者，谓之哮也"，"气促而连续不能以息者，谓之喘也"，"喘未必哮"，而"哮必兼喘"，哮病久延可发展成为经常性的痰喘，但一般通称的"哮喘"是指"哮病"。于现代医学，是指支气管哮喘、喘息性支气管炎和阻塞性肺气肿等疾病，是当今最常见的慢性肺系疾病之一。张仲景《金匮要略》中提出"膈上病痰，满喘咳吐，发则寒热……必有伏饮"，哮喘病以痰为夙根，宿痰伏肺，外邪引触，痰气交阻，发为哮病。此病可分为以邪实为主的发作期和以正虚为主的缓解期，《丹溪心法·喘》指出"未发宜扶正气为主，已发用攻邪气为主"，故"哮证"的治疗可概括为以"化痰"与"补虚"为主。

病例一 周某，男，7岁，2014年11月18日初诊。反复咳嗽近2个月。

初诊：缘患者9月中旬曾有军团菌感染，自国庆节后开始咳嗽至今近2个月，诉痰不多，咳嗽以夜间明显，无伴气促、发绀、皮疹、腹泻等，于广东省某保健院查血常规示白细胞偏高，胸片示肺纹理增粗，气管镜示支气管炎症，过敏原检测提示螨（++）、粉尘（++）。查体：支气管激发试验（+）。舌尖红，脉浮数。中医诊断：哮喘（肺热证）。西医诊断：变异性哮喘。治以清热化痰，止咳平喘。

中药处方：百部6g，黄芩10g，前胡10g，炙麻黄6g，防风6g，白芍10g，厚朴6g，甘草3g，浙贝母10g，枳壳6g，法半夏6g，款冬花10g。

共7剂，日1剂，水煎服。

针灸处方：天突、膻中、孔最、鱼际、尺泽。共针3次。

二诊：2014年11月25日。患者已针灸3次，服中药7剂，诉咳嗽已好80%～90%，早上咳十几声，有少许黄痰，舌脉如上。中药处方：上方加鱼腥草15g、苇茎10g。针灸处方同前，针3次。

按语：咳嗽变异型哮喘，又名咳型哮喘、隐匿性哮喘或过敏性咳嗽，为一种潜在形式或特殊类型，好发于未成年人，患儿气道仅表现为高度敏感，不产生痉挛、狭窄，故临床表现为持续或反复发作的咳嗽，无典型哮喘的喘息症状，因此常被误诊导致失治、误治。治疗哮喘，同样必须建立在辨证立法的基础上，当辨清标本虚实。

病例二 朱某，男，28岁，2012年11月3日初诊。反复咳喘1年余，加重2天。

初诊：1年余前无明显诱因出现咳喘，表现为晨起后咳嗽气喘，伴痰多及呼吸不畅，痰时白时黄，痰吐出后有咽痒感，1年来一直用雾化吸入沙美特罗维持，并间断服用复方甲氧那明、地塞米松等，症状未见明显好转，2天前因天气变化受风而再次发作。舌淡胖，苔白，脉弦滑。既往有过敏性鼻炎病史。中医诊断：哮证（痰热阻肺）。西医诊断：支气管哮喘。治以清热化痰，补肺益气。

针灸处方：

（1）天枢、关元、归来、尺泽、鱼际、孔最、足三里、三阴交、太冲。

（2）风门、肺俞、大椎、风池、曲池、外关、合谷、阳陵泉、阴陵泉、太溪。

二诊：2012 年 11 月 10 日。诉咳嗽明显减少，偶有少许气喘，舌脉如上。针灸处方：同前，针 3 次。

随访：2013 年 1 月 3 日。诉咳喘消失。

按语：古人对本病的治疗除“发时治肺，平时治肾”之外，就针灸科而言，哮喘往往哮与喘同治，针与灸并用也十分重要。“发时以针为主，缓解时以灸为主。”综观古代针灸方法即可知这一法则出于典籍，如《灵枢·卫气失常》曰：“喘呼逆息者……积于上，泻人迎、天突、喉中；积于下者，泻三里与气街；上下皆满者，上下取之，与季胁之下一寸，重者鸡足取之”。故采用比针刺刺激更强的挑刺法：上取天突、中取膻中、下取鸠尾，若是不力，则加肺俞、风门、大椎前后夹攻，可迅速平喘。至于缓解期可取膻中、关元、气海、足三里灸之。按照上述可以挑刺的穴位，在缓解期用灸法一样有显著效果。《神应经》曰“灸哮法：天突、尾骨尖，又背上一穴（其法以线一条套颈上，垂下至鸠尾尖上，截断；牵往后脊骨上，线头尽处是穴），灸七壮，妙”，又《仁斋直指方》云“气短而喘：大椎、肺俞、膻中并宜灸”等，皆是诊治的依据。

（四）过敏性皮炎

过敏性皮炎是一种由过敏原引起的，与遗传相关的慢性瘙痒性、炎症性皮肤病，属于“变态反应性疾病”范畴。具体过敏原可分为接触过敏原、吸入过敏原、食入过敏原和注射过敏原，主要的表现为皮肤极度瘙痒，挠抓处会出现皮肤红肿、龟裂、炎性渗出，最后变硬、脱屑。其发病与饮食、环境、生活方式息息相关，容易复发，且持续时间较长。引起过敏性皮炎最常见的原因有食物、动物皮毛、螨、昆虫、花粉、农药、化肥、橡胶鞋、化纤原料及鲜为人知的真菌过敏等。过敏性皮炎患者一般是由于对某种物质过敏而引发症状，离开过敏原后，症状会逐渐消失。

病例 黄某，女，41 岁，2014 年 12 月 23 日初诊。面部红斑瘙痒剧烈 2 月余。

初诊：2 个月前因前往美容院美容 1 次后出现面部红斑瘙痒，夜间痒甚，后未曾再使用过化妆品。前几日外出旅游，吃海鲜后再次引发面部及躯干少许红斑，呈片状，瘙痒难忍，肤温偏高，昨晚发作特别明显。自诉类似发作 5～6 年，以月经之前易发作瘙痒。便干不爽。舌淡暗无华，脉数弦滑。中医诊断：瘾疹（风热蕴肤）。西医诊断：过敏性皮炎。治以清热解毒，凉血祛风。

中药处方：

（1）内服：生地黄 12g，白芍 15g，白鲜皮 30g，黄芩 10g，桔梗 10g，侧柏叶 12g，野菊花 12g，连翘 10g，牡丹皮 15g，乌梅 15g，煅龙骨（先煎）30g，煅牡蛎（先煎）30g，白蒺藜 15g，甘草 6g。

共 1 剂，日 1 剂，水煎服。

（2）外洗：白鲜皮 30g，金银花 30g，苦参 30g，百部 30g，生地黄 30g，生石膏（先煎）30g。

针灸处方：

（1）曲池、合谷、外关、血海、三阴交、太冲（双）、面三针。

（2）肺俞、胃俞（刺络放血）。

共针 1 次。

二诊：2014 年 12 月 25 日。额部红斑已见消，原色紫黑，已见淡化，但颈部初长，舌淡，脉沉弦细。

中药处方：黄芩 10g，白鲜皮 30g，夏枯草 15g，生白芍 15g，土茯苓 30g，旱莲草 12g，女贞子 15g，火麻仁 30g，野菊花 20g，苦参 15g，牡丹皮 10g，甘草 3g。

共 5 剂，日 1 剂，水煎服。

针灸处方：处方同前，针 1 次。

三诊：2015 年 1 月 8 日。全面部红斑消失。头麻，手指麻木。舌淡，脉沉弱滑。中药处方：上方加当归 10g、生地黄 12g，共 7 剂，日 1 剂，水煎服。针灸处方同前，针 3 次。

按语：本病可分为急性和慢性两个阶段，急性阶段证型多为风热犯表和肝郁血热型；慢性阶段可分为血虚风燥和冲任失调型。冲为血海，久病则血虚。本病的慢性阶段多为血海空虚，同时又受风、热、燥、湿等外邪侵袭，致病情缠绵难愈。许多女性患者的发病时间还与自身的月经周期息息相关，故在治疗前期，多以清热凉血为法，而后期则以滋阴养血、调理冲任为先。古有“治风先治血，血行风自灭”之说，亦是对后期血虚为基本病机的最好的治疗方法。针灸治疗穴取清血抗敏方，一阴一阳，一表一里，二穴合用，健脾养血以祛风。

四、痛证验案

（一）颈椎病

颈椎病是指颈椎骨质增生、颈项韧带钙化、颈椎间盘萎缩退化等改变，刺激或压迫颈部神经、脊髓、血管而产生的一系列症状和体征的综合征。本病可见于任何年龄，发病缓慢，以头枕、颈项、肩背、上肢等部位疼痛，以及进行性肢体感觉和运动功能障碍为主症。本病属中医学“眩晕”“痹证”等范畴，其发生常与伏案久坐、跌仆损伤、外邪侵袭或年迈体弱、肝肾不足等有关。

有关此病最早论述见于《内经》。《素问·逆调论》曰：“骨痹，是人当挛节也。帝曰：人之肉苛者，虽近衣絮，犹尚苛也，是谓何疾？岐伯曰：荣气虚，卫气实也，荣气虚则不仁，卫气虚则不用，荣卫俱虚，则不仁不用，肉如故也。人身与志不相有，曰死。”这些描述与现代颈椎病的临床表现十分类似。其中“肉苛”是指肌肉麻木；“不仁”是指感觉麻木；“不用”是指肢体运动障碍；“肉如故”是指肌肉虽然完好，但已经不仁不用，人的意志不能指挥。针灸疗法治疗颈椎病是比较传统的治疗方法，也是较为常用且行之有效的方法。针灸疗法能够调节颈部经气，激发颈部经气，疏通颈部经络而达到治疗目的，广泛被患者接受。

病例一 何某，男，45 岁，2013 年 9 月 24 日初诊。双肩、颈部疼痛放射至前臂 3 年，伴双手麻木。

初诊：3 年前开始双肩、颈部疼痛，放射至前臂，伴手臂尺侧麻木，椎间孔挤压试验（+），臂丛神经牵拉试验（+），叩顶试验（+）。之前针灸 3 月余未效。舌淡暗，苔薄白，脉弦沉。中医诊断：颈痹（寒湿痹阻，经络不通）。西医诊断：神经根型颈椎病。治以除湿散寒，通络止痛。

中药处方：徐长卿 15g，葛根 15g，赤芍 15g，延胡索 10g，北芪 30g，生地黄 12g，牡丹皮 10g，升麻 6g，桑枝 30g，桂枝 6g，当归 15g，白术 15g，甘草 3g，秦艽 10g。

共 7 剂，日 1 剂，水煎服。

针灸处方：颈三针（天柱、颈百劳、大杼）、阿是穴、肩三针（肩髃、肩髎、肩前）、手三针（曲池、外关、合谷）。

进针后，使用电针、疏密波，45 分钟/次，共针 3 次。

二诊：2013年10月10日。颈部疼痛已大减，仍有右肩关节疼痛、运动受限，涉及腰背部，舌淡红，脉沉弦。中药处方：上方去升麻，加怀山药10g，共7剂，日1剂，水煎服。针灸处方：同前，共针3次。

三诊：2013年10月24日。左后枕部疼痛及颈肩背疼痛已减70%，肩胛部疲乏，舌淡苔薄黄，脉弦沉细。中药处方：上方去桑枝、秦艽，加海风藤15g。针灸处方：同前，共针3次。

按语：颈椎病属于中医学“痹证”范畴。《素问·痹论》曰：“风寒湿三气杂至，合而为痹也，其风气胜者为行痹，寒气胜者为痛痹，湿气胜者为着痹也。”《景岳全书·风痹》曰：“痹本阴邪，故惟寒者多而热者少。”该患者肩颈部痛3年，痛处固定，放射至前臂，伴麻木感，舌淡暗，苔薄白，四诊合参，乃寒湿痹阻，经络不通所致，故治宜除湿散寒，通络止痛。方中用徐长卿以散寒通络，桂枝助阳通络，秦艽祛风除湿，白术补气健脾祛湿，赤芍、牡丹皮活血化瘀，延胡索止痛，升麻、葛根载药上行以走于颈项部，桑枝善走上肢而通络止痛。活血通络诸攻邪之品，犹如金刚钻之钻石头，真正要能攻坚破壁，主要还在于后面发动机的动力，北芪补气以鼓动气血运行正犹如发动机之动力，此正是王清任“补阳还五汤”之立法。活血通络之品容易耗血伤阴，故佐以当归养血、生地黄育阴，甘草调和诸药。以上诸药相合，共同奏功。

针灸治疗以疏通经络为主，常以颈三针、肩三针、阿是穴、手三针以疏通颈部、上肢经络气血而止痹痛，且强调颈三针要深刺至骨方为显效，《灵枢·九针论》曰“八风伤人，内舍于骨解腰脊节腠理之间，为深痹也。故为之治针，必长其身，锋其末，可以取深邪远痹”，正是此理。电针疏密波为抑制电波，有良好的止痛效果，故常用于痛证。二诊患者颈部疼痛已大减，仍肩及背腰部痛，故去升麻之升散而使药物作用部位偏下，增怀山药以顾护脾胃。三诊时患者颈肩部明显改善而以肩胛部疲乏为主，去桑枝、秦艽等性凉之品，增海风藤之辛温走窜、祛风通络以攻逐余邪。

病例二　黎某，女，57岁，2015年11月3日初诊。左侧颈部疼痛3年余。

初诊：平素颈部疼痛不明显，天气变化、吹空调后发作头痛，提重物则左侧颈项部疼痛明显，颈项转侧活动尚可。自觉疼痛部位在左侧风池穴。右中指掌指关节腱鞘炎，伴右手麻木，举高久时麻木加重。夜寐易醒。舌淡暗，苔薄白，脉细，左关尺沉而无力。PE：左侧臂丛神经牵拉试验（–），椎间孔挤压试验（–）。中医诊断：痹证（肝肾亏虚，少阳经络阻滞）。西医诊断：颈型颈椎病。治以补肝益肾，祛风除湿，舒经通络。

中药处方：熟地黄20g，赤芍15g，当归12g，延胡索12g，徐长卿12g，枸杞子15g，炒酸枣仁30g，首乌藤30g，合欢皮12g，煨葛根15g，川芎10g，女贞子12g，桑椹子15g，甘草3g。

共7剂，日1剂，水煎服。

针灸处方：颈夹脊穴、风池、百会、后溪、大椎、肝俞、肾俞、心俞、手三针、足三针。共针3次。

二诊：2015年11月12日。近期吃寒凉水果之后诱发头痛及颈项部疼痛1次。舌淡，苔白边有齿印，脉沉弦细。

中药处方：熟地黄15g，桑寄生15g，徐长卿15g，延胡索15g，独活12g，葛根12g，川芎10g，赤芍15g，牡丹皮10g，当归12g，炒酸枣仁30g，首乌藤30g，淡豆豉10g，甘草6g。

共7剂，日1剂，水煎服。

针灸处方：处方同前，共针3次。

三诊：2015年11月19日。原风池穴处疼痛已消失。舌淡胖，脉沉弦细。中药处方：上方去牡丹皮、葛根，加白附子 10g、骨碎补 10g、狗脊 15g、全蝎 6g，共 7 剂，日 1 剂，水煎服。针灸处方如前，共针 3 次。

按语：颈椎病多因肝肾亏虚，气血不足引起。肝肾为气血之根本，肝主筋，肾主骨，人到中年以后，肝肾之气逐渐亏虚，气血逐渐衰少，筋骨懈惰，引起椎间盘退化、颈部韧带肥厚钙化、骨质增生等病变。气血失和，阳气虚衰不足，也为风、寒、湿三气杂至，外伤劳损等致病创造了条件。程杏轩在《医述·肩背臂痛》中认为："邪在肾，则病肩、背、颈项痛。"强调肾虚是造成颈椎病的根本原因，而不良的工作生活姿势、不好的生活习惯及不适当的体育锻炼等慢性损伤均可导致骨损筋伤，气血瘀滞，从而加剧了肝肾亏耗而引发颈椎病。该患者每每发病均因吹风受凉或进食寒凉之物，故主要以补肝益肾为主，兼祛风除湿、活血化瘀止痛为法，后期再加以白附子、骨碎补、狗脊、全蝎以加强补肝肾强筋骨之力。针灸方面，颈夹脊穴为经外奇穴，内夹督脉，外邻足太阳膀胱经，是督脉和足太阳经经气重叠覆盖之处，能疏通督脉和膀胱经的气血，具有调控督脉和足太阳膀胱经经气的作用；风池穴可激发阳维脉、阳跷脉与少阳经之气，升发阳经气血，使之上注于清阳；百会能醒脑开窍，祛风止痛，安神定志，升阳举陷；后溪穴是手太阳小肠经的输穴，八脉交会穴，通督脉，主治肩臂疼痛和挛急；大椎穴为手三阳、足太阳、足少阳和督脉的交会穴，具有调节督脉和五阳经经气，疏通经络气血的作用。加以背俞穴可通督脉而鼓舞身之阳气以调节脏腑气机，同时可疏通肝、肾之气。配以手三针、足三针以起到全身调理的作用。

（二）腰腿痛证

腰痛又称"腰脊痛"，是以腰部疼痛为主证的病证。腰痛的发生常与感受外邪、跌仆损伤和劳欲过度等因素有关。"腰为肾之府"，足太阳膀胱经"挟脊抵腰中"，"督脉为病，脊强反折"，"带脉之为病，腹满，腰溶溶如坐水中"，故本病与肾、膀胱经、督脉、带脉关系密切。基本病机是腰部经络不通，气血痹阻，或肾精亏虚，腰部失于濡养、温煦。西医学中，腰痛多见于腰部软组织损伤、腰椎病变、椎间盘病变及部分内脏病变。

病例一　江某，女，42 岁，2015 年 6 月 18 日初诊。产后腰痛 7 年。

初诊：自 2008 年分娩之后出现腰背部疼痛，至今未愈。2014 年起如遇风吹，便会鼻塞、怕冷，全身酸痛，胃胀，便溏。舌淡暗无华，脉沉弦细。中医诊断：腰痛（督阳不振）。西医诊断：腰肌劳损。治以补肾强督，散寒止痛。

中药处方：熟地黄 12g，淫羊藿 12g，细辛 3g，肉苁蓉 12g，熟附片（先煎）15g，防风 10g，怀山药 12g，桂枝 12g，当归 10g，焦白术 10g，干姜 6g，陈皮 15g，甘草 6g。

共 7 剂，日 1 剂，水煎服。

针灸处方：肾俞（双）、脾俞（双）、志室（双）、命门（温针灸）；百会、前顶、后顶、大椎、委中、承山、昆仑。共针 3 次。

二诊：2015 年 6 月 25 日。腰痛改善，诉腹胀、便溏。舌淡，脉沉弦细。中药处方：上方加骨碎补 12g、佩兰 10g、厚朴 12g、法半夏 10g。针灸处方：同前，共针 3 次。

三诊：2015 年 7 月 9 日。已无明显腰痛。打嗝，胀气，胃痞，消化不良，完谷不化，大便溏，3～4 天一次，伴黏液。尿频但量少。舌淡胖无华苔薄黄，脉沉弦尺弱。

中药处方：熟附片（先煎）10g，春砂仁（后下）10g，神曲 10g，枸杞子 15g，干姜 6g，法半夏 10g，桑螵蛸 10g，厚朴 10g，桂枝 10g，麦芽 30g，益智仁 10g，甘草 6g。

共 7 剂，日 1 剂，水煎服。

针灸处方：处方同前，共针 3 次。

按语：《景岳全书·杂症谟》论腰痛曰："腰为肾之府，肾与膀胱为表里，故在经则属太阳，在脏则属肾气，而又为冲任督带之要会。所以凡病腰痛者，多由真阴之不足，最宜培补肾气为主。"本病患者产后腰痛，绵绵至今，畏风惧冷，舌淡，便溏，一派脾肾阳虚之象。乃是孕产期间耗伤气血，或产后调理不当，阴损及阳，阴阳互损，肾中真阴、真阳亏虚，不能濡养腰府，不荣则痛。腰无阳气顾护，易为外邪所侵，则又可致不通则痛。正如《医宗必读》所论："假令作强技巧之官，谨其闭蛰封藏之本，则州都之地，真气布护，虽六气苛毒，弗之能害。惟以欲竭其精，以耗散其真，则肾脏虚伤，膀胱之府，安能独足？于是六气乘虚侵犯太阳，故分别施治。"督脉总督一身之阳，为阳脉之海，肾中真阴、真阳充足，则化为元气，循督脉而上脑涵养元神。肾中阴阳亏损，则督阳无源以化，督阳不振，则"脊强反折"。治宜补肾强督，散寒止痛。方中熟附片温肾阳、干姜温脾阳共为君药，桂枝、细辛辛温佐之而又能助其阳气宣通于腰府以为臣。肉苁蓉、熟地黄补肾填精，阳得阴助则生化无穷，为佐药。淫羊藿补益督阳，焦白术、怀山药健脾，当归养血，防风祛风，陈皮行气使补而不滞同为佐药。甘草调和诸药为使。诸药相合，共奏补肾强督、散寒止痛之功。

针灸治疗亦以温阳通督为主，背俞穴乃是脏腑之气输注于背部之腧穴，是通督调神针法的主要选穴，取之温针灸可温养相应脏腑之气。故取肾俞、脾俞温针灸以温脾肾之阳。志室为膀胱经第二侧线腧穴，取之可辅助肾俞穴温补肾阳。命门之火系一身生命之根本，命门穴又为督脉穴位，故取命门温针灸可温阳通督。大椎为背部诸阳经之会，百会乃一身之至高点，为诸阳之会，更以前顶、后顶相佐，均为督脉穴位，共用通督通阳之力强。腰背委中求，取委中、承山、昆仑等膀胱经穴位既可疏通膀胱经，又膀胱经与督脉会于巅顶，故膀胱经穴位亦可助阳通督。更配合腰部热疗以改善局部气血循环，通则不痛。膀胱经拔罐可引邪外出。如此针药结合，相得益彰，故取效捷。二诊时患者腰痛已明显改善，诉腹胀、便溏，乃是脾阳虚，脾虚湿困，予佩兰、厚朴、法半夏醒脾行气化湿，增骨碎补补肾强腰以巩固疗效。三诊时患者已无明显腰痛，唯腹胀、便溏未愈，故以桂附理中丸等善后。

病例二 王某，女，48 岁，2015 年 9 月 17 日初诊。腰骶部疼痛 1 年余。

初诊：近 1 年来常自觉腰骶部持续疼痛不适，日夜不止，坐立不安，近月加剧，双下肢疲乏甚，不愿行走，夜间盗汗。舌淡边有齿印，脉沉尺弱。腰椎正侧位片未见明显异常。中医诊断：腰痛（肾虚腰痛）。西医诊断：围绝经期综合征。治以温补肾阳，滋阴养肝。

中药处方：独活 15g，肉苁蓉 15g，巴戟天 10g，淫羊藿 15g，生地黄 12g，百合 30g，牡丹皮 15g，骨碎补 12g，狗脊 15g，女贞子 15g，旱莲草 15g，甘草 6g。

共 7 剂，日 1 剂，水煎服。

针灸处方：百会、前顶、后顶、大椎、百劳、腰三针、足三针、手三针。共针 3 次。

二诊：2015 年 9 月 24 日。腰骶疼痛明显缓解，右下肢疲乏不欲行走。舌淡边有齿印，脉沉弦细。

中药处方：柴胡 10g，当归 15g，女贞子 20g，百合 30g，狗脊 15g，炒酸枣仁 15，五味子 6g，千斤拔 15g，补骨脂 10g，桑寄生 15g，生白芍 20g，枸杞子 15g，合欢皮 12g，甘草 6g。

共 7 剂，日 1 剂，水煎服。

针灸处方：处方同前，共针 3 次。

按语：腰痹，多因风、寒、湿邪杂至，闭阻经络，或因年老体虚，肾精不充，筋骨失养而发为疼痛。《素问·上古天真论》载：女子"七七，任脉虚，太冲脉衰少，天癸竭，地道不通，故形坏而无子也”。本案患者年近50，任脉和太冲脉气血渐衰，天癸渐枯，腰为肾之府，肾精亏虚，筋骨失荣，故腰骶痛甚。初诊方中首用独活，入足少阴，祛风湿，止痹痛，尤擅身半以下，领诸药循经下行；巴戟天、淫羊藿、肉苁蓉温补肾阳；女贞子、旱莲草二至丸滋阴；骨碎补、狗脊补肾强骨，祛风活血；百合滋补精血；牡丹皮滋阴降火，活血散瘀；甘草调和诸药。诸药合用共奏滋补肝肾、壮骨强筋之效。骨碎补、狗脊与苏木用治骨髓相关病证，效如桴鼓，现代临床椎体术后应用尤佳；反之，肌炎等相关病证则宜桑寄生与川断。足太阳经之循行，上贯巅顶，中循颈背，过腰脊，至下肢，在十四经脉中循行路线最长，与其他脏腑经络联系最广，取与肾相应之肾俞；《素问·痹论》说：“风寒湿三气杂至，合而为痹也。”湿性重着，借风邪的疏泄之力、寒邪的收引之能，入侵筋骨肌肉，而大肠俞为大肠腑中的水湿之气外输膀胱经所在，故可除湿止痹；取委中穴，符合“腰背委中求”之理；配合手三针、足三针，起到通阳活血、除湿止痛的功效。湿邪多聚集于阳气最甚之督脉的尾端，故予骶尾部拔罐，若为寒邪入侵则更宜灸。肾虚所致腰骶疼痛，多伴下肢酸胀，二诊症见患者腰痛减轻而右下肢不适，予更方轻剂，重在于和。方中柴胡、当归、生白芍疏肝养血；女贞子、枸杞子滋阴；狗脊、千斤拔、补骨脂、桑寄生补肾强骨；百合、五味子滋补精血、敛阴生津；酸枣仁、合欢皮安五脏之神明，未病先治，巧夺天工。腰以下之邪多为湿邪，常伴热证，则治当先除热使其无所依。或体虚感邪，则当先祛邪，常取“四花穴”放血治疗，膈俞是八会穴之血会，针刺之可直达血所起到活血祛瘀通经的作用；胆俞是胆腑之气输注之所，肝与胆相表里，针刺之可疏调气机以行气活血消滞。此外，临床上还常针用八髎穴，直指病所，配合通元针法，治病疗神。

病例三　陈某，女，60岁，2014年11月12日初诊。腰痛2年，加重1月余。

初诊：2年前因无明显诱因逐渐出现腰痛，呈隐隐作痛，无双下肢放射痛，症状时发时止，因痛可以忍受，未引重视，1个月前因搬重物后出现腰痛加重，腰部不能俯仰，转侧不能，曾服用布洛芬止痛药后，疼痛未见明显缓解，L_4～L_5压痛明显。舌暗红，苔薄白，脉沉细。2014年10月3日行腰椎正侧位片示：L_4～L_5、L_5～S_1唇样增生，骶椎隐裂（？）。中医诊断：腰痛（肝肾亏虚）。西医诊断：腰椎骨质增生。治以补益肝肾，通络止痛。

中药处方：骨碎补12g，川断15g，杜仲15g，肉苁蓉12g，延胡索10g，桑寄生15g，熟地黄20g，赤芍12g，甘草3g，独活15g，川芎10g，当归12g。

共7剂，日1剂，水煎服。

针灸处方：大杼、天柱、大椎、肾俞、志室、大肠俞、委中、悬钟、昆仑、百劳。膀胱经拔罐，共针3次。

二诊：2014年11月18日。腰部疼痛明显缓解，可以转侧活动，舌脉如上。针灸处方：同前，共针3次。

三诊：2014年11月24日。腰部活动自如，隐隐作痛消失，舌淡红，苔薄白，脉沉缓。针灸处方：同前，共针3次。

按语：患者2年前出现腰痛，呈隐隐状态，未引起重视，结合年龄等因素，辨证为肝肾亏虚，故以补益肝肾、通络止痛为法，方用独活寄生汤加减，去防风、人参，加肉苁蓉、延胡索，无外感气虚复发之忧，有补肾通络止痛之效。针灸以大杼、天柱、百劳为主，处方配穴以肾俞、委中为对穴，“腰为肾之府”“转摇不能，府将坏矣”，腰痛无论新久，无论内伤外感，若有“转侧不利”均可诊为兼有肾虚。因此处方中，使用肾俞尤为重要，起到巩固本源、加强补益肾脏的作用。委中为远端取穴，“腰背委中求”以疏通经脉，引气下行。

（三）臂丛神经损伤

臂丛神经损伤是周围神经损伤的一个常见类型，主要表现为肩胛带肌为主的疼痛、无力和肌萎缩。臂丛神经由第 5～8 颈神经前支和第 1 胸神经前支 5 条神经根组成。发病原因有牵拉伤、对撞伤（如被快速行驶的汽车撞击肩部或肩部被飞石所击伤）、切割伤或枪弹伤、挤压伤（如锁骨骨折或肩锁部被挤压）及产伤。一般分为上臂丛损伤（Erb 损伤）、下臂丛损伤（Klumpke 损伤）和全臂丛损伤。1985 年 Leffert 按臂丛神经损伤的机制与部位将其分类为：①开放性臂丛神经损伤；②闭合（牵拉）性臂丛神经损伤，包括锁骨上臂丛神经损伤[神经节以上臂丛神经损伤（节前损伤）和神经节以下臂丛神经损伤（节后损伤）]和锁骨下臂丛神经损伤；③放射性臂丛神经损伤；④产瘫。

病例 陈某，男，33 岁，2014 年 11 月 27 日初诊。左上肢疼痛乏力 3 月余。

初诊：3 个月前因车祸遗留左上肢疼痛乏力，抬举不能。查体见左上肢不能上举、外展、后伸，肱二头肌、肱三头肌压痛（++），无肌萎缩，肌力Ⅲ级，肌张力不变。同时伴有颈强直改变，稍见反弓。有高血压及高血脂病史。中医诊断：痹证（气滞血瘀）。西医诊断：①臂丛神经损伤；②颈椎原发性先天性强直（发育不良）（？）。治以活血化瘀，祛风通络。

中药处方：桑枝 30g，丹参 15g，牡丹皮 10g，延胡索 10g，红花 3g，甘草 6g，赤芍 15g，秦艽 12g，片姜黄 15g，北芪 30g，徐长卿 15g。

共 7 剂，日 1 剂，水煎服。

针灸处方：颈夹脊、肩三针、手三针、八邪、阿是穴。共针 3 次。

二诊：2014 年 12 月 2 日。症如前述，稍改善，左上臂无力，鱼际肌处麻木，外展角度 15°～20°，较前有力，余如旧。舌淡苔白，脉沉弦。中药处方：上方加党参 20g、胆南星 15g、云苓 15g、白术 10g、白芷 6g、千斤拔 20g、五爪龙 30g。针灸处方：同前，共针 3 次。

随后患者定期复诊，六诊之后，患肢可上举，能做简单家务。

按语：该患者是因车祸致臂丛神经损伤，主要表现为上臂丛神经损伤所引起的肩胛带肌、三角肌、肱二头肌为主的疼痛、麻木和肌无力，无肌萎缩。治疗上，以祛风活血通络为法，用药以独活寄生汤及四物汤为主方加减，配以北芪、党参益气健脾，狗脊、骨碎补、千斤拔温肾壮阳，桑枝、秦艽、徐长卿等祛风通络。针刺以三针疗法为主，配以颈夹脊穴以疏通局部气血，针刺八邪穴以祛风散邪，全方促进气血调和，经脉得养，则肢体自能屈伸活动自如。

（四）强直性脊柱炎

强直性脊柱炎（AS）是一种主要侵犯中轴关节，以骶髂关节炎和脊柱强直为主要特点的自身免疫性疾病。中医学将其归在“痹证”之范畴。其发病原因尚不明确，临床症状有腰骶、脊背、肩背、颈项等处疼痛，伴或不伴有僵直感，足跟痛，疼痛夜间加重，甚则半夜痛醒，翻身困难，晨起或久坐后起立时腰部发僵明显，但活动后减轻；膝、髋、踝、肩等外周关节肿胀、疼痛，跖底筋膜炎、跟腱炎和其他部位的肌腱附着点肿痛，少数还可见眼睛红肿疼痛、流泪、发热等。

病例 杨某，男，40 岁，2014 年 9 月 4 日初诊。强直性脊柱炎病史多年。

初诊：强直性脊柱炎病史多年，下颈部左右可以转动，但上下则极度受限。舌尖红，脉沉弦。中医诊断：大偻（肝肾亏虚）。西医诊断：强直性脊柱炎。治以补肝益肾，通痹止痛。

中药处方：海风藤 30g，狗脊 15g，木瓜 20g，白芍 30g，川芎 6g，麦芽 30g，丹参 15g，独活 15g，桑寄生 20g，当归 10g，生地黄 12g，杜仲 15g，徐长卿 15g，葛根 20g，甘草 6g。

共 7 剂，日 1 剂，水煎服。

针灸处方：

（1）通督养神：颈夹脊、胸夹脊、大椎、百会、大杼、肝俞、肾俞。

（2）配穴：委中、承山、昆仑、太溪、手三针、足三针。

二诊：2014 年 9 月 11 日。诉症状改善，可以点头，转动范围较前大。舌淡，脉沉弦细。中药处方：上方加女贞子 20g、北芪 15g。共 7 剂，日 1 剂，水煎服。针灸处方同前，共针 3 次。

三诊：2014 年 10 月 14 日。天气变化时胸闷，腰以下较前活动见灵活，舌脉如上。治如上法。

七诊之后，患者头颈部活动较前灵活，长期固定姿势后，活动仍有受限。

按语：本例患者强直性脊柱炎病史多年，病程日久，肝肾亏虚。针灸选穴以督脉穴位及华佗夹脊穴为主，意在通督养神，激发脏腑之元气，补益肝肾，从而改善病情。其中，大杼穴为骨会，可用于治疗全身与骨相关的疾病，《难经》中说“骨会大杼，骨病治此”，刺之可强筋健骨，疏调筋络。大椎穴位于督脉之上，是督脉、手太阳、手阳明、手少阳四经之会，刺之有调益阴阳之效；百会穴在人体至高正中之处，为督脉与足太阳经的交会，如众星拱月，刺之可升调、激发阳气。同时佐以颈部夹脊穴与胸部夹脊穴以激发脏腑经气，手三针、足三针相配可健脾益肾补气。在中药方面主要以益肾填精之品为主，临证辅以健脾、祛湿、活血化瘀之品，在补益的同时不忘健脾，只有脾胃强健，后天运化水谷精微源源不断，才能弥补先天之精的不足。

五、面瘫验案

面瘫是以口眼向一侧歪斜为主症的病证，又称为口眼㖞斜。本病可发生于任何年龄，无明显季节性，多发病迅速，以一侧面部发病多见。在《灵枢》中称“口㖞”“僻”“卒口僻”。本病相当于西医的周围性面神经炎，发病病因不清，主要认为是因风寒导致面神经血管痉挛，局部缺血、水肿，使面神经受压，神经营养缺乏，甚至引起神经变性而发病。按其发病时间可大体分为三期。急性期：发病 1 周以内。此期为面神经炎症水肿进展期。恢复期：发病 1 周至 3 个月。后遗症期：发病 3 个月至半年以上。临床症状表现不一，根据受累的解剖位置不同，临床表现也不同，病程及预后均存在差异。单纯性面神经炎预后良好，一般不留后遗症；贝尔面瘫症状进度快，预后较好，少数患者可能遗留后遗症。亨氏面瘫，神经受累部位较高，功能受损范围较大，疗程较长，疗效较慢，后遗症较常见。

病例一　陈某，女，38 岁，2014 年 12 月 23 日初诊。头痛 10 天，右侧口角㖞斜 8 天。

初诊：患者 10 天前开始出现右后头痛，8 天前晨起时发现右侧口角㖞斜，右额纹消失，人中沟歪斜变浅，鼓腮吹气漏气，伴头晕，右后头痛，今日转移至头顶；舌前 1/3 味觉减退。舌质无华而暗，边尖红，脉沉弦细。个人史：几个月前曾带小孩去过带状疱疹门诊。中医诊断：面瘫（郁热上袭阳明少阳）。西医诊断：①右侧周围性面瘫；②带状疱疹感染。治以清解少阳阳明郁热，祛风通络止痛。

中药处方：柴胡 10g，川芎 12g，白芷 10g，连翘 10g，菊花 10g，延胡索 10g，板蓝根 20g，大青叶 15g，黄芩 10g，云苓 15g，虎杖 15g，僵蚕 15g，甘草 10g。

共 7 剂，日 1 剂，水煎服。

针灸处方：翳风（右侧）、牵正、阳白透鱼腰、太阳、颧髎、地仓透颊车、合谷（左侧）、足三里（双侧）。

二诊：2014年12月31日。已针药治疗3次，口角㖞斜较前改善，头痛较前减轻，舌淡，脉沉细。

中药处方：白附子10g，僵蚕10g，川芎10g，全蝎6g，防风10g，蜈蚣1条，生白芍15g，菊花10g，北芪20g，川天麻10g，甘草6g。

共7剂，日1剂，水煎服。

针灸处方：处方同前，共针3次。

三诊：2015年1月6日。已针药治疗6次。现面肌可以运动，额纹见明显，疲乏。舌脉如上。治如上法。

随后患者定期复诊，五诊时患者面部外观已基本恢复正常，遂续服7剂中药以善后。

按语：该患者面瘫8天，属于面瘫早期，是面瘫治疗的关键时期。几个月前有带状疱疹接触史，10天前开始出现右后头痛（右乳突区），继而面瘫。后乳突区乃是少阳经所过，现头痛转移至巅顶，巅顶为厥阴肝经所主，颜面为阳明胃经所主，故辨证属风热之邪侵袭少阳、阳明经络，气血阻滞不通，因而口眼㖞斜。治宜清解少阳阳明郁热，祛风通络止痛。

对于这种发病不久，正气未虚的面瘫，中药治疗常以蓝青牵正散加减。初诊火热之邪较甚，故以板蓝根、大青叶气清向上，清解头面热毒，虎杖清热祛湿，菊花、连翘均轻清向上，可清利上焦头目热邪，柴胡、黄芩可疏解少阳郁热，白芷善祛阳明之风而止痛，川芎善祛厥阴、少阳之风而止痛；僵蚕咸平质润，且虫类之品搜风通络力强，故选用。此期患者火热较甚，不用白附子、全蝎、蜈蚣等辛温燥烈之品，以免助热而更添火势；延胡索止痛效佳，云苓健脾渗湿且能安神；甘草调和诸药。诸药合用，共奏清解少阳阳明郁热、祛风通络止痛之功。

面瘫针灸治疗方面，取穴上虽以面部常用腧穴为主，但针法操作有独特讲究。仲景《金匮要略·中风历节病脉证并治》所载"络脉空虚，贼邪不泻，或左或右，邪气反缓，正气即急，正气引邪，㖞僻不遂"，是面瘫发病的基本病机，故面瘫针刺治疗宜泄健侧而补患侧。地仓透颊车时，患侧常向面肌收缩方向（即下关方向）透刺，用补法单方向捻转针身，且常以地仓、颊车、口禾髎为进针点三针并刺以加强疗效，拉起下垂无力之肌肉，然后在下关穴处直刺一针。而患侧则是地仓往颊车方向透刺（与患侧针向刚好相反），针用泻法。"面口合谷收"，固亦常取合谷穴治疗面瘫，但只取健侧合谷单穴，因手阳明经络在头面部走向"左之右，右之左"，健侧合谷穴方能疏通患侧面部经络气血。需要强调的是面瘫的针灸治疗不能加电，这是多年来在临床上积累的宝贵经验，电针很容易引起面肌痉挛或抽动，甚至损伤肌肉，影响预后，故不用。红外线照射患侧面部能温通局部气血经络，以"血得热则行"，但当注意用棉花遮住患者眼睛，以免热气灼伤眼球引起晶状体变性。如此细致讲究，诸法结合，故常疗效显著。

二诊时患者口角㖞斜已较前改善，头痛减轻，舌淡，脉沉细。火热之邪已得到控制，此时用药则宜加强搜风通络力度，以牵正散为主方，白附子、僵蚕、全蝎、蜈蚣搜风通络、解痉止痛，北芪补气以改善肌肉无力，防风、川芎、天麻祛风行气活血，稍佐以白芍育阴以防辛散之品耗散太过，菊花以清利头目。针法同前。三诊时患者面瘫已明显改善，患侧面肌可以运动，见效迅捷。

病例二 陈某，女，28岁，2013年6月8日初诊。左眼闭合不全3天。

初诊：患者3天前因连续加班1周，睡眠时间每日不足4小时，次日早晨出现左眼闭合不全，伴流泪，遂来我院针灸科就诊治疗。症见：左侧眼睑闭合不全，眼裂1.2cm，左额纹消失，左侧鼻唇沟变浅，口角㖞斜偏向右侧，左侧面部麻木，感觉减退，无耳鸣、听力下降，味觉正常，纳差，眠可。舌红，苔薄白，脉浮数。中医诊断：面瘫（风热袭络证）。西医诊断：面神经麻痹。治以清热祛风，通经活络。

中药处方：板蓝根 30g，大青叶 15g，川芎 10g，牡丹皮 10g，连翘 10g，甘草 10g，僵蚕 15g，生地黄 10g，防风 10g，荆芥 15g，黄芩 10g。

共 7 剂，日 1 剂，水煎服。

针灸处方：

（1）风池（双侧），翳风、攒竹、阳白、太阳、颧髎、地仓、颊车、迎香（左侧），合谷（右侧）、太冲（双侧）。

（2）大椎、耳尖放血治疗，以清热活血通络。

共针 4 次。

二诊：2013 年 6 月 23 日。症状明显好转，症见：左侧眼睑闭合不全，眼裂 0.8cm，耳后乳突部疼痛减轻，饮食正常，精神良好。针药同前，续针 5 次，恢复如常。

按语：此患者因连续加班 1 周，睡眠时间每日不足 4 小时，由于过度劳累，机体正气亏虚，邪气袭络而发病。面瘫 3 天，属于面瘫急性期，风热之邪侵袭经络造成气血瘀滞经络，出现患侧左眼闭合不全、面部麻木、感觉减退等症状。远道取穴只取对侧合谷穴，而不是双侧，手阳明大肠经是交接到对侧面部的。地仓透颊车“左㖞泻右，右㖞泻左”。在针刺的基础上加大椎、耳尖放血以加强清热活血通络的作用。针药结合，将脏腑气血辨证与经络辨证密切结合，相互促进，针药互补，早期主张以板蓝根、大青叶等清热抗病毒药抗炎抗病毒。

病例三 汤某，男，35 岁，2013 年 9 月 12 日初诊。右面部口角㖞斜 3 天。

初诊：16 天前因“右桥小脑角区肿瘤”于某院行全身麻醉下“经枕骨乙状窦后入路肿物切除术”，术后恢复可。3 天前开始出现右眼闭合不全及无力，口角向左歪斜，右面部肌肉麻木感，吃饭藏食，偶有头晕，行走活动时加重，非天旋地转感，无流泪流涎，无耳鸣耳痛，无饮水呛咳，无言语不清。刻下症见：右侧额纹消失，右眼闭合不全，右侧鼻唇沟变浅，口角下垂，鼓腮漏气，面部痛触觉对称存在，眼轮匝肌放射减弱。纳、眠可，二便调，舌淡，苔薄白夹瘀，脉弦涩。中医诊断：面瘫（气血亏虚）。西医诊断：面神经损伤（右桥小脑角区肿瘤切除术后）。治以补益气血，活血通络。

针灸处方：

（1）百会、右侧翳风、迎香、地仓透颊车、阳白、四白、太阳、牵正。

（2）配穴：合谷、血海、足三里。

共针 4 次。

二诊：2013 年 9 月 16 日。本周右侧面部肌肉麻木感较前减退，但右眼仍闭合不全及无力。舌淡，苔薄白夹瘀，脉弦涩。

中药处方：黄芪 30g，五指毛桃 30g，当归 15g，升麻 10g，陈皮 10g，炙甘草 10g，川芎 10g，地龙 10g，牛大力 20g。

共 7 剂，日 1 剂，水煎服。

针灸处方：处方同前，续针 10 次。

针药治疗 1 个月后进行随访，面部麻木感已无，右眼闭合不全及无力稍存在。

按语：该案因手术后 16 天致口眼㖞斜，应在中枢性面瘫与周围性面瘫上详加辨析，以得出准确诊断。中枢性面瘫可由脑血管疾病、脑内肿瘤、炎症波及等所致，本病例因右桥小脑角区肿瘤行手术治疗，术后出现右眼闭合不全及无力，尤其是右额纹消失，说明属周围性面瘫，是面神经管（茎乳孔）内组织急性水肿，与手术面部有细菌病毒潜在感染有关，手术对于某些患者会诱发，可确诊为贝尔麻痹。

面瘫多由脉络空虚，外邪乘虚而入，致经气阻塞，经脉失养而成。但亦有如此类者，术后体虚、气血失和，筋脉本已濡养不足，稍有调摄不慎，即感邪而发，邪微而正虚，故不重用祛风通络之品，以耗伤阴血，而于补虚处入手，针药结合，扶正以祛邪。结合患者的舌脉象，为血瘀阻滞于阳明经，经气不能上充于清窍，用补阳还五汤加牛大力、五指毛桃、陈皮，又用升麻载药上行，可益气活血通络，切中病因病机。

病例四 赖某，女，33岁，2015年4月14日初诊。左侧面瘫2月余。

初诊：缘患者2月余前在无明显诱因下，晨起发现面部不对称，见左侧眼睑闭合不全，伴视力下降，诉有口腔溃疡。查体可见眼睑闭合不全，眼裂1.3cm，左额纹消失，左侧鼻唇沟变浅，口角㖞斜偏向右侧，左侧面部麻木，感觉减退，无耳鸣、听力下降，味觉正常。纳、眠可，小便偏黄，大便尚调，舌淡，脉沉细无力。中医诊断：面瘫（风热证）。西医诊断：面神经麻痹。治以清热解毒，祛风活络。

中药处方：连翘12g，板蓝根15g，大青叶12g，防风10g，僵蚕15g，生地黄12g，沙参15g，生白芍15g，甘草6g，大枣12g，牡丹皮12g。

共7剂，日1剂，水煎服。

针灸处方：左侧阳白透鱼腰、地仓透颊车，双侧风池，左侧翳风、太阳、颧髎+手三针[合谷（双侧，右侧重泻）、曲池（双侧）、外关（双侧）]+足三针[太冲（双侧）、三阴交（双侧）、足三里（双侧）]。共针3次。

二诊：2015年4月21日。患者已针灸治疗3次，服中药7剂，现症见面肌瞤动，自诉腰胀不适感，舌淡苔白，脉沉弦细。

中药处方：防风10g，女贞子12g，旱莲草12g，生白芍12g，当归10g，川芎10g，玉竹12g，乌梅12g，桑寄生12g，川断15g，甘草6g，川菖蒲6g。

共7剂，日1剂，水煎服。

针灸处方：处方同前，续针2次。

三诊：2015年4月28日。患者已针灸治疗5次，再服中药7剂，症状明显好转，躺下后可以闭合，舌淡，脉沉弦。中药处方：上方加北芪15g。共7剂，日1剂，水煎服。针灸处方同前，续针3次。

按语：面瘫，多由卫阳不固，脉络空虚，外邪乘虚侵袭阳明、少阳脉络，以致经气阻滞，气血运行迟涩，经筋失养，筋肌纵缓不收而发病。外邪侵袭经络而致气血瘀滞，则当先行患侧翳风穴放血以祛邪祛瘀，缘翳风穴为足少阳三焦经之腧穴，三焦经循行面部双颞侧，经脉所过，主治所及，且翳风穴邻近三叉神经起始点解剖之位，择此要穴以直击要害，关门捉贼，一网打尽。而该患者发病2月余，已非发病之急性期，逐邪未果，正气渐损，不宜刺血强驱，以免正气并损，得不偿失，宜中药使之、缓之，逼邪外出。初诊方用蓝青牵正散，以一众清热药合搜风祛风之僵蚕、防风，固本守中之沙参、白芍、大枣，活血之牡丹皮，甘草调和，扶正祛邪并驾齐驱。“蓝青”为经验用药，即板蓝根、大青叶，药出同源，均有清热解百毒之功，用治腮腺炎尤见抗炎抗病毒之效。针灸取穴则以辨证取穴和局部取穴为主，凡因风致病，当取风池，而取合谷穴为“面口合谷收”之理，重泄健侧则基于“左取右，右取左”。二诊患者见面肌瞤动，为邪风由里复表，从经走络，故上方之药效可见一斑。然而患者自感腰胀不适，“有气虚不能裹血，血散作胀”，故胀者多虚，肾为腰之府，后天之本乃正气宗源，可见正气大损，急当转锋扶正，祛邪则当点到即止。面瘫主病风邪，防风为君散风护卫，为帜为旨，首当其冲，责效风病。二至（女贞子、旱莲草）滋肾养肝，为病机所在，桑寄生、川断力辅之，以扶正固本。川芎为治头痛要药，用量 30g 则针对脑、子宫等血管性疼痛药效佳，用量 6～12g 则恰可提升面部血运，置之方中有点睛之义，而合白芍、当归，亦四物之意。乌梅收敛生津，敛其泪涎，津生不渗，且将经络肌肉复生之源箍敛于此，力专效佳。加以少量菖蒲通九窍，明耳目，并以甘草调和诸药。瘫痪后期治疗当辨寒热虚实，但均须疏散以防贼邪逗留，热者可药用大青叶、板蓝根、葛根、独活、生地黄、牡丹皮、赤芍等，以酒制为佳，引药上行，祛风通络；寒者可药用防风、荆芥、藿香、佩兰、草豆蔻等，是取阳明之清透。治病当谨守病机，不可局限于舌、脉等表证，是故瘫痪后期亦当防其肌僵、肌痉及肌痿，治以通脉、养脉，以川芎、红花、桃仁、赤芍等活血养血，西药以甲钴胺营养神经。若感觉症状明显者，药以北芪补气固表；若运动症状明显者，药以乌梅、沙参、玉竹、白芍、蜈蚣、僵蚕等酸甘养阴、搜风通络。切忌大辛大热之品，而常合山药、白术、陈皮类以调中。

病案五　林某，女，21 岁，2013 年 11 月 26 日初诊。左侧口眼㖞斜 3 月余。

初诊：左侧面瘫已 3 月余，曾于外地行听神经瘤切除术，术后出现左侧口眼㖞斜，左额纹消失，左眼闭合不全，鼓腮鼓气漏气，人中沟歪向健侧。手术后耳鸣音大，自诉“好像磁器振声感并多种混合声音”，现听力下降。舌淡暗，苔薄，脉细。中医诊断：面瘫（气虚血瘀）。西医诊断：左侧面神经麻痹。治以补气活血，舒筋通络。

针灸处方：阳白透鱼腰、牵正、地仓透颊车、翳风、合谷（右）、耳三针。共针 4 次。

二诊：2013 年 12 月 1 日。耳鸣现已减轻，但仍持续不止，面部症状如前。舌尖红，脉细，尺无力，重按涩。

中药处方：山萸肉 15g，云苓 15g，泽泻 10g，牡丹皮 10g，生熟地各 15g，川菖蒲 6g，益智仁 6g，川芎 10g，炒酸枣仁 15g，百合 15g，五味子 6g，甘草 6g。

共 7 剂，日 1 剂，水煎服。

针灸处方：处方同前，续针 6 次。

三诊：2013 年 12 月 11 日。耳鸣基本消失，面部症状稍好转。舌红，脉细数。

中药处方：山萸肉 15g，牡丹皮 10g，川芎 10g，百合 15g，生熟地各 15g，五味子 6g，丹参 15g，鸡血藤 30g，泽泻 10g，玉竹 15g，甘草 6g。

共 7 剂，日 1 剂，水煎服。

针灸处方：处方同前，续针 5 次。

患者间断治疗 2 年，共诊 10 次，耳鸣消失，面肌稍无力。

按语：患者正气亏虚，邪气犯于头面，引起面瘫，整个治疗过程都以扶正为主，但患者治疗有所中断，故效果稍差，十诊后仅遗留面肌稍无力，效果仍可接受。

现对面瘫的治疗经验整理如下。

（1）针刺方面主要以泻法为主，将局部选穴与循经远端取穴相结合，在门诊中，面瘫急性期过后多习惯以电针治疗，但有至愈而未用电针者，疗效甚佳。

（2）面瘫急性期治疗中提倡使用刺络放血法，《素问・血气形志》云“血实者宜决之，凡病必先去其血”，张从正认为“出血之与发汗，名虽异而实同”且“出血即泄邪，邪出则正安”。刺络放血可以达到活血化瘀、祛邪扶正的作用。“痛点”刺络放穴，可活血通络，祛瘀生新，促进血液循环，恢复面部肌肉正常活动。大椎、耳尖亦可。

（3）面瘫初期，面神经处于炎性水肿期，应避免再次强烈刺激水肿的神经干，局部应浅刺、少刺为主，配合远端重刺。恢复期取穴应增多，加强补益机体正气，以增强祛邪能力，重刺激配合电针，多用补法。后期取穴宜少，刺激宜轻，同时健侧与患侧同治，以防“倒错”“肌肉痉挛”等后遗症的发生。

（4）一般取对侧合谷穴泻之，《针经摘英集》曾言“左取右，右取左，宜频针灸以取尽风气，口眼正为度”。

（5）顽固性面瘫，病程一般在3个月以上，其病因为早期失治、误治，或邪气过剩，正气太虚，导致面瘫经久不愈，可出现如“倒错”“联带动作”“面肌痉挛”等后遗症，采用泻健侧的手法，地仓透颊车“左㖞泻右，右㖞泻左”。“本虚表实，邪气深入，阻于经络”，在治疗时除了给予大青叶、板蓝根等清热解毒之品外，还常加全蝎、蜈蚣、白僵蚕等虫药以活血通络；面部紧感或面肌痉挛者常加白芍、甘草，取其酸甘化阴、养阴柔筋之效。隔姜灸于颜面诸穴，借生姜辛温走窜之力，令温和而持久的热力徐入缓进，由“神气之游行出入之门户”透达深部，直驱病所。且火性炎上，振奋人体阳气，恢复机体正气，使正胜邪退，经脉通畅，气血调和，而达到治疗效果。对于病程时间长，神经肌肉损害严重，患者针刺时间不规律，常规治疗效果不佳的顽固性面瘫患者，可考虑配合针灸埋线治疗，选取局部穴位进行操作，因为面部肌肉较薄，血管丰富，因此羊肠线的长度有特别要求，一般为0.5～1cm，易于吸收而达到治疗效果；出针后使用消毒棉棒进行按压，按压力度及时间可以延长，防止出血、肿胀等不良情况的发生。

（6）面瘫治疗的过程中患者可以自行面部推拿以疏通经络，促进血液循环。沿着足阳明胃经面部循行路线进行推拿，具体操作为从患侧口角向耳后方向推擦，以增强肌肉力量。注意饮食起居，忌辛辣香燥、发物等饮食。

（7）临床诊治中，治疗取效甚微，逾月难愈，要考虑患者体质、性格特点等因素，如性急，多忧思则气机不畅，血涩结络而无法痊愈。一般年轻人，气血较盛者病程短、恢复快；老年人病程长、恢复慢。

六、脾胃疾病验案

（一）慢性萎缩性胃炎

慢性萎缩性胃炎，以胃黏膜上皮和腺体萎缩、数目减少，胃黏膜变薄，黏膜基层增厚，或伴幽门腺化生和肠腺化生，或有不典型增生为特征的慢性消化系统疾病，是一种多致病因素性疾病及癌前病变。常表现为上腹部隐痛、胀满、嗳气，食欲不振，或消瘦、贫血等，无特异性。中医方面，无“慢性胃炎”病名，但其临床表现可见于心下痛、痞满、嘈杂、反酸等。痞满是由于饮食不节、情志失调、药物所伤等导致中焦气机阻滞，脾胃升降失职，出现以脘腹满闷不舒为主症的病证。以自觉胀满，触之无形，按之柔软，压之无痛为临床特点。其病性有虚实之分，初期多为实证，实痞日久，可致虚痞。心下即胃脘部，见于《伤寒论·辨太阳病脉证并治》，“伤寒六七日，结胸热实，脉沉而紧，心下痛”。本病基本病位在胃，与肺、肝、脾关系密切。

病例 阮某，女，45岁，2015年1月6日初诊。胃脘疼痛不适5年。

初诊：患者诉长期胃脘疼痛不适，平素喜吃豆腐，既往有慢性萎缩性胃炎病史5年。近来经常咳嗽。舌淡，脉沉细滑。中医诊断：①胃痛；②咳嗽（肺胃阴虚）。西医诊断：慢性萎缩性胃炎。治以补益肺胃。

中药处方：柴胡 10g，枳壳 10g，法半夏 10g，怀山药 10g，白术 10g，炒酸枣仁 25g，白果 10g，前胡 10g，款冬花 10g，紫苏子 10g，沙参 15g，石斛 12g，玉竹 12g，百合 30g，甘草 6g。

共 7 剂，日 1 剂，水煎服。

针灸处方：

（1）引气归元：膻中、中脘、关元、气海、天枢、归来。

（2）配穴：曲池、合谷、外关、梁丘、足三里、三阴交、内庭。

二诊：夜间胃胀不适，不疼痛，持续 10 分钟左右。干咳有时又作。感冒 3～4 天。舌淡苔白，脉沉细。

中药处方：沙参 12g，枳壳 12g，丹参 10g，生白芍 15g，春砂仁（后下）10g，陈皮 15g，厚朴 12g，白果 10g，柴胡 10g，炙麻黄 10g，前胡 10g，黄芩 10g，苇茎 15g，甘草 3g。

共 12 剂，日 1 剂，水煎服。

针灸处方：处方同前，共针 3 次。

三诊：2015 年 1 月 20 日。胃脘疼痛及痞胀基本改善，巩固疗效续治。舌脉如上。

中药处方：柴胡 10g，郁金 12g，延胡索 10g，炒白芍 15g，麦芽 15g，白术 10g，怀山药 10g，春砂仁 12g，枳壳 12g，乌贼骨 30g，蒲公英 15g，生甘草 10g，法半夏 10g。

共 12 剂，日 1 剂，水煎服。

针灸处方：处方同前，共针 3 次。

按语：患者有胃炎病史，日久胃阴亏耗，失于濡养，不荣则痛，故见胃脘疼痛不适。《医学真传·心腹痛》指出："夫通则不通，理也。但通之之法，各有不同。调气以和血，调血以和气，通也；下逆者使之上行，中结者使之旁达，亦通也；虚者助之使通，寒者温之使通，无非通之之法也。"脾胃失荣，水谷精微之气随之留滞，气机不畅，不通则痛。然脾与胃相表里，肺与大肠相表里，大肠与胃同为阳明经，脾与肺同为太阴经，脾胃失调，肺与之同病，肺宣降失司，气机上逆，故见咳嗽。肺胃以降为顺，以四逆散合定喘汤为主方加减，取紫苏子、法半夏、款冬花降气止咳平喘，前胡下气祛痰，白果敛肺止咳，沙参、玉竹补肺胃之阴，百合滋阴润肺，炒酸枣仁与甘草酸甘化阴，石斛滋阴清热，柴胡、枳壳理气宽中，怀山药、白术、甘草补益脾胃。脾虚则易困痰湿，脾为生痰之源，肺为贮痰之器，二诊加炙麻黄平喘，黄芩清热燥湿。去炒酸枣仁，加生白芍缓急止痛，敛阴和中，与甘草酸甘化阴。砂仁行气养胃，去法半夏，加陈皮燥湿健脾，苇茎清热生津，丹参清心除烦。三诊以乌贼骨除湿敛酸，蒲公英清热解毒，麦芽健脾消食。针灸以手足阳明经、任脉为主，主张配合五输穴治此病。中脘于《针灸甲乙经》中载："一名太仓，胃募也"，《针灸大成》云"手太阳少阳、足阳明经、任脉之会"，亦为腑会。《医宗金鉴·刺灸心法要诀》中论其主治，"上脘奔豚与伏梁，中脘主治脾胃伤，兼治脾痛疟痰晕，痞满翻胃尽安康"，故可得知中脘乃治胃炎诸症之良穴。配以胃经之天枢，三焦经之外关，任脉之膻中、气海，沟通上下，调节全身气机。足阳明经郄穴梁丘为治急性胃痛之要穴。五输穴中，荥、输治外经，合治内腑，故取合穴足三里，其为土穴，虚则补其母，配以大肠经之合谷、曲池通经行气止痛，肺胃同治；荥穴内庭泻本经之热，解胃脘之痛，配以三阴交滋阴清热。此方精妙，疗效甚佳。

（二）慢性浅表性胃炎

慢性浅表性胃炎是胃黏膜呈慢性浅表性炎症的疾病，为消化系统常见病，属慢性胃炎中的一种。常由嗜酒、喝浓咖啡、胆汁反流，或由幽门螺杆菌感染等引起。患者可有不同程度的消化不良症状，如进食后上腹部不适、隐痛，伴嗳气、恶心、泛酸，偶有呕吐。属中医学“胃脘痛”范畴，病位在胃，与肝、脾关系密切。基本病机是胃气失和、胃络不通或胃失温养。多数慢性浅表性胃炎症状可自行消失，经过数月或数年病变也可完全恢复。

病例 李某，女，32 岁，2014 年 12 月 3 日初诊。胃脘部疼痛 5 年余。

初诊：患者于 5 年前因熬夜出现胃脘部胀痛，经休息后有所缓解，未予重视及治疗。后胃痛症状反复出现，多因熬夜、发怒而发作或加重，遂至我院针灸科就诊。症见：声嘶，胃脘部疼痛，以胀痛为主，压之不减。自诉平素烦躁易怒，易发痤疮，曾用克林霉素无效，失眠。舌淡红苔薄黄，脉沉弦细。中医诊断：胃脘痛（肝火犯胃）。西医诊断：慢性浅表性胃炎。治以滋阴泻火，平肝和胃。

中药处方：

（1）内服：柴胡 10g，生白芍 10g，川黄连 10g，牡丹皮 10g，桔梗 10g，合欢皮 15g，首乌藤 30g，炒酸枣仁 25g，百合 30g，山楂 15g，枇杷叶 15g，黄芩 10g，紫花地丁 12g，菊花 6g，怀山药 10g，甘草 6g。

（2）外洗：百部 30g，白鲜皮 30g，黄芩 15g，金银花 30g。

针灸处方：

（1）通元法：印堂、阳白、四白、天枢、关元、气海、归来。

（2）配穴：曲池、外关、合谷、足三里、三阴交、太冲。

（3）刺络放血：肝俞、膈俞交替。

二诊：2014 年 12 月 10 日。患者面部痤疮较前消退，额部仍有少许痤疮，胃脘不适，腹胀，舌淡苔白，脉沉弦。针法及中药外洗同前，内服拟上方去桔梗，加大腹皮 15g、草决明 10g、龙胆草 6g。

三诊：2014 年 12 月 24 日。腹胀已消，胃脘不适稍缓解，咽不适，声嘶，痤疮未消。舌淡，脉沉滑，关弦甚。

中药处方：黄芩 10g，金银花 10g，牡丹皮 6g，白术 10g，怀山药 10g，升麻 6g，乌贼骨 30g，北芪 15g，生白芍 10g，半枝莲 10g。

共 7 剂，日 1 剂，水煎服。

针灸治疗：针法同前，停刺络放血。

四诊：2014 年 12 月 31 日。胃脘症状改善，已无明显泛酸胃痛，痤疮见消，舌脉同前。针法同前，中药拟上方加蒲公英 15g、神曲 10g。

按语：《灵枢·邪气脏腑病形》言：“胃病者，腹䐜胀，胃脘当心而痛。”《素问·六元正纪大论》曰：“木郁之发……民病胃脘当心而痛。”本病病位在胃，与肝、脾关系密切。胃为阳土，主受纳、腐熟水谷，为五脏六腑之大源，性喜润而恶燥，其气以和降为顺。肝属木，喜条达，肝之与胃，木土相克，若忧思恼怒，气郁伤肝，肝气横逆，势必克脾犯胃，致气机阻滞，胃失和降而为痛。脾与胃同居中焦，互为表里，共主升降，故脾病常涉于胃，胃病亦可及脾。

本案患者平素烦躁易怒，胃痛多因熬夜、郁怒而发，缘其素体肝气郁结，郁久化热，肝火犯胃，则发胃痛；肝火上炎，则易发痤疮、失眠。治以滋阴泻火，平肝和胃止痛。方中柴胡、黄芩疏肝解郁，菊花、紫花地丁、川黄连、枇杷叶等清热平肝，百合、合欢皮、首乌藤、炒酸枣仁等滋阴养血，宁心安神，白芍柔肝养肝，怀山药、甘草培补中土。诸药配伍，使肝气条达，胃土和降。

针刺取穴以腹部天枢、气海、关元、归来为主穴以引气归元，配伍曲池、外关、合谷以泻热，足三里、三阴交、太冲以滋阴健胃，行气疏肝。同时配合肝俞、膈俞交替放血以疏肝泻热，行气活血。

前期治以疏肝清实热为主，后期症状改善，实证渐消，则须注意顾护中土，酌减紫花地丁、黄连等苦寒直折之属，而逐渐加入北芪、白术等益气养阴入中焦之品，中土健运，方可保得长久。

（三）慢性结肠炎

广义而言，凡是导致结肠的慢性炎症均可称为慢性结肠炎；狭义而言，指溃疡性结肠炎。其发病原因尚不十分清楚，病变局限于黏膜及黏膜下层，常见部位为乙状结肠、直肠，甚至整个结肠。本病病程长，慢性反复发作，以腹痛、腹泻为主要特征，可见于任何年龄，但以20～30岁青壮年多见。中医古代文献中有“飧泄”“濡泄”“洞泄”“溏泄”等记载，基本病机属脾虚湿盛，肠道分清泌浊、传导功能失司。治疗时应积极寻找致病原因，对症治疗。慢性期以保守治疗为主，爆发型或内科治疗效果不佳的病例可采取外科手术治疗。随病程的进展可出现各种并发症及肠道外并发症。预后：各种内科治疗方法能缓解症状，达到临床治愈和好转，完全治愈者少。

病例 刘某，女，33岁，2015年6月11日初诊。月经不调3年，大便不成形、酸酵味2年。

初诊：大便不成形，酸酵味2年；月经提前7天，第1～2天量多，此后4天有血块，色暗黑，淋漓不尽10余天方净，LMP：2015年5月24日。舌边尖红苔白厚，脉沉细无力。中医诊断：①泄泻；②漏证（脾肾亏虚）。西医诊断：①慢性结肠炎；②月经不调。治以温脾益肾。

中药处方：党参15g，白术10g，云苓12g，陈皮10g，煨葛根15g，佩兰10g，藿香10g，黑荆芥12g，地榆12g，女贞子20g，旱莲草12g，甘草6g。

共7剂，日1剂，水煎服。

针灸处方：

（1）通督养神：前顶、百会、后顶，颈夹脊、风池，心俞、肝俞、肾俞。

（2）配穴：曲池、外关、合谷、足三里、三阴交、太冲。

二诊：2015年6月18日。已针灸2次，现大便已成形，无异味，足底烘热，需凉水冲才可入睡。舌淡边有齿痕，脉弦细。

中药处方：桑椹子15g，知母12g，生地黄12g，山萸肉10g，牡丹皮12g，生白芍15g，五味子6g，当归10g，旱莲草12g，甘草6g，肉苁蓉12g，女贞子20g。

共7剂，日1剂，水煎服。

中成药：知柏地黄丸2瓶，每次6g，每日3次。

三诊：2015年7月14日。已针灸4次，月经准时来潮，但经期持续7～8天，大便酸味已改善，足底心仍发热。舌淡，脉沉弱。

中药处方：柴胡10g，陈皮12g，金钱草15g，桑寄生12g，川断12g，熟地黄15g，怀山药12g，白术10g，制香附10g，益母草15g，当归5g，薄荷4.5g，甘草6g。

共7剂，日1剂，水煎服。

按语：女子以血为本，而血化源于饮食，藏于肝，统于脾。脾失健运则木克之，血乏源、失统摄，故从脾胃治。脾胃易损，难于速建，需缓慢建工。损其脾胃，调饮食，适寒温，药治为辅，庶其平复。追问患者，知其喜食海鲜，近来食螃蟹而发胃脘疼痛。故需患者米粥自养，食易化营养之物，避刺激难消大寒大热，则损者易复。脾胃健，饮食进，则寐安经调。百会为诸阳之会，取百会以升提阳气，前顶、后顶助之。颈夹脊、风池可改善大脑供血，增强神明的功能。心俞、肝俞、肾俞可发挥心、肝、肾功能。手足三针可调节阴阳。如此则神调督通，脏腑功能理。

中药方剂以健脾益肾为法。因脾统血，患者大便稀不成形，酸酵味，月经点滴，属脾失固摄，予四君子汤健脾益气，葛根升清，佩兰、藿香芳香祛湿醒脾，女贞子、旱莲草益肾阴，地榆、黑荆芥凉血止血，甘草调和诸药。

（四）腹痛

腹痛是指多种因素引起的腹腔内外脏器的病变而表现为腹部疼痛的一类疾病。按照发病机制的不同，分为内脏性腹痛、躯体性腹痛及感应性腹痛。腹痛一般还分急性和慢性两大类型。祖国医学认为腹痛是指胃脘以下，耻骨联合以上部位发生疼痛为主要表现的一种病证。其病机包括“不通则痛”“不荣则痛”两个方面。无论何种原因致使脏腑气机不利，气血运行不畅或经脉失养均可导致腹痛。

病例 段小玲，女，41 岁，2015 年 5 月 20 日初诊。左下腹及腹股沟疼痛 10 年余。

初诊：左下腹及腹股沟疼痛，如痉挛状，服大量西药、中药效果均不明显，仍发作频繁；服生姜及红糖水 1 年之后好转，一般于 30 分钟后缓解；曾于外院针灸治疗数月未效。舌淡红，脉沉弦紧。中医诊断：腹痛（寒凝肝脉）。西医诊断：慢性腹痛。治以温经散寒，通络止痛。

中药处方：柴胡 10g，干姜 15g，春砂仁 15g，炒白芍 30g，熟附片（先煎）15g，佩兰 10g，藿香 15g，防风 10g，肉苁蓉 12g，甘草 6g，熟地黄 15g，薤白 15g。

共 7 剂，日 1 剂，水煎服。

针灸处方：

（1）引气归元：天枢、气海、关元、归来，行温针灸。

（2）配穴：曲池、外关、合谷、足三里、三阴交、太冲。

（3）腰骶部拔火罐。

共针 2 次。

二诊：2015 年 6 月 3 日。现已无明显疼痛，白带多、色白，舌脉如上。中药处方：上方去肉苁蓉，加白果 12g、车前子 15g。共 7 剂，日 1 剂，水煎服。针灸处方：同前，续针 2 次。

按语：阴寒痼结，经脉挛急而腹痛。《诸病源候论·腹痛诸候》指出：“腹痛者，多腑脏虚，寒冷之气客于肠胃募原之间，结聚不散，正气与邪气相交争，相击故痛。”《金匮要略·腹满寒疝宿食病脉证治》云：“寒疝绕脐痛，若发则自汗出，手足厥冷，其脉沉紧者，大乌头煎主之。”《灵枢·经脉》云：“肝足厥阴之脉……循股阴，入毛中，过阴器，抵小腹。”本例患者左下腹及腹股沟疼痛，病位属厥阴；疼痛呈痉挛状，服生姜及红糖水 1 年之后好转，脉沉弦紧，四诊合参，辨证属“寒凝肝脉”。

治疗上中药予熟附片辛热之品，配伍柴胡以温经散肝寒、通络止痛，以干姜、薤白、砂仁、藿香、佩兰温中散结；熟地黄、肉苁蓉补肾壮元阳、散滞气；白芍、甘草缓急止痛。患者疼痛呈阵发性痉挛，起病急，缓解也相对较快（30 分钟可缓解），符合风邪数变的致病特点，故酌加防风以疏风散寒。针灸重用温针灸赖氏“引气归元”穴组，取其温通气机、祛风散寒止痛、疏通经络、调整阴阳之功效，实现“通则不痛”的目标，且具有简、便、效、验的特点，患者舒适，乐于接受，不失为治疗胃、肠痉挛腹痛的一种优选疗法。

本病属肠痉挛引起的慢性腹痛，以阵发性痉挛性疼痛为特点，可反复发作达数年之久，现代医学以解痉、镇静等对症治疗为主，无根治方法，病情易于复发且药物副作用较明显。

（五）便秘

便秘是指粪便在肠内滞留过久，秘结不通，排便周期延长；或周期不长，但粪质干结，排出艰难，或粪质不硬，虽有便意，但便而不畅的病证。本病可发生于任何年龄。《伤寒杂病论》指出便秘有阴结和阳结之分，如《伤寒论·辨脉法》载："其脉浮而数，能食，不大便者，此为实，名曰阳结也，期十六当剧。其脉沉而迟，不能食，身体重，大便反硬，名曰阴结也。"《重订严氏济生方·秘结论治》载："夫五秘者，风秘、气秘、湿秘、寒秘、热秘是也。更有发汗利小便，及妇人新产亡血，走耗津液，往往皆令人秘结。"便秘外责之于六淫之邪，以燥、热、湿为主；内责之于饮食不节、情志失调、年老体虚等，总属大肠传导失司，同时和肺、脾、胃、肝、肾等脏腑功能失调有关。本病类似于西医学的功能性便秘，生活习惯、精神因素、内分泌疾病、代谢类及神经系统疾病、药物滥用、遗传因素均可导致本病的发生。

病例一　许某，女，26 岁，2015 年 11 月 26 日初诊。大便干结不通 3 年余。

初诊：患者于 3 年前开始出现大便干结，7 天一行，或欲解不得出，或呈羊屎状，时有腹胀腹痛。舌淡，苔薄白，脉沉弦数。中医诊断：便秘（热秘）。西医诊断：功能性便秘。治以泻热导滞，润肠通便。

中药处方：火麻仁 30g，厚朴 12g，桑白皮 12g，牡丹皮 10g，生地黄 20g，槟榔 12g，玄参 30g，麦冬 20g，枳实 20g，甘草 3g。

共 7 剂，日 1 剂，水煎服。

中成药：苁蓉通便口服液 3 盒，每次 1 支，每日 3 次，口服。

针灸处方：

（1）引气归元：关元、气海、天枢、归来。

（2）配穴：曲池、合谷、支沟、足三里、三阴交、太冲。

二诊：2015 年 12 月 10 日。患者诉在服药期间未解大便，停药后 2～3 天可解一次大便、较硬、量少。舌红，苔黄厚而干，脉滑数。中药处方：上方加郁李仁 30g、杏仁 10g、肉苁蓉 25g、大黄（后下）6g。针灸治疗同前，续针 3 次。

三诊：2015 年 12 月 24 日。现大便基本每日一行、质中、量可，小便调。舌红，苔薄黄，脉沉弦细。

中药处方：生地黄 30g，牡丹皮 15g，枳实 15g，玄参 20g，白术 60g，党参 30g，沙参 20g，知母 20g，柴胡 10g，槟榔 10g，甘草 6g。

针灸处方：处方如前。

按语：通元疗法是赖新生教授在几十年的针灸临床经验基础上创立的一种新的治疗体系，该体系以脏腑神气为治疗中心，以任、督二脉为调节全身阴阳的关键环节，精选督脉上的腧穴、背俞穴及五输穴，结合俞募配穴，合理地施以针刺补泻或艾灸以调养五脏之神。关元为小肠之募穴，又称"下纪""三结交""次门""丹田"等，《类经图翼》载此穴为"足三阴、阳明、任脉之会"；《会元针灸学》记载"小肠之募，募结通阴之募，因此泻心火能利水，小肠与心表里相通，肾与心包络相交，小肠名赤肠，属阳所化之阴而结关元，使心肾相交也，足三阴任脉之会"。关元穴与任脉、足三阴经、足阳明经、冲脉及督脉联系密切，可谓一穴聚集多经之功能，为生命之所系、一身元气之所在。气海穴属任脉之穴，为肓之原穴，主一身气疾，有疏导任脉、调一身之气的功效。天枢穴、归来穴均属足阳明经，前者乃大肠之募穴，位处人身之中点，是升降清浊之枢纽，具有双向调节作用，既可治疗便秘，又善治腹泻，乃历代医家治疗胃肠疾病之要穴。后者可行滞通腑。足三里穴属足阳明胃经，为脉气所入之处，为合穴，《会元针灸学》认为："此穴治病万端，有白术之强，有桂附之热，有参茸之功，有硝黄之力。"《四总穴歌》用"肚腹三里留"高度概括了其调理脾胃、宽肠消滞的作用。支沟穴属三焦之穴，具有宣通三焦气机之功，气行则肠腑通调，该穴乃治疗便秘之特效穴。本例患者所患之疾属"便秘"范畴，主要为大肠传导功能失常，与脾、胃、肺、肝、肾关系密切，先施以枳实、厚朴、槟榔行气通腑；肺与大肠相表里，佐以桑白皮泻肺热以通便；玄参、麦冬、生地黄三者合用，含增液汤之意，滋阴通便。经针药结合治疗后，患者诉大便已由7天一行调至2～3天一行，临床疗效由此可彰，遂在原方基础上加郁李仁、杏仁、大黄等以加强润肠、通便之功，续服7剂，现大便基本每日一行、质中、量可，考虑患者为青年女性，平素工作、生活压力甚大，故以健脾、疏肝、行气导滞为法以调理五脏功能，尤其脾、胃、肝三脏，巩固疗效。

病例二 姚某，16岁，2015年9月8日初诊。便秘3年余，4～5天一行。

初诊：3年前开始出现便秘，大便干结，4～5天一行，伴味觉消失1周，月经不正常，胃不适感。舌苔黄腻边红，脉滑数。中医诊断：便秘（脾胃湿热，肝胆火盛）。西医诊断：①功能性便秘；②味觉消失待查。治以清热燥湿，泻火通便。

中药处方：绵茵陈30g，山栀子6g，大黄（后下）10g，厚朴10g，枳实10g，草豆蔻12g，云苓15g，法半夏10g，藿香10g，佩兰10g，黄芩10g，牡丹皮10g，甘草3g。

共7剂，日1剂，水煎服。

针灸处方：

（1）引气归元：天枢、关元、气海、归来。

（2）手三针、足三针、舌三针。

共针2次。

二诊：2015年9月15日。味觉见恢复，但时间短，大便每日1次，臭甚，舌苔厚腻见退，脉滑数。患者症状好转，大便症状好转，可予上方去草豆蔻、藿香，加生薏苡仁30g、生地黄15g、川菖蒲10g、淡竹叶12g。共7剂，日1剂，水煎服。针灸处方同前，共针3次。

三诊：2015年9月22日。味觉已基本恢复，嗅觉不灵敏，舌苔黄厚已见消，脉数滑。患者味觉基本恢复，湿热已去大半，减少祛湿通下之品，以淡渗化湿为法。

中药处方：绵茵陈15g，淡竹叶12g，灯心草12g，钩藤10g，法半夏10g，厚朴10g，草豆蔻12g，沙参12g，佩兰10g，杏仁10g，鱼腥草15g，甘草6g。

共7剂，日1剂，水煎服。

按语：患者因脾胃湿热、肝胆火盛，致气机不利，大肠传导失常，脾气不升，故味觉消失，湿热一去，气机通利，则味觉恢复，大便通畅，配合通元针法之引气归元，使气机得以更快通利，配合舌三针改善味觉，手足三针调理气血，使病情得以恢复。

七、精神类疾病验案

（一）失眠

失眠是对睡眠的质和量都不满意的一种主观状态，主要表现为睡眠时间、深度的不足，轻者入睡困难，或寐而不酣，时寐时醒，或醒后不能再寐，重则彻夜不寐，常影响人们的正常工作、生活、学习和健康。《素问·逆调论》记载有“胃不和则卧不安”。《伤寒论》及《金匮要略》认为其病因分为外感和内伤两类，提出“虚劳虚烦不得眠”的论述。《景岳全书》中将不寐病机概括为有邪、无邪两种类型。明代李中梓指出：“不寐之故，大约有五：一曰气虚，一曰阴虚，一曰痰滞，一曰水停，一曰胃不和。”戴元礼《证治要诀》又提出“年高人阳衰不寐”之论。西医学中，不寐多见于焦虑症、抑郁症、围绝经期综合征等疾病中。不寐的病位主要在心，与肝、脾、肾有关。基本病机为阳盛阴衰，阳不入阴。治疗当以补虚泻实、调整脏腑阴阳为原则。本病预后一般较好，但因病情不一，预后亦各异。病程短，病情单纯者，治疗收效较快；病程较长，病情复杂者，治疗难以速效。且病因不除或治疗失当，易使病情更加复杂，治疗难度增加。

病例一　侯某，男，42 岁，2014 年 8 月 31 日初诊。失眠 3 年余，加重 1 个月。

初诊：患者 3 年来一直睡眠欠佳，近 1 个月加重，夜间难以入睡，平均每晚睡 3～4 小时，时睡时醒，头面部自觉发热，伴有较多汗出，偶有头晕，时有腰酸，夜间及晨起口干苦，纳可，夜尿频，每晚 3～4 次，大便正常。舌暗红，苔白腻，脉弦缓。既往史：2012 年 6 月行胃癌大部分切除术，后行 6 个疗程替吉奥化疗。辅助检查：2014 年 7 月 3 日胸+上腹部 CT 未见肿瘤复发。胃镜示：①胃大部分切除术；②吻合口炎症；③残胃炎伴胆汁反流；④反流性食管炎。中医诊断：不寐（痰火扰心）。西医诊断：①失眠；②胃癌术后。治以清热化痰，宁心安神。

中药处方：法半夏 10g，龙骨 30g，化橘红 10g，甘草 6g，丹参 15g，石决明 20g，枳实 15g，竹茹 15g，茯苓 15g，炒酸枣仁 30g，龙眼肉 15g，黄连 5g，肉桂 3g。

共 7 剂，日 1 剂，水煎服。

针灸处方：四神聪、安眠、中脘、天枢、气海、关元、内关、神门、丰隆、足三里、三阴交、太溪、公孙。

二诊：2014 年 9 月 4 日。患者睡眠明显改善，每晚可睡 6～7 小时，夜尿减少为每晚 2 次，口干苦，头面部汗出较前明显减少。

按语：不寐的病机总属阳盛阴衰，阳不入阴。阳盛阴衰则邪火内盛，灼液成痰。不寐日久，痰热渐甚，扰乱心神。治疗当清热化痰，宁心安神，中药内服以温胆汤为主方加减，此方中半夏为君药，有燥湿化痰、降逆止呕之效；竹茹为臣药，有清热化痰、除烦止呕之效；君臣相伍，倍增化痰除烦之功效；化橘红可理气健脾、燥湿化痰，枳实长于理气宽胸、消胀除痞，两者相合，立见理气化痰之效；茯苓健脾渗湿，可绝生痰之源，亦可健脾安神。半夏、化橘红偏温，竹茹、枳实偏凉，此方温凉兼顾，可达理气化痰、宁心安神之效。患者头面部汗出较多、夜尿频，加入龙骨、石决明不仅重镇安神，亦可收敛固涩。酸枣仁、龙眼肉宁心安神，黄连苦寒，入少阴心经，降心火，肉桂温热，长于和心血，补命火，二药相合泻南补北，交通心肾。针灸方面选用通元针法，取穴多选任脉、督脉穴，以任、督二脉为调节全身阴阳的关键环节，以脏腑神气为治疗中心，处方特点在于调整脏腑经络，效应特点是平衡阴阳。患者既往有胃癌病史，胃大部分切除，胃失和降，痰湿内生，针灸在调和阴阳的同时要顾护脾胃，选用脾胃经穴，理气健脾，杜绝生痰之源。

治疗失眠常针药结合，对于兴奋型难入睡偏阴虚体质者多用归脾丸与交泰丸加减，针刺以四神聪、安眠、内关、神门为主穴。对于阴虚火旺、心肾不交型患者多以二至丸配酸枣仁汤加减；部分合并抑郁前期患者还可配合心理疏导等方法；对于顽固性失眠，赖新生教授自创安神验方：山楂 15g，葛根 12g，酸枣仁 15g，五味子 6g，黄芩 10g，元肉 6g，夏枯草 12g，牡丹皮 10g，首乌藤 30g，川芎 10g，甘草 6g。此方可调五脏，安神魂，其中，黄芩入肺，元肉、山楂入脾，五味子入心，川芎、夏枯草、酸枣仁入肝，牡丹皮入肾，诸药共奏调和五脏、交通心神、宁心安神之效。此方治疗失眠屡获良效，其次可配合穴位注射，首选维生素 B_{12}、维D果糖（酸钙注射液），穴选心俞、肝俞、足三里等。还可配合耳穴压豆，多选神门、心、肾、肝、脾、交感；火罐，以游走罐或推罐为法，取督脉和膀胱经，但对于严重抑郁症或焦虑症患者不可立即停药，多采用针灸、中药联合治疗，并缓慢撤药的策略，逐渐将西药减量直至完全停药。症状缓解后，中药、针灸仍需维持一定疗程方能彻底痊愈。此方为赖新生教授在临床上使用多年的安神方，常治虚烦不寐之失眠。该证源于五脏不安和，立方之意每脏有一归经入脏之药。如上所分析，全方可以宁心安神，使肝热得清，脾思得解，心火得降，肾水上济，若需加强疗效，可加重酸枣仁（炒）用量至 25～30g，甚至 45g，加川黄连泻心火，加生地黄、知母、桑椹子养肾阴，多梦则可加柴胡、龟甲、牡蛎、珍珠母，甚则加琥珀 3g 冲服。

针灸治疗失眠从部位上说：①以五脏背俞穴为主取穴；②颈部以后头部为主取穴，如风池、风府、颈夹脊、颈三针；③以心经、心包经、肝、脾、肾经为主的五输穴中的荥穴、原穴；④常用的有镇静安神特异性的腧穴有百会、上星、印堂、风池、神门、内关、三阴交、太溪、太冲，交通阴阳的四花穴、心俞（双）、膈俞，均可以选用。一般来说，背俞穴、颈部穴位、头部穴位以电针为主，四花穴以灸法为主。

病例二 蓝某，女，51 岁，2014 年 12 月 24 日初诊。反复失眠 3 年。

初诊：患者于 3 年前开始出现入睡困难，未诊治，后失眠症状反复出现，严重时曾彻夜不眠，伴胁痛。自诉胃肠功能较差，既往胆囊炎、脂肪肝病史，血脂偏高。舌淡，脉沉弦，右尺无力。中医诊断：不寐（肝火扰心）。西医诊断：失眠。治以疏肝解郁，宁心安神。

中药处方：炒酸枣仁 30g，首乌藤 30g，合欢皮 10g，法半夏 10g，苍术 10g，柴胡 10g，生白芍 15g，川楝子 10g，延胡索 10g，郁金 12g，枸杞子 15g，五味子 6g，淡豆豉 10g，炙甘草 6g。

共 7 剂，日 1 剂，水煎服。

中成药：逍遥丸 2 瓶，每次 6g，每日 3 次；七叶神安片 2 盒，每次 1 片，每日 3 次。

针灸处方：百会、太阳、印堂、天枢、关元、气海、归来、神门、内关、足三里、太溪。

二诊：2015 年 1 月 7 日。睡眠及胁痛改善，近几日觉腰背部疼痛无力，尤以劳累后明显，小便不畅通并见尿短少，舌淡，脉弦细。

中药处方：桑寄生 15g，川断 12g，熟地黄 15g，山萸肉 15g，白术 10g，牡丹皮 15g，金钱草 15g，王不留行 30g，车前草 20g，甘草 6g，云苓 15g，海金沙 15g。

共 7 剂，日 1 剂，水煎服。

三诊：2015 年 4 月 29 日。服上方 7 剂后，疼痛明显缓解，睡眠亦进一步好转，小便恢复如常。停药半月余，曾出现几天入睡困难，后自取一诊方服用 1 个月，至今睡眠基本正常。近日因劳动后颈腰痛复发，恐因疼痛再度影响睡眠，遂于今日来诊。舌淡苔白，脉弦细。

中药处方：生地黄 15g，熟地黄 15g，山萸肉 15g，延胡索 12g，怀山药 12g，杜仲 12g，白术 10g，炒酸枣仁 30g，葛根 15g，徐长卿 12g，白芍 15g，陈皮 12g，川芎 6g，甘草 6g。

共 7 剂，日 1 剂，水煎服。

针灸处方：天柱、百劳、大杼、百会、内关、神门、足三里、三阴交、太冲。共针 3 次。

按语：不寐之病机，总属阳盛阴衰，阴阳失交。其病位在心，与肝、脾、肾密切相关。夫心主神明，神安则寐，神不安则不寐。起病不外虚、实两端，实者或肝郁化火，或痰热内扰，而动摇心神，神不安宅；虚者或心脾两虚，或心胆气虚，或心肾不交，而心神失养，神不安宁，发为本病。

本案患者更年期肝肾亏虚，肝郁气滞，化火扰心，故见胁痛、失眠等症状及胆囊炎、脂肪肝等既往史。治当以疏肝解郁、宁心安神为法，中药予柴胡、川楝子、淡豆豉以疏肝清热，解郁除烦；白芍、酸枣仁、枸杞子、五味子养肝敛阴，补肾宁心；首乌藤、合欢皮养血安神、通络开郁；延胡索、郁金行气解郁，活血止痛；法半夏、苍术燥湿健脾，和中降逆。

针灸方面，本病病位在心，取心经原穴神门、心包经络穴内关以宁心安神。百会位于巅顶，入络于脑，与印堂同属督脉，配合太阳穴，可清头目宁神志，取义通督养神；腹部取天枢、关元、气海、归来以引气归元；配合远端足三里、太溪共奏调和阴阳之功。

二诊患者症状改善，然见腰背痛及小便不利，结合舌脉，当责之于肝肾亏虚，水液代谢失常，调整方剂以治本虚。方中予桑寄生、川断、山萸肉、熟地黄等补肝肾，强筋骨；金钱草、海金沙、王不留行、车前草等清热利尿通淋；白术、云苓、甘草益气健脾，利水渗湿。肝、脾、肾得补，湿热得除，则小便自调，夜卧如常。

病例三　刘某，女，50岁，2014年12月16日初诊。眠差2个月。

初诊：眠差2个月，睡眠易中断，凌晨2～3点醒后不能再入睡；之前闭经5～6个月，近3个月月经又恢复正常，月经量少，听力下降。舌淡，脉沉，左关无力。中医诊断：不寐（肝肾不足）。西医诊断：失眠。治以补益肝肾，宁心安神。

中药处方：桑椹子15g，当归10g，枸杞子15g，山萸肉15g，百合30g，炒酸枣仁30g，首乌藤30g，合欢皮12g，珍珠母（先煎）24g，生白芍15g，甘草3g。

共7剂，日1剂，水煎服。

中成药：归脾丸2瓶，每次6g，每日3次，口服。

二诊：2015年1月20日。服上方后当天即可入睡，睡眠可持续6小时以上。至今月经未行。舌淡，脉细而沉，尺尤甚。中药处方：上方去当归、生白芍，加赤芍15g、柏子仁12g。中成药：知柏地黄丸1盒，每次8丸，每日3次，口服。针灸处方：引气归元、百会、印堂、神门、内关、足三里、三阴交。

三诊：2015年3月17日。针药治疗后失眠已完全改善，针后月经已行。舌淡，脉沉细。

中药处方：柴胡10g，白芍12g，当归10g，云苓12g，白术10g，女贞子12g，旱莲草12g，地骨皮12g，炒酸枣仁15g，百合30g，五味子6g，甘草6g。

共7剂，日1剂，水煎服。

针灸处方如前。

按语：现代人经常熬夜、精神压力大，多耗伤心血、肝肾亏虚，故见眠差、听力下降、月经量少。首诊采用补益肝肾、宁心安神之法调理。胃不和则卧不安，故加以归脾丸补益脾胃、养血安神，患者服药后见效明显。二诊时去当归、生白芍，加赤芍，以加强活血通经之力，因阳不入阴则不眠，故加以知柏地黄丸滋阴潜阳。三诊时患者失眠已愈，月经已行，故以滋阴健脾为法固本强体。在辨证论治基础上酌情加用炒酸枣仁、首乌藤两味药。其认为首乌藤可诱导进入睡眠，炒酸枣仁可提高睡眠深度，两者配合使用无往而不利。

不寐的针灸治疗主要使用通元针法，即通督养神、引气归元针法。以腹部关元、气海、归来为主穴以引气归元，同时依据病情可配合开四关或配合五输穴。针灸治疗不寐亦常使用“百印调神方”，内含神门、内关、百会、印堂、足三里、三阴交等穴位。赖新生教授认为，神门为手少阴心经之原穴、输穴，可开心气而散郁结；内关系心包经之络穴，别走三焦经，又是八脉交会穴之一，通阴维脉，具有宁心安神之功；百会能醒脑开窍，祛风止痛，安神定志，升阳举陷；印堂具有镇静安神的作用。再加以足三里和三阴交调理脾胃，足三里为胃经之合穴，是调整消化系统功能的要穴，有补益脾胃之气、扶后天之本的正常功能，加以足太阴脾经要穴三阴交，以健脾运中、和胃安眠。

（二）抑郁症

抑郁症是指以情绪低落、思维迟缓并伴有兴趣减低、主动性下降等精神运动性迟滞症状为主要表现的一类情感障碍综合征。其发病原因涉及生物、心理和社会因素多方面。随着人类疾病谱的变化和生活规律的改变，抑郁症的发病率逐年升高。郁证是由情志不舒、气机郁滞所致，以心情抑郁、情绪不宁、胸部满闷、胁肋胀痛，或易怒喜哭，或咽中如有异物梗塞等症为主要临床表现的一类病证。《内经》中无郁证病名，但有关于五气之郁的论述。《诸病源候论·结气候》云："结气病者，忧思所生也。心有所存，神有所止，气留而不行，故结于内。"明代《医学正传》首次采用"郁证"这一病名。郁证有广义、狭义之分。广义的郁，包括外邪、情志等因素所致的郁在内；狭义的郁，即单指情志不舒为病因的郁。根据其临床表现，主要见于西医学的神经衰弱、癔症及焦虑症等，也可见于更年期综合征及反应性精神病。郁证的病因总属情志所伤，发病与肝的联系最密切，其次为心脾，其基本病机为肝失疏泄、脾失健运、心失所养、脏腑阴阳气血失调。

病例一 王某，2014 年 12 月 10 日初诊。长期失眠，肘、指关节疼痛 1 个月。

初诊：患者诉近 1 个月肘、指关节疼痛缠绵不休且剧烈，长期失眠，心悸，无汗出，欲呕。舌淡苔黄浊，脉细。既往有抗抑郁药服用史、慢性胃炎病史，曾服用布洛芬、氢溴酸西酞普兰片、苁蓉益肾颗粒、五苓散、醋氯酚酸、芪参胶囊、盐酸舍曲林、地西泮、奥氮平等。辅助检查：颈椎 X 线片提示骨质增生。肝功能提示谷丙转氨酶（GPT）、谷草转氨酶（GOT）升高。中医诊断：郁证（肝气郁结，心肾两虚）。西医诊断：①抑郁症；②慢性浅表性胃炎。治以疏肝解郁，补肾宁心。

中药处方：柴胡 10g，延胡索 12g，郁金 12g，五味子 6g，百合 30g，白术 10g，生薏苡仁 20g，丹参 12g，白芷 10g，佛手 10g，牡丹皮 10g，狗脊 20g，骨碎补 10g，甘草 6g。

共 7 剂，日 1 剂，水煎服。

针灸处方：华佗夹脊、合谷、曲池、内关、神门、太冲、三阴交、足三里。共针 3 次。

二诊：2014 年 12 月 17 日。抑郁症，腰酸痛，手无力，寐差，白带多。舌淡而暗，脉弦，关尺滑，重按弱。中药处方：上方加白鲜皮 30g、炒酸枣仁 30g、合欢皮 12g。共 7 剂，日 1 剂，水煎服。针灸处方：同前，共针 3 次。

三诊：2014 年 12 月 24 日。失眠，查 Hp（+），双肩、腰酸痛。舌淡，脉沉弦。

中药处方：枸杞子 15g，白芍 15g，柴胡 10g，白术 10g，远志 10g，龙眼肉 15g，淡豆豉 10g，怀山药 10g，党参 15g，北芪 15g，甘草 6g，大枣 10g。

共 7 剂，日 1 剂，水煎服。

针灸处方：处方同前，针 3 次。

四诊：2015 年 1 月 7 日。上半身疼痛，以双侧膈俞处如钻、刺疼痛并双肘关节疼痛，似不能屈伸上肢，僵硬状态，流鼻涕，色青或黄，心悸陈作无有终时感。偶有失眠，较前好转。舌苔薄黄，脉沉细。中药处方：上方去党参，加羌活 12g、桑叶 10g、黄芩 10g。共 7 剂，日 1 剂，水煎服。

患者五诊以后疼痛较前缓解，失眠较前好转，改为针灸调理。针灸处方：上方加上关元、气海、天枢、归来。

病例二　张某，男，2014 年 12 月 24 日初诊。全身不适数年。

初诊：患者诉其一身净痛，咽喉肿痛，口腔溃疡，舌麻木，手麻木，未做感觉检查，手不能端腕，左手臂及食、中、无名指麻木尤为明显，不缓解，全身如蚁咬、火灼感，然后即冒汗，汗出后人舒服，睡眠极差，服抗抑郁、焦虑药，来普适及奥氮平、氟哌噻吨美利曲辛、氯硝西泮，帕罗西汀、盐酸曲唑酮等，原有胃炎，欲哭。舌暗红苔略黄腻，脉滑数而弦甚，尺弱尤甚。中医诊断：郁证（肝气郁结，肝胃不和）。西医诊断：①抑郁症；②慢性胃肠炎。治以疏肝解郁，清肝养胃。

中药处方：柴胡 15g，素馨花 15g，橘皮 15g，白芍 15g，百合 30g，牡丹皮 10g，川芎 6g，桔梗 15g，知母 15g，生薏苡仁 30g，丹参 10g，五味子 6g，炒酸枣仁 30g，甘草 6g。

共 7 剂，日 1 剂，水煎服。

中成药：知柏地黄丸 2 瓶，每次 6g，每日 3 次，口服。

针灸处方：四神针、百会、太阳、神庭、本神、舌三针、合谷、曲池、内关、神门、太冲、三阴交、足三里。

二诊：2014 年 12 月 31 日。肩周疼痛缓解，仍乏力，肠鸣，矢气多，大便时抽痛，舌脉如上。中药处方：上方去川芎，加远志 10g。

三诊：续服中药加以针灸调理，患者自觉心境较前放宽，身上痛减。

按语：《素问·六元正纪大论》云“郁之甚者，治之奈何”“木郁达之，火郁发之，土郁夺之，金郁泄之，水郁折之”。《素问·举痛论》曰：“思则心有所存，神有所归，正气留而不行，故气结矣。”患者王某长期情志不舒，肝郁不解，肝失疏泄，条达不畅，日久郁而化火，火郁伤阴，心失所养，肾阴亏耗，继而导致心肾阴虚出现心悸、无汗，阴虚则无以制阳，故而心肝火旺致失眠、关节疼痛。忧思伤脾，思则气结，肝气易横逆乘土，脾失健运，食滞不消而蕴湿生痰，阻遏中焦，故欲呕。自拟五脏安和方为主方加减，方中柴胡、延胡索、郁金、佛手疏肝解郁，以五味子、百合敛阴宁心，丹参宁心安神，白术、薏苡仁补益脾胃，白芷祛风燥湿，主入阳明经。狗脊、骨碎补补益肝肾，牡丹皮凉血清热。甘草缓急止痛，调和诸药。针灸以通督养神为主，华佗夹脊配以合谷、曲池通经活络，内关、神门定志安神，足三里健脾开运，三阴交滋补肺、脾、肾之阴，太冲疏肝解郁，清肝火。二诊加白鲜皮祛风湿；炒酸枣仁补肝宁心，生津；合欢皮安神解郁。三诊查幽门螺杆菌（Hp）（+），遂以归脾汤合四逆散为主方加减，柴胡疏肝，白芍缓急止痛，酸甘化阴，配以黄芪、党参、白术补气健脾，龙眼肉养血和营，枸杞子补益肝肾。去辛温之当归，远志养心安神，淡豆豉除烦，甘草、大枣和胃健脾。四诊患者稍感外邪，故加以桑叶疏散风邪，舌苔薄黄乃兼有热，加黄芩 10g。黄芩祛风湿，善除上半身之疼痛，故加之。外感尽去，以针灸调理其五脏，引气归元，交通全身。患者张某肝气郁而不解，肝胃不和，然胃不和则卧不安，五脏失调，故仍以五脏安和方加减，加以素馨花疏肝解郁，川芎行气止痛，知母清热生津，橘皮健脾燥湿，桔梗宣肺利咽，并取其上升之意，引药上行。加以远志宁神定志。针灸配以百会、舌三针、智三针、四神针通督养神，通调脏腑。五脏失调，神则易乱，无所依存，五脏安和，则神自有所归，神定五脏和。

病例三　黄某，女，31 岁，2015 年 5 月 12 日初诊。胸闷、烦躁 5 年余。

初诊：患者 5 年前开始自觉胸闷、烦躁，有窒息感，诉“似神经被绑架”，时常欲哭，情绪低落、抑郁，纳可，眠一般，二便调。月经失调。舌红，边尖尤甚，脉弦滑细。中医诊断：郁证（肝郁化火，心脾两虚）。西医诊断：抑郁症。治以疏肝清热，补益心脾。

中药处方：柴胡 10g，当归 12g，云苓 12g，白术 10g，女贞子 12g，淡豆豉 12g，生白芍 15g，川黄连 6g，素馨花 12g，玫瑰花 6g，百合 30g，牡丹皮 10g，炙甘草 6g。

共 7 剂，日 1 剂，水煎服。

中成药：逍遥丸 1 瓶，每次 6g，每日 3 次，口服。归脾丸 1 瓶，每次 6g，每日 3 次，口服。

针灸处方：

（1）百会、水沟、印堂、膻中、神门、内关、太溪、三阴交、太冲。

（2）刺络放血：心俞（双）、膈俞（双）交替进行。

二诊：2015 年 5 月 19 日。自觉“从后背至脊柱阻塞住”，右手指胀麻，夜间怕黑。舌尖边红，脉沉弦细。中药处方：上方加山萸肉 15g、五味子 12g、怀山药 10g、乌梅 12g。针灸处方：同前，续针 3 次。

三诊：2015 年 6 月 23 日。既往过敏性鼻炎史，现有鼻塞、打喷嚏，无流涕；诉“气堵在胸口，自觉脊柱不直”。舌淡，脉沉弦数。

中药处方：柴胡 10g，百合 30g，赤芍 12g，女贞子 15g，牡丹皮 10g，炒酸枣仁 15g，素馨花 15g，玫瑰花 6g，淡豆豉 12g，川楝子 6g，远志 10g，甘草 6g，辛夷花 10g，防风 10g。

共 7 剂，日 1 剂，水煎服。

四诊：2015 年 11 月 19 日。前述诸症均明显好转，无口干，无明显鼻塞、打喷嚏等，偶尔抑郁。舌淡，脉沉细。

中药处方：柴胡 10g，玫瑰花 10g，素馨花 12g，白芍 15g，淡豆豉 10g，浮小麦 30g，夏枯草 10g，合欢皮 10g，玄参 6g，龙眼肉 15g，钩藤 10g，远志 10g，甘草 6g。

共 7 剂，日 1 剂，水煎服。

按语：抑郁症临床表现繁多，病程绵长，临床治疗困难。目前西医抗抑郁药物多达几十种，这些药物虽能取得一定的效果，但均有不同程度的毒副作用、成瘾性及禁忌证等缺陷。中医中药、针灸疗法对抑郁症的治疗与西医疗效相当，但有提高患者生活质量、毒副作用小、患者依从性好、愈后不易复发等明显的优势。

抑郁症的病机以情志不遂、气机郁滞为主，肝脾气郁、气血不和、心神失养在本病演变中起着重要的作用。其病因可概括为虚证与实证两大类，虚证主要包括脏器亏虚、气血亏虚，实证可见气郁、痰湿、瘀血等，且与心、肝、脾、肾密切相关。本病实证多虚证少，临床应当强调全面辨证，从整体理念出发，综合临床各种证候表现，通过由表及里，由此及彼，去伪存真的分析整理对抑郁症进行辨证施治。首先辨心、肝、脾、肾四脏病位，然后辨气、血、痰、火、瘀及虚、实病性，两者相结合。抑郁症临床证候的复杂性和顽固性，因人制宜、灵活用药，是中医辨证论治的精神所在。

本例患者以肝郁化火为主，兼有心脾两虚。肝气郁结，肝失疏泄，则见情志抑郁，欲哭，月经失调；肝气郁结，气机不畅，则见胸闷，“从后背至脊柱阻塞住”或“似神经被绑架”等；肝气郁结，郁而化火，则见烦躁，焦虑，舌红边尖明显、脉弦滑为其佐证。心脾两虚，心神失养，则见焦虑抑郁、眠差；心虚胆怯，则见半夜怕黑，对数字反复，脉细无力为心脾虚之佐证。中药以丹栀逍遥丸为基础方加减，其中以柴胡、白芍常用对药疏肝解郁，加用素馨花、玫瑰花之植物类花香沁心疏肝，畅达情志，以黄连、牡丹皮、淡豆豉化解郁火，百合养心安神，以云苓、白术、甘草、当归补益气血、健脾养心。配合中成药逍遥丸、归脾丸以增强疏肝解郁、补益心脾之功效。针灸以调气安神为主，以“百印调神方”（百会、印堂、神门、内关）安神定志，其中“百会、印堂”为调神对穴，使神气充足，脏腑功能旺盛而协调，乃可“阴平阳秘，精神乃治”，郁证可去也；以气会膻中穴调畅周身气机，以水沟穴调和阴阳，太冲穴疏肝解郁，太溪、三阴交补益肝、脾、肾；配合心俞（双）或膈俞（双）刺络放血。针药结合，辨证施治，可取得良好疗效。

（三）癫痫

癫痫是以意识丧失的抽搐发作为主症的病证。本病以儿童和青少年多发，病情多长年不愈，严重影响学习和工作。发作时极易引起外伤或招致意外，直接危及患者生命。在《难经》中称“狂疾”“癫疾”。本病相当于西医的癫痫，发病病因清楚，发病机制尚未完全明确。临床表现形式多样，可表现为躯体和内脏方面的感觉或运动失常，也可表现为情感或意识方面的活动异常。本病预后与年龄、临床类型、发作频度、能否早期充分及长期治疗、脑部损害程度等有密切关系。一般预后较好。

病例 刘某，男，13岁，2015年9月12日初诊。患癫痫12年。

初诊：患者为第一胎（2胎）足月剖宫产，9个月时抽筋，后诊断为癫痫，服丙戊酸钠，2011年减药后不到1周即发。从2011年始未见大发作。症见：语言不清，记忆力下降，注意力不集中。现：丙戊酸钠每次半片，每日2次。托吡酯胶囊每次25mg，每日2次。下午1～2点明显。舌红苔少，脉滑数。中医诊断：痫病（痰热风盛，肝肾不足）。西医诊断：癫痫。治以涤痰清热息风，滋补肝肾。

中药处方：僵蚕12g，生白芍15g，橘红12g，淡豆豉10g，天冬10g，龟甲（先煎）30g，绵茵陈12g，川楝子10g，生地黄12g，蜈蚣1条，全蝎6g，牡丹皮10g，甘草6g。

共7剂，日1剂，水煎服。

针灸处方：

（1）通督养神：百会、前顶、后顶、印堂、水沟。

（2）配穴：内关、间使、大陵、丰隆、神门、足三里、太冲、太溪、侠溪。

二诊：2015年9月15日。已针灸1次，睡眠改善，较为安静，偶便溏，舌淡红，脉数。中药处方：上方去蜈蚣，加钩藤6g。共7剂，日1剂，水煎服。

三诊：2015年9月22日。已针灸4次，睡眠改善，烦躁已除，长期纳呆。舌尖红少苔，脉细数。中医诊断：纳呆（胃阴虚）。治以滋阴消食，涤痰息风。

中药处方：沙参10g，玄参3g，石斛12g，玉竹12g，生地黄12g，钩藤6g，生白芍12g，僵蚕10g，菊花6g，麦芽15g，神曲10g，山楂15g，炒酸枣仁12g，甘草6g。

共7剂，日1剂，水煎服。

针灸处方：处方同前。

经中药辨证施治，针刺48次后，患者面色佳，未见发作，舌淡红，脉滑。

按语：患者脑部无明显病理改变，主要由于患者脑功能不稳定，在大脑皮质受到强烈刺激后发病。体内外环境在生理范围内的各种改变都可能诱发癫痫。所以宜避免急剧的精神刺激、环境的剧烈变化，有助于保持病情稳定。从中医“痰涎壅塞，迷闷孔窍”（《丹溪心法》）发病机制上考虑，药以祛除已有的痰涎为主，饮食宜清淡，避免鱼、韭菜等生痰动气之物，加以读书致理，修身养性，预防痰涎再生，可致安康。

“诸暴强直，皆属于风。诸风掉眩，皆属于肝”。肝体阴而用阳，肝肾乙癸同源。抽筋，属肝肾阴血不足，生风。故予天冬、龟甲、生地黄、生白芍益肝血，绵茵陈、川楝子、橘红清热祛湿，淡豆豉清宣，僵蚕、全蝎、蜈蚣息风解痉、化痰散结。

内关为治心要穴。神门为心经腧穴。大陵为心包经腧穴。间使为手厥阴心包经腧穴。足三里为胃经合穴，为强壮要穴。丰隆为治痰要穴。太溪、太冲为肾经、肝经原穴养阴润燥，使溪为足少阳胆经荥穴清泻郁火。经主喘咳寒热，输主体重节痛，合主逆气而泄。间使尚能畅利心包经气血，与神门、内关合用而通利心包。太溪尚能滋肾阴，与太冲、侠溪合用补益肝肾。恢复期取穴较多，以培固正气为主。

八、皮肤疾病验案

（一）带状疱疹

带状疱疹是以皮肤上出现成簇水疱，多呈带状分布，痛如火燎为主症的病证，好发于成人，老年人病情尤重。其发生常与情志不畅、过食辛辣厚味、感受火热时毒等因素有关。本病病位主要在皮肤，主要与肝、脾相关，基本病机是火毒湿热蕴蒸于肌肤、经络。带状疱疹由水痘-带状疱疹病毒所致，为累及神经和皮肤的急性疱疹性皮肤病，其病毒往往长期潜伏于机体神经细胞中。

一般先有轻度发热、疲倦无力、全身不适、食欲不振及患部皮肤灼热感或神经痛等前驱症状。临床主要表现为初起患处出现红斑，继而出现成群簇集的粟粒与绿豆大的丘疱疹，很快变发水疱。皮损多出现于身体一侧，沿外周神经走向呈带状分布，一般不超过身体的前后正中线，自觉灼热疼痛。一部分患者初起无皮疹，仅阵发性刺痛。本病常发生于胁肋部和胸背部，其次为头面部，也可发生于外阴、四肢。严重者，可有发热、头痛、倦怠等全身症状。病程为3～4周，疼痛程度往往随年龄增大而加剧。

当机体免疫机能低下时，病毒复制活跃，导致相应节段神经系统损伤、功能异常，在疱疹消失后可遗留顽固性神经痛，称为带状疱疹后遗神经痛，是带状疱疹最常见的并发症，为临床难治性疾病，好发于中老年人及免疫力低下者，其发生率随年龄的增大而升高。此时，部分患者会有色素沉着或瘢痕增生，多出现持续的灼痛、刺痛或带有撕裂样、压榨样疼痛，病情严重的患者甚至连宽松的衣服都拒穿，可持续数月，甚至更长时间。

病例 邓某，男，71岁，2013年5月9日初诊。左侧头部及额颞部疼痛半年。

初诊：患者半年前患头面部带状疱疹，于外院治疗后好转，原患处皮疹消退，但仍遗留左前额阵发性针刺样疼痛、瘙痒症状，呈紧缩性、烧灼样痛，左眶周放射至枕后部，每日发作10余次，每次约10分钟，入夜尤甚，影响睡眠。2012年12月至今多次在我院针灸科住院及门诊治疗，经营养神经及激素治疗后，现疼痛症状稍有缓解。现症见：神清，精神稍疲倦，左前额针刺样疼痛，灼痛拒按，伴瘙痒，口干口苦，心烦易怒，大便秘结，3～4天一行，小便黄，彻夜难眠，胃纳差，舌质红，苔黄腻，脉弦滑数。既往史：双耳失聪5年余，2008年于我院耳鼻喉科确诊为“双耳神经性耳聋（中重度）”；双眼白内障病史10余年，双眼视物模糊。中医诊断：蛇串疮（邪毒外犯少阳，里实热结）。西医诊断：①带状疱疹后遗神经痛；②双耳神经性耳聋；③双眼老年性白内障。治以外解少阳，内泻热结。

中药处方：柴胡10g，白芍15g，牡丹皮10g，石菖蒲10g，延胡索15g，枳实15g，陈皮10g，法半夏10g，芒硝（冲）6g，茯苓15g，白芷10g，羌活10g，生甘草10g，地肤子5g。

共3剂，日1剂，水煎服。

针灸处方：

（1）阳白（左）、攒竹（左）、太阳（左）、听会（双）、风池（双）、外关、合谷、阳陵泉、足临泣、太冲、行间。共针 3 次。

（2）梅花针叩刺：患处皮肤严格消毒后，用梅花针循患疱疹后疼痛部位的一端沿放射区边缘取阿是穴向心性快速均匀轻叩，将病灶包围后稍用力重扣疼痛部位，以皮肤微见渗血为度，每日 1 次。

（3）刺络拔罐：至阳以三棱针如梅花状点刺 5 下，然后拔罐留罐 10 分钟。

二诊：2013 年 5 月 15 日。已针药治疗 3 次，患者诉疼痛症状稍缓解，瘙痒已有减轻，昨日灼热、疼痛出现 3 次，每次持续 5 分钟，范围由左眶周放射至额部，其紧缩感同前。现症见：神清，精神较前好转，口干口苦较前减轻，夜间少许烦躁，睡眠质量亦有改善，便溏，小便调，胃纳差。舌红苔黄稍腻，脉弦滑。中药处方：上方去芒硝，改为酒大黄 6g，并加栀子 5g、龙骨 10g、牡蛎 10g。共 7 剂，日 1 剂，水煎服。针灸处方：于上方基础上加针足三里、太溪，共针 3 次。停刺络拔罐，予患侧上眼睑内侧面点刺放血 2～3 滴。

三诊：2013 年 5 月 27 日。患者自诉患处疼痛大减，仍有轻微瘙痒，色素沉着带变淡，睡眠质量有进一步改善，听力有所上升，二便调。舌质红苔白，脉弦滑。中药处方：上方去酒大黄、栀子。共 7 剂，日 1 剂，水煎服。停梅花针叩刺，余续以上方案以巩固疗效，共针 5 次。

四诊：2013 年 6 月 10 日。继服上方 7 剂及针灸治疗 5 次后，患者自诉疼痛、瘙痒症状消失，色素沉着带消失，睡眠正常，出现善太息，予逍遥散疏肝健脾善后。

随访半年（至 2013 年 12 月），病情未再反复。

按语：带状疱疹，中医学称为“蛇丹”“缠腰火丹”“蛇串疮”“缠腰火龙”等，多由肝胆火盛，湿热内蕴，外感毒邪而致，治疗初起者“以火制火”，以火针断根去尾，则可减少神经痛后遗症状。患者迁延日久，形成带状疱疹后遗神经痛，祖国医学称之为“蛇丹愈后痛”，其病因病机为带状疱疹早期肝失疏泄，脾失健运，气血运行不畅，阻塞气机，致湿热余邪化瘀入络，不通则痛，且毒邪、瘀热在里，则心烦、疼痛、瘙痒入夜尤甚，治法当泻，以使邪有出路。

针灸治疗有通络止痛、活血祛瘀、调和气血的作用，通过调节脏腑功能，提高机体免疫力，同时又能激发体内内啡肽类物质的释放，达到针刺镇痛的效果，以达到治愈带状疱疹后遗神经痛的目的。本案患者左前额阵发性针刺样疼痛，由眶周放射至枕后，为胆经所过之处，应为肝胆感受湿热疫毒、肝胆实火上攻头面，故取左侧少阳经穴位为主穴，阳白、太阳、听会为局部取穴；病位在上，太阳穴、足临泣将肝胆湿热之毒下引；阳陵泉疏肝利胆，泻肝胆湿热；外关穴最早见于《灵枢·经脉》，为手少阳之络，八脉交会穴之一，通阳维脉及三焦经，有清热解毒、解痉止痛、通经活络之功；行间为足厥阴肝经荥穴，具有疏肝祛热之功；合谷、太冲合称四关穴，调一身之气血，理阴阳之失调，具有疏肝解郁、行气活血、通络止痛之效。诸穴相伍，可清热泻火，通络止痛。配合电针选用连续波型，患者感到有温和而舒适的刺激感，起针后即觉头面部疼痛减轻。

久病邪客络脉，邪气深入，一般药力难以快速到达。由于皮部是经脉功能活动反映于体表的部位，也是络脉之气散布之所在，与经络气血相通，《素问·皮部论》指出：“欲知皮部，以经脉为纪者，诸经皆然。”研究认为，经络与神经系统有密切联系，根据经络理论，皮部是十二经脉在皮肤的分区，对外界的变异具有调节和适应的功能，起到保卫机体、抵御外邪的作用。故予围刺阿是穴并沿疼痛、瘙痒循行区域平刺及梅花针叩刺，主要作用于患处皮部、孙脉、络脉，直捣病灶，疏通经脉，活血通络，致瘀血毒邪外泄，以通为补，邪去瘀散而脉络通，营血顺达，通则不痛。围刺时应根据皮损范围大小决定针数，不宜过密或过疏，并注意向中心斜刺，以应围刺之意；梅花针叩刺至局部皮肤潮红，通过皮部-孙脉-络脉和经脉，泻热祛邪、活血化瘀、通经活络，可使留恋之余毒随血而去，腠理开宣；络脉交通经脉，纵横交错，通表达里。《灵枢·寿夭刚柔》曰："久痹不去身者，视其血络，尽出其血。"毫针点刺放血可引邪外出，同时清肝泻胆，故中后期出现紧缩麻木感后，局部放血可使热随血泄，旧血去则新血生，收清肝通络、活血化瘀之功；《素问·针解》曰："菀陈则除之，出恶血也。"针刺结合刺络拔罐既可使热毒之邪随恶血而泄，又能促进局部的血液循环，通瘀阻，调畅气机，加速疾病治愈。督脉主一身之阳，至阳穴为督脉之要穴，"至阳"有阳气至极之意。刺血拔罐至阳穴可直泻热毒阳邪，疏通经络，利湿热，活血止痛，使瘀血行，经络通。

患者年老体弱，素体虚弱，正气不足，气血运行鼓动无力，经络失养，不荣则痛，并因久病伤阴，血虚肝旺之体，血虚则肌肤失养，不荣则痛。故二诊时热邪已清，中病即止，予停刺络拔罐，治疗宜健脾补肾，针刺肾经太溪穴以补肾阴，针刺足阳明胃经合穴足三里，以健运脾胃，扶助正气，培补气血。

带状疱疹多发在肝胆经循行部位，六经辨证属少阳病范畴，发展至后遗症期，因疼痛持续不愈，必然影响患者情绪，出现疼痛性焦虑抑郁，少阳升发之令不行，肝气郁结日益加重，气郁生内热，气机升降失常，大便不通，出现少阳阳明合病格局，治疗当以和解少阳，通腑泄热为主。大柴胡汤出自《伤寒杂病论》，为小柴胡汤合小承气汤加减而成，有和解少阳、泻下阳明之功。本例患者既有疼痛部位在左胁，脉弦滑之少阳见证，又有纳谷不香、大便干结之阳明里实证，属少阳阳明合病，故选大柴胡汤甚为合拍。方药中柴胡疏肝，白芍柔肝，牡丹皮清热，法半夏祛湿，茯苓燥湿，方菖蒲开窍，延胡索、枳实理气止痛，加白芷、羌活等引药上行，酌加地肤子以利水渗湿，合芒硝泻腹中之实，并进一步使邪毒湿热从前后二阴分清。二诊患者便溏，芒硝改酒大黄以缓泻热、破癥瘕积聚、祛瘀止痛，失眠加龙骨、牡蛎以潜阳，烦躁加栀子以清心热。三诊患者善太息为肝脾不和之象，方选逍遥散调和肝脾以善后，起调肝健脾之功。

整个诊疗过程医者辨证明确，分期用药方略合宜，针药合用，相辅相成，治疗带状疱疹后遗神经痛疗效显著。

（二）湿疹

湿疹是以皮肤表皮及真皮浅层皮损呈丘疹、疱疹、渗出、肥厚等多形性损害为临床表现的过敏性炎症性皮肤病，其皮损具有对称分布，多样损害，瘙痒剧烈，渗出倾向，反复发作，已成慢性等特点。在各种症状中，瘙痒对患者的健康生活困扰最为严重，其好发于头面、耳后、小腿、手、足、肘窝、外阴、肛门等处，是皮肤科常见病之一。根据病程可分为急性、亚急性、慢性三类。本病属中医学"湿疮"范畴，《内经》云："诸湿肿满，皆属于脾。"由于素体脾胃虚弱，或饮食失节，伤及脾胃，脾失健运，致湿热内蕴，浸淫肌肤，更兼腠理不密，久居湿地或经常涉水淋雨，外受风湿之邪，内外之邪相搏，泛于肌肤，发为本病。湿邪是其主要因素，湿邪黏腻、重浊，故病多迁延，缠绵难愈；久病入络或耗伤阴血、化燥生风，故缠绵不已，反复发作。

病例 王某，女，35岁，2014年3月30日初诊。下肢近踝关节处出现丘疹，伴瘙痒1周余。

初诊：患者自诉1周前因饮食过度，适逢阴雨连绵，下肢右侧近踝关节处出现丘疹，瘙痒难忍，常不自觉抓破渗液流脂水，自用外涂软膏，未见好转，遂至外院门诊服用中药汤剂及外用药治疗，均无明显疗效，症状时重时轻，患者非常痛苦，影响正常生活和工作。现症见：神清，精神疲倦，四肢困倦乏力，情绪低落，食纳无味，夜寐欠安，小便调，大便黏滞，舌暗苔厚腻，脉沉滑。患者既往慢性胃炎病史。查体：皮损位于三阴交穴位处，周围有静脉曲张，呈散在分布细小丘疹，伴有抓痕、渗液、血痂，范围 1mm×2mm，局部皮色如常。中医诊断：

湿疮（脾虚湿盛）。西医诊断：①湿疹；②慢性胃炎。治以健脾利湿，祛风止痒。

中药处方：苦参 20g，蛇床子 20g，防风 20g，蝉蜕 20g，扁豆 15g，党参 20g，炒白术 20g，茯苓 20g，薏苡仁 15g，陈皮 15g，莲子肉 15g，山药 20g，黄芪 10g，砂仁 10g，焦山楂 10g，焦麦芽 10g，焦神曲 10g，甘草 10g。

共 3 剂，日 1 剂，水煎服。

针灸处方：

（1）曲池、外关、合谷、风市、阳陵泉、血海、足三里、丰隆。

（2）围刺：局部皮肤消毒，取 40mm 毫针沿皮损区域边缘向瘙痒中心与皮肤成 15° 围刺，围刺针数和深度视皮损范围的大小而定。

（3）围针处行针至得气后接电针治疗仪，疏密波，强度以患者耐受为度，30 分钟，针灸后在皮损上方用艾条悬灸 20 分钟。

（4）刺络拔罐：委中穴以三棱针如梅花状点刺 5 下，然后拔罐留罐 10 分钟。

共针 3 次。

嘱患者忌用热水及肥皂水等刺激物洗患处，避免搔抓以防感染，忌食鱼虾、浓茶、辛辣等食物，远离过敏原，避免精神紧张。

二诊：2014 年 4 月 5 日。已针药治疗 3 次，患者诉皮损处渗液较前减少，丘疹未见新生，已逐渐消散，瘙痒减小至可忍受，但仍影响睡眠。症见：神清，精神稍疲倦，四肢困倦乏力减轻，食欲增加，夜寐欠安，二便调，舌暗苔腻，脉沉滑。针灸处方：停刺络放血，皮损四周以梅花针叩刺至皮肤微见渗血为度，余治疗同前。

三诊：2014 年 4 月 10 日。已针药治疗 6 次，患者诉皮损处结痂，丘疹已消散，瘙痒消失。现症见：神清，精神可，四肢偶有困倦乏力，纳一般，夜寐可，二便调。舌暗苔白，脉沉。

中药处方：予理中丸善后。

针灸处方：

（1）引气归元：上脘、中脘、下脘、气海、天枢（双）。

（2）配穴：足三里（双）、内关（双）。

共针 3 次。

随访 1 个月未见发病。

按语：患者平素脾胃虚弱，因嗜食过度且适逢潮湿之时，故本病发生主要是内因于湿，外因于风，湿邪泛于肌肤则生湿疹，溃破则流水，风邪袭表，扰乱营卫气血则瘙痒。湿疹以脾胃虚弱为本，针灸治疗以中脘、足三里、丰隆为主穴，重在补脾利湿。《灵枢·刺节真邪》云：“……搏于皮肤之间，其气外发，腠理开，毫毛摇，气往来行，则为痒。”邪气阻塞肌腠之间，卫气与之相争，气机不畅则痒。而湿疹所致瘙痒正是由风、湿、热邪与卫气搏击于皮肤腠理之间所致。治宜祛除邪气，宣畅经络，因此，围刺是多针向病变中心刺入，似围剿敌寇之状，可直中病所，并加以电针，收到活血化瘀通络之效，促使湿毒之邪从表而走。曲池为手阳明经的合穴，既能清肌肤湿气，又可化肠胃湿热；血海健脾利湿，活血祛风，而达到“治风先治血，血行风自灭”的效果，与曲池相配，能清热凉血息风；阳陵泉为足少阳胆经合穴，有疏调肝胆、化湿止痒的作用；患部阿是穴用毫针围刺可疏调局部经络之气，配合风市以祛风止痒。委中为足太阳膀胱经穴，膀胱主一身之表，三棱针刺委中放血，既利湿解毒，又活血疏表。把针刺与艾灸相结合，悬灸湿疹皮损处，“借火助阳”以补虚，又可“开门祛邪”以泻实，乃至“以热引热”，使火郁壅滞得泻，即“火郁发之”之义。《医学入门》云：“热者灸之，引郁热之气外发。”《外科正宗》亦说："艾火拔引郁毒，透通疮窍，使内毒有路而外发，诚为疮科首节第一法也。"尤其是与感受湿邪有关的疾病，因湿性重浊、黏腻，火针能助阳化气，可促使气机疏利，津液运行，凝滞之湿邪因而化解。通过针刺镇痛、温热效应、光辐射效应和艾灸的药力等因素作用于患处穴位附近的神经血管，加强患处局部组织代谢，调整患处的血浆渗透压，改善患处的血液循环，降低患处周围神经的兴奋性，从而有利于皮损的功能恢复。湿疹以脾胃虚弱为本，风、湿、热、瘀为标。由于素体脾胃虚弱，治疗时标本兼治，以调理脾胃、扶正固本为主，故后期以老十针调中气、健脾、理气、和血、升清、降浊，调理肠胃，并予理中丸善后。

《素问·汤液醪醴论》中有"当今之世，必齐毒药攻其中，镵石针艾治其外"的记载，在战国时期，扁鹊留下"针、灸、药三者得兼，而后可与言医"之医训，孙思邈在《备急千金要方·孔穴主对法》中对针药并用极为推崇："若针而不灸，灸而不针，皆非良医也。针灸而不药，药不针灸，尤非良医也。但恨下里间知针者鲜耳……知针知药，固是良医。"辨证给予参苓白术散合消风散加减，《外科正宗》曰："治风湿浸淫血脉，致生疥疮，瘙痒不绝，及大人小儿风热瘾疹，遍身云片斑点，乍有乍无并效。"参苓白术散出自《太平惠民和剂局方》，以健脾益气，和胃渗湿为主要功效，主治脾胃气虚挟湿，而见食欲不振、呕吐泄泻、中满、乏力诸症。

（三）痤疮

痤疮是一种以颜面、胸、背等处见丘疹顶端如刺状，可挤出白色碎米样粉汁为主的毛囊、皮脂腺的慢性炎症。中医文献中又称"肺风粉刺""面疮""酒刺"，俗称"青春痘""暗疮"。本病多见于青年男女，好发于颜面、胸背部等皮脂腺较丰富的部位。是由多种因素单独或相互作用引起毛囊皮脂腺的慢性炎症反应。临床表现为丘疹、脓疱、结节等皮疹，常伴有皮脂溢出。一般症状较为轻微，但是处理不当常形成瘢痕疙瘩。由于本病好发于面部，从而影响面部容貌，严重者甚至造成毁容，给患者造成很大的心理负担和精神压力。痤疮的病因较为复杂，目前还没有确切的病因，主要认为内分泌失调、皮脂腺分泌增多、感染、消化不良及便秘、精神紧张等是造成痤疮的因素。

病例 吴某，男，22 岁，2015 年 3 月 24 日初诊。面部痤疮 4 年余，伴幻听 2 年。

初诊：患者 4 年前开始长痤疮，精神压力大，2013 年初出现幻听，现因为毕业找工作，更在意自己容貌，精神紧张，疑心重，压力大。现症见：面红，痤疮满布于两颊、额部、下颌部，粉刺、丘疹、脓疱、结节并见，痘色红紫，口气重、大便溏，舌质暗红，脉沉弦细。中医诊断：粉刺（肺胃湿热）。西医诊断：①痤疮；②神经衰弱（？）。治以清热祛湿。

中药处方：百合 30g，黄芩 10g，枇杷叶 15g，赤芍 15g，当归 10g，生地黄 12g，菊花 10g，白芷 6g，荷叶 15g，生薏苡仁 30g，金银花 15g，山楂 30g，甘草 6g。

共 7 剂，日 1 剂，水煎服。

针灸处方：

（1）通督养神：百会、印堂、水沟、听宫、膻中、曲池、内关、神门、合谷、足三里、三阴交、太溪、太冲，局部针刺痘根。

（2）梅花针叩胸背部。

共针 3 次。

二诊：2015 年 4 月 2 日。已针 3 次，服中药 7 剂，痤疮较前明显改善，脓疱渐消，未新长痘。现症见：疲乏，舌暗红苔干燥，脉数。中药处方：上方去百合，加灵芝 15g。共 7 剂，日 1 剂，水煎服。针灸处方：同前，共针 3 次。

三诊：2015年4月16日。已针6次，服中药14剂，痤疮及精神状态较前又改善，舌脉如上。

中药处方：枇杷叶12g，黄芩10g，白芷10g，赤芍15g，紫草15g，牡丹皮12g，生地黄12g，金银花12g，菊花12g，甘草6g，知母12g，黄柏10g，玄参10g。

共7剂，日1剂，水煎服。

针灸处方：处方同前，共针3次。

四诊：2015年5月5日。痤疮渐消退，口干欲饮，舌淡红，脉滑。中药处方：上方去白芷，加蒲公英30g、红花6g。共7剂，日1剂，水煎服。针灸予去梅花针，加背俞穴刺络拔罐，余同前，共针3次。

按语：肺主皮毛，颜面部又为足阳明胃经所主，故痤疮的发生常与肺、胃密切相关；痤疮常好发于青春期，其他年龄则很少发生，故其又与肾中天癸的作用密切相关。因此论治痤疮，当主要从肺、脾胃、肾入手。

该患者面红，痤疮满布于面部，口气重，大便溏，乃是肺胃湿热熏蒸，发于面部的表现，法当以清利肺胃湿热为主。故予黄芩、枇杷叶清肺热；肺喜润而恶燥，百合清肺热并能养肺阴；痘之色红紫者，乃是血热，故予生地黄、赤芍凉血活血；金银花、菊花能清利头目；荷叶、生薏苡仁善祛湿降浊；白芷色白气香，能祛斑除臭，燥湿止痒，又入阳明经，故宜用于头面部痘疮，无脓或脓成未溃者均可选用；山楂能消肉积，故结节或皮肤粗糙者可选用；脓浆乃血所化，当归能养血活血，脓成者可助其熟而破溃，脓未成者则可助其消散。甘草调和诸药。以上诸药相合，共同奏功。

针法上面，患者精神紧张、压力大、出现幻听，当以安神定志为主。故取百会、水沟、印堂、内关、神门以通督养神，为养神常用组穴；膻中、合谷、太冲可调理气机，疏肝解郁；太溪、三阴交可育阴安神；听宫可疏通耳部经络；曲池能清泻肺经之热。针刺痘根可以宣散局部气血，促进痘疮消退。梅花针轻叩腹部阳明胃经及背部背俞穴可泻其气分皮表之热，挫其上炎之火势。

二诊时患者面部痤疮较前明显改善，效不更方。唯疲乏，故增灵芝以补益肺气。三诊时患者面部痤疮及精神状态较前又改善，仍然守原方为主，增知母、黄柏以安肾中之相火，并予紫草、牡丹皮以增强凉血活血之力，防其复发。四诊时患者面部痤疮已逐渐消退，但须知久病入络，痤疮反复发作后常兼血瘀，主要表现为面部黧黑斑、皮肤粗糙等症，故增红花活血化瘀以美白除斑；因其口干欲饮，故去白芷等香燥之品，而予蒲公英以清肺胃之热。针法去皮肤针而改用背俞穴刺络拔罐放血以清脏腑血分之余热。

痤疮最苦恼人之处就在于其容易复发，稍有调养不慎，就容易死灰复燃，如熬夜、饮食辛辣、月经期、情志抑郁等都容易导致复发，故平时的调养亦很重要。

（四）脂溢性皮炎

西医学认为，脂溢性皮炎属于皮肤附属器疾病，又称为脂溢性湿疹，病因和发病机制目前尚未完全明了，一般认为是马拉色菌、皮脂增多、内分泌、神经精神因素、免疫异常、饮食、维生素B缺乏、环境、遗传等综合因素作用的结果。脂溢性皮炎的中医病名，因其发作于不同病位而病名也有不同，发于面部的称为“面游风”，发于头部的称为“白屑风”。针灸治疗皮肤病有着悠久的历史，通过刺激经络腧穴，调节脏腑及其经络气血的平衡，可使病变皮肤恢复正常。

病例　郑某，女，30岁，2015年5月12日初诊。面部红斑瘙痒多年。

初诊：患者面部红斑瘙痒多年，一年发作 2 个月，进食辛辣食物症状加重。4 月份小产，月经提前。现症见：面部红斑瘙痒近期加重，怕冷，口干，便秘。舌紫暗无华，脉沉细涩。中医诊断：面游风（气滞血瘀，胃肠湿热）。西医诊断：脂溢性皮炎。治以清热解毒，凉血消斑。

中药处方：

（1）内服：川黄连 10g，黄芩 10g，牡丹皮 15g，枇杷叶 12g，菊花 10g，赤芍 15g，灵芝 15g，草决明 10g，白鲜皮 30g，大枣 12g，甘草 6g。

共 7 剂，日 1 剂，水煎服。

（2）外洗：白鲜皮 30g、百部 30g、生石膏 60g、生地黄 30g、黄芩 15g。

共 5 剂，日 1 剂，水煎外洗。

针灸处方：曲池、外关、合谷、风市、血海、足三里、三阴交、太冲。

二诊：2015 年 5 月 20 日。针刺治疗 3 次后，面部红斑已见消。症见：眼热，胸胀，下身痒，舌暗无华，脉弦滑。

中药处方：赤芍 15g，生地黄 12g，牡丹皮 15g，紫花地丁 30g，生石膏 30g，苦参 12g，金银花 15g，黄芩 12g，甘草 6g，灵芝 15g，怀山药 20g，白术 12g。

共 7 剂，日 1 剂，水煎服。

针灸处方：处方同前，加膈俞刺络拔罐，针 3 次。

按语：内热和体虚是面游风常见的内因。王肯堂曰："面游风毒何如？曰：此积热在内，或多食辛辣浓味，或服金石刚剂太过，以致热壅上焦，气血沸腾而作，属阳明经。初觉微痒如虫蚁行，搔损则成疮，痛楚难禁。"《太平圣惠方》曰："夫头风白屑，由人体虚，诸阳经脉，为风邪所乘也。"患者既往体弱，小产后两虚相得，乃客其形，发为本病。怕冷、口干、便秘均为内寒外热之象，体虚为本，外热为标，急则治其标，故首诊内服和外洗中药以清热解毒为主，辅以活血散瘀，以使积毒化解。二诊时患者面部红斑已见消，仍有眼热、胸胀、身痒等热象，故以解毒化瘀之余，加以补益脾胃之力，共奏扶正祛邪之效。针灸方面，曲池功擅疏经通络、疏风清热、散风止痒，为治皮肤病有效穴。外关为八脉交会穴，通阳维。"阳维为病苦寒热"，故主治病位在表的病证，可疏通经络，解表散邪。合谷为大肠经原穴，阳明经为多气多血之经，合谷可清热解表，调和气血。足三里为足阳明胃经的合穴，也是强壮要穴，可健脾益肾固本，增强机体免疫力。曲池、合谷、足三里三穴均属阳明经，三穴相配，可补益气血，又可调理胃肠。三阴交乃少阴、厥阴、太阴之交会穴，可健脾化浊止痒。太冲为肝之原穴，可平肝息风、镇静安神，具有调理气血的作用。在脂溢性皮炎治疗中提倡使用刺络拔罐，《素问·血气形志》云"血实者宜决之，凡病必先去其血"，刺络放血可以活血化瘀、祛邪扶正，而拔罐可以疏通经络、调畅气血的运行，加强祛邪外出之力。

（五）皮肤型变应性血管炎

本病又称皮肤小血管炎、皮肤白细胞破碎性血管炎，是一种病因不明的主要引起皮肤小血管，特别是毛细血管后微静脉坏死性血管炎。本病好发于青年女性，通常急性起病，常累及足踝或小腿，表现为可触及的紫癜、红斑、丘疹、水疱、荨麻疹、脓疱等，皮疹大小不等，部分患者自觉疼痛、灼热或瘙痒，皮疹可于数周或数月内缓解，部分患者可反复发作，病情慢性化，愈后遗留色素沉着斑。可伴有发热、体重下降、关节痛、肌肉疼痛等系统症状，部分患者可有胃肠道及泌尿系受累，发生食欲减退、恶心、呕吐及肾小球肾炎等。中医学认为，本病病因多为毒热炽盛，迫血妄行，外溢肌肤，而致经络阻塞，气血凝滞而成，甚则腐败血肉，而见溃疡等症；或因久病气血耗伤，肌肤失养而成。

病例　夏某，男，30 岁，2013 年 12 月 17 日初诊。双下肢皮肤发黑伴色素沉着 2 年。

初诊：患者自诉 2 年前无明显诱因出现双下肢皮肤发黑，色素沉着，天热时加重且皮肤发红，呈对称性，无疼痛，无红肿，无瘙痒症状，冬天怕冷，偶有或皮肤渗血或肿胀或疼痛。症见：舌淡苔干燥，脉沉弦细。辅助检查：2013 年 12 月 15 日某大学附属医院检查示 IgG、IgM 升高。中医诊断：流注（湿热下注）。西医诊断：皮肤型变应性血管炎。治以清热利湿，凉血解毒。

中药处方：

（1）内服：苦参 10g，黄芩 10g，川牛膝 15g，茵陈 15g，怀山药 15g，牡丹皮 10g，丹参 20g，土茯苓 30g，甘草 3g，赤小豆 15g。

共 7 剂，日 1 剂，水煎服。

（2）外洗：百部 30g、苦参 30g、枯矾 10g、花椒 10g、生地黄 30g、黄芩 15g。

共 7 剂，日 1 剂，水煎外洗。

二诊：2013 年 12 月 24 日。中药治疗 7 天，患者自觉好转，症见：舌质无华而暗，脉细数。中药处方：上方加白鲜皮 30g、侧柏叶 12g。共 7 剂，日 1 剂，水煎服。外洗方 5 剂继续治疗。

三诊：2014 年 1 月 7 日。患者症状明显好转，纳、眠均改善，洗后下肢舒适有力，红斑已大部分消退，仍有 3～4 处，但色已见淡，痰多，舌苔白厚，脉细数。中药处方：上方加川芎 10g、当归 10g、赤芍 15g。共 10 剂，日 1 剂，水煎服。外洗方 10 剂继续治疗。

九诊后已不再发作，无渗出及瘙痒，仍色素沉着，舌淡红，脉沉细。

中药处方：川牛膝 12g，苍术 15g，生薏苡仁 30g，牡丹皮 10g，毛冬青 30g，女贞子 12g，旱莲草 15g，丹参 15g，鸡血藤 30g，虎杖 15g，甘草 6g。

共 7 剂，日 1 剂，水煎服。

按语：该患者素体阳盛，平素饮食不节，喜食煎炸油腻之品，加之皮腠卫外不固，感受暑热，内外合邪而发病。本病以热毒血瘀为标，故在治疗上，以清热解毒、凉血活血贯穿始终。皮肤病者久病后期，多伴有阴血不足，使病程缠绵难愈。故后期在清热解毒的基础上，还需配合益气养血的药物，如党参、当归、女贞子、旱莲草等，消补兼施，内治与外治相结合，方能药到病除，彻底治愈。

九、五官科疾病验案

（一）先天性耳聋

先天性耳聋包括遗传性因素或孕期因素为病理基础的听力障碍，主要为常染色体隐性遗传，占 75%以上，可由妊娠期母体因素或分娩因素引起的听力障碍、病毒感染、产伤和胆红素脑病为主要病因，母亲患有梅毒、获得性免疫缺陷综合征（艾滋病）或在妊娠期大量应用耳毒性药物、先天畸形等亦可致胎儿耳聋。药物性聋是因抗生素、水杨酸盐、利尿类、抗肿瘤类等药物应用过程中或应用以后发生的感音神经性聋。先天性聋多为重度聋或全聋，患儿因不具备学习语言的实用听力而成为聋人，耳聋程度较重的后天性聋（如发生在 3 岁以前或 3 岁前后）亦可造成因聋致哑的后果。传导性聋和混合性聋多属轻度、中度或中重度聋，单侧患病常见，经治疗多可部分或完全恢复听力，故因聋致哑罕见；感音神经性聋则以双侧中重度、重度或极重度聋为主，一旦发生，治疗极其困难，故婴幼儿、儿童或少年期的耳聋势必影响语言能力的形成与发展，是因聋致哑的主要原因，亦可不同程度地造成适应性行为障碍。耳位于头部两侧，左右各一。因其位居于头侧，犹如屋笼之窗户，故古时又称其为“窗笼”。因耳司听觉，古医籍《河间六书》又称其为“听户”。全身经络会聚于耳，使耳与脏腑及全身各部产生密切联系。诚如《内经》所言：“耳者，宗脉之所聚也。”脏腑经络的病理变化，也常可反映或累及于耳。“肾开窍于耳”，耳听觉功能的正常发挥，有赖于精、髓、气、血的濡养，尤其与肾的关系较为密切。《内经》指出：“肾气通于耳，肾和则耳能闻五音矣。”《中藏经》也说：“肾者，精神之舍，性命之根，外通于耳。”肾为先天之本，内藏五脏六腑之精。肾精充盈，髓海得养，则听觉灵敏，分辨力强；反之，肾精虚衰，髓海失养，则听力减退，耳鸣耳聋。

病例 俞某，女，7 岁，2015 年 11 月 19 日初诊。耳聋 7 年。

初诊：患儿为早产儿（26 周$^+$），出生后于保温箱中监护，既往有新生儿病理性黄疸病史。查体：四肢肌张力降低，右耳 90dB，左耳 40dB，注意力不集中，胆小，行走正常，语言尚清，可以表达基本句子及意思，恐惧易醒，AQ 73。舌淡红苔薄白，脉数。辅助检查：头颅 MRI 示透明隔间腔。中医诊断：耳聋（肾精不足）。西医诊断：①适应性行为障碍；②先天性耳聋（右耳极重度）。治以补肾填精聪耳。

针灸处方：弱智四项（四神针、智三针、颞三针、脑三针）、手三针、足三针、舌三针、耳三针（听宫、听会、完骨）。针灸 6 次。

二诊：2015 年 11 月 26 日。患儿无特殊反应，现睡眠已改善，易惊醒。舌红，脉数。

针灸治疗同前，共针 6 次。

三诊：2015 年 12 月 3 日。患儿夜寐安静，寐中无惊醒，舌淡，脉细数。

中药处方：百合 15g，五味子 3g，柴胡 6g，龙骨（先煎）30g，牡蛎（先煎）30g，炒酸枣仁 8g，牡丹皮 6g，夏枯草 5g，玉竹 12g，蝉衣 8g，首乌藤 15g，麦芽 12g，甘草 3g，僵蚕 10g。

共 10 剂，日 1 剂，水煎服。

针灸处方：处方同前，共针 6 次。

四诊：2015 年 12 月 10 日。患儿睡眠明显改善，夜间安静，纳食增加，舌尖红。中药处方：上方续服 10 剂。针灸处方：处方同前，共针 6 次。

五诊：2015 年 12 月 24 日。家长诉其听力有所改善，舌尖红已退。中药处方：上方加淡竹叶 6g，共 10 剂。针灸处方：处方同前，共针 6 次。

按语：肾开窍于耳，肾精亏损，不能上奉于耳，则耳鸣耳聋；肾主骨生髓，脑为髓之海，藏神，肾元亏损，髓海空虚，则脑力不足，精神涣散，注意力不集中。心开窍于舌而寄窍于耳，《备急千金要方》载：“心气通于舌，非窍也，其通于窍者，寄见于耳，荣华于耳。”《医贯》亦云：“盖心窍本在舌，以舌无孔窍，因寄于耳，此肾为耳窍之主，心为耳窍之客。”故而患儿易惊，惊恐伤肾，心藏神，心肾不交，则心神不宁。脾主运化而升清，耳为清阳之窍，喜清恶浊，性好清灵，脾胃之气升降有序，水谷之精微濡养耳窍，清阳温煦，充灌清气，则清灵聪敏，听觉敏捷。《温热经纬》曾云：“坎为耳，故耳为肾水之外候，然肺经之结穴在耳中，名曰龙葱，专主乎听”，“龙葱”即鼓膜，“耳为肺之用”，邪气外袭，肺为华盖，首当受邪，然耳窍亦受累，易受蒙蔽，甚则发为耳疾。“耳为宗脉之所聚”，《张氏医通》指出，“在十二经脉中，除足太阳、手厥阴外，其余十经脉络，皆入于耳中”“故凡一经一络有虚实之气入于耳中者，皆足以乱主窍之精明，而兼至聋聩”。手足三阳经循行皆与耳窍相关，尤其是三焦经及胆经，皆从耳后入耳中，出走耳前，环行耳之前后，与耳脉的关系最为密切，故有“耳病实则少阳”之说。故耳疾多与肝肾关系密切，与肺、脾、心联系。耳三针中，完骨属于足少阳胆经经过耳后之穴，又为足少阳、太阳之交会穴，足太阳经“从巅至颞颥部，从头顶入里络于脑”，耳后起骨入城郭之完备，拱卫脑府，中藏神系，通于耳目，且少阳上行之火易煽动心火，而致烦心，取此穴亦泄少阳之风与火。听宫为手太阳小肠经穴，足少阳与本经相会之所，三火俱会于耳中，故此穴专治耳症，如耳鸣耳聋，如物填塞无闻，耳中如蝉鸣，失音，癫疾，心腹满等。耳虽为肾窍，而其部分乃在足少阳之处，少阳之火炎于上，而耳为之鸣，久则聋矣，故宜泄听会之火。耳聋病患中多因聋致哑，故取舌三针，《内经》亦云“足少阴舌下。舌下两脉者，廉泉也。此总系任脉穴，而实为肾经脉气所发”，使肾气灌注于舌，通利清窍。此外，四神针、智三针、颞三针、脑三针连通督脉，使阳气上升汇于脑窍。督脉循枕骨上行于脑户穴，又上历百会穴后寸半之后顶穴，遂上巅之百会穴，接前顶穴，又前行于神庭穴，使弱智四项作用于清窍，相互沟通，使心智得以培育，脑神得以充养，肢体得以协调。患儿心神不宁、肾精不足而致耳聋、注意力不集中、胆小、恐惧易醒，舌尖红则提示心火偏旺，自拟方中以补肾为主要治则，调理五脏安和，百合滋养肺肾，配合玉竹滋阴除烦；五味子补肾宁心；炒酸枣仁补益肝肾，与首乌藤宁心安神。蝉衣、僵蚕祛风定惊；龙骨、牡蛎镇静安神。柴胡疏肝升阳，使阳气得以疏通耳窍。牡丹皮、夏枯草清肝热，麦芽健脾消食，甘草补中兼以调和诸药。配以淡竹叶清心利尿。患儿现仍坚持治疗，针药结合，内外兼治。

（二）突发性耳聋

突然的听力丧失称为突发性耳聋，其病因病机尚未明确，公认的解释主要分为病毒感染、内耳供血障碍、自身免疫因素、圆窗膜破裂四个因素。中医学认为，本病的病位在耳，肾开窍于耳，少阳经入于耳中，故本病与肝、胆、肾关系密切。基本病机是邪扰于耳窍或耳窍失养。突发性耳聋伴有眩晕，预后较差。

病例　黄某，男，43 岁，2014 年 2 月 23 日初诊。突发左耳听力丧失 2 天。

初诊：缘患者 2 天前出差乘坐飞机落地后，左侧耳朵听力突然传来爆破声，随即左侧耳朵听力丧失，且伴有嗡嗡的耳鸣声，右侧听力正常，因其突然听力丧失，整个人状态不佳，情绪波动较大，且伴左侧颞部疼痛 2 天，睡眠差，难以入睡，纳差，口干口苦严重，大便干结，小便黄。舌红，苔黄腻，脉弦数。中医诊断：暴聋（肝胆火盛）。西医诊断：突发性耳聋。治以清邪肝火，疏通经络。

针灸处方：

（1）百会、印堂、听宫、听会、翳风、风池、中渚、外关、合谷、风市、太冲、侠溪、神门。

（2）放血疗法：耳尖、肝俞、胆俞。操作：穴位常规消毒，耳尖用消毒三棱针刺破放血，待血液呈鲜红色为止。肝俞、胆俞采用刺络拔罐法。

（3）留罐：在背部选取肝俞、胆俞、脾俞，留罐 10 分钟。

二诊：2014 年 2 月 26 日。针灸 1 次后，患者自诉左侧听力恢复正常，但仍遗留嗡嗡的耳鸣声，且白天症状会加重，睡眠较前改善，可以入睡，口干口苦仍存在。针灸处方：在上方加肝俞、行间、太溪。中药以太子参片剂含服。其余治疗方法同前。

三诊：2014 年 3 月 10 日。针灸治疗 5 次后，诉听力完全恢复正常，无嗡嗡作响之声，口干口苦症状消失，纳、眠可，大小便恢复正常。针灸处方：2014 年 2 月 23 日针灸处方中加肾俞、肝俞、太溪。

按语：患者因乘坐飞机引起的突然听力丧失，现代医学认为是由于压力差因素引起中耳膜压力改变导致圆窗膜破裂引起的突发性耳聋。中医学认为，该患者为肝胆火盛，火性炎上，上扰耳窍导致耳聋。该患者口干口苦、心情烦躁、大便干结及舌脉象符合中医肝胆火盛的辨证。在选穴上，对于突发性耳聋，善于用风市穴治疗本病，风市出自《备急千金要方》，《针灸资生经》将其列入足少阳胆经。《灵枢·终始》曰："少阳终者，耳聋，百节尽纵……"《灵枢·经脉》曰："胆足少阳之脉……其支者，从耳后入耳中，出走耳前过客主人前，交颊，至目锐眦。"《素问·厥论》曰："少阳之厥，暴聋……"因此耳的病变与胆经密切相关。风市为足少阳胆经的要穴，有疏风热、清胆火、通经络、理气血的作用，而突发性耳聋的主要病因在于胆火炽盛、外感风热等，故根据"经脉所过，主治所及"的治疗规律。耳为宗脉之所聚，听宫所属手太阳小肠经循行直接入耳，是与耳疾关系最为密切的穴位；翳风位于耳后，下有耳大神经，可以调节与耳相关的神经功能；风池穴善治一切头面部疾病，可有效改善局部血供。中渚、外关为手少阳三焦经远端取穴，"经脉所过，主治所及"以疏通三焦，调畅气血。侠溪泻肝胆火，太冲与合谷配伍调畅气机，一诊时加用百会、印堂、神门，缘患者眠差，此三穴可起到安神助眠的作用。二诊在上述针灸处方中加肝俞、行间、太溪以增强清肝火、滋肾水的作用。嘱患者自行购买太子参片剂以含服，增强滋养阴液的作用。三诊时患者病情已好转，为固本治根，针灸处方中加肾俞、肝俞、太溪。因耳为肾之窍，为十二经脉所灌注，内通于脑。肾藏精，生髓，肝藏血，精血同源，补益肝肾，固本治源。

（三）耳鸣

耳鸣是累及听觉系统的许多疾病不同病理变化的结果，病因复杂，机制不清，主要表现为无相应的外界声源或电刺激，而主观上在耳内或颅内有声音感觉。在临床上它既是许多疾病的伴发症状，也是一些严重疾病的首发症状（如听神经瘤）。属于西医学耳科疾病、高血压、动脉硬化、脑血管疾病、贫血、红细胞增多症、糖尿病、感染性疾病、药物及外伤性疾病。耳鸣在历代文献中有"聊啾""蝉鸣""暴鸣""渐鸣"等名称。耳鸣与耳聋病因病机及辨证治疗基本相似，两证常合并出现，耳内鸣响严重者妨碍正常听觉，日久可导致听力下降，如《医学入门》云"耳鸣乃聋之渐也"。

病例 单某，女，51岁，2015年9月8日初诊。耳内鸣响2年。

初诊：缘患者2年前逐渐出现耳内鸣响，"沙沙声"不休，以傍晚为剧，头顶如裹紧缩，伴少许头晕，疲乏，无精神，记忆力下降。既往有多发性脑梗死病史，遗留左上下肢沉重无力、麻木痹痛。舌淡苔偏暗无华，脉沉细、无力、涩。辅助检查：脑电图正常。中医诊断：耳鸣（气虚痰阻）。西医诊断：①血管性痴呆；②继发性耳鸣。治以补气活血，清热化痰。

中药处方：枸杞子15g，党参12g，北芪15g，生地黄12g，牛膝12g，牡丹皮12g，川芎15g，赤芍15g，山萸肉15g，怀山药15g，胆南星12g，橘红12g，僵蚕12g，法半夏10g，田七粉3g，云苓15g，黄芩10g，鱼腥草30g，甘草6g。

共10剂，日1剂，水煎服。

针灸处方：

（1）通督养神：四神聪、百会、前顶、后顶。

（2）引气归元：中脘、天枢、气海、关元、归来。

（3）配穴：听宫、听会、完骨、内关、神门、风市、血海、足三里、三阴交、太溪。

交替针刺，共针3次。

二诊：2015年9月24日。症状稍改善。中药处方：上次开方未取中药，上方去鱼腥草。

针灸处方：同前，共针3次。

三诊：2015年10月13日。仍有耳鸣，头部有拘紧感稍减，有发作性紧缩感，眠差，易早醒。舌苔黄腻，脉沉弦。

中药处方：白蒺藜15g，生白芍30g，牡蛎（先煎）30g，川芎15g，牡丹皮10g，百合30g，僵蚕15g，炒酸枣仁30g，天冬10g，玄参10g，龟甲（先煎）30g，川楝子10g，丹参15g，蝉衣6g，甘草6g。

共10剂，日1剂，水煎服。

四诊：2015年10月22日。耳鸣如咕咕声，声响较前明显减弱，舌淡边有齿印，脉沉弦尺弱。

中药处方：党参15g，白术10g，陈皮10g，升麻6g，当归10g，葛根15g，怀山药10g，木香（后下）10g，蝉衣8g，柴胡10g，炙甘草6g。

共10剂，日1剂，水煎服。

六诊后患者耳内鸣响不甚，不影响听力、睡眠。患者稍嗜睡，大便少解。舌淡胖无华，脉沉细尺弱。

中药处方：熟地黄15g，怀山药20g，白术10g，陈皮15g，草豆蔻12g，川菖蒲10g，蝉衣6g，川芎12g，赤芍15g，丹参20g，川天麻10g，山萸肉10g，麦芽20g，甘草6g。

共10剂，日1剂，水煎服。

针灸处方：处方同前，续针3次。

按语：耳鸣疗程一般比较长，属于难治性疾病。针灸治疗相比其他疗法有独特的优势，疗效较其他疗法佳。本病患者既往有脑梗死病史，遗留有半侧肢体的活动不利，总属气血虚弱，治疗起来相对较困难。

故治疗上使用针药结合的方法，引气归元，使上阻的耳窍得利，则耳鸣可缓，同属“上病下治”的范畴。同时注重对患者的情志的调节，中药如柴胡、麦芽、川楝子等以疏肝安神，达到“攘外安内”的目的。

针灸治疗耳鸣疗效是肯定的，注重基础疾病的诊治。缓解耳鸣耳聋等耳部症状，单一疗法的疗效是有限的，必须综合治疗。在预防与调护方面尤其避免耳毒性药物的使用，注意精神调理，避免过度忧郁与发怒，注意饮食调理，忌吃辛辣、肥甘厚腻的食物，睡前忌饮浓茶、咖啡及含有酒精等刺激性的饮料，戒除吸烟的习惯。合理作息，避免房劳过度等。

（四）梅尼埃病

梅尼埃病又称美尼尔综合征，是膜迷路积水的一种内耳疾病。本病以突发性眩晕、耳鸣、耳聋或眼球震颤为主要临床表现，眩晕有明显的发作期和间歇期。本病是一种临床常见的多发病。西医主要采用补液、营养、维生素、镇静药等方法治疗，是为了扩张血管、镇静、促进代谢作用。西医对梅尼埃病并无特效治疗。针灸在治疗此病上有整体调节优势，强化局部与全身的联系，发挥人体的抗病潜能，从大量临床报道可了解针灸治疗本病确有独到之处，尤其在缓解症状方面疗效极显著。

病例　张某，男，54岁，2015年1月20日初诊。反复发作性眩晕6年。

初诊：反复发作性眩晕6年，一年发作1次，一次持续8～10天。2011年12月行甲状腺手术，时常头晕、腰痛。舌淡暗，苔白，脉沉细滑。中医诊断：眩晕（肝肾亏虚）。西医诊断：梅尼埃病。治以补益肝肾。

中药处方：生地黄 12g，山萸肉 15g，川芎 12g，怀山药 12g，白术 10g，桑寄生 15g，川断 15g，牡丹皮 12g，远志 10g，千斤拔 12g，当归 10g，赤芍 15g，川牛膝 12g，甘草 6g。

共 7 剂，日 1 剂，水煎服。

针灸处方：

（1）百会、颈夹脊、腰三针、手三针、足三针。

（2）腰背部拔火罐。

二诊：2015 年 3 月 17 日。患者诉头晕，腰痛，舌淡苔薄白，脉细弦。

中药处方：女贞子 12g，旱莲草 12g，白芍 12g，枸杞子 15g，杜仲 12g，川芎 10g，山萸肉 15g，生地黄 12g，五味子 6g，防风 10g，山楂 15g，川牛膝 12g，怀山药 10g，牡丹皮 10g，泽泻 10g，甘草 3g。

共 10 剂，日 1 剂，水煎服。

三诊：2015 年 4 月 28 日。头晕及腰痛均好转，眩晕未发作。舌脉如前。

中药处方：徐长卿 12g，葛根 15g，赤芍 15g，川芎 15g，牡丹皮 10g，枸杞子 15g，当归 15g，女贞子 12g，法半夏 10g，陈皮 15g，白术 10g，云苓 12g，杜仲 12g，甘草 6g。

共 10 剂，日 1 剂，水煎服。

按语：现代人经常熬夜、精神压力大，多耗伤心血、肝肾亏虚。患者肝肾亏虚，故见头晕、腰痛，故用补益肝肾和健脾益胃之法调理。头顶上的百会穴别名三阳五会，三阳指手足三阳经，五会一指五脏六腑气血会聚于此，一指三阳经与督脉、足厥阴肝经五条经脉气血会聚之处。因此可提振阳气、补脑益髓、升清降浊，故百会为治疗眩晕之要穴。刺激百会穴有扩张血管、增加脑部血液循环的功效，以解除眩晕症状。颈夹脊为经外奇穴，内夹督脉，外邻足太阳膀胱经，是督脉和足太阳经经气重叠覆盖之处，能疏通督脉和膀胱经的气血，具有调控督脉和足太阳膀胱经经气的作用，从而缓解眩晕；太冲穴是足厥阴肝经的输穴和原穴，具有平肝息风、滋阴潜阳、清目利窍的作用，对于眩晕尤为适宜。另根据《类证治裁》所述："头为诸阳之会，烦劳伤阳，阳升风动，上扰巅顶；耳目乃清空之窍，风阳旋沸，斯眩晕作焉。"理论上太冲配伍位于巅顶的百会穴对梅尼埃病应有很好的治疗效果。足三里为胃经合穴，五行属土经土穴，补土之力最强，故可调补后天化生气血，最益治疗虚证；而"胃以降为和""合主逆气"，足三里是胃经合穴，故具降逆作用，其穴性也正对应眩晕多属久病虚证或本虚标实之证的特点，达到标本兼治的目的。足三里穴与三阴交配伍可补脾胃以运化水谷精微；配百会穴可调动人体气血上充于脑，使眩晕自止。手足三针相配可调理全身气血，缓解头晕。腰背部拔火罐可激发膀胱经和督脉的气血以通调经络。

（五）失音

失音是指声音嘶哑，甚至不能发出声音的症状，可由多种疾病引起，相当于西医学中急慢性喉炎、声带肥厚或创伤等疾病。中医学将其分为暴喑和久喑。暴喑是指突然发生失声，多属实证，有风寒袭肺、风热或风燥犯肺，气道受阻，肺气壅塞，以致肺实不鸣。久喑是指发病缓慢，病程较长久之失音，多属虚证，多由高声弹唱日久，久咳不止，肺肾阴虚，咽喉失于濡养所致。早在《灵枢》就指出："喉咙者，气之所以上下者也，会厌者，音声之户也，口唇者，音声之扇也，舌者，音声之机也，悬雍垂者，音声之关也。"宋代《仁斋直指方论》指出："肺为声音之门，肾为声音之根。"清代叶天士《临证指南医案》谓"金实则无声，金破碎亦无声"，也说明了失音与肺、肾的关系及虚实之分。临床注重辨证施治，常会取得较好的疗效。

病例 陈某，女，38岁，2014年8月10日初诊。声音嘶哑4天。

初诊：患者半个月前因受风寒感冒，经西医治疗后病情好转，但仍时有咳嗽，3天前开始出现声音嘶哑，口干、咽痛等症状，遂来我院针灸科就诊治疗。症见：声音嘶哑，发音低而不清楚，口干，咽痛，纳差，眠可，二便可。舌红苔薄黄，脉细数。中医诊断：失音（肺肾阴虚，外感风热）。西医诊断：急性声带炎。治以宣降肺气，滋阴降火。

中药处方：沙参15g，玉竹15g，桔梗15g，牛蒡子15g，生地黄12g，射干12g，玉蝴蝶15g，麦冬12g，大青叶10g，牡丹皮12g，生甘草10g，板蓝根10g，蝉蜕10g。

针灸处方：

（1）针刺处方：液门、听宫、水突、合谷、鱼际、列缺、太冲。

（2）放血疗法：选少商及商阳穴，用7号注射器针头点刺放血。

二诊：2014年8月15日。已针药治疗3次，患者咽喉已无疼痛感，发声较前明显改善，可清楚发声，但仍感觉发声无力，声低。中药处方：上方去板蓝根、大青叶，加枸杞子10g，共7剂。停止放血疗法。

三诊：2014年8月25日。已针药治疗10次，患者已可正常发声说话。针灸处方：上方加用天枢、关元、气海、三阴交、太溪，以巩固治疗。

按语：中医在治疗咽喉部疾病方面有其独到之处。风寒、风热、风燥之邪侵袭于肺，肺失宣降，痰浊滋生，壅滞于肺，瘀而生热，灼伤肺津，咽喉失润，发音不利，肺津已伤，日久及肾，肾水不足，肺肾皆虚，津液不能上润于喉，喉失其养，可见失音。该患者半个月前感冒，未完全治愈，时有咳嗽，考虑患者病久损伤肺肾阴精，加之3天前不慎外感风热之邪，邪气侵犯咽喉致失音。治疗上应以宣降肺气、滋阴降火、通经调气、生津润喉为治则。选用液门、听宫、水突、合谷、鱼际、列缺、太冲，以毫针刺之，留针30分钟，治疗上泻壅滞，宣降通调肺经之气。取手太阴肺经之络穴列缺、荥穴鱼际，泻肺热、调经气、生津润喉以治喑哑。液门为手少阳三焦经荥穴，是三焦经脉之气所发之处，状如小水，从而起到育阴生津润喉之效。听宫穴是手太阳小肠经穴，与手足少阳经交会，深刺此穴2寸许，可调喉部经气。水突是足阳明胃经穴，位于颈部，邻近于喉，是治疗咽喉疾病的局部穴位，亦有调喉部经气的作用。合谷、太冲共针，为开四关，合谷为手阳明大肠经原穴，太冲穴为足厥阴肝经原穴、输穴，《标幽赋》记载："寒热痹痛，开四关而已之"。可见四关穴主治范围之广，此穴是气血阴阳外内出入的要道，二穴相配伍，一气一血、一阳一阴、一升一降，相互为用，通调气机。经气得调，则热邪可疏，故穴位配合应用，可起到育阴清热、通经调气、生津润喉的作用。另辅以中药口服，针药结合，加强宣肺清热养阴之效，患者咽喉痛，予板蓝根、大青叶等清热抗病毒药抗炎抗病毒，蝉蜕、桔梗、牛蒡子宣肺利咽清热，生地黄、麦冬，味甘性寒，养阴清热，生津润燥，配伍沙参、玉竹生津滋养肺肾。玉蝴蝶可消炎镇痛，为治疗咽喉、气管疾病等的常用药。患者三诊时，阴虚火旺之证明显好转，病久必损伤脾胃，故治疗上加用大肠募穴天枢及气海、关元以扶正健脾补中，阴脉之海气海、足三阴交会穴三阴交、足少阴肾经原穴太溪滋补肾阴。

（六）口腔溃疡

口腔溃疡是最常见的口腔疾病之一，在人群中患病率超过20%。临床上表现为口腔溃疡的疾病有复发性口腔溃疡、白塞综合征、损伤性溃疡、疱疹性口炎、多形性红斑、结核性溃疡、接触性口炎、坏死性龈口炎和癌肿溃疡等。最为常见的是复发性口腔溃疡、损伤性溃疡。口腔溃疡古时称为“口疮”“口疳”“口糜”等，指以周期性反复发作为特点的口腔黏膜局限性溃疡性损害，多为圆形或椭圆形，有明显的灼痛，一般于7～10天自行愈合。口疮之名，首出于《内经》。《素问・气交变大论》云：“岁金不及，炎火乃行……民病口疮。”《素问・五常政大论》云：“少阳司天，火气下临，肺气上从……鼻窒口疮。”现代医学对于口腔溃疡的发病原因尚不明确，可能与局部创伤、压力、饮食、药物、激素及维生素和微量元素缺乏等因素有关，目前仍无根治复发性口腔溃疡的特效方法，只能减少复发次数，延长间隙期，减轻疼痛，促进愈合。本病治疗多以局部治疗为主，而中医学治疗方法多种多样，或针或灸，配合内服汤药，或中药外敷等。

病例 郑某，女，37岁，2015年12月17日初诊。反复口舌生疮、疼痛3年。

初诊：患者3年前开始出现口舌生疮，反复发作，近期寐差，咽痛。舌略红苔薄，脉沉数。中医诊断：口疮（阴虚火旺）。西医诊断：口腔溃疡。治以滋阴清热降火。

中药处方：生地黄12g，赤芍15g，黄芩10g，夏枯草12g，牡丹皮15g，玄参12g，金银花15g，板蓝根15g，大青叶12g，桔梗15g，甘草6g，知母15g，黄连10g，黄柏10g，炒酸枣仁30g。

共10剂，日1剂，水煎服。

按语：中医学认为，本病多由外感六淫、饮食不洁、口腔不净、七情内伤、思虑过度、素体虚弱、劳倦内伤等所致，而心脾积热、肺胃蕴热、肝阳上亢、阴虚火旺等所致者最为多见。隋代巢元方云：“脏腑热盛，热乘心脾，气冲于口舌，故令口舌疮也。”唐代王焘谓：“心脾中热，常患口疮，乍发乍并，积年不差。”又曰：“肺胃蕴热，复感风热之邪，循经上熏口舌、咽喉，而致口糜。肝阳独亢于上，阳热熏灼于口，遂为口疮，以上皆为实也。肝肾亏虚、阴虚火旺、虚火上炎，灼于口腔而发为溃疡，此则为虚也。”正如张景岳所说：“口疮，连年不愈者，此虚火也。”

本例患者，刻下兼有寐差，咽痛，舌淡红，脉沉数，辨证为阴虚火旺型，故处方当滋阴降火，兼利咽安眠。玄参、生地黄、知母滋阴降火，三黄（黄连、黄柏、黄芩）、夏枯草、金银花、板蓝根、大青叶清热解毒，桔梗、甘草为仲景之桔梗汤，利咽解毒，牡丹皮、赤芍凉血，炒酸枣仁安眠。药中病机，病遂霍然，随访未再复发。

兹将口疮病治疗经验分述如下。

心脾积热：脾开窍于唇，唇为脾之外候；心开窍于舌，舌为心之苗，心脾积热，不得外泄，循经上炎，热盛肉腐，故为口疮。治宜降火解毒，方用钱乙泻黄散合导赤散加减，或用《严氏济生方》之实脾散厚土敛火。

寒热错杂：自仲景《金匮要略》始，便见溃疡证治。“百合狐惑阴阳毒篇”中记载：“蚀于喉为惑，蚀于阴为狐，不欲饮食，恶闻食臭……甘草泻心汤主之。”现代人认为，此为白塞综合征最早记载。后人于此得到启发，认为口腔溃疡为“惑”，用甘草泻心汤治疗，近代胡希恕于此经验颇丰。甘草泻心汤寒温并用，辛开苦降，适用于寒热错杂型口腔溃疡，或有食积，合大黄黄连泻心汤。

脾虚湿盛：若素体脾虚，或思虑过度，劳倦伤脾，土不伏火，或湿邪内生，亦可致口疮，此类患者舌淡苔白水滑或舌苔稍黄，舌尖、舌边或舌根部虽有溃疡，但舌体胖大有明显齿痕。治宜健脾祛湿降火。

心肾不交或阴虚火旺：交泰丸、黄连阿胶汤随证选用加减。醋调吴茱萸敷涌泉，或针劳宫、照海。

十、其他疑难杂病验案

（一）睡眠呼吸暂停综合征

睡眠呼吸暂停综合征（SAS）是指每晚 7 小时睡眠中呼吸暂停反复发生 30 次以上，或睡眠呼吸紊乱次数超过 5 次，这种反复出现的呼吸暂停或低通气所导致的低氧血症和高碳酸血症会对身体各器官造成损害。现已有研究表明，SAS 已经成为高血压、冠心病、脑血管疾病、肺心病、糖尿病等疾病的独立发病因素。其西医致病原因尚不明确，中医可将其归在“鼾眠”之范畴，多因阴阳失调、痰湿内生、阳气虚衰、瘀血内生等原因所致。

病例 张某，男，45 岁，2014 年 10 月 29 日初诊。

初诊：患者诉睡眠时带呼吸机，血糖 8.0mmol/L，现已皮下注射预混胰岛素 3 个月（1.8U，每日 1 次），体重 110kg，血脂水平正常，转氨酶水平异常。舌淡，脉沉弦滑尺弱。中医诊断：鼾症（肺胃阴虚）。西医诊断：①呼吸睡眠暂停综合征；②2 型糖尿病；③单纯性肥胖。

中药处方：大腹皮 15g，山楂 30g，荷叶 15g，牡丹皮 10g，怀山药 15g，北芪 15g，泽泻 10g，法半夏 10g，白术 10g，生地黄 15g，沙参 15g，玉竹 15g，甘草 6g。

共 10 剂，日 1 剂，水煎服。

针灸处方：

（1）引气归元：天枢、归来、关元、气海。

（2）手三针、足三针。

二诊：2014 年 11 月 18 日。已行针药治疗 6 次，患者仍肥胖超重，饮酒，虽运动但体重减轻不多，血糖波动，皮下注射预混胰岛素。舌淡，脉沉细。

中药处方：荷叶 30g，大腹皮 30g，赤芍 15g，丹参 20g，太子参 15g，桃仁 10g，红花 3g，怀山药 15g，北芪 30g，甘草 6g，山楂 30g。

共 10 剂，日 1 剂，水煎服。

针灸处方：处方同前。

三诊：2014 年 12 月 10 日。已行针药治疗 12 次，症状如前诉，血糖 6.8～7.2mmol/L，饮酒多。舌脉如上。

中药处方：荷叶 30g，山楂 30g，草决明 15g，生石膏 30g，溪黄草 30g，大腹皮 15g，牡丹皮 10g，萆薢 30g，葛根 30g，生白芍 15g，怀山药 20g，焦白术 10g，甘草 6g。

共 10 剂，日 1 剂，水煎服。

中成药：五酯胶囊 2 盒，每次 2 粒，每日 3 次。

针灸处方：处方同前。

五诊后患者已行针药治疗 24 次，血糖已控制在餐前 6.3～6.5mmol/L，餐后 2 小时 7.0～7.8mmol/L，已停用皮下注射预混胰岛素。但伴有头痛，血压高（140/95mmHg），眠差。

按语：患者平素喜食肥甘厚腻，又常饮酒，以致痰湿内生，脾胃受损，肾精亏虚，阴阳失调。取腹部之气海、关元、天枢、归来为针刺之主方，辅以手足三针（足三里、三阴交、太冲、曲池、合谷、外关）意在通调患者全身之阴阳，引气归元，使其重新达到“阴阳和合，阴平阳秘”之状态，从而正气得固，病邪自去。详细释之，则关元、气海两穴位于任脉之上、脐肾间动气之处，是人体真气、元气发生之地，全身脏腑之根本，先天元气之海，针刺之可有激发人体正气、调节阴阳之效；天枢、归来两穴均属足阳明胃经，脾胃乃后天之本，针刺之则可调胃健脾，引气下行。

同时，在此病的治疗上也针药并重，在治疗前期，其主要表现以“标实”为主，故多以利湿、清热之品，辅以白术、怀山药顾护脾胃，加山楂、荷叶降血脂，随症或活血或养阴。中后期则着重于“本虚”，多用补肾益气养阴之品，如此，则五诊患者病情改善明显。

（二）结节性甲状腺肿

结节性甲状腺肿，中医学称为“瘿病”，首见于《诸病源候论·瘿候》，古籍中亦有“瘿”“瘿气”“瘿瘤”“瘿囊”“影袋”等名称。瘿病以颈前喉结两旁结块肿大为临床特征，可随吞咽动作而上下移动，一般生长缓慢，大小程度不一，触之多柔软、光滑；日久则质地较硬，或可扪及结节。多发于女性，与饮食、情绪、地区有一定关系。本病以气滞、痰凝、血瘀为基本病机，初期多为气机郁滞，津凝痰聚，痰气搏结颈前所致，日久引起血脉瘀阻；气、痰、瘀三者合而为患。本病病位在肝、脾，与心相关。瘿病以实证居多，久病由实致虚，可见气虚、阴虚等虚候或虚实夹杂之候。

病例一 李某，男，51 岁，2014 年 7 月 1 日初诊。发现甲状腺肿大 10 天。

初诊：患者于 10 天前发现甲状腺肿大，后于 2014 年 6 月 25 日至外院体检，甲状腺彩超示：甲状腺左侧叶多发囊性病灶（1.2cm×0.9cm），考虑结节性甲状腺肿。患者偶有眩晕，失眠，原有颈椎病病史。查体：甲状腺肿大，无压痛。舌淡，脉沉弱。中医诊断：瘿瘤（气滞血瘀，兼阴虚火旺）。西医诊断：结节性甲状腺肿。治以行气活血，清肝散结。

中药处方：夏枯草 15g，生龙骨（先煎）30g，牡丹皮 10g，醋三棱 10g，醋莪术 10g，升麻 10g，猫爪草 30g，川芎 10g，生地黄 12g，枸杞子 15g，怀山药 10g，甘草 3g。

共 7 剂，日 1 剂，水煎服。

针灸处方：百会、印堂、太阳、颈部阿是穴、内关、神门、合谷、太冲、三阴交、足三里、丰隆。

二诊：2014 年 7 月 14 日。病史同前，无特殊不适，舌淡，脉沉弦。

中药处方：枸杞子 15g，牡丹皮 10g，赤芍 12g，醋三棱 10g，醋莪术 6g，生地黄 12g，百合 15g，怀山药 10g，女贞子 15g，旱莲草 12g，甘草 6g。

共 7 剂，日 1 剂，水煎服。

针灸处方：处方同前，共针 3 次。

三诊：2014 年 11 月 6 日。病史同前，咽部不适，舌淡，脉沉弦。

中药处方：夏枯草 12g，五爪龙 30g，猫爪草 15g，醋三棱 15g，醋莪术 15g，白术 10g，怀山药 10g，生龙牡（先煎）各 30g，桔梗 15g，牛蒡子 10g，射干 10g，甘草 3g。

共 7 剂，日 1 剂，水煎服。

针灸处方：处方同前，共针 3 次。

四诊：2014 年 12 月 18 日。复查甲功提示：TSH 0.647mU/L，TT_3 1.82nmol/L，TT_4 107.43nmol/L，FT_3 4.73pmol/L，FT_4 13.51pmol/L，anti-TPO（－），anti-Tg（－）。余无不适。舌淡胖，脉沉弦细。

中药处方：夏枯草 12g，醋三棱 15g，醋莪术 10g，猫爪草 15g，怀山药 12g，白术 10g，桔梗 10g，黄芩 10g，昆布 15g，射干 10g，玉竹 15g，沙参 15g，甘草 6g。

共 10 剂，日 1 剂，水煎服。

针灸处方：处方同前，共针 3 次。

病例二 林某，女，50 岁，2014 年 6 月 25 日初诊。

初诊：甲状腺结节，左叶多发，最大28mm×17mm，右叶11mm×7mm。有子宫肌瘤病史。查体：左右侧触及甲状腺肿大，28mm×15mm，无触痛，可移动。辅助检查：B超提示多结节，内回声不一，强弱不等，双侧结块内发现少许粗大点状钙化；甲状腺功能（-）。中医诊断：瘿瘤（气滞血瘀）。西医诊断：结节性甲状腺肿。治以行气活血，疏肝散结。

中药处方：猫爪草30g，夏枯草15g，昆布15g，海藻15g，三棱10g，莪术10g，柴胡10g，丹参15g，牡丹皮10g，白芍15g，素馨花15g，生龙骨（先煎）30g，牡蛎（先煎）30g，甘草10g，桔梗10g。

共7剂，日1剂，水煎服。

针灸处方：百会、印堂、太阳、颈部阿是穴、内关、神门、合谷、太冲、三阴交、足三里、丰隆。

二诊：2014年7月2日。服用上方无不适，无疲乏。

中药处方：猫爪草30g，夏枯草15g，昆布15g，海藻15g，三棱10g，莪术10g，柴胡10g，丹参15g，牡丹皮10g，白芍15g，素馨花15g，生龙骨（先煎）30g，牡蛎（先煎）30g，甘草10g，桔梗10g，胆南星15g，郁金12g，桃仁12g。

共7剂，日1剂，水煎服。

针灸处方：处方同前，共针3次。

三诊：2014年7月8日。本次月经正常，约30天一行，第一天量即多，不似以往第一、二天经行不畅如滴。舌淡质暗，脉沉弦细。

中药处方：胆南星12g，北芪12g，党参10g，白术10g，云苓12g，当归10g，川芎5g，赤芍12g，生地黄12g，桃仁12g，泽兰10g，制香附10g，黄芩10g，甘草6g，益母草15g，佩兰10g，郁金10g。

共7剂，日1剂，水煎服。

针灸处方：处方同前，共针3次。

四诊加桔荔散结片，六味地黄丸。

五诊彩超示甲状腺结节较前缩小。

六诊后患者甲状腺钙化已消失，子宫肌瘤缩小，无以往疲乏气急，月经量较前增多，经期无不适，5～6天干净。

按语：《诸病源候论·瘿候》认为“诸山水黑土中……出泉流者，不可久居，常食令人作瘿病，动气增患”，指出本病与情志内伤、水土密切相关。《重订严氏济生方·瘿瘤论治》曰：“夫瘿瘤者，多由喜怒不节，忧思过度，而成斯焉，大抵人之气血，循环一身，常欲无滞留之患，调摄失宜，气凝血滞，为瘿为瘤。”《三因极一病证方论·瘿瘤证治》将瘿瘤分为五类，“坚硬不可移者，名曰石瘿；皮色不变，即名肉瘿；筋脉露结者，名筋瘿；赤脉交络者，名血瘿；随忧愁消长者，名气瘿”。《外台秘要·瘿病》说“瘿病喜当颈下，当中央不偏两边也”，瘿瘤初期形成多因肝郁脾伤，肝郁则气滞，脾伤则气结，气滞则津停，脾虚则酿生痰湿，痰气交阻，血行不畅，津凝痰聚，痰气搏结颈前所致。《外科正宗·瘿瘤论》认为“夫人生瘿瘤之症，非阴阳正气结肿，乃五脏瘀血、浊气、痰滞而成”。此病例一患者原有眩晕病史，素体肝肾阴虚，后肝气郁结，痰气互结，然痰气郁结日久易化火，火热内盛，耗伤阴津，导致阴虚火旺，心肝阴虚。消瘿自拟方中三棱、莪术行气破血，配以川芎行气活血，猫爪草化痰散结。其中夏枯草味辛能散结，苦寒能泻热，常配昆布、玄参等，如夏枯草膏（《医宗金鉴》），为治瘿瘤之良药，可清热去肝火，散结消肿。生地黄、牡丹皮清虚热，结合升麻清热解毒，生龙骨镇静安神，构杞子补益肝肾，甘草调和诸药，行气活血，化痰散结，清热而不伤阴。二诊加上二至丸，增其滋阴之效，滋而不腻。三诊、四诊加以牛蒡子、射干、桔梗利咽，昆布、橘荔散结片软坚散结，沙参、玉竹、六味地黄丸补益肝肾。五诊彩超示患者甲状腺结节较前缩小，配以青皮、郁金疏肝解郁，嘱其舒畅情志，定期复查。病例二患者为更年期女性，肝肾亏虚，肝郁气滞，血行不畅以致痰气凝于颈前及胞宫，初期当以消瘿自拟方配合柴胡、泽兰、素馨花疏肝解郁，昆布、海藻软坚散结。因林某有子宫肌瘤病史故配以益母草、香附调经，佩兰化湿健脾，桃仁活血通络。后期瘿瘤易致心肝阴虚，宜滋养心肝，故配以二至丸、丹参、远志之类。针灸以百会、印堂、太阳宁神定眩；颈部阿是穴、合谷疏通局部凝滞之经气，行气活血，配以内关、神门安神定志，滋养心阴，太冲疏肝解郁，清利肝火。《素问·至真要大论》载“诸风掉眩，皆属于肝”，丹溪云“无痰不作眩”，故取丰隆化痰，《景岳全书》中亦云“无虚不作眩”，故以三阴交、足三里补益肝、脾、肾。治疗此病应标本兼顾，使祛邪而不伤正，扶正而不助邪。

（三）外伤性截瘫

外伤性截瘫是指由外力而致的脊髓横断性损伤，临床上多见于胸椎、腰椎压缩性骨折、粉碎性骨折合并脱位后脊髓受损。主要表现为脊髓受累平面以下出现运动、感觉、括约肌功能及皮肤营养障碍。根据受损的脊髓平面及受损严重程度不同，临床表现各异，预后也有很大差别。例如，胸段损伤可引起下肢痉挛性瘫痪，腰段以下损伤可出现下肢迟缓性瘫痪，马尾神经损伤则会出现二便障碍等，其中不完全横断、损伤平面低预后相对较好，而高位损伤、完全性脊髓横断损伤预后则差。本病属于中医学“痿证”范畴，其发生因外伤而致。病位在脊髓，与肾经、督脉密切相关。基本病机是脊髓受损，筋脉失养。

病例　郭某，女，57岁，2014年9月16日初诊。外伤后全身瘫痪1年余。

初诊：患者1年余前因不慎跌倒颈部着地后全身瘫痪，二便失禁，在英国行外科手术并综合治疗1年余，目前症状较前稍好转。本次坐轮椅来诊。查体：神清，对答正常，上肢肌无力Ⅱ～Ⅲ级，肌张力不高，下肢肌力Ⅱ级，肌张力增高，巴氏征（+–）。中医诊断：痿证（督脉损伤，瘀血阻滞）。西医诊断：①颈部外伤骨折后高位截瘫；②马尾损伤综合征（？）。治以活血通督。

针灸处方：

（1）通督养神：天柱、百劳、大杼、夹脊穴、肾俞、大肠俞、长强。

（2）配穴：后溪、委中、承山、昆仑。

中药沐足方：木瓜30g，川牛膝30g，伸筋草45g，五加皮30g，半枫荷60g，威灵仙15g。水煎成1200～1500ml，温度42～45℃，沐足，每日2次。

二诊：2014年9月30日。已针3次。症状如前述，颈部及肩臂紧，双下肢仍无力，睡眠尚好，大便干。舌淡胖，脉弦滑。

中药处方：徐长卿12g，葛根15g，川芎15g，丹参20g，赤芍15g，桃仁10g，北芪30g，熟地黄15g，当归15g，怀山药15g，白术10g，甘草6g。

共10剂，日1剂，水煎服。

针灸处方：处方同前，续针3次。

三诊：2014年10月14日。已针6次，服中药10剂。颈及腰足运动较前灵活，转侧较前进步，肌力稍提高。脉弦细滑。

中药处方：党参20g，北芪30g，徐长卿12g，赤芍10g，枸杞子15g，白术12g，怀山药

10g，川天麻10g，川芎6g，甘草6g。

共10剂，日1剂，水煎服。

针灸处方：处方同上。

至十二诊时，患者已可摆脱轮椅，基本能独自下地行走，二便情况亦明显改善，遂返回英国。

按语： 截瘫因四肢痿废不用而属于中医学“痿证”范畴。《素问·痿论》有“五脏使人痿的”的论述，并认为是“五脏因肺热叶焦，发为痿躄”，并指出“治痿独取阳明”。张介宾释曰“观所列五脏之证，皆言为热，而五脏之证，又总于肺热叶焦，以致金燥水亏，乃成痿证”。其所论述，乃是内伤久病之痿，与外伤所致猝然痿废不用当有所不同。然而翻阅古代文献，论述内伤痿证者多而涉及外伤痿证者甚少。唯《灵枢·寒热病》“若有所坠堕，四肢懈惰不收，名曰体惰”似有所涉及，但论述不详。细查外伤痿证之成因，五脏六腑及十二经之气血并无亏损，只因督脉损伤，猝然而致四肢失用，二便不能自控，其病机关键当在督脉伤损，督脉功能失用。《素问·骨空论》云“（督脉）行于后背正中，上至风府，入属于脑”“挟脊抵腰中，入循膂络肾”“督脉为病、脊强反折”；滑伯仁曰“督之为言也，行背部之中行，为阳脉之督纲”。古人虽未论及督脉病候会出现四肢废用之症，但已经认识到督脉总督一身之阳，为阳脉之海，并与肾关系密切。“阳者，阴之使也”（《素问·阴阳应象大论》），阳主一身之功能，督脉受损，阳气失于统摄，可引起机体功能错乱，肢体废用；督脉连于肾，肾司二便而主生殖，督脉受损不能助肾行其功能，故出现二便失禁、性功能障碍。因此，通督补肾，恢复督脉总督诸阳的功能对于外伤所致痿证至关重要。

针灸治疗以赖氏通督法为主。常取损伤脊髓节段平面及上下相邻节段的夹脊穴或背俞穴，上下3～4针同刺以加强疗效，疏通受损督脉局部气血，并加电针连续波。连续波为兴奋波型，故治疗痿废无力类病证常电针用连续波。

足是人体的一个小全息，选用舒筋活络之中药泡足既能改善因为足之废用而出现的冰冷麻木症状，又能通过全息的作用调节各脏腑经络之功能。

中药内服则以活血祛瘀通络为主，最宜王清任之“补气活血法”，选用徐长卿、赤芍、丹参、桃仁以活血通络；北芪补气，能鼓动气血运行，活血药为先锋，北芪则为后力，相得益彰，亦是《内经》“治痿独取阳明”之意。川芎行气活血，其性上行，能引诸药作用于颈项部损伤病灶；葛根升阳解肌，能改善颈项、肩臂僵硬不适。佐以熟地黄补肾，当归养血，白术、怀山药补脾以增化源，甘草调和诸药。以上诸药相合，共同奏功。

多种内外治法相结合，多靶点作用，全面调理，加强疗效，共成活血通督之功。

督脉连于肾，肾精充沛，则化元气，循督脉上脑而养元神，故督脉亦受肾精所化元气之充养，肾精充足，乃能灌溉督脉，犹沟渠水溢，冲刷扫荡，则自然畅通。再者，肾主骨，外伤骨折者当补肾以生骨，肢体废用者当补肾以强骨。故初期瘀血未去时，自当以活血祛瘀为主，所谓“恶血不去，新血不生”，是急则治其标。后期瘀血逐渐去尽，则当补肾强骨以治其本。故在患者康复过程中逐渐减活血祛瘀药之用量，而加大补肾强骨之品，如狗脊、续断、山萸肉等。以此为原则，再随症加减用药。

（四）抽动秽语综合征

小儿多发性抽动症，又名抽动秽语综合征，以刻板的、反复的、不自主肌肉抽动或发声性抽动为其主要临床表现，是一种儿童常见的慢性神经精神障碍性疾病。多动症也是儿童常见的一种精神障碍性疾病，其与抽动症经常相伴出现，被称为共生病。共病患儿除具有抽动症状外，尚有注意力不集中、多动分神、性急易激惹等特征。现代医学对小儿多发性抽动症、多动症的有效治疗方法较少，在治疗上不能达到理想的效果，药物的毒副作用更是给患儿带来更大的痛苦。现代医学对小儿多发性抽动症治疗存在着疑惑与挑战，相比之下，中医药治疗小儿多发性抽动症的临床研究却极其丰富，特别是针灸治疗具有简便灵验、毒副作用小、疗效显著持久的特点，并同时能从整体上调理患儿阴阳平衡和脏腑功能、全面改善患儿症状及身体状况。

病例 蔡某，男，16岁，2015年4月9日初诊。抽动、耸肩、摇头多年。

初诊：抽动、耸肩、摇头明显，原患有“阿斯伯格综合征”好转，服用丙戊酸钠、氟哌啶醇、盐酸苯海索等药，体型肥胖。舌尖红苔黄，脉滑数。中医诊断：多动症（风痰袭络）。西医诊断：抽动秽语综合征。治以祛风化痰，镇静安神。

中药处方：天冬10g，胆南星12g，远志10g，橘红15g，黄芩10g，生白芍30g，沙参12g，牡丹皮15g，生地黄12g，柴胡12g，龙骨（先煎）30g，牡蛎（先煎）30g，甘草6g。

共7剂，日1剂，水煎服。

针灸处方：

（1）通督养神：百会、前顶、后顶、风池、大椎、颈夹脊。

（2）配穴：内关、神门、足三里、三阴交、太冲。

二诊：2015年4月16日。已针药治疗3次，症状改善，摇头频率见少，舌脉如前。中药处方：上方加龟甲（先煎）30g。共7剂，日1剂，水煎服。

按语：关于本病的中医病因，不外乎肝风及痰。如《内经》病机十九条“诸风掉眩，皆属于肝”。怪病多责之于痰，抽动多责之于风。该患者痰热内阻，肝风内动，故以祛风化痰、镇静安神为法治疗。针灸方面，将调神放在第一位。《素问·阴阳应象大论》云“人有五脏化五气，以生喜怒悲忧恐”，人的情志变化也可影响内在脏腑的生理功能。因此选用百会、前顶、后顶、风池、大椎、颈夹脊、内关、神门等穴位调神。百会能醒脑开窍，安神定志；风池、大椎可平肝息风，清热化痰；内关系心包经之络穴，别走三焦经，又是八脉交会穴之一，通阴维脉，具有宁心安神之功；颈夹脊为经外奇穴，内夹督脉，外邻足太阳膀胱经，是督脉和足太阳经经气重叠覆盖之处，能疏通督脉和膀胱经的气血；患者体型肥胖，故加以足三针、三阴交、太冲以调理脾胃运化。足三里为胃经之合穴，是调整消化系统功能的要穴，有补益脾胃之气、扶后天之本的功能，三阴交为脾经要穴，可健脾运中。太冲为肝之原穴，具有调理气血的作用。

本病对人格的不良影响十分常见，有的在抽动控制后仍不能适应社会。所以应强调对因对症治疗的同时，注意心理治疗。心理治疗包括行为治疗、支持性心理咨询、家庭治疗等。帮助患儿家长和老师理解本病的性质、特征，减缓或消除父母的担心和焦虑。合理安排患儿日常的作息时间和活动内容，避免过度紧张和疲劳。对于发声抽动的患儿可进行闭口、有节奏缓慢地做腹式深呼吸，从而减少抽动症状。

（五）上呼吸道感染

上呼吸道感染简称上感，又称普通感冒，是包括鼻腔、咽或喉部急性炎症的总称。广义的上感不是一个疾病诊断，而是一组疾病，包括普通感冒、病毒性咽炎、喉炎、疱疹性咽峡炎、咽结膜热、细菌性咽-扁桃体炎。狭义的上感又称普通感冒，是最常见的急性呼吸道感染性疾病，多呈自限性，但发生率较高。成人每年发生2～4次，儿童发生率更高，每年6～

8 次。全年皆可发病，冬春季较多。本病属中医学“咳嗽”“外感”“汗证”“体虚外感”之范畴。

病例一　陈某，女，36 岁，2013 年 5 月 7 日初诊。反复咳嗽咳痰 1 年余，加重 7 天。

初诊：患者 1 年前因感冒诱发咳嗽，伴咳痰，痰黏不易咳出，时作时止，7 天前症状加重，伴腰痛如坠，精神疲倦，少气懒言，舌淡，边有齿印，脉细滑。否认高血压、糖尿病、心脏病病史，否认过敏史。查体：听诊双肺呼吸音清，未及明显干湿啰音；心率 80 次/分，律齐，各瓣膜未闻及明显杂音。辅助检查：胸片未见明显异常。中医诊断：咳嗽（脾肾气虚夹痰湿）。西医诊断：上呼吸道感染。治以益气补肺，化痰宣肺。

中药处方：法半夏 12g，陈皮 15g，党参 15g，白术 10g，云苓 15g，炙甘草 10g，桑寄生 20g，川断 15g，杏仁 12g，浙贝母 15g。

共 10 剂，日 1 剂，水煎服。

针灸处方：

（1）尺泽、孔最、鱼际、肾俞、大肠俞、委中、肺俞（双），加电，疏波，30 分钟。

（2）闪罐：沿足阳明太阳膀胱经进行操作。

二诊：2013 年 5 月 17 日。已针药治疗 5 次，患者咳嗽已痊愈。

按语：《素问·咳论》曰“五脏六腑皆令人咳”。故临床注重准确辨证施治，咳嗽分外感咳嗽、内伤咳嗽。外感咳嗽必有外感表现，如恶寒发热、头痛、鼻塞流涕等表证；内伤咳嗽表现为五脏六腑气虚证，无表证。单纯外感或内伤咳嗽，多为素体肺脾两虚易外感之咳嗽，则应治以解表宣肺祛咳为先，后注重扶正，补益脾肺；也有患者不慎外感咳嗽，拖延治疗或诊治不当，致咳嗽日久不愈，损伤正气，此时应补益正气与止咳同时注重，或以补益为主。关于咳嗽的治疗，《医学纂要》记载：“大法治表邪者，药不宜静，静则留连不解，久必变生他病，故最忌阴凝收敛之剂；治内伤者，药不宜动，动则虚火不宁，真阴不复，必致烦躁愈增，故最忌辛香躁烈等药。然治表者，虽宜从散，若形气、病气俱虚者，又当补其中气，而佐以温解之药。若专于解散，恐肺气益弱，外邪乘虚易入，而病难愈也；治内伤宜静以养阴，若命门阳虚，不能纳气，则参附姜桂之类亦所必用，否则气不化水，阴翳凝滞，反为腻膈妨脾，变为胀满滑泄，终无补于阴也。至若因于火者，宜清；因于湿者，宜利；因痰者，降痰；因气者，理气。此咳嗽之纲领也。”可见古人也认识到咳嗽的治疗需准确辨证外感及内伤，对症用药。该患者反复咳嗽 1 年余，伴腰痛如坠，精神疲倦，少气懒言，舌淡边有齿印，脉细滑。可见有肺、脾、肾气虚，夹有痰湿。古人有云：“咳嗽有阳分气虚，而脉微、神困、懒言、多汗，或脾胃土虚，不能生金，而邪不解，俱宜六君子汤以补脾肺。”故中药选用六君子汤加减，以六君子汤健脾益气、燥湿化痰，加用浙贝母、杏仁宣肺止咳化痰，桑寄生、川断补益肝肾。结合针灸疗法，尺泽、鱼际分别为肺经合穴（子穴）及郄穴，专治咳嗽咳痰，配合肺俞，标本兼治。而鱼际为清热化痰利咽之要穴。同时以腰三针兼顾腰痛症状，并补肾而纳气。闪罐宜轻，按重则泻之，轻则补之，该患者以本虚为主，沿膀胱经、督脉轻闪之，即可疏泄外邪，祛痰热，又可调理肺、脾、肝、肾五脏六腑经气，补益脏腑。

病例二　倪某，男，1 岁，2013 年 1 月 10 日初诊。咳嗽伴鼻塞流涕 10 天。

初诊：患儿 10 天前出现咳嗽、咳痰，咳声急，浓稠黄痰，喉中痰鸣音，鼻涕多，鼻塞呼吸粗重。指纹沉滞而黑。中医诊断：感冒（痰热壅肺，气机不利）。西医诊断：支气管炎。治以宣肺化热，除痰利窍。

中药处方：蝉衣 6g，双钩藤 10g，胡黄连 6g，防风 6g，连翘 10g，僵蚕 6g，法半夏 6g，厚朴 6g，辛夷花 3g，黄芩 6g，鱼腥草 10g，金银花 10g，甘草 3g。

共 7 剂，日 1 剂，水煎服。

二诊：2013 年 1 月 15 日。已服中药 5 剂，家长代诉现大便日 3 次，或溏或秘，鼻涕黄。指纹如上。

中药处方：胡黄连 3g，菊花 3g，白芍 10g，白术 6g，怀山药 10g，牡丹皮 6g，甘草 3g，麦芽 10g，神曲 10g，山楂 15g，云苓 15g。

共 7 剂，日 1 剂，水煎服。

三诊：2013 年 1 月 17 日。患儿出现流脓浊涕，夜寐不稳，易醒及哭。指纹沉滞。

中药处方：黄芩 10g，藿香 6g，龙胆草 3g，淡豆豉 6g，桔梗 10g，云苓 10g，生薏苡仁 10g，佩兰 3g，鱼腥草 12g，甘草 3g，炒酸枣仁 8g。

共 7 剂，日 1 剂，水煎服。

九诊后见风关沉滞已除，唯余腹痛，复在保和丸的基础上加以太子参、白芍、黄芩等品养阴液，清内热，则病痛尽去。

按语：小儿为稚阴稚阳之体，其感受外邪之后，病情变化迅速，譬如清代吴瑭在《温病条辨·解儿难》中所说“脏腑薄，藩篱疏，易于传变；肌肤嫩，神气怯，易于感触”。临证当细审其症状，谨慎辨证，中病即止。本例中患儿初诊时诉为“喉中痰鸣音，鼻涕多，鼻塞呼吸粗重”，查体见指纹沉滞而黑，此时一片痰热郁肺之象，当急予清热化痰、宣肺通窍之品，开其肺气，畅其呼吸；而二诊时症状已改善，遂以保和丸加减调其脾胃；三诊时距二诊只有 2 日，但病情明显变化，病机改变，则果断弃用前方，另择芳香化湿、清热解毒之品。

此外，小儿脾胃娇弱，《小儿药证直诀·原序》曰：“易虚易实，易寒易热。”故在用药制方过程中，应以平和为主，既不可过投寒凉峻下之品，又不可妄用滋腻补益之药。如本例中患儿在复诊过程中曾出现呕吐，咳嗽有痰，大便日 2～3 次，查体见舌淡，指纹沉滞。当属脾虚水谷不化，痰湿内生，一般当考虑用健脾化痰止泻之品，此处却投以保和丸，以运脾为健脾，通因通用，随症加减。

第二节　医　　话

一、跟 师 心 得

赖新生教授十分推崇《内经》理论，强调“审证求因，审因论治”，认为只有“谨守病机”，才能“知犯何逆，随证治之”。在平时赖新生教授出诊时对学生们耳提面命，临证对各病诊治多有心得，记录点点滴滴，现粗列部分跟诊心得如下。

1. 不寐的临床诊治　机体正常的生理是营卫、气血、阴阳上下相会，经络之相贯，如环无端。当机体正虚或有外邪侵犯时阴阳平衡失调，阳不入阴则发为不寐。不寐的病机总归“阴阳不调”，治病之本，本于阴阳；治病之法当执阴阳两端，养阴经，泻阳经。上工者当先调气、调阴阳，从而达到治神。精神乃治则阴阳相随，外内相贯，如环之无端。调神之本在于通督养神；调气之本在于引气归元。阳气引入于阴，则阴阳平和，能昼精而夜瞑。然而通督养神，引气归元之法，并非不需要辨证施治。治病当抓主要病机，直中病所，中病即止。阴阳平和乃治病之根本，故为主；凡六淫、七情、劳役妄动、饮食失节等客于人体，乃正虚邪犯，故为辅。

治法当以通督养神、引气归元为主，兼以辨证论治安补五脏，或行气解郁，或化瘀祛痰等。赖新生教授对不寐的针灸治疗主要使用其所创立的通元针法，即通督养神、引气归元针法。具体处方：以背俞穴或四花穴为主，在所有病证中均取这一主穴，作为通督养神的要穴，五脏背俞穴分治五脏；腹部腧穴以天枢为引导阴阳之气的主穴，气海、关元、归来为辅，用于引气归元。治不寐则以心俞为主，可进一步配合神堂、百会、神庭、印堂、太阳通督养神，腹部腧穴取天枢、气海、关元、归来引气归元。此外，尚使用神门、内关、间使三穴。其认为：神门为心神出入之门户，内关为手心主通于少阴心经之关要，间使为行君令之臣使，三穴配合使用，则君意能通达诸臣，五脏神可为心所主，故精神乃治。对于针灸的治疗，赖新生教授非常注重补泻手法，其认为针灸除方穴外，术也是针灸治疗中最关键的环节之一。“补泻反则病益笃”，如针刺失法，也会导致不寐。《素问·诊要经终论》曰：“冬刺春分，病不已，令人欲卧不能眠，眠而有见。”大凡疾病不外虚实，而设补、泻两端针对，是通过调整经脉之气达到安和脏腑，阴平阳秘。补泻应在得气的基础上实施，针下辨气在补泻操作中不亚于患者的主观感受（酸、麻、胀）。补泻的效果达到补之则“恍然若有所得”，泻之则“恍然若有所失”，这样才能达到治神的目的。精神得治，则阴阳平衡，阳入于阴，夜而能寐。针药结合也是赖新生教授治病的特色之一。对于不寐的中药治疗，赖新生教授认为现代人熬夜多、压力大，多耗伤心血、肝肾亏虚。其辨证施治以酸枣仁汤为主，重用炒酸枣仁养血安神。补益肝肾则喜用六味地黄丸、二至丸之类。对于疑难杂病兼有失眠者，赖新生教授在辨证论治基础上酌情加用炒酸枣仁、首乌藤两味药。其认为首乌藤可诱导进入睡眠，炒酸枣仁可提高睡眠深度，两者配合使用无往而不利。综上，赖新生教授临证尊崇《内经》病因病机理论，在治疗不寐中抓住阴阳失调之主要矛盾，辨证施治，使患者阴阳调和，精神乃治。针灸取穴以通元针法为主，辅之以手足五输穴，补虚泻实；方药以养心安神、补益肝肾为多，辨证运用清热化痰、行气解郁、益气镇惊之品。

2. 月经病的临床诊治　赖新生教授强调以审因论治为基准，补益以汤药为主，调气以针灸为首选，针药合璧，互补为用。虚实辨证尤为重要，常虚实夹杂，虚多实少多见。虚实夹杂者，宜攻补兼施；虚多实少者，当先补后泻；实多虚少者，可重泻轻补；总之，施治要补中有通，攻中有养，且注意把握轻重、先后之分。赖新生教授言治疗月经病，若虚实不明显者，不宜针灸，仅用中药；若虚实明显、病证错杂者，尤实证为主，宜针药合用；但明显气血不足者，应以中药为先，培补气血，可施以艾灸，不宜针刺，如《灵枢·官能》所言，“阴阳皆虚，火自当之”“诸小者，阴阳形气俱不足，勿取以针，而调以甘药也”。月经病与血气关系最为密切，气行则血行，气滞则血瘀。治疗上必当调理气机，气血调和，冲任得养，经水自来。《素问·宝命全形论》曰“人以天地之气生”“气聚则生，气散则死”。气是生命活动的维系，流行全身，运动不息。《针灸甲乙经》云：“用针之要，在于知调，调阴与阳，精气乃充，合形与气，使神内藏。”故调气、调阴阳为针灸治疗之重。而气根于肾，元气藏于丹田，引气归元为治疗气机失调之本。

3. 癫痫的临床诊治　赖新生教授认为，癫痫发病多因五脏真阴不足，内外挟损，复有所触，损一时之元气，或久病积损，精血亏虚，脑髓耗伤，元神渐昏。清窍受阻，元神失养，百病丛生。赖新生教授运用“通元法”从“元神”论治，调节阴阳，固元养神，安和五脏。脑窍的开启、神志的调和都与督脉功能密切相关，督脉“并与脊里”“入脑”“上巅”，与脑髓有着密切的联系，为输注气血精华、濡养脑腑的大道。且督脉总督六阳经，为阳脉之海，可调节全身阳经经气，而阳气具有温煦脑腑、鼓舞脏器功能、推动并统率血液和津液运行的作用，只要督脉得通，督阳得振，则诸阳得升，诸神得养，故患者脑窍得充，“若有所得”，脑部功能得到改善。

4. 慢性荨麻疹的临床诊治　赖新生教授认为，慢性荨麻疹属免疫系统的自卫，是皮肤排毒的过程。正虚发病是病机本质。其病程长，辨证应该注意邪在气分、卫分，注重脏腑气血阴阳损害的情况，有无湿、热、燥、毒四大主因。邪在营卫，阴血已虚，血热化燥，风邪偏盛，多为虚实夹杂。肺脾气虚、血海空虚为主要病因。治疗除因势利导施以泻法外，还当补气养血、滋阴化燥。过敏性疾病多由气虚、血虚导致反复发作。本病久治不愈，反复发作，气血两虚，虚贼内犯，邪正相搏，郁于皮肤腠理而发病。机体存在多种异常抗体，脏腑功能低下，容易激惹。治疗当遵循以脏腑辨证、扶正祛邪的原则。气是生命活动的维系，运动不息，流行全身；气根于肾，元气藏于丹田，引气归元是治疗气机失调之本。冲脉为血海，任脉“虚则瘙痒”（《灵枢·经脉》）。本病缓解期治疗以培元固气、调理冲任为主。运用引气归元，取腹部天枢、归来、关元、气海等穴，使元气潜藏守位，下源之元阴元阳有序生发，气充，精足，神明，脏腑得养。配合针刺相关背俞穴，背俞为阳，腹募为阴，兼而取穴则阴阳贯通归元，脏腑功能恢复，冲任调和、血养风平，从而达到“治病求本”“扶正祛邪”的目的。

5. 帕金森病的临床诊治 赖新生教授认为，帕金森病多属本虚标实之证，本虚为气血、肝肾亏虚，经言“肾为先天之本”，肝肾同源，肝肾亏虚，虚风内动，筋脉失养，不能自持；此外，肝肾阴虚，精血不足，上不能濡养髓海（脑窍），下不能滋养筋骨肌肉，脑髓空虚，肢体失去统摄而震颤。“脾胃为后天之本，气血生化之源”，后天脾胃亏虚，气血生化无源，气血亏虚不能濡养筋脉亦可发为本病。而肝肾阴虚、气血亏虚均会生风，“风为百病之长”“风性主动”，风邪既可外受，亦可内生，为主要的致病因素，风气盛则可导致类似帕金森病的肢体震颤。风与肝、筋相通，肝主筋，肝风内动，筋脉不能自持，随风而动，牵动肢体则肢体颤抖摇动。因此帕金森病中医病因病机根本在于肝肾、气血亏虚，而风邪为主要的致病因素，同时兼有湿热、痰浊、瘀血等病理因素。赖新生教授认为，帕金森病的发病机制复杂，兼有多种病理因素，临床上必须辨病辨证结合，分证论治，标本兼治。帕金森病之肢体震颤需区分上肢震颤与下肢震颤的不同。上肢震颤多因下虚上实，其发病以风阳亢盛为主，“在上者，风先受之”，临床应以急则治其标为原则，故上肢震颤者多用通督养神针法。下肢震颤多因肝肾亏虚，或上肢震颤病证过渡到下肢，或长期服用西药导致下元虚冷、气血亏虚。此外痰浊、瘀血等病理因素也会引起下肢震颤，因其病理性质趋下，与风邪相对。临床上以缓则治其本为原则，运用引气归元针法。

6. 郁证的临床诊治 赖新生教授认为，郁证初期以实证为主，多由气郁、血郁、湿郁、痰郁、火郁、食郁形成，六郁相互联系，相互蕴结，气、食郁者，气机不畅，痰湿皆可化生。“邪之所凑，其气必虚”，《证治汇补》亦云“邪气之客，正气必损”，故可不表现虚象，但内虚或存，此乃五脏失衡之结果。《类证治裁·郁证》云“七情内起之郁，始而伤气，继必及血，终乃成劳”，日久气入血络，遂成血郁。郁而化火，火郁蕴生，因而本病虽表现以实证多见，但后期多转虚或虚实夹杂。赖新生教授重视脏腑辨证，从六郁而言，气、血、火之郁主责于肝，食、痰、湿之郁则多由脾胃生，临床上郁证患者多兼脾胃病。从脏腑阴阳论，郁证患者长期情志不舒，肝郁不解，肝失疏泄，条达不畅，日久易使其郁而化火，火郁伤阴，因心藏神，肾主骨，然心失所养，肾阴亏耗，继而易出现心肾阴虚，出现心悸无汗，阴虚则无以制阳，故而心肝火旺致不寐、焦躁、腰膝酸软、关节疼痛等。肝气郁而不解，肝胃不和，然胃不和，则卧不安，加以脾胃失调，气血生化乏源，精液亏虚，故皆可见心悸、胃脘不适等症，故郁证兼有脾胃病者失眠居多。忧思伤脾，思则气结，肝气易横逆乘土，脾失健运，食滞不消而蕴湿生痰，阻遏中焦，故可见食欲不振、恶心呕吐、反酸等；脾与胃相表里，脾胃失荣，水谷精微之气随之留滞，气机不畅，不通则痛，故见胃脘疼痛等。“诸气膹郁，皆属于肺”，脾与肺同为太阴经，脾胃失调，肺与之同病，五脏失调，易于受邪，肺为华盖，肺宣降失司，气机上逆，故见呃逆、咳嗽等。因郁而致脏腑失衡，诸病皆由此而生。“脑为元神之府，主持五神”，神、魂、魄、意、志皆为五脏之志，脑之所主，郁证受情志所伤，故气机失调，脑神随之失守，神乱则五脏无以为安，赖新生教授主张治郁先调神，调神必先治脑。脑藏神，主神明，为诸阳之会，十二经之阳、脏腑之清阳皆会于头部，然“督脉者……与太阳起于目内眦，上额交巅，上入络脑，还出别下项”，为阳脉之海，故赖新生教授在通元针法中以督脉统领阳气，通督养神，神清则脑灵，郁气可舒。督脉以百会、印堂为主穴，百会为手足三阳经及督脉的阳气交会之处，穴性属阳，又阳中寓阴，印堂联通任督，故两者相配能交通阴阳，沟通周身经穴，通调十二经脉之气。《素问·金匮真言论》载“言人身之阴阳，则背为阳，腹为阴。言人身脏腑中阴阳，则脏者为阴，腑者为阳”，故通元针法中以背部腧穴，尤以背俞穴为主，调理五脏；以腹部腧穴，引气归元，六腑，两者相合，脏腑阴阳得以安和，通督养神，引气归元，交通全身。此外，赖新生教授认为，针药结合治病，疗效甚佳，以自拟五脏安和方加减，针对五脏之阴阳而调，肝木予柴胡、白芍等，心火予五味子、百合等，脾土予白术、薏苡仁等，肺金予桔梗、甘草等，肾水予知母、牡丹皮等入方。总结赖新生教授在此方运用中的经验，实不拘泥于用药，而着重于组方，五脏六腑皆有所顾，故可攻之，守之，坚之，柔之，补之，泻之，阴中寓阳，阳中寓阴，阴阳调和，故五脏方安，郁乃可去。

7. 崩漏的临床诊治　赖新生教授认为，崩漏治疗上不能单纯止血，治疗漏证，辨证很重要，单纯止血效果不佳，应用止血药物效果不显时，一般养阴益气，清血热就能治好，这种止血用藕节、地榆、白茅根、生地黄、地骨皮、黄芩，以清经汤为底。热迫血行，阴虚以后热伤血络，若发于皮下则为紫癜，发于冲任则为崩漏。崩漏不能单纯补，也不能单纯止血。若患者有烦躁的症状，补之，如用归脾丸则就更加烦躁了。一养阴，一清血热则可，药用赤芍、牡丹皮。治疗崩漏，赖新生教授常用益气药，气行则血行，气为血之帅，血为气之母，气血相依，一阳一阴，也是调节阴阳的，气可摄血，用党参、北芪益气。偶用岗稔根，而不用炭药止血。冲任失调，或夹脾肾虚等。崩漏多见于子宫肌瘤，或激素失调，以塞流澄源复旧为法，月经后期稍加活血祛瘀，使瘀去新生，但有出血倾向者则慎用，忌大枣等滋腻药。

8. 面瘫的临床诊治　赖新生教授治疗面瘫强调要掌握“补阴泻阳，补不足泻有余”的原则。若患侧经络空虚，提示正气有余，泻健侧；患侧痉挛、疼痛、亢盛、抽动提示患侧邪气有余，健侧正气不足，补健侧，泻患侧。临床常取百会、前顶、后顶、阳白透鱼腰、四白、牵正、地仓透颊车、翳风、水沟、承浆。面瘫急性期忌艾灸。

9. 治病三阶段　赖新生教授提出治病的三个阶段，即和解、微利、补之。

（1）和解：汗、吐、下、和、温、清、补、消八法中，和法运用得更多，不在于少阳的半表半里，从太阳进入少阳，阳明进入少阳的阶段，一切枢机不利的、寒热虚实不明显的，“盛则泻之，虚则补之，不盛不虚以经取之”均是用调和的方法。当归，其实不是补血而是和血。在调节阴阳总的大法下，与之平起平坐的就是和气血，气为阳，血为阴，也就可以归纳到调阴阳的法则下，但赖新生教授更提倡和气血，调阴阳；而在针法上面，“从卫取气，从荣置气”，调节营卫，也是一种和气血的方法。第一阶段，很多中风、癫痫、脾胃虚弱、不孕不育、脂肪肝、高血压等，一般都要有和的过程，先和解，使机体与病邪处于“和”的阶段，然后微利之，要使邪气有出路，主要从二便出。最后才是补法。

（2）微利

1）利血管：活血化瘀不要太过，行气不能太过，如四逆散、桃红四物汤、补阳还五汤。

2）利脏腑：并非指通肠腑，而是五脏六腑。

利心：丹参、田七、赤芍、西洋参（通血管）。

利肝：四逆散为主，女性亦可用逍遥丸、柴胡疏肝散、异功散、四磨饮子。

利肾排肾毒：玉米须、车前草（利尿，肾主水，达到水液通调，泽泻、猪苓、茯苓也是微利肾脏之水的主要药物）。

利胃：四逆散；尤其是枳壳下气，即是利，配合莱菔子、草豆蔻则“利”的效果更强。

利大肠：肉苁蓉、火麻仁、槟榔、山楂、荷叶、炒决明子，若有胃肠结紧，肝气盛，用生白芍。白芍配合槟榔可治疗里急后重。治疗里急后重就是一种微利的思想。

（3）补之

补脾：四君子汤为补脾的基础汤，脾为后天之本，气血生化之源，五脏精气皆仰赖脾的运化功能。

补肾：左归丸、右归丸。

10. 用药两个层次 赖新生教授认为用药有两个层次：第一个层次为形而上，利用中药的升降浮沉、四气五味。是谓天地之道合二为一，“阴阳者，天地之道也，万物之纲纪，变化之父母，生杀之本始，神明之府也，可不通乎”（《素问・阴阳应象大论》）。诚如李东垣之《脾胃论》言脾胃升降论，以及通因通用、塞因塞用、提壶揭盖此类都是把握气机，利用中药的升降浮沉、四气五味；第二个层次则是形而下，即所谓的西医治疗的拮抗思维，调节机体的寒热温凉，即偏热的用寒药，偏寒的用热药，即考虑到药物的寒热温凉，寒则热之，热则寒之。另外，汗、吐、下、和、温、清、补、消八法也是从寒热演变出来的，亦是属于“形而下”类。总体来说，掌握了第二个层次可以治疗一般的疾病（康复、养生、慢性病），而掌握第一个层次，则可以在一般疾病的基础上，治疗一些疑难杂症，也能体现一个医者的水平。掌握第一个层次者，对药物的升降浮沉、性味归经、气味厚薄及脏腑用药均需掌握，如田七、桔梗能活血，另还有补的作用；桔梗，除了化痰以外，还可解除咽部不适的症状，在痰不多的时候用桔梗，痰量反而增多，这其实是好的，因其能稀释痰液，使痰能咯出，因此对于痰液黏稠的情况效果也很好，配合浙贝母、鱼腥草成为对药，效果更好。桔梗尤其是用在前列腺炎、癃闭、肾结石或肾炎过程中小便不利的情况下，配伍车前草效优。不用桔梗或不用杏仁就没有提壶揭盖的功效。例如，桔梗治疗头部疾病时，能带药上行，另外可以散肺和肝的邪气，而柴胡仅仅是散肺的邪气和胆的郁热为主，柴胡散胆的郁热必须与黄芩、秦艽配伍，柴胡散肝的风气必须与白芍、防风一起。而桔梗可散肺和肝，如桔梗配瓜蒌、薤白可通肺与大肠之气，配葶苈子、大枣（意同葶苈大枣泻肺汤）泻肺热。柴胡也可升阳，归于肝胆，桔梗归于肝肺。入脏不同，也就应把握升降浮沉的用药水平。脑病的提壶揭盖之法在于桔梗、柴胡、升麻的运用，如高血压降压不能独降，在穴位中，一定要用百会穴，百会穴为三阳五会，前顶、后顶、百会通督的方法也是提壶揭盖中运用最多的，所以（在降压中）经常配伍涌泉穴、复溜穴、太溪穴、太冲穴，此四穴相当于引血下行、引风气下行的穴位，若灸足三里则火气下行，这只是中焦的层析。天枢穴是引气归元的主穴，身半以上为阳，身半以下为阴，即使运用气机阴阳升降的方法来考虑，同样地，通元针法也有两个层次，通元针法是一个升降、把握气机、调节阴阳的大法，第一个层次，同样的也是升降浮沉；第二个层次是配穴、三针，运用拮抗的思维。

二、赖新生教授简介

（一）从医历程

1. 1955～1972 年 1955 年赖新生教授生于福建省武平县。他幼年聪颖，少而好学，尤其酷爱文学。1970 年 12 月至 1972 年 12 月就读于福建省武平第一中学（重点高中）。

2. 1973～1977 年 1973 年 1 月赖新生教授成为福建省武平县西乡村的一名“赤脚医生”，在缺医少药的艰苦年代，赖新生教授细细研读当时凤毛麟角的《赤脚医生手册》等医学书籍。不论刮风下雨、黑夜白天，他背着药箱，拿着手电筒，攀爬着蜿蜒的山路，挨家串户，行医赠药。“治疗靠银针，药物山里寻”，从此与医生这一神圣的职业结下不解之缘。在“赤脚医生”的行医期间，舞象之年的赖新生教授脚踏实地、躬行实践完成的开腹手术与“结扎”手术等不胜枚举。

3. 1977～1984 年 1977 年 3 月赖新生教授以优异的成绩考上福建中医学院中医系医疗专业学习，1980 年本科毕业获学士学位。1980 年 1 月至 1984 年 6 月于山东医学院（现山东大学齐鲁医学院）中医教研室、附属医院任助教、住院医师。在山东医学院期间，师从张善枕、藏郁文等教授，深入研读中医经典古籍，尤尚《内经》之说。在藏郁文教授的指引下开始系统学习针灸，废寝忘食、手不释卷地学习完当时能找到的所有针灸学书籍，并于山东省首届针灸师资培训班脱产学习一年，从此踏上针灸之路……1983 年赖新生教授在山东省图书馆大明湖分馆复习，欲报考广州中医学院研究生，意气风发，以针灸为一生志业，时有咏志一首：春至舟山水，秋气意远来。衣袂飘然侠，仗剑走天涯。归乡望暮野，散淡尽烟霞。针石一生功，经世千金怀。

4. 1984～1990 年 1984 年赖新生教授慕著名针灸学家司徒铃教授之名，考上广州中医学院（现广州中医药大学）司徒铃教授研究生，1987 年 6 月获广州中医学院针灸学硕士学位。1986～1990 年于广州中医学院针灸系医籍教研室任讲师。1987 年 9 月攻读广州中医学院针灸学专业博士学位，在司徒铃教授与靳瑞教授的共同培养下 1990 年获医学博士学位（PH.D and MD），成为广东省第一位针灸学博士。在广州中医学院攻读硕士和博士期间，司徒铃教授是指导老师，协助导师是靳瑞教授和张家维教授等。6 年间，除半年理论课程外，其余时间全部跟随司徒铃教授在广州中医药大学附属医院针灸科门诊、病房以及广东省中医院每周两次夜诊，耳提面命，潜心研究司徒铃教授出神入化的各种针刺补泻手法、独特的挑刺手法和子午流注取穴方法，所作博士论文即以老师最擅长的挑刺治疗过敏性哮喘的经验处方从免疫球蛋白、组胺、嗜碱细胞、环核苷氨酸、受体水平等方面进行了科学验证和疗效机制的研究。赖新生教授率先在国内外开展了针灸抗Ⅰ型变态反应的研究。赖新生教授曾在《星光灿烂》一文中以“银针钩玄度杏林”详细报道了司徒铃教授擅长用五脏背俞穴和艾灸等的学术思想。

5. 1990～2003 年 研究生学习期间，赖新生教授孜孜不倦、焚膏继晷尽得名师真传。20 世纪 90 年代初，师承全国首批名老中医药专家靳瑞教授，潜心学习靳老的临床经验，系统整理和发掘三针疗法的配穴规律，尤其对三针组方原理上升到脏腑经络理论等进行阐发。赖新生教授著有《三针疗法》一书，是开启“靳三针”疗法研究最早的蓝本。此后，赖新生教授带领其工作团队以整理、凝练和传承靳瑞教授学术思想和临床经验为主要任务，以培养中医药传承接班人为目标，积极开展了岭南针灸名家靳瑞教授的学术经验和技术专长的继承与创新工作。总结出“三针”疗法取穴简捷、主治广泛、组方独特、手法精湛、疗效显著的特点。赖新生教授承担了首批全国中医药适宜诊疗技术项目“靳三针治疗儿童精神发育迟滞的临床研究”，经过验收获得优秀成果。此后制成 VCD 光盘作为“星源计划”百项技术向海内外推广应用，影响广泛。赖新生教授撰写的第一篇关于靳三针治疗智障患儿的论文，即对 558 例患儿进行临床治疗和观察与西药对照，总有效率为 79.3%。证明靳三针治疗智障患儿有助于开发患儿智力，改善其运动障碍，完全改变了国外以教育训练为主的困境，为智障患儿的智能康复提供了一条新的途径。近二十年来，"'智三针'为主治疗儿童精神发育迟滞（MR）的临床观察与实验研究"得到了推广应用，目前全国已有数十家大小不等的靳三针疗法中心或门诊。每年仍有相当数量的海内外患者前来门诊求诊。

赖新生教授于1990～1992年任广州中医学院经络研究室讲师。1993～1995年任广州中医药大学针灸系副教授、针灸系副主任、经络研究室副主任、针灸研究所副所长。1996～2003年任广州中医药大学针灸系教授、博士生导师、针灸系主任、针灸系针灸研究所所长、针灸推拿学院院长兼党委书记，广东省重点学科针灸推拿学学术带头人。1996年起享受国务院政府特殊津贴。

6. 2003年至今 赖新生教授现为广州中医药大学二级教授，博士生导师，博士后合作教授，国家人事部"百千万人才工程"百类人才，全国第五批老中医药专家学术经验继承工作指导老师，中国中医科学院传承博士后指导导师，广东省政府授予其广东省名中医称号、2014年获批赖新生全国名老中医药专家传承工作室。

赖新生教授先后担任科技部"973计划"中医理论研究专项专家组成员，国家自然科学奖评审委员会委员，全国高等中医院校针灸教育研究会副理事长，国家级教育成果奖评审委员会委员，中华医学科技奖评审委员会委员，国家中医药局科技进步奖评审委员会委员，国家中医药管理局院士遴选委员会成员、中国针灸学会脑病科学专业委员会副主任委员，广东省针灸学会副会长，华南师范大学客座教授，香港中文大学及香港大学客座教授，香港针灸学会顾问，台湾中国中医临床医学会顾问，加拿大中医师公会客座教授，美国国际医疗队外籍专家组成员，《广州中医药大学学报》编委会成员，《中医药信息》《中医药学报》编委会特邀专家，《新中医》杂志第三届、第四届编委会编委，《针灸临床杂志》编委会副主任委员，《国际针灸临床杂志》编委会（英文）编委，《中国组织工程研究与临床康复》杂志常务编委。

7. 医、教、研 赖新生教授从事中医针灸的教学、科研、医疗工作四十余年，创立"通督调神，引气归元"的"通元疗法"，擅长针药结合治疗哮喘、荨麻疹等过敏性疾病，不孕不育，脑卒中，老年期痴呆，血管性痴呆，帕金森病，癫痫，脑外伤后遗症等。精于针刺补泻手法和子午流注针法，临床经验丰富，学术思想和特色鲜明，对各种疑难杂症疗效显著，享誉海内外。长期从事针灸机制研究，对针灸治疗过敏性疾病、脑卒中、血管性痴呆、智力障碍型脑病、高血压等疾病的神经分子生物学、免疫学机制，以及针灸治疗的中枢机制等研究有较深造诣。赖新生教授于国内率先提出"经穴-脑相关"学说，并在此基础上首次提出了经穴"识别模式"的脑界定方法，引入脑功能成像技术，研究人体在生理、病理状态下，经穴、非经穴的脑功能成像特点，通过脑功能的客观成像反应从而界定"经穴模型""得气"概念、明确经穴配伍的基本规律。

赖新生教授先后主持国家"973计划"项目及国家自然科学基金等国家级课题项目10项、省部级项目10项、厅级（含校极）项目2项。发表包括30余篇SCI论文在内的临床与科研学术论文340余篇。出版《针灸基础与临床研究纲要》等专著10部，主编教材4本。其科研内容先后获国家级奖项5项、省级奖项8项。

赖新生教授多年主讲本科生、硕士生、博士生、外国留学生"针灸学"、"针灸基础与临床研究专论"课程，已培养指导来自全国各地及美国、加拿大、新加坡、法国、委内瑞拉、约旦的硕士、博士生150余人。多次受邀赴美国、加拿大、新加坡及中国香港、台湾地区讲学，2001年作为高级访问学者公派赴美国芝加哥大学医学院学术交流。获评国家"八五"期间有突出贡献的科技工作者、"千百十工程"优秀指导老师、首届"新南方优秀教师"、广东省优秀中西医结合工作者称号、广东省“五个一工程”学术和技术带头人等称号，入选美国国家科学传记学会科学名人录。先后参加中国井冈山干部学院高级专家班、中国延安干部学院第一期院士专家班学习。

（二）主要事迹及学术思想

1. 师承名家，大医精诚 赖新生教授为岭南“靳三针”流派之集大成者、通元疗法针灸新体系开创者、针灸治疗过敏性疾病的开拓者。

赖新生教授师从司徒铃教授、靳瑞教授，“遵古训，探新知”，逐步形成自己独特的诊治风格。在继承司徒铃教授临床经验基础上，最早在国内开展针灸抗Ⅰ型变态反应性疾病的研究，通过临床治疗哮喘、湿疹、荨麻疹等疾病，发现针灸可调节过敏性介质、嗜碱细胞、受体等，初步阐明了治疗机制，其成果对英国、澳大利亚等海外学者的研究起到示范作用；参编《变态反应学》，是中医界唯一编委，在全国首届变态反应学术大会上宣读“中医方药的抗变态反应实践”；曾两次受邀对四百余名外国学者授课，反响巨大。

20 世纪 90 年代初，赖新生教授师承靳瑞教授，首次系统整理、阐述三针原理，共同创立三针疗法，并承前启后，使之发扬光大。赖新生教授成立首家靳三针研究中心，发表第一篇靳三针研究论文，出版第一本靳三针专著《三针疗法》，承担第一项靳三针科研项目，首次报道靳三针治疗儿童精神发育迟滞的临床研究，该方法突破了国外以教育训练为主的困境，此后列为“新源计划”百项技术之一向海内外推广应用，影响广泛。赖新生教授在运用靳三针治疗小儿精神发育迟滞的基础上，首次提出运用“颞三针”治疗中风后遗症，临床总有效率达 98.3%，该处方安全有效、针对性强、痊愈率高。此外，赖新生教授善于运用苍龟探穴、白虎摇头等手法治疗难治性偏瘫等疾病，享誉海内外，常有世界各地慕名而来的患者求治。

赖新生教授治病不分贵贱贫富，几十年如一日对患者倾注心血，门诊量大，加号患者多，常延迟下班至中午 2 点以后。作为中央组织部直管专家，赖新生教授多次给中央领导及军队高层进行保健诊疗，亦为贫苦百姓施医赠药，皆如至亲。赖新生教授多次赴美国、加拿大、菲律宾等国进行学术交流、授课、义诊，为祖国赢得荣誉。其显著的治病疗效和高尚的医德医风深受广大患者的赞誉与颂扬，《科学中国人》《科技文摘报》等媒体常有报道。

赖新生教授参加中央组织部组织的 2008 年中国井冈山干部学院第三期高级专家理论班、2012 年中国延安干部学院第一期院士专家班结业，更以振兴中医为己任的热情投身于中医事业。担任首届和第二届“973 计划”专项专家组成员期间，对中医基础理论专项的研究领域项目积极提出方案，参与指南针灸部分的撰写，如 2001 年 11 月受科技部程津培副部长指示参加科技部会议，提出把“五脏相关理论”作为基础理论研究列入专项项目进行研究。2006 年开始多次参加科技部组织的“十一五”国家科技支撑计划中医药领域项目的专家论证会，为顶层设计屡屡献策。长期担任广东省重点学科针灸学学科带头人和中医学（一级）重点学科建设项目的学科带头人，亲自撰写学科规划并组织实施，以优良成绩通过 211 重点学科建设专家组的验收，为促进针灸学的发展出谋划策，殚精竭虑。

2. 创立通元疗法，推陈出新，致力于构建针灸新体系 赖新生教授梳理岭南针灸强调审证求因、审因论治为原则，擅长经络辨证和脏腑辨证，主张奇病用奇穴，注重奇经八脉和周身大穴、要穴的应用，讲求穴位配方，取穴少而精，尤其擅长古典针刺补泻和子午流注针法。首次提出“神元学说”和“二次得气”理论，认为经过运用补泻手法之后，针下凉、针下热等效应才是真正的得气，提出毫针针刺的五大环节，创用的赖氏飞针，具有轻巧、准确、快速、无痛、易于得气、易于患者接受的特点。其博汲医源，探微索隐，构建了传统的针灸理法方穴体系。

所创之通元疗法以阴阳为大纲，具有组穴独特、适应证广和疗效显著的特点。通元疗法是通督养神、引气归元的简称，是以阴阳立论的辨证施治的治法和广义的针法。通督养神以督脉及脑、五脏背俞穴为主，引气归元以任脉及三阴经、六腑腹募穴为主，遵循针灸的理法方穴辨证施治原则，充分把握针灸治病以调整阴阳和治病求本的根本大法，运用于脑病、内妇骨伤皮肤病和其他疑难杂症，均取得显著效果。通元疗法是赖新生教授四十余年临床经验的结晶，现已逐渐形成一个独具特色的针灸流派，是对岭南针灸乃至中国针灸学的重要贡献，其鲜明的学术风格，将产生深远的影响。

（三）传承学术、培养继承人情况

赖新生教授是已故著名针灸学家司徒铃教授唯一的针灸学博士研究生。临床崇尚实践针经《灵枢》、循经取穴、辨证施针及子午流注针法运用等。拜师全国首批 500 名老中医药专家靳瑞教授，成为靳瑞教授的第一位学术继承人（1991～1993 年），其结业论文《三针疗法的临床应用》（5 万字）开启了岭南靳氏流派。2010 年受国家中医药管理局委托，担任全国名老中医药专家靳瑞传承工作室负责人，培养了一批学术继承人，并出版《靳三针疗法大全》及光盘，完成岭南靳三针流派主体构建。著有《岭南针灸经验集》，使近代一大批岭南针灸名家的学术思想、临床经验得以保留传承。

赖新生教授于 2012 年被评为第五批全国老中医药专家学术经验继承工作指导老师、获广东省名中医荣誉称号，2013 年被评为首届中医药传承博士后导师，已经培养中医传承博士后 1 名、传承博士 2 人，他们均以优异成绩出师；培养广州市、中山市优秀临床人才 3 人；现在读继承人 2 名。已指导完成来自国内及美国、加拿大、新加坡、法国、委内瑞拉、约旦等的硕士、博士生 150 余人。其弟子、学生很多已成为医学院校及三甲医院临床、学术骨干，为中医药事业振兴发展培育了大量精英人才。

2014 年由国家中医药管理局批准成立全国名老中医药专家赖新生学术经验传承工作室，形成了一支梯队层次明显、学历年龄结构合理的传承队伍，拥有正高级职称 7 人、副高级职称 5 人，其中第五批全国名老中医学术继承人 3 人，省级学术继承人 4 人，专科学术带头人 5 人，博士及硕士研究生 20 余人，工作室接受访问学者 3 人。2016 年该工作室中期检查以 96.3 分被评为优秀。目前为止该工作室积累了大量临床资料：1TB 门诊视频，500 多份临床验案，其病种广泛，疗效显著，具有巨大开发价值及临床研究价值。

第八章 引气归元组穴原理与计算机分析

通元疗法包含通元针法和中药处方两大部分，通元针法是通督养神针法和引气归元针法的简称，通督养神取穴以督脉及五脏背俞穴为主，引气归元以腹部任脉气海、关元、中极及胃经天枢、归来穴为主穴，结合传统的针灸补泻手法，以任、督二脉为中心调节全身脏腑阴阳。通元疗法蕴含赖氏针法处方和针药结合的独特学术思想，在临床应用中通元法对中风及相关疾病、眩晕、头痛、失眠、血管性痴呆、颈椎病、腰椎间盘突出症、过敏性鼻炎、急慢性荨麻疹、支气管哮喘、面瘫、小儿脑瘫、儿童精神发育迟滞、儿童自闭症、带下病、月经病和帕金森病等具有较好的疗效。通元针法具有简单易行、疗效显著、适应证广的特点。一种新的理论的形成、发展与完善都是在长时间的探索与实践中完成的，通元疗法也不例外，通督养神针法穴位处方目前还没有完全固定，引气归元针法穴位处方经过赖新生教授多年的临床实践，发现对妇科方面的疾病（如带下病、月经病、不孕症）疗效非常好，这类患者在赖新生教授的门诊越来越多，同时随着赖新生教授及赖氏弟子对引气归元针法理论及临床研究的不断深入，认为引气归元针法穴位处方是有确切的理论基础和临床疗效的，所以在临床使用时基本固定，主穴为天枢（双）、关元、气海、归来（双）、中极，然后临床使用时根据具体病情，在辨证论治前提下选取不同的配穴治疗不同疾病和兼症。为了进一步发掘引气归元针法，并在此基础上推广通元疗法，本研究从文献学方面对赖新生教授引气归元针法处方中主穴的主治病证及其腧穴配伍应用进行研究分析，从中挖掘引气归元针法治疗的适应病证及优势病种所在，为通元疗法今后的临床研究及临床实践提供参考；同时对引气归元针法处方用穴原理进行初步研究，为通元疗法的学习推广和临床应用提供理论参考及文献数据方面的支持。历史证明，一种新理论的形成与完善不是一朝一夕的，也不是一蹴而就的，需要一代人甚至几代人的不懈努力，通元针法也是这样，本研究尽可能把通元针法中的引气归元针法处方用穴讲清楚、说明白，让学习通元理论的人能听明白、理解到位，为以后通元法在临床上能用得明白、用得好做铺垫。

第一节 赖氏引气归元针法概述

赖氏引气归元针法以气海、关元、中极、天枢（双）、归来（双）为主穴，根据辨证论治原则选经搭配配穴，自 2012 年通元疗法创立以来，在赖新生教授的指导下，赖氏弟子做了大量的研究工作，这其中包含了对引气归元针法的理论研究和临床研究，在研究引气归元针法的同时会涉及通督养神法，因为两者在临床上针对不同情况常分用或合用，具体如下。

一、赖氏引气归元针法理论研究进展

陈震益等释义引气归元，认为元气为十二经之根本，通元疗法调治人体元阴元阳是谓调其

根、治其本，是治疗脏腑、经络、营卫等相互关系失调及一切气机升降出入运动失常的核心所在，疏通经络必须调经，而调经关键在于引气归元，引气归元是治疗气机失调之本。

庄娟娟等从标本根结角度浅析赖新生教授学术思想，认为通元法强调以脏腑神气为治疗中心，重视天人一体观以调治人体元阴元阳，其调根治本，以平为期的观点与标本根结的天人相应观不谋而合，六阴经的标部和足三阴经的结部在头面部、胸腹部募穴或其附近，而引气归元针法是取腹部腧穴，达到从阴引阳的目的，为标本根结理论近部取穴的灵活运用。

庄娟娟等探讨通元针法与气街的联系，认为气街可以沟通正经与奇经八脉之海，气街是沟通任脉与其余诸阴经的通道，也是沟通督脉与其余诸阳经的通道，通元针法以任、督二脉为调节全身阴阳的关键环节、以脏腑神气为治疗中心与气街理论异曲同工；“通督养神针法”结合“引气归元针法”，从阳引阴、从阴引阳，是对气街理论以“通横向促通纵向，最终纵横皆通，脏腑、经络之气同调”的灵活运用。

庄娟娟等认为引气归元针法乃生命立极之道、天人合一之法，赖新生教授在临床上运用引气归元针法，没有很多浮夸的手法，志在于守静于针上，使复命的机制产生，使有限的生命归于无限，是更高层次的复命，使疾病得愈；同时认为引气归元针法也是纳下之法，临床上治疗内科杂病及妇科疾病通用引气归元针法常获显效，就是通过针刺任脉和腹募穴，使气归于丹田，通过针刺调节，元气随之而还，身体恢复秩序，脐下肾间动气与脑部的元神之气和合为元真一气，使生命之极得以建立，病自告愈。

王继红认为，赖新生教授创立的通元疗法中引气归元即为元归，在通元疗法中以任、督二脉为纲，意在元归，任、督二脉主人身阴、阳二气，循环无端，道家谓之小周天，其循环之前后上下可对四季之春、夏、秋、冬，少腹乃为冬藏精之所在，元气储蓄生成之所，摄神之幽密处，肝、脾、肾三阴经与任、督、冲会合之处，其重要性不可不言，引气归元针法的立法、处方和施术体现的正是中医的阴阳观和整体观，引气归元必要时也可以解释为通元疗法为通督治神，调任归元，调任归元又称引气归元，两者其实可分用又可合用，但均不能丢弃脑和元神的关键联系，这是通元疗法整体观的最好体现。

曾维盈等试从“持中央以运四旁”理论，对引气归元针法的取穴特点及作用机制进行阐述，认为引气归元针法腹部取穴如神龟匍匐于神阙之上，其作用机制包括持先天真元及后天脾胃，可运轴行轮、生化气血、调畅气机、秘精养神。

邵瑛认为，赖新生教授“引气归元”意在调动一身之气归于本位，使元气充盛，营、卫二气和调，营、卫二气由元气借助三焦通达布散，濡养全身、保卫机体；丹田部位的脐下肾间动气最关键，是三焦之原、十二经脉之根，五脏六腑及整个人体的生命活动都由它激发和主持，营气失养，卫气失御，元气不固，多生虚弱病证，故创立“引气归元”之法。

王玉妹等认为“引气归元”为赖氏“通元疗法”二分法之一，“元”，有“源”之意，即经脉之气源出、化生、归属；元气，一者源出肺脉之宗气，二者化源脾胃水谷之气，三者归舍脐下肾间动气，遍历三焦，通行五脏，具有“五神脏”之称；引气归元通调一身之气，为固本大法，此法可调和五脏，激发原气，使肾间动气固守丹田，化生阴阳真气，使正气存内，邪不可干。

邹楚冰等认为引气归元针法倡导以补为主，温补下元、振奋阳气、滋养阴精、扶正祛邪，按照阴精藏于少腹丹田、真阳藏于肾间动气的理论，赖新生教授在临床上多取气海、关元、中极、归来等穴滋养肾中阴精，凡遇气机失调之病证，常取天枢穴为主穴引领阴阳之气，配以关元、归来等穴位，疗效甚佳。

从以上可知，引气归元针法理论是从阴阳立论，涵括了中医整体观及天人合一思想，融合了标本根结、气街理论及守中守元之道，但学者对引气归元针法的理论研究不够深入，对于引气归元针法具体穴位处方的分析研究几乎没有，不能很好地解释为什么选用这些主穴来达到引气归元的作用。再者，之前的研究一直重视元气的作用，对人身的其他如营卫之气、经络之气、精气、脏腑之气等却很少论述，笔者认为引气归元针法虽重视元气这一生命的根本作用，但也应包含对人体全身各种气的调节作用，认识到人身之元气不仅要归为本位，关键还要能拿来用，而且全身之气都要归原（本位），在人生命活动过程中发挥其应有的生理作用。我们研究引气归元法不能简单化或泛化，应该要本着探源求本的态度精细地深究其中可能存在的意义。

二、赖氏引气归元针法临床研究进展

赵凌波将符合纳入标准的患者 60 例，试验组予引气归元针法结合中药治疗，对照组予雌孕激素序贯疗法治疗，发现引气归元针法结合中药治疗肝肾阴虚型月经过少，无论在改善月经量还是中医证候方面均优于西药组。针药安全性结果显示未见不良反应，临床应用较安全。

林穗华等将符合诊断标准及纳入标准的气血瘀滞型原发性痛经患者 66 例作为研究对象，运用随机数字表法，将研究对象分为通元针法组和常规针刺组，其中通元针法组 33 例，取用天枢（双侧）、气海、关元、归来（双侧），常规针刺组 33 例，取用关元、三阴交、地机、合谷、太冲；发现通元针法和常规针刺治疗气血瘀滞型原发性痛经均有一定疗效，但通元针法效果更明显，而且远期疗效更加稳定。

张素娟等总结通元疗法治疗多囊卵巢综合征的经验，认为赖新生教授针刺治疗 PCOS 时，重视“引气归元”，选穴以任脉的关元、气海、中极为关键穴，再结合“多气多血”之足阳明胃经的天枢穴、归来穴使元气归于下焦丹田，从而输布全身，达到调和全身气机，充盈胞宫之效。刘爱平研究发现赖氏通元疗法针药结合能有效改善多囊卵巢综合征月经后期的月经情况和中医证候情况，中医证候疗效、中医证候积分改善、月经经量改善、体重指数下降等方面，效果均比炔雌醇环丙孕酮显著。

庄娟娟等认为赖新生教授对于临床上反复性流产及继发性不孕，运用引气归元针法针刺任脉和腹募穴，气归于丹田，获显效；通过针刺调节，气随之而还，身体恢复秩序，脐下肾间动气与脑部的元神之气和合为元真一气，生命之极得以建立，病自告愈；引气归元可调节人体性腺轴功能，从而达到通、引两大功效，其治疗习惯性流产及继发性不孕症，具有独特优势，值得进一步探讨及研究。

王玉妹等总结治疗慢性荨麻疹的经验，认为赖新生教授在慢性荨麻疹缓解期治疗以培元固气、调理冲任为主，运用引气归元，取腹部天枢、归来、关元、气海等穴，使元气潜藏守位，本源之元阴元阳有序生发，精足，神明，脏腑得养。

郑嘉怡等认为赖新生教授虽将过敏性鼻炎分三大证型，但总属阴阳失调，主张循通元疗法之根本原则，通督养神，引气归元，调和阴阳，兼以益肺固表，健脾固肺，补肾通窍；运用通元疗法针药并用治疗过敏性鼻炎，固本培元，扶正祛邪，通窍和脏，以使正气存内，邪不可干。

以上研究多针对通元疗法、通元针法或者通元针法与中药结合，且研究的疾病病证范围集中在妇科生殖系统疾病、过敏性疾病，单独用引气归元针法进行疾病的研究非常之少，这也无可厚非，因为本身赖新生教授的通元疗法是中医整体思维观的体现，在临床应用过程中也常通督养神和引气归元合用及针药并用，这样更有利于患者的病情恢复，疗效也更好。但要具体地研究引气归元针法的适应证及治疗范围，还需要在临床上单独进行观察，同时也急需在文献方面为引气归元针法的研究提供研究方向的参考和指导。

三、赖氏引气归元针法与薄氏腹针中引气归元的区别

薄氏腹针中有一针灸处方也名引气归元，为正本清源，特在此做一说明，以示区别。

1. 理论基础不同 通元疗法以神元为本，以脏腑为中心，以任、督二脉为总纲，以调节阴阳为大法，强调理、法、方、穴、术环环相扣，蕴含赖氏扶正祛邪、通调元真、补泻有度、治病求本的独特学术思想，其理论基础、作用机制及选穴方案均有别于薄氏腹针，薄氏腹针则是通过刺激腹部穴位调节脏腑失衡来治疗全身疾病的，是以神阙布气假说和神阙调控系统理论为核心形成的微针系统。以上可以看出两者有着本质的区别。

2. 选用穴位不同 引气归元处方主穴为天枢、气海、关元、中极、归来五穴，而薄氏腹针引气归元处方由中脘、下脘、气海、关元四穴组成，正所谓差之毫厘谬以千里。

3. 临床应用不同 引气归元针法强调针刺要补泻得气，对针刺的深度、针具的选择都没有硬性规定，一切以得气为目的，取穴方面可以从神-元理论、根结、标本、气街理论、俞募相配理论、气化、营卫生会等理论取穴，目的是让经络穴位的治疗效应得以最佳发挥，它突破了取穴局限，比以往的循经取穴疗效更好。而腹针在临床操作过程中特别是在其规范的治病处方中，均明确地规定了针刺的深浅、针刺的方向、针具的选择，对针刺的得气与否却未提及，取穴方法则有全息取穴法、经络取穴法、八廓取穴法，从中得窥两者之异。

第二节　赖氏引气归元针法处方主穴用穴原理探析

一、赖氏引气归元针法的形成过程探源

中医学理论体系的形成和确立，是中医学发展成熟的最重要标志。古代医家们在古代特定的人文历史环境及在自身医学实践与解剖学成就的基础上，创立了藏象、经络、气血精津液等学说，并在探讨人与自然关系的过程中创立了六淫致病学说；同时又将古代哲学的气、阴阳、五行诸学说引入医学领域，作为方法论用以阐释人体的生理和病理，指导疾病的预防、诊断和防治。同理，通元理论的形成过程也经过了漫长的探索与实践，是在继承司徒铃及靳瑞两位导师的学术经验，吸收古代中医及针灸典籍的精华，不断思考探索钻研，在四十多年的教学、科研、临床实践基础上，在全社会提倡创新创造的大环境中，开创性地提出通元疗法这一理论，并在临床使用过程中不断修正、完善。研究一个理论最好的方法莫过于明白这一理论的形成背景和发展完善的过程，下面的内容是笔者根据赖新生教授口述整理而成，试着对引气归元针法理论的形成以探源求本，为后续的研究提供参考，也为有志于继承发扬中医针灸的学者提供借鉴。

（一）萌芽阶段

20 世纪 90 年代开始，赖新生教授在从事针灸教学与临床工作中结合《灵枢》及各家注解，从中领悟针灸之道，在教学与临床实践中觉得调节阴阳才是针灸的大纲大法，赖新生教授认为针灸调节阴阳前人只是作了理论上的论述与说明，如《素问·阴阳应象大论》曰“阴阳者，天

地之道也，万物之纲纪，变化之父母，生杀之本始，神明之府也”，又如《灵枢·根结》曰“用针之要，在于知调阴与阳，调阴与阳，精气乃光，合形与气，使神内藏”，前人说针灸是调节阴阳，调节五脏，前人又说针灸的上工就是善于调节阴阳，但具体如何调节阴阳、如何使用阴阳却始终没有一个明确的方法，赖新生教授则思考着阴阳之法用哪种方法或形式拿来在临床中使用，后来赖新生教授受滑伯仁《十四经发挥》的启发，滑伯仁把任脉和督脉与十二正经统归为十四经，赖新生教授从中觉得奇经八脉没有很好的用起来，尤其是任、督两脉，奇经八脉中属任、督两脉最为特别，总领全身的阴阳，所以赖新生教授从任、督二脉来考虑，当时就想建立一个独特的针法，最原始的想法是督脉为阳脉之海，所以想通过针灸督脉的穴位搭配手足三阳经来调节人身之阳，任脉为阴脉之海，想用针灸任脉穴位配伍手足三阴经以驾驭全身之阴，想这样阴阳分界来取穴治疗疾病，结果在使用过程中发现腹部任脉的穴位对妇科病非常有效，所以是从治疗妇科病开始的，发现调节月经非常好，对不孕不育的效果也很不错，再深入研究《内经》及《难经》后，从《素问·阴阳应象大论》“故善用针者，从阴引阳，从阳引阴”及《难经·六十七难》“阴病行阳，阳病行阴。故令募在阴，俞在阳”中得到启发，赖新生教授发现人一身之阴阳不能截然分开使用。明代张景岳对阴阳互用论述最为深刻，如《景岳全书·新方八阵·补略》曰：“善补阳者，必于阴中求阳，则阳得阴助而生化无穷；善补阴者，必于阳中求阴；则阴得阳升而泉源不竭。”同时任、督二脉也是如环无端，周而复始，再体悟道家太极阴阳图，恍然大悟，方才真正明白阴中有阳、阳中有阴，阴不离阳、阳不离阴的阴阳互根互用的道理。之后着力思考着如何把任脉和督脉结合在一起使用以调节人身阴阳来治疗疾病。

再根据《灵枢·本神》“凡刺之法，先必本于神”发现针刺时可以用神来统领驾驭人身之阴阳，认为神为人一身最高的主宰，最不可思议，变幻无定，出入无时，赖新生教授又从道家典籍中找寻着答案，道经《上清洞真品》指出：“人之生也，禀天地之元气，为神为形；受元一之气，为液为精。天气减耗，神将散也；地气减耗，形将病也；元气减耗，命将竭也。”明确指出元气是人生命的根源，元气化生形体，人身元气充足则神全无病，元气消耗导致人衰老及生病，又《上清洞真品》指出：“故帝一回风之道，溯流百脉，上补泥丸，下壮元气。脑实则神全，神全则气全，气全则形全，形全则百关调于内，八邪消于外。元气实则髓凝为骨，肠化为筋，其由纯粹真精，元神元气不离身形，故能长生矣。”指出可以通过补泥丸，壮元气来延缓衰老，泥丸指脑或脑神，是道家的术语。鉴于此，赖新生教授认为，可以通过针刺脑部诸穴尤其是督脉上的穴位来补泥丸，以通督调神，针刺任脉及腹部穴位以引气归元，这正是通元针法的前身。又从《内经》“百病皆生于气”悟得人生病的原因是气不归元（原），人身阴、阳二气，经络之气不按既定的轨迹运行或运行发生障碍则导致各种疾病的发生。唐代药王孙思邈在其著作《备急千金要方》中提到：“针灸不药，药不针灸，亦非良医也……知针知药，固是良医。”又《云笈七笺》云：“夫无为入真道者，先须保道气于体中，息元气于藏内，然后辅之以药物，助之以百行，则能内愈万病，外安万神，内气归元，外邪自却。”明确指出修炼导引与药物配合使用以使内气归元来治疗疾病，受此启发，赖新生教授认为可以用针灸和中药针药结合来达到内愈疾病，抵御外邪的作用，这也正是通元疗法针药结合思想的雏形。

（二）成熟阶段

针灸是通过作用于人身穴位来达到平衡人身阴阳及治疗疾病的目的，所以赖新生教授认为把任、督二脉结合使用最后还是要体现在具体的穴位选用上面，在任、督二脉中选哪些穴位才能达到调理全身阴阳的作用也是一大难题，赖新生教授思考着穴位的选择不能太多但又要达到预期的治疗效果。赖新生教授认为，特定穴含有深刻的玄机，特异有效且难以掌握，特定穴自成系统又归于经络，所以就从特定穴位中来寻找，从中执简以御繁。任脉上的特定穴有募穴和交会穴，募穴是脏腑之气输注于胸腹部的腧穴，交会穴指有两条或两条以上经脉交会通过的穴位，经脉之间的交叉会合，可使脉气互通，故交会穴的治疗作用较广，为临床所常选用；任脉上有 6 个募穴，分别为膀胱募中极穴、小肠募关元穴、三焦募石门穴、胃经募中脘穴、心包募膻中穴、心经募巨阙穴，任脉上的交会穴有中极穴、关元穴、阴交穴、中脘穴、下脘穴、天突穴、廉泉穴、承浆穴（奇经八脉考），所以先从上面的这些穴位来选择，再仔细地分析这些穴位，发现中极穴、关元穴既是募穴又是交会穴，中极为任脉与足三阴经之会，又是膀胱经经气募集之地；关元穴为小肠募穴，足三阴经及胃经交于任脉之处，正如《养生咏玄集》言："关元者，乃下丹田脱泄精气之关口也……盖此关乃百聚之口，通诸脏腑及四肢筋脉，如藕丝窍气化之所，故号关元也。"赖新生教授深研道家养生功法相关书籍，认为关元对人身的作用还有待进一步发掘，但关元穴的效用是毋庸置疑的；又从穴位的安全性及功用出发不选用其他几个特定穴位，如天突穴和廉泉穴对针灸技术要求比较高，不易推广；石门穴在古代医籍中有记载提到针则无子等；中极和关元相比其他穴位而言效用更好，更能达到引气归元的作用。

再结合《难经》经文，如《难经·六十二难》曰："腑者，阳也。三焦行于诸阳，故置一俞，名曰原。腑有六者，亦与三焦共一气也。"《难经·六十六难》曰："脐下肾间动气者，人之生命也，十二经之根本也，故名曰原。三焦者，原气之别使也，主通行三气，经历于五脏六腑。原者，三焦之尊号也，故所止辄为原。五脏六腑之有病者，皆取其原也。"肓之原，下气海穴也，肓：义指三焦，说明三焦之原亦即为气海穴无疑，三焦总上、中、下三焦，主一身之气；气即元气，海乃深大也，此穴为元气汇聚之处，故名气海。所以也选用气海穴作为引气归元的一个穴位。

选定任脉上气海、关元、中极穴位后，如何引气归元又是一个问题，通过哪种方法来达到引气归元的作用，首先想到的是是否有个开关或枢纽来调节，继续从经典中寻求答案，《素问·六微旨大论》曰"天枢之上，天气主之，天枢之下，地气主之，气交之分，人气从之，万物由之，此之谓也。气交之分，是谓天枢，上为阳，下为阴，清气在上，浊气在下"。足阳明胃经在腹部的募穴天枢穴正符合这样的要求，正如王冰注："天枢，当脐之两旁也，所谓身半矣，伸臂指天，则天枢正当身之半也。"天枢穴位于命蒂脐旁，地气上为云，天气下为雨，本穴处于人体上下（天地）之气交合之处，乃一身之气升清降浊之枢纽，关乎生命变化之玄机，与人体先天元神、元精、元气转输，以及水谷出入升降有密切关系，故名天枢。又《内经》谓"任脉起于中极之下，循腹里，由关元，上咽，至承浆，下龈交，极目，下承泣穴，为阴脉之都纲也"。仔细地分析任脉的经络走向，发现任脉不仅仅只和督脉相交，它的体内分支还连着足阳明胃经的承泣穴，而督脉的分支，从小腹直上贯脐，向上贯心，至咽喉与冲、任二脉相会合，到下颌部，环绕口唇，至两目下中央。也就是说，任、督二脉都在承泣穴与足阳明胃经相交通，天枢穴在胃经上，是手阳明大肠经之募穴，又处于人体上下（天地）之气交合之处，人体一身之气升清降浊之枢纽，所以赖新生教授考虑用天枢穴来引领任、督二脉阴阳之气以引气归元。

又据，养生吐纳者，当吸气时腹气上升，与中气交会于气海处。呼气时，腹气下降，名曰气息归根。归来穴为腹气下降时之根，能使不归之气，返回本位，故名"归来"；言返本也，即归根也，言其向下行动也。所以加用归来穴为纳气归原之用。元气的消耗随人体后天之气的盛衰而不同，后天之气盛则元气消耗慢，反之，后天之气衰则元气消耗快，选用胃经上的穴位

（天枢、归来）也有调补后天，使元气消耗减缓的考量。

赖新生教授在 2007 年提出“经穴-脑相关”学说，认为人大脑区域与穴位存在相关性，当刺激特定穴位时会在大脑相应区域产生特定的反应，而后再通过大脑发挥中枢调节作用而作用于人体相应的靶器官发挥治疗效应；中医认为脑为髓海、精明之府，明代李时珍指出脑为元神之府，从中赖新生教授认为经穴-脑相关也是中医针灸所讲用针之要在于调神的关卡所在，针刺调神即通过大脑这个元神之府的中枢来发挥相应的治疗作用。另外，赖新生教授认为四肢的穴位离脏腑和大脑较远，而任、督二脉经脉直接入脑，针刺任、督二脉上的穴位可以更直接、更快地到达大脑进行调节，同时任、督二脉又在人身正中央，募穴与背俞穴是脏腑之气输注或汇聚之处，直接沟通脏腑，所以治疗效应比四肢肘、膝关节以下的穴位更直接、更快。

所以赖新生教授把关元、气海、中极、天枢、归来穴作为引气归元法的主穴，临床上再结合具体病情选用不同的配穴来治疗疾病。目前通督养神针法穴位处方还不固定，暂多取用百会穴、印堂、前顶、后顶、水沟、大椎，而膀胱经上的背俞穴根据病情选用不同穴位，如取肾俞祛肾中之败血瘀精以治疗生殖系统疾病，肝俞祛风以治肝风内动病证，脾俞祛湿化痰，膈俞、心俞活血化瘀等。以背俞穴与腹部募穴相配伍，《难经本义》论述：“经络之气，阴阳交贯，脏腑腹背，气相通应。”《难经・六十七难》云：“阴病行阳，阳病行阴。故令募在阴，俞在阳。”东垣曰：“凡治腹之募，皆为原气不足，从阴引阳，勿误也。”从阴引阳、从阳引阴分别治疗相应的疾病，所以赖新生教授推崇俞募相配，背俞穴都分布在膀胱经上，足太阳膀胱经行于身后夹督脉而行，与督脉会于百会穴，赖新生教授选用督脉穴位及五脏的背俞穴以从阳引阴，选用任脉及腹募穴以从阴引阳。

二、引气归元针法分析

前面已经简要介绍了赖氏引气归元针法处方主穴选用过程，但这个处方是否具备科学的理论基础及与之相应的临床疗效还有待我们进一步分析和研究，笔者试从以下几个问题入手来研究。

（一）赖氏引气归元之意

引气归元的意思有三种：①引气归元，这里的元指元气，意思是把散在人身各部之耗散元气返归于先天元气之中，减少后天的消耗；②引气归原，把脏腑之气、经络之气、营气、卫气等运行在原本的路线，即人身各部之气各司其职，发挥其自然的作用；③引气归源，回归本源，即人身之丹田部位。

赖氏引气归元针法中的“引”有两层含义。①东汉・许慎《说文解字》载“引，开弓也。”隐喻为箭在弦上，取其势，引气归元针法是通过针刺穴位给人体一个外力，通过腧穴自身的作用助力人体之气的正常运行，如道家修炼之功法《幻真先生服内元气诀》曰：“每咽及吐纳，则内气与外气相应，自然气海中气，随吐而上，直至喉中……以意送之，以手摩之，令速入气海。”导引行气也是通过意念干预气机的循行，意守丹田即是如此，还有导引动作如五禽戏、太极拳、八段锦等，通过人体肢体动作、意念和呼吸相互配合引导气机达到祛病延年、强身健体的作用。②引气归元之引还有引导之意，引即“退”。徐润周《围棋术语图说》云：“引，也是引回之意。”人身元气在后天生命活动中不断被消耗，所以把在外散布的元气引回原位就能延缓衰老、帮助抵御外邪，减少疾病的发生。

（二）赖氏引气归元之用

赖新生教授认为，人身包含阴、阳二气，人身负阴而抱阳，阴、阳二气相互调和人就很少得病，当阴、阳二气不协调、不和谐，运行发生冲突则人即是病态，所以当阴、阳二气不协调、不和谐时要有个中间力量来调和阴阳之气，使阴阳达到中和。在道家可通过一定的功法修炼来调和人阴阳之气，保持身心的健康。赖新生教授则通过引气归元针法来充当调和之功用，在针灸实践层面是一大创新。引气归元针法使生命气机的大小周天循环通畅，亦即冲气以为和或者调气以为和，达到元真通畅，病安从来之境。

再者，赖新生教授认为，一般人很难掌握道家的导引修炼之法，操作上主观性较强，练习不当反而有害无益，而引气归元针法则可帮助患者达到导引的目的，在临床上当我们给患者针刺得气后，再加上电针，留针于气海、关元、中极、天枢、归来等穴位后，可以通过穴位本身的特异性作用来调节机体的状态，也可以使患者的精神意识下降到腹部丹田部位，即神识引导气归于丹田，就等同于道家等导引之法，相比较而言还更直接、作用更强，同时患者平躺保持安静，甚至有些患者在针刺后能睡着，老子《道德经》云："归根曰静，静曰复命。"虽不能说是深层次的入静，但也是静态的一种，也有助于身体的恢复。

赖新生教授在临床上引气归元针法与通督养神针法常交替配合使用，调整人身阴、阳二气的协调；引气归元针法也常配伍靳三针一起使用，常配伍四肢肘、膝关节部位腧穴，如配伍手三针（合谷、曲池、外关）和足三针（足三里、三阴交、太冲），引气归元针法调脏腑元气，手足三针调理经络之气，脏腑经络双调，临床疗效较好。

引气归元针法也要根据实际情况灵活使用，在一些特定情况下要有所先后侧重的不同，如东垣曰："六淫客邪，及上热下寒，筋骨皮肉血脉之病，错取于胃之合及诸腹之募者，必危。"又曰："天外风寒之邪，乘中而入。在人之背上，腑俞脏俞，是人之受天外风邪。亦有二说。中于阳则流于经，此病始于外寒，终归外热，收治风寒之邪，治其各脏之俞。"当有外感六淫之邪时先祛邪，万不可引邪入里以生他变，可先用背俞穴祛邪为先，再用引气归元针法补充元气，这是我们在临床使用时需要特别注意的地方，也是赖新生教授一直强调的，没有一种方法是一成不变使用的，疾病的变化是多样的、复杂的，应时刻牢记中医的辨证论治思想。

（三）赖氏引气归元之气

既往对引气归元针法的研究一直比较重视元气的作用，对人身的其他如营卫之气、经络之气、精气等则很少论述，笔者认为引气归元针法除重视元气这一生命的根本作用外，还应包含对人全身各种气的调节作用。赖新生教授认为，不仅元气要归为本位，全身之气都要归原（本位），尤其是营卫之气、各个脏腑之气及经络之气都要归于本位、归于本原，自然地发挥各自本有的作用才能保持机体健康的状态。①使"元气"归原：使人身外散之元气重回丹田储存，减少元气后天消耗。②使"营卫之气"归原：营行脉中，卫行脉外，营周不休，五十而复大会，阴阳相贯，如环无端，周而复始，正常情况下营气行于脉内以营养全身，卫气行于脉外来顾护机体；营卫不调，营弱卫强或营强卫弱等阴阳不平衡都会导致身体功能失衡而生病，所以使营气、卫气回归本原本位，使其发挥正常的生理功能具有重要的意义。③使"脏腑经络之气"归原：使脏腑经络气机循环通畅，不失偏颇，平衡五脏六腑间生克关系，各司其职。当然要达到以上功效可能还要配合其他穴位的辅助，如经络原穴、合穴或者其他穴位的作用，我们知道合主逆气而泄，合穴能降逆气使气恢复通调；原气通过三焦输布于全身脏腑、十二经脉，其在四肢部驻留的部位就是原穴，于此或许可以通过调节十二经络的原穴来使经络之气归原或者使经络之气运行更顺畅，使三焦原气通达，从而调整相应脏腑经络的功能，这些都需要我们进一步在临床上大胆使用、探索才能体会得知。

（四）赖氏引气归元之穴

1. 中极穴　出自《素问·骨空论》。中，与外相对，指穴内；极，屋之顶部横梁也。意指任脉气血在此达到了天部中的最高点，故名。本穴属任脉，为膀胱经之募穴，足三阴经与任脉之会，别名玉泉、气原。在下腹部，前正中线上，当脐下 4 寸。《普济方》曰："治五淋，小便赤涩，失精，脐下结如覆杯，阳气虚惫，疝瘕水肿，贲豚抢心，甚则不得息，恍惚尸厥，妇人断绪，四度针，针即有子，因产恶露不止，月事不调，血结成块，针入八分，留十呼，得气即泻，可灸百壮，至三百壮止。"

现代研究表明，灸中极可以使逼尿肌松弛、内括约肌收缩而促进储尿，抑制逼尿肌储尿期的无抑制收缩，增加膀胱有效容量。现代解剖学证实，T_{12}～L_1 脊髓节段神经支配中极穴，T_{12}～S_2 与 S_2～S_4 脊髓节段支配膀胱神经，支配中极穴与膀胱之神经存在部分重叠，这也与中极穴是膀胱募穴可以调节排尿的功能有关。中极也可以治疗妇科病，如痛经、盆腔炎、经行头痛、崩漏、带下、输卵管炎性不孕、多囊卵巢综合征、女性尿失禁等，临床效果较好。另外，临床观察治疗较多的病证还包括前列腺炎、前列腺增生、术后尿潴留、遗尿、癃闭等。现代中极穴的研究多集中在临床疗效观察，中极穴具体的调节机制研究较少，可能未引起学者的重视。

2. 关元穴　出自《灵枢·寒热病》。关，指机关；元，指元气，此处为元阴元阳出入之处，下丹田之所在，为养生家聚气凝神之所。本穴属任脉，为小肠之募穴，足三阴、任脉之会，别名下纪、三结交、大中极，在下腹部，前正中线上，当脐下 3 寸。《针灸大成》曰："主积冷虚乏，脐下绞痛，渐入阴中，发作无时，冷气结块痛；寒气入腹痛，失精白浊，溺血七疝，风眩头痛，转脬闭塞，小便不通，黄赤，劳热，石淋五淋，泄利，贲豚抢心，脐下结血，状如覆杯，妇人带下，月经不通，绝嗣不生，胞门闭塞，胎漏下血，产后恶露不止。"现代临床研究证实关元穴单用或配伍其他穴位使用对慢性疲劳综合征、痛经、尿失禁、尿潴留、不孕、水肿、月经不调、便秘、泄泻、腰椎间盘突出症、带下、卵巢早衰、高血压、癃闭、慢性前列腺炎、阳痿、抗休克、功能性子宫出血等有一定的治疗作用。

关元穴的现代机制研究主要集中在抗衰老、提升机体免疫力、调节内分泌、信号转导等方面。结果显示，艾灸关元能改善造血功能，使降低的白细胞数上升，减少环磷酰胺导致的小鼠外周血淋巴细胞、CD3、CD4、CD8 的百分比下降及使比值向正常值调节，拮抗环磷酰胺所致的胸腺和脾脏的病理损伤，增强机体免疫功能。另外，艾灸关元对化疗毒副反应的减毒效应与缝隙连接蛋白表达有密切关系。艾条悬灸关元通过降低血清 TSH 的含量，下调垂体 TSH mRNA 的表达和升高血清 ACTH、T_3、T_4 的含量，上调垂体 ACTH mRNA 的表达对肾阳虚大鼠起治疗作用。电针关元可有效防治心肌缺血，保护机制可能与上调 miRNA-133 的表达，抑制心肌 miRNA-1、miRNA-208、miRNA-499 表达的双重调控作用有关。针灸小白鼠关元穴，血浆睾酮（T）含量和附性器官重量均有明显增加；电疗关元穴能促进围绝经期初级卵泡的发育，对衰减的卵巢卵泡发育具有促进作用。艾灸关元穴可能引起了亮氨酸-脑啡肽和甲硫氨酸-脑啡肽从垂体及肾上腺髓质等处释放入血增加，这些肽类激素作用于免疫细胞表面受体，从而使荷瘤小鼠的细胞和体液免疫功能维持在正常或较高水平。针刺关元穴延缓衰老的作用可能与提高老年患者抗氧化酶含量直接相关。针刺关元穴可以调节体内血管舒缩物质 TXB_2/6-keto-$PGF_{1\alpha}$ 比值的失衡；电针关元穴使去卵巢大鼠血清 E_2 水平明显升高，使 FSH、LH、GnRH 水平明显降低；电针关元穴可能是通过激活 Wnt-β-catenin 信号通路，提高血清 ALP、BGP 水平，提高骨代谢过程中的骨形成来改善绝经后骨质疏松症大鼠的骨小梁结构松散、排列紊乱、密度降低等骨质疏松形态学改变；艾灸大鼠关元、足三里穴能调节血清中 E_2、FSH、LH 的含量，下调更年期大鼠大脑海马中 Bax 蛋白表达，上调 Bcl-2 蛋白的表达，具有抑制大脑海马细胞凋亡和延缓大脑功能衰退的作用。逆灸关元穴可调节子宫局部 E_2、P 及 ER-α 的表达，增加外周子宫组织和脾脏细胞 HSP70 及其基因的表达，促进组织超氧化物歧化酶（SOD）、一氧化氮合酶（NOS）活性增强，对更年期各种功能的紊乱有一定的调整作用。

3. 气海穴 经穴名，见于《脉经》。气，元气与各种气病；海，广大深远之意。气海穴意指人体元气之海及主一身之气疾，故名。本穴属任脉，别名脖胦、下肓。为肓之原，人生气之海，在下腹部，前正中线上，当脐下 1.5 寸。《针灸大成》曰："主伤寒，饮水过多，腹胀肿，气喘心下痛，冷病面赤，脏虚气惫，真气不足，一切气疾久不瘥，肌体羸瘦，四肢力弱，贲豚七疝，小肠膀胱肾余，癥瘕结块，状如覆杯，腹暴胀，按之不下，脐下冷气痛，中恶脱阳欲死，阴症卵缩，四肢厥冷，大便不通，小便赤，卒心痛，妇人临经行房羸瘦，崩中，赤白带下，月事不调，产后恶露不止，绕脐疠痛，闪着腰痛，小儿遗尿。"现代临床研究证实，气海穴单用或配伍其他穴位使用对胃炎、胃下垂、盆腔炎、尿潴留、肠麻痹、尿崩症、尿路感染、神经衰弱、原发性低血压、痛经、腹泻、哮喘、冠心病等有一定的治疗作用。

气海穴的现代机制研究主要集中在抗衰老、耐疲劳、调节机体免疫力和内分泌等方面，研究表明，针灸气海穴具有调整和加强下丘脑-垂体-性腺轴的功能，在抗衰老、养生保健方面有一定意义。刘晓艳研究发现针灸小鼠气海穴能促进性腺激素分泌，增加性腺器官重量；胡智海等发现针刺气海穴对黄体生成素、E_2 及 LH/FSH 有一定调整作用；刘慧荣等发现艾灸大鼠天枢、气海穴能抑制大鼠结肠成纤维细胞分泌促细胞外基质细胞因子胰岛素样生长因子Ⅰ、转化生长因子 β_1，减少细胞外基质的积聚，达到防治肠纤维化的目的。黄燕等发现隔药灸能有效降低慢性炎性内脏痛大鼠血清 P 物质、TNF-α、PGE_2 水平进而发挥镇痛效应。王维等发现针灸关元、气海穴能增加血红蛋白（Hb）和血细胞比容（Hct），提高血清 T、T/C 及 C3、C4 水平，明显降低血清补体，可提高气虚证小鼠耐疲劳能力；吕明等研究发现针灸小鼠气海穴有促进性腺激素分泌、增加性腺器官重量、提高性功能、延缓衰老的作用；林玉敏等发现艾灸气海、关元后大鼠血清 IgA、IgM、IgG、C3、C4 水平明显提高。

4. 天枢穴 出自《灵枢·骨度》。天，天地；枢，枢纽。当脐旁上下腹之分界，处于人体上下之气交合之处，人体一身之气升清降浊之枢纽，故名。本穴属足阳明胃经，为大肠之募穴，别名循际、长溪、谷门、循元、补元。在腹中部，距脐中 2 寸。《圣济总录》曰："天枢二穴，足阳明脉气所发。疗挟脐切痛，时上冲心，烦满呕吐，霍乱寒疟，泄利食不化，女子月事不时，血结成块，肠鸣腹痛不嗜食。"临床上可用治腹痛，肠鸣腹胀，呕吐，便秘，泄泻，痢疾，水肿，月经不调，癥瘕，急慢性胃肠炎，急性胰腺炎，肠道蛔虫症，肠梗阻，阑尾炎，肠粘连，肠麻痹，子宫内膜炎等疾病。

天枢穴的现代研究主要集中在调节肠道功能的机制研究上，孙建华等发现电针天枢穴可通过改善结肠慢波节律来调节结肠的传输功能；张娜研究发现电针天枢主要是通过交感神经抑制空肠运动，在空肠运动正常和亢进状态下，抑制效应更明显；周思远研究认为对边缘系统大脑皮质的脑功能活动局部一致性及自稳态网络相关脑区功能连接网络的调整可能是针刺天枢穴双向调节肠道功能的中枢响应特征，天枢通便和止泻效应中靶向调节的重点脑区可能是丘脑和前扣带回；针灸天枢穴对提高肠道吸收功能与肠道局部免疫作用明显，尤其是对 SIgA 具有双向良性调整作用；王海萍等发现针刺天枢穴对游离肠管大鼠空肠 MMCⅠ、Ⅱ、Ⅲ时相肠电、肠运动均有明显的抑制，机制可能是通过节段性的体表-交感反射通路抑制空肠运动；电针天枢穴治疗慢传输型便秘的机制可能与其使结肠肠壁平滑肌结构与 Cajal 间质细胞趋于正常有关；艾灸天枢能改善溃疡性结肠炎（UC）大鼠症状、体征和结肠组织形态学损伤，对 UC 的治疗作用可以通过控制基质金属蛋白酶-1（MMP-1）和金属蛋白酶组织抑制因子（TIMP-1）的 mRNA 表达量来实现；针刺太冲和天枢可能通过降低模型大鼠血浆 5-羟色胺、去甲肾上腺素含量，增加降钙素基因相关肽含量达到治疗腹泻型肠易激综合征的目的；电针上巨虚穴和天枢穴对溃疡性结肠炎大鼠有治疗作用，延髓孤束核内免疫阳性神经元和星形胶质细胞参与了此作用。

5. 归来穴 经穴名，出自《针灸甲乙经》。归，还也；来，返也。归来穴主男子卵缩，女子子宫脱出，刺之可使之复原，故名。《会元针灸学》曰：“归者，轨道；来，去而复来，男子妇人胃气归原，谷化阴精，精化阳气，气和化质，质和精血，归去而又复来，故名归来也。”《十四经腧穴》语“归来如当归，皆妇科之良方”，本穴属足阳明胃经，归来穴别名溪穴，在下腹部，当脐中下 4 寸，距前正中线 2 寸。《针灸大成》曰：“主小腹奔豚，卵上入腹引茎中痛，七疝，妇人血脏积冷。”临床可用治腹痛、疝气、闭经、带下、阴冷肿痛、睾丸炎、附件炎、前列腺炎等。现代研究证明对继发性闭经的患者针刺归来配中极、血海穴，可出现激素撤退性出血现象，卵巢中间质细胞增生与肥大，卵泡腔扩大，周围多层颗粒细胞增殖，有新鲜黄体生成现象，归来穴是否有促进性腺功能的作用还未可知；目前对归来穴的具体作用机制研究较少，归来穴的临床研究也不多见，其中归来穴配伍水道穴治疗便秘及不孕有见报道，还有针刺归来穴治疗腹痛和月经后期的报道。

三、引气归元针法处方主穴主治病证及腧穴配伍规律研究

（一）研究方法

1. 源文献的选择 本研究对于古代源文献的选择，主要以湖南电子音像出版社出版的《中华医典》（第五版）中收录的中医古籍 1156 部为主要检索范围，单独以中极、气海、归来、天枢、关元中的一个为主要检索字段进行相关文献资料检索，为防止遗漏相关条文，再分别以中极穴别名（气原、玉泉、膀胱募、气鱼）、气海穴别名（脖胦、季胦、下肓、肓之原、下气海）、归来穴别名（溪穴、豀穴）、天枢穴别名（长溪、长豀、谷门、循际、长谷、大肠募）及关元穴别名（下纪、三结交、次门、大中极、关原）为主要检索字段进行文献资料检索，分别收录与这五个穴位针灸治疗研究有关的文献，对以上五个穴位针灸治疗疾病无关或关系不大的文献则予以剔除。

2. 文献条文纳入标准

（1）涉及中极、气海、归来、天枢、关元单穴治疗疾病的相关条文，如《圣济总录·治妇人诸疾灸刺法》曰：“乳妇诸疾，绝子内不足者，中极主之。”

（2）涉及（中极、气海、归来、天枢、关元）配伍应用治疗疾病的相关条文，如《针灸大成·治症总要》曰：“经事不调：中极、肾俞、气海、三阴交。”

（3）涉及中极、气海、归来、天枢、关元主治病证歌诀的相关条文，如《针灸逢源·群书

汇粹·症治要穴歌》曰："七疝奔豚首大敦。章门照海要讨论。归来然谷太冲穴。气海关元与阑门。"

（4）涉及中极、气海、归来、天枢、关元刺灸法的相关条文，如《得配本草·石部（卤石类十五种）》曰："尸厥四肢冰冷，不省人事，腹如雷鸣，宜灸气海七壮。"

（5）涉及中极、气海、归来、天枢、关元刺灸禁忌的相关条文，如艾灸禁忌，《小品方·灸法要穴》曰："关元者，下焦阴阳宗气之奥室也，妇人无疾不可妄灸，灸则断儿息。"针刺禁忌，《外台秘要·灸诸胀满及结气法二十二首》曰："疗胀满瘕聚，带下疼痛法，灸气海百壮，穴在脐下一寸半，忌不可针。"

（6）涉及中极、气海、归来、天枢、关元主治病证的概述性的相关条文，如《古今医统大全》曰："气海一名脖胦，一名下肓，在脐下一寸半宛宛中。男子生气之海。针八分，灸七壮。主治：下焦冷痛，阳虚真气不足，贲豚七疝，小肠膀胱癥瘕结块状为覆杯，脐下冷气，阳脱欲死，阴证卵缩，四肢厥冷，妇人赤白带下，月事不调，小儿遗尿。"

（7）涉及中极、气海、归来、天枢、关元治疗病案及针药并用的相关条文，如《赤水玄珠》曰："一人滞下，一夕昏仆，目上视，溲注汗泄，脉大无伦，此阴虚阳暴绝也。盖得之病后酒色，灸气海，服人参数斤而愈。"

（8）日本医家所著医籍中与以上纳入标准相同的相关条文：《中华医典》中收录了一些日本医家所著的中医书籍，因对研究有一定的帮助，所以也纳入本研究之内，如《杂病广要》曰："喘，灸法：璇玑、气海、膻中、期门。背中骨节第七椎下穴，灸三壮，喘气立已，神效。"《经穴汇解》曰："气海一名脖胦，一名下肓，一名丹田，脐下一寸五分宛宛中，（明堂）忌不可针，（千金）孕妇禁灸。"

3. 文献条文排除标准

（1）关于中极、气海、归来、天枢、关元用于定位的相关条文，如《黄帝内经灵枢注证发微·骨度》曰："横骨，即曲骨下，盖脐下四寸为中极，中极下一寸为曲骨，曲骨之分为毛际，毛际下乃横骨也。"

（2）关于中极、气海、归来、天枢、关元经脉穴位论述的相关条文，如《针灸大全·周身经穴赋》曰："胃乃足之阳明，厉兑趋乎内庭；过陷谷、冲阳之分，见解溪、丰隆之神；下巨虚兮条口陈，上巨虚兮三里仍；犊鼻引入梁丘、阴市之下、伏兔上贯髀关、气冲之经；归来兮水道，大巨兮外陵；运天枢兮滑肉、礼太乙兮关门。"

（3）关于中极、气海、归来、天枢、关元论述，但不涉及治疗病证的相关条文，《本草图经·木部上品·榆皮》曰："白榆，皮先生叶，却著荚，皮白色，剥之，刮去上粗皴，中极滑白，即《尔雅》所谓榆白粉也。"

（4）关于中极、气海、归来、天枢、关元运气学说论述的相关条文，如《素问·六微旨大论》曰："天枢之上，天气主之；天枢之下，地气主之；气交之分，人气从之；万物由之。"

（5）关于气海、关元作为背俞穴的相关条文：如《脉诀新编·五脏之腧皆系于背图》曰："气海腧在第十五椎，大肠腧在第十六椎，关元腧在第十七椎。"

4. 数据的规范化

（1）病证名称的规范化：由于古代医籍有关中极、气海、归来、天枢、关元穴位的治疗病证大多采用描述性语言，记录繁杂，缺乏统一性，为更好地开展研究，本研究对病证名称以《中医大辞典》《中医内科学》《中医外科学》《中医妇科学》《中医儿科学》《中医眼科学》等工具为参照进行统一规范，如"痞块""癖块""积块"一律归于"积聚"范围下；把"心黄""肝黄”“房黄”“黑黄”“虾蟆黄”等归类为“黄疸”。若按照上述参照标准仍没有包含的病证或不能准确概括的病证则以古籍所载为准，如“上热下寒”“内伤真阴”属于证，很难归类为某一个特定的疾病范围，则直接记录为相应的证候。

（2）腧穴名称的规范化：古代医籍年代久远，同时在流传过程中受诸多因素的影响，不同医籍对腧穴名称的记载不尽相同，对此，本研究参照《中华人民共和国国家标准腧穴名称与定位（GB/T12346—2006）》、新世纪全国高等中医药院校规划教材《经络腧穴学》和《中国针灸辞典》，对针灸处方中腧穴的名称进行规范，如腧穴别名的规范：“胞门”“子户”规范为“水道”，“绝骨”规范为“悬钟”，“大溪”规范为“太溪”等；还有医籍中记载的省略穴位名称如“三里”“巨虚”“阴交”等，则根据上下文将穴位名称规范为“足三里”或“手三里”“上巨虚”或“下巨虚”“阴交”或“三阴交”。如《针灸聚英》曰：“膈噎……针天突、石门、三里、胃俞、胃脘、鬲俞、水分、气海、胃仓。”联系上下文及治疗病证，这里的“三里”规范为“足三里穴”，“胃脘”规范为“中脘穴”。

5. 文献的管理和数据库的建立　经过收集整理归纳后的关于中极、气海、归来、天枢、关元穴的古代文献资料，很大一部分为描述性的文本字段，这些是一种不一致、缺乏规范的数据，统计软件无法对其进行统计分析，所以必须对中极、气海、归来、天枢、关元穴的原始资料进行预处理。原始数据处理后，把符合纳入标准的条文和资料依次录入 Microsoft Excel 电子表格中，建立（中极、气海、归来、天枢、关元）穴位 Excel 数据库，如气海穴单穴主治病证 Excel 数据库、气海穴配伍主治病证 Excel 数据库、气海穴配穴 Excel 数据库等。

6. 数据处理和频次统计　把符合纳入要求的条文分三类，即（中极、气海、归来、天枢、关元）单穴主治病证、（中极、气海、归来、天枢、关元）配伍主治病证、（中极、气海、归来、天枢、关元）配伍腧穴。录入到 Microsoft Excel 电子表格中，并把相关条文分为书名、朝代、科别、属系、主治病证、配伍腧穴等项目逐条进行录入，见表 8-1。

表 8-1　气海穴配伍主治病证数据

出处	朝代	科别	主治病证	配穴 1	配穴 2	配穴 3
《针灸大成》	明	妇科	月经不调	天枢	关元	三阴交
《针灸资生经》	宋	妇科	带下	小肠俞		
《针灸逢源》	清	内科	腹痛	天枢	水分	

频次统计：同一条文中出现一组症状，遵循以下几个原则。第一，把握主症，如《普济方・针灸》曰：“病脐腹冷痛，完谷不化，灸气海穴百余壮。灸三里穴各三七壮。又灸阳辅穴各二七壮。”统计时只按“腹痛”记录，不记录“完谷不化”。第二，对一组平行症状则分别记录，如《伤寒证治准绳》曰：“伤寒饮水过多，气喘，心下痛，不可忍，宜灸中脘气海二穴。”统计时分别按“胃痛”“喘证”来记录。第三，在一个病后面记载了多个症状，则按这个病作记录，如《勉学堂针灸集成》曰：“虚劳，羸瘦、耳聋、尿血、小便浊或出精、阴中痛、足寒如冰，昆仑、肾俞年壮，照海、绝骨。”统计时按“虚劳”记录。不再统计记录“尿血”“尿浊”等。

另外，有些文献被重复引用，如一些针灸歌赋，这些歌赋被引用说明作者对治疗作用的认可，所以本研究对文献中重复引用的条文亦加以统计，对无法确定病证名称的条目，则不归入统计范畴。

7. 数据分析 对单个穴位主治病证和刺灸法的数据进行频次统计，包括病证频次、穴位频次、穴位对应的经脉频次统计；穴位配伍应用数据除了进行以上频次统计外，还进行穴位的关联分析，对单个穴位做整体关联规则分析，再分别对频次较多的病证做关联分析，如先对中极穴配伍治疗病证数据做穴位整体关联分析，再对中极穴治疗带下病穴位配伍关联分析；对于频次较少的病证则不做关联分析；另外四个穴位（气海、关元、天枢、归来）依此进行分析。

关联规则方法：关联规则是数据挖掘中的方法之一。其反映了一个事物与其他事物之间的相互依存性和关联性。关联规则中，项目（item）是基本元素；项集（itemset）是项目的集合；支持度（support）和置信度（confidence）是两个重要的指标，频繁项集和强规则是需要的结果。

（1）项目与项集：设 I={i1，i2，…，im}，i1、i2、…im 为项目，I 为项集。在针灸穴位处方中每个腧穴即为项目，单条处方则为项集。包含 2 个腧穴的针灸处方称为 2-项集。关联规则可表述为由项集 I 的子集组成的、形如 A≥B 的蕴含式，其中 A⊂I， B⊂I，且 A∩Bϕ 。

（2）支持度、置信度：对某条关联规则 R 而言，R：A≥B（支持度=X，置信度=Y），其中，支持度=X 表示在所有事物中同时出现 A 和 B 的概率为 X；计算公式为 support（A→B）=P（A，B）/P（I）=P（A∩B）/P（I）=num（A∩B）/num（I）；置信度=Y，表示所有事物中在出现 A 的情况下出现 B 的概率为 Y。confidence（A→B）=P（B|A）=P（A，B）/P（A）=P（A∩B）/P（A）。

（3）频繁项集与强规则：关联规则挖掘需根据实际情况自行预先设定 2 个阈值，即项集最小支持度（minimum support）、最小置信度（minimum confidence）。当项集支持度≥最小支持度时，则为频繁项集。强规则是指规则支持度和置信度分别不小于项集最小支持度和置信度的关联规则。

8. 统计软件 关联规则分析在 Windows10 操作平台上，应用统计学软件 spss modeler15.0 采用 Apriori 算法对数据进行分析。结果如表 8-2 所示。

表 8-2 中极穴配伍治疗带下穴位关联分析

后项	前项	支持度（%）	置信度（%）
中极	气海	44.444	100.0
中极	三阴交	44.444	100.0
中极	关元-大敦	33.333	100.0
中极	关元-三阴交-大敦	33.333	100.0

注：此表参数最小支持度为 30%，最小置信度为 100%。

（二）研究结果与分析

本研究包含中极、气海、关元、天枢、归来五个穴位的单穴及每个穴位单独的配伍主治病证研究及分析，下面将整理统计的结果分别展示，具体如下。

1. 中极穴研究 《中华医典》检索条文共 1207 条，纳入本研究书籍 57 部，其中明代 19 部，清代 17 部，宋代 5 部，唐代 4 部，日本医书 4 部，民国、元代、晋代各 2 部，隋代、金代各 1 部。

（1）中极穴单穴治疗病证统计结果：中极穴单穴主治总病证数为 39 种，总频次为 430 次，具体如表 8-3、表 8-4 所示。

表 8-3　中极穴单穴主治病证

病证	频次	百分比（%）	病证	频次	百分比（%）
不孕	32	7.44	月经不调	8	1.86
遗精	31	7.21	转胞	8	1.86
奔豚	30	6.98	寒中	8	1.86
积聚	24	5.58	滑胎	6	1.40
带下	24	5.58	白浊	6	1.40
闭经	21	4.88	水肿	6	1.40
不育	20	4.65	胎衣不下	5	1.16
厥证	19	4.42	膨胀	4	0.93
饥不能食	17	3.95	腹中热	4	0.93
癥瘕	17	3.95	白淫	3	0.70
虚劳	16	3.72	冷气	2	0.47
疝气	13	3.02	腰痛	1	0.23
阴痒	13	3.02	乳痈	1	0.23
腹痛	13	3.02	健忘	1	0.23
淋证	13	3.02	癫狂	1	0.23
癃闭	12	2.79	咳嗽	1	0.23
乳妇诸疾	12	2.79	体不仁	1	0.23
崩漏	12	2.79	复连病	1	0.23
产后恶露不绝	12	2.79	痛经	1	0.23
子门不端	11	2.56			

表 8-4　中极穴单穴主治病证科别统计

科别	病证数	百分比（%）	频次	百分比（%）
中医内科	22	56.41	231	53.72
中医妇科	15	38.46	185	43.02
中医外科	2	5.13	14	3.26
总计	39	100.00	430	100.00

（2）中极穴配伍治疗病证统计

1）中极穴配伍腧穴统计结果：据文献统计得出中极穴配伍腧穴总共 115 个（包括经外奇穴 7 个），总 1037 穴位频次，涉及 14 条经脉；中极穴配伍腧穴前十位依次是三阴交、气海、肾俞、关元、足三里、命门、膈俞、合谷、膏肓与复溜、章门与石门。中极穴配伍经脉频次前五位依次是任脉、膀胱经、脾经、肝经、肾经。配伍腧穴穴位数前五位的经脉依次为膀胱经、任脉、肾经、脾经、胃经。配伍腧穴按特定穴分类，频次前五位的依次为募穴、背俞穴、合穴、原穴、荥穴。详见表 8-5～表 8-7。

表 8-5　中极穴配穴及频次统计

三阴交（103），气海（95），肾俞（89），关元（50），足三里（25），命门（23），膈俞（22），合谷（21），膏肓、复溜（19），章门、石门（18），太冲、行间、曲骨、中脘（17），子宫、白环俞、大敦（16），然谷（15），心俞、照海、间使（14），太溪、阴谷、中封（13），阴陵泉、天枢（12），劳宫、至阴（11），神阙、巨阙（10），会阴（9），曲泉、蠡沟、三焦俞、血海、阴交（8），涌泉、承扶、悬钟、气冲、水道（7），仆参、期门、脾俞、肩井、委中、支沟、百劳、漏谷、风门（6），商丘、天井、百会、带脉（5），阴都、内关、曲池、肝俞、交信、小肠俞、阴廉（4），水分、鱼际、肺俞（3），悬枢、大赫、五里、大巨、地机、昆仑、阴跷、隐白、内庭、水沟、鸠尾、四花、阳交、血郄、梁门、胃俞、身交、营池、承山、会阳（2），风池、中髎、不容、胞肓、肩中俞、列缺、外陵、归来、金门、筑宾、下脘、大椎、腰俞、长强、阴市、公孙、通里、气门、建里、哑门、食窦（1）

表 8-6　中极穴配伍腧穴经脉统计

经脉	穴位数	频次	穴位及频次
任脉	13	241	气海（95），关元（50），石门（18），中脘、曲骨（17），神阙、巨阙（10），会阴（9），阴交（8），水分（3），鸠尾（2），下脘、建里（1）
膀胱经	21	238	肾俞（89），膈俞（22），膏肓（19），白环俞（16），心俞（14），至阴（11），三焦俞（8），承扶（7），脾俞、风门、委中、仆参（6），小肠俞、肝俞（4），肺俞（3），昆仑、胃俞、承山、会阳（2），金门、中髎（1）
肝经	10	101	章门（18），太冲、行间（17），大敦（16），中封（13），曲泉、蠡沟（8），期门（6），阴廉（4），足五里（2）
胆经	6	23	悬钟（7），肩井（6），带脉（5），阳交、足临泣（2），风池（1）
督脉	8	36	命门（23），百会（5），水沟、悬枢（2），腰俞、长强、大椎、哑门（1）
肾经	10	84	复溜（19），然谷（15），照海（14），太溪（13），涌泉（7），四满（5），阴都、交信（4），大赫（2），筑宾（1）
脾经	9	141	三阴交（103），阴陵泉（12），血海（10），商丘（5），漏谷（6），地机、隐白（2），公孙、食窦（1）
心经	1	1	通里（1）
心包经	3	29	间使（14），劳宫（11），内关（4）
大肠经	2	15	合谷（21），曲池（4）
肺经	2	4	鱼际（3），列缺（1）
三焦经	2	11	支沟（6），天井（5）
胃经	11	55	足三里（25），天枢（12），气冲（7），大巨、内庭、梁门、外陵（2），不容、归来、阴市（1）
小肠经	1	1	肩中俞（1）
经外奇穴	7	31	子宫（16），阑门、阴跷、身交、营池（2），百劳（6），气门（1）

表 8-7　中极穴配伍特定穴统计

特定穴	穴位数	总频次	穴位及频次
原穴	3	51	合谷（21），太冲（17），太溪（13）
络穴	7	18	蠡沟（8），内关（4），鸠尾（2），长强、通里、列缺、公孙（1）
八脉交会穴	5	22	公孙（1），内关（4），足临泣（2），列缺（1），照海（14）
背俞穴	9	154	肾俞（89），膈俞（22），白环俞（16），三焦俞（8），脾俞（6），肝俞、小肠俞（4），肺俞（3），胃俞（2）

续表

特定穴	穴位数	总频次	穴位与频次
井穴	4	36	大敦（16），至阴（11），涌泉（7），隐白（2）
荥穴	5	48	行间（17），然谷（15），劳宫（11），鱼际（3），内庭（2）
输穴	3	32	太溪（13），足临泣（2），太冲（17）
经穴	5	46	复溜（19），间使（14），支沟（6），商丘（5），昆仑（2）
合穴	6	61	足三里（25），阴谷（13），委中（8），天井（5），曲池（4）
郄穴	2	3	地机（2），金门（1）
募穴	8	230	气海（95），关元（50），石门、章门（18），中脘（17），天枢（16），巨阙（10），期门（6）

2）中极穴配伍治疗病证统计结果：中极穴配伍治疗病证总计42种，频次总计276次，病证频次前十位依次是：带下、遗精、崩漏、月经不调、不孕、积聚、胞衣不下、奔豚、阴茎痛、闭经、疝气、痢疾。具体详见表8-8～表8-9。

表8-8　中极穴配伍治疗病证统计

病证	频次	百分比（%）	配伍腧穴及频次
带下	26	9.42	气海（12），肾俞（10），三阴交、白环俞（8），委中、曲骨、承阴（4），神阙、命门（3），中封、照海（2），血海、带脉、身交、蠡沟、营池、中脘、章门、行间、关元、间使、足三里（1）
遗精	22	7.97	肾俞（14），膏肓（12），心俞（9），三阴交、然谷、白环俞、关元、命门（6），至阴（4），蠡沟、漏谷、曲泉、承扶、中封、足三里（3），气海、大赫（2），大敦、太冲、行间（1）
崩漏	21	7.61	肾俞、三阴交（11），气海（8），阴谷、子宫（6），血海、行间、太冲、悬钟（5），膏肓、曲池（4），百劳、然谷、膈俞、肝俞、命门、间使、复溜、风门、大敦（3），丹田（2），足三里、劳宫、百会、风池、通里、涌泉（1）
月经不调	21	7.61	气海（18），三阴交（15），肾俞（10），照海（5），带脉（3），阴都、足临泣、间使（2），中髎、白环俞、中脘、腰俞、隐白、大敦、肩俞（1）
不孕	17	6.16	子宫（8），三阴交（6），商丘（5），关元、阴廉、水道（4），命门、气海、肾俞、然谷、照海（3），合谷（2），阴交、石门、涌泉、筑宾、血海、气门、曲骨（1）
积聚	13	4.71	气海（6），肾俞、章门（5），关元（4），脾俞、天枢（3），水分、膈俞、三焦俞、太溪、太冲、三阴交、中脘、天井、悬枢、四满、水道（2），曲骨、阴交、不容、石门、梁门（1）
胞衣不下	12	4.35	三阴交（7），肩井（6），至阴、气海、内关、昆仑、照海（2），石门、阴交（1）
奔豚	12	4.35	关元（8），章门（6），气海、期门（4），肾俞（3），阴交、石门、四满、涌泉（2）
阴茎痛	10	3.62	太溪、三阴交（10），行间、阴陵泉（5），复溜（4），鱼际、曲泉、阴谷、太冲、大敦、肾俞（3），血郄、会阴（2），内关、关元（1）
闭经	9	3.26	三阴交、肾俞、合谷（7），足三里、四满（2），中脘、气海、天枢（1）
疝气	9	3.26	三阴交、大敦、气海（4），章门、关元（3），天井、大巨、地机、行间、中封、交信、涌泉、足三里（2），心俞、肾俞、肝俞、外陵、归来、太冲、阑门、命门（1）
痢疾	9	3.26	气海（10），间使（6），足三里（5），三阴交、合谷（2），内庭、天枢、大敦、章门、关元、复溜、中封、风门（1）

续表

病证	频次	百分比（%）	配伍腧穴及频次
淋证	8	2.90	气海、肾俞（4），三阴交、命门（3），复溜、悬钟、太冲、曲骨、神阙、关元、中封（2），下脘、血海、带脉、身交、蠡沟、营池、照海、心俞、足三里、大敦、行间（1）
癃闭	8	2.90	至阴（5），承扶（4），蠡沟、漏谷、曲骨（3），石门、关元、三焦俞、太冲、中封、阴交、小肠俞（2），胞肓、三阴交（1）
伤寒无脉	8	2.90	复溜、合谷（8），支沟、巨阙、气冲（7）
厥证	7	2.54	仆参（6），关元、期门、巨阙、隐白、大敦、金门（1）
泄泻	5	1.81	天枢（5），中脘、关元（3），百会、膈俞、胆俞（2），足三里、三阴交、涌泉、膏肓、肺俞、鸠尾、气海、章门（1）
白浊	5	1.81	肾俞（4），脾俞、心俞、小肠俞、关元、会阴（2），神阙、膏肓、气海、足三里、天枢、行间、三焦俞、三阴交、子宫、子户、复溜、命门（1）
癥瘕	5	1.81	三焦俞、肾俞（2），胃俞、脾俞、天井、章门、子宫、子户、会阴、然谷、足三里（1）
小便滑数	5	1.81	肾俞、阴陵泉（5），中脘、关元、天枢、神阙（2），三阴交、气海、阳陵泉（1）
腹满	4	1.45	丹田、关元（4）
滑胎	4	1.45	命门、三阴交、交信、间使、曲骨、气海（2），肾俞、然谷、足三里（1）
虚劳	3	1.09	足三里（2），大椎、肺俞、人中、合谷、神阙、气海、膈俞、三阴交、石门、曲骨、内关、阴市、阴陵泉、中封、太冲、照海、公孙、阳交、曲泉、肾俞、膏肓（1）
盗汗	3	1.09	气海（3），五里、阴都（2），间使、阴谷、三阴交（1）
脱肛	2	0.73	中脘、会阴、会阳、承山、阳交、委中、百会、曲泉（1）
肺痨	2	0.73	膻中、中脘、关元、命门、三阴交、足三里、大敦、行间、鸠尾、肺俞（1）
阳痿	2	0.73	肾俞、关元、白环俞、中脘、太溪、三阴交（1）
阴痒	2	0.73	阴跷（2），阴谷、阴交（1）
卒死	2	0.73	巨阙、建里（2），足三里（1）
虚阳自脱	2	0.73	心俞、然谷、风门、三阴交、气海（1）
寒热往来	2	0.73	百劳、肾俞（2），气海、内庭、百会（1）
中暑	1	0.22	水沟、合谷（2）
胸闷	1	0.22	气海、列缺（1）
妇人阴证	1	0.22	阑门、气海（1）
噎膈	1	0.22	膈俞、期门（1）
妇人经脉妄行	1	0.22	巨阙、哑门（1）
饥不能食	1	0.22	食窦、大迎（1）
肠蕈	1	0.22	天枢、气冲（1）
产后血晕	1	0.22	关元、天枢、气海、三阴交、足三里、中脘、长强、胃俞、膈俞、肾俞、三焦俞（1）
水肿	1	0.22	中脘、水分、三阴交（1）
恶寒	1	0.22	气海（1）
痔漏	1	0.22	中脘、承山、委中、会阴、会阳（1）
总计	276	100	

表 8-9 中极穴配伍主治病证科别统计

科别	病证数	百分比（%）	频次	百分比（%）
中医内科	26	61.90	145	52.54
中医妇科	13	30.95	119	43.12
中医外科	3	7.15	12	4.34
总计	42	100.00	276	100.00

（3）中极穴配伍腧穴关联分析结果（表 8-10～表 8-21）

表 8-10 中极穴配伍腧穴整体关联分析

后项	前项	支持度（%）	置信度（%）
中极	三阴交	36.655	100.0
中极	肾俞	31.673	100.0
中极	肾俞-三阴交	19.217	100.0
中极	关元	17.794	100.0
中极	气海-肾俞	15.302	100.0
中极	气海-三阴交	15.302	100.0
中极	气海-肾俞-三阴交	11.032	100.0
中极	足三里	8.897	100.0
中极	关元-肾俞	8.185	100.0
中极	关元-气海	7.829	100.0
中极	命门	7.829	100.0
中极	合谷	7.473	100.0
中极	复溜	6.762	100.0
中极	膏肓	6.762	100.0
中极	命门-肾俞	6.406	100.0
中极	关元-三阴交	6.406	100.0
中极	曲骨	6.050	100.0
中极	中脘	6.050	100.0
中极	太冲	6.050	100.0
中极	行间	6.050	100.0
中极	子宫	5.694	100.0
中极	天枢	5.694	100.0
中极	大敦	5.694	100.0
中极	白环俞	5.338	100.0
中极	膏肓-肾俞	5.338	100.0
中极	然谷	5.338	100.0

注：此表参数最小支持度为 5%，最小置信度为 100%。

表 8-11　中极穴配伍治疗带下病穴位关联分析

后项	前项	支持度（%）	置信度（%）
中极	气海	46.154	100.0
中极	肾俞	38.462	100.0
中极	白环俞	30.769	100.0
中极	三阴交	30.769	100.0
中极	肾俞-气海	23.077	100.0
中极	三阴交-肾俞-气海	19.231	100.0
中极	委中	15.385	100.0
中极	承阴	15.385	100.0
中极	曲骨	15.385	100.0
中极	委中-气海	15.385	100.0
中极	承阴-曲骨	15.385	100.0
中极	神阙	11.538	100.0
中极	白环俞-气海	11.538	100.0

注：此表参数最小支持度为 10%，最小置信度为 100%。

表 8-12　中极配伍治疗遗精穴位关联分析

后项	前项	支持度（%）	置信度（%）
中极	肾俞	63.636	100.0
中极	膏肓	54.545	100.0
中极	肾俞-膏肓	45.455	100.0
中极	心俞	40.909	100.0
中极	心俞-膏肓	31.818	100.0
中极	心俞-肾俞	31.818	100.0
中极	然谷	27.273	100.0
中极	白环俞	27.273	100.0
中极	关元	27.273	100.0
中极	三阴交	27.273	100.0
中极	三阴交-肾俞	27.273	100.0

注：此表参数最小支持度为 25%，最小置信度为 100%。

表 8-13　中极配伍治疗月经不调穴位关联分析

后项	前项	支持度（%）	置信度（%）
中极	气海	85.714	100.0
中极	三阴交	71.429	100.0
中极	三阴交-气海	57.143	100.0
中极	肾俞	47.619	100.0
中极	肾俞-三阴交	47.619	100.0
中极	肾俞-三阴交-气海	47.619	100.0

续表

后项	前项	支持度（%）	置信度（%）
中极	肾俞-气海	47.619	100.0
中极	照海	23.81	100.0
中极	照海-气海	23.81	100.0

注：此表参数最小支持度为 20%，最小置信度为 100%。

表 8-14 中极穴配伍治疗崩漏穴位关联分析

后项	前项	支持度（%）	置信度（%）
中极	三阴交	52.381	100.0
中极	肾俞	52.381	100.0
中极	气海	38.095	100.0
中极	子宫	28.571	100.0
中极	阴谷	28.571	100.0
中极	三阴交-肾俞	28.571	100.0
中极	太冲	23.81	100.0
中极	悬钟	23.81	100.0
中极	血海	23.81	100.0
中极	行间	23.81	100.0
中极	太冲-阴谷	23.81	100.0
中极	太冲-三阴交	23.81	100.0
中极	悬钟-三阴交	23.81	100.0
中极	悬钟-肾俞	23.81	100.0
中极	血海-行间	23.81	100.0
中极	阴谷-三阴交	23.81	100.0
中极	气海-三阴交	23.81	100.0
中极	气海-肾俞	23.81	100.0
中极	太冲-阴谷-三阴交	23.81	100.0
中极	悬钟-三阴交-肾俞	23.81	100.0

注：此表参数最小支持度为 20%，最小置信度为 100%。

表 8-15 中极穴配伍治疗积聚穴位关联分析

后项	前项	支持度（%）	置信度（%）
中极	气海	46.154	100.0
中极	章门	38.462	100.0
中极	肾俞	38.462	100.0
中极	章门-气海	38.462	100.0
中极	关元	30.769	100.0
中极	关元-气海	30.769	100.0
中极	天枢	23.077	100.0

续表

后项	前项	支持度（%）	置信度（%）
中极	脾俞	23.077	100.0
中极	天枢-关元-章门-气海-肾俞	23.077	100.0

注：此表参数最小支持度为 20%，最小置信度为 100%。

表 8-16　中极穴配伍治疗奔豚穴位关联分析

后项	前项	支持度（%）	置信度（%）
中极	关元	66.667	100.0
中极	章门	50.000	100.0
中极	期门	33.333	100.0
中极	气海	33.333	100.0
中极	期门-关元	33.333	100.0
中极	肾俞	25.000	100.0
中极	肾俞-关元	25.000	100.0
中极	气海-章门-关元	25.000	100.0

注：此表参数最小支持度为 25%，最小置信度为 100%。

表 8-17　中极穴配伍治疗胞衣不下穴位关联分析

后项	前项	支持度（%）	置信度（%）
中极	三阴交	58.333	100.0
中极	肩井	50.000	100.0
中极	至阴	16.667	100.0
中极	内关	16.667	100.0
中极	昆仑	16.667	100.0
中极	照海	16.667	100.0
中极	气海	16.667	100.0
中极	至阴-肩井	16.667	100.0
中极	内关-昆仑-照海-三阴交	16.667	100.0

注：此表参数最小支持度为 15%，最小置信度为 100%。

表 8-18　中极穴配伍治疗阴茎痛穴位关联分析

后项	前项	支持度（%）	置信度（%）
中极	三阴交	100.0	100.0
中极	太溪	100.0	100.0
中极	三阴交-太溪	100.0	100.0
中极	行间	50.0	100.0
中极	阴陵泉	50.0	100.0
中极	阴陵泉-三阴交	50.0	100.0
中极	阴陵泉-太溪	50.0	100.0

续表

后项	前项	支持度（%）	置信度（%）
中极	行间-三阴交-太溪	50.0	100.0
中极	阴陵泉-三阴交-太溪	50.0	100.0

注：此表参数最小支持度为50%，最小置信度为100%。

表 8-19　中极穴配伍治疗痢疾穴位关联分析

后项	前项	支持度（%）	置信度（%）
中极	气海	77.778	100.0
中极	间使	66.667	100.0
中极	间使-气海	66.667	100.0
中极	足三里	44.444	100.0
中极	足三里-气海	33.333	100.0

注：此表参数最小支持度为30%，最小置信度为100%。

表 8-20　中极穴配伍治疗疝气穴位关联分析

后项	前项	支持度（%）	置信度（%）
中极	气海	44.444	100.0
中极	三阴交	44.444	100.0
中极	大敦	44.444	100.0
中极	三阴交-大敦	44.444	100.0
中极	章门	33.333	100.0
中极	关元	33.333	100.0
中极	关元-三阴交-大敦	33.333	100.0

注：此表参数最小支持度为30%，最小置信度为100%。

表 8-21　中极穴配伍治疗不孕穴位关联分析

后项	前项	支持度（%）	置信度（%）
中极	子宫	47.059	100.0
中极	三阴交	35.294	100.0
中极	商丘	29.412	100.0
中极	关元	23.529	100.0
中极	阴廉	23.529	100.0
中极	水道	23.529	100.0
中极	子宫-三阴交	23.529	100.0
中极	阴廉-关元	23.529	100.0

注：此表参数最小支持度为20%，最小置信度为100%。

2. 气海穴研究　《中华医典》检索条文共2741条，纳入本研究的书籍244部，其中清代100部，明代78部，宋代24部，日本医书14部，元代8部，金代和民国各5部，唐代5部，晋代3部，隋代2部。

（1）气海穴单穴治疗病证统计结果：气海穴单穴主治总病证数为72种，总频次为562次，气海穴单穴主治病证频次前十位的依次是腹痛、脱证、虚劳、奔豚、一切气疾、癥瘕、痢疾、疝气、厥证、月经不调。具体见表8-22～表8-23。

表8-22 气海穴单穴主治病证及频次统计

腹痛（50），脱证（46），虚劳（41），奔豚（29），一切气疾、癥瘕（26），痢疾（23），疝气（20），厥证（18），月经不调（16），泄泻、带下（15），产后恶露不绝（14），淋证、痼冷、积聚（13），惊不得卧、噎膈（11），小儿遗尿、崩漏、腹胀（10），少腹拘急、中暑（8），中风、面黑、呕吐（7），气逆（6），霍乱、臌胀、气短、遗尿、小儿囟门不合（3），呃逆、不孕、阳痿、阴阳两虚、中寒、气上冲心（2），脚中拘急、产后血晕、伤寒、水肿、白浊、卵缩、腰痛（5），妇人气痛、妇人痢疾、产后腹痛、妇人腹痛、厥阴病、小儿呕吐、内伤发热、少气、瘴气、少阴病、咽喉肿闭、误食鸦片、胁痛、心痛、便秘、胸闷、遗精、咳嗽、面赤、气喘、肺痨、胆伤、痧证、阳气虚微、阴毒、神昏、疟疾（1）

表8-23 气海穴单穴主治病证科别统计

科别	病证数	百分比（%）	频次	百分比（%）
中医内科	55	76.39	430	76.68
中医妇科	11	15.27	92	16.25
中医外科	3	4.17	26	4.59
中医儿科	3	4.17	14	2.48
总计	72	100.00	562	100.00

（2）气海穴配伍治疗病证统计

1）气海穴配伍腧穴统计结果：文献统计得出气海穴配伍腧穴总共184个（包括经外奇穴12个），总3139穴位频次，涉及14条经脉；气海穴配伍腧穴前十位的依次是关元、足三里、中脘、三阴交、石门、神阙、天枢、肾俞、中极、百会。气海穴配伍经脉频次前五位的依次是任脉、胃经、膀胱经、脾经、肝经。配伍腧穴穴位数前五位的经脉依次为膀胱经、任脉、胃经、肝经、（胆经、督脉、肾经）。配伍腧穴按特定穴分类，频次前五位的依次为募穴、合穴、背俞穴、荥穴、经穴（表8-24～表8-26）。

表8-24 气海穴配伍腧穴及频次统计

关元（325），足三里（227），中脘（207），三阴交（173），石门（137），神阙（118），天枢（116），肾俞（115），中极（95），百会（65），水分（64），曲池（59），章门（56），行间（50），照海（45），膻中（45），阴交（41），期门（41），间使（37），大敦（35），太溪（29），阴谷（31），脾俞、太冲、水沟（30），璇玑（29），血海（27），肺俞、膈俞、委中、胃俞（24），阴陵泉、内庭、曲泉（25），上脘（24），乳根（23），然谷（21），命门（20），三焦俞（19），复溜（18），合谷、膏肓（19），下廉、天突、支沟（16），心俞、足心（14），内关、太白（17），至阴（15），外陵、肝俞、大陵、百劳、昆仑（13），悬钟、膀胱俞、阳辅、水道（12），后心、巨阙、风市、风门（11），公孙、手心、隐白、肩井（10），大巨、阴都、小肠俞、承浆、白环俞、少冲、大椎、中封（9），曲骨、归来（8），上廉、下廉、带脉、长强、会阴、俞府、通谷、尺泽（7），精宫、阳陵泉、天窗、下脘、五枢、金津、玉液、梁门（6），上星、丰隆、中冲、天井、大肠俞、神庭（5），神门、次髎、廉泉、鸠尾、囟会、气户、气门、海泉、承山、列缺（4），阴市、太阳、中府、华盖、石关、阑门、阴廉、大都、临泣、侠溪、哑门、陷谷、舌上青脉、至阳（3），束骨、五里、气冲、二间、冲门、飞扬、胃仓、中都、大钟、下髎、丘墟、甲根、中渚、云门、液门、少府、魂门、幽门（2），前心、急脉、手三里、鼻中柱、颧髎、秩边、阳纲、肩中俞、后溪、肘尖、大横、风府、商丘、金门、厉兑、太渊、冲阳、阳溪、曲差、后顶、率谷、曲池、日月、意舍、大赫、阳谷、筑宾、通里、身交、蠡沟、漏阴、营池、子宫、颊车、解溪、肩髃、足三里、环跳、天柱、阿是、不容、肓俞、承满（1）

表 8-25　气海穴配伍腧穴经脉统计

经脉	穴位数	频次	穴位及频次
任脉	19	1046	关元（325），石门（137），中脘（207），中极（95），水分（64），膻中（45），阴交（41），璇玑（29），上脘（24），天突（16），神阙、巨阙（11），承浆（9），曲骨（8），会阴（7），下脘（6），鸠尾、廉泉（4），华盖（3）
膀胱经	25	405	肾俞（115），心俞（14），肝俞（13），肺俞（24），风门（11），膀胱俞（12），膏肓（19），大肠俞（5），小肠俞（9），白环俞（9），胃俞（24），委中（24），三焦俞（19），膈俞（24），至阴（15），脾俞（30），承山（4），昆仑（13），胃仓（2），通谷（7），飞扬（2），次髎（4），下髎、魂门（2），束骨（2）
胃经	16	467	足三里（227），天枢（116），内庭（25），乳根（23），大陵（13），水道（12），大巨（9），归来（8），上巨虚（7），梁门（6），丰隆（5），水道、气户（4），陷谷、阴市（3），气冲（2）
肝经	11	254	章门（56），行间（50），期门（41），大敦（35），太冲（30），曲泉（25），中封（9），阴廉（3），足五里、中都（2），急脉（1）
胆经	10	72	阳辅、悬钟（12），风市（11），肩井（10），带脉（7），五枢、阳陵泉（6），侠溪、足临泣（3），丘墟（2）
督脉	10	151	百会（65），水沟（30），命门（20），大椎（9），长强（7），上星、神庭（5），囟会（4），至阳、哑门（3）
肾经	10	179	照海（45），阴谷（31），太溪（29），然谷（21），复溜（18），涌泉（14），阴都（9），俞府（7），石关（3），大钟（2）
脾经	8	267	三阴交（173），血海（27），阴陵泉（25），太白（17），公孙、隐白（10），大都（3），冲门（2）
心经	3	15	少冲（9），神门（4），少府（2）
心包经	4	69	间使（37），内关（17），劳宫（10），中冲（5）
大肠经	6	104	曲池（59），合谷（19），下廉（16），上廉（7），二间（2），手三里（1）
肺经	4	16	尺泽（7），列缺（4），中府（3），云门（2）
三焦经	3	20	支沟（16），中渚、液门（2）
小肠经	2	14	天窗（9），天井（5），肩中俞（1）
经外奇穴	12	60	百劳（13），后心（11），金津、玉液（6），肋间、海泉、气门（4），阑门、太阳、舌上青脉（3），甲根（2），前心（1）

表 8-26　气海穴配伍特定穴统计

特定穴	穴位数	总频次	穴位及频次
原穴	5	84	太冲（30），太溪（29），合谷（19），神门（4），丘墟（2）
络穴	8	51	内关（17），公孙（10），长强（7），丰隆（5），列缺、鸠尾（4），飞扬、大钟（2）
八脉交会穴	5	79	照海（45），内关（17），公孙（10），列缺（4），足临泣（3）
背俞穴	12	298	肾俞（115），脾俞（30），胃俞、膈俞、肺俞（24），三焦俞（19），心俞（14），肝俞（13），膀胱俞（12），小肠俞、白环俞（9），大肠俞（5）
井穴	5	83	大敦（35），至阴（15），涌泉（14），隐白（10），少冲（9）
荥穴	10	125	行间（50），内庭（25），然谷（21），劳宫（10），通谷（7），大都、侠溪（3），二间、液门、少府（2）
输穴	7	87	太冲（30），太溪（29），太白（17），神门（4），足临泣（3），束骨、中渚（2）
经穴	6	105	间使（37），复溜（18），支沟（16），昆仑（13），阳辅（12），中封（9）

续表

特定穴	穴位数	总频次	穴位及频次
合穴	9	409	足三里（227），曲池（59），委中（24），阴谷（31），阴陵泉、曲泉（25），尺泽（7），阳陵泉（6），天井（5）
郄穴	1	2	中都（2）
募穴	10	1036	关元（325），中脘（207），石门（137），天枢（116），中极（95），章门（56），膻中（45），期门（41），巨阙（11），中府（3）

2）气海穴配伍治疗病证统计结果：气海穴配伍治疗病证总计132种，频次总计1141次，病证频次前十位的依次是厥证、阴毒、腹痛、疝气、淋证、痢疾、喘证、黄疸与泄泻、脱证与水肿。具体详见表8-27～表8-29。

表8-27　气海配伍主治病证及频次

厥证（69），阴毒（57），腹痛（56），疝气（51），淋证（46），痢疾（39），喘证（38），黄疸、泄泻（31），脱证、水肿（28），癥瘕（27），伤寒（25），霍乱、积聚（24），带下、月经不调（22），中寒（19），腹胀、崩漏、便血、白浊、中暑（18），便秘、虚劳、中风（17），奔豚、遗精（16），心痛（13），臌胀、阴缩（10），痈疽、反胃、产后恶露（9），惊不得卧、尿频、瘴、呃逆、噎膈（7），头痛、吐血、消渴、上热下寒、哕、少气（6），疟疾、尿血、六脉沉细、妇人腹痛、遗尿（5），不孕、阳痿、盗汗、癃闭、痼冷、关格、产后便秘、产后排尿异常、腰痛（4），皮肤瘙痒、下焦有寒、小儿遗尿、小儿伤寒、阴囊肿、尿浊、胁痛、咳逆、妇人臌胀（3），善恐、痛经、痠证、阴盛阳虚、妇人房劳、妇人经断再行、气上冲胸、不能久立、狂证、小儿呕吐、痔疮、阴经受寒（2），小儿惊不得卧、小儿疟疾、小儿慢惊风、小儿惊痫、小儿痰证、妇人吐血、伤风、厥阴病、脏结、面黑、血脱、初产惊慌叫哭、发热、衄血、口渴咽干、脚气、痫、寒中厥阴、肺痨、尺脉迟、阴阳两虚、小儿腹痛、小儿食积、小儿便秘、少阴病、妇人喘证、妇人呕吐、妇人水肿、乳强疾、盲肠炎、咳嗽、肺痈、闭经、月经后期、胞衣不下、胀满、产后腹痛、产后腹胀、手颤、食不化、内伤真阴、唾血、瘰疬、神昏、臁疮、大头瘟、胸闷、耳聋、冷疾、气血虚、面肿、邪客经络（1）

表8-28　气海穴配伍治疗病证统计

病证	频次	百分比（%）	配伍腧穴及频次
厥证	69	6.24	百会（24），石门（31），关元（22），神阙（14），水沟（13）
阴毒	57	5.16	关元（52），石门、神阙（11），中冲（2）
腹痛	56	5.07	中脘（19），足三里（18），关元（14），神阙（10），石门、内关（8）
疝气	51	4.62	关元（25），曲泉、照海（19），阴交（18），太冲（11），三阴交、章门（10）
淋证	46	4.16	血海（16），足三里（13），关元、三阴交（9），肾俞（8），石门（7）
痢疾	39	3.53	天枢（26），中脘（8），足三里（9），石门（6），百会（5）
喘证	38	3.44	璇玑（28），膻中（16），足三里（11），天突（10），乳根（9）
黄疸	31	2.81	百会（17），下廉（11），手心、足阳明（8），心俞、上脘（7），肾俞、天窗、肺俞（6）
泄泻	31	2.81	天枢（26），中脘（10），关元（6），百会（5），足三里（4）
脱证	28	2.53	关元（17），神阙（8），石门（5），天枢（2），膏肓、水分、太溪（1）
水肿	28	2.52	水分（23），足三里（6），三阴交、合谷（5），曲池、行间（4），内庭、水沟（3）
癥瘕	27	2.44	太溪（7），天枢、三焦俞（5），行间、胃俞、复溜（4），曲泉、三阴交、石门、肾俞、中脘、天井、中极、足三里（3）
霍乱	24	2.17	天枢、中脘（13），神阙（9），大敦（2），关元、足三里、少商、委中、尺泽、章门（1）

续表

病证	频次	百分比（%）	配伍腧穴及频次
积聚	24	2.17	中脘、天枢、章门（10），足三里（7），上脘（6），通谷、关元、肾俞（5），脾俞、五枢、三阴交、行间（4）
带下	22	1.99	中极（15），三阴交（12），肾俞（8），白环俞（7），委中、关元（4）
月经不调	22	1.99	中极（17），三阴交（15），肾俞（10），照海（5），带脉、天枢、关元（3）
腹胀	18	1.63	足三里（14），三阴交、水分（6），中脘（5），关元、太白（4），神阙、阴谷、太溪、内庭（2）
崩漏	18	1.63	中极（10），三阴交（7），大敦、血海、肾俞（5），间使、复溜、行间、肝俞、膈俞、阴谷、石门、命门（4），然谷、太冲、天枢（3）
便血	18	1.63	中脘（17），足三里（11），关元、太冲、石门、会阴、侠溪（1）
中暑	18	1.63	神阙（14），中脘（3），阴谷、委中、百劳、阴陵泉、水沟、合谷、内庭（2），百会、中极、曲池、中冲、足三里（1）
总计	665	60.18	

注：上表仅列出病证频次前二十位的病证及配伍腧穴频次前五位的腧穴。

表 8-29　气海穴配伍主治病证科别统计

科别	病证数	百分比（%）	频次	百分比（%）
中医内科	93	66.43	940	82.38
中医妇科	27	19.29	143	12.53
中医外科	8	5.71	37	3.24
中医儿科	12	8.57	21	1.85
总计	140	100.00	1141	100.00

（3）气海穴配伍腧穴关联分析结果（表 8-30～表 8-41）

表 8-30　气海穴配伍腧穴整体关联分析

后项	前项	支持度（%）	置信度（%）
气海	关元	28.660	100.0
气海	足三里	19.841	100.0
气海	中脘	18.254	100.0
气海	三阴交	15.256	100.0
气海	石门	12.081	100.0
气海	天枢	11.199	100.0
气海	神阙	10.229	100.0
气海	肾俞	9.788	100.0
气海	中极	9.347	100.0
气海	中脘-足三里	6.261	100.0
气海	水分	5.644	100.0
气海	百会	5.644	100.0
气海	三阴交-足三里	5.115	100.0

注：此表参数最小支持度为 5%，最小置信度为 100%。

表 8-31　气海穴配伍治疗厥证穴位关联分析

后项	前项	支持度（%）	置信度（%）
气海	石门	44.928	100.0
气海	百会	34.783	100.0
气海	关元	31.884	100.0
气海	石门-百会	24.638	100.0
气海	神阙	18.841	100.0
气海	神阙-关元	14.493	100.0
气海	水沟	13.043	100.0
气海	中脘	10.145	100.0

注：此表参数最小支持度为 10%，最小置信度为 100%。

表 8-32　气海穴配伍治疗腹痛穴位关联分析

后项	前项	支持度（%）	置信度（%）
气海	中脘	33.929	100.0
气海	足三里	30.357	100.0
气海	关元	25.000	100.0
气海	神阙	17.857	100.0
气海	石门	14.286	100.0
气海	内关	14.286	100.0
气海	三阴交	12.500	100.0
气海	太白	12.500	100.0
气海	太白-足三里	12.500	100.0
气海	内关-中脘	12.500	100.0
气海	行间	10.714	100.0
气海	中脘-足三里	10.714	100.0

注：此表参数最小支持度为 10%，最小置信度为 90%。

表 8-33　气海穴配伍治疗疝气穴位关联分析

后项	前项	支持度（%）	置信度（%）
气海	关元	49.020	100.0
气海	照海	37.255	100.0
气海	曲泉	37.255	100.0
气海	照海-关元	37.255	100.0
气海	曲泉-关元	37.255	100.0
气海	阴交	35.294	100.0
气海	照海-曲泉-关元	35.294	100.0
气海	阴交-照海-曲泉-关元	31.373	100.0

注：此表参数最小支持度为 30%，最小置信度为 100%。

表 8-34　气海穴配伍治疗淋证穴位关联分析

后项	前项	支持度（%）	置信度（%）
气海	血海	34.783	100.0
气海	足三里	28.261	100.0
气海	关元	19.565	100.0
气海	三阴交	19.565	100.0
气海	石门	15.217	100.0
气海	肾俞	13.043	100.0
气海	关元-三阴交	10.870	100.0
气海	肾俞-三阴交	10.870	100.0

注：此表参数最小支持度为 10%，最小置信度为 100%。

表 8-35　气海穴配伍治疗痢疾穴位关联分析

后项	前项	支持度（%）	置信度（%）
气海	天枢	66.667	100.0
气海	足三里	23.077	100.0
气海	中脘	20.513	100.0
气海	石门	15.385	100.0
气海	足三里-中脘	15.385	100.0
气海	百会	12.821	100.0
气海	阳辅	10.256	100.0
气海	神阙	10.256	100.0
气海	三阴交	10.256	100.0
气海	神阙-百会	10.256	100.0
气海	百会-天枢	10.256	100.0
气海	三阴交-天枢	10.256	100.0
气海	阳辅-足三里-中脘	10.256	100.0

注：此表参数最小支持度为 10%，最小置信度为 100%。

表 8-36　气海穴配伍治疗喘证穴位关联分析

后项	前项	支持度（%）	置信度（%）
气海	璇玑	73.684	100.0
气海	膻中	42.105	100.0
气海	足三里	28.947	100.0
气海	天突	26.316	100.0
气海	璇玑-足三里	26.316	100.0
气海	乳根-天突-膻中	23.684	100.0
气海	乳根-天突-璇玑-膻中	18.421	100.0
气海	期门	15.789	100.0
气海	俞府	15.789	100.0

续表

后项	前项	支持度（%）	置信度（%）
气海	肺俞	15.789	100.0
气海	肺俞-天突	15.789	100.0
气海	足三里-膻中	15.789	100.0
气海	期门-璇玑-膻中	15.789	100.0
气海	俞府-乳根-天突-膻中	15.789	100.0
气海	俞府-肺俞-乳根-天突-膻中	13.158	100.0
气海	肺俞-足三里	10.526	100.0
气海	足三里-天突	10.526	100.0
气海	肺俞-足三里-天突	10.526	100.0
气海	俞府-乳根-天突-璇玑-膻中	10.526	100.0

注：此表参数最小支持度为10%，最小置信度为100%。

表 8-37　气海穴配伍治疗黄疸穴位关联分析

后项	前项	支持度（%）	置信度（%）
气海	百会	54.839	100.0
气海	下廉	35.484	100.0
气海	百会-下廉	29.032	100.0
气海	足阳明	25.806	100.0
气海	后心-百会	25.806	100.0
气海	上脘	22.581	100.0
气海	心俞	22.581	100.0
气海	肾俞	19.355	100.0
气海	肺俞	19.355	100.0
气海	天窗	19.355	100.0
气海	天窗-百会	16.129	100.0
气海	心俞-百会	16.129	100.0
气海	足阳明-手心-百会	16.129	100.0

注：此表参数最小支持度为15%，最小置信度为100%。

表 8-38　气海穴配伍治疗泄泻穴位关联分析

后项	前项	支持度（%）	置信度（%）
气海	天枢	77.419	100.0
气海	中脘	32.258	100.0
气海	中脘-天枢	32.258	100.0

注：此表参数最小支持度为30%，最小置信度为100%。

表 8-39 气海穴配伍治疗脱证穴位关联分析

后项	前项	支持度（%）	置信度（%）
气海	关元	53.571	100.0
气海	神阙	28.571	100.0
气海	石门	17.857	100.0

注：此表参数最小支持度为 15%，最小置信度为 100%。

表 8-40 气海穴配伍治疗癥瘕穴位关联分析

后项	前项	支持度（%）	置信度（%）
气海	太溪	25.926	100.0
气海	三焦俞	18.519	100.0
气海	天枢	18.519	100.0
气海	行间	14.815	100.0
气海	胃俞	14.815	100.0
气海	中极	14.815	100.0
气海	复溜	14.815	100.0
气海	行间-胃俞	14.815	100.0
气海	中脘	11.111	100.0
气海	天井	11.111	100.0
气海	三阴交	11.111	100.0
气海	足三里	11.111	100.0
气海	肾俞	11.111	100.0
气海	石门	11.111	100.0
气海	曲泉	11.111	100.0
气海	天井-中极	11.111	100.0
气海	三阴交-足三里-石门-曲泉-复溜	11.111	100.0

注：此表参数最小支持度为 10%，最小置信度为 100%。

表 8-41 气海穴配伍治疗水肿穴位关联分析

后项	前项	支持度（%）	置信度（%）
气海	足三里	21.429	100.0
气海	三阴交	17.857	100.0
气海	合谷	17.857	100.0
气海	三阴交-合谷-足三里	17.857	100.0

注：此表参数最小支持度为 15%，最小置信度为 100%。

3. 天枢穴研究 《中华医典》检索条文共 1181 条，纳入本研究的书籍 95 部，其中清代 26 部，明代 36 部，日本医书 14 部，唐代、元代各 5 部，宋代 3 部，民国、晋代、隋代各 2 部。

（1）天枢穴单穴治疗病证统计结果：天枢穴单穴治疗总 41 个病证，频次为 598 次，天枢穴单穴治疗病证频次前十位的依次是腹痛、泄泻、腹胀、癥瘕、积冷、疝气、虚劳、气上冲胸、痢疾、奔豚。具体见表 8-42～表 8-43。

表 8-42　天枢穴单穴主治病证统计

腹痛（74），泄泻（67），腹胀（34），癥瘕（32），积冷（25），疝气（24），虚劳（23），气上冲胸、痢疾、奔豚（21），呕吐（19），狂言、食不化、月经不调、霍乱（18），疟疾（17），崩漏（16），水肿（15），不嗜食（14），带下（12），不能久立（11），恍惚（10），面肿、吐血（9），臌胀（8），胞中痛（7），肾冷、胀满、淋（5），癃闭（4），白浊、唠、食不下（3），唾血（2），小儿呕吐、妇人腹痛、小儿咳嗽、小儿聋哑、喘证、膝痛、积聚（1）

表 8-43　天枢穴单穴主治病证科别统计

科别	病证数	百分比（%）	频次	百分比（%）
中医内科	31	75.61	485	81.10
中医妇科	6	14.63	86	14.38
中医外科	1	2.44	24	4.01
中医儿科	3	7.32	3	0.51
总计	41	100	598	100

（2）天枢穴配伍治疗病证统计结果

1）天枢穴配伍腧穴统计结果：文献统计得出天枢穴配伍腧穴总共 137 个（包括经外奇穴 4 个），总 1083 穴位频次，涉及 14 条经脉；天枢穴配伍腧穴前十位的依次是气海、中脘、足三里、关元、三阴交、脾俞、章门、神阙、内庭、水分。天枢穴配伍经脉频次前五位的依次是任脉、胃经、膀胱经、脾经、肾经。配伍腧穴穴位数前五位的经脉依次为胃经、膀胱经、任脉、督脉、肾经。配伍腧穴按特定穴分类，频次前五位的依次为募穴、背俞穴、合穴、原穴、输穴。详见表 8-44～表 8-46。

表 8-44　天枢穴配伍腧穴及频次统计

气海（116），中脘（85），足三里（50），关元（48），三阴交（36），脾俞（36），章门（32），神阙（30），内庭（28），水分（27），石门（26），肾俞、胃俞（22），大肠俞（20），厉兑（19），上脘（17），内关、水泉、间使（14），肝俞（13），中极、太冲（12），支沟、阴陵泉（11），百会、丰隆、梁门、太溪（10），劳宫、三焦俞、曲泉（9），下脘、水道、复溜、通谷、照海、大陵（8），肺俞、肩俞、陷谷、隐白、京门、鱼际（7），中冲、外陵、心俞、外关、曲池、神门（6），期门、冲阳、长强、公孙、小肠俞、腰眼（5），后溪、命门、阴谷、大椎、合谷、横骨、阳陵泉、承山、至阴、温溜、胸膛（4），神道、下巨虚、不容、承满、筋缩、身柱、然谷、商丘、太渊、通里、行间、膻中、天窗（3），解溪、水沟、至阳、中府、梁丘、阳谷、百劳、太白、脊中、膏肓、会阳、阴交、曲骨、阿是、涌泉、筑宾、少冲、鸠尾、三间、上星、阳溪、关门、乳根、束骨、尺泽、幽门、大敦、志室（2），中封、日月、委中、京骨、胆俞、申脉、膝眼、膝关、五福、食窦、肩井、肓俞、缺盆、会阴、血海、中枢、列缺、归来、风门、四横纹、前谷、足临泣、带脉、大都、风市、膀胱俞、譩譆、飞扬、悬钟、少海（1）

表 8-45　天枢穴配伍腧穴经脉统计

经脉	穴位数	频次	穴位及频次
任脉	13	378	气海（116），中脘（85），关元（48），神阙（30），石门（26），水分（27），上脘（17），中极（12），下脘（8），膻中（3），曲骨、阴交、鸠尾（2）
膀胱经	15	157	脾俞（36），胃俞（22），肾俞、大肠俞（20），肝俞（13），膈俞（11），三焦俞（9），心俞（6），小肠俞（5），至阴、承山（4），昆仑、会阳、膏肓（2），委中（1）
胃经	20	177	足三里（50），内庭（28），厉兑（19），梁门、丰隆（10），水道、通谷（8），陷谷（7），外陵（6），冲阳、气冲（5），承满、下巨虚、不容（3），乳根、束骨、志室、梁丘、解溪、关门（2）

续表

经脉	穴位数	频次	穴位及频次
肝经	7	64	章门（32），太冲（12），曲泉（9），期门（5），行间（3），大敦（2），中封（1）
胆经	3	12	京门（7），阳陵泉（4），日月（1）
督脉	11	40	百会（10），长强（5），命门、大椎（4），神道、身柱、筋缩（3），上星、水沟、至阳、脊中（2）
肾经	10	57	水泉（14），太溪（10），复溜、照海（8），阴谷、横骨（4），然谷（3），筑宾、幽门、涌泉（2）
脾经	7	69	三阴交（36），阴陵泉（11），隐白（7），公孙、腹哀（5），商丘（3），太白（2）
心经	3	11	神门（6），通里（3），少冲（2）
心包经	5	51	间使、内关（14），劳宫（9），大陵（8），中冲（6）
大肠经	5	16	曲池（6），温溜、合谷（4），三间、阳溪（2）
肺经	4	14	鱼际（7），太渊（3），中府、尺泽（2）
三焦经	2	17	支沟（11），外关（6）
小肠经	3	9	后溪（4），天窗（3），阳谷（2）
经外奇穴	4	11	腰眼（5），百劳、阴跷、阿是（2）

表 8-46　天枢穴配伍特定穴统计

特定穴	穴位数	总频次	穴位及频次
原穴	8	50	太冲（12），太溪（10），大陵（8），神门（6），冲阳（5），合谷（4），太渊（3），太白（2）
络穴	5	38	内关（14），丰隆（10），外关（6），公孙、长强（5），通里（3），鸠尾（2）
八脉交会穴	5	37	内关（14），照海（8），外关（6），公孙（5），后溪（4）
背俞穴	9	142	脾俞（36），胃俞（22），肾俞、大肠俞（20），肝俞（13），膈俞（11），三焦俞（9），心俞（6），小肠俞（5）
井穴	7	40	厉兑（19），隐白（7），中冲（6），至阴（4），少冲、大敦、涌泉（2）
荥穴	5	50	内庭（28），劳宫（9），鱼际（7），行间、然谷（3）
输穴	8	52	太冲（12），太溪（10），大陵（8），陷谷（7），神门（6），后溪（4），太渊（3），太白（2）
经穴	9	45	间使（14），支沟（11），复溜（8），商丘（3），阳溪、昆仑、阳谷、解溪（2），中封（1）
合穴	8	87	足三里（50），阴陵泉（11），曲泉（9），曲池（6），阳陵泉、阴谷（4），尺泽（2），委中（1）
郄穴	2	18	水泉（14），温溜（4）
募穴	10	330	气海（116），中脘（85），关元（48），章门（32），石门（26），中极（12），期门（5），膻中（3），中府（2），日月（1）

2）天枢穴配伍治疗病证统计结果：天枢穴配伍治疗病证总计 60 种，频次总计 310 次，病证频次前十位的依次是痢疾、腹痛、泄泻、霍乱、积聚、月经后期、食不化、癥瘕、疝气、吐血。具体详见表 8-47～表 8-49。

表 8-47　天枢穴配伍治疗病证及频次统计

痢疾（45），腹痛（40），泄泻（39），霍乱（17），积聚（15），月经后期（14），食不化（12），癥瘕（11），疝气（9），吐血（8），面肿（6），气上冲胸、小儿泄泻、呕吐、关格（5），淋证、不嗜食、月经不调、反胃、癫狂、带下（4），腹胀、唾血、癃闭（3），水肿、虚劳、小儿呕吐、妇人腹胀、崩漏（2），肠鸣、膝痛、冷热不调、便血、噎膈、臌胀、奔豚、喘证、小儿咳嗽、小儿疟疾、胁胀、胸痛、便秘、尿血、吞酸、嗳气、肥气、痞满、心悸、诸虫、闭经、痛经、疟疾、癫痫、哕、宿症、小儿夜啼、小儿慢惊风、小儿疳眼、小儿雀目、脏气竭绝（1）

表 8-48　天枢穴配伍治疗病证统计

病证	频次	百分比（%）	配伍腧穴及频次
痢疾	45	14.52	气海（24），神阙（9），中脘、足三里（7），关元、三阴交（6），脾俞、石门（5）
腹痛	40	12.90	足三里（13），中脘、关元（11），三阴交（9），气海、石门、水分（8），内庭（7）
泄泻	39	12.58	气海（18），中脘（14），关元（11），大肠俞（7），水分、脾俞（6）
霍乱	17	5.48	中脘（14），气海（12），支沟、神阙（2），足三里、委中、水分、隐白、昆仑、关元、上脘、涌泉、承山、大都（1）
积聚	15	4.84	气海（11），章门（10），中脘（9），脾俞、通谷、上脘、梁门、肾俞（6），关元（4）
月经后期	14	4.52	水泉（14）
食不化	12	3.87	内庭（7），厉兑（5），中脘、足三里、脾俞、胃俞、肾俞、水分、志室（2），神阙、梁门、内关、膈俞、阴陵泉（1）
癥瘕	11	3.55	气海（7），中极（3），章门、大肠俞、曲泉、曲池（2），气冲、脾俞、胃俞、肾俞、会阴、复溜、行间、三焦俞、水道（1）
疝气	9	2.90	石门（8），神阙（6），气海（5），至阴、太冲（2），阿是、关元、腰眼、风市（1）
吐血	8	2.58	间使、中脘、肝俞（5），脾俞、劳宫、鱼际、大陵（4），太溪、中冲、肩俞（3），神门、胸膛、行间、肺俞、尺泽、上星、太渊、胃俞、心俞（2），通里、外关、膈俞、肾俞、足三里、百劳（1）
总计	210	67.74	

注：此表仅列出病证频次前十位的病证及配伍腧穴频次前五位的腧穴。

表 8-49　天枢穴配伍主治病证科别统计

科别	病证数	百分比（%）	频次	百分比（%）
中医内科	43	71.67	259	83.55
中医妇科	8	13.33	29	9.36
中医外科	1	1.67	9	2.90
中医儿科	8	13.33	13	4.19
总计	60	100	310	100

（3）天枢穴配伍腧穴关联分析结果（表 8-50～表 8-58）。

表 8-50　天枢穴配伍腧穴整体关联分析

后项	前项	支持度（%）	置信度（%）
天枢	气海	37.419	100.0
天枢	中脘	27.419	100.0

续表

后项	前项	支持度（%）	置信度（%）
天枢	足三里	16.129	100.0
天枢	关元	15.806	100.0
天枢	脾俞	11.613	100.0
天枢	气海-中脘	11.613	100.0
天枢	三阴交	11.290	100.0
天枢	章门	10.323	100.0

注：此表参数最小支持度为 10%，最小置信度为 90%。

表 8-51　天枢穴配伍治疗痢疾关联分析

后项	前项	支持度（%）	置信度（%）
天枢	气海	53.333	100.0
天枢	神阙	20.000	100.0
天枢	中脘	15.556	100.0
天枢	足三里	15.556	100.0
天枢	三阴交	13.333	100.0
天枢	关元	13.333	100.0
天枢	脾俞	11.111	100.0
天枢	石门	11.111	100.0

注：此表参数最小支持度为 10%，最小置信度为 100%。

表 8-52　天枢穴配伍治疗腹痛关联分析

后项	前项	支持度（%）	置信度（%）
天枢	足三里	32.5	100.0
天枢	关元	27.5	100.0
天枢	中脘	27.5	100.0
天枢	三阴交	22.5	100.0
天枢	中脘-足三里	22.5	100.0
天枢	气海	20.0	100.0
天枢	石门	20.0	100.0
天枢	水分	20.0	100.0
天枢	内庭	17.5	100.0
天枢	关元-中脘	17.5	100.0
天枢	大肠俞	15.0	100.0
天枢	水分-足三里	15.0	100.0
天枢	关元-足三里	15.0	100.0
天枢	关元-中脘-足三里	15.0	100.0

注：此表参数最小支持度为 15%，最小置信度为 100%。

表 8-53　天枢穴配伍治疗泄泻关联分析

后项	前项	支持度（%）	置信度（%）
天枢	气海	40.909	100.0
天枢	中脘	31.818	100.0
天枢	关元	25.000	100.0
天枢	大肠俞	15.909	100.0
天枢	水分	13.636	100.0
天枢	脾俞	13.636	100.0
天枢	关元-中脘	13.636	100.0
天枢	三阴交	11.364	100.0
天枢	气海-中脘	11.364	100.0
天枢	脾俞-大肠俞-中脘	11.364	100.0

注：此表参数最小支持度为 10%，最小置信度为 100%。

表 8-54　天枢穴配伍治疗霍乱关联分析

后项	前项	支持度（%）	置信度（%）
天枢	中脘	82.353	100.0
天枢	气海	70.588	100.0
天枢	气海-中脘	70.588	100.0
天枢	支沟	11.765	100.0
天枢	神阙	11.765	100.0
天枢	神阙-中脘	11.765	100.0

注：此表参数最小支持度为 10%，最小置信度为 100%。

表 8-55　天枢穴配伍治疗积聚关联分析

后项	前项	支持度（%）	置信度（%）
天枢	气海	73.333	100.0
天枢	章门	66.667	100.0
天枢	中脘	60.000	100.0
天枢	章门-气海	60.000	100.0
天枢	中脘-章门	53.333	100.0
天枢	中脘-气海	53.333	100.0
天枢	中脘-章门-气海	46.667	100.0

注：此表参数最小支持度为 45%，最小置信度为 100%。

表 8-56　天枢穴配伍治疗食不化关联分析

后项	前项	支持度（%）	置信度（%）
天枢	内庭	58.333	100.0
天枢	厉兑	41.667	100.0
天枢	厉兑-内庭	41.667	100.0
天枢	水分	16.667	100.0
天枢	志室	16.667	100.0

续表

后项	前项	支持度（%）	置信度（%）
天枢	足三里	16.667	100.0
天枢	脾俞	16.667	100.0
天枢	胃俞	16.667	100.0
天枢	中脘	16.667	100.0
天枢	水分-内庭	16.667	100.0
天枢	足三里-中脘	16.667	100.0
天枢	脾俞-胃俞	16.667	100.0

注：此表参数最小支持度为 15%，最小置信度为 100%。

表 8-57　天枢穴配伍治疗癥瘕关联分析

后项	前项	支持度（%）	置信度（%）
天枢	气海	63.636	100.0
天枢	中极	27.273	100.0
天枢	大肠俞	18.182	100.0
天枢	章门	18.182	100.0
天枢	曲池	18.182	100.0
天枢	曲泉	18.182	100.0
天枢	大肠俞-章门-曲池-曲泉	18.182	100.0

注：此表参数最小支持度为 15%，最小置信度为 100%。

表 8-58　天枢穴配伍治疗吐血关联分析

后项	前项	支持度（%）	置信度（%）
天枢	间使	71.429	100.0
天枢	肝俞	71.429	100.0
天枢	中脘	71.429	100.0
天枢	间使-肝俞-中脘	71.429	100.0
天枢	劳宫	57.143	100.0
天枢	鱼际	57.143	100.0
天枢	脾俞	57.143	100.0
天枢	大陵	57.143	100.0
天枢	脾俞-间使-肝俞-中脘	57.143	100.0

注：此表参数最小支持度为 55%，最小置信度为 100%。

4. 关元穴研究　《中华医典》检索条文共 2714 条，纳入本研究的书籍 233 部，其中清代 113 部，明代 68 部，宋代 15 部，日本医书 15 部，元代、民国各 6 部，唐代 4 部，晋代 4 部，隋代 2 部。

（1）关元穴单穴治疗病证统计结果：关元穴单穴治疗共 97 个病证，总频次为 862 次，前十位依次是腹痛、淋证、不孕、转胞、头痛、尿血、疝气、伤寒、泄泻、奔豚。其余详见

表 8-59～表 8-60。

表 8-59 关元穴单穴主治病证及频次统计

腹痛（75），淋证（45），不孕（42），转胞（40），头痛（32），尿血、疝气、伤寒（31），泄泻、奔豚（30），癥瘕（29），带下（28），癃闭（26），遗尿（23），产后恶露不绝、闭经（20），虚劳（19），脏结（17），遗精（16），水肿、体惰（15），白浊、痢疾（14），崩漏（13），积冷、霍乱、尿频（10），便血、少阴病（9），中寒（8），月经过多、肾气虚、厥证、阴毒（7），呃逆（6），腰痛（5），中风、衄血、喉痹、腹满、寒热、恶寒（4），发热、呕吐、昏迷、消渴、月经不调、胁胀、产后中风、自汗（3），小儿疝气、小便黄、脱证、噎膈、不嗜食、腹胀、月经先后不定、咳嗽、痈疽、妇人经脉不利、胎漏、足痿、半身不遂、失血、破伤风、元气虚（2），心痛、类中风、痼冷、小儿闭脉惊、小儿痉病、冲任虚损、三焦邪热、阴症、六脉沉伏、阴汗、积聚、胁痛、阴缩、厥阴病、喘证、牙疳、手颤、骨缩、痔疮、阴茎出脓、神痴、着恼病、太阴病、大便失禁、骨痿、卒死、中热、产道冷、寒气入腹、女子夜梦鬼交、产后生风（1）

表 8-60 关元穴单穴主治病证科别统计

科别	病证数	百分比（%）	频次	百分比（%）
中医内科	73	75.26	647	75.06
中医妇科	16	16.50	174	20.19
中医外科	5	5.15	37	4.29
中医儿科	3	3.09	4	0.46
总计	97	100	862	100

（2）关元穴配伍腧穴及治疗病证统计

1）关元穴配伍腧穴统计结果：文献统计得出关元穴配伍腧穴总共 187 个（包括经外奇穴 16 个），总 2555 穴位频次，涉及 9 条经脉；另外记载关元配伍只言经脉手阳明经、足阳明经各 2 次；关元穴配伍腧穴前十位的依次是气海、三阴交、肾俞、石门、中脘、足三里、神阙、中极、三阴交、天枢。关元穴配伍经脉频次前五位的依次是任脉、膀胱经、肾经、胃经、脾经。配伍腧穴穴位数前五位的经脉依次为膀胱经、任脉、胃经、肾经、脾经。配伍腧穴按特定穴分类，频次前五位的依次为募穴、背俞穴、合穴、井穴、原穴。详见表 8-61～表 8-63。

表 8-61 关元穴配伍腧穴及频次统计

气海（325），三阴交（123），肾俞（116），石门（85），中脘（72），足三里（70），神阙（67），中极（50），阴交（51），天枢（48），上脘（46），期门、大敦（44），照海（40），太冲（38），涌泉、阴谷（36），曲泉（35），太溪（34），膏肓（33），阴陵泉（32），然谷（31），劳宫、心俞（29），章门（27），中膂俞、至阴（26），带脉、白环俞（24），脾俞、长强（23），合谷、命门、百会（22），行间（20），昆仑、间使、下廉（19），水分、食窦（18），关冲（17），丰隆、天牖（16），风池、中渚（15），水道、大杼、少泽、少海（14），阳池、复溜、天容、腰俞、前谷、腕骨、阳谷、中封、消泺、五处（13），支沟、膻中、膀胱俞（11），归来、内关、大陵（10），神门、百劳（9），肺俞、志室（8），曲骨、梁门、气冲、隐白、公孙、神道、小肠俞（7），乳根、至阳、肩井、承山、委中、内庭、气门、膈俞、风门、三焦俞（6），承满、少商、阴廉、肝俞、关门、上星、背心、大肠俞、舌下青脉（5），腰眼、承浆、天突、悬颅、通谷、悬钟、天井、鸠尾、会阴、风府、阴市、中都、天窗（4），腹哀、气舍、鱼际、小海、下脘、大椎、水沟、足临泣、曲池、大都、阴跷、筑宾、巨阙、幽门、伏兔、太渊、阑门、俞府（3），太白、风市、商丘、胆俞、少府、胃俞、跗阳、中府、血海、冲门、阿是、廉泉、中冲、地机、大巨、交信、合阳、手阳明、足阳明（2），陷谷、太阳、外陵、尺泽、阳溪、四满、申脉、金津、玉液、后心、大钟、胞肓、秩边、阳纲、四海、肩俞、侠溪、脑空、天柱、急脉、足中指头、夺命、云门、气户、外关、液门、璇玑、京门、头维、列缺、哑门、痞根、脊中、八髎、阳陵泉、上廉、膈关、肓俞、手三里、大赫、意舍、下腰（1）

表 8-62　关元穴配伍腧穴经脉统计

经脉	穴位数	频次	穴位及频次
任脉	20	765	气海（325），石门（85），中脘（72），神阙（67），中极（50），阴交（51），上脘（46），水分（18），膻中（11），曲骨（7），上星（5），天突、鸠尾、会阴、承浆（4），下脘、巨阙、水沟（3），廉泉（2），璇玑（1）
膀胱经	33	417	肾俞（116），膏肓（33），心俞（29），膏肓、至阴、中膂俞（26），白环俞（24），脾俞（23），昆仑（19），大杼（14），腰俞（13），膀胱俞（11），肺俞、志室（8），小肠俞（7），三焦俞、承山、委中、肝俞、大肠俞、风门、膈俞（6），足通谷（4），胆俞、胃俞、跗阳（2），申脉、胞肓、秩边、阳纲、天柱、八髎、膈关、意舍（1）
胃经	19	208	足三里（70），天枢（48），丰隆（16），水道（14），归来（10），气冲、梁门（7），内庭、乳根（6），关门、承满（5），阴市（4），气舍（3），大巨（2），伏兔、陷谷、外陵、气户、头维（1）
肝经	10	198	期门、大敦（44），太冲（38），章门（27），行间（20），中封（13），阴廉（5），中都（4），蠡沟（2），急脉（1）
胆经	11	71	带脉（24），风池（15），五处（13），肩井（6），悬颅（4），足临泣（3），风市（2），侠溪、脑空、京门、阳陵泉（1）
督脉	9	89	长强（23），命门、百会（22），神道（7），至阳（6），风府（4），大椎（3），哑门、脊中（1）
肾经	17	248	照海（40），涌泉、阴谷（36），曲泉（35），太溪（34），然谷（31），复溜（13），横骨、悬钟（4），筑宾、俞府、幽门（3），交信（2），四满、大钟、肓俞、大赫（1）
脾经	12	203	三阴交（123），阴陵泉（32），食窦（18），公孙、隐白（7），大都、腹哀（3），太白、商丘、血海、冲门、地机（2）
心经	3	25	少海（14），神门（9），少府（2）
心包经	5	70	劳宫（29），间使（19），内关、大陵（10），中冲（2）
大肠经	6	47	合谷（22），下廉（19），曲池（3），阳溪、上廉、手三里（1）
肺经	7	16	少商（5），太渊、鱼际（3），中府（2），尺泽、云门、列缺（1）
三焦经	9	91	关冲（17），天牖（16），中渚（15），消泺、阳池（13），支沟（11），天井（4），外关、液门（1）
小肠经	8	74	少泽（14），天容、前谷、腕骨、阳谷（13），天窗（4），小海（3），肩中俞（1）
经外奇穴	16	45	百劳（9），气门（6），背心、舌下青脉（5），腰眼（4），阴跷、阑门（3），阿是（2），太阳、金津、玉液、后心、足中指头、夺命、痞根、下腰（1）

表 8-63　关元穴配伍特定穴统计

特定穴	穴位数	总频次	穴位及频次
原穴	9	144	太冲（38），太溪（34），合谷（22），腕骨、阳池（13），大陵（10），神门（9），太渊（3），太白（2）
络穴	8	55	长强（23），丰隆（16），公孙（7），鸠尾（4），蠡沟（2），外关、大钟、列缺（1）
八脉交会穴	7	63	照海（40），内关（10），公孙（7），足临泣（3），外关、列缺、申脉（1）
背俞穴	15	285	肾俞（116），心俞（29），中膂俞（26），白环俞（24），脾俞（23），腰俞（13），膀胱俞（11），肺俞（8），小肠俞（7），肝俞、大肠俞、膈俞、三焦俞（6），胆俞、胃俞（2）
井穴	8	151	大敦（44），涌泉（36），至阴（26），关冲（17），少泽（14），隐白（7），少商（5），中冲（2）

续表

特定穴	穴位数	总频次	穴位及频次
荥穴	11	113	然谷（31），劳宫（29），行间（20），前谷（13），内庭（6），足通谷（4），鱼际、大都（3），少府（2），侠溪、液门（1）
输穴	9	115	太冲（38），太溪（34），中渚（15），大陵（10），神门（9），太渊、足临泣（3），太白（2），陷谷（1）
经穴	7	80	间使、昆仑（19），复溜、中封、阳谷（13），商丘（2），阳溪（1）
合穴	10	170	足三里（70），阴谷（36），阴陵泉（32），少海（14），委中（6），天井（4），曲池、小海（3），尺泽、阳陵泉（1）
郄穴	2	6	中都（4），地机（2）
募穴	12	672	气海（325），石门（85），中脘（72），中极（50），天枢（48），期门（44），章门（27），膻中（11），鸠尾（4），巨阙（3），中府（2），京门（1）

2）关元穴配伍治疗病证统计结果：关元穴配伍治疗病证总计 106 种，频次总计 808 次，病证频次前十位的依次是阴毒、疝气、腹痛、黄疸、痢疾、奔豚、淋证与转胞、泄泻、中寒与遗精、伤寒与白浊。具体详见表 8-64～表 8-66。

表 8-64　关元穴配伍治疗病证及频次统计

阴毒（65），疝气（50），腹痛（46），黄疸（31），痢疾（30），奔豚（27），淋证、转胞（25），泄泻（23），中寒、遗精（22），伤寒、白浊（19），脱证（18），阴缩（17），癃闭、头痛（16），肺痨（15），肾衰、寒热（14），中风（13），霍乱、臌胀（11），月经不调、带下、积聚、厥证（10），遗尿、呃逆、尿血、虚劳（9），小儿疝气、哕（8），少阴病、消渴（7），不孕、尿频、喘证、产后恶露不绝（6），腹满、产后血晕、胁胀（5），痼冷、吐血、胁痛、产后大小便不通、血结胸、小便黄（4），下焦有寒、崩漏、脏结、阴症、真寒证、太阴病、六脉沉细、痰涎（3），小儿遗尿、小儿厥证、水肿、卒死、昏迷、痈疽、阳痿、郁症、不可俯仰、卵偏大、癥瘕、痛经、妇人小便不利（2），妇人虚劳、小儿昏迷、阴冷、厥阴病、内蕴邪热、产后腹胀、战汗、阴囊肿胀、脾病、潮热、着恼病、神痴、脚气、心痛、白浊、恶寒、阴茎痛、舌肿、口渴咽干、经期延长、邪客经络、陷下、阴汗、初产惊慌叫哭、湿症、心悸、闭经、月经后期、难产、逆产、小儿吐泻、胀满、冻伤、瘟病、小儿癫痫、水谷不消、胸痛（1）

表 8-65　关元穴配伍治疗病证统计

病证	频次	百分比（%）	配伍腧穴及频次
阴毒	65	8.07	气海（63），神阙（13），石门（6），三阴交、中冲、足中指头（1）
疝气	50	6.21	气海（31），照海（26），曲泉（26），阴交（25），大敦（18）
腹痛	46	5.71	气海（15），三阴交（10），天枢、中脘、石门（8），足三里、肾俞（7），太冲（6）
黄疸	31	3.85	下廉、上脘（15），心俞（11），百会（10），肾俞（9），然谷、至阳（5）
痢疾	30	3.73	神阙（9），长强（8），天枢、中脘（6），肾俞、脾俞、太溪（5），石门、足三里、食窦（4）
奔豚	27	3.35	气海（12），中极、期门（10），石门（5），肾俞、章门、带脉（4），涌泉（3）
淋证	25	3.11	气海、三阴交（9），大敦（8），阴陵泉（6），气门（5），石门、肾俞（4）
转胞	25	3.11	劳宫（21），涌泉（2），曲骨、三阴交、阴陵泉（1）
泄泻	23	2.86	天枢（12），气海（8），三阴交、中脘（6），神阙（5），脾俞（3）
中寒	22	2.73	气海（20），神阙（10），石门（5）
遗精	22	2.73	肾俞（18），三阴交（16），白环俞（9），心俞（8），中极、膏肓（6）
总计	366	45.47	

注：上表仅列出病证频次前十位的病证及配伍腧穴频次前五位的腧穴。

表 8-66　关元穴配伍主治病证科别统计

科别	病证数	百分比（%）	频次	百分比（%）
中医内科	75	70.75	653	80.82
中医妇科	19	17.93	82	10.15
中医外科	6	5.66	58	7.18
中医儿科	6	5.66	15	1.85
总计	105	100	808	100

（3）关元穴配伍腧穴关联规则分析结果（表 8-67～表 8-77）。

表 8-67　关元穴配伍腧穴整体关联分析

后项	前项	支持度（%）	置信度（%）
关元	气海	42.981	100.0
关元	三阴交	15.155	100.0
关元	肾俞	14.286	100.0
关元	石门	9.689	100.0
关元	中脘	8.820	100.0
关元	足三里	8.696	100.0
关元	神阙	8.323	100.0
关元	三阴交-肾俞	6.584	100.0
关元	阴交	6.335	100.0
关元	中极	6.335	100.0
关元	石门-气海	6.211	100.0
关元	天枢	5.963	100.0
关元	上脘	5.714	100.0
关元	三阴交-气海	5.714	100.0
关元	期门	5.466	100.0
关元	大敦	5.217	100.0
关元	神阙-气海	5.093	100.0

注：此表参数最小支持度为 5%，最小置信度为 100%。

表 8-68　关元穴配伍治疗阴毒腧穴关联分析

后项	前项	支持度（%）	置信度（%）
关元	气海	96.923	100.0
关元	神阙	20.000	100.0
关元	气海-神阙	18.462	100.0

注：此表参数最小支持度为 15%，最小置信度为 100%。

表 8-69　关元穴配伍治疗疝气腧穴关联分析

后项	前项	支持度（%）	置信度（%）
关元	气海	54.545	100.0
关元	照海	45.455	100.0
关元	曲泉	45.455	100.0
关元	照海-气海	45.455	100.0
关元	曲泉-气海	45.455	100.0
关元	阴交	43.636	100.0
关元	三阴交-照海-曲泉-气海	43.636	100.0
关元	大敦	29.091	100.0
关元	太冲	29.091	100.0
关元	三阴交	20.000	100.0

注：此表参数最小支持度为 20%，最小置信度为 100%。

表 8-70　关元穴配伍治疗腹痛腧穴关联分析

后项	前项	支持度（%）	置信度（%）
关元	气海	32.609	100.0
关元	三阴交	21.739	100.0
关元	石门	17.391	100.0
关元	天枢	17.391	100.0
关元	中脘	17.391	100.0
关元	肾俞	15.217	100.0
关元	足三里	15.217	100.0
关元	石门-气海	15.217	100.0
关元	太冲	13.043	100.0
关元	水分	13.043	100.0
关元	肾俞-三阴交	10.870	100.0
关元	足三里-天枢	10.870	100.0

注：此表参数最小支持度为 10%，最小置信度为 100%。

表 8-71　关元穴配伍治疗黄疸腧穴关联分析

后项	前项	支持度（%）	置信度（%）
关元	上脘	48.387	100.0
关元	下廉	48.387	100.0
关元	上脘-下廉	41.935	100.0
关元	心俞	35.484	100.0
关元	百会	32.258	100.0
关元	肾俞	29.032	100.0
关元	心俞-上脘-下廉	22.581	100.0

注：此表参数最小支持度为 20%，最小置信度为 100%。

表 8-72 关元穴配伍治疗痢疾腧穴关联分析

后项	前项	支持度（%）	置信度（%）
关元	神阙	30.000	100.0
关元	长强	26.667	100.0
关元	天枢	20.000	100.0
关元	中脘	20.000	100.0
关元	太溪	16.667	100.0
关元	脾俞	16.667	100.0
关元	肾俞	16.667	100.0
关元	食窦	13.333	100.0
关元	足三里	13.333	100.0
关元	石门	13.333	100.0
关元	神阙-天枢-中脘	13.333	100.0
关元	脾俞-肾俞-长强-中脘	13.333	100.0
关元	大肠俞	10.000	100.0
关元	足三里-天枢	10.000	100.0
关元	足三里-中脘	10.000	100.0
关元	脾俞-神阙	10.000	100.0
关元	肾俞-天枢	10.000	100.0

注：此表参数最小支持度为 10%，最小置信度为 100%。

表 8-73 关元穴配伍治疗奔豚腧穴关联分析

后项	前项	支持度（%）	置信度（%）
关元	气海	46.154	100.0
关元	期门	38.462	100.0
关元	中极	38.462	100.0
关元	期门-气海	30.769	100.0
关元	带脉	15.385	100.0
关元	肾俞	15.385	100.0
关元	石门	15.385	100.0
关元	章门	15.385	100.0
关元	肾俞-中极	15.385	100.0
关元	章门-气海	15.385	100.0
关元	期门-中极	15.385	100.0
关元	涌泉	11.538	100.0
关元	涌泉-肾俞-中极	11.538	100.0
关元	章门-中极-气海	11.538	100.0

注：此表参数最小支持度为 10%，最小置信度为 100%。

表 8-74　关元穴配伍治疗泄泻腧穴关联分析

后项	前项	支持度（%）	置信度（%）
关元	天枢	52.174	100.0
关元	气海	34.783	100.0
关元	中脘	26.087	100.0
关元	中脘-天枢	26.087	100.0
关元	神阙	21.739	100.0
关元	三阴交	21.739	100.0
关元	三阴交-天枢	21.739	100.0
关元	三阴交-中脘	17.391	100.0
关元	三阴交-天枢-中脘	17.391	100.0
关元	脾俞	13.043	100.0

注：此表参数最小支持度为 10%，最小置信度为 100%。

表 8-75　关元穴配伍治疗中寒腧穴关联分析

后项	前项	支持度（%）	置信度（%）
关元	气海	90.909	100.0
关元	神阙	45.455	100.0
关元	神阙-气海	36.364	100.0
关元	石门	22.727	100.0
关元	石门-神阙	18.182	100.0
关元	石门-气海	13.636	100.0
关元	石门-神阙-气海	9.091	100.0

注：此表参数最小支持度为 5%，最小置信度为 100%。

表 8-76　关元穴配伍治疗转胞腧穴关联分析

后项	前项	支持度（%）	置信度（%）
关元	劳宫	80.769	100.0
关元	涌泉	7.692	100.0
关元	三阴交	3.846	100.0
关元	曲骨	3.846	100.0
关元	阴陵泉	3.846	100.0

注：此表参数最小支持度为 3%，最小置信度为 100%。

表 8-77　关元穴配伍治疗遗精腧穴关联分析

后项	前项	支持度（%）	置信度（%）
关元	肾俞	77.273	100.0
关元	三阴交	68.182	100.0
关元	三阴交-肾俞	54.545	100.0
关元	白环俞	40.909	100.0

续表

后项	前项	支持度（%）	置信度（%）
关元	心俞	36.364	100.0
关元	心俞-肾俞	36.364	100.0
关元	中极	27.273	100.0
关元	膏肓	27.273	100.0
关元	中极-膏肓	27.273	100.0
关元	膏肓-肾俞	27.273	100.0
关元	白环俞-肾俞	27.273	100.0
关元	命门	22.727	100.0
关元	命门-肾俞	22.727	100.0
关元	中极-心俞	22.727	100.0
关元	白环俞-三阴交	22.727	100.0
关元	中极-心俞-肾俞	22.727	100.0

注：此表参数最小支持度为20%，最小置信度为100%。

5. 归来穴研究　《中华医典》检索条文共328条，纳入本研究的书籍35部，其中明代16部，清代8部，唐代3部，日本医书3部，宋代、民国各2部，晋代1部。

（1）归来穴单穴治疗病证统计结果：经统计，归来穴单穴主治共11个病证，频次98次，病证频次前五位的分别是奔豚、阴缩、女子阴中寒、女子胞中寒、疝气。具体见表8-78～表8-79。

表8-78　归来穴单穴主治病证及频次统计

病证	频次	百分比（%）	病证	频次	百分比（%）
奔豚	27	27.55	腹痛	3	3.06
阴缩	22	22.45	腰背强急	1	1.02
女子阴中寒	14	14.29	癥瘕	1	1.02
女子胞中寒	12	12.24	癃闭	1	1.02
疝气	12	12.24	阴囊冷	1	1.02
积聚	4	4.08			

表8-79　归来穴单穴主治病证科别统计

科别	病证数	百分比（%）	频次	百分比（%）
中医内科	6	54.54	37	37.76
中医妇科	3	27.27	27	27.55
中医外科	2	18.19	34	34.69
总计	11	100	98	100

（2）归来穴配伍腧穴及治疗病证统计结果：文献统计得出归来穴配伍腧穴总共27个（包括经外奇穴1个），总94穴位频次，涉及9条经脉；归来穴配伍腧穴前五位的依次是大敦、三阴交、关元、气海、阑门；配伍腧穴按特定穴分类，频次前五位的依次为募穴、原穴、输穴、

井穴、背俞穴。详见表 8-80～表 8-82。

表 8-80 归来穴配伍腧穴及频次统计

大敦（13），三阴交（11），关元（10），气海（8），阑门（7），太冲、然谷（5），照海、章门（4），曲泉、膀胱俞、肾俞、会阴（3），外陵（2），中极、天枢、关门、中髎、肝俞、行间、冲门、足三里、阴交、太渊、水道、大陵、五枢（1）

表 8-81 归来穴配伍腧穴经脉统计

经脉	穴位数	频次	穴位及频次
任脉	4	22	关元（10），气海（8），会阴（3），水分、中极（1）
膀胱经	4	8	膀胱俞、肾俞（3），中髎、肝俞（1）
胃经	5	6	外陵（2），天枢、关门、足三里、水道（1）
肝经	5	26	大敦（13），太冲（5），章门（4），曲泉（3），行间（1）
胆经	1	1	五枢（1）
肾经	2	9	然谷（5），照海（4）
脾经	2	12	三阴交（11），冲门（1）
心包经	1	10	大陵（10）
肺经	1	1	太渊（1）
经外奇穴	1	7	阑门（7）

表 8-82 归来穴配伍特定穴统计

特定穴	穴位数	总频次	穴位及频次
原穴	3	16	大陵（10），太冲（5），太渊（1）
八脉交会穴	1	4	照海（4）
背俞穴	3	7	膀胱俞、肾俞（3），肝俞（1）
井穴	1	13	大敦（13）
荥穴	2	6	然谷（5），行间（1）
输穴	3	16	大陵（10），太冲（5），太渊（1）
合穴	2	4	曲泉（3），足三里（1）
募穴	4	20	关元（10），气海（8），天枢、中极（1）

（3）归来穴配伍治疗病证统计结果：本研究得出归来穴配伍治疗病证总共 7 种，总计 26 频次，主要是疝气和偏坠，占 73.0%。具体病证及配伍腧穴见表 8-83～表 8-84。

表 8-83 归来穴配伍治疗病证统计

病证	频次	百分比（%）	配伍腧穴及频次
疝气	10	38.46	气海、关元（6），大敦（4），三阴交、章门、太冲（3），阑门、会阴、外陵（2），中极、中髎、肝俞、肾俞、关门、照海、水道、然谷、冲门、行间（1）
偏坠	9	34.62	三阴交、大敦（8），阑门（4），曲泉、肾俞、膀胱俞、然谷（3），会阴、照海、阴交（1）
阴毒	2	7.69	关元（2）

续表

病证	频次	百分比（%）	配伍腧穴及频次
阴缩	1	3.85	五枢（1）
腹痛	2	7.69	关元、太冲、太渊、大陵、天枢、气海、足三里（1）
奔豚	1	3.85	气海、关元、大敦、章门、照海、然谷、太冲、阑门（1）
阴中诸病	1	3.85	照海（1）

表 8-84　归来穴配伍主治病证科别统计

科别	病证数	百分比（%）	频次	百分比（%）
中医内科	3	42.86	5	19.23
中医妇科	1	14.28	1	3.85
中医外科	3	42.86	20	76.92
总计	7	100	26	100

（4）归来穴配伍腧穴关联规则分析结果：因归来穴配伍治疗病证文献数据较少，不对单个病证做关联规则分析，只对归来穴配伍腧穴做整体关联规则分析，见表 8-85。

表 8-85　归来穴配伍腧穴整体关联分析

后项	前项	支持度（%）	置信度（%）
归来	大敦	50.000	100.0
归来	三阴交	42.308	100.0
归来	关元	38.462	100.0
归来	三阴交-大敦	38.462	100.0
归来	气海	30.769	100.0
归来	阑门	26.923	100.0
归来	阑门-大敦	26.923	100.0
归来	太冲	19.231	100.0
归来	然谷	19.231	100.0
归来	然谷-阑门-大敦	19.231	100.0
归来	阑门-三阴交-大敦	19.231	100.0
归来	照海	15.385	100.0
归来	章门	15.385	100.0
归来	太冲-关元	15.385	100.0
归来	太冲-大敦	15.385	100.0
归来	气海-大敦	15.385	100.0
归来	章门-气海-关元	15.385	100.0
归来	会阴	11.538	100.0
归来	肾俞	11.538	100.0
归来	膀胱俞	11.538	100.0
归来	曲泉	11.538	100.0

续表

后项	前项	支持度（%）	置信度（%）
归来	膀胱俞-曲泉-然谷-阑门-三阴交	11.538	100.0
归来	膀胱俞-曲泉-然谷-阑门-大敦	11.538	100.0
归来	膀胱俞-曲泉-然谷-三阴交-大敦	11.538	100.0
归来	膀胱俞-曲泉-阑门-三阴交-大敦	11.538	100.0
归来	膀胱俞-然谷-阑门-三阴交-大敦	11.538	100.0
归来	曲泉-然谷-阑门-三阴交-大敦	11.538	100.0
归来	太冲-气海-关元-阑门-大敦	11.538	100.0

注：此表参数最小支持度为10%，最小置信度为100%。

6. 讨论 病证数记载比较多的是宋、明、清三个朝代，这可能与这几个朝代比较注重医学及国家政权持续时间比较长有关，如宋代有《太平圣惠方》《圣济总录》，都是官方主持编写的；明代有《普济方》，系明初编修的一部大型医学方书，书中广泛辑集明以前的医籍和其他有关著作的分类整理，且明代民间医家著作也有很多，如高武纂集的《针灸聚英》、杨继洲的《针灸大成》、张景岳的《类经》等，都对针灸有大量的记载；清代医家则在明代医家的基础上继承发扬，又有康乾盛世，社会安定，中医理论与实践在清代达到鼎盛。金元时期记载病证数最少，金元时期国家动荡，且时间相对较短，虽有金元四大家，但针灸方面的著作还是比较少，所以记载的病证数较少。

（三）引气归元处方主穴主治病证分析

1. 中极穴研究结果分析

（1）中极穴主治病证分析：据表8-3、表8-8可知，中极穴单穴主治病证频次前十位的依次是不孕、遗精、奔豚、积聚、带下、闭经、不育、厥证、饥不能食、癥瘕。中极穴配伍治疗病证频次前十位的依次是带下、遗精、崩漏、月经不调、不孕、积聚、胞衣不下、奔豚、阴茎痛、闭经、疝气、痢疾。从中可以看出，中极穴不管是单穴还是配伍都对治疗男女生殖系统疾病记载比较多，表8-4中，中极穴单穴主治病证妇科病证总频次占43.02%，妇科病证数占38.46%，表明中极穴善于治疗妇科各病证。中极穴单穴主治总病证数为39种，中极穴配伍治疗病证总计42种，配伍应用治疗范围变化不明显。

（2）中极穴配伍腧穴分析：从表8-5～表8-7看，中极穴配伍腧穴频次前十位的依次是三阴交、气海、肾俞、关元、足三里、命门、膈俞、合谷、膏肓与复溜、章门与石门；中极穴配伍次数最多的经脉是任脉，其次是膀胱经；中极穴配伍膀胱经上的腧穴数最多，其次是任脉上的腧穴；中极穴配伍特定穴最多的为募穴，其次为背俞穴，也即体现了募募配穴和俞募配穴；这些可以为以后在临床上使用中极穴提供参考。

（3）中极穴关联规则分析：从表8-10来看，中极穴配伍腧穴整体关联规则分析，设定最小支持度为5%，最小置信度为100%，二项集为“中极-三阴交”关联度最高，其次为“中极-肾俞”，四项集为“中极-气海-肾俞-三阴交”，三项集有“中极-肾俞-三阴交”“中极-气海-肾俞”“中极-气海-三阴交”“中极-关元-肾俞”“中极-关元-气海”“中极-命门-肾俞”“中极-关元-三阴交”“中极-膏肓-肾俞”，即这些穴位组合同时出现治疗疾病的关联度较高。体现了远近配穴、俞募配穴等方法的灵活运用，如“中极-三阴交”治疗妇人带下或月经不调为远近配穴法，中极穴为近，三阴交为远，三阴交为足三阴经交会穴，中极为任脉与足三阴经交会穴，两者同用可能使调节阴经的作用更强；又“中极-肾俞”为俞募配穴法，中极为膀胱经之募穴，肾俞穴为背部背俞穴；“中极-气海-肾俞-三阴交”则包含了远近配穴、俞募配穴法。

从表 8-11 可得出，中极穴配伍治疗带下病时用得最多的穴位为气海、肾俞、白环俞、三阴交，其中三项集有“中极-白环俞-肾俞”“中极-白环俞-气海”关联度较高常常一起使用，四项集“中极-三阴交-肾俞-气海”关联度比较好。带下量明显增多，色、质、臭气异常，或伴全身或局部症状者，称为带下病。主要由于湿邪影响任脉、带脉，使带脉失约，任脉不固。白环俞、肾俞鼓舞肾气，益肾固精，调理经带，三阴交健脾理血，益肾平肝，调经止带，气海有振奋阳气、培元固本、补益下焦、化湿止带的功用。既有局部取穴，又有循经远取，远近结合，诸穴配合可疏利下焦，调经止带。

由表 8-12 可知，中极配伍治疗遗精用得最多的穴位为肾俞穴，其次是膏肓、心俞、白环俞，这些都是背俞穴，“中极-肾俞-膏肓”“中极-心俞-肾俞”“中极-心俞-膏肓”“中极-三阴交-肾俞”为关联度较高的穴位组合。体现的也是俞募配穴方法，远端配穴选的是三阴交。不因性生活而精液遗泄的病证称为遗精，病机有以下四种：君相火动，心肾不交、湿热下注，热扰精室、劳伤心脾，气不摄精、肾虚精脱、精关不固。遗精与心、肝、脾、肾脏腑功能失调有关，又与心、肾的关系最密切。所以选穴最多的为肾俞、膏肓、心俞、白环俞等穴。

由表 8-13 可知，中极穴配伍治疗月经不调关联分析最小支持度为 20%，最小置信度为 100%，二项集“中极-气海”“中极-三阴交”穴组关联度最高，四项集“中极-肾俞-三阴交-气海”为强关联，配伍最多的穴位为气海、三阴交、肾俞和照海穴，也体现了俞募配穴法和远近配穴法；月经不调主要是肝、脾、肾功能失常，气血失调，导致冲、任二脉损伤，当调经为重。三阴交为足三阴经交会处，可调整月经，气海为气之海，气为血帅，针刺气海穴则气血双调，肾俞鼓舞肾气，照海穴为八脉交会穴，又为肾经上穴位，诸穴配伍使冲任得固，气血和顺，肝、脾、肾功能恢复正常，病自告愈也。

由表 8-14 可知，中极穴配伍治疗崩漏关联分析最小支持度为 20%，最小置信度为 100%，二项集“中极-三阴交”“中极-肾俞”为最强关联穴位组，三项集“中极-三阴交-肾俞”“中极-血海-行间”为强关联穴位组，四项集“中极-太冲-阴谷-三阴交”“中极-悬钟-三阴交-肾俞”为强关联穴位组。崩漏指经血非时暴下不止或淋漓不尽，发病机制主要是冲、任损伤，不能制约经血，所以经血妄行，中极、肾俞、三阴交、血海调理肝肾，固冲止漏。

由表 8-15 可知，中极穴配伍治疗积聚关联分析最小支持度为 20%，最小置信度为 100%。积聚是腹内结块，或痛或胀的病证，多因情志郁结，饮食所伤，寒邪外侵及病后体虚导致肝脾受损，脏腑失和，气机阻滞，瘀血内停而成。《金匮要略》曰：“积者，脏病也，终不移；聚者，腑病也，发作有时，展转痛移，为可治。”五项集“中极-天枢-关元-章门-气海-肾俞”为强关联穴位组，其中气海、章门、肾俞是用得最多的穴位。

由表 8-16 可知，中极穴配伍治疗奔豚关联分析最小支持度为 25%，最小置信度为 100%，二项集“中极-关元”“中极-章门”“中极-期门”“中极-气海”为强关联穴位组，三项集“中极-期门-关元”“中极-肾俞-关元”为强关联穴位组，四项集“中极-气海-章门-关元”为强关联穴位组。奔豚，症见有气从少腹上冲胸脘、咽喉，发时痛苦剧烈，或有腹痛，或往来寒热；多由肾脏阴寒之气上逆或肝经气火冲逆所致。中极、气海、关元近取穴使腹部上冲之气回复，取肾俞穴调理肾气以安下，期门泻肝经之火，章门为脾经募穴，可以增强脾的运化能力，又为脏会穴及足厥阴少阳之会，有平冲降逆之效。

由表 8-17 可知，中极穴配伍治疗胞衣不下穴位关联分析最小支持度为 15%，最小置信度为 100%，五项集“中极-内关-昆仑-照海-三阴交”强关联，二项集“中极-三阴交”为最强关联。其次是“中极-肩井”强关联，还有“中极-至阴”“中极-内关”“中极-昆仑”“中极-照海”“中极-气海”为强关联；胞衣不下为胎儿娩出后，经过半小时胎盘不能自然娩出为主要表现的疾病，多由气虚或血瘀等引起的子宫收缩无力而致。

由表 8-18 可知，中极穴配伍治疗阴茎痛关联分析最小支持度为 50%，最小置信度为 100%，三项集“中极-三阴交-太溪”为必用腧穴组合，四项集“中极-行间-三阴交-太溪”“中极-阴陵泉-三阴交-太溪”满足强关联。

由表 8-19 可知，中极穴配伍治疗痢疾关联分析最小支持度为 30%，最小置信度为 100%，二项集“中极-气海”关联最强，三项集“中极-间使-气海”“中极-足三里-气海”为强关联穴位组合。痢疾以腹痛，里急后重，下痢赤白脓血为主症，多由外受湿热，内伤饮食生冷，损伤脾胃与肠腑而形成。病在下焦故用气海、中极，足三里为胃经下合穴，为保健要穴，针刺可强健脾胃之用，脾胃升清降浊功能正常则痢疾可愈。而间使为治疗痢疾的经验用穴，临床疗效确切。

由表 8-20 可知，中极穴配伍治疗疝气关联分析最小支持度为 30%，最小置信度为 100%，二项集“中极-气海”“中极-三阴交”“中极-大敦”为强关联穴位组，四项集“中极-关元-三阴交-大敦”为强关联穴位组。也体现了募募配穴及远近配穴法。疝气多由邪聚阴分所致，发病部位又多是肝经所过，故而有“诸疝皆属肝”之说，故而也常常配伍大敦和三阴交使用。

由表 8-21 可知，中极穴配伍治疗不孕关联分析最小支持度为 20%，最小置信度为 100%，其中“中极-子宫”“中极-阴廉”为最强关联二项集，三项集“中极-子宫-三阴交”“中极-阴廉-关元”为强关联穴位组。女子婚后，夫妇同居两年以上未避孕而不怀孕者，称为原发性不孕；曾孕育过，并未采取避孕措施，又间隔两年以上未再次怀孕者，称为继发性不孕；常见肝郁、血虚、痰湿、肾虚、胞寒、血瘀等引起冲任失调，难以摄精受孕。任主生殖，中极、关元又邻近胞宫，三阴交调理气机，使冲任得养，子宫穴为经外奇穴，位于中极穴旁开 3 寸，主治妇女不孕、月经不调、痛经等病证。阴廉穴属肝经，在气冲穴下 2 寸，主治肝肾前阴等疾病，有调经种子、舒筋活络作用，妇人求子可灸之。

2. 气海穴研究结果分析 从表 8-22、表 8-27 可知，气海穴单穴主治病证频次前十位的依次是腹痛、脱证、虚劳、奔豚、一切气疾、癥瘕、痢疾、疝气、厥证、月经不调。气海穴配伍治疗病证前十位的依次是厥证、阴毒、腹痛、疝气、淋证、痢疾、喘证、黄疸与泄泻、脱证与水肿。气海穴单穴主治总病证数为 72 种，气海穴配伍治疗病证数总计 140 种，配伍应用后治疗范围相对扩大。从中可看出气海穴善于治疗危重证（如厥证、脱证等）、慢性疾病（如虚劳），还善于治疗肠胃系统疾病（如腹痛、痢疾、泄泻），治疗气机失调相关疾病（如疝气、喘证）；气海穴固元培本，温阳利水，正所谓气行则水行以治疗水肿，癥瘕的形成多与正气虚弱、血气失调有关，气海穴固元培本，调理气血，气为血之帅，气能生血行血使癥瘕向愈。

由表 8-25、表 8-26 可知，气海穴配伍经脉频次最多的是任脉，其次是胃经及膀胱经。配伍腧穴穴位数最多的经脉为膀胱经，其次是任脉和胃经。配伍特定穴中最多的为募穴，其次是合穴，募穴以配伍关元最多，合穴以足三里为甚，募合配穴法运用比较多；气海穴配伍腧穴频次前十位的依次是关元、足三里、中脘、三阴交、石门、神阙、天枢、肾俞、中极、百会。

气海穴配伍穴位关联分析：从表 8-30 可知，气海穴配伍腧穴整体关联分析表明，气海穴和关元穴配伍的支持度、置信度最高，分别为 28.660%和 100.0%，其次是气海穴和足三里，配伍支持度、置信度分别为19.841和100.0%,"气海-天枢"穴位组合支持度、置信度分别为11.199%和100%，"气海-中极"穴位组合支持度、置信度分别为9.347%和100.0%，三项集"气海-中脘-足三里"腧穴组合支持度、置信度分别为6.261%和100.0%，"气海-三阴交-足三里"腧穴组合支持度、置信度分别为5.115%和100.0%。提示我们在使用气海穴配伍时可多选用以上穴位，以期提高临床疗效。

由表8-31可知，气海穴配伍治疗厥证穴位关联分析显示，"气海-石门"穴位组合支持度、置信度最高，分别为44.928%和100.0%，"气海-百会"支持度、置信度分别为34.783%和100.0%，"气海-关元"穴组支持度、置信度分别为31.884%和100.0%，三项集"气海-石门-百会"腧穴配伍支持度、置信度分别为24.638%和100.0%，"气海-神阙-关元"腧穴配伍支持度、置信度分别为14.493%和100.0%。厥证是由多种原因引起的，以气机逆乱，升降失调，气血阴阳不相接续为基本病机，以突然昏倒，不省人事，或伴有四肢逆冷为主要临床表现的一种急性病证。气海为培元固本要穴，急救时常用到，可大补元气，石门穴可调理三焦气化功能，达到固肾培元的功用，关元培肾固本、回阳固脱，百会可开窍醒脑、回阳固脱，所以以上穴位常配伍使用治疗厥证。

由表8-32可知，气海配伍治疗腹痛穴位关联分析显示，"气海-中脘"穴组支持度、置信度分别为33.929%和100.0%，"气海-足三里"穴组支持度、置信度分别为30.357%和100.0%，"气海-关元"穴组支持度、置信度分别为25.000%和100.0%，"气海-太白-足三里"穴组支持度、置信度分别为12.500%和100.0%，"气海-内关-中脘"穴组支持度、置信度分别为12.500%和100.0%，"气海-中脘-足三里"穴组支持度、置信度分别为10.714%和100.0%，中脘是胃经募穴，足三里为胃经合穴，内关为八脉交会穴，能理气止痛，临床根据病情灵活选用。

由表8-33可知，气海配伍治疗疝气关联分析显示，五项集"气海-三阴交-照海-曲泉-关元"为强关联腧穴配伍，支持度、置信度分别为31.373%和100.0%，说明在治疗疝气时气海穴配伍三阴交、照海、曲泉、关元较多，以上穴位关联度较高。疝气多由邪聚阴分所致，发病部位又多是肝经所过，故而有"诸疝皆属肝"之说，故而也常常配伍太冲和三阴交使用。

由表8-34可知，气海配伍治疗淋证关联分析显示，"气海-血海"穴组支持度、置信度分别为34.783%和100.0%，"气海-足三里"穴组支持度、置信度分别为28.261%和100.0%，"气海-关元"穴组支持度、置信度分别为19.565%和100.0%，"气海-关元-三阴交""气海-肾俞-三阴交"穴组支持度、置信度分别为10.870%和100.0%。淋证指小便涩痛，滴沥不尽，常伴见溲行急迫、短数，多因湿热结聚，流注膀胱，或中气下陷，肾虚气化无力而成。故选用足三里、关元、气海、肾俞等健脾益肾强健要穴，再配伍三阴交、血海清利湿热，调理肝脾。

由表8-35可知，气海配伍治疗痢疾关联分析显示，"气海-天枢"穴组支持度、置信度分别为66.667%和100.0%，"气海-足三里"穴组支持度、置信度分别为23.077%和100.0%，三项集"气海-足三里-中脘"穴组支持度、置信度分别为15.385%和100.0%，"气海-神阙-百会""气海-百会-天枢""气海-三阴交-天枢"腧穴配伍支持度、置信度分别为10.256%和100.0%，四项集"气海-阳辅-足三里-中脘"穴组支持度、置信度分别为10.256%和100.0%。可以看出气海治疗痢疾配伍的腧穴多为大肠募穴天枢、胃经合穴足三里、胃经募穴中脘，再选用百会升提气机、回阳固脱，另外配伍使用阳辅穴可以参考。

由表8-36可知，气海配伍治疗喘证关联分析显示，"气海-乳根-天突-璇玑-膻中""气海-俞府-乳根-天突-膻中""气海-俞府-乳根-天突-璇玑-膻中""气海-俞府-肺俞-乳根-天突-膻中""气海-肺俞-足三里-天突"这些穴位组合一起出现的概率较高，可供临床选穴参考。喘证，以呼吸急促为特征，发病多与肺、肾有密切关系。故选用穴位也包含了肾经之俞府、膀胱经之肺俞穴，其他则为膻中、气海等直接益气宽胸穴位，还有局部取穴如璇玑、乳根等穴，供临床配穴时参考选用。

由表 8-37 可知，气海配伍治疗黄疸关联分析显示，穴位组合如“气海-百会-下廉”“气海-后心-百会”“气海-天窗-百会”“气海-心俞-百会”“气海-足阳明-手心-百会”关联度较高，可以看出气海穴配伍治疗黄疸时常选用经外奇穴，如手心、后心等穴，还有选整个经脉足阳明经，文献并未明确记载穴位，这就要根据临床实际辨证配穴。

由表 8-38 可知，气海配伍治疗泄泻关联分析显示，“气海-天枢”配伍支持度为 77.419%，“气海-中脘-天枢”为治疗泄泻最常用腧穴配伍组合，支持度为 32.258%，置信度 100.0%，这也是现代临床常用的治疗泄泻的穴位处方，中脘、天枢为胃和大肠在腹部的募穴，可直接调理肠胃气机、健脾和胃。

由表 8-39 可知，气海配伍治疗脱证关联分析显示，“气海-关元”“气海-神阙”“气海-石门”三个穴位组较常用，都在下腹部，可培肾固本、回阳固脱，用于急救效果较好。

由表 8-40 可知，气海配伍治疗癥瘕穴位关联分析显示，“气海-太溪”出现次数最多，支持度、置信度分别为 25.926%、100.0%，“气海-三焦俞”“气海-天枢”支持度、置信度分别为 18.519%、100.0%，腧穴组合“气海-三阴交-足三里-石门-曲泉-复溜”支持度、置信度分别为 11.111%、100.0%，可供参考；另外还有气海配伍中极、胃俞、行间、天井等穴治疗癥瘕，关联度也较高。

由表 8-41 可知，气海配伍治疗水肿穴位关联分析显示，“气海-三阴交-合谷-足三里”腧穴配伍关联度高，支持度、置信度分别为 17.857%、100.0%。水肿为体内水湿停留，面目、四肢、胸腹甚至全身浮肿的疾病，与肺、脾、肾三脏关系密切，气海、足三里益气健脾，合谷为四关穴之一，可疏通全身气机，三阴交能调理肝、脾、肾，有祛湿利水之效，故起到消肿利水的作用。气化之原，居丹田之间，是名下气海，天一元气，化生于此。元气足则运化有常，水道自利，所以气为水母。知气化能出之旨，则治水之道，思过半矣。

3. 天枢穴研究结果分析 由表 8-42、表 8-43、表 8-47 可知，天枢穴单穴治疗病证频次前十位的依次是腹痛、泄泻、腹胀、癥瘕、积冷、疝气、虚劳、气上冲胸、痢疾、奔豚。天枢穴配伍治疗病证频次前十位的依次是痢疾、腹痛、泄泻、霍乱、积聚、月经后期、食不化、癥瘕、疝气、吐血。可以看出天枢穴善于治疗肠胃系统疾病，这可能与天枢穴是大肠募穴有关。天枢穴还较多地用于治疗妇科病如癥瘕、月经后期，这值得我们今后进一步研究。据表 8-43 可知，天枢穴配伍腧穴总共 137 个（包括经外奇穴 4 个），总 1083 穴位频次，涉及 14 条经脉；天枢穴配伍腧穴前十位的依次是气海、中脘、足三里、关元、三阴交、脾俞、章门、神阙、内庭、水分。天枢穴配伍经脉频次前五位的依次是任脉、胃经、膀胱经、脾经、肾经。配伍腧穴穴位数前五位的经脉依次为胃经、膀胱经、任脉、督脉、肾经。配伍腧穴按特定穴分类，频次前五位的依次为募穴、背俞穴、合穴、原穴、输穴。这些可以为临床选经取穴提高些许参考。

由表 8-50 可知，天枢穴配伍穴位很精简，常配伍 1～4 个穴位，三项集“天枢-气海-中脘”穴位组关联度较高，常用来治疗胃肠疾病，支持度、置信度分别为 11.613%、100.0%。还有“天枢-足三里”“天枢-关元”“天枢-三阴交”等配伍关联度较高。

由表 8-51 可知，天枢穴配伍治疗痢疾“天枢-气海”关联度最高，支持度为 53.333%，表明“天枢-气海”治疗痢疾记载最多，疗效可能较好，其他配伍如“天枢-神阙”“天枢-中脘”“天枢-足三里”等也可以斟酌选用，或者诸穴联用。

由表 8-52 可知，天枢穴配伍治疗腹痛四项集“天枢-关元-中脘-足三里”配伍关联度较好，配伍足三里频次最多，常配伍的穴位多在胃经和任脉上，如任脉的关元、气海、中脘、水分、石门，胃经的内庭、足三里；还有天枢配伍大肠俞来治疗腹痛，这些可以为临床治疗腹痛选穴提供参考。

由表 8-53 可知，天枢穴配伍治疗泄泻配伍最多的腧穴为气海，其次是中脘穴，关元穴为第三位，满足强关联的三项集有“天枢-气海-中脘”“天枢-关元-中脘”，满足强关联的四项集是“天枢-脾俞-大肠俞-中脘”，配穴多与脾胃经有关，即选相应脏腑的背俞穴和募穴来治疗泄泻。

由表 8-54 可知，天枢穴配伍治疗霍乱与“气海-中脘”联用度最高，即三项集“天枢-气海-中脘”支持度为 70.588%，置信度为 100.0%，还有支沟、神阙等穴位可以考虑一起配伍。

由表 8-55 可知，天枢穴配伍治疗积聚四项集“天枢-中脘-章门-气海”为强关联穴位组。积聚是腹内结块，多因情志郁结，导致肝脾受损，脏腑失和，气机阻滞，瘀血内停而成，以上穴位都在腹部，是为近取法治疗，章门为脾经募穴配合胃经募穴中脘、大肠募穴天枢及气海穴，具有疏肝健脾、理气散结的作用，使积聚得化。

由表 8-56 可知，天枢穴配伍治疗食不化配伍最多的为厉兑穴和内庭穴，三项集“天枢-厉兑-内庭”为最强关联穴组，支持度为 41.667%，置信度为 100.0%，另外如“天枢-水分-内庭”“天枢-足三里-中脘”“天枢-脾俞-胃俞”腧穴组支持度都为 16.667%，置信度为 100.0%，临床可以根据实际病情灵活选用。

由表 8-57 可知，天枢穴配伍治疗癥瘕配伍最多的穴位为气海穴，其次是中极穴，二项集“天枢-气海”支持度为 63.636%，“天枢-中极”支持度为 27.273%，五项集“天枢-大肠俞-章门-曲池-曲泉”穴组为强关联，支持度为 18.182%。

由表 8-58 可知，天枢穴配伍治疗吐血强关联腧穴组为“天枢-脾俞-间使-肝俞-中脘”，支持度为 57.143%，置信度为 100.0%。吐血之血由胃来，证型有胃热壅盛、肝火犯胃、气虚血溢三种，所以选用肝俞、间使等调理肝气，中脘、脾俞、天枢调理脾胃气机。

4. 关元穴研究结果分析　由表 8-59、表 8-64 可知，关元穴单穴治疗病证前十位的依次是腹痛、淋证、不孕、转胞、头痛、尿血、疝气、伤寒、泄泻、奔豚。关元穴配伍治疗病证总计 106 种，频次前十位的依次是阴毒、疝气、腹痛、黄疸、痢疾、奔豚、淋证与转胞、泄泻、中寒与遗精、伤寒与白浊。

关元穴配伍腧穴总共 187 个（包括经外奇穴 16 个），总 2555 穴位频次，涉及 9 条经脉；关元穴配伍腧穴前十位的依次是气海、三阴交、肾俞、石门、中脘、足三里、神阙、中极、三阴交、天枢。关元穴配伍经脉频次前五位的依次是任脉、膀胱经、肾经、胃经、脾经。配伍腧穴穴位数前五位的经脉依次为膀胱经、任脉、胃经、肾经、脾经。配伍腧穴按特定穴分类，频次前五位的依次为募穴、背俞穴、合穴、井穴、原穴。

由表 8-67 可知，关元穴配伍腧穴整体关联分析，“关元-气海”配伍最多，关联度最高，其次为“关元-三阴交”，第三为“关元-肾俞”配伍，三项集“关元-三阴交-肾俞”“关元-石门-气海”“关元-三阴交-气海”“关元-神阙-气海”等穴位组也常常同时使用。

由表 8-68 可知，关元穴配伍治疗阴毒证二项集“关元-气海”支持度为 96.923%，置信度为 100.0%，三项集“关元-气海-神阙”为强关联组，支持度为 18.462%，置信度为 100.0%。阴毒多为阳气虚冷所致，面目青，身痛，用气海、关元、神阙来温阳益气，回阳救逆。

由表 8-69 可知，关元穴配伍治疗疝气与气海穴相类似，五项集“关元-三阴交-照海-曲泉-气海”为强关联腧穴组，支持度为 43.636%，置信度为 100.0%，三阴交、大敦、太冲也有选用，支持度稍低。

由表 8-70 可知，关元穴配伍治疗腹痛的穴位最多的为气海穴，其次是三阴交，强关联三项集有“关元-石门-气海”“关元-肾俞-三阴交”“关元-足三里-天枢”，另外还有配伍中脘、水分、太冲等穴治疗腹痛，临床可供参考选用。

由表 8-71 可知，关元穴配伍治疗黄疸最多的穴位是上脘和下廉，四项集“关元-心俞-上脘-下廉”强关联，支持度为 22.581%，置信度为 100.0%，也选用肾俞、百会作为配穴，临床可据实际情况选用。

由表 8-72 可知，关元穴配伍治疗痢疾多选用脾、胃、大肠经上的穴位和相应脏腑背俞穴，如中脘、天枢、脾俞、大肠俞、足三里、食窦等穴，还有任脉、督脉及肾经上的穴位，如神阙、长强、石门、太溪、肾俞等穴，这与痢疾长期不愈，久病及肾有关，而任、督脉上的穴位为近取法。强关联的腧穴组“关元-脾俞-肾俞-长强-中脘”“关元-神阙-天枢-中脘”支持度为 13.333%，“关元-足三里-天枢”“关元-足三里-中脘”“关元-脾俞-神阙”“关元-肾俞-天枢”支持度为 10.000%，置信度都是为 100.0%。

由表 8-73 可知，关元穴配伍治疗奔豚多就近取穴，如任脉上的气海、中极、石门，还有肝经、肾经上的穴位（如期门、章门、涌泉）及相应背俞穴肾俞，这与奔豚多由肾脏阴寒之气上逆或肝经气火冲逆所致。中极、气海、关元近取穴使腹部上冲之气回复，取肾俞穴调理肾气以安下，期门泄肝经之火，章门为脾经募穴，可以增强脾的运化能力，又为脏会穴及足厥阴、少阳之会，有平冲降逆之效。强关联四项集“关元-章门-中极-气海”“关元-涌泉-肾俞-中极”支持度为 11.538%，置信度为 100.0%，强关联三项集“关元-期门-气海”“关元-期门-中极”支持度分别为 30.769%、15.385%，置信度为 100.0%，与气海穴配伍治疗奔豚结果大相径庭。

由表 8-74 可知，关元穴配伍治疗泄泻记载最多的为天枢穴，其次为气海穴，“关元-气海”腧穴组多单独使用以益气固脱；强关联腧穴组“关元-三阴交-天枢-中脘”支持度为 17.391%，置信度为 100.0%，临床可参考使用。

由表 8-75 可知，关元穴配伍治疗中寒穴位多是任脉上的气海、神阙、石门，这些穴位配伍使用有温阳散寒的功效，对中寒效果较好，腧穴组“关元-石门-神阙-气海”支持度为 9.091%，置信度为 100.0%。另外“关元-石门-神阙”“关元-石门-气海”“关元-神阙-气海”等都为强关联组，提示我们可选用其中 2～3 个穴位以治疗中寒证。

由表 8-76 可知，关元穴配伍治疗转胞最多的穴位为劳宫穴，其次为涌泉穴。转胞由妇人妊娠小便不通，饮食如故，烦热不得卧，多因肾虚或气虚，胎气下坠，压迫膀胱，水道不利所致，关元可益气固本，劳宫可泻心火所致的烦热。

由表 8-77 可知，关元穴配伍治疗遗精多取背俞穴，如心俞、肾俞、白环俞、膏肓等穴，还有三阴交和中极，与前面中极配伍治疗遗精配伍相似；强关联腧穴组“关元-三阴交-肾俞”支持度为 54.545%，置信度为 100.0%，“关元-中极-心俞-肾俞”支持度为 22.727%，置信度为 100.0%，腧穴配伍方式为俞募配穴。

5. 归来穴研究结果分析 归来穴单穴主治病证频次前五位的分别是奔豚、阴缩、女子阴中寒、女子胞中寒、疝气。归来穴配伍治疗病证总共 7 种，最多的是疝气和偏坠；偏坠症见单侧睾丸肿大、疼痛下坠，多由痰湿、瘀血、食积或肝火亢盛所致。本穴能使不归之气血复来，使移位之睾丸，返回本位，故名“归来”，所以可治疗偏坠、疝气。由表 8-80 可知，归来穴配伍腧穴总共 25 个（包括经外奇穴 1 个），涉及 9 条经脉；归来穴配伍腧穴前五位的依次是大敦、三阴交、关元、气海、阑门；配伍腧穴按特定穴分类，频次前五位的依次为募穴、原穴、输穴、井穴、背俞穴。腧穴配伍主要以肝经及下腹部任脉上的穴位为主，疏通气机，使气归原。

由表 8-85 可知，归来穴配伍腧穴整体关联分析，归来穴配伍强关联四项集有“归来-阑门-三阴交-大敦”“归来-然谷-阑门-大敦”“归来-章门-气海-关元”。归来穴配伍强关联六项集有“归来-膀胱俞-曲泉-然谷-阑门-三阴交”“归来-膀胱俞-曲泉-然谷-阑门-大敦”“归来-曲泉-然谷-阑门-三阴交-大敦”“归来-膀胱俞-然谷-阑门-三阴交-大敦”“归来-膀胱俞-曲泉-阑门-三阴交-大敦”“归来-膀胱俞-曲泉-然谷-三阴交-大敦”，这些穴位组合主要是治疗偏坠与疝气，偏坠多由痰湿、瘀血、食积或肝火亢盛所致，亦可继发于腮腺炎之后，症见患者单侧睾丸肿大，疼痛下坠等。三阴交、大敦、曲泉为肝经穴位，有泻肝火、理气血之用，主要治疗肝火亢盛所致的偏坠；章门是脾经募穴，足厥阴肝经、足少阳胆经的交会穴，亦为脏会穴，统治五脏疾病，主治脾胃、肝肾等的疾病，可能对因痰湿和食积造成的偏坠有一定的疗效；阑门为经外奇穴名。《针灸大全》曰“阑门二穴，在曲骨两旁各三寸”，主治疝气、阴部肿痛等。关元为任脉与足三阴交会穴，为元阴元阳关藏之所，气海振奋人体正气，使气血通畅，气行则血行，使瘀血得化。所以以上诸穴联用可以治疗偏坠。

（四）引气归元针法处方主穴配伍应用规律探讨

通过对比中极、气海、关元、天枢、归来 5 个穴位主治病证与配伍主治病证，发现对不孕、遗精、阳痿、癥瘕、遗尿、淋证、带下、崩漏、月经不调、癃闭、闭经、痛经、水肿、腹痛、腹胀、痢疾、泄泻、疝气、积聚、虚劳、阴毒、脱证、厥证等病证治疗的重合度较高，即中极、气海、关元、天枢、归来这 5 个穴位对以上病证可能存在一定的协同治疗作用。虽然不能从中确切地判断出引气归元针法处方主穴能治疗哪些病证，但从中我们可以推测引气归元针法处方主穴可能对男女泌尿生殖系统疾病和消化系统疾病及疝气、虚劳、水肿、脱证等疾病有一定的治疗作用。引气归元针法处方主穴穴位配伍次数较多的经脉都是任脉、膀胱经、胃经及足三阴（肝、脾、肾）经，腧穴配伍最多的特定穴大多为募穴与背俞穴、五输穴（五输穴中合穴使用频次最多，其他则较为平均）。

引气归元针法处方主穴主治优势病证大多为男女泌尿生殖系统疾病、消化系统疾病及疝气、虚劳、水肿、脱证等疾病，这和穴位归经、在人身中所处的位置及腧穴特异性有关。

中极穴，属任脉，在下腹部，前正中线上，当脐下 4 寸，为膀胱经之募穴，足三阴经与任脉之会。乃男子藏精、女子蓄血之处，有补肾培元、清热利湿之功，助气化，调胞宫，通经止带。现代研究表明，灸中极可以使逼尿肌松弛、内括约肌收缩而促进储尿，抑制逼尿肌储尿期的无抑制收缩，增加膀胱有效容量。现代解剖学证实 T_{12}～L_1 脊髓节段神经支配中极穴，T_{12}～S_2 与 S_2～S_4 脊髓节段支配膀胱，支配中极穴与膀胱之神经存在部分重叠，这也与中极穴是膀胱经募穴可以调节排尿的功能有关。中极也可以治疗痛经、盆腔炎、经行头痛、崩漏、带下、输卵管炎性不孕、多囊卵巢综合征、女性尿失禁、前列腺炎、前列腺增生、术后尿潴留、遗尿、癃闭等病证，临床效果较好。

关元穴，为元阴元阳出入之处，为养生家聚气凝神之所，属任脉，为小肠之募穴，足三阴、任脉之会，邻近膀胱和胞宫，在下腹部，前正中线上，当脐下 3 寸，有培肾固本、补气回阳、清热利湿作用，也可泌别清浊，通利二便。现代临床研究证实了关元穴单用或配伍其他穴位使用对慢性疲劳综合征、痛经、尿失禁、尿潴留、不孕、水肿、月经不调、便秘、泄泻、腰椎间盘突出症、带下、卵巢早衰、高血压、癃闭、慢性前列腺炎、阳痿、抗休克、功能性子宫出血等有一定的治疗作用。研究表明，关元穴可抗衰老、提升机体免疫力、调节内分泌，结果显示，艾灸关元能改善造血功能，使降低的白细胞数上升，拮抗环磷酰胺所致胸腺和脾脏的病理损伤，增强机体免疫功能；针灸小白鼠关元穴，血浆睾酮（T）含量和附性器官重量均有明显增加；电疗关元穴能促进围绝经期初级卵泡的发育，对衰减的卵巢卵泡发育具有促进作用。针刺关元延缓衰老的作用可能与提高老年患者抗氧化酶含量直接相关。电针关元穴使去卵巢大鼠血清 E_2 水平明显升高，使 FSH、LH、GnRH 水平明显降低；艾灸大鼠关元、足三里穴能抑制大脑海马细胞凋亡和延缓大脑功能衰退。逆灸关元穴可促进组织 SOD、NOS 活性增强，对更年期各种功能的紊乱有一定的调整作用。

气海穴属任脉，为肓之原，人生气之海，在下腹部，前正中线上，当脐下 1.5 寸。为诸气汇聚之处，故有补气、调气、益气助阳、益肾固精、调经固经的功效。现代临床研究证实气海穴单用或配伍其他穴位使用对胃炎、胃下垂、盆腔炎、尿潴留、肠麻痹、尿崩症、尿路感染、神经衰弱、原发性低血压、痛经、腹泻、哮喘、冠心病等有一定的治疗作用。气海穴具有抗衰老、耐疲劳、调节机体免疫力和内分泌等作用，研究表明，针灸气海穴具有调整和加强下丘脑-垂体-性腺轴功能的作用，在抗衰老、养生保健方面有一定意义；胡智海等发现针刺气海穴对黄体生成素、E_2 及 LH/FSH 有一定调整作用；刘慧荣等发现艾灸大鼠天枢、气海穴能抑制大鼠结肠成纤维细胞分泌促细胞外基质细胞因子胰岛素样生长因子Ⅰ、转化生长因子 β_1，起到防治肠纤维化的作用。黄燕等发现隔药灸能有效降低慢性炎性内脏痛大鼠血清 P 物质、TNF-α、PGE_2 水平进而发挥镇痛效应。王维等发现针灸关元、气海穴可提高气虚证小鼠耐疲劳能力；吕明等研究发现针灸小鼠气海穴有促进性腺激素分泌、延缓衰老的作用。

天枢穴，属足阳明胃经，为大肠经之募穴，为人体一身之气升清降浊之枢纽，在腹中部，距脐中 2 寸，有调中和胃、理气健脾、疏调肠腑、理气化滞、和营调经的作用，临床可治疗腹痛、肠鸣腹胀、呕吐、便秘、泄泻、痢疾、水肿、月经不调、癥瘕、急慢性胃肠炎、急性胰腺炎、肠道蛔虫症、肠梗阻、阑尾炎、肠粘连、肠麻痹、子宫内膜炎等疾病。现代研究发现，天枢穴可调节肠道功能，孙建华等发现电针天枢穴可通过改善结肠慢波节律来调节结肠的传输功能；张娜研究发现电针天枢穴主要是通过交感神经抑制空肠运动，在空肠运动正常和亢进状态下，抑制效应更明显；针灸天枢穴对提高肠道吸收功能与肠道局部免疫作用明显，尤其是对 SIgA 具有双向良性调整作用；艾灸天枢穴能改善 UC 大鼠症状、体征和结肠组织形态学损伤，对 UC 的治疗作用可以通过控制 MMP-1 和 TIMP-1 的 mRNA 表达量来实现；针刺太冲和天枢可能通过降低模型大鼠血浆 5-羟色胺、去甲肾上腺素含量，增加降钙素基因相关肽含量达到治疗腹泻型肠易激综合征的目的。

归来穴，属足阳明胃经，在下腹部，当脐中下 4 寸，距前正中线 2 寸。有活血化瘀、调经止痛、调血室、温下焦之作用，又邻近胞宫，故善治妇科诸疾。《针灸大成》曰："主小腹奔豚，卵上入腹引茎中痛，七疝，妇人血脏积冷。"临床可治疗腹痛、疝气、闭经、带下、阴冷肿痛、睾丸炎、附件炎、前列腺炎等。现代研究证明对继发性闭经的患者针刺归来配中极、血海穴，可出现激素撤退性出血现象，卵巢中间质细胞增生与肥大，卵泡腔扩大，周围多层颗粒细胞增殖，有新鲜黄体生成现象，临床有报道归来穴配伍水道穴可治疗便秘及不孕。

募穴是五脏六腑之气结聚于胸腹部的腧穴，临床上主要用以治疗和诊断相应脏腑的病证，中极、关元都是任脉与足三阴经的交会穴，天枢为胃经腧穴，为大肠经募穴，中极为膀胱经募穴、关元为小肠经募穴，且都在下腹部，所以可以治疗肝脾肾、膀胱、大小肠等相关脏腑的病证；按局部取穴、近取穴原则，治疗疾病就包含了腹部及盆腔周围疾病；又任脉者，起于中极之下，以上毛际，循腹里，上关元，至咽喉，上颐，循面入目；中极之下，即胞宫之所，是任脉之气所起。任脉总诸阴之会，为阴脉之海，诸疝之在小腹者，无不由任脉为之原，而诸经为之派耳，说明疝气的治疗以任脉上的腧穴为主；中极、关元都是任脉与足三阴经的交会穴，肝经沿大腿内侧中线进入阴毛中，绕阴器，至小腹，可治疗本经经脉所过部位的疾病；肝主疏泄、藏血，可调畅情志，女子的月经来潮和男子排精都与肝的疏泄功能关系密切。肾藏先天之精，为脏腑阴阳之本，主人体的生长、发育、生殖和水液代谢，肾主水、主纳气。脾主运化水谷与水液，升清，统血，为后天之本，小肠泌清别浊，所以对水肿病有疗效；天枢为人体一身之气升清降浊之枢纽，本穴位近胃肠，乃大肠的募穴，是大肠经气汇集之处，故可调理胃肠，善治大肠腑证，对肠胃疾病有疗效。

所以引气归元针法处方主穴对男女泌尿生殖系统疾病、消化系统疾病和疝气、虚劳、水肿等疾病有治疗作用。

综合以上分析可得出引气归元针法治疗优势病证处方配穴，介绍如下。

治疗淋证配穴：三阴交、肾俞、血海、足三里；淋证是指小便频数短涩，滴沥刺痛，欲出未尽，小腹拘急，火痛引腰腹的病证，主要是湿热蕴结于下焦使膀胱气化不利，病在膀胱和肾，与肝、脾有关。肾俞调补肾气，三阴交调足三阴经之气机，清热利湿，使膀胱气化通利。足三里健脾益气，增强脾胃运化水湿能力，血海有调经统血、健脾化湿的作用。

治疗带下配穴：肾俞、三阴交、白环俞、委中；带下量明显增多，色、质、臭气异常，或伴全身，或局部症状者，称为带下病。主要由湿邪影响任脉、带脉，使带脉失约，任脉不固所致。肾俞穴有益肾固精、清热利湿之功，白环俞邻近二阴及盆腔，故可治疗妇科病及前阴病，有益肾固精、调理经带的功效。三阴交调经止带，诸穴配伍有培元固本、补益下焦、化湿止带的功用。既有局部取穴，又有循经远取，远近结合，可疏利下焦，调经止带。

治疗崩漏配穴：肾俞、三阴交、血海、阴谷、太冲；崩漏指经血非时暴下不止或淋漓不尽，发病机制主要是冲任损伤，不能制约经血，所以经血妄行。肾俞有益肾固精、培元固本的功效，三阴交调理肝肾，血海调经统血、固冲止漏。阴谷穴为足少阴肾经之合穴，是少阴经气深入会合肾脏之处，具有补肾培元、益肾调经的作用；太冲穴是足厥阴肝经的原穴，是脏腑原气经过和留止的部位，有平肝泄热、疏肝养血、清利下焦的功效。诸穴合用使冲任得固，使经血不妄行而止。

治疗月经不调配穴：肾俞、三阴交、照海；月经不调主要是肝、脾、肾功能失常，气血失调，导致冲、任二脉损伤，当调经为重。三阴交为足三阴经交会处，可调整月经，肾俞鼓舞肾气，顾护冲任，照海穴为八脉交会穴，又为肾经腧穴。诸穴配伍使冲任得固，气血和顺，肝、脾、肾功能恢复正常，月经恢复正常。

治疗癃闭配穴：三阴交、阴陵泉、阴谷；癃闭以排尿困难、点滴而出，甚则闭塞不通为主症。起病可突然发作，或逐渐形成。少腹或胀或不胀，但尿道无疼痛感觉。多由湿热蕴结、脾气不升、肾元亏虚、肝郁气滞、尿路阻塞等引起，本病除与肾有密切关系外，还常常和肺、脾、三焦有关。阴陵泉穴为足太阴经五输穴之合穴，配五行属水，应于肾，因此具有健脾益气、利湿消肿、温运中焦、清利下焦之功，主治脾、肾二经病，凡由中焦虚寒、下焦湿热所致的病证多选用此穴施治；阴谷穴为足少阴肾经之合穴，是少阴经气深入会合肾脏之处，具有补肾培元、益肾调经的作用；三阴交为足三阴经交会处，肝经环绕阴器，抵少腹，所以三阴交可疏肝理气，使水道畅通。

治疗闭经配穴：三阴交、肾俞、合谷；女子年逾 16 周岁，月经仍未来潮，或建立正常月经周期以后，又连续闭止 6 个月以上，称为闭经。本病多由血虚、肾虚、气滞、血滞、寒湿凝滞、痰湿阻滞等原因所导致；妇女以血为本，妇科疾病多由气滞血瘀所致，合谷为阳明经原气所发，又为四关穴之一，阳明经多气多血，所以善于调和气血、理气通经，用于妇科病的治疗。肾俞穴益肾培元，为治疗腰部疾病及泌尿生殖系统疾病的重要腧穴；三阴交可疏肝理气，养血调经。诸穴配合引气归元针法主穴可使月经恢复来潮。

治疗痛经配穴：三阴交、大敦；痛经是以经期、经行前后，出现周期性腹痛，痛引腰骶，甚至剧痛晕厥为常见症的月经病，多由受寒饮冷、情志郁结，或禀赋不足等，导致气血运行不畅所致；临床常见有气滞、血瘀、寒湿凝滞、气血虚弱、肝肾亏损等；三阴交可疏肝理气，养血调经；大敦为肝经井穴，配五行属木，应于肝，有调理气机、清泄湿热、疏通经络、疏肝理气、调经和营的作用。故诸穴配合引气归元针法主穴可治疗痛经。

治疗不孕配穴：三阴交、子宫穴、阴廉；女子婚后，夫妇同居两年以上未避孕而不怀孕者，称为原发性不孕；曾孕育过，并未采取避孕措施，又间隔两年以上未再次怀孕者，称为继发性不孕。肝郁、血虚、痰湿、肾虚、胞寒、血瘀等引起冲任失调，难以摄精受孕。任主生殖，中极、关元又邻近胞宫，气海、三阴交调理气机，使冲任得养，子宫穴为经外奇穴，位于中极穴旁开 3 寸，主治妇女不孕、月经不调、痛经等病证。阴廉穴属肝经，在气冲穴下 2 寸，主治肝、肾、前阴等相关疾病，有调经种子、舒筋活络的作用，妇人求子可灸之。

治疗阳痿配穴：肾俞、命门、然谷；阳痿是指成年男子未临性功能衰退时期，阴茎不能勃起，或勃起不坚，或坚而短暂，致使不能进行性交为主要表现的疾病。多由命门火衰、心脾两虚、瘀滞络脉等所致；肾俞穴益肾培元，祛败血瘀精；命门穴在 L_2 棘突下，两肾之间，有“元气之根本、生命之门户”之说，故有补肾壮阳、强健腰脊之效；然谷穴系肾经之荥穴，五行属火，有滋阴补肾、泄浊、宁神的作用。故引气归元针法主穴配伍以上诸穴可治疗阳痿。

治疗遗尿配穴：阴陵泉、大敦、神门；遗尿是睡眠或昏迷中不自觉地发生排尿的表现，包括睡中遗尿、昏迷时小便自遗、清醒时小便自出不知及小便频数而尿出难以自制等情况。遗尿主要由肾气不足、膀胱失司所致，也可由脾肺气虚、水道失约或不良习惯而引起。现代医学认为，本病证可由大脑排尿中枢发育不健全，脊髓反射弧失常，泌尿生殖系畸形、病变，以及局部性刺激等原因所致；阴陵泉穴为足太阴经五输穴之合穴，配五行属水，应于肾，因此具有健脾益气、温运中焦之功，主治脾、肾二经病，凡由中焦虚寒所致的病证多选用此穴施治；心藏神，为君主之官，与肾脏相表里，神门穴是心经原穴，有镇静、安神、宁心、通络的作用；肝主疏泄，肝的疏泄功能正常则尿液排泄正常，大敦为肝经井穴，配五行属木，应于肝，有调理气机疏通经络的作用；故引气归元针法主穴配伍以上诸穴可治疗遗尿。

治疗遗精配穴：肾俞、膏肓、心俞、三阴交、白环俞；不因性生活而精液遗泄的病证称为遗精，病机有以下 4 种：君相火动，心肾不交、湿热下注，热扰精室、劳伤心脾，气不摄精、肾虚精脱、精关不固。遗精与心、肝、脾、肾脏腑功能失调有关，又与心、肾的关系最密切。所以选肾俞、心俞治疗。三阴交调理肝、脾、肾，疏利下焦；膏肓有补肺健脾、宁心培肾、治痨益损的作用；白环俞邻近二阴，故可治疗前阴病，有益肾固精的功效。

治疗癥瘕配穴：章门、太溪、三焦俞、胃俞；癥瘕是指以妇女下腹部有结块，或有疼痛，或胀或满，甚或阴道出血为主要表现的疾病。癥瘕的形成多与正气虚弱、血气失调有关，常见由气滞血瘀、痰湿内阻等因素结聚而成。章门穴为八会穴之脏会，为脏气出入之门户，脾经之募穴，是主治脏病之要穴，具有疏肝理气、活血化瘀、消痞散结、健脾燥湿之功效；太溪穴为足少阴肾经之输穴，有调补肾气、通利三焦之功；三焦俞与人体上、中、下各部脂膜相应，而为之俞，可调理三焦，健脾利水。胃俞是胃脏之气输注于背部的处所，胃俞穴与胃相应，有健脾和胃、化湿消滞之功；中极、关元、归来、气海穴等前已论述，诸穴合用可治疗癥瘕。

治疗腹痛配穴：足三里、中脘、三阴交；腹痛是指以腹部疼痛为主要临床表现的疾病，即脘腹、脐腹、少腹部等疼痛，这里主要是内科常见的腹痛。《诸病源候论·腹痛诸候》指出："腹痛病者，因腑脏虚，寒冷之气客于肠胃募原之间，结聚不散，正气与邪气交争相击故痛。"中脘乃腑之会，胃之募，升清降浊，调理胃肠，配足三里健运脾胃；足阳明经属胃络脾，足三里是本经的合穴，又是胃腑下合穴，可健脾和胃、运化水湿，有"肚腹三里留"之说；三阴交调理肝、脾、肾，疏肝理气止腹痛。

治疗痢疾配穴：中脘、足三里、神阙、百会；痢疾以腹痛，里急后重，下痢赤白脓血为主症，多由外受湿热，内伤饮食生冷，损伤脾胃与肠腑而形成。病在下焦故用气海、中极、关元，天枢为胃经大肠募穴，治腹痛如神；足三里为胃经下合穴，为保健要穴，可强健脾胃之用，脾胃升清降浊功能正常则痢疾可愈。神阙位于上、下焦之枢，邻近胃肠，所以神阙穴有健脾和胃、理肠止泻之功；百会穴又名三阳五会，手足少阳、足太阳三阳经、足厥阴经和督脉交会于此，百会位于头顶部，可升提阳气，是治疗气虚下陷证的常用穴。

治疗泄泻配穴：中脘、百会、足三里、三阴交；泄泻是指以大便次数增多，大便溏薄或完谷不化，甚至泻出如水样为主要表现的疾病。饮食不节，劳倦过度，情志失调，以致脾胃运化失常及肠道功能失调，或元气不足，脾肾虚衰，皆可引起泄泻；中脘乃腑之会，胃之募，升清降浊，调理胃肠，配足三里健运脾胃；百会位于头顶部，可升提阳气，治疗气虚下陷导致的泄泻。三阴交调理肝、脾、肾，疏肝理气，调畅肠胃气机。

治疗积聚配穴：章门、中脘、足三里、脾俞；积聚是腹内结块，或痛或胀的病证，多因情志郁结，饮食所伤，寒邪外侵及病后体虚导致肝脾受损，脏腑失和，气机阻滞，瘀血内停而成。《金匮要略》曰："积者，脏病也，终不移；聚者，腑病也，发作有时，展转痛移，为可治。"脾俞穴与脾脏内外相应，是脾脏之气输注于背部之处，具有健脾和胃、利湿升清的功效；中脘乃腑之会，胃之募，升清降浊，调理胃肠，配足三里健运脾胃；足三里有健脾和胃、扶正培元、通经活络、升降气机的作用。章门穴为八会穴之脏会，为脏气出入之门户，脾经之募穴，是主治脏病之要穴，具有疏肝理气、活血化瘀、消痞散结、健脾燥湿之功效。配伍引气归元针法诸穴对积聚有治疗作用。

治疗腹胀配穴：足三里、三阴交、中脘；腹胀是指以腹部胀满为主要表现的疾病。《诸病源候论·腹胀病候》曰："腹胀病者，由阳气外虚，阴气内积故也。阳气外虚，受风冷邪气，风冷，阴气也。冷积于腑脏之间不散，与脾气相壅，虚则胀，故腹满而气微喘。"中脘乃腑之会，胃之募，升清降浊，调理胃肠，配足三里健运脾胃；足三里有健脾和胃、扶正培元、通经活络、升降气机的作用。三阴交调理肝、脾、肾，疏肝理气，调畅肠胃气机。

治疗水肿配穴：水分、足三里、三阴交、合谷；水肿为体内水湿停留，面目、四肢、胸腹甚至全身浮肿的疾病，与肺、脾、肾三脏关系密切，足三里益气健脾，合谷为四关穴之一，可疏通全身气机，三阴交能调理肝、脾、肾，有祛湿利水之效，故起到消肿利水的作用。气化之原，居丹田之间，是名下气海，天一元气，化生于此。元气足则运化有常，水道自利，所以气为水母。知气化能出之旨，则治水之道，思过半矣。水分穴位于脐中上 1 寸处，饮食入胃至此恰逢水谷分离处，具有通利水道、宣泄水湿之功，故可治疗水湿内停之疾。

治疗疝气配穴：曲泉、照海、三阴交、太冲、大敦；疝气以少腹痛引睾丸，或睾丸、阴囊、少腹肿胀疼痛为主症。体腔内容物向外突出且伴疼痛、腹胀，多由邪聚阴分所致，发病部位又多是肝经所过，有"诸疝皆属肝"之说，故而也常常配伍太冲和三阴交使用。照海为足少阴肾经腧穴，八脉交会穴之一，为阴跷脉所发之处，大敦为肝经井穴，曲泉为肝经合穴；任脉总诸阴之会，为阴脉之海，前人有言，“诸疝之在小腹者，无不由任脉为之原，而诸经为之派耳”，说明疝气的治疗要以任脉腧穴为主；中极、气海、关元都是任脉腧穴，归来为治疝气要穴，诸穴配合使用则可治疗疝气。

治疗阴毒配穴：神阙、石门；阴毒多由阳气虚冷所致，面目青，身痛，用气海、关元、神阙来温阳益气，回阳救逆；石门穴可调理三焦气化功能，达到固肾培元的功效，气海为培元固本要穴，可大补元气，关元具有培肾固本、回阳固脱之功，以上穴位此时宜灸，灸任脉腧穴以阴中求阳。

治疗脱证配穴：神阙、石门；脱证为以神志淡漠，甚则昏迷，气息微弱，大汗淋漓，口开手撒，脉微细欲绝为主要表现的疾病；治疗急救一般应以回阳固脱为先，神阙穴位于脐中，乃人体生命之门，灸之温阳救逆、开窍醒神，石门穴可调理三焦气化功能，达到固肾培元的功效，气海为培元固本要穴，可大补元气，关元具有培肾固本、回阳固脱之效，急救时常常用到。以上穴位此时宜灸，灸任脉腧穴以阴中求阳。

治疗厥证配穴：百会、石门、神阙、水沟；厥证是由多种原因引起的，以气机逆乱，升降失调，气血阴阳不相接续为基本病机，以突然昏倒，不省人事，或伴有四肢逆冷为主要临床表现的一种急性病证。气海为培元固本要穴，急救时常用到，可大补元气，石门穴可调理三焦气化功能，达到固肾培元的功效，关元具有培肾固本、回阳固脱之效，百会可开窍醒脑、回阳固脱，神阙穴位于脐中，乃人体生命之门，灸之温阳救逆、开窍醒神。以上穴位此时宜灸。水沟穴位于“天地”之间的“人”部，上为“阳脉之海”的督脉，下为“阴脉之海”的任脉，具有交通阴阳、醒神开窍、回阳救逆之功效，为醒脑开窍的要穴，所以以上穴位常配伍使用治疗厥证。

治疗虚劳配穴：足三里、膏肓、肾俞；虚劳病是指以阴阳、气血、脏腑虚损为主要表现的虚衰性疾病。《理虚元鉴》指出：“治虚有三本，肺、脾、肾是也。肺为五脏之天，脾为百骸之母，肾为性命之根，治肺、治脾、治肾，治虚之道毕矣。”气海穴与肺气息息相关，为腹部纳气之根本。气海亦为诸气汇聚之处，故有补气、调气之功，主要对肝、脾、肾三脏之气亏虚和真气不足所产生的气虚之证具有一定的治疗作用，多用于脏气虚惫、真气不足之虚证。肾俞鼓舞肾气，肾气充足则筋骨坚强；脾胃为气血生化之源，阳明经多气多血，故足三里穴可补益气血，治疗气血亏虚引起的各种虚证，脾胃为后天之本，后天强健，气血旺盛，阴阳调和可强身健体、预防疾病。膏肓俞位于魄户和神堂之间，魄户为肺俞之旁，下为膏肓，神堂为心俞之旁，故也可说膏肓位于心、肺之间，膏生于脾，肓生于肾，故膏肓与肺、心、脾、肾关系密切，有补肺健脾、宁心培肾、治痨益损的作用。再配合引气归元针法使气归元，减少后天消耗，则虚劳可愈。

以上根据文献总结的引气归元针法配穴只是作为临床用穴时的参考。赖新生教授认为，方随法变，法无定法，告诫我们在实际使用过程中还要在辨证论治的前提下，紧扣疾病的病机选用相应的针刺补泻方法来治疗。赖新生教授在临床使用引气归元针法治疗的病种较广，不局限于文献所记载的病证种类，对过敏性疾病（如过敏性鼻炎、过敏性荨麻疹、过敏性哮喘等），还有一些内伤杂病（如耳聋、耳鸣、失眠、面瘫等疾病）疗效也较好，关键是以通元针法的理论作指导进行腧穴配伍，扩展了穴位的使用范围，本身就是对针灸理论及实践层面的创新！当然，文献记载治疗频次较少的病证及腧穴关联度不高的腧穴组合在本篇中未做详细的分析，其中不乏也有值得探寻意义的结果，这只能在接下来的研究及临床上进一步完善了。

（五）引气归元针法处方主穴主治病证和配穴规律

（1）引气归元针法处方主穴对泌尿生殖系统疾病、胃肠系统疾病及疝气、水肿、阴毒、脱证、厥证、虚劳等疾病有治疗作用。

（2）引气归元针法处方主穴选配穴时可以多从任脉、膀胱经及胃经上来选择，而且腧穴配伍建议选用募穴、背俞穴、五输穴。

（3）引气归元针法处方主穴为中极、气海、关元、天枢、归来，引气归元针法治疗优势病证处方配穴如下。

治疗淋证配穴：三阴交、肾俞、血海、足三里。

治疗带下配穴：肾俞、三阴交、白环俞、委中。

治疗崩漏配穴：肾俞、三阴交、血海、阴谷、太冲。

治疗月经不调配穴：肾俞、三阴交、照海。

治疗癃闭配穴：三阴交、阴陵泉、阴谷。

治疗闭经配穴：三阴交、肾俞、合谷。

治疗痛经配穴：三阴交、大敦。

治疗不孕配穴：三阴交、子宫穴、阴廉。

治疗阳痿配穴：肾俞、命门、然谷。

治疗遗尿配穴：阴陵泉、大敦、神门。

治疗遗精配穴：肾俞、膏肓、心俞、三阴交、白环俞。

治疗癥瘕配穴：章门、太溪、三焦俞、胃俞。

治疗腹痛配穴：足三里、中脘、三阴交。

治疗痢疾配穴：中脘、足三里、神阙、百会。

治疗泄泻配穴：中脘、百会、足三里、三阴交。

治疗积聚配穴：章门、中脘、足三里、脾俞。

治疗腹胀配穴：足三里、三阴交、中脘。

治疗水肿配穴：水分、足三里、三阴交、合谷。

治疗疝气配穴：曲泉、照海、三阴交、太冲、大敦。

治疗阴毒配穴：神阙、石门。

治疗脱证配穴：神阙、石门。

治疗厥证配穴：百会、石门、神阙、水沟。

治疗虚劳配穴：足三里、膏肓、肾俞。

（六）本研究的创新、不足之处及其展望

从文献学方面来对赖新生教授引气归元针法处方中主穴的主治病证及其腧穴配伍应用规律进行研究分析，从中挖掘引气归元针法治疗的适应病证及优势病种所在，为通元针法的学习推广和临床应用提供理论参考及文献数据方面的支持。

本研究不足的地方：①在对引气归元处方主穴可能具有的主治病证范围和配穴选用规律研究中，因地域、文献相隔时间久远等的不同，古代文献典籍中对不同病证的记载各异，有些病证描述不够规范，在研究过程中有些地方夹杂研究者的主观性，可能对研究结果造成一定的影响。②因研究 5 个穴位的主治病证和配伍应用工作量较大，本研究对引气归元针法处方主穴的

刺灸法未做整理和研究，只能在以后的研究中做进一步的挖掘和分析。③本研究重视频次出现较多的病证和腧穴，对文献中频次少的病证和腧穴未做详细的分析和研究，存在遗漏有意义结果的可能。

展望：本研究得出的引气归元处方主穴的主治病证范围和配穴选用规律，未来在条件成熟的情况下可考虑做成医学 APP，供临床医生参考使用，对今后引气归元针法的推广和临床应用大有裨益，也可对这些结论进行进一步的筛选和临床验证。另外，引气归元针法或许可以治疗文献中尚未记载的一些疾病，这需要我们在今后的临床中大胆的尝试与探索，如引气归元针法配合通督养神针法在临床上还可治疗神经系统疾病及脑病，因通督养神针法不在本研究范围内，故未作说明；等通督养神针法完全成型后，对通督养神针法做类似的研究，引气归元针法同通督养神针法进行类比和分析，形成对通元针法的完整研究。

参考文献

蔡婷，黄晓玲，曾雁冰，等. 2015. 中国居民高血压的危险因素 Meta 分析[J]. 现代预防医学，42（5）：831-836.

曹承兰，余年，林兴建，等. 2014. 脑卒中高危人群的相关危险因素[J]. 临床神经病学杂志，27（5）：335-337.

曹瑾，李昱颉，李家琦，等. 2016. 督脉论治阿尔茨海默病及其机理研究[J]. 世界科学技术-中医药现代化，18（8）：1322-1326.

曹胭莉，韩祖成. 2005. 针药结合治疗经行头痛 38 例[J]. 陕西中医，26（10）：1088-1089.

巢钰，王并卉，王敏. 2016. 针刺治疗高血压病的机制研究进展[J]. 湖南中医杂志，32（11）：196-198.

陈利芳，方剑乔，吴媛媛，等. 2014. 针刺治疗脑卒中亚急性期运动障碍：多中心随机对照研究[J]. 中国针灸，4（4）：313-318.

陈小丽，岳增辉，刘丽，等. 2015. 针灸治疗失眠的研究进展[J]. 针灸临床杂志，7：97-98.

陈阳. 2012. 浅谈从阴阳之动静属性认识经络的实质[J]. 当代医药论丛，10（5）：75-76.

陈震益，赖新生. 2016a. 赖新生"通元针法"之立法依据浅析[J]. 中华中医药杂志，31（8）：2974-2976.

陈震益，赖新生. 2016b. 赖新生教授应用背俞穴临床经验[J]. 亚太传统医药，12（11）：82-84.

程玲，陈妙根，杨晖，等. 2007. 针刺对单纯性肥胖症患者胰岛素抵抗的影响[J]. 上海针灸杂志，26（2）：8-10.

邓倩萍，姜小英. 2005. 艾灸对老年心脑血管患者血液流变学的影响[J]. 针灸临床杂志，24（4）：43-44.

董莉莉，刘安国，王军燕. 2013. 合募配穴对应激性胃溃疡大鼠下丘脑促性腺激素释放激素和 P 物质 mRNA 表达的影响[J]. 针刺研究，38（4）：291-296.

杜小正，秦晓光，赵斌元. 2007. 试论针灸配穴处方的组方原则[J]. 江苏中医药，9（39）：49-51.

恩和图娅. 2010. 艾灸关元对化疗期生命体征影响的临床及实验研究[D]. 广州：广州中医药大学.

范怀玲，纪峰，林莺，等. 2015. 电针"关元"穴对绝经后骨质疏松症大鼠 Wnt 信号通路的影响[J]. 针刺研究，40（2）：87-93.

范琳琳，余文华，刘晓倩. 2014. 针灸治疗慢性盆腔炎疗效的 Meta 分析[J]. 针刺研究，39（2）：156-163.

冯亚莉，金川. 1995. 针刺中极、三阴交、隐白立止崩漏 2 例[J]. 中国针灸，（3）：20.

符佳，陆志明，张彩荣，等. 2008. 电针改善肥胖大鼠胰岛素抵抗作用及其机制研究[J]. 四川中医，26（1）：34-36.

高风超，陈翔，田新英. 2014. 血管性痴呆危险因素及发病机制的研究进展[J]. 医学综述，20（6）：1068-1070.

高鸿雁，李建梅，粟茂，等. 2017. 舒肝调气配穴针刺治疗卒中后慢传输型便秘及患者胃肠激素水平的影响[J]. 中国针灸，37（2）：125-129.

高希言. 2002. 中国针灸辞典[M]. 郑州：河南科学技术出版社.

葛维. 2014. 艾灸天枢和足三里对 UC 大鼠结肠组织中 MMP-1 和 TIMP-1 表达的影响[D]. 沈阳：辽宁中医药大学.

宫静，程凯，张露芬. 2011. 电针不同穴位对去卵巢大鼠 HPO 轴的影响[J]. 中华中医药杂志，26（3）：595-597.

郭长青，马惠芳，李兴广，等. 2003. 分别针刺地机、三阴交、中极穴治疗痛经 113 例疗效对比观察[J]. 北京中医药大学学报（中医临床版），10（2）：40.

郭瑞林，赵宁侠，任秦有，等. 2002. 艾灸对 30 例健康人甲皱微循环及血液流变学的影响[J]. 第四军医大学学报，23（12）：1112-1114.

何志信. 2016. 百印调神方治疗心脾两虚型失眠的临床疗效观察[D]. 广州：广州中医药大学.

洪德胜. 1998. "经穴-脏腑相关"的临床观察[J]. 安徽中医药大学学报，（2）：50-51.

胡玲，蔡荣林. 2012. 腧穴协同作用的研究与思考[J]. 上海针灸杂志，31（6）：434-437.

胡玲，何璐，蔡荣林，等. 2010. 电针不同单穴与原络配穴对急性心肌缺血家兔心功能及心肌酶的影响[J]. 针刺研究，35（5）：363-367.

胡智海，王毅，沈鸿斌. 2009. 针刺"气海"与"三阴交"对胰岛素抵抗型多囊卵巢综合征内分泌调整作用的对比研究[J]. 针灸临床杂志，25（4）：1-2，4.

黄丽. 2016. 通元法针法治疗多囊卵巢综合征并不孕的临床疗效观察[D]. 广州：广州中医药大学.

黄燕，李志元，杨延婷，等. 2015. 隔药灸"天枢"、"气海"穴对慢性炎性内脏痛大鼠血清 P 物质、TNF-α 及 PGE_2 的影响[J]. 中华中医药学刊，33（12）：2836-2840.

贾润苗，蔡小平. 2016. 论阴阳和经络的实质及其存在形式[J]. 中国民间疗法，24（7）：11-12.

贾玉，贾跃进，郑晓琳. 2015. 中医对失眠认识的探讨及展望[J]. 中华中医药杂志，30（1）：163-166.
贾政敏，黄碧纯. 2015. 艾灸关元穴防治疾病的研究进展[J]. 国医论坛，30（3）：66-68.
姜婧，高凯，周源，等. 2015. Micro-PET 与 Morris 水迷宫观察“通督启神”针法对 AD 模型小鼠疗效的影响[J]. 中华中医药杂志，30（5）：1670-1674.
姜勇，张梅，李镒冲，等. 2013. 2010 年我国中心型肥胖流行状况及腰围分布特征分析[J]. 中国慢性病预防与控制，21（3）：288-291.
蒋荣民，曲由，王涛，等. 2017. 针刺治疗少精症的疗效观察[J]. 中华针灸电子杂志，6（4）：143-146.
焦新民，殷克敬. 1984. “任督配穴”法的应用体会[J]. 新中医，4：39-42.
金肖青，盛燮荪，陈峰. 2009. 试从《内经》取穴的六种基本方法谈针灸处方[J]. 浙江中医药大学学报，33（6）：860-861.
靳瑞，郭诚杰. 1986. 针灸医集选[M]. 上海：上海科学技术出版社.
靳瑞，赖新生，靳子豪. 1990. 针灸时间治疗概论[M]. 上海：上海翻译出版社.
靳瑞，杨锦森. 2000. 经络穴位解说[M]. 广州：广东科学技术出版社.
孔浩，张育军. 2017. 针刺中极穴治疗中小体积前列腺增生 80 例临床观察[J]. 湖南中医杂志，33（9）：111，156.
赖诚杰. 2015. 通元针法对肾精亏虚行弱精症精液质量的影响[D]. 广州：广州中医药大学.
赖新生. 2004. 赖新生实用针灸处方学[M]. 北京：人民卫生出版社.
赖新生. 2005. 论传统毫针刺法的五大环节[C]. 中国针灸学会. 针灸技术规范及学术发展研讨会论文集，哈尔滨.
赖新生. 2010. 论经穴治疗效应及其构成的五大要素[J]. 中医杂志，51（8）：681-684.
赖新生，黄泳. 2007. 经穴-脑相关假说指导下经穴特异性、针刺得气、配伍规律脑功能界定[J]. 中国针灸，27（10）：777-780.
赖新生，伦新. 2004. 实用针灸处方学[M]. 北京：人民卫生出版社.
赖新生，童钟. 2008. 针刺“得气”分类与捕获的研究设想[J]. 中医杂志，49（5）：392-394.
赖新生，吴沛龙，庄娟娟，等. 2017. 针药并用的治疗优势及其临床应用[J]. 中医杂志，58（12）：1010-1012，1020.
赖新生，张琦斐. 2010. 经穴特异性与针刺效应作用[J]. 针灸临床杂志，26（7）：6-8.
兰天培，陈诗诗，杜银生，等. 2017. 针药结合治疗少弱精症男性不育的临床疗效观察[C]. 中西医结合学会. 第十二次全国中西医结合男科学术大会暨全国中西医结合男科诊疗技术研修班暨 2017 上海市中西医结合学会上海市中医药学会泌尿男科专业委员会学术年会讲义论文资料汇编，上海.
冷军. 2011. “关元、中极随年壮灸法”对脊髓损伤后神经源性膀胱的影响[J]. 环球中医药，4（4）：301-303.
黎帅，谭洁，张泓，等. 2017. 针灸治疗血管性痴呆的选穴规律探讨[J]. 中国针灸，37（7）：785-789.
李改凤. 2007. 针刺配合足底按摩治疗女性尿失禁 40 例[J]. 陕西中医，28（3）：329.
李蕙，郑欣，张群策，等. 2010. 经络辨证在针灸临床实践中的指导作用[J]. 针刺研究，35（2）：142-145.
李姗. 2016. 赖氏通元针法治疗原发性痛经的研究[D]. 广州：广州中医药大学.
李伟洪. 2007. 针灸中极穴治疗术后尿潴留的临床研究[D]. 长春：长春中医药大学.
李晓泓，宋晓琳，张露芬，等. 2010. 逆灸关元穴对自然更年期大鼠子宫 HSP70、HSP70 mRNA、SOD、NOS 的影响[J]. 中华中医药杂志，25（1）：46-49.
李晓泓，王洪彬，徐莉莉，等. 2009. 逆针灸“关元”穴对更年期大鼠脾脏热休克蛋白 70 及其 mRNA 表达和血清白介素-2、肿瘤坏死因子-α 含量的影响[J]. 针刺研究，34（2）：83-88.
李晓泓，解秸萍，张露芬，等. 2006. 逆灸对自然更年期大鼠子宫组织形态及 E_2、P 和 ER-α 影响的实验研究[J]. 北京中医药大学学报，29（8）：558-561，578-579.
李学惠，王琴玉. 2002. 腧穴间协同作用与拮抗作用的研究[J]. 中国针灸，22（6）：28-29.
连松勇，张正，林月怡，等. 2014. 针刺俞募配穴治疗功能性便秘疗效观察[J]. 广州中医药大学学报，31（3）：394-396.
梁晓东，岳樊林，杜学辉. 2009. 温灸气海穴治疗原发性低血压[J]. 中国针灸，29（11）：942.
林栋，赖新生，张宏，等. 2010. 对穴位-脑功能影像学研究现状的思考——基于功能连接与穴脑相关学说的探讨[J]. 辽宁中医杂志，（4）：620-622.
林穗华. 2015a. 赖氏通元针法治疗气血瘀滞型原发性痛经的疗效观察[D]. 广州：广州中医药大学.
林穗华. 2015b. 赖氏通元针法治疗原发性痛经的研究[D]. 广州：广州中医药大学.
林玉敏，江钢辉，李瑜欣，等. 2017. 艾灸“气海穴”和“关元穴”对慢性疲劳模型大鼠的行为学及免疫系统的影响[J]. 上海中医药杂志，51（6）：93-96.
刘爱平. 2016. 通元法针药结合治疗多囊卵巢综合征月经后期的临床研究[D]. 广州：广州中医药大学.
刘慧荣，谭琳蓥，崔云华，等. 2007. 艾灸大鼠天枢、气海穴对结肠成纤维细胞分泌胰岛素样生长因子Ⅰ、转化生长因子 β_1 的调控作用[J]. 中国组织工程研究与临床康复，11（49）：9878-9881.
刘慧楹，吴跃峰，赖新生. 2019. 通元针法“督脉以通为用，任脉以引为归”之探析[J]. 中医杂志，60（11）：988-990.
刘力生. 2011. 中国高血压防治指南 2010[J]. 中华高血压杂志，19（8）：701-736.
刘丽，杨金玲. 2016. 针灸治疗输卵管炎性不孕症常用穴位探析[J]. 亚太传统医药，12（21）：65-67.
刘丽莎，张微，赵敏，等. 2016. 针刺大肠俞募穴对慢传输型便秘小鼠结肠组织形态学的影响[J]. 中华中医药杂志，31（1）：255-258.
刘莉，岳宗湘，蒲玮，等. 2011. 中药加电针对弱精症患者精浆中性 α-1, 4 糖苷酶的影响[J]. 中国计划生育和妇产科，3（2）：32-34.
刘炜宏，王凡，王玲玲，等. 2011. 论针灸医学的特色与优势[J]. 中国针灸，31（8）：673-678.
刘晓明，鞠宝兆. 2017. 浅解《黄帝内经》的补泻[J]. 辽宁中医杂志，44（6）：1157-1159.
刘晓艳. 2009. 针灸衰老模型小鼠“气海”穴对性腺及性腺激素影响的实验研究[J]. 四川中医，27（6）：17-19.
卢岩，孙英霞，于晓华，等. 2015. 针刺太冲和天枢对腹泻型肠易激综合征大鼠 5-羟色胺、去甲肾上腺素及降钙素基因相关肽的影响[J]. 中国中医药信息杂志，22（10）：50-53.
陆汎. 1996. 浅谈经络辨证的历史沿革[J]. 山西中医，（3）：36-37.
罗健，邬志雄. 2016. 谈“凡刺之真，必先治神”[J]. 中国针灸，36（6）：657-660.
罗敏孝，魏启华. 1994. 针刺关元中极穴治疗白带增多 17 例[J]. 中国针灸，（S1）：253-254.
吕国蔚. 2016. 经穴脏腑相关的现代实验研究[J]. 神经解剖学杂志，32（1）：113-118.
吕明，刘晓艳. 2005. 针灸雄性小白鼠“气海穴”对性腺及性腺激素的影响[J]. 辽宁中医杂志，32（10）：87.
吕明，刘晓艳. 2009. 针灸“气海”穴对衰老模型小白鼠抗衰老的实验研究[J]. 吉林中医药，29（1）：73-74.
吕细华. 2015. “通元针法”治疗慢性盆腔炎 30 例. [J]. 内蒙古中医药，（11）：125.
吕细华，罗玳红，刘小卫. 2016. 通元针法结合康复训练治疗脑卒中痉挛期患者的临床疗效及其机制探讨[J]. 中华医药导报，22（7）：57-59.
吕细华，罗玳红，张春华. 2015. 通元针法对血管性痴呆患者精神状态及生活自理能力的影响研究[J]. 云南中医药杂志，36（8）：58-59.
马帅，王彬，杨佃会. 2015. 浅谈“从阴引阳，从阳引阴”[J]. 中国针灸，35（9）：953-955.
马晓芃，戴明，吴焕淦，等. 2007. 针刺对围绝经期大鼠卵巢颗粒细胞凋亡及相关基因表达的影响[J]. 中国针灸，27（5）：357-361.
马晓芃，吴富东. 1999. 针刺治疗女性更年期综合征研究[J]. 山东中医药大学学报，23（1）：34.
闵友江，姚海华，程立红. 2016. 艾条悬灸肾俞、关元对肾阳虚大鼠垂体-肾上腺轴和垂体-甲状腺轴的影响[J]. 上海针灸杂志，35（12）：1469-1472.
欧洪琼，方廖琼，翟蓓，等. 2012. 电疗“关元穴”对自然围绝经期大鼠卵巢功能影响的研究[J]. 中国医科大学学报，41（4）：300-302.
彭子益，周鸿飞. 2007. 圆运动的古中医学[M]. 北京：学苑出版社.
钱雅妮. 2017. 赖氏通元针法治疗心肾不交型单纯性失眠的临床疗效观察[D]. 广州：广州中医药大学.
乔杰. 2013. 多囊卵巢综合征流行病学研究[J]. 中国实用妇科与产科杂志，29（11）：849-852.
秦秉志，吕岩，丁玉强，等. 1997. 经穴-脏腑相关学说的形态学和生理学证明[C]. 世界中西医结合大会. 世界中西医结合大会论文摘要集，北京.
秦明，饶志仁，黄裕新，等. 2012. 电针上巨虚、天枢穴对溃疡性结肠炎大鼠延髓 Fos 和 GFAP 表达的影响[J]. 中医药导报，18（2）：17-19，23.
秦正玉，胡玲，汪克明. 2005. 针刺治疗围绝经期综合征作用机制研究进展[J]. 安徽中医学院学报，24（1）：58.
邱茂良，张善枕. 1985. 针灸学[M]. 上海：上海科学技术出版社.
任秦有，赵宁侠，郭瑞林. 2004. 艾灸百会穴对中风偏瘫病人甲皱微循环的影响[J]. 浙江中医学院学报，28（3）：48-49.
邵瑛，宫育卓，唐纯志，等. 2008. “通督调神固本”电针法对血管性痴呆模型大鼠学习记忆能力和血浆内皮素含量的影响[J]. 广州中医药大学学报，25（2）：128-130.
邵瑛，赖新生. 2016. 全国名老中医赖新生教授的通元疗法学术思想精髓分析[J]. 广西中医药，39（1）：46-48.
盛鹏杰，吴銮灵，陈小张，等. 2010. 针灸治疗多囊卵巢综合征临床观察[J]. 湖北中医杂志，32（2）：65-66.
石苗茜，刘卫平. 2007. 血管性痴呆发病机制研究进展[J]. 第四军医大学学报，28（9）：862-863.
石学敏. 2004. 针灸治疗学[M]. 北京：人民卫生出版社.
石云舟，单纯筱，王富春. 2015. 影响腧穴配伍的关键因素——选穴[J]. 中国针灸，35（10）：1025-1027.

宋锦豪. 2015. 通元针法治疗慢性单纯性鼻炎的临床研究[D]. 广州：广州中医药大学.
孙广仁. 2006. 中医基础理论[M]. 北京：中国中医药出版社.
孙国杰. 2000. 针灸学[M]. 北京：人民卫生出版社.
孙吉山. 1996. 针气海穴治疗冠心病一得[J]. 上海针灸杂志，15（4）：5-6.
孙建华，郭慧，陈璐，等. 2011. 电针“天枢”穴对慢传输型便秘大鼠结肠平滑肌结构及 Cajal 间质细胞的影响[J]. 针刺研究，36（3）：171-175.
孙建华，郭慧，陈璐，等. 2011. 电针天枢穴对慢传输型便秘大鼠结肠肌电的影响[J]. 中华中医药杂志，26（9）：2077-2079.
王宝庆. 2011. 男性不育的中医诊治经验[J]. 中国医药导报，8（4）：8-87.
王朝辉，黄德才，李铁，等. 2014. 浅析影响腧穴配伍效应的因素[J]. 时珍国医国药，25（12）：2986-2988.
王富春，逄紫千. 2005. 针灸天枢穴对脾虚泄泻大鼠肠道功能影响的实验研究[J]. 长春中医学院学报，21（1）：52-54.
王干. 2003. 针灸为主治疗慢性盆腔炎 55 例[J]. 陕西中医，24（5）：444.
王贵双. 2014. 赖氏飞针训练法[J]. 内蒙古中医药，33（23）：53.
王海萍，高昕妍，刘坤，等. 2014. 针刺“天枢”穴对游离肠管大鼠空肠消化间期移行性复合运动肠电和肠运动的影响[J]. 中国针灸，34（5）：469-474.
王红静，薛艳，周艳，等. 2005. 成都市初中女生月经知识、态度、行为现况调查[J]. 现代预防医学，32（5）：439-441.
王华，卢继东，吴松，等. 2016. 电针不同腧穴对心肌缺血模型大鼠细胞凋亡及心肌细胞 miRNAs 表达的影响[J]. 中国针灸，36（3）：281-286.
王慧，陈天琪，王嫣，等. 2011. 针刺对失眠大鼠脑干 5-羟色胺的影响[J]. 江苏中医药，43（1）：88.
王继红. 2015. 赖新生教授通元疗法学术思想研究[D]. 广州：广州中医药大学.
王继红，韩树贤，王月婷，等. 2015. 赖新生教授针灸治痛八法的临床经验[J]. 针灸临床杂志，31（8）：59-61.
王继红，李月梅，黎崖冰，等. 2015. 赖新生通元针法临床应用探析[J]. 中医杂志，56（1）：17-19.
王丽平，张红林，薄智云. 2013. 薄氏腹针疗法探析[C]. 中国针灸学会. 第三届腹针国际研讨会论文集，北京：47-54.
王凌飞，杨铭. 2016. “中极三透”针刺为主治疗中风后小便不利 90 例临床观察[J]. 黑龙江中医药，（1）：55-56.
王启才. 2003. 针灸治疗学[M]. 北京：中国中医药出版社.
王荣，白海霞，冀来喜，等. 2007. 电针天枢不同配穴对溃疡性结肠炎大鼠结肠黏膜保护作用的研究[J]. 世界中西医结合杂志，2（11）：639-642.
王万春，封俊光，严张仁，等. 2009. 强精汤治疗少弱精临床疗效观察[J]. 时珍国医国药，20（3）：730.
王万春，郑加涛，王海港，等. 2012. 疏肝解郁法在男科疾病中的应用[J]. 中华中医药杂志，27（7）：1862-1864.
王维，李荣亨. 2008. 针灸关元、气海穴对气虚证小鼠耐疲劳能力与免疫指标的影响[J]. 中国中医急症，17（10）：1433-1434.
王秀芳，李居怡，邓柏颖. 2013. 针灸治疗原发性痛经的机理研究述评[J]. 中医学报，28（3）：454-456.
王璇. 2013. 《黄帝内经》经络辨证方法研究[D]. 北京：中国中医科学院.
王亚渭，李岁奎. 2008. 温针灸中极穴治疗慢性前列腺炎之我见[J]. 陕西中医，29（10）：1382-1383.
王亚云. 2017. 赖氏通元针法治疗失眠的临床研究[D]. 广州：广州中医药大学.
王艳丽. 2005. 心包俞募配穴协同拮抗作用的临床研究[J]. 上海针灸杂志，24（6）：29-32.
王洋，罗丽，李晓泓，等. 2016. 针刺关元穴对寒凝证类痛经大鼠扭体反应和血管舒缩物质的影响[J]. 上海针灸杂志，40（6）：636-638.
王英明. 2011. “四关”为主电针治疗肝郁化火型失眠的临床对照研究[D]. 广州：广州中医药大学.
王玉姝，何科杰，彭得倜，等. 2017. 赖氏引气归元法结合中药治疗慢性荨麻疹临证探析[J]. 四川中医，35（3）：2-5.
危常鹏，郭凡，罗圈，等. 2009. 益精汤治疗男性少弱精症不育疗效观察[J]. 湖北中医杂志，31（11）：52-53.
魏翠，侯利娜，程维，等. 2017. 艾灸盒温灸中脘、神阙、气海、关元穴治疗婴幼儿腹泻的临床疗效[J]. 中国妇幼健康研究，28（S2）：697-698.
魏自敏. 2004. 气海穴埋线配合针刺治疗痛经 86 例[J]. 中国民间疗法，12（3）：18-19.
文琪琦，刘丽，陈小丽，等. 2016. 基于现代文献分析腧穴配伍效应的影响因素[J]. 上海针灸杂志，35（3）：253-256.
吴镝. 2012. 中西医结合治疗男性少弱精症的临床疗效观察[J]. 中华全科医学，10（3）：429-430.
吴沛龙，李明珠，王玉姝，等. 2018. 赖氏通元针法治疗多囊卵巢综合征不孕探微[J]. 成都中医药大学学报，41（1）：106-108.
吴璇君. 2016. 赖氏通元针法治疗高血压病的临床疗效观察[D]. 广州：广州中医药大学.
吴跃峰. 2016. 赖氏通元针法治疗血管性痴呆临床研究[D]. 广州：广州中医药大学.
吴跃峰，赖新生，李琛赟. 2019. 通元理论与《易经》[J]. 中医杂志，60（1）：7-9，13.

吴跃峰，王继红. 2015. 赖新生教授治疗不寐经验介绍[J]. 新中医，47（8）：9-10.
伍玉文，王玉妹，邹楚冰，等. 2018. 赖新生论“针下辨气”[J]. 四川中医，（4）：22-24.
武峻艳，王杰，张俊龙. 2015. 从督脉论治不同脑老化疾病异病同治的理论基础——以阿尔茨海默病和帕金森病为例[J]. 中国针灸，35（5）：489-492.
谢涛，岳增辉，李朵朵，等. 2014. 浅谈刺激强度对腧穴配伍效应的影响[J]. 针灸临床杂志，30（11）：73-76.
谢幸，苟文丽. 2013. 妇产科学[M]. 北京：人民卫生出版社：258.
徐放明. 2004. 关于腧穴拮抗效应的思考[J]. 中国针灸，24（10）：76-77.
徐放明，陈日新. 1999. 腧穴配伍拮抗效应的实验观察[J]. 上海针灸杂志，18（5）：38-39.
徐放明，陈日新. 2001. 电针对小鼠耗氧速率影响的腧穴拮抗效应观察[J]. 江西中医学院学报，13（2）：60-61.
徐光青，黄东锋，兰月. 2003. 针刺治疗脑卒中痉挛性运动障碍机制的研究进展[J]. 中国康复医学杂志，18（5）：313-314.
徐天舒，石明晴，韩克，等. 2010. 针刺对围绝经期模型大鼠血清 E_2 水平及下丘脑 5-HT 含量的影响[J]. 南京中医药大学学报，26（4）：296-298.
许明辉，何海燕，高瑞瑞，等. 2016. 针刺治疗肠道气滞型便秘的临床观察[J]. 针灸治疗学（英文版），14（6）：401-407.
许秀玫. 2016. 赖氏通元针法治疗脾虚湿阻型单纯性肥胖的临床研究[D]. 广州：广州中医药大学.
杨俊，岳增辉，谢涛，等. 2015. 刺激方式对腧穴配伍效应影响的概述[J]. 中华中医药学刊，33（3）：612-614.
杨克文. 1991. 热水坐浴按摩中极穴治疗癃闭 23 例[J]. 中西医结合杂志，（10）：633-634.
杨力. 1986. “开阖枢”理论及其应用[J]. 云南中医杂志，（3）：1-4.
杨志新. 2003. “从阴引阳，从阳引阴”理论及临床应用[J]. 中国针灸，23（10）：613-614.
印会河，张伯讷. 1984. 中医基础理论[M]. 上海：上海科学技术出版社.
于竹力. 2011. 针刺足运感区结合温针关元、中极治疗小儿遗尿[J]. 针灸临床杂志，27（10）：16-17.
袁建菱，薛晓. 2015. 腧穴配伍效应的影响因素[J]. 中华中医药学刊，33（9）：2115-2117.
袁民. 1999. 浅析《黄帝内经》气行五十营于身[J]. 上海第二医科大学学报，（4）：383-384.
翟道荡，李鼎，王瑞珍，等. 1991. 艾灸“关元”穴抗小鼠移植型肝癌（HAC）的神经免疫学机理研究[J]. 针灸学报，（3）：10-12.
曾维盈，王继红，赖新生. 2015. 试论通元针法之“持中央以运四旁”[J]. 上海中医药杂志，49（11）：28-30.
曾维盈. 2016. 赖氏通元法艾灸治疗心源性水肿的临床研究[D]. 广州：广州中医药大学.
张国雪，刘昊，王富春. 2014. 论腧穴配伍与针灸处方[J]. 中国针灸，34（10）：987-990.
张柳，刘红伟，王丹，等. 2013. 中医治疗单纯性肥胖临床研究概述[J]. 实用中医杂志，29（9）：780-781.
张娜. 2014. 阻断不同自主神经对电针天枢穴抑制大鼠空肠运动的影响[D]. 南京：南京中医药大学.
张素娟. 2017. 赖氏通元针法治疗功能性便秘的临床研究[D]. 广州：广州中医药大学.
张素娟，王继红，赖新生. 2017. 赖新生通元疗法治疗多囊卵巢综合征经验[J]. 四川中医，35（1）：12-15.
张婷婷，陈红，陈小刚，等. 2012. 腹针“引气归元”浅识及典型病案分析[C]. 中国针灸学会. 第三届腹针国际研讨会论文集，北京：305-307.
张新普，傅杰英. 2014. 试论针灸调体之调神[J]. 新中医，46（2）：13-15.
章庆庆，朱世鹏，罗丽，等. 2015. 得气内涵的演变及其与气至、针感的关系[J]. 山东中医药大学学报，39（1）：19-21.
章瑞斌，王飞，杨诗宏，等. 2016. 生命存在的基本形式——一气周流新释[J]. 光明中医，31（20）：3014-3015.
赵娟，王继红. 2016. 赖新生针灸通元疗法基本理论观探微[J]. 辽宁中医杂志，43（10）：2068-2070.
赵凌波. 2014. 引气归元针法结合中药治疗肝肾阴虚型月经过少的临床研究[D]. 广州：广州中医药大学.
赵胤. 2012. 艾灸关元、足三里穴对更年期大鼠生殖内分泌及细胞凋亡影响的实验研究[D]. 沈阳：辽宁中医药大学.
郑春良. 2000. 璇玑、膻中、气海穴埋线治疗肺肾两虚型哮喘[J]. 华夏医学，13（1）：94-95.
郑嘉太，陈波，郭永明，等. 2015. 影响腧穴配伍效应差异的因素分析[J]. 中国针灸，35（7）：719.
郑嘉怡. 2017. 赖氏通元法治疗绝经前后诸证的临床研究[D]. 广州：广州中医药大学.
郑嘉怡，郑嘉乾，卢许恩，等. 2017. 赖新生教授通元法治疗过敏性鼻炎经验浅析[J]. 上海针灸杂志，36（6）：643-646.
钟峰，曾芳，郑晖，等. 2011. 腧穴配伍拮抗作用的研究现状[J]. 中国针灸，31（12）：1093-1096.
钟莉，艾炳蔚，夏毅. 2015. 针刺足三里、关元穴抗自由基延缓衰老的临床研究[J]. 江苏中医药，47（6）：56-58.
周楣声. 1985. 针灸穴名释义[M]. 合肥：安徽科学技术出版社.
周思远. 2014. 针刺天枢穴双向调节肠道功能的中枢响应机制研究[D]. 成都：成都中医药大学.
周英，李凤葵. 2011. 慢性盆腔炎的中医辨证论治规律研究[J]. 云南中医学院学报，34（2）：48-53.
朱杰. 2015. 论“粗守形，上守神”[J]. 中医药通报，14（4）：39-42，45.

朱中书，刘方铭. 2014.《灵枢》“解结”理论浅谈[J]. 中国针灸，34（11）：1087-1088.

庄娟娟. 2016. 赖氏通元法少阴偏头痛的临床疗效观察[D]. 广州：广州中医药大学.

庄娟娟，赖新生. 2016. 赖氏引气归元针法之我见[J]. 中华中医药杂志，31（10）：4154-4155.

庄娟娟，赖新生. 2017a. 赖氏通元针法治疗少阴偏头痛的经验介绍及理论浅析[J]. 中华中医药杂志，32（7）：3009-3011.

庄娟娟，赖新生. 2017b. 论赖氏通元针法治疗习惯性流产及继发性不孕症[J]. 时珍国医国药，（7）：1712-1713.

庄娟娟，王继红，赖新生. 2016a. 从穴名角度论“神”的重要性[J]. 辽宁中医杂志，（3）：590-593.

庄娟娟，王继红，赖新生. 2016b. 赖氏“通元针法”中基于气街理论的理论探讨[J]. 中国针灸，36（5）：535-538.

庄娟娟，王继红，赖新生. 2016c. 赖氏通元针法中基于气街理论的理论探讨[J]. 中国针灸，36（5）：535-538.

庄娟娟，王继红，赖新生. 2017. 赖新生教授通元针法与标本根结理论的关系浅析[J]. 西部中医药，30（2）：38-40.

卓廉士，牛锐. 1990. 针灸小白鼠“关元穴”对血浆睾酮及附性器官的影响[J]. 云南中医学院学报，13（3）：45-48.

邹楚冰，吴沛龙，赖新生. 2017. 赖新生教授通元疗法治疗帕金森病经验介绍[J]. 四川中医，35（5）：26-28.

OSTWALD SK，DAVIS S，HERSCH G，et al. 2008. Evidence-based educational guidelines for stroke survivors after discharge home[J]. J Neurosci Nurs，40（3）：173-191.

RONG LI，QIUFANG ZHANG，DONGZI YANG，et al. 2013. Prevalence of poly-cystic ovary syndrome in women in China：A Large Community-Based Study[J]. Hum Reprod，7：1-8.

STENER-VICTORIN E，JEDEL E，MANNERAS L. 2008. Acupuncture in polycystic ovary syndrome：current experimental and clinical evidence[J]. Neuroendocrinol，20（3）：290-298.